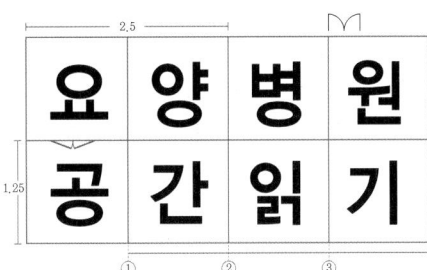

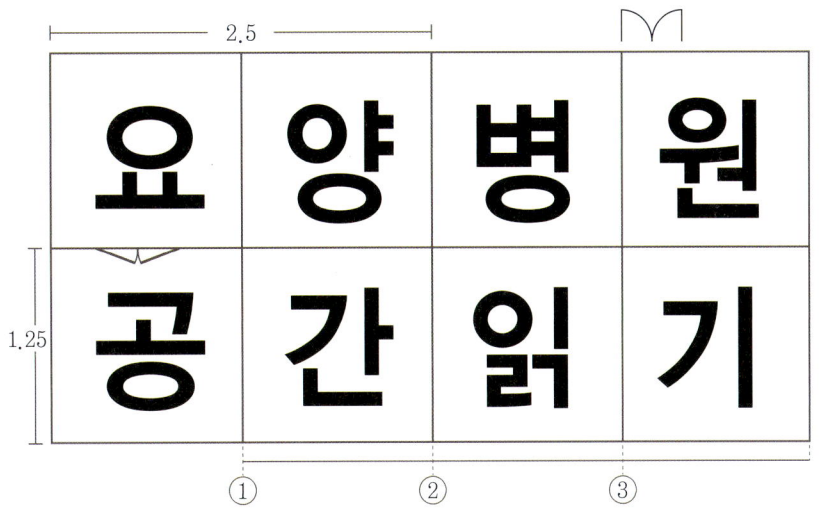

요양병원 공간읽기

전문가의
눈 으 로
바 라 본

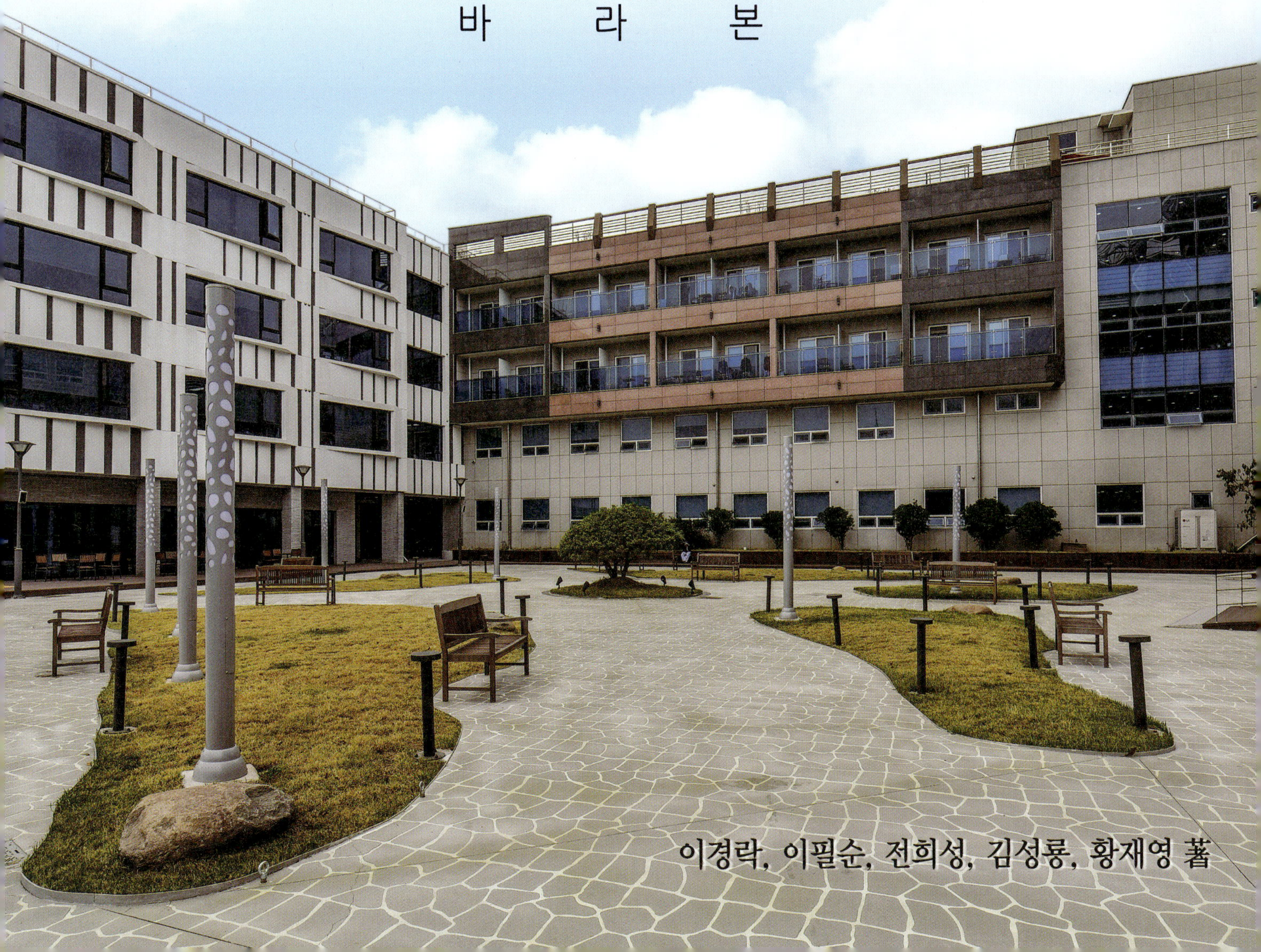

이경락, 이필순, 전희성, 김성룡, 황재영 著

추천의 글

우리나라는 2018년 고령사회로 진입하였고, 고령화 속도는 세계에서 유래 없이 가장 빠르게 진행되고 있습니다. 노인의 삶에 있어 가장 중요한 것은 단연 건강의 문제입니다. 때문에 노인의료복지의 최전선을 담당하고 있는 요양병원의 역할과 중요성은 아무리 강조해도 지나치지 않을 것입니다.

요양병원은 급속한 고령화 속도에 빠른 속도로 성장하였습니다. 요양병원은 현재 전국에 1,473개가 있고, 병상은 약30만 병상으로 전체 병원급 의료기관의 약 42%를 차지하고 있습니다. 이는 노인의료복지의 수요가 그만큼 크다는 증거이기도 합니다.

최근 우리나라에서도 '지역사회 통합돌봄서비스'로 인해 가능한 지역사회와 가정에 오래 머물고 생활할 수 있게 하는 'Aging in Place'가 중요한 화두가 되고 있습니다.

요양병원에 입원하신 분들을 빨리 치료해서 가정으로 복귀하게 하는 것과, 의료와 돌봄의 역할을 잘 충실히 해서 병원에서의 삶이 한 인생의 연속적인 삶에서 의미가 있고 또한 아름답게 마무리 할 수 있는 역할을 담당할 수 있게 하는 것이 요양병원의 중요한 기능과 역할입니다.

질병으로 인해 어쩔 수 없이 병원에서 생활해야 하는 경우, 한 인간으로서 존중받는 돌봄을 유지하며 회복하는 공간이 가정과 같은 환경이 필요합니다. 요양병원에게 '공간'이라는 것은 단순히 환자를 치료하는 공간의 의미는 아닙니다. 공간에서 얻을 수 있는 것은 매우 다양합니다. 환자가 심신의 안정을 얻을 수 있고, 치료를 효율적으로 할 수 있게 채광이나 동선, 건축물의 재질,

구조물의 배치 등 다양한 방식으로 설계된 건축물이 존재하고, 요양병원에도 여러 가지의 기법이 도입되어 전체 의료기관이 벤치마킹할 훌륭한 곳들이 많습니다.

이번 '요양병원 공간읽기'라는 책이 발간되어 요양병원을 소개할 수 있게 되어 기쁘고, 한편으론 자부심을 갖게 됩니다. 아무쪼록 '요양병원 공간읽기'가 같은 요양병원 뿐만 아니라 어느 병원이 보더라도 참고할 수 있는 좋은 참고서가 될 수 있기를 희망하며, 노인 의료와 복지를 위해 노력하고 있는 모습이 본 도서를 통해 소개되고 있는 요양병원에 격려와 축하의 말씀을 전해드립니다.

2020년 2월

대한요양병원협회장 **손덕현**

책을 내면서

이경락

유원대학교
건축공학과 교수

노인관련의 건축에 관심을 가지고 있던 본인을 비롯한 몇 명의 전문가들은 이러한 사회적인 현실을 반영하여 향후에도 많이 늘어날 것으로 예상되는 요양병원의 모습은 어떠해야 좋을 것인가에 대한 고민들을 논의한 적이 있었고, 때를 맞추어 요양병원의 미래에 대해 가장 많은 고민을 하는 기관인 요양병원협회에서 좋은 요양병원을 소개하고자 하는 기획의뢰가 있어 이 책의 발간에 이르게 되었다.

'서문'의 내용들에 근거한 관점을 견지하면서 요양병원들을 방문관찰하고 각각의 장점들을 파악하고자 노력하였다. 그 대상들은 주로 최근에 신축되거나 기존의 건물을 리모델링하게 된 사례들을 중심으로 하였으며, 각 병원들이 가지는 공간적인 장점과 특성에 초점을 맞추어 소개함으로서 현재의 상황을 알림과 동시에 향후의 요양병원은 어떠한 모습이면 좋을 것인가에 대한 화두를 제공하고자 하는 것이 본 책자가 가지는 가장 큰 목적이자 의의라고 생각하면서 이 책의 출간에 임하였음을 밝혀둔다.

이 책을 접하는 모든 독자들에게 저자 일동 공통된 마음으로 바라건데 낮은 식견으로 인해 본래의 의도를 충분히 살리지 못한 단점은 너그러운 마음으로 덮어주시고 미래의 초고령사회에서 요양서비스를 받게 될 예비노인들에게 요양환경의 의미와 중요성을 일깨우고자 하는 의도만을 높게 평가해주시길 바라는 바이다. 그리하여 미래세대들의 노인부양의 부담을 조금이나마 덜어주고자 하는 시도의 출발점은 노인들의 생활환경 개선이라는 점에 있음도 널리 이해하여주었으면 하는 바람이다.

이필순

대한요양병원협회
명예회장

세계에서 가장 빠르게 고령화가 진행되는 우리나라에서 요양병원은 노인의료의 중추적인 역할을 하고 있다. 그러나 급속한 수적증가와 과도기적인 상황에서 제대로 된 역할을 인정받지 못하면서 전국에 1,500여개의 요양병원이 15년 간 개설되었다.

처음부터 노인요양병원의 목적으로 신축한 건물과 타용도의 건물을 용도변경 리모델링하여 개설된 병원등 노인환자를 위한 쾌적한 공간이라고 말하기가 어려운 정도의 병원이 일부 존재했다. 시설공간에 대한 규정이 미비하다가 2014년에 침대용 승강기, 휠체어 이동공간, 바닥턱제거, 안전손잡이, 비상연락장치등 2015년에 장성방화로 소방안전시설(스프링쿨러, 자동화재탐지 및 속보설비) 그리고 메르스 사태이후 침상간격 1.5㎡ 이격 등 시설규정이 입법화되었다. 이러한 규정을 통해서 요양병원 시설은 안전, 화재, 감염등 정형화가 되었으며 이런 정형화된 구조 속에서도 도심형, 전원형, 단독형, 복합형과 같은 많은 형태가 생겨났다.

요양병원은 암, 재활, 노인(만성기환자)의 의료(진료)와 복지(케어)를 담당하고 있기 때문에 그 특성에 맞는 건축방향을 제시해야 하나 수요와 공급적 측면에서 자율경쟁적으로 늘어나버린 요양병원의 양적 한계에서 모범적으로 운영되고 있는 20여개의 병원을 방문하여 견학하고 분석한 내용을 '요양병원 공간읽기'라는 한권의 책으로 발간하게 된 것을 늦었지만 매우 필요한 시기에 앞으로 요양병원을 개설 운영하는데 좋은 길잡이가 되기를 바란다.

전희성

연성대학교
실내건축과 교수

의학 및 의료기술의 발전으로 인류는 이제 어느 때보다 오래 사는 시대가 되었다. 우리나라는 급격히 초고령화 사회로 진입함에 따라 노인 복지 환경도 빠르게 변화하고 있다. 노인요양병원도 이러한 변화에 맞게 빠르게 증가되어왔지만 케어에 대한 공간 환경이 병원마다 다양하여, 지역별로 요양병원의 케어 환경과 특성에 대하여 살펴보는 것도 매우 의미 있는 일이라고 할 수 있다. 노인요양시설을 공간 위주로 분석한 '노인시설 공간읽기'에 이어 이번에 '요양병원 공간읽기'에 또 한번 참여 할 수 있는 기회를 준 노인연구정보센터에 다시한번 감사의 말을 전하고 싶다.

이번에 노인요양병원을 답사하고 인터뷰하며 느낀 점은 요양병원은 치료의 개념과 함께 치유의 개념도 아주 중요하다는 사실이다. 치유는 물리적 환경뿐만 아니라 문화적 환경도 매우 중요하기 때문에 병원이라는 특정한 공간 안에서 여러 가지 복합적인 형태로 치유에 대한 특징들이 나타난다.

이 책은 전국에 있는 요양병원 중 20개의 요양병원을 선정하여 각 요양병원이 어떤 케어 환경을 가지고 있는지 공간 환경을 중심으로 분석하였다. 특히 문화적 환경은 지역의 특성에 따라 혹은 요양병원이 추구하고자하는 방향성에 따라 공간에서 여러 가지 형태로 표현되었기 때문에 병원별로 어떻게 차별성을 주었는지 살펴보는 것도 이 책이 주는 또 하나의 즐거움이 될 것이다.

건축의 각론적인 내용보다는 각 병원의 입지적 요소와 특징, 공간을 통한 케어 환경이 어떻게 이루어져 있는지 사진과 도면을 통해 알기 쉽게 설명하고자 하였다.

좋은 병원을 만들기 위해 많은 고민과 수고를 아끼지 않은 병원 관계자들의 노력이 이번 공간읽기를 통해 조금이나마 알려지기를 바라고, 또한 이용자들에게도 요양병원에 대한, 미약하지만 가이드의 역할이 되기를 기대해 본다.

김성룡

동경도립대학교
건축학전공 공학박사
동대학 객원연구원

이용자를 위한 공간은 어떤 것일까? 건축에서 설계시 우선적으로 고려하는 것이 그 건축 공간을 사용하는 '이용자'입니다. 그래서 이용자의 성향(용도)에 따라 그 공간은 각각 다른 모습으로 만들어집니다. 저는 지금까지 연구와 실무과정을 통해서 이와 같은 건축의 본질은 이용자에게 있고, 이용자에게 편안한 공간, 이용자가 계속 생활하고 싶은 공간이 바른 건축공간이라고 생각합니다.

본서의 대상시설인 [요양병원]은 노인을 위한 시설이며, 그 내용으로는 거주 및 생활공간Living Space과 재활치료공간Rehabilitation&Treatment Space으로 크게 분류할 수 있습니다. 치료공간이 주가 되는 일반병원과는 다르게 요양병원에서는 노인의 특성상 [케어Care]라는 플러스요소가 적용되며, 대부분의 시설에서는 Aging in place의 역할도 담당하고 있습니다.

이번 요양병원 공간읽기 집필 과정을 통해서 노인을 위한 공간에 대한 각 병원의 다양한 고민들을 엿볼 수 있었습니다. 어떻게 하면 노인들이 병원처럼 느끼지 않게 할 수 있을까. 어떻게 하면 개개인의 생활패턴을 존중할 수 있을까. 노인들이 힐링이 될 수 있는 공간은 어떤 것일까. 이러한 질문들을 공간으로 확인할 수 있었습니다.

지역적 특성, 건축적으로 주어진 환경, 주변 경관, 기후, 방위 등의 여러 가지 요소들과 결합하여 구축된 건축공간은 어떤 시설이 정답이라고 할 수 없습니다. 이러한 대상과 환경에 대한 끊임없는 고민들은 결과적으로 이용자 즉, 노인들의 미소가 답하게 될 것입니다.

황재영

(주)노인연구정보센터
센터장

우리나라에 살면 누구나 한 번쯤은 할머니, 할아버지, 아버지, 어머니 혹은 친구 등의 병문안으로 요양병원에 가보았을 것이다. 언젠가 나도 할아버지가 되어 노쇠하고 병들어 요양병원이라는 공간에서 치료받고 요양을 해야 하는 시기가 올지도 모른다. 우리들의 생활에서 요양병원이라는 공간은 더 이상 낯설지 않다. 하지만 요양병원의 열악한 환경에 대한 부정적인 뉴스와 소문들은 낯설게 꺼려지게 한다.

2019년 8월부터 전문가들이 의기투합하여 전국의 20개 우수한 요양병원을 선정하고, 방문하여 공간에 대한 설명을 듣고 기록하며 사진 촬영을 하였다. 그 과정에서 요양병원이 지향해야 할 많은 공간을 발견하였고 그 내용을 요양병원 공간읽기로 집필하였다. 이러한 요양병원의 공간에 대한 전문가들의 집필 시도는 처음이다. 이 서적이 요양병원의 공간에 대하여 고민하는 사람들에게 명쾌한 해답이 될 수는 없을지 모르지만 유익한 참고가될 수는 있을 것이라 믿는다.

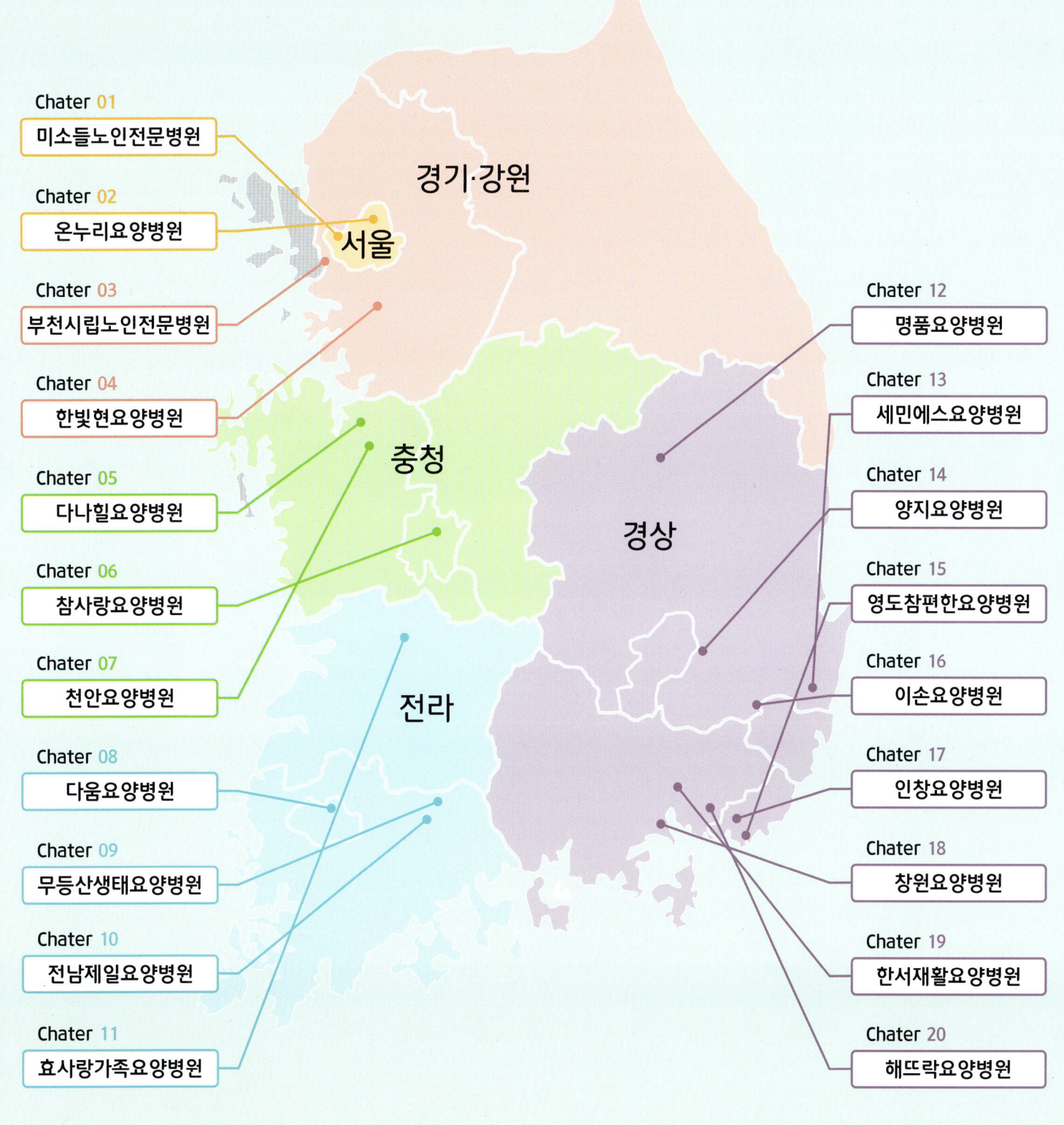

차례

추천의 글	004
책을 내면서	006
요양병원 위치도	011
전문가의 눈으로	014

서울/인천

Chapter 01 미소들노인전문병원	020
Chapter 02 온누리요양병원	040

경기/강원

Chapter 03 부천시립노인전문요양병원	060
Chapter 04 한빛현요양병원	080

충청

Chapter 05 다나힐요양병원	100
Chapter 06 참사랑요양병원	120
Chapter 07 천안요양병원	140

전라

Chapter 08 다움요양병원	160
Chapter 09 무등산생태요양병원	180
Chapter 10 전남제일요양병원	200
Chapter 11 효사랑가족요양병원	220

경상

Chapter 12 명품요양병원	240		Chapter 17 인창요양병원	340
Chapter 13 세민에스요양병원	260		Chapter 18 창원요양병원	360
Chapter 14 양지요양병원	280		Chapter 19 한서재활요양병원	380
Chapter 15 영도참편한요양병원	300		Chapter 20 해뜨락요양병원	400
Chapter 16 이손요양병원	320			

전문가의 눈으로

우리나라는 현재 진행형으로 고령화의 속도기록을 세계기록으로 갈아치우고 있다. 이는 경이로운 수준의 출산율 기록과 함께 세계 각국의 이목을 끌고 있다. 2018년에 고령화율 14%를 넘어서서 1년이 조금 지난 현재 15%를 지나고 있으며 향후 거의 7~8년 동안 매년 1% 정도의 증가가 예상된다.

모두 주지의 사실이라 여겨지지만, 고령화의 문제는 단순히 고령자의 인구가 증가하는 문제에 그치지 않고 사회의 생산력 저하로 이어져 국가의 경제력이 저하되고 당연히 국민소득의 증가에 저해요소로 작용하게 되며, 한편으로는 생산인구의 감소에도 불구하고 그들의 부양 부담은 급격하게 증가할 것이라는 예측들이 현실로 나타나고 있다.

이러한 부양 부담은 개개인의 문제로 그치지 않고 국가의 부담은 계속 증대될 것이다. 실제로 우리나라의 큰 자랑거리였던 의료체계의 한 축인 건강보험 재정의 적자는 계속 누적되어 이러한 추세로 간다면 현재와 같은 건강보험체계의 유지가 조만간 어려워질 것이라고 예상된다. 참고로 2015년에 1조 원 정도의 적자를 기록한 건강보험의 당기수지 적자는 2020년에 7조 원의 적자가 예상되고, 2030년에는 28조 원의 적자가 예상된다고 보고된 바 있다.

이러한 급속한 고령화에 대응하여 국가에서는 노인복지체계를 정비하여 대비하고자 하고 있다. 노인주거복지시설과 노인 의료복지시설, 노인재가복지시설, 노인여가복지시설들이 대비책의 주요 골격들이며, 그중에서도 노인 의료복지시설은 가족들의 부양 부담을 경감시켜주는 주요한 기능을 하고 있다. 노인

의료복지시설의 수는 지속해서 증가하고 있으며 노인 인구의 약 2% 정도가 그 혜택을 입고 있다. 이를 외국의 사례에 비춰보면 상당히 낮은 수준임을 알 수 있다.

이러한 2% 정도의 낮은 수준의 노인 의료복지시설임에도 불구하고 현재 우리나라의 노인 의료시설 입소 대기자는 그리 많지 않다는 점은 매우 특이한 현상인데, 이 현상의 기저에는 노인 의료복지시설과 함께 노인부양의 한 축을 담당하고 있는 요양병원이 있기 때문이라는 걸 간과해서는 안 되는 사실이다.

우리나라와 매우 유사한 경향을 보이는 일본의 사례를 잠깐 살펴보자면, 고령화율이 28%를 넘어서서 초고령화의 선두를 달리고 있으며, 전체 고령자 인구의 3% 정도가 노인 관련의 시설에 입소하고 있는 일본의 경우, 우리나라의 요양시설에 해당하는 특별양호노인홈 신설을 억제하고 있는 탓도 있지만, 대부분의 시설에서 입소 대기자가 최소 몇십 명씩 있다고 보고되고 있다. 우리나라의 요양병원에 해당하는 개호노인보건시설의 입소자 수도 크게 늘리지 않고 특별양호노인홈 이하의 수준을 유지하고 있으며, 이러한 영향으로 유료노인홈의 수는 급증하고 있는 경향을 보이며, 사회적인 부양 부담의 억제를 위해 예방과 자립적인 생활을 근본으로 하는 커뮤니티케어를 시행하고 있다. 그런데도 일본의 경우 고령화율 14% 이후에 노인 의료복지시설 정원을 노인 인구대비노인 인구대비 3%대 후반으로 유지하고 있었다는 사실에도 주목할 필요가 있다.

이렇게 일본의 사례를 설명한 이유는 초고령사회가 되어 노인부양 부담이 늘어나서 재택 케어와 자립 예방을 중시하는 커뮤니티 케어로의 방향 전황이 있다 하더라도 노인 의료시설은 일정 수준 필요하다는 사실을 강조하기 위해서다.

노인 요양병원의 숫자도 고령화와 함께 매우 급속하게 증가하여 전국적으로 1,500개소로 추산되고 있는데, 이렇게 많은 요양병원과 6,000개소에 육박하는 요양 시설들이 향후의 초고령화 사회에서도 현재와 같은 수준으로 고령화의 비율에 맞추어 증가하여도 좋을 것인지에 대한 의문은 수많은 노인 관련 전문가들이 지속해서 제기하고 있으며, 실제로 이는 미래 사회에서의 국민들이 부담해야 할 부양 부담과 직결된 매우 주요한 사실이다.

장기요양보험이 시행되기 시작한 2008년에는 노인복지시설의 종류에 노인전문병원이 포함되어 있었으나, 2011년 노인복지법의 개정에서 노인 의료복지시설의 일종이었던 노인전문병원이 삭제되어 현재는 장기요양보험의 적용을 받는 노인복지시설의 종류가 아니라 의료법의 적용을 받는 의료시설의 일종으로 자리매김을 하는 것이 노인 요양병원이다.

그런데 노인복지시설로 있던 시기에 비해 의료시설로 바뀌고 난 후 노인을 주요 대상으로 하는 요양병원이 매우 급속도로 늘어났으며 그 덕분에 노인 의료비가 급증하였는데, 아이러니한 점은 대부분의 사람이 자기 요양보험의 적용을 받는 요양 시설 즉 요양원과 의료법의 적용을 받는 요양병원을 같은 종류의 시설로 인식하고 있다는 사실이다. 다시 말해 요양병원에서 제공하는 서비스가 요양 시설과 어떻게 다른지조차 모르는 사람들이 대부분이라는 것이 현실이다.

요양이라는 수식어가 붙어있다는 유사성이 요양 시설과 요양병원의 구분을 어렵게 만들고 있기에 아주 간단하게 차이를 설명해 두고자 한다. 장기적으로 돌봄을 필요로 하는 고령자들을 대상으로 하는 것이 노인요양시설이라면, 노인 요양병원은 만성적인 질환에 의해 의료상의 처치를 필요로 하는 고령자들을 대상으로 하고 있다는 점이 가장 큰 차이점이다. 요양 시설은 생활상의 어려움을 도와주는 것이 목적이라면 요양병원은 질병과 장애로 장기치료나 재활을 목적으로 하는 시설이다.

급성기의 치료를 목적으로 하는 일반병원은 기능을 크게 나누어 외래진료부와 중앙진료부 그리고 병동 부로 나누고, 각 기능에 맞추어 세부기능의 공간들을 배치하여 환자나 의료진들이 사용하기 편한 의료환경을 제공하고 있다. 따라서 병동 부의 병상 수로 표현되는 병원의 규모는 외래 환자들과의 상담 문진이 이루어지는 외래진료부나 수술과 검사를 행하는 중앙진료부에 전체 병원 면적의 20% 이상에 해당하는 많은 면적을 배분하고 있다. 이러한 일반병원에 비해 요양병원은 검사나 치료 기능에 대한 요구도가 낮아서 공간상의 면적 배분도 일반병원과 다를 수밖에 없으며 요양병원 전체 면적에서 병상이 차지하는 비율이 매우 높게 나타난다.

면적 상으로 의료상의 기능이 축소되고 입원 병상의 기능이 더 강화되는 것이라 단순 해석하기 쉽지만, 이는 일반병원과 요양병원이 견지해야 할 공간 상의 특징을 잘 나타내는 점이라는 것을 인식할 필요가 있다. 같은 병원의 명칭을 사용하고 있지만, 요양병원과 일반병원은 기능에 따른 공간의 배분이 서로 다를 수밖에 없는데 그 이유는 병동 부에 해당하는 병상들이 차지하는 면적 비율이 다르기 때문이다. 이를 다시 해석하면 요양병원의 경우 일반병원보다 의료상의 기능은 약간 축소되지만, 생활기능은 더 늘어난다는 해석에 이르게 되고 이것이야말로 요양병원의 공간에서 중요시하지 않으면 안 되는 부분이다.

다시 말해 급성기의 일반병원들에서 의료상의 처치와 회복에 주력하는 공간이 중시된다면 장기적인 요양과 회복 재활, 그리고 안정적인 일상생활의 유지와 같은 일상적인 활동들을 주요시하는 공간들이 요양병원의 공간이어야 한다는 점이다.

위에서 언급한 내용에 근거한 관점을 견지하면서 요양병원들을 방문 관찰하고 각각의 장점들을 파악하고자 노력하였다. 각 병원이 가지는 공간적인 장점과 특성에 초점을 맞추어 소개함으로써 현재 상황을 알림과 동시에 향후의 요양병원은 어떠한 모습이면 좋을 것인가에 대한 화두를 제공하고자 한다.

Chapter 01

미소들노인전문병원

서울 구로구 고척로21나길 88-41

요양병원 건축 정보

- 총 병상 수 : 404병상
  요양원 75병상
  주야간보호센터 50명(정원)
- 건축 면적 : 2,662.80㎡
- 연면적 : 14,437.90㎡
- 건축 구조 : 철근콘크리트
  라멘조 구조

미소관(A동)
- 층 수 : 지하 2층~지상 5층

누리관(B동)
- 층 수 : 지하 3층~지상 4층

요양병원 공간 분석

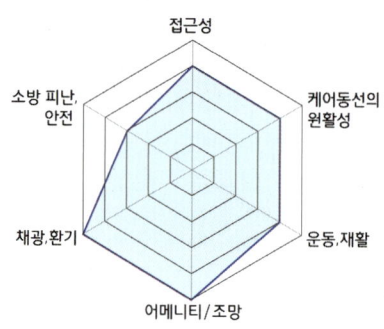

배치도

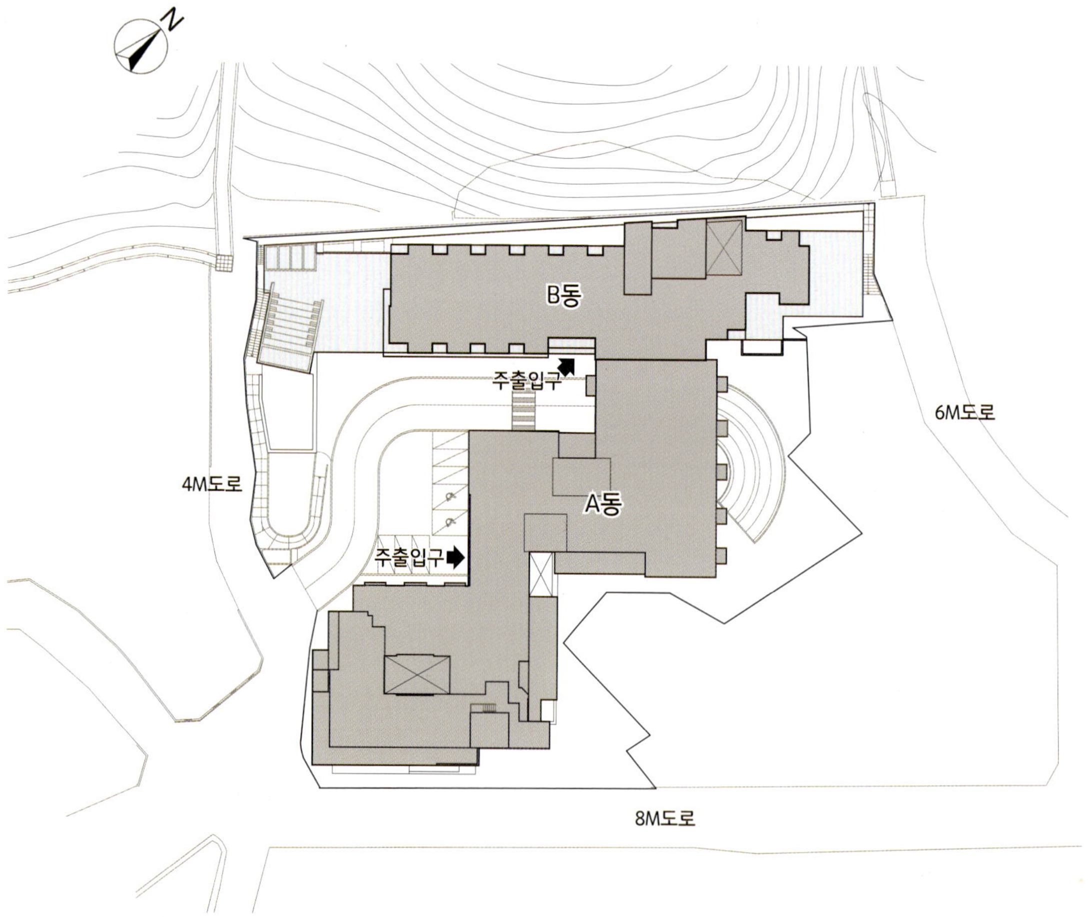

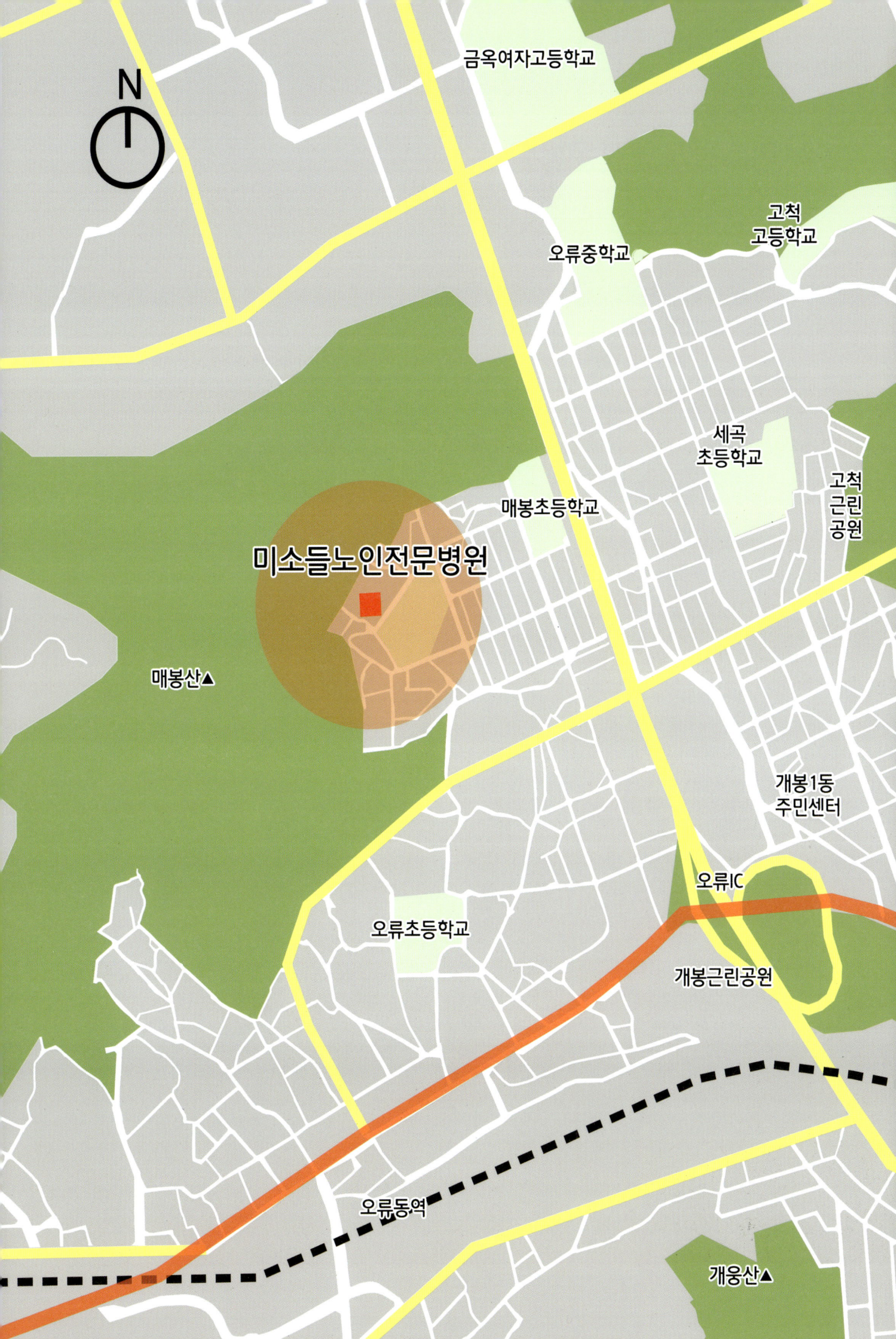

요양병원 공간읽기

미소들노인전문병원

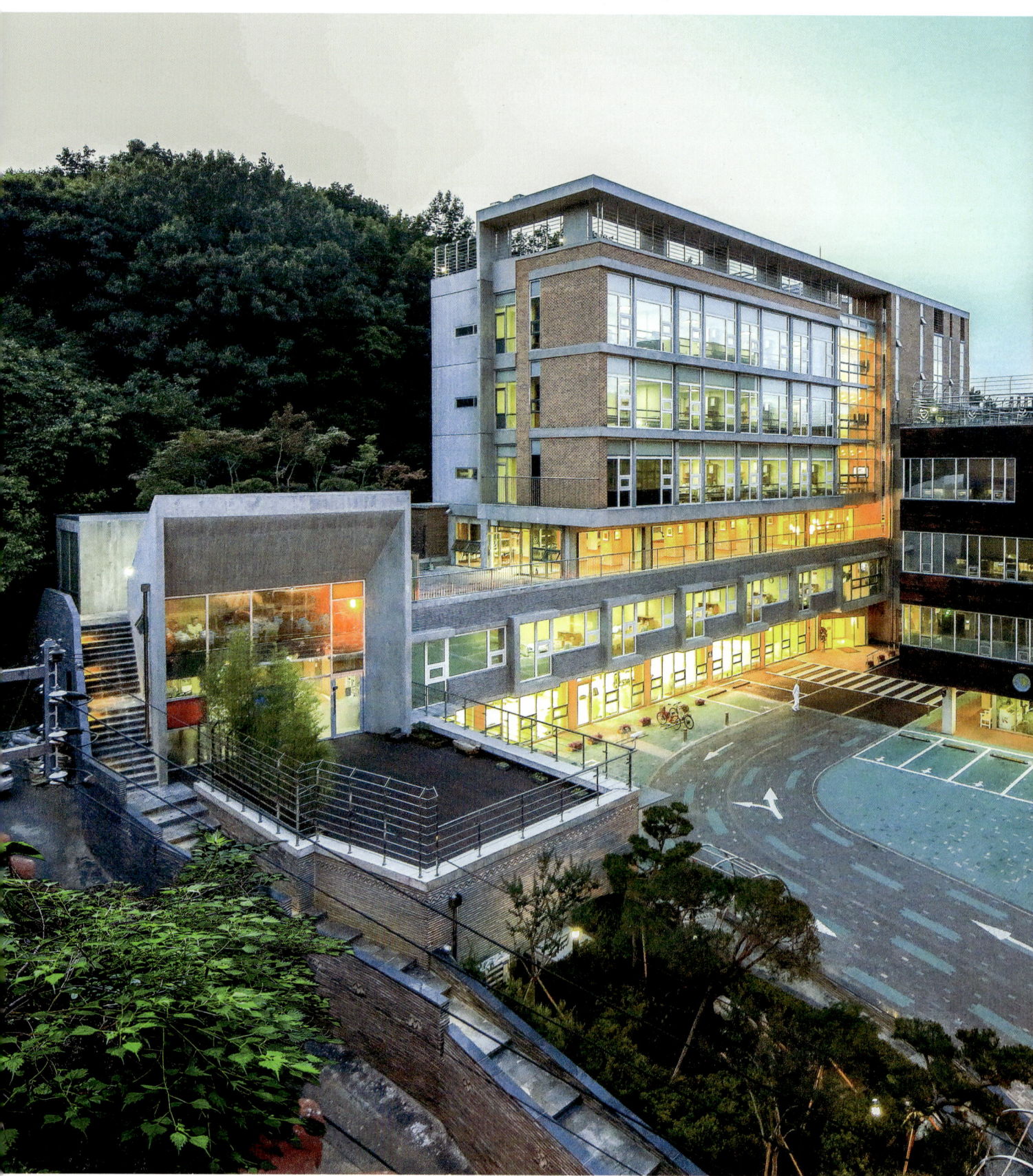

미소들노인전문병원

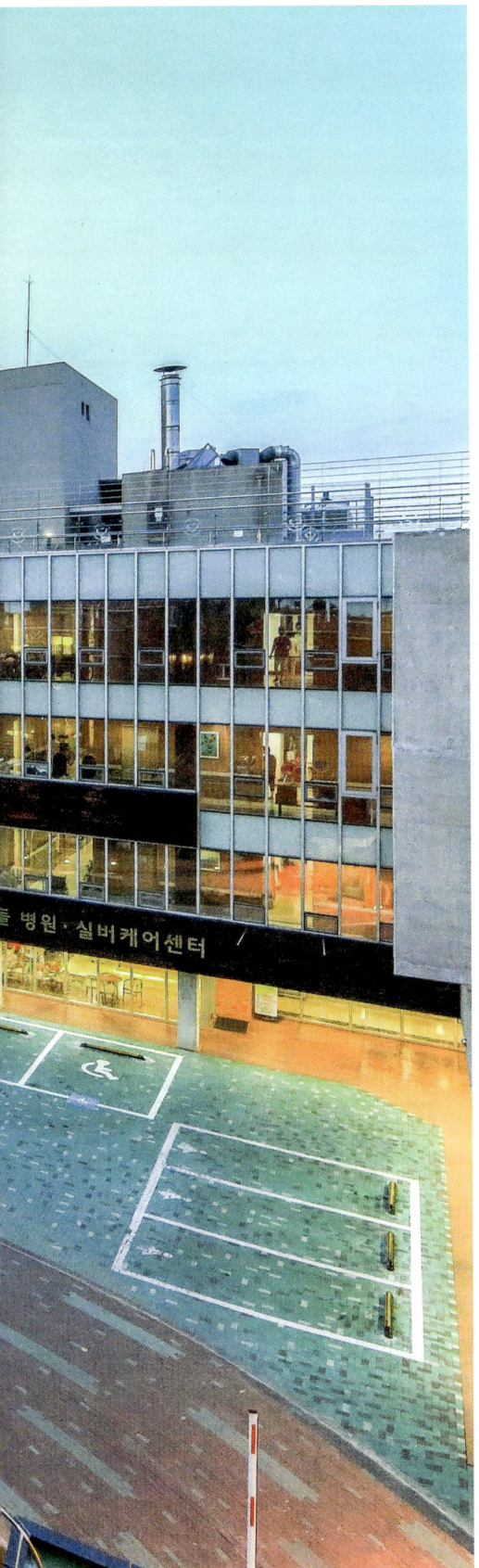

1-1. 병원 전경

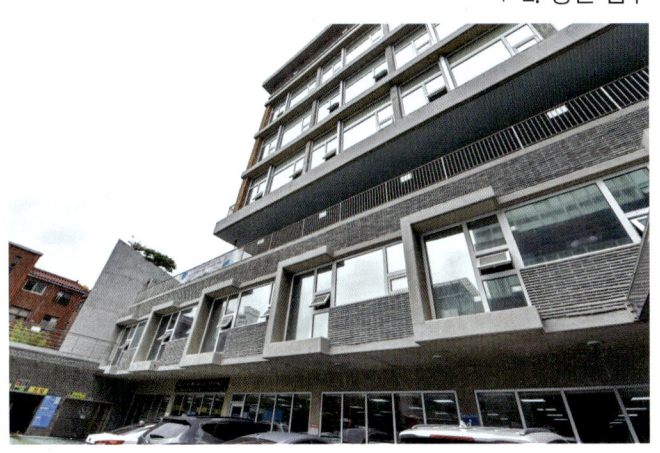

1-2. 병원 입구

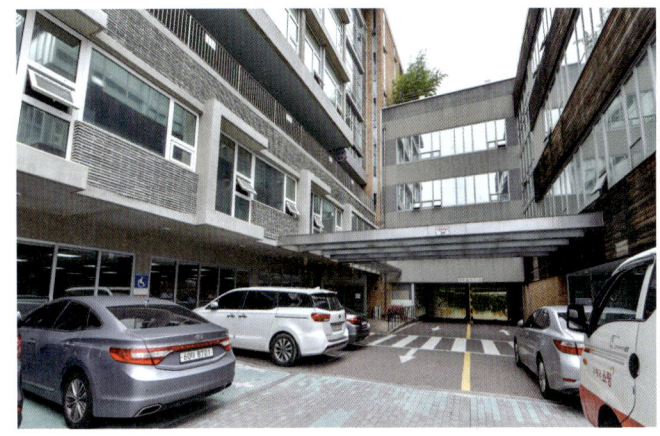

1-3. 주차장

서울이라는 대도시 속 전원형 요양병원이다. 신관과 구관으로 구성되어 있으며, 각각의 출입구가 있다. A동의 출입구는 주차광장을 통해서 우회하여 들어온다. 중정을 중심으로 회랑형 구조로 되어있어 건물 안에서 거닐 수 있는 공간을 두었다. B동은 설계도상 지하2층이 일반적으로 생각하는 1층이다. 외부에서도 입구를 잘 찾을 수 있도록 현관이 45도의 사선으로 배치되어있다. 두 건물의 연계성을 높이기 위해 연결통로와 가까운 곳에 코어*를 위치 시켜 코어가 중심부에서 살짝 우측에 있다. 도심 속의 공간답게 주차장이 지하에 위치하여 보행자와 차량을 분리한다.

* 코어 : 건축에서 평면, 구조, 설비의 관점에서 엘리베이터, 계단실, 화장실, 설비실 등이 집중된 부분을 말한다.

요양병원 공간읽기

미소관(A동) 1층 평면도

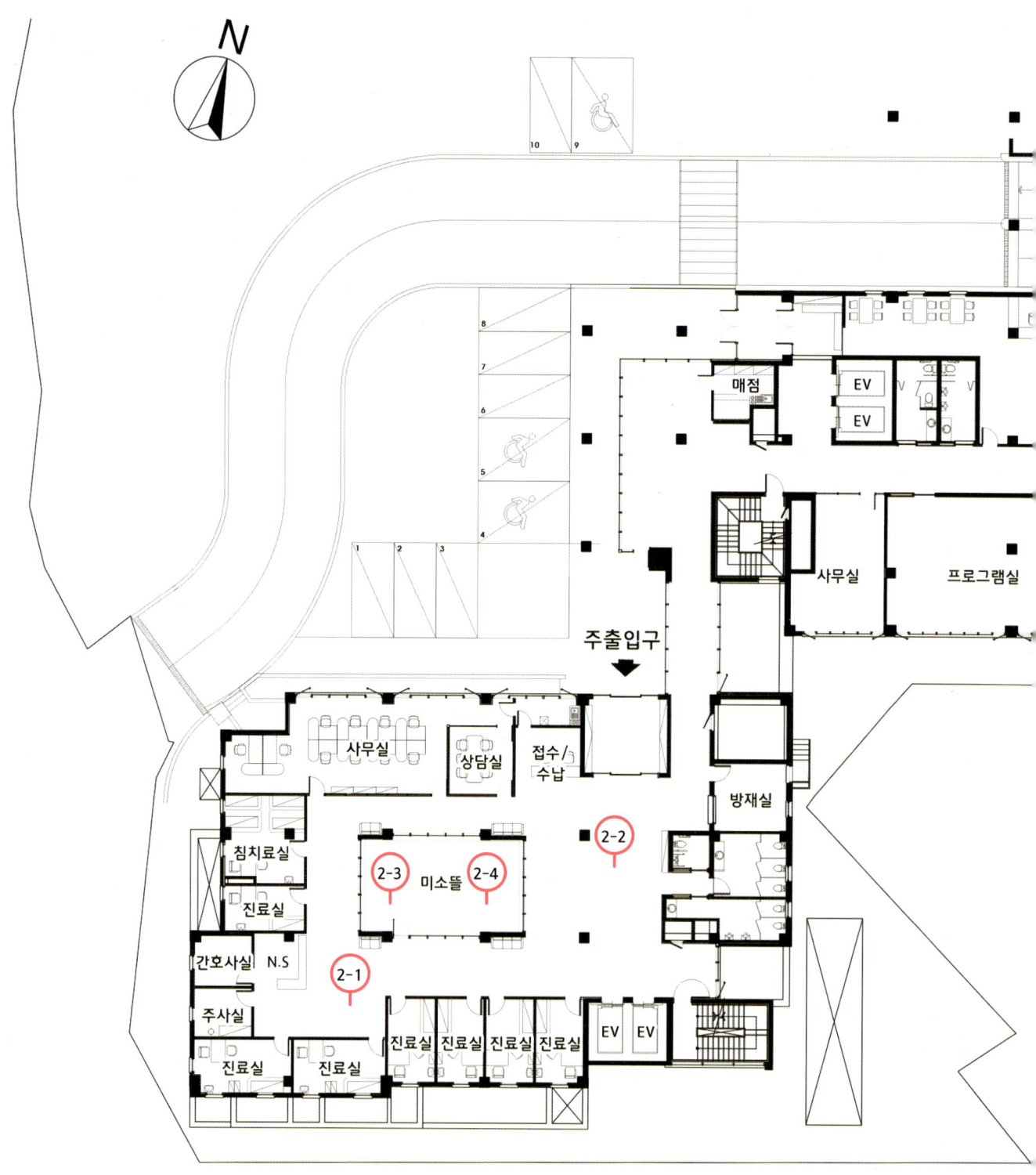

미소들노인전문병원

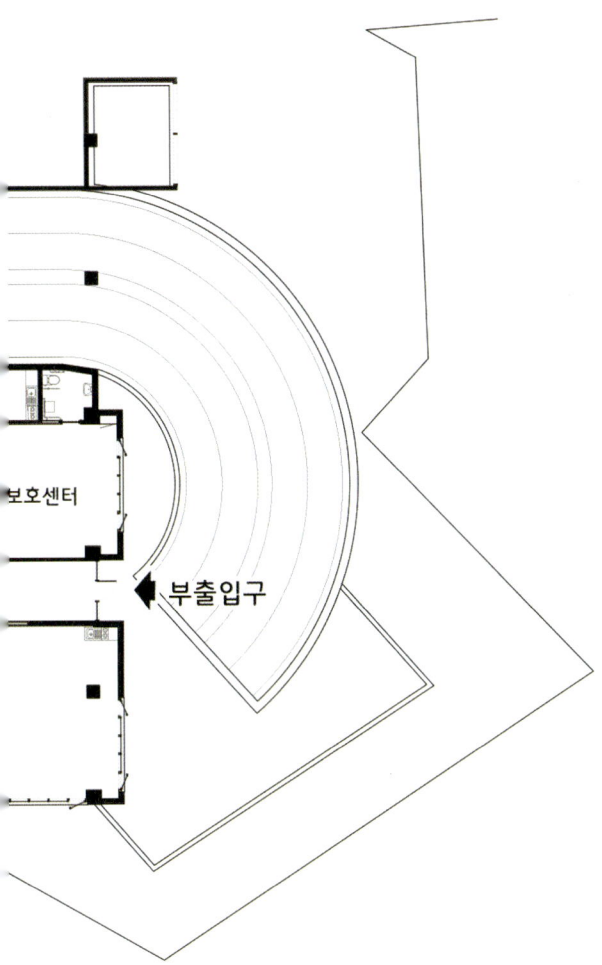

A동 1층 평면도

2-1. 외래
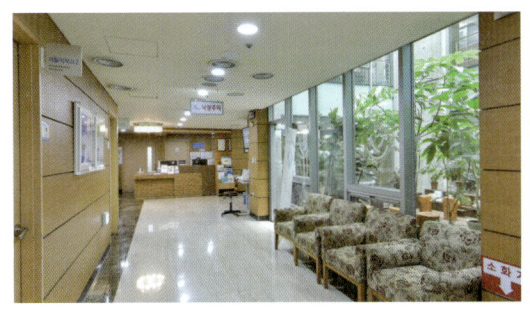

2-2. 로비
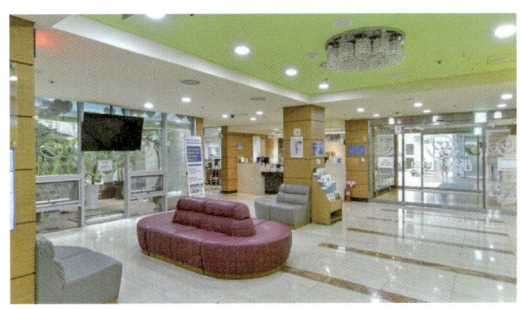

2-3. 미소뜰
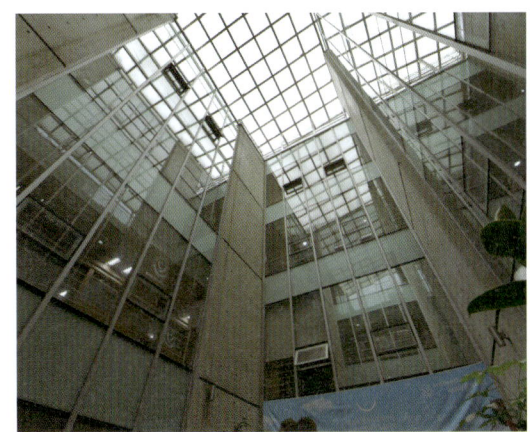

2-4. 미소뜰 화단
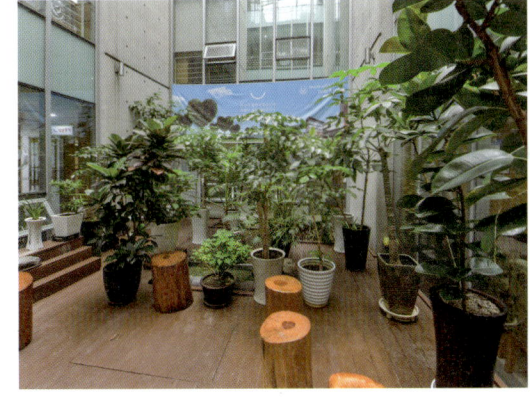

요양병원 공간읽기

미소관(A동) 1층

2-1. 외래
2-2. 로비
2-3. 미소뜰
3-1. 병동 휴게실

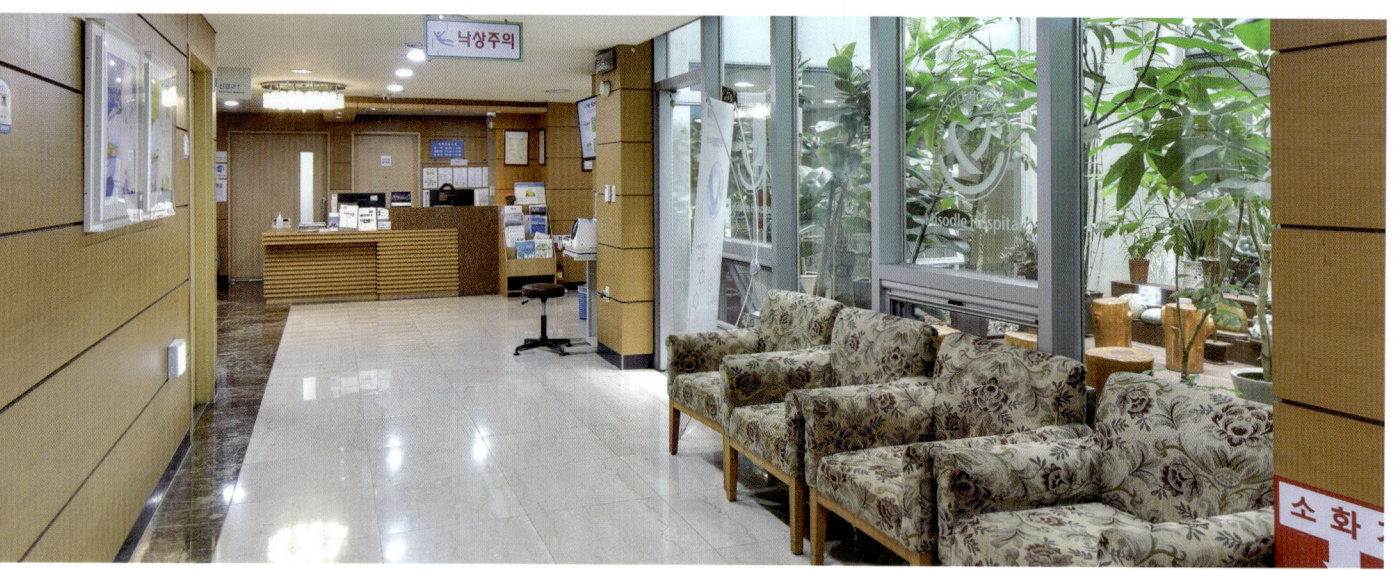

2-1

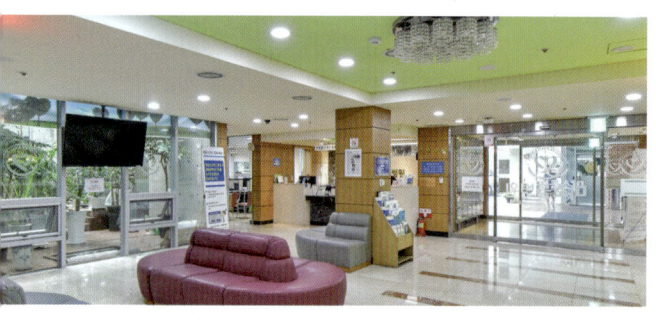

2-2

중정을 휴게 공간으로 활용하여 자연을 실내로 끌어들였다. 전 층을 수직으로 오픈한 중정을 통해 채광이 각 층으로 전달된다. 중정 모퉁이에 원무과 2곳을 배치하여 인포메이션의 기능을 높이고 영역별 공간적 접근을 쉽게 한다.

미소관(A동) 2층

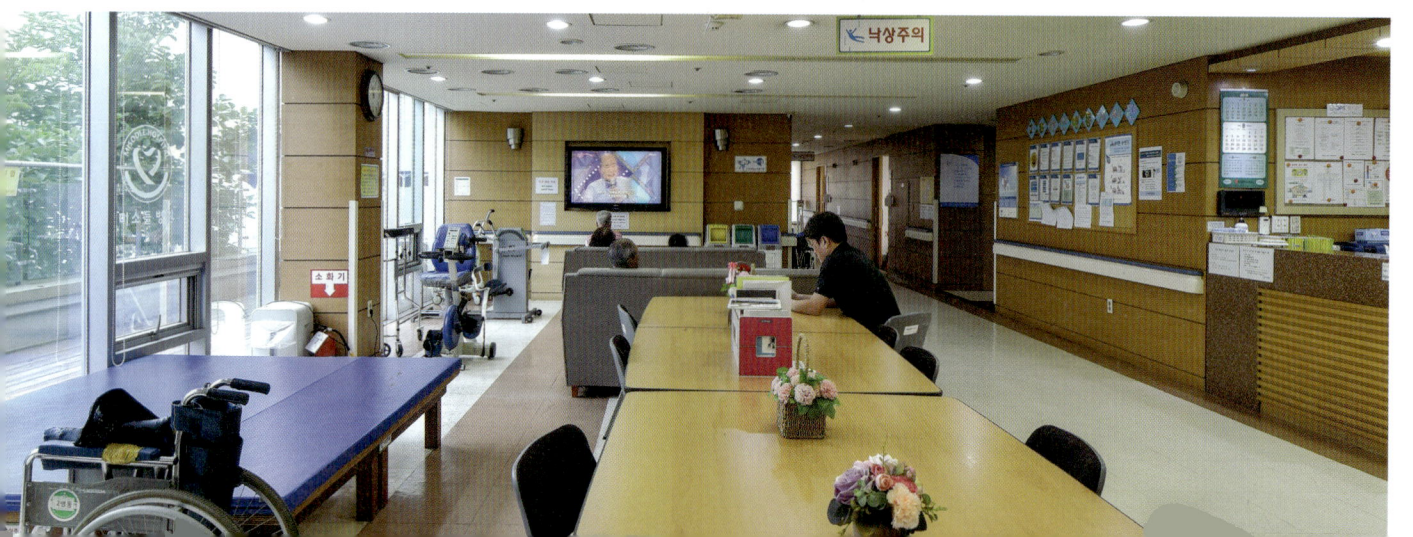

3-1

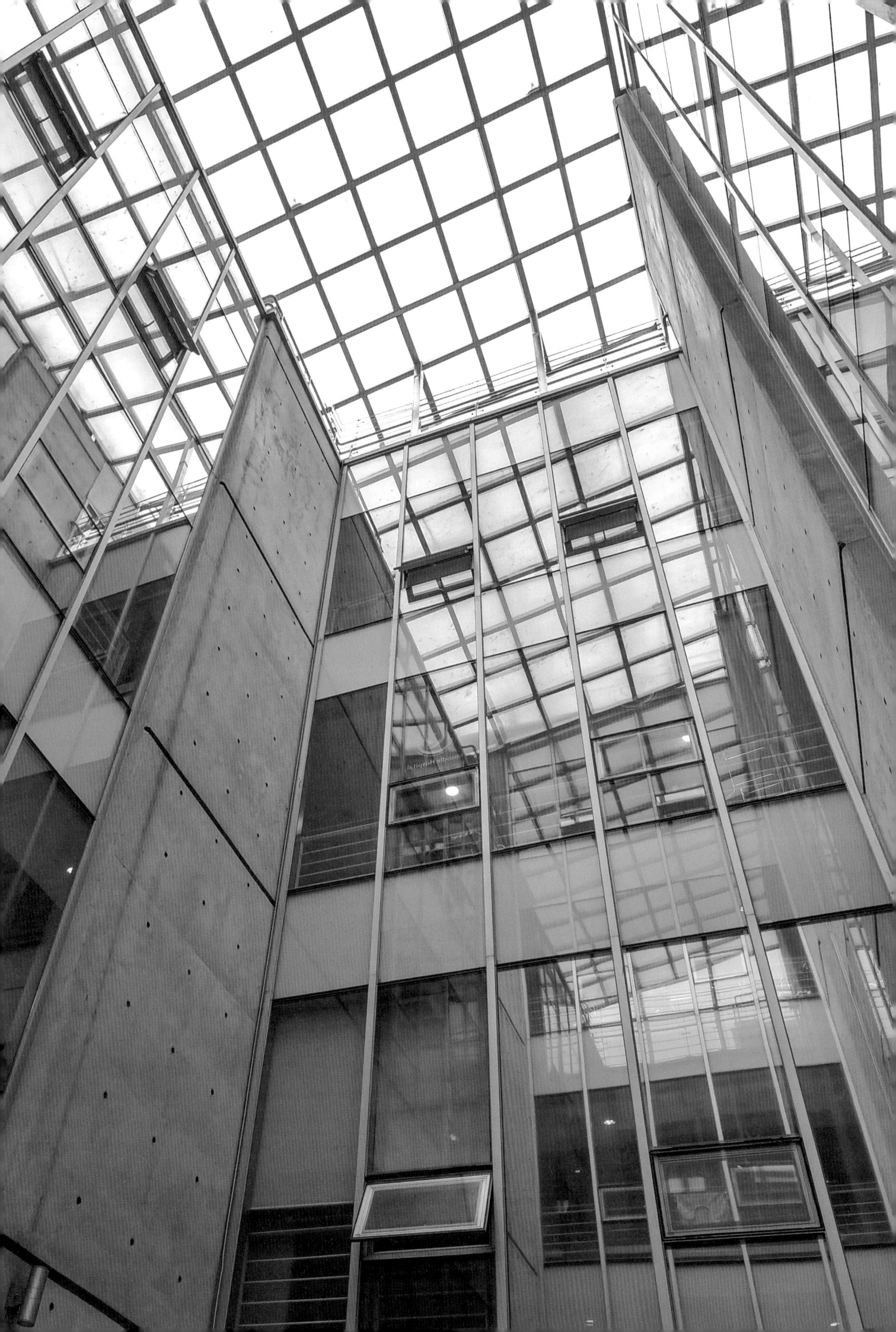

요양병원 공간읽기

미소관(A동) 5층

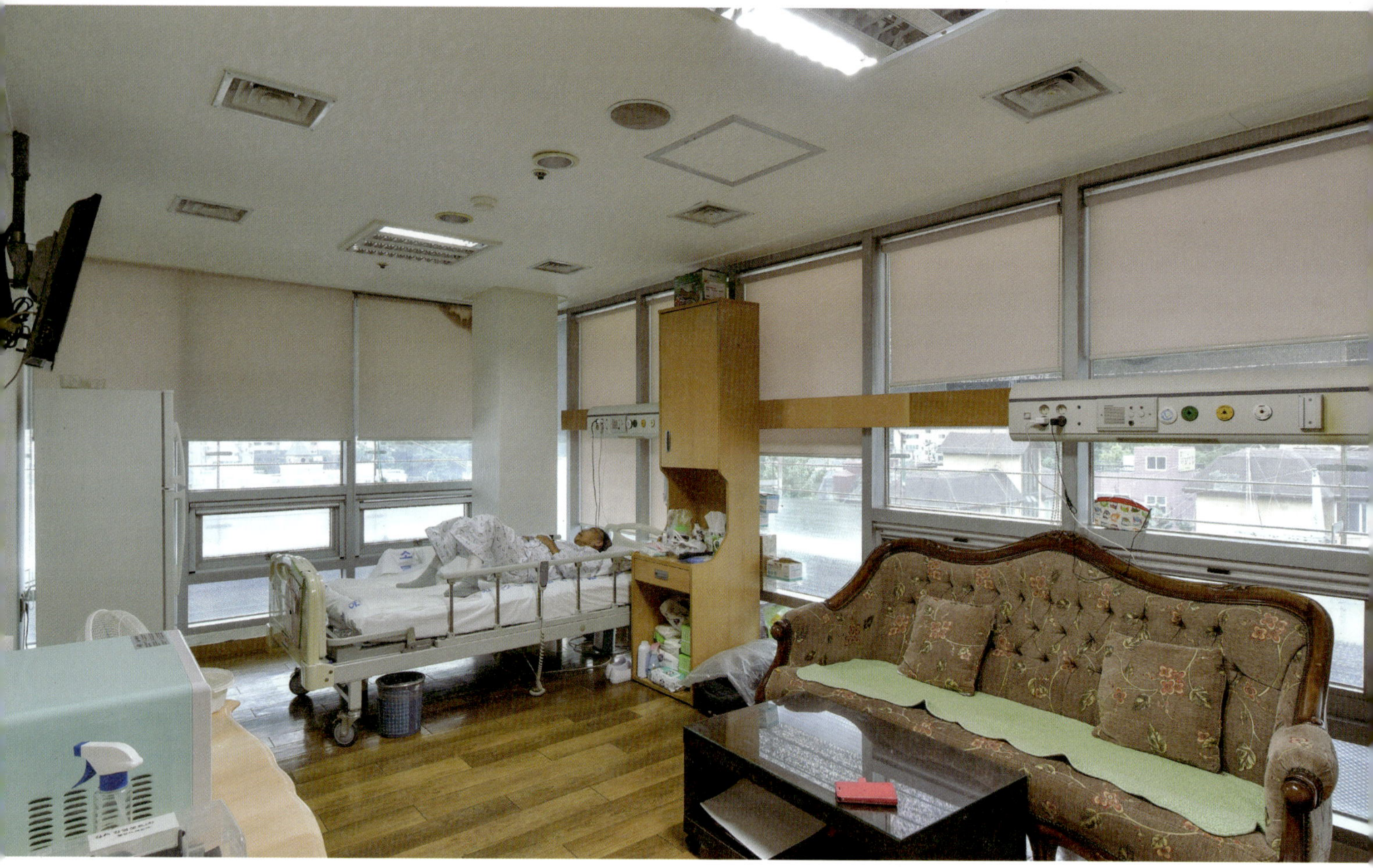

4-2

4-1

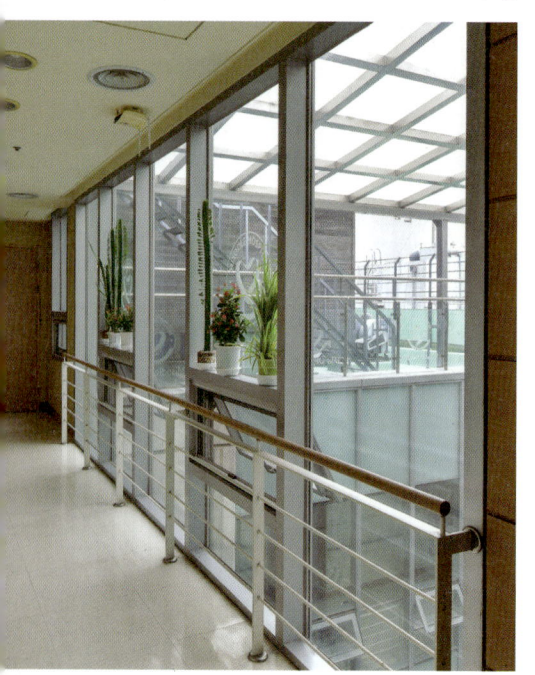

KEY PLAN : A동 5층 부분 평면도

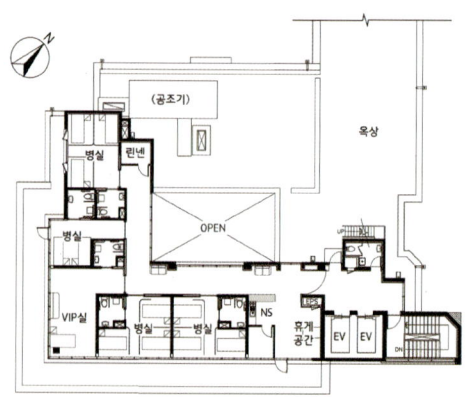

양쪽에 창문을 설치하여 개방감을 높이고 채광을 확보한다. 회랑의 복도는 중정을 끼고 있어 편복도형와 같은 효과를 누린다.

미소들노인전문병원

4-1. 내부 전경
4-2. 연결 복도
4-3. 미소공원 1
4-4. 미소공원 2
4-5. 미소공원 3
4-6. 미소공원 4
4-7. 미소공원 5

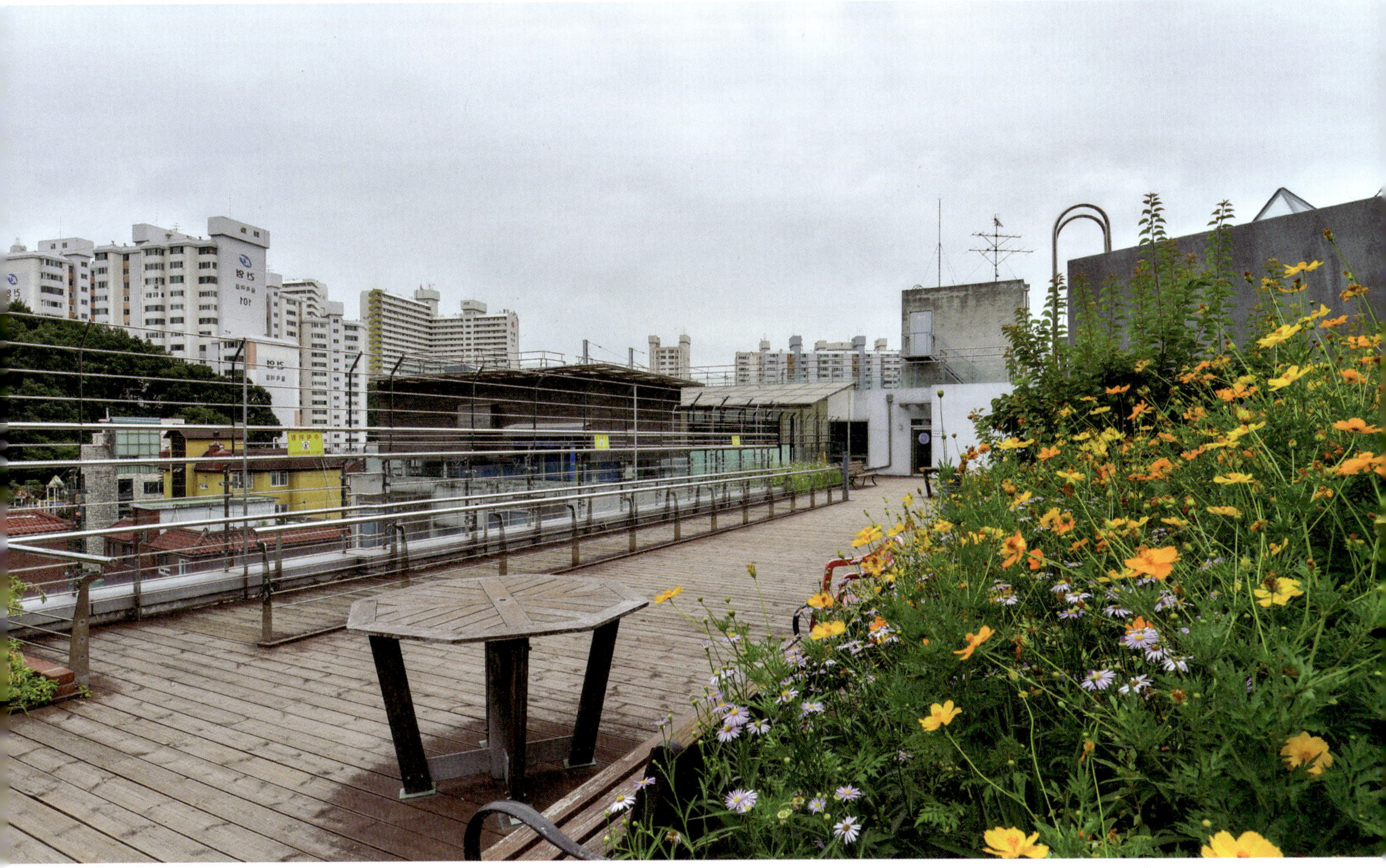

4-3

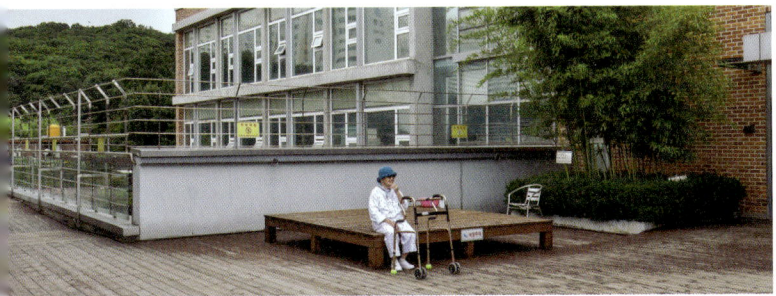

4-4

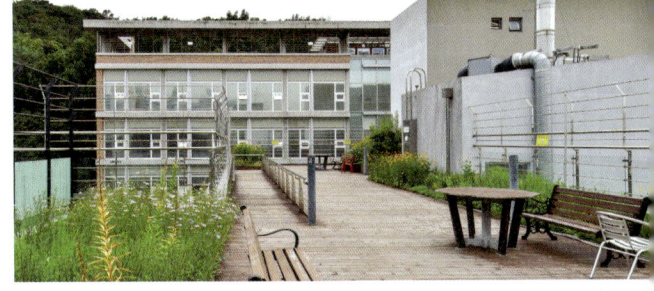

4-5

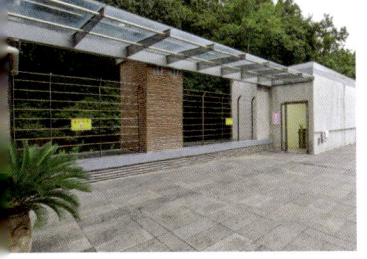

4-6 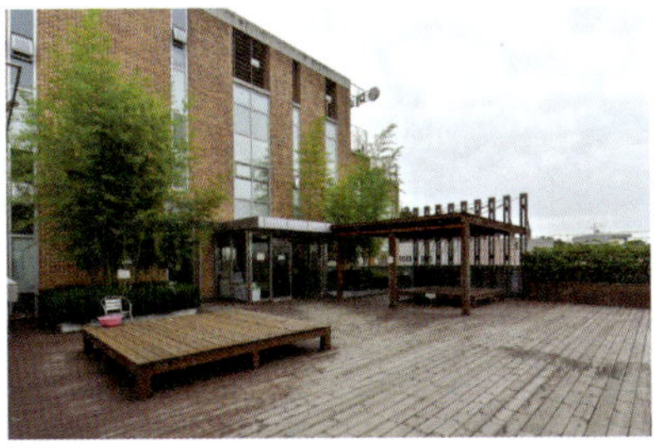 　　4-7

옥상에 공원을 조성하여, 날씨에 구애받지 않고 풍광을 즐길 수 있도록 옥상의 난간에 처마를 설치하였다.

요양병원 공간읽기

누리관(B동) 지하 2층 평면도
(A동 1층)

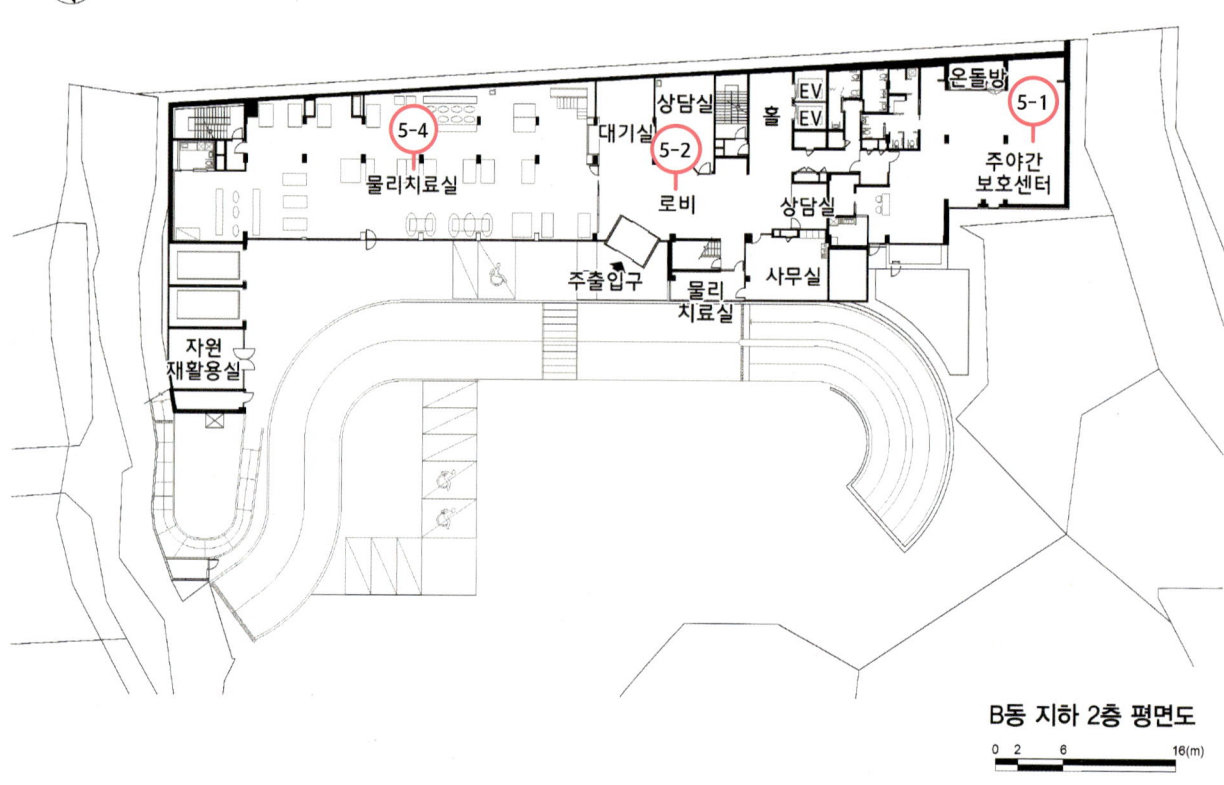

B동 지하 2층 평면도

5-1

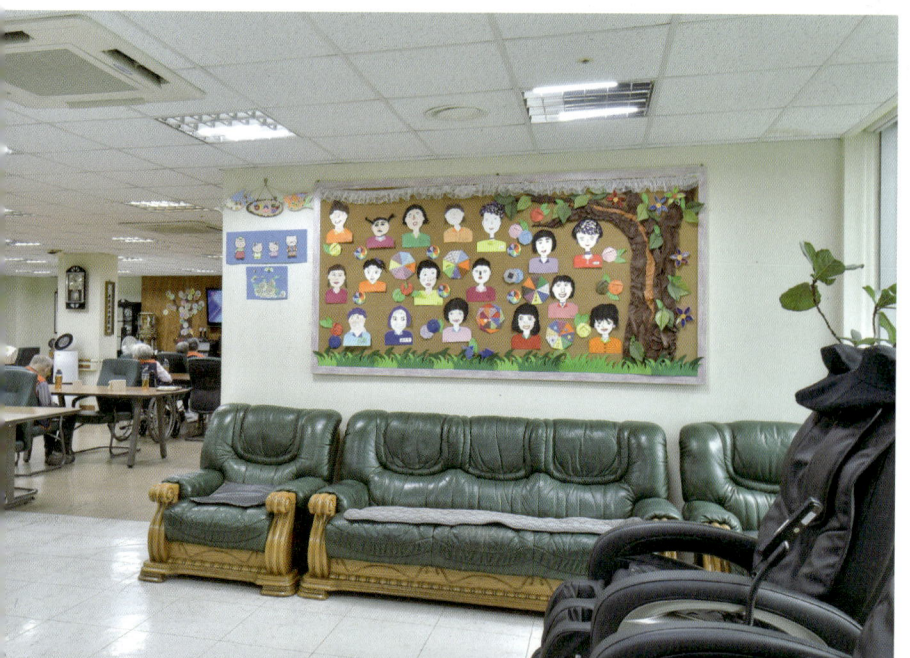

병원 내 주야간보호센터는 가정적인 분위기의 안도감을 준다.

미소들노인전문병원

5-1. 주야간보호센터
5-2. 로비
5-3. 복도 전시공간
5-4. 물리치료실

5-2

5-3

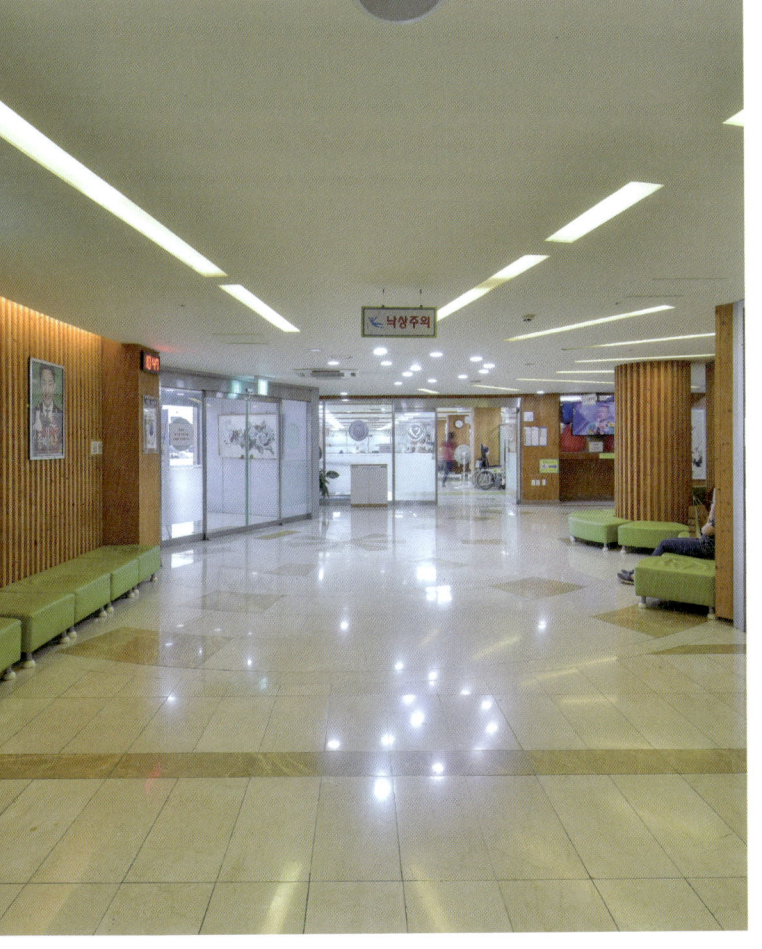

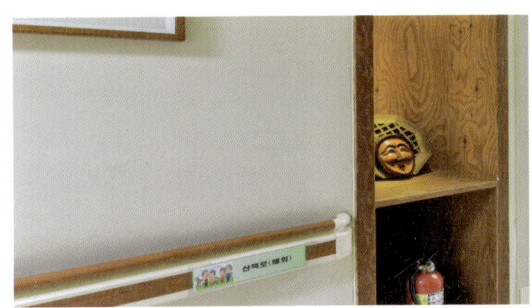

사선으로 된 출입구는 인지성과 안전성을 확보한다. 따뜻한 분위기의 인테리어를 통해 이용자의 심리적 안정감도 배려한다. 붙박이 형식의 전시공간과 고급 소재 마감은 공간의 안락함을 증대한다.
출입구 옆에 재활치료실을 배치하여 접근이 용이하다. 경사지 반대편에 큰 창을 내어 개방감을 확보하고, 전통적 요소인 창호의 살을 천정에 설치한 것이 돋보인다.

5-4

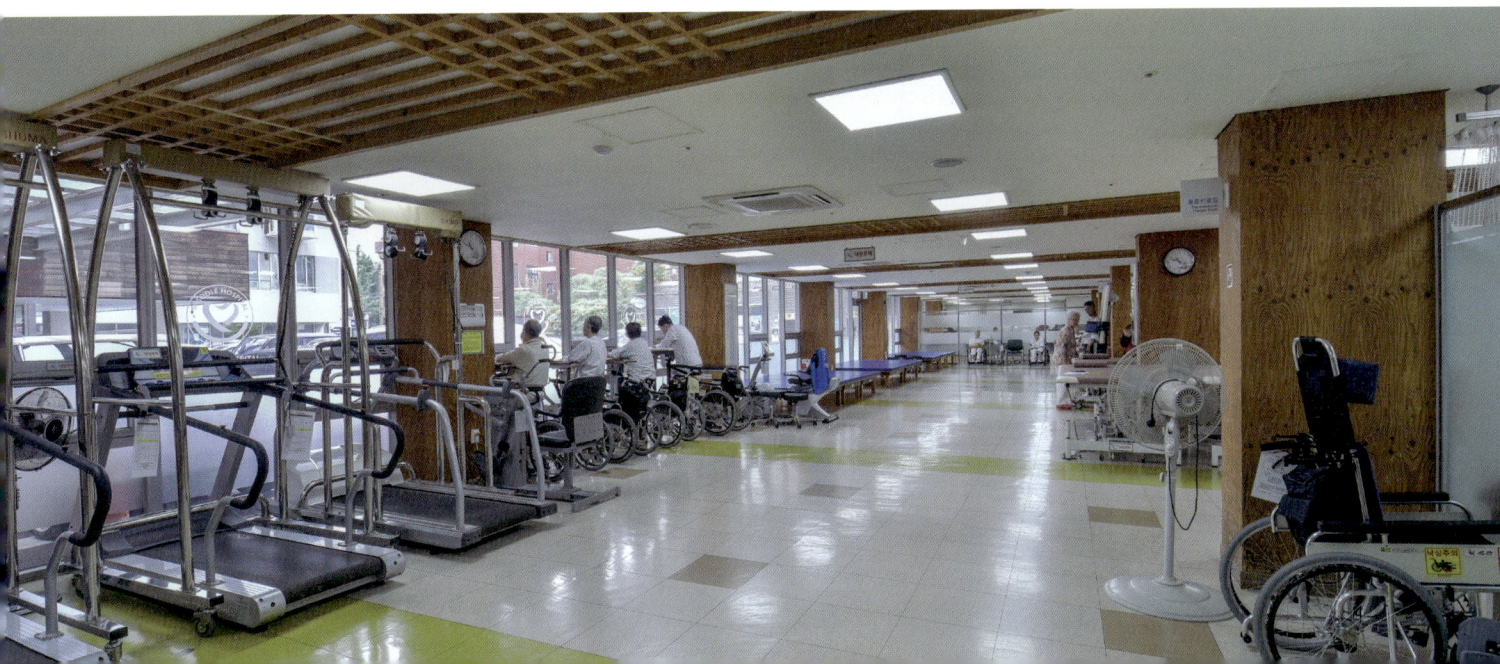

요양병원 공간읽기

누리관(B동) 지하 1층 (A동 2층)

6-1

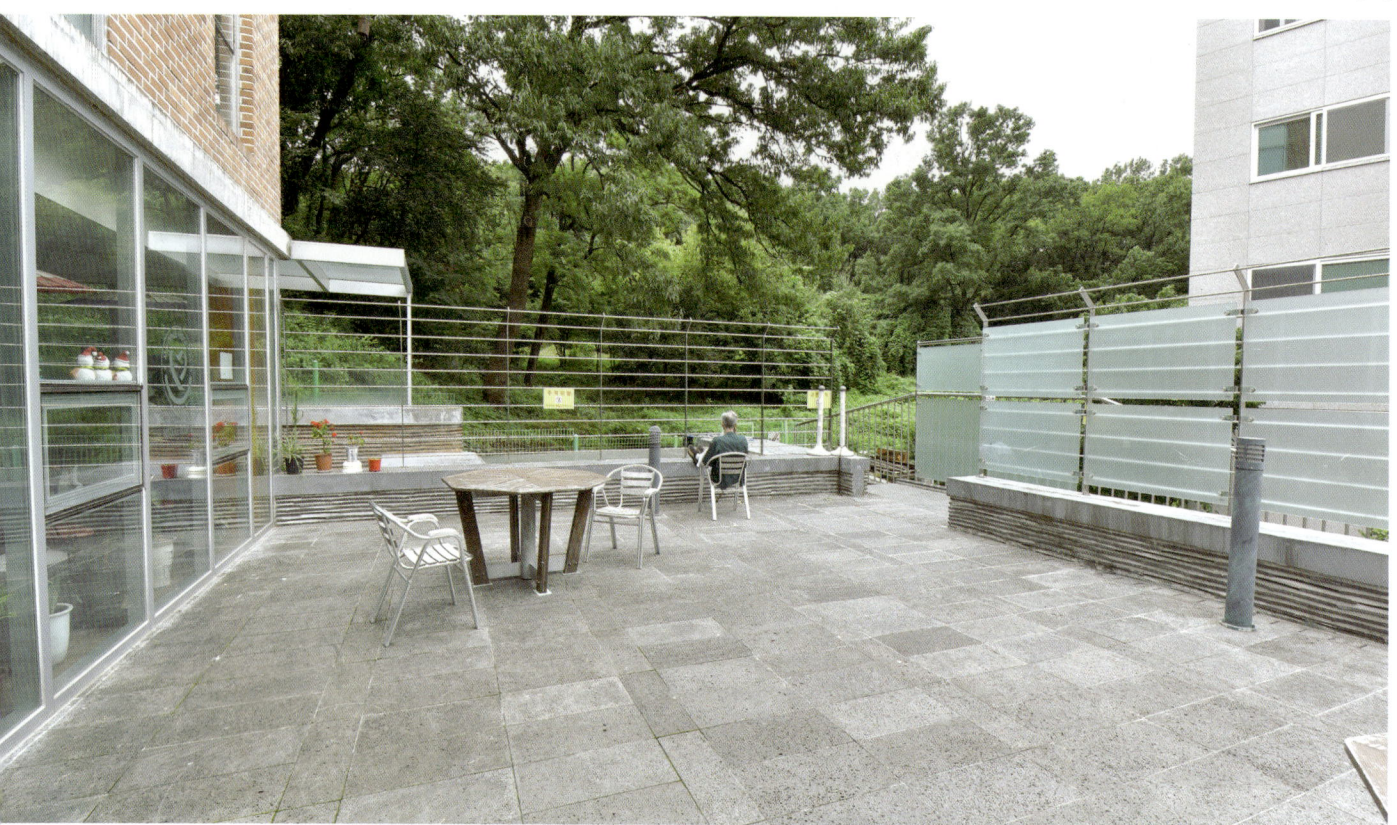

6-2

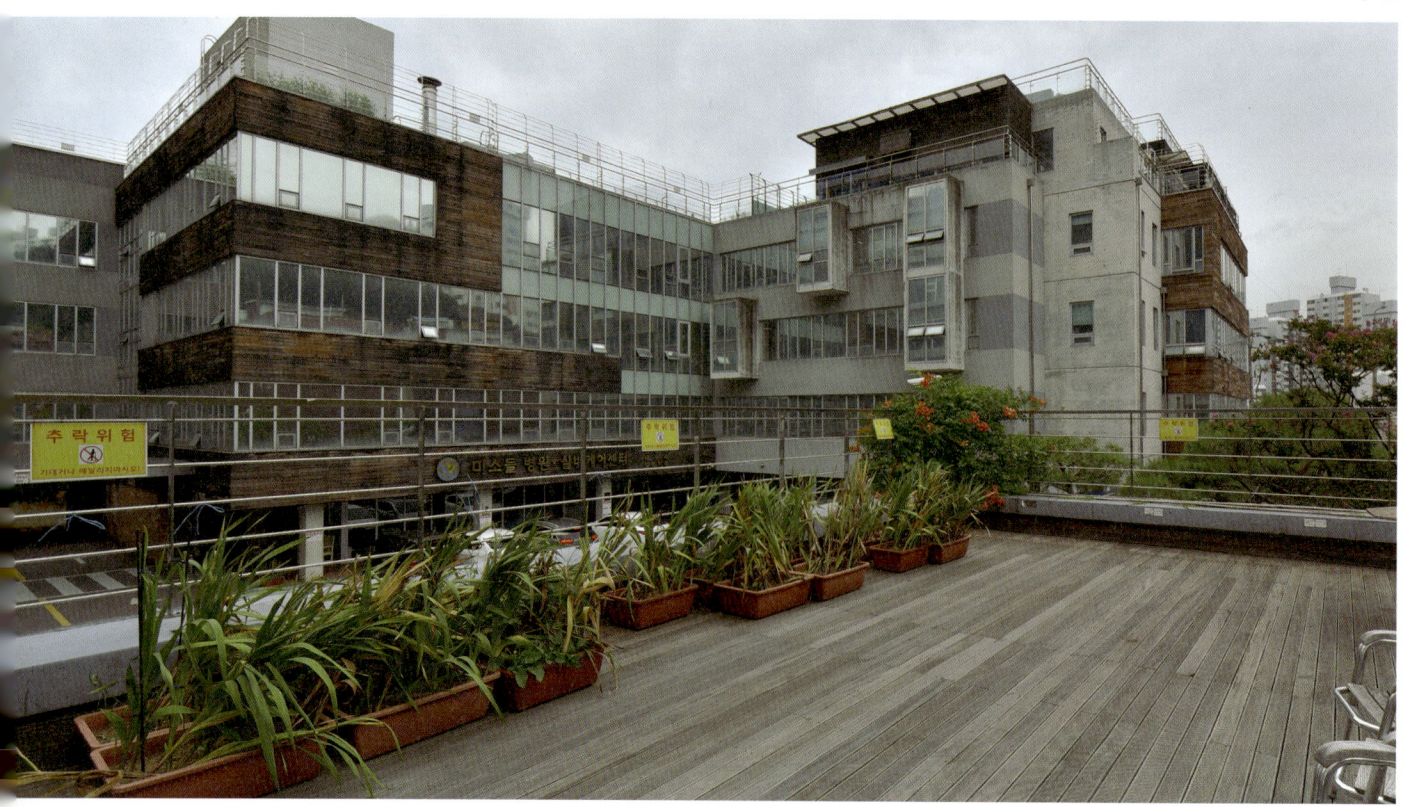

미소들노인전문병원

6-1. 야외 휴게공간
6-2. 놀이마당
6-3. 병원 둘레길

6-3

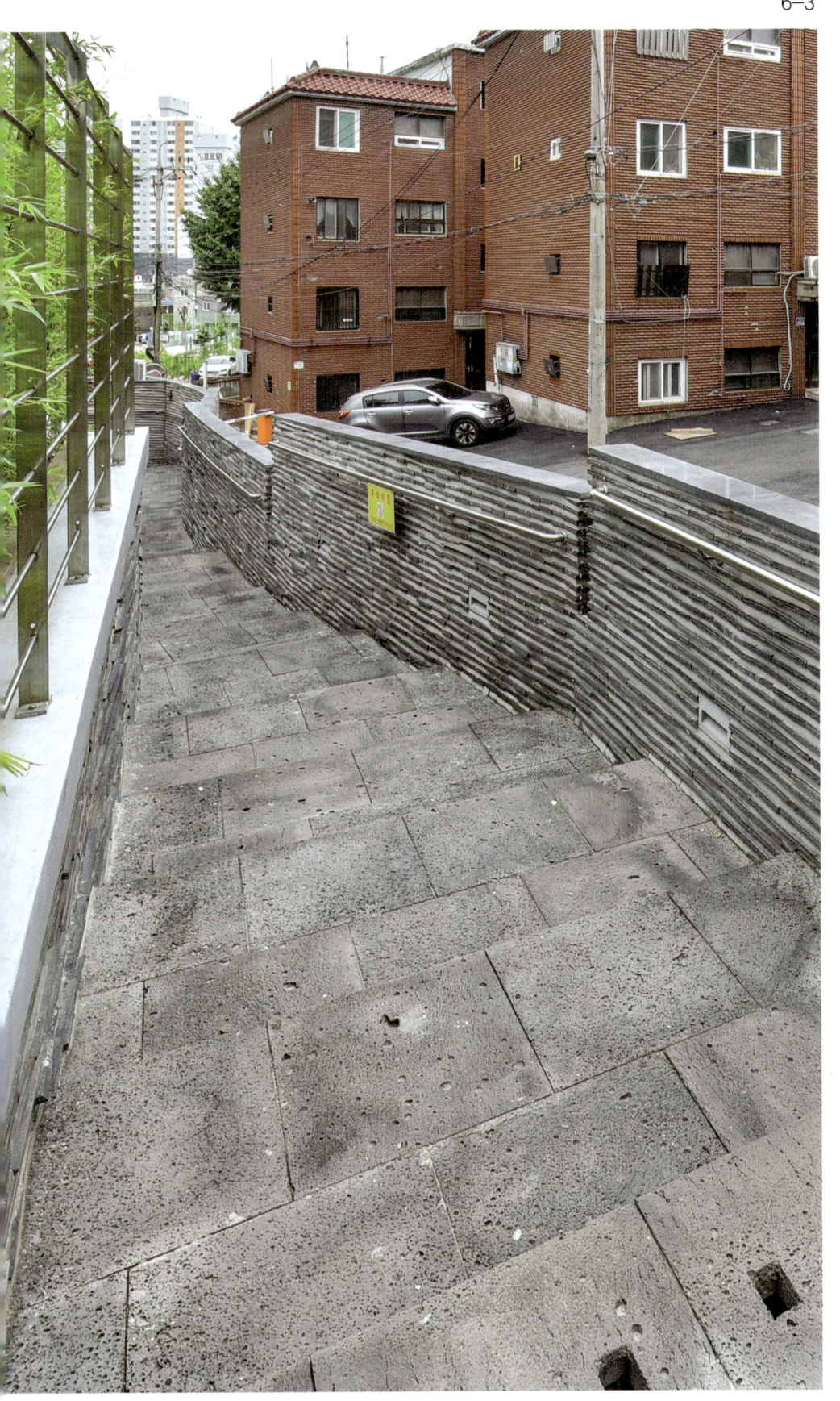

중간층에 발코니 공간을 휴식 공간으로 활용한다. 이어서 외부로 통하는 산책로를 조성하여 내외부의 유기성을 높인다.
중간층 끝 편의 휴게마당은 산으로도 이어져 공간과 환경의 유기적인 연계를 이룬다.

요양병원 공간읽기

누리관(B동) 지하 1층 (A동 2층)

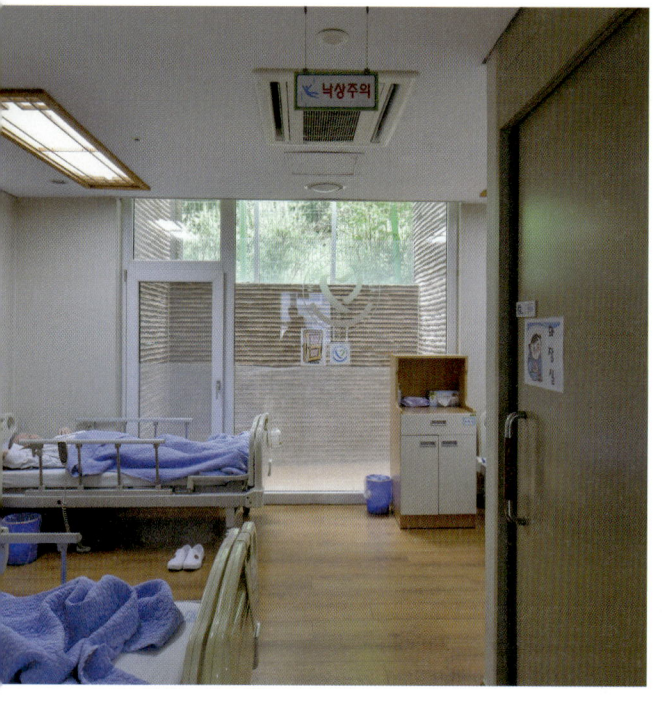
6-4

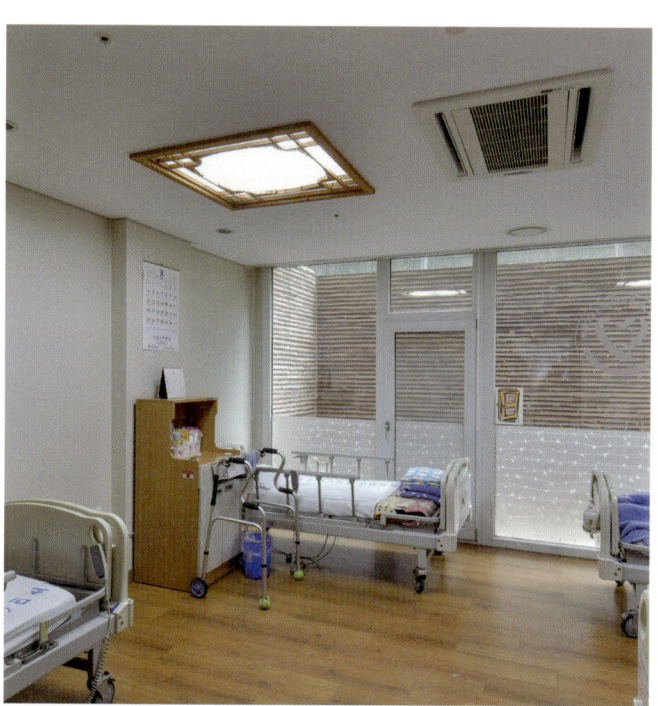
6-5

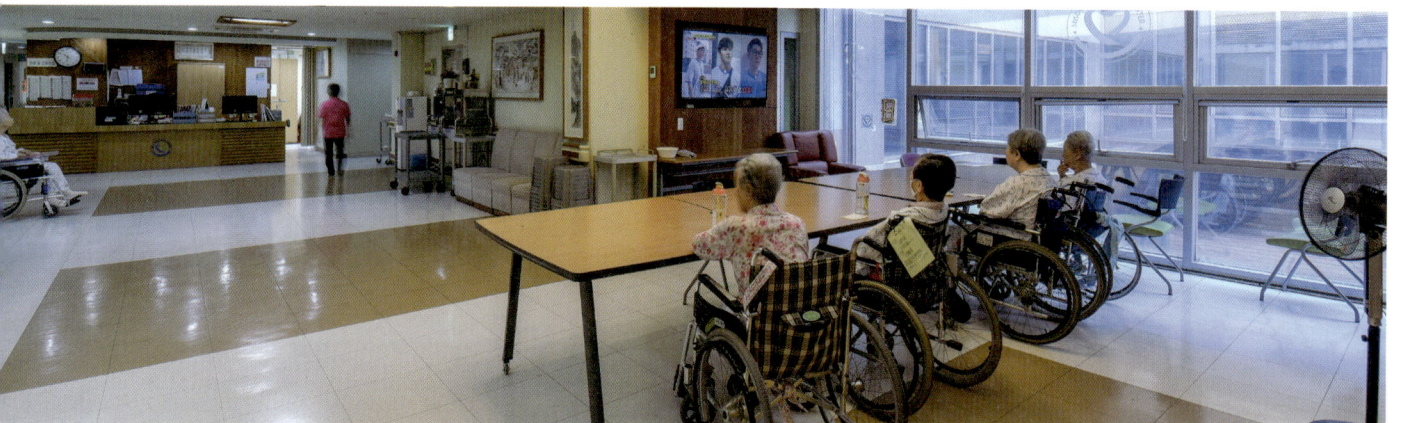
6-6

드라이에어리어dry area*를 설치한 지하 1층은 충분한 채광과 환기를 담보하여 쾌적하다. 조화로운 내외부의 연계가 흥미로운데, 외부의 요소와 연계하여 내부의 벽과 천장 조명에 전통적 요소를 배치하여 미적 통일감을 꾀한다.

간호사실 앞 환자 휴게공간을 마련하여 안심하고 쉴 수 있도록 한다. 넓은 창과 넓은 홀을 활용한 혼합 배치로 완결적인 병동의 형태를 보인다.

* 드라이에어리어: 지하 공간의 채광, 환기, 방습을 위해 지상층으로 오프닝 된 구간을 확보하여 외기와 접하는 공간이다.

미소들노인전문병원

누리관(B동) 1층 (A동 3층)

6-4. 병실 1
6-5. 병실 2
6-6. 데이룸
7-1. 탁구장
7-2. 북카페

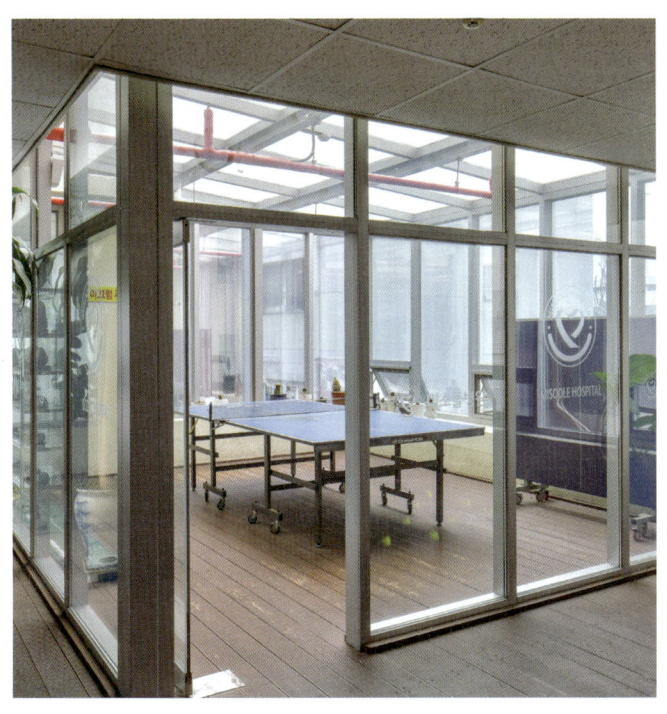

7-1

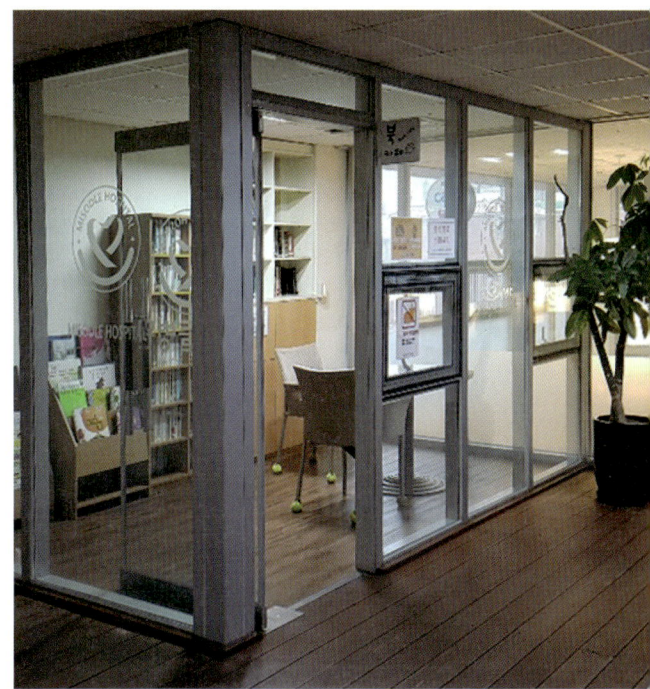

7-2

KEY PLAN

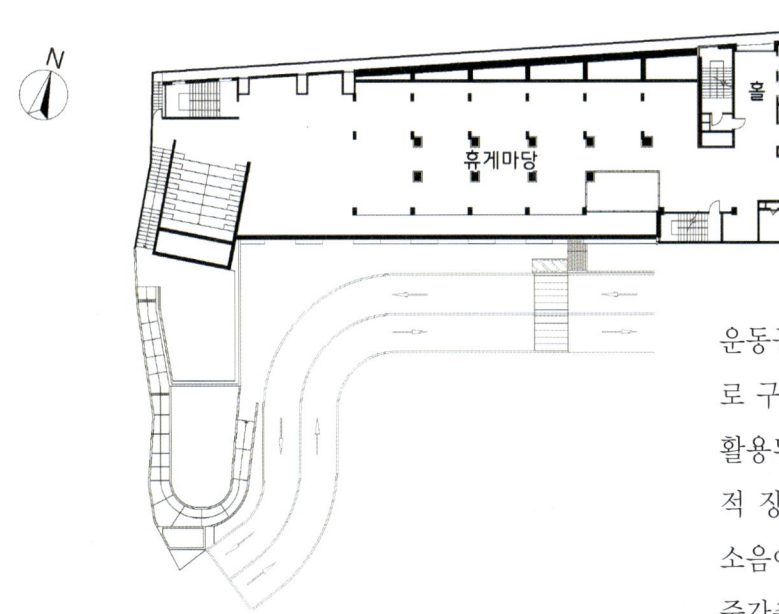

운동공간과 도서공간은 개방된 실내공간으로 구성하여 실내외 어메니티가 혼합적으로 활용된다. 운동공간은 실내적 장점과 실외적 장점을 혼합하여 날씨에 구애받지 않고 소음이 안으로 들어오지 않는다.
중간층을 활용하여 1층에 어메니티 공간으로 놓을 수 없는 도심형 요양병원의 제약을 극복한다.

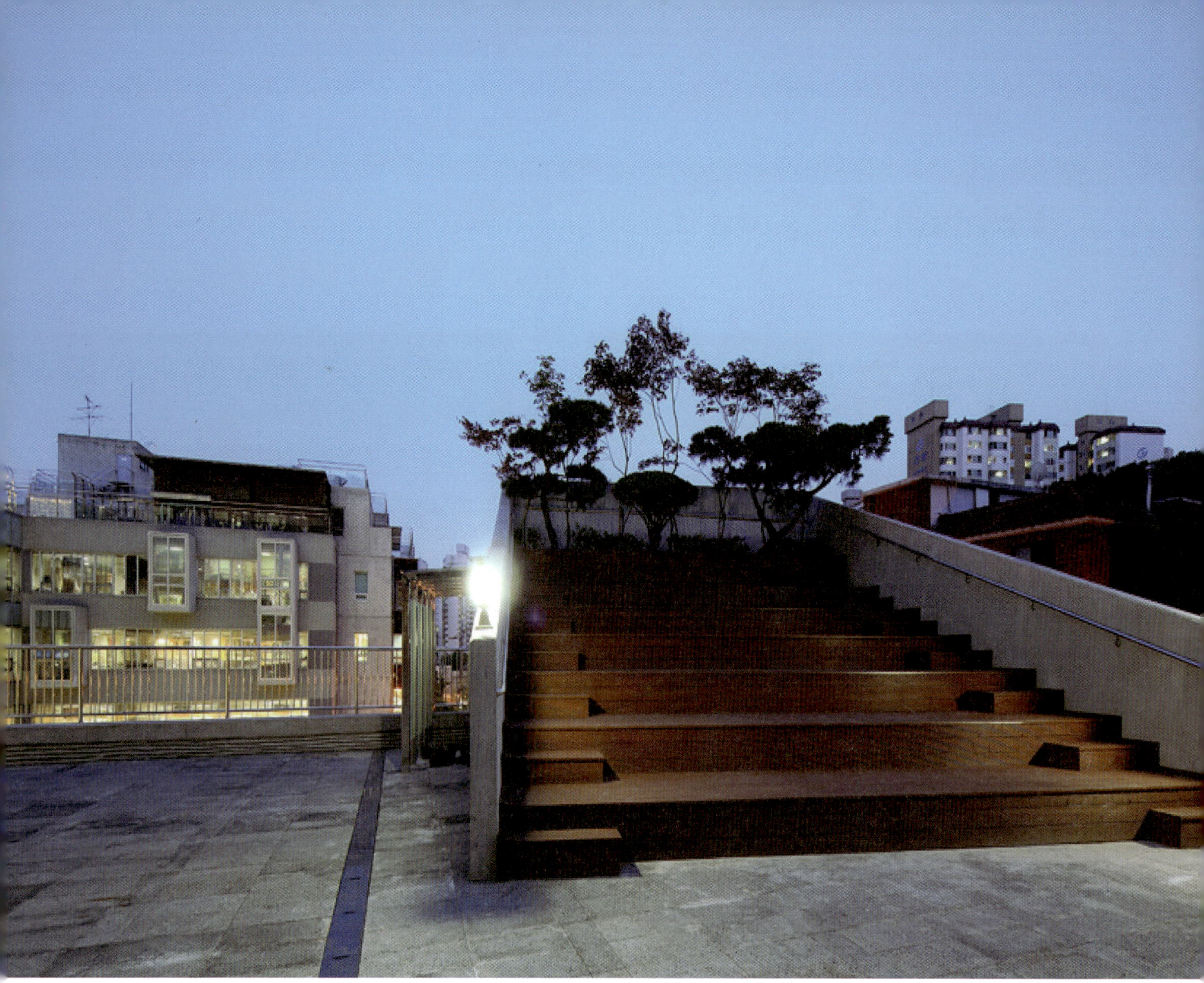

7-3

자연을 무대 삼아 휴식을 하거나 각종 이벤트를 즐길 수 있는 계단 공간이다.

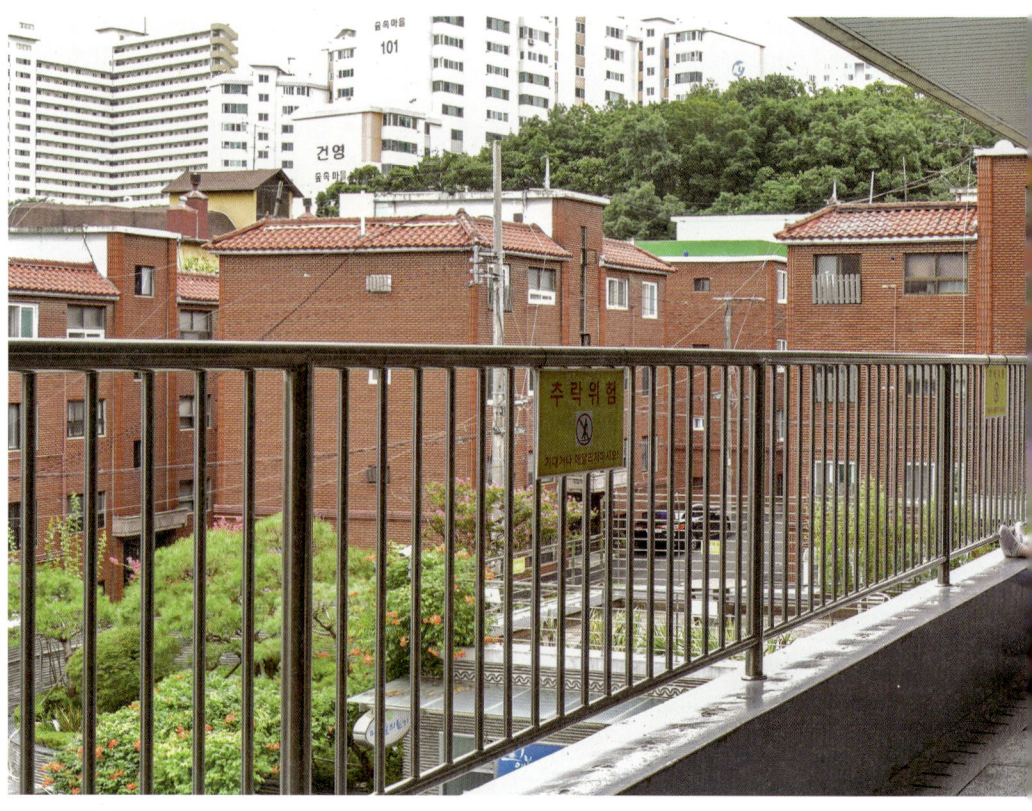

미소들노인전문병원

누리관(B동) 1층 (A동 3층)

7-3. 야외공연장
7-4. 갤러리 외부
7-5. 갤러리

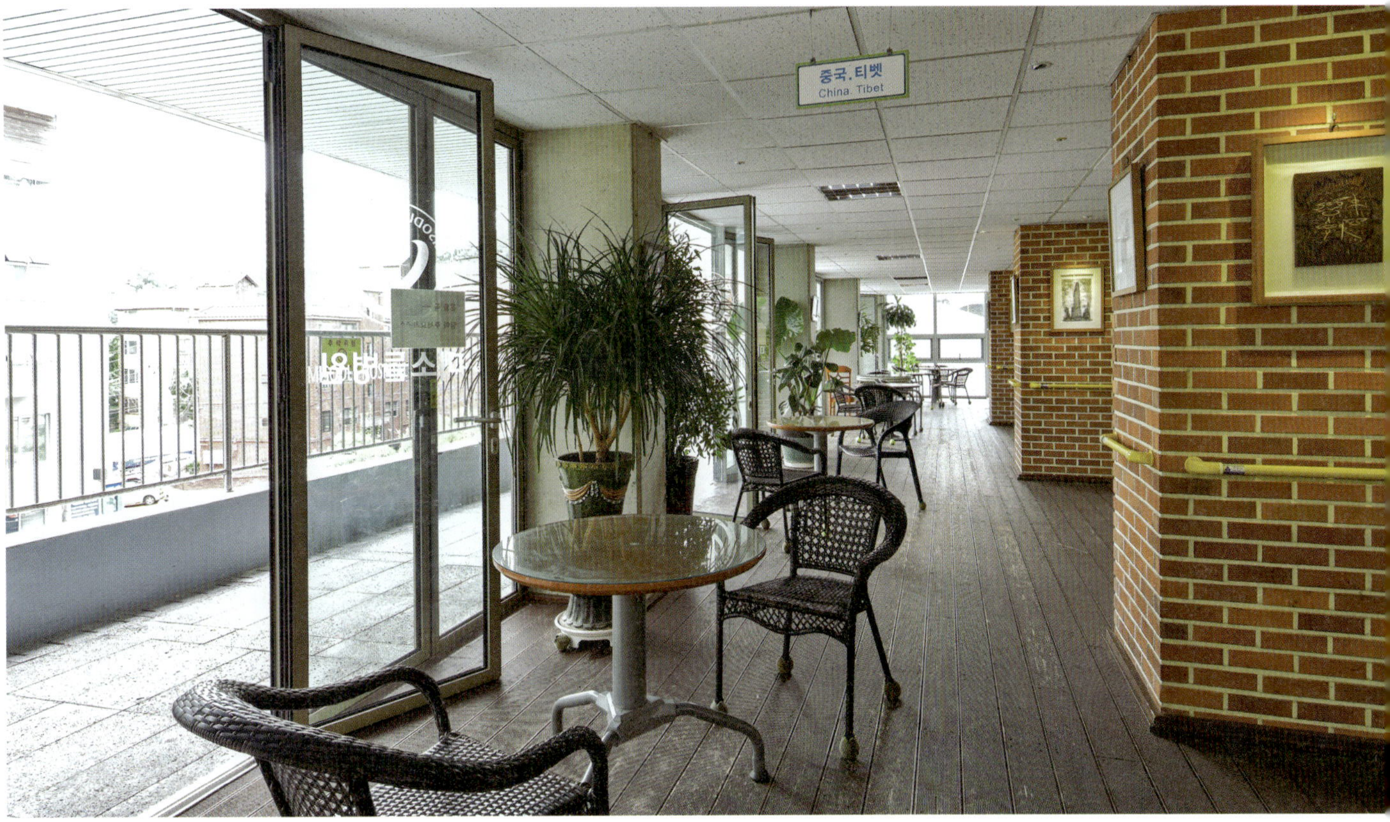

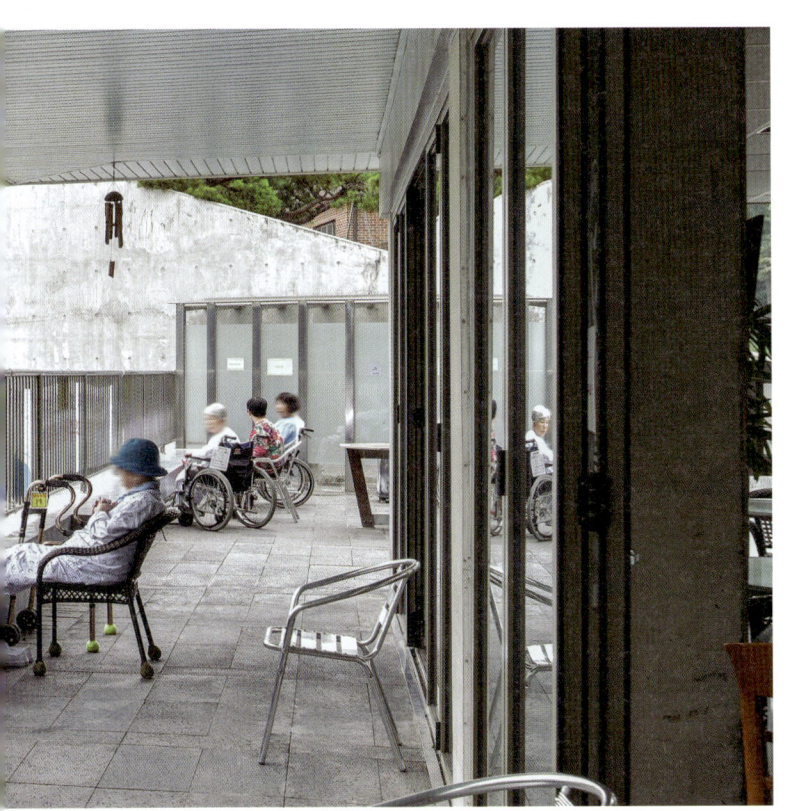

7-5

7-4

오픈된 형태인 갤러리의 공용공간은 반 옥외공간으로 접이식 유리문을 활용하여 계절에 따라 옥내외 공간 활용도를 높이고 카페적 분위기를 자아내며, 외부 테라스에서 사색할 수 있는 공간을 확보한다.

고저차를 없애 내외부에서 확실한 배리어프리를 실천한다.

요양병원 공간읽기

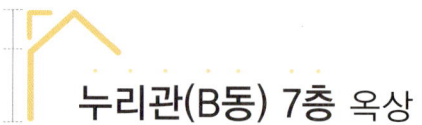
누리관(B동) 7층 옥상

8-1. 누리공원 1
8-2. 누리공원 2
8-3. 누리공원 3

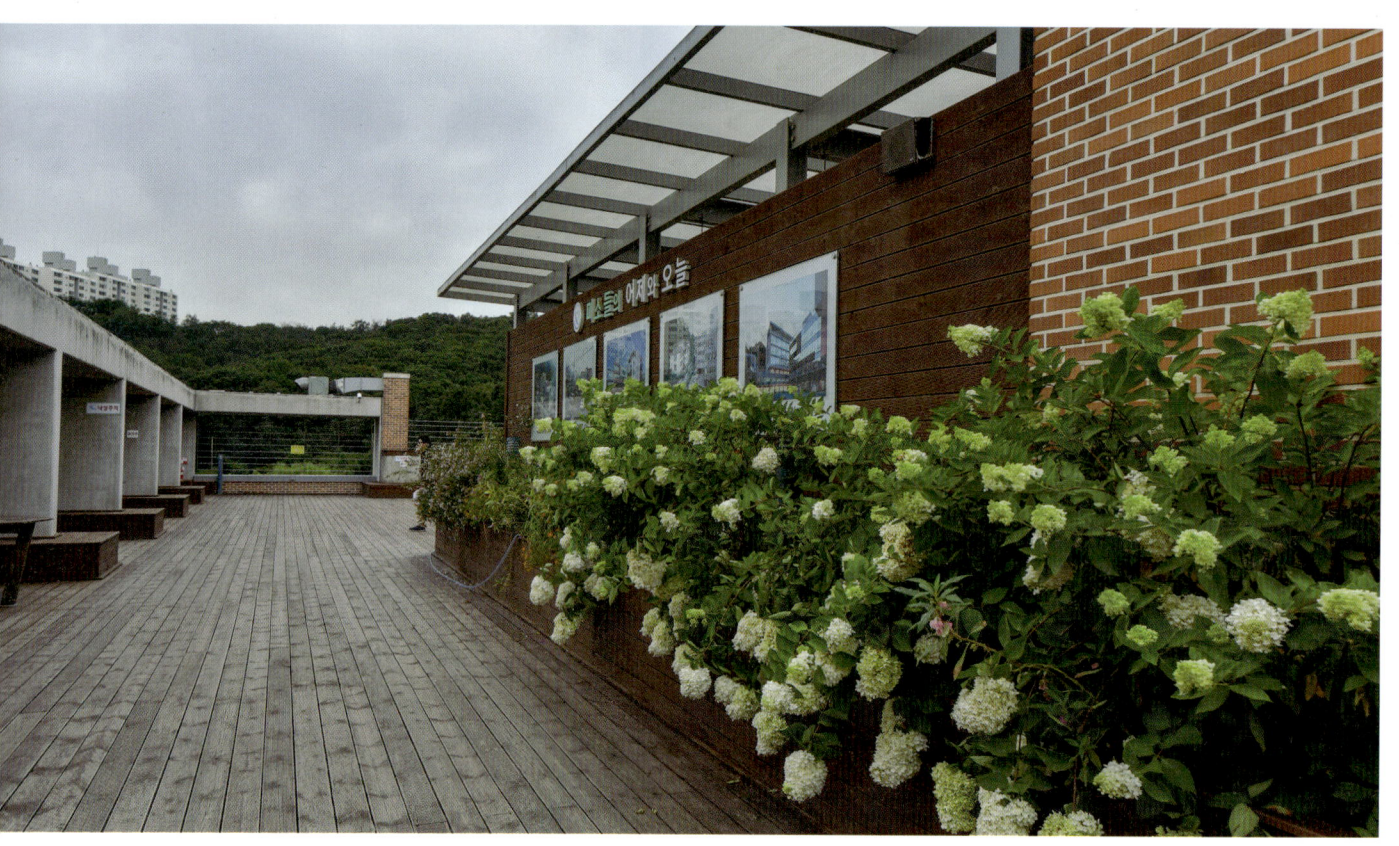

8-1

옥상에 난간을 굵은 프레임으로 디자인하여 비 오는 날에도 외부 풍경을 보며 휴식할 수 있다. 굵은 프레임은 심리적으로 안정감을 준다.

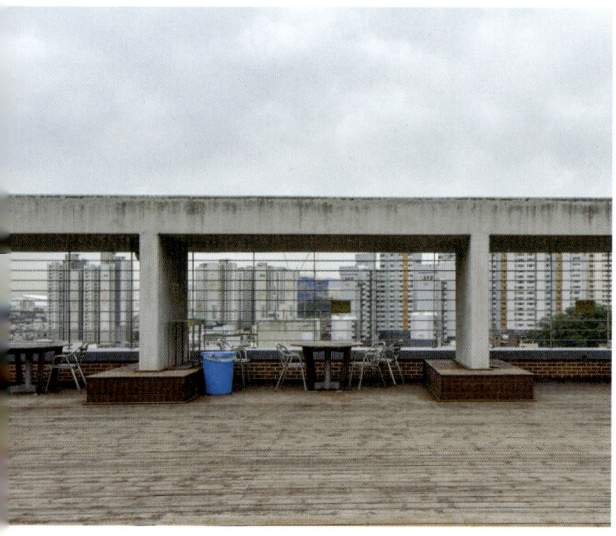

8-2

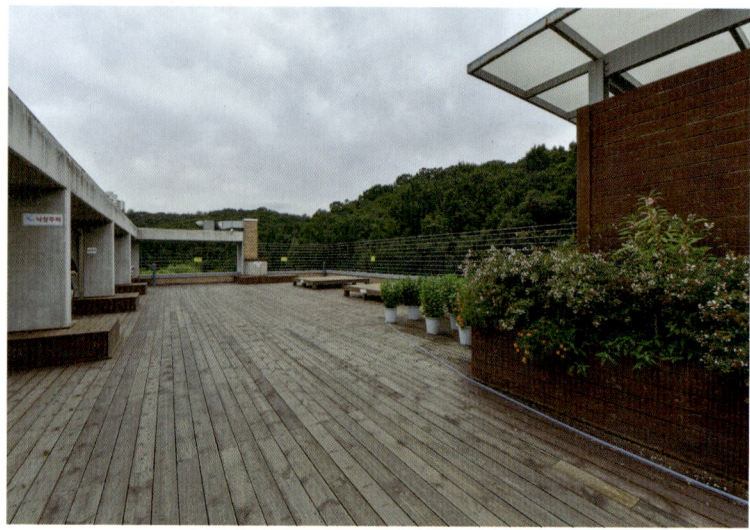

8-3

미소들노인전문병원

ⓘ 병원 소개

현재 우리 사회는 급변하는 사회 현상으로 인하여 중풍, 치매, 침상, 암 등 만성 질환이나 재활이 필요한 질환이 빠른 속도로 증가하고 있습니다. 따라서 재활 및 요양 치료가 필요한 환자 수도 함께 늘어나고 있어 이에 알맞은 복합적이고 전문적인 의료 서비스가 절실히 요구되고 있습니다.

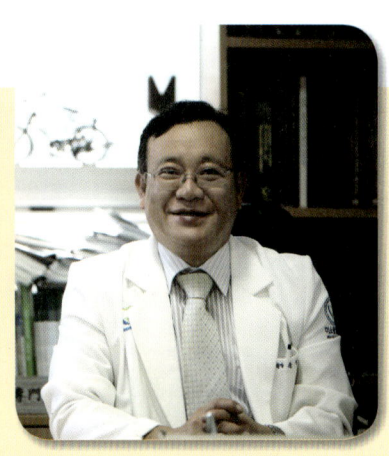

윤영복 이사장

미소들 병원은 자연 친화적인 환경 속에서 수준 높은 의료시스템을 갖추고서 다양한 치료가 필요한 환자들에게 특화된 재활 및 요양, 투석 전문 의료서비스를 제공하는 앞서가는 병원, 선진화된 복합구성체 병원, 환자의 쾌유를 위해 온 정성을 다하는 사랑이 넘치는 병원입니다.

전인적인 치유를 통해 하나님의 사랑을 실천하는 병원, 사랑을 실천하는 환자 중심의 병원이 되기 위해 최선의 노력을 다하고 있습니다.

총 평

서울이라는 대도시 속에 있기 어려운 전원형에 가까운 주변 환경을 구비하고 있으며 내부의 공간도 입원환자들의 생활 환경상의 쾌적함을 추구하는 특징을 지닌 병원이다. 한옥과 같은 ㅁ자 형식의 도시형으로 중정이 있는 것이 특징이다. 이용자들의 프라이버시를 확보할 수 있는 배치이다. 거대한 규모의 공간이 주는 압박감을 해소하고자 형태별로 분절 시켜 공간을 작은 단위로 하여 친숙한 이미지로 만들었다. 외부 마감재도 콜라주 기법을 적용하여 여러 가지 소재를 사용하면서도 균형을 잘 구축하고 있다. 1층을 유리로 처리하여 부유하는 느낌과 무게감을 줄여 주어 가벼운 느낌을 주고 개방성을 확보하였다. 실내외의 공간이 유기적으로 연결되도록 공간이 짜임 있게 구성되었고, 다른 시기에 건축되었음에도 불구하고 유기성을 확보하고자 크게 노력하였음을 확인할 수 있다. 실내 공간에 많은 나무 소재를 이용하였고, 내외장에 한옥 적 요소들이 다분히 활용되어 디자인 콘셉트의 독특함을 더했다. 같은 건물 내에 주간보호센터와 요양원을 함께 병설 운영하는 복합시설이라는 점도 고립된 생활의 요양병원이라는 이미지를 완화한다.

Chapter 02

온누리요양병원

서울 성북구 화랑로 271

요양병원 건축 정보

- 총 병상 수 : 210병상
- 건축 면적 : 1,006.7㎡
- 연면적 : 4,650.98㎡
- 건축 구조 : 철근콘크리트구조
- 층 수 : 지하 1층~지상 4층

요양병원 공간 분석

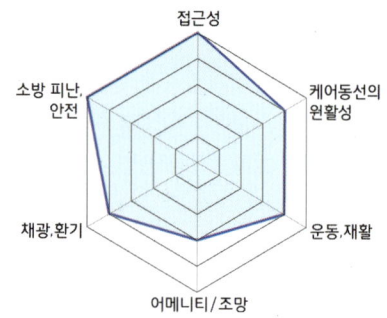

배치도

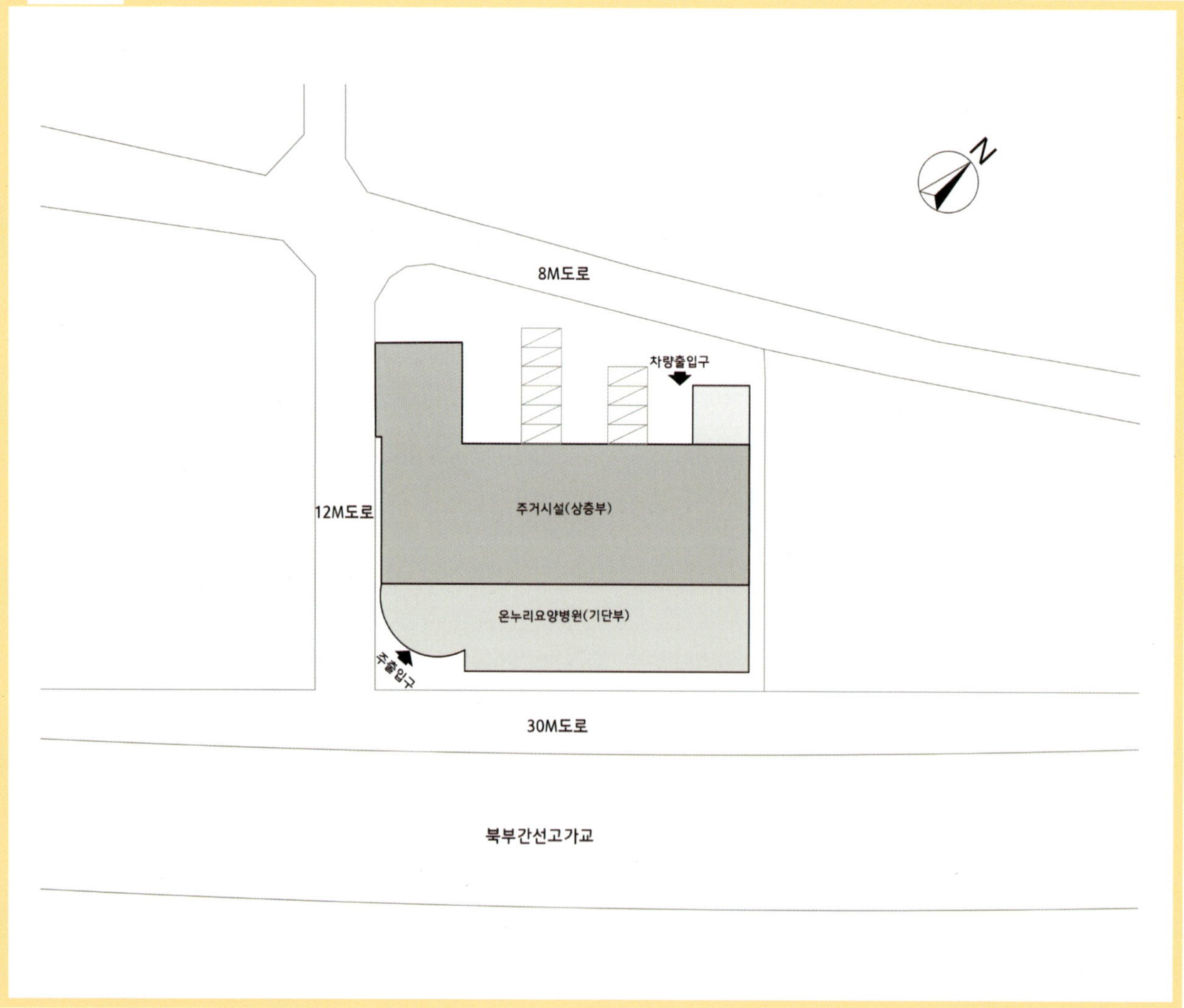

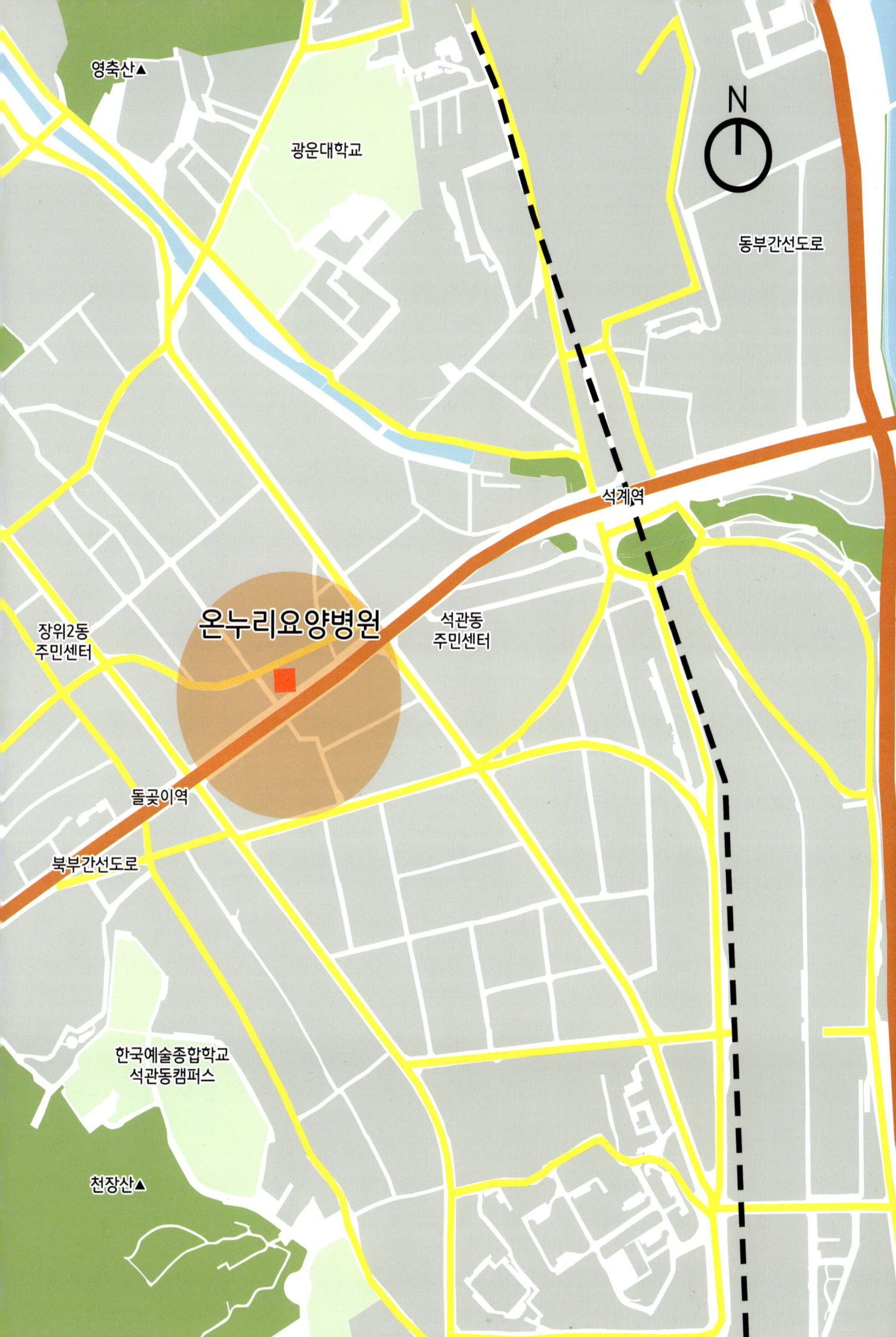

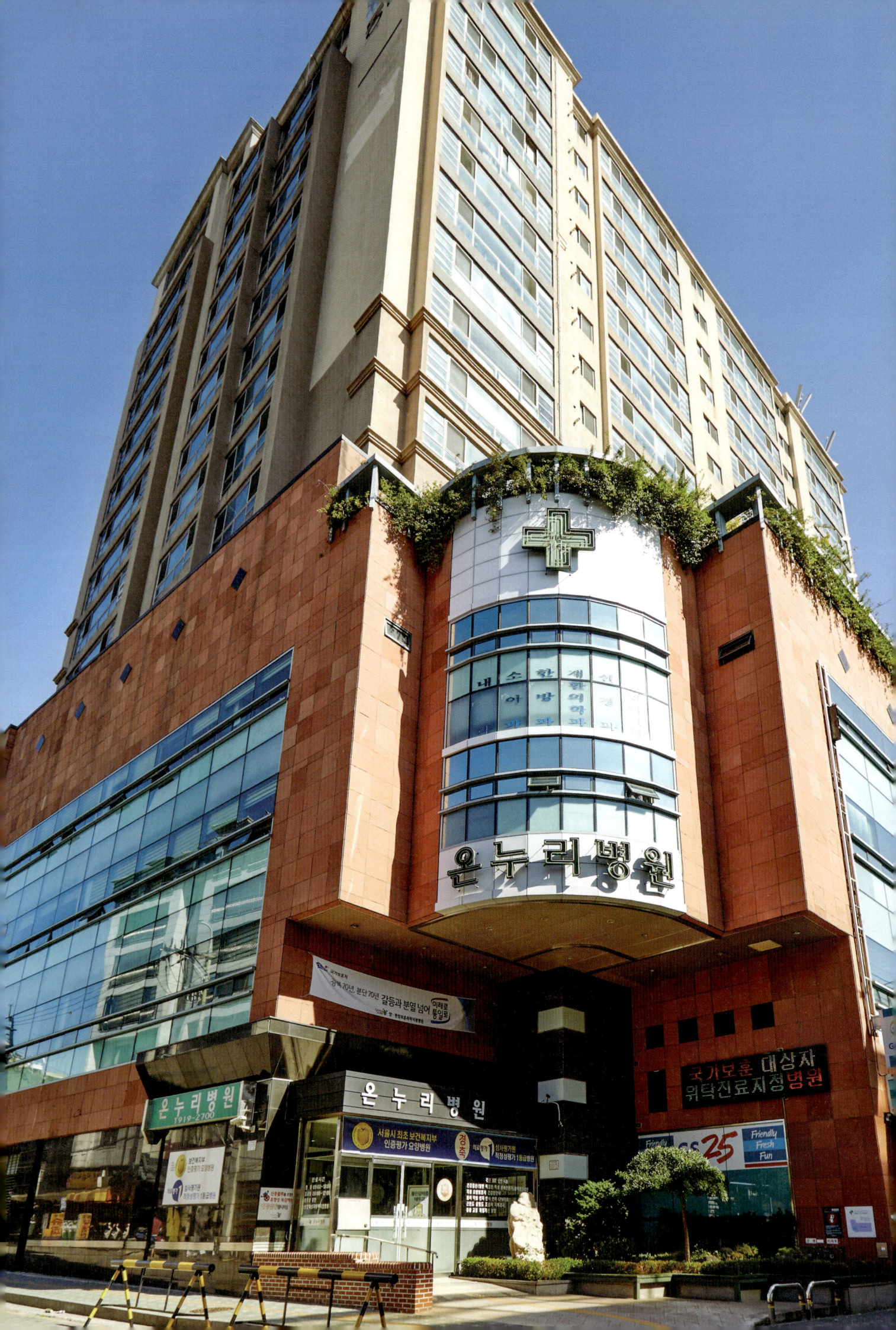

온누리병원

돌곶이역(6호선)에서 도보 2분(약 160m)으로 접근이 편하다. 북부간선도로에 접하고 있어 차량으로도 편리하다. 북서울꿈의숲까지 자동차로 약 10분, 천장산까지 약 9분 정도 소요된다. 도심이지만 인근 녹지와 중랑천에도 인접하여 자연을 쉽게 즐길 수 있다.

도시형 요양병원으로 상층부에는 주거 시설이 있는 복합용도의 건물이다. 1층에 진입하면 동선을 명확하게 구분하여 쉽게 이용이 가능하다.

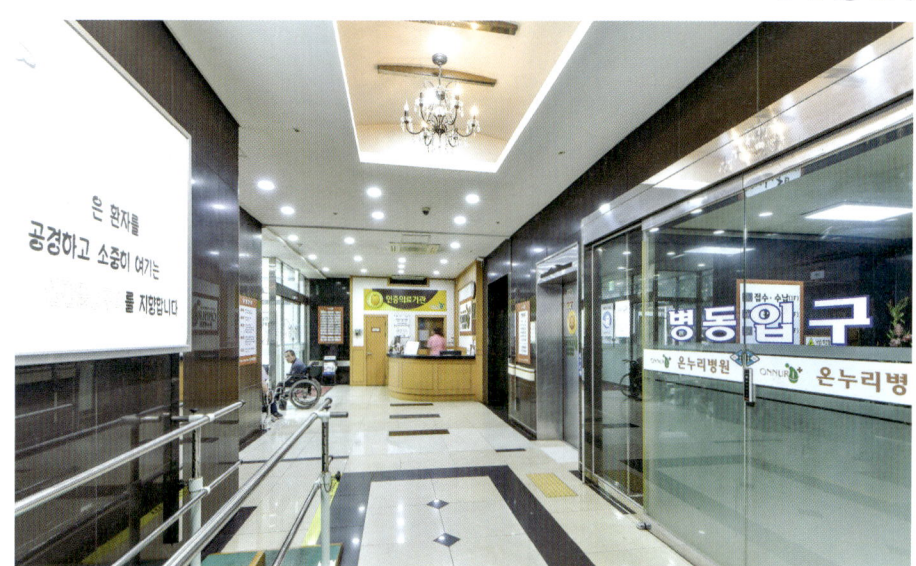

2-1. 1층 로비

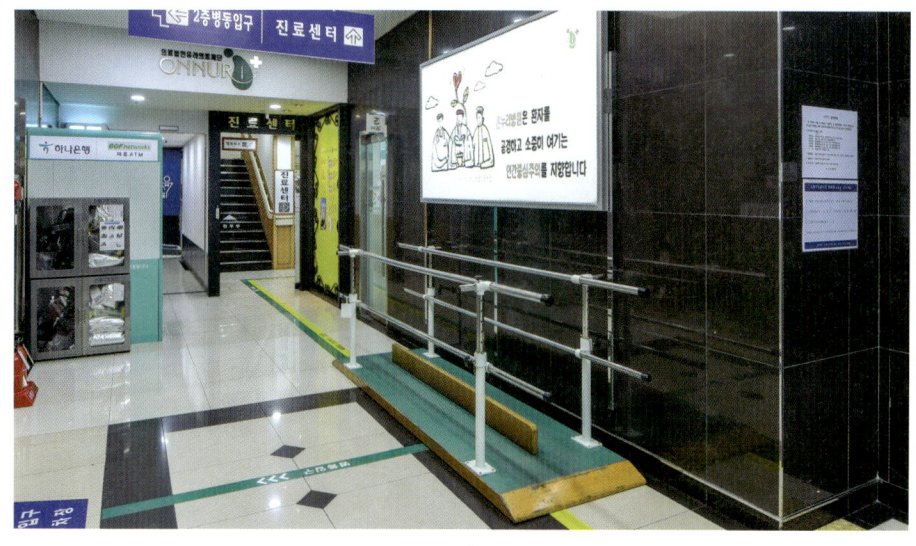

2-2. 복도

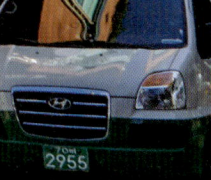

1-1. 병원 전경

요양병원 공간읽기

1층 평면도

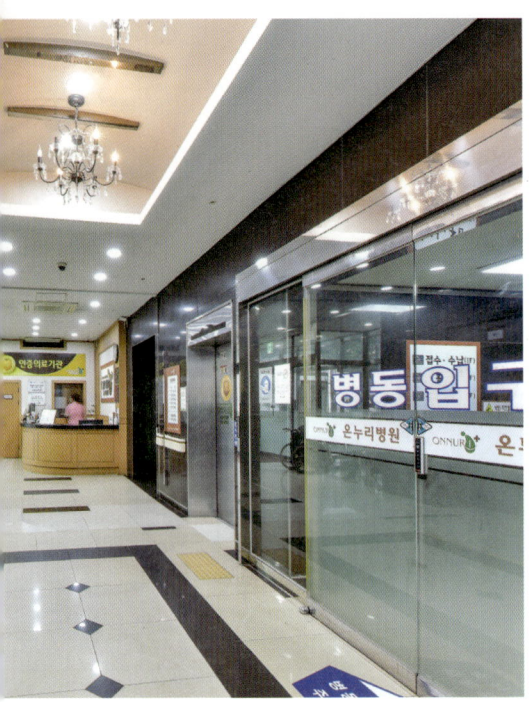

2-1. 1층 로비

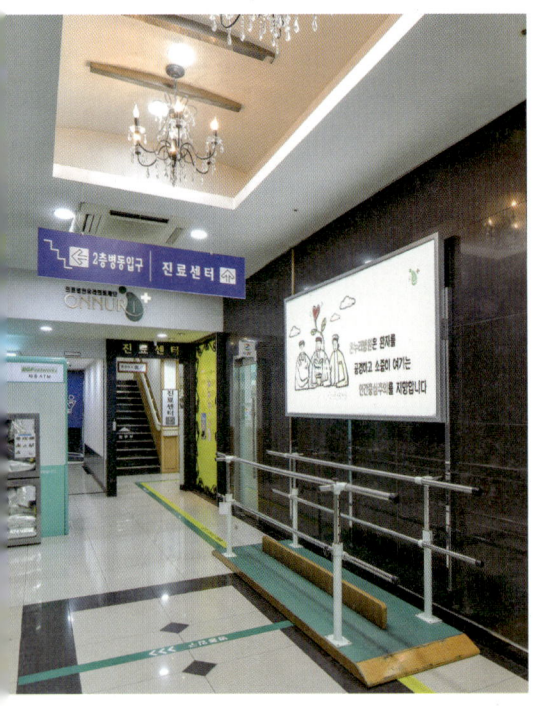

2-2. 복도 1

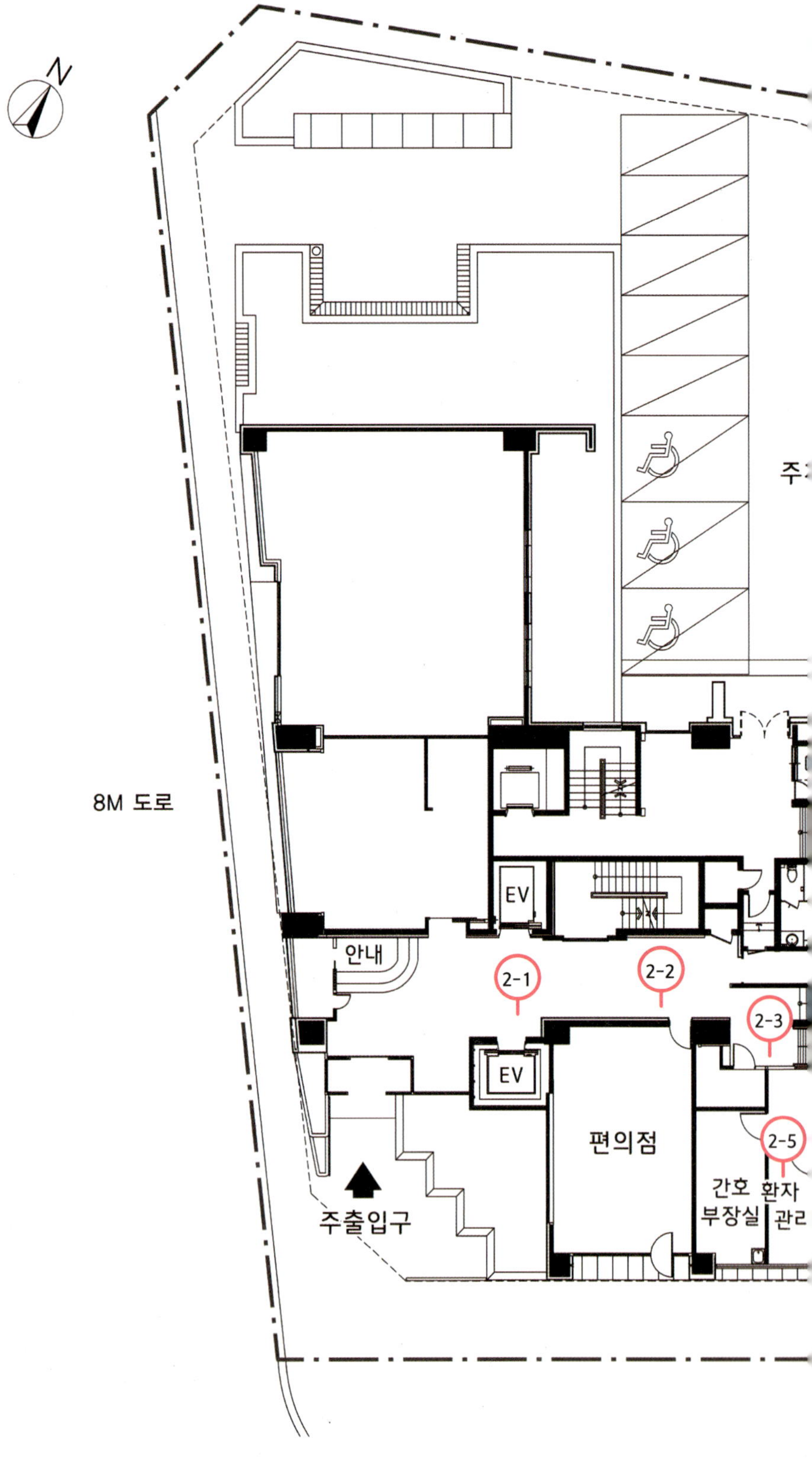

온누리요양병원

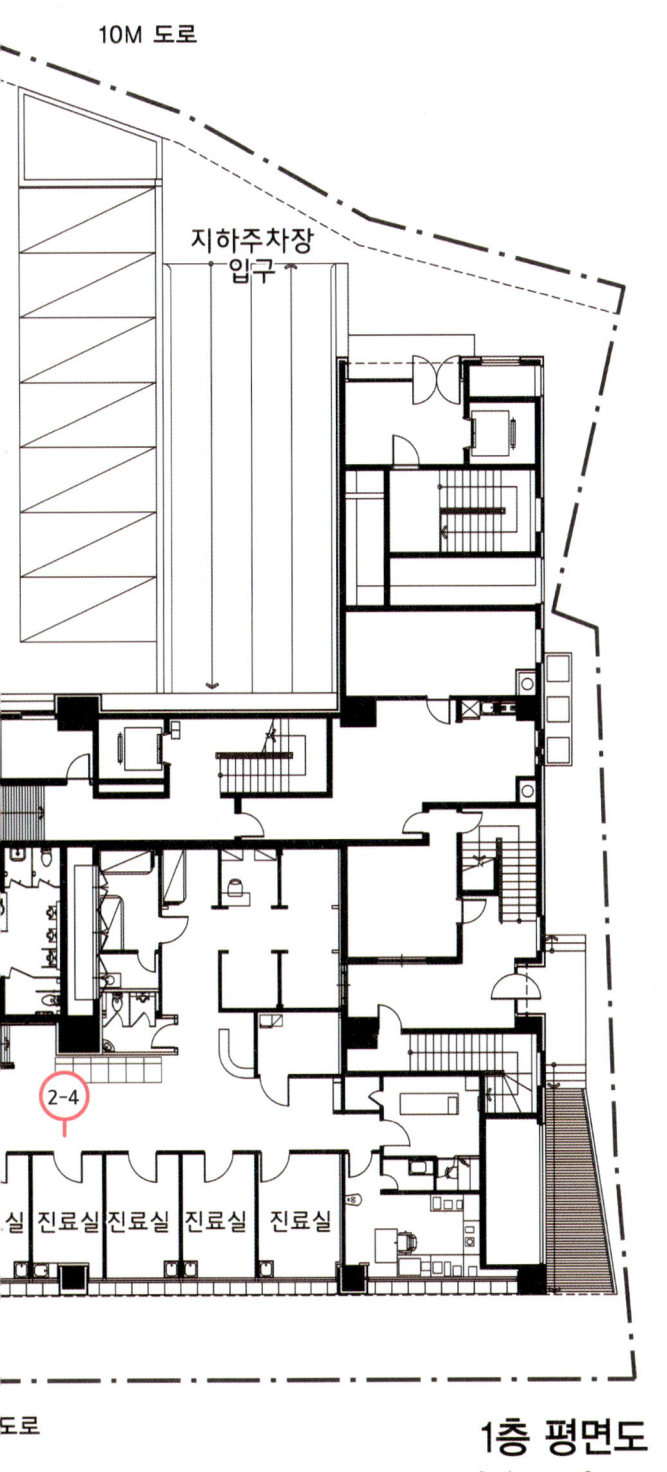

10M 도로

지하주차장 입구

실 진료실 진료실 진료실 진료실

1층 평면도

0 1 3 8(m)

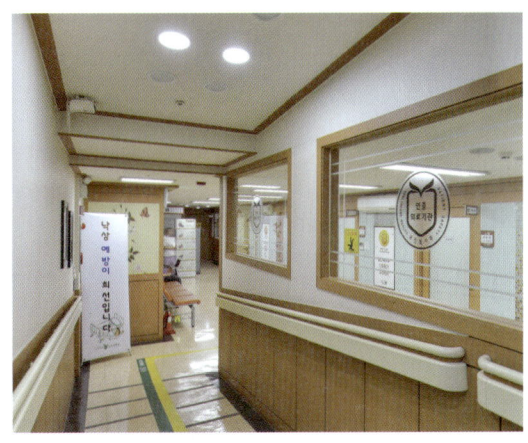

2-3. 복도 2

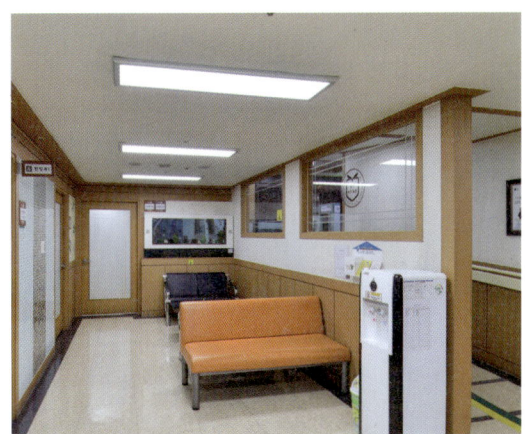

2-4. 외래 로비

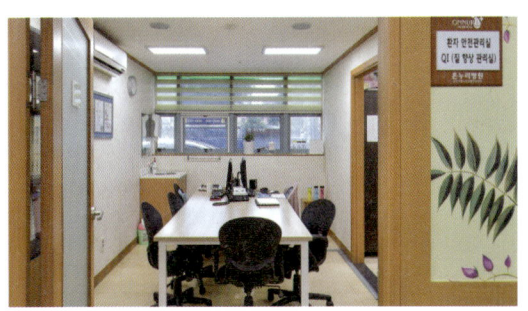

2-5. 환자 안전관리실

협소한 상가 건물의 단점을 극복하기 위한 노력들이 로비 공간에서 보인다. 바닥에 동선을 유도할 수 있는 장치들과 시인성을 높일 수 있는 장치들을 설치하여 이용자의 편의를 극대화한다.

요양병원 공간읽기

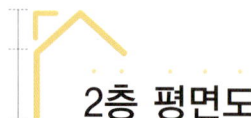
2층 평면도

3-1. 간호사실
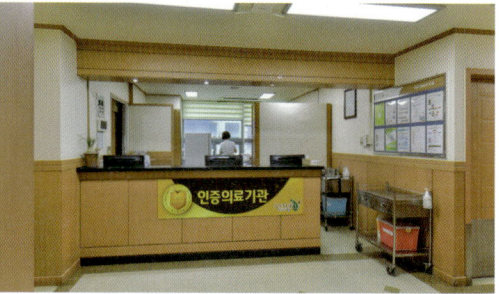

3-2. 수납장 하부 휠체어 보관함
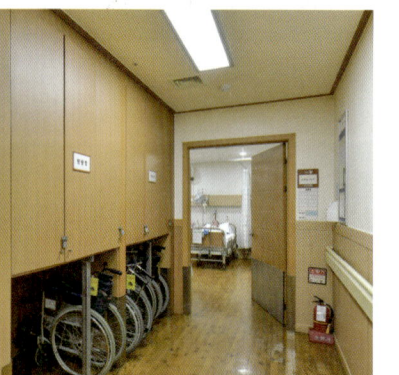

3-3. 로비 및 복도
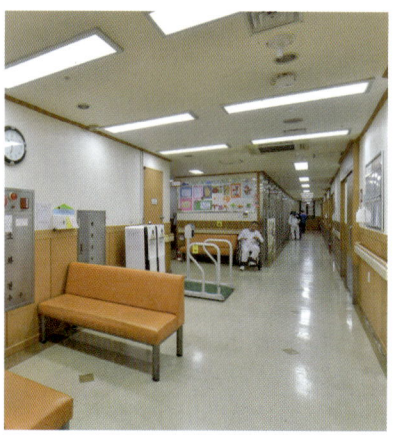

3-4. 작업치료실
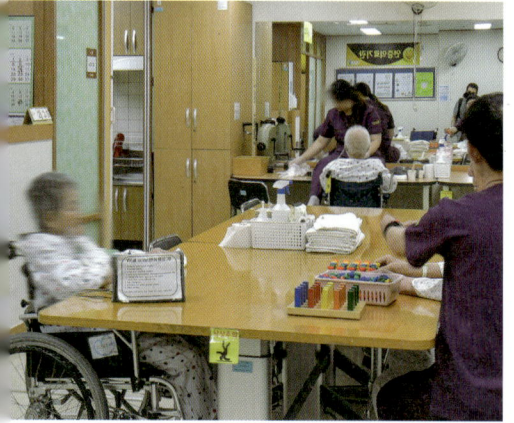

3-6. 환자작품
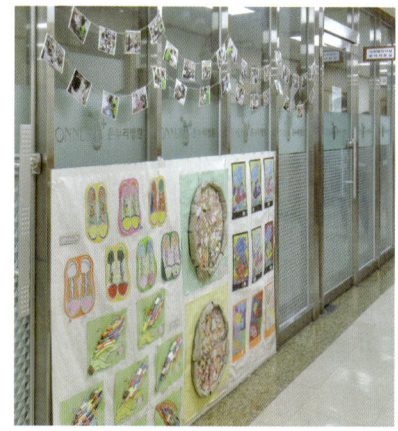

3-7. 화재안전보호구함
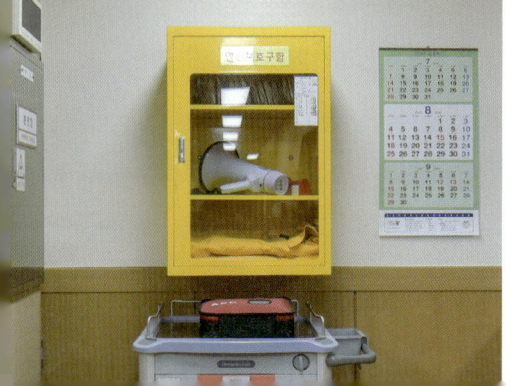

3-9. 피난창과 수직구조대
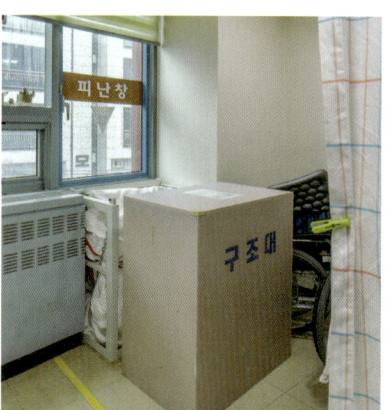

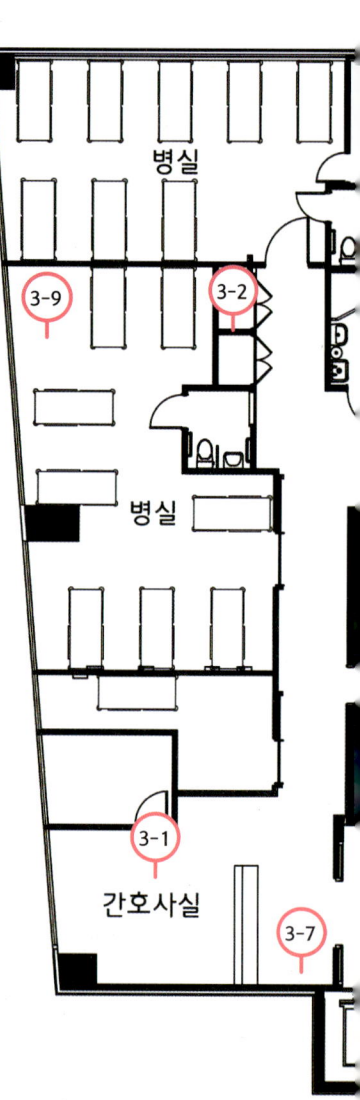

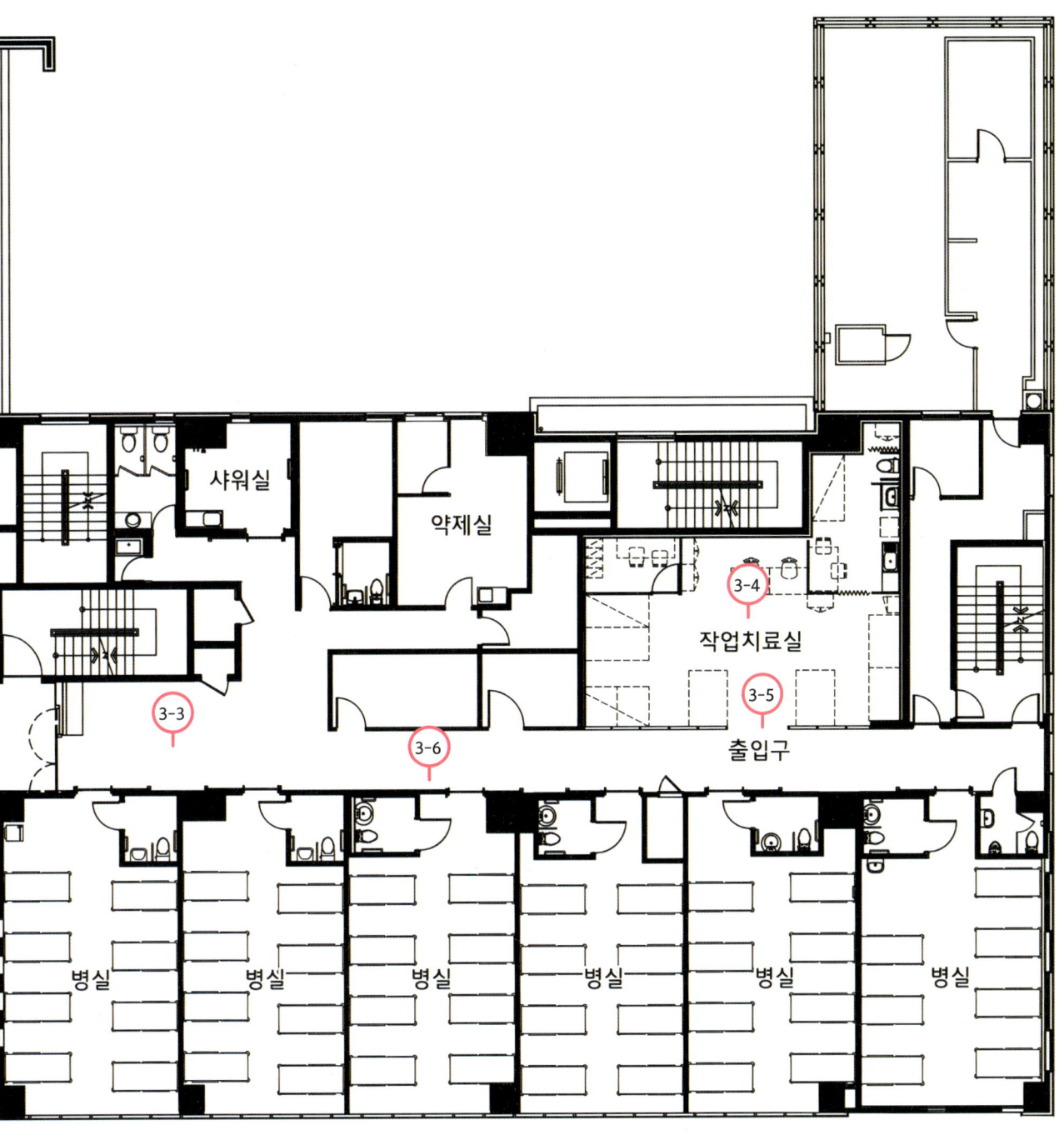

2층 평면도

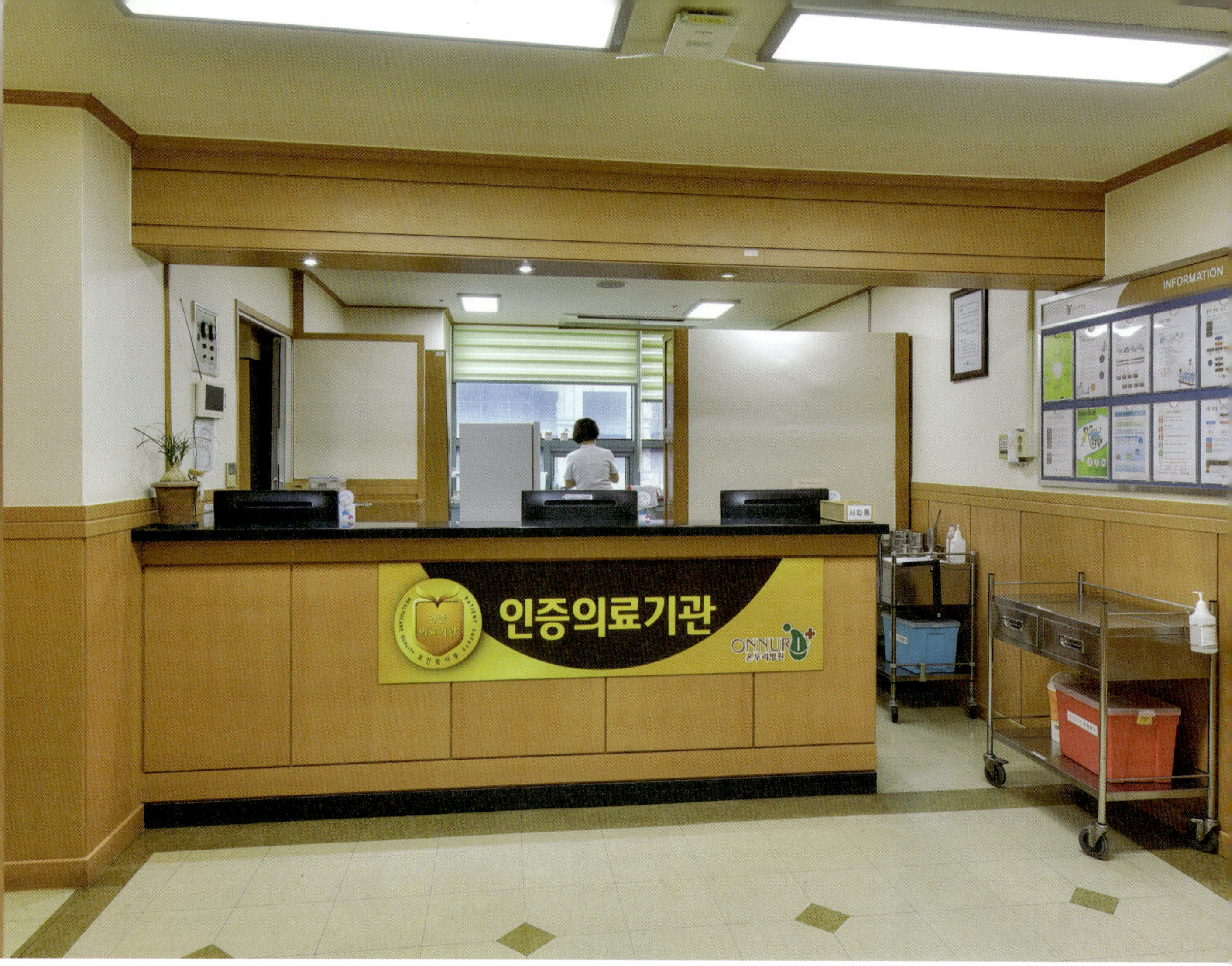

3-1

3-2 3-3

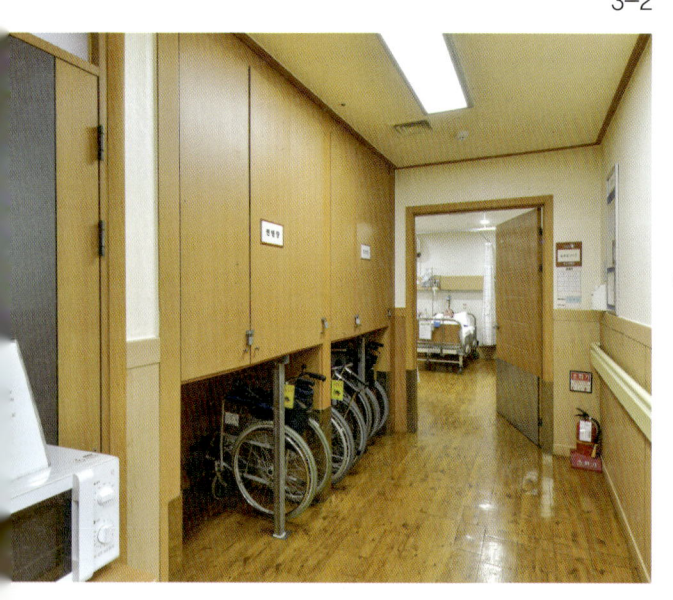
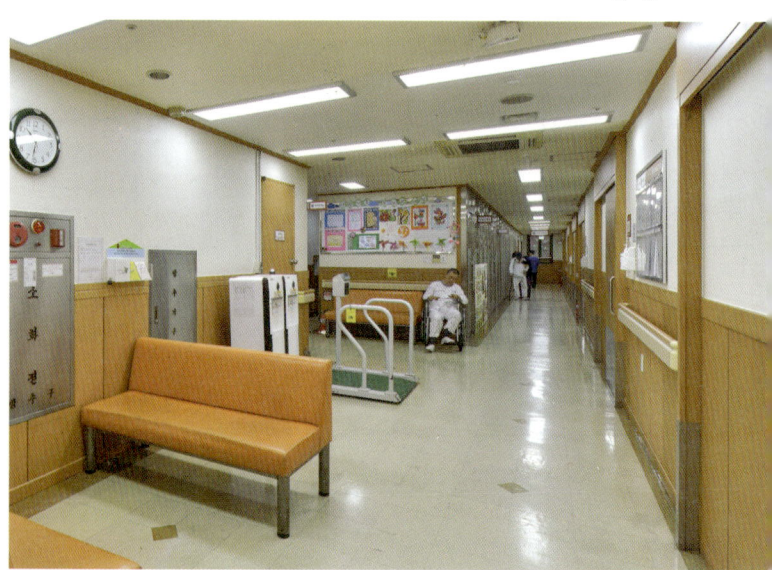

ㄱ자 형태의 코너에 간호사실이 있어, 사각지대 없이 모든 시야를 확보한다. 좁은 공간을 활용하기 위해 수납장 하부를 비워 휠체어 적재공간으로 효율적으로 활용한다.

온누리요양병원

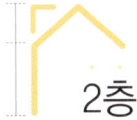
2층

3-1. 간호사실
3-2. 휠체어 보관함
3-3. 로비 및 복도
3-4. 작업치료실
3-5. 작업치료실 출입구
3-6. 환자작품

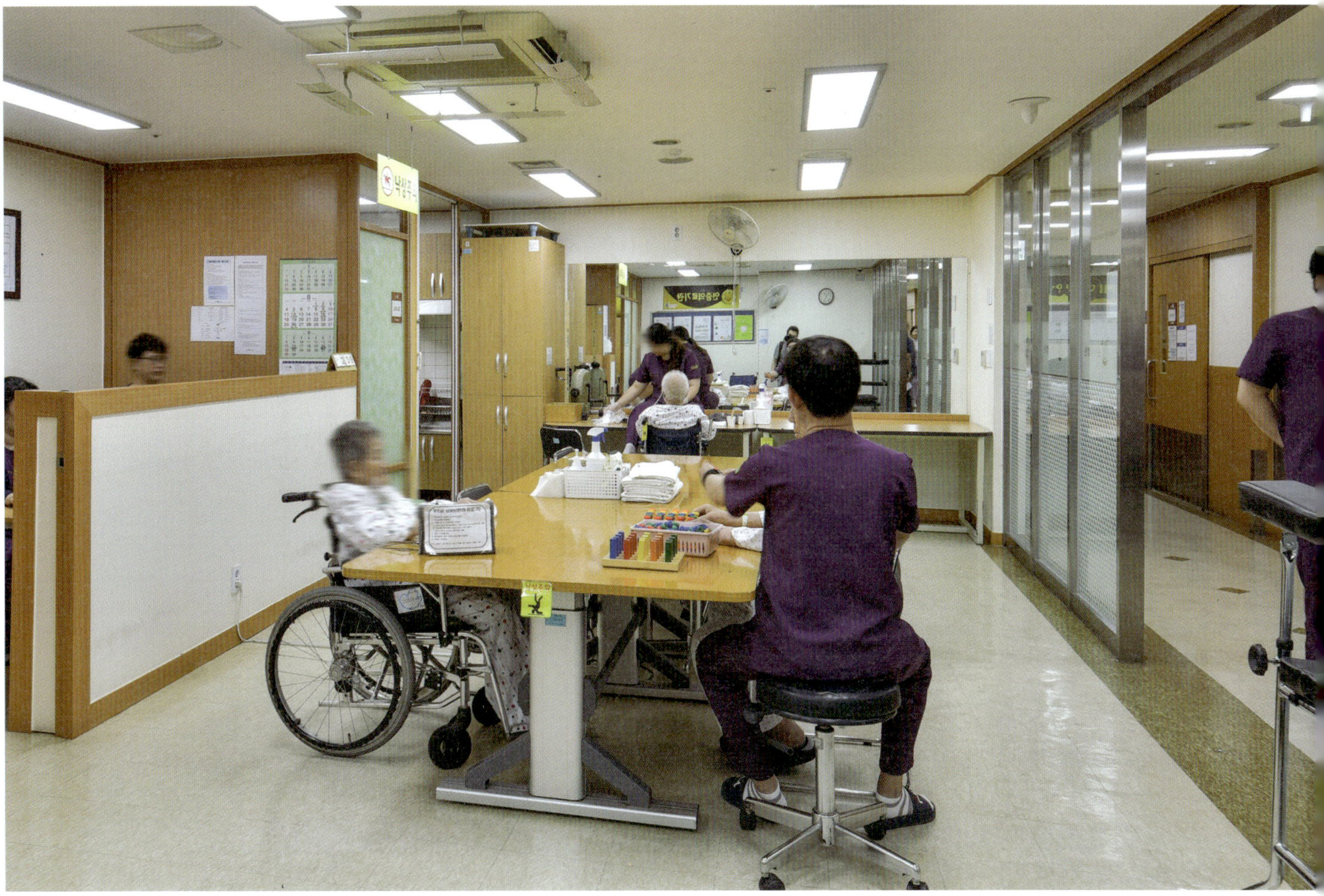

3-4

3-5

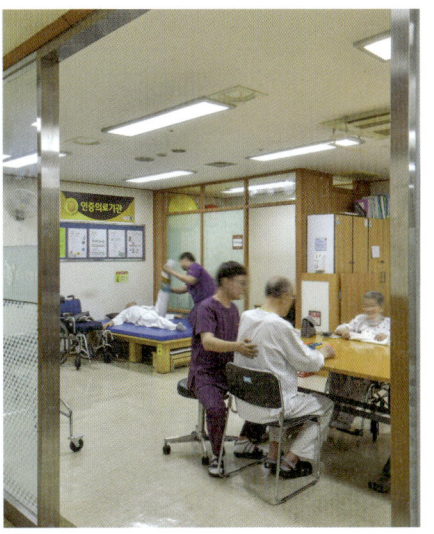

3-6

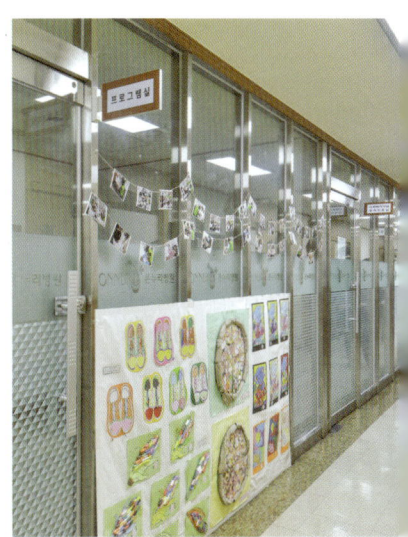

치료하는 요양병원이라는 콘셉트에 맞게 격층마다 재활스테이션을 두어 이용자의 재활을 촉진한다. 또한 이용자의 작품을 전시하여 공간에 이용자의 열정과 성취감을 더하여 더욱 활용도 높은 공간으로 이끈다.

2층(2병동)
인증
의료기관
보건복지부
PATIENT SAFETY
HEALTHCARE QUALITY

3–7

3–8

3–9

피난창
구조대

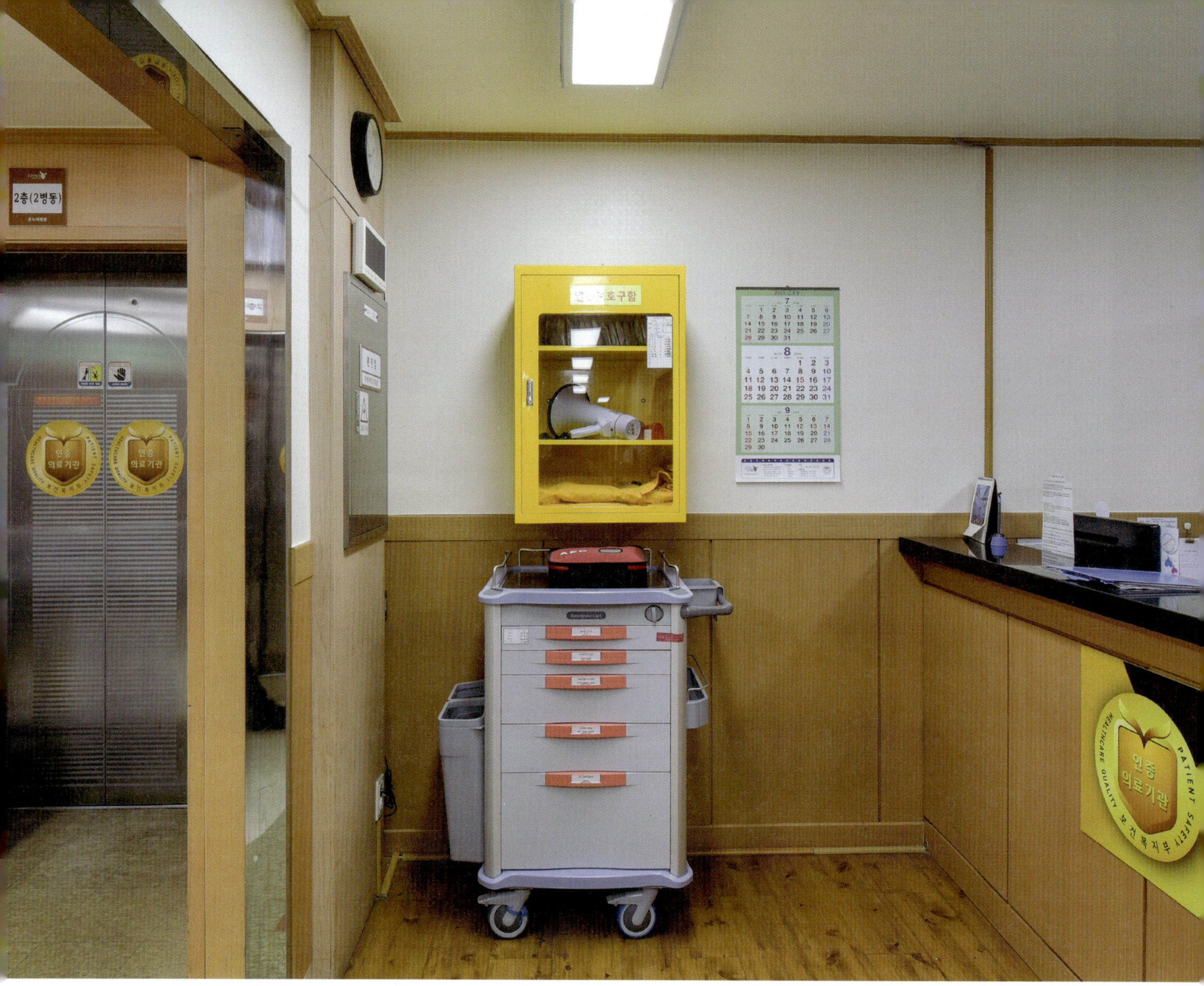

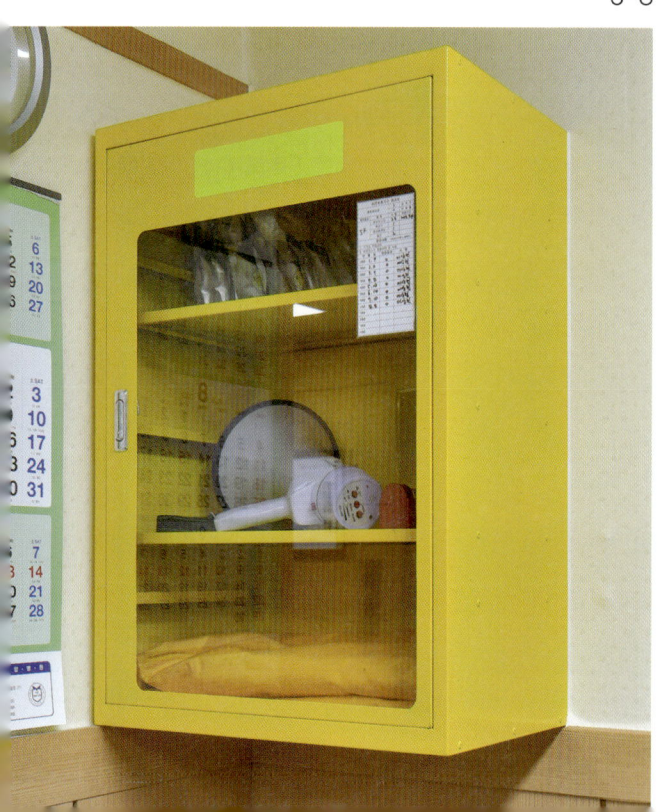

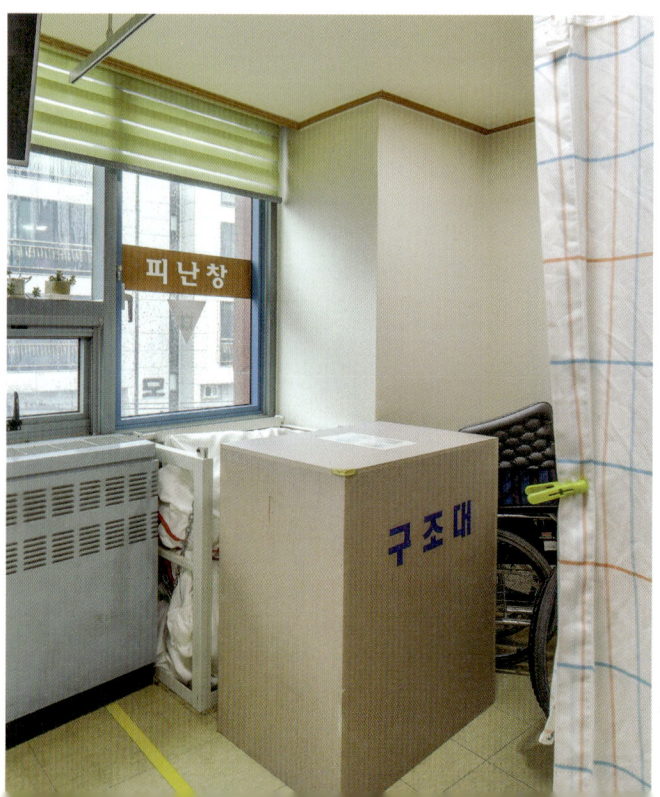

온누리요양병원

2층 소방 및 재난 관련

3-7. 화재안전보호구함 및 응급키트
3-8. 화재안전보호구함
3-9. 피난창과 수직구조대
3-10. 피난 모습 1
3-11. 피난 모습 2
3-12. 피난 모습 3
3-13. 피난 모습 4

3-10

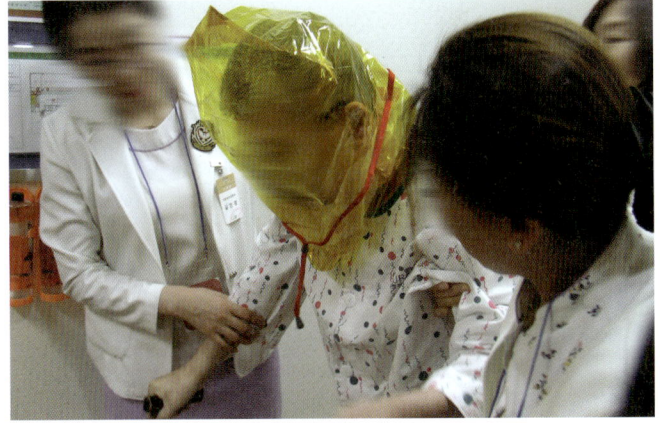

3-11

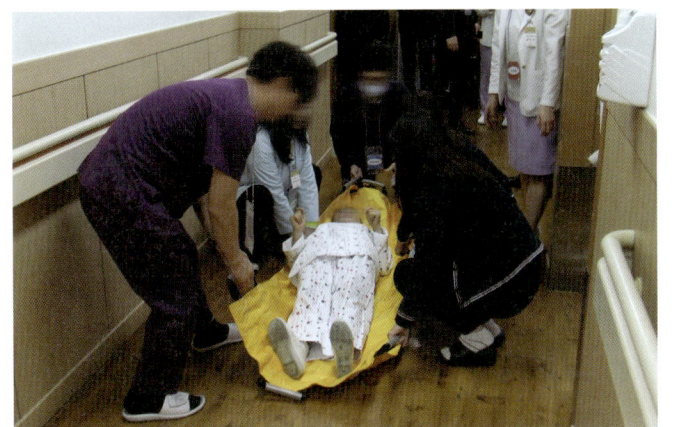

온누리요양병원의 가장 큰 특장점은 소방시설의 완비이다. 재난재해시 필요한 방화구획 및 소방도구, 피난용품 등이 충실하게 배치 활용되고 있다. 또한 소방도구 및 피난용품은 시인성을 높이기 위해 원색을 사용하여 어디서든 쉽게 알아볼 수 있다.
도심형답게 콤팩트한 공간의 활용이 돋보인다.

3-12

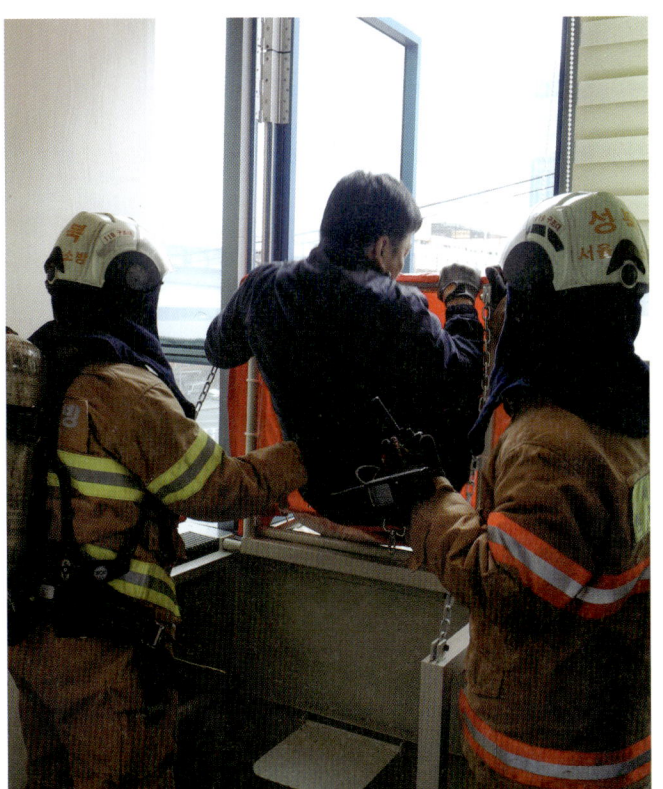

3-13

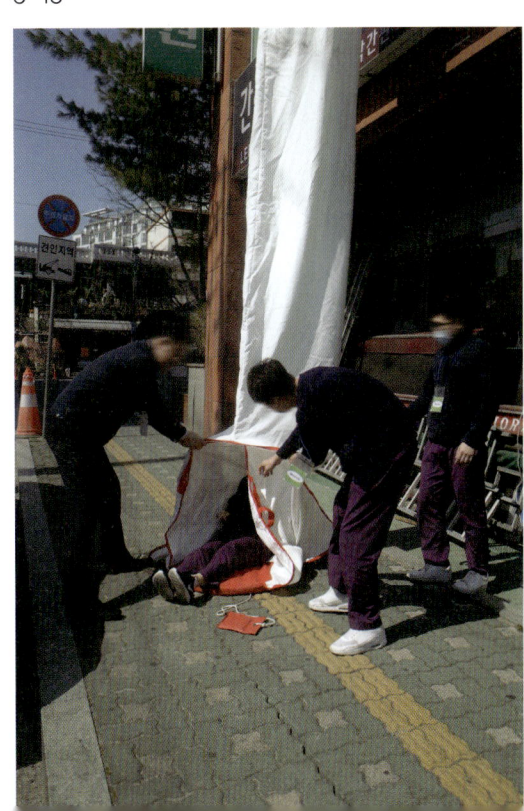

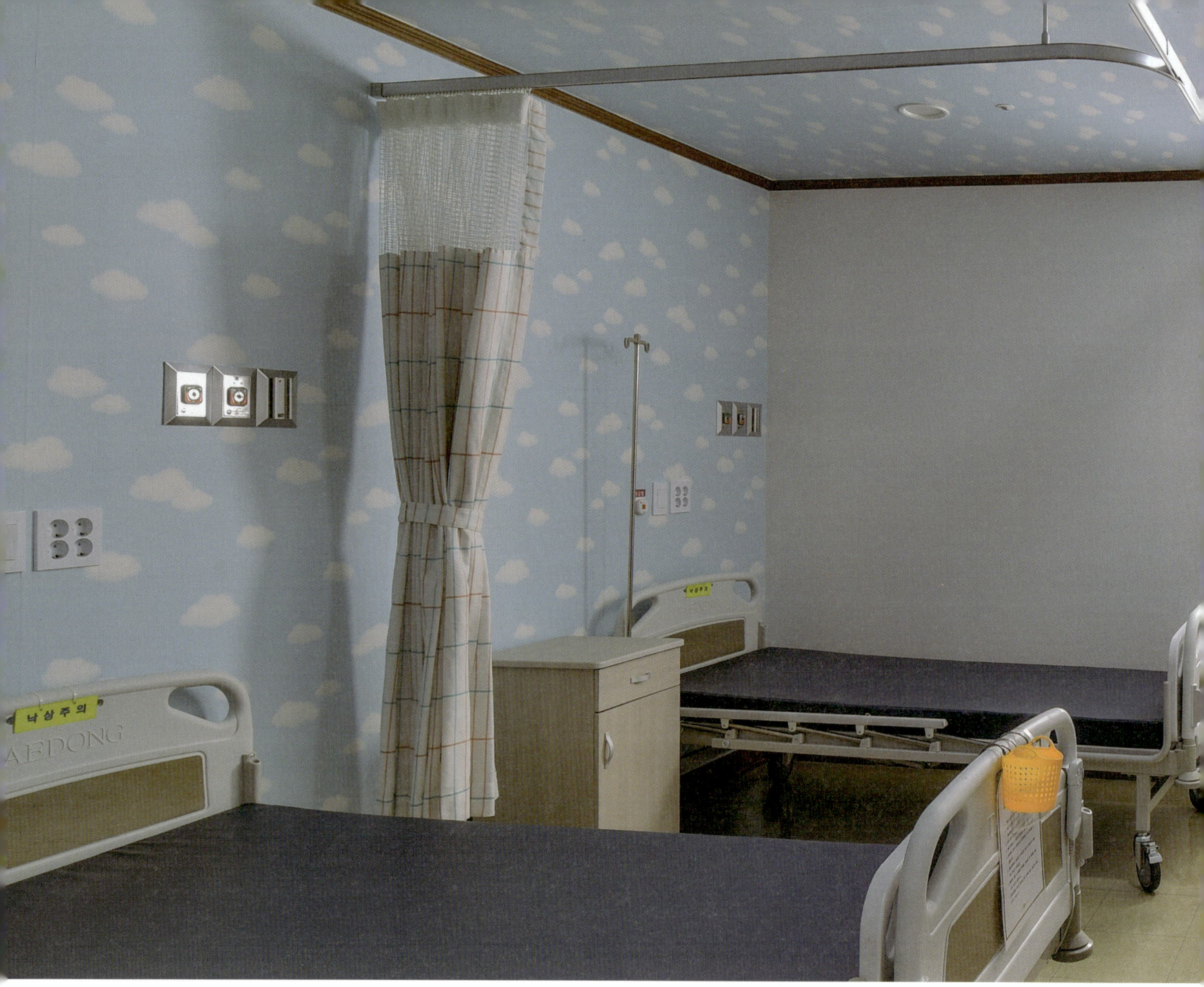

3층 병실

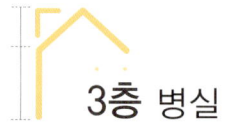

KEY PLAN : 3층 특별실 상세도

조명이 있는 창호를 설치하여 심리적으로 빛이 들어오는 듯한 느낌을 연출한다. 병실 내부에 구름 벽지를 활용하여 공간의 확장 효과 및 밝은 분위기를 조성한다.

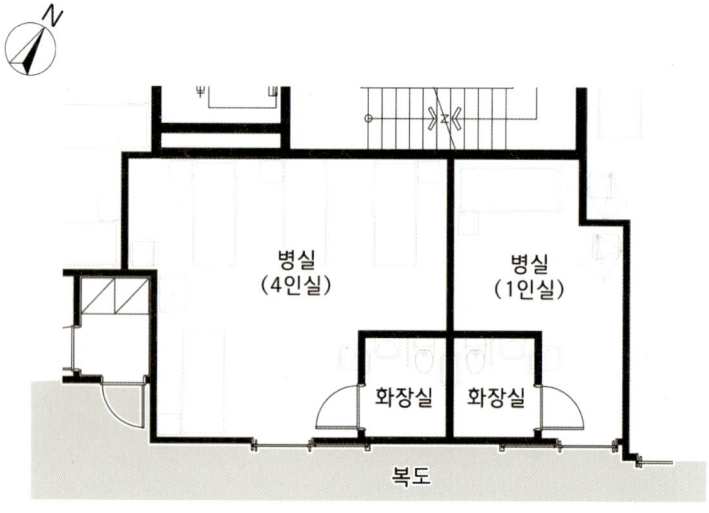

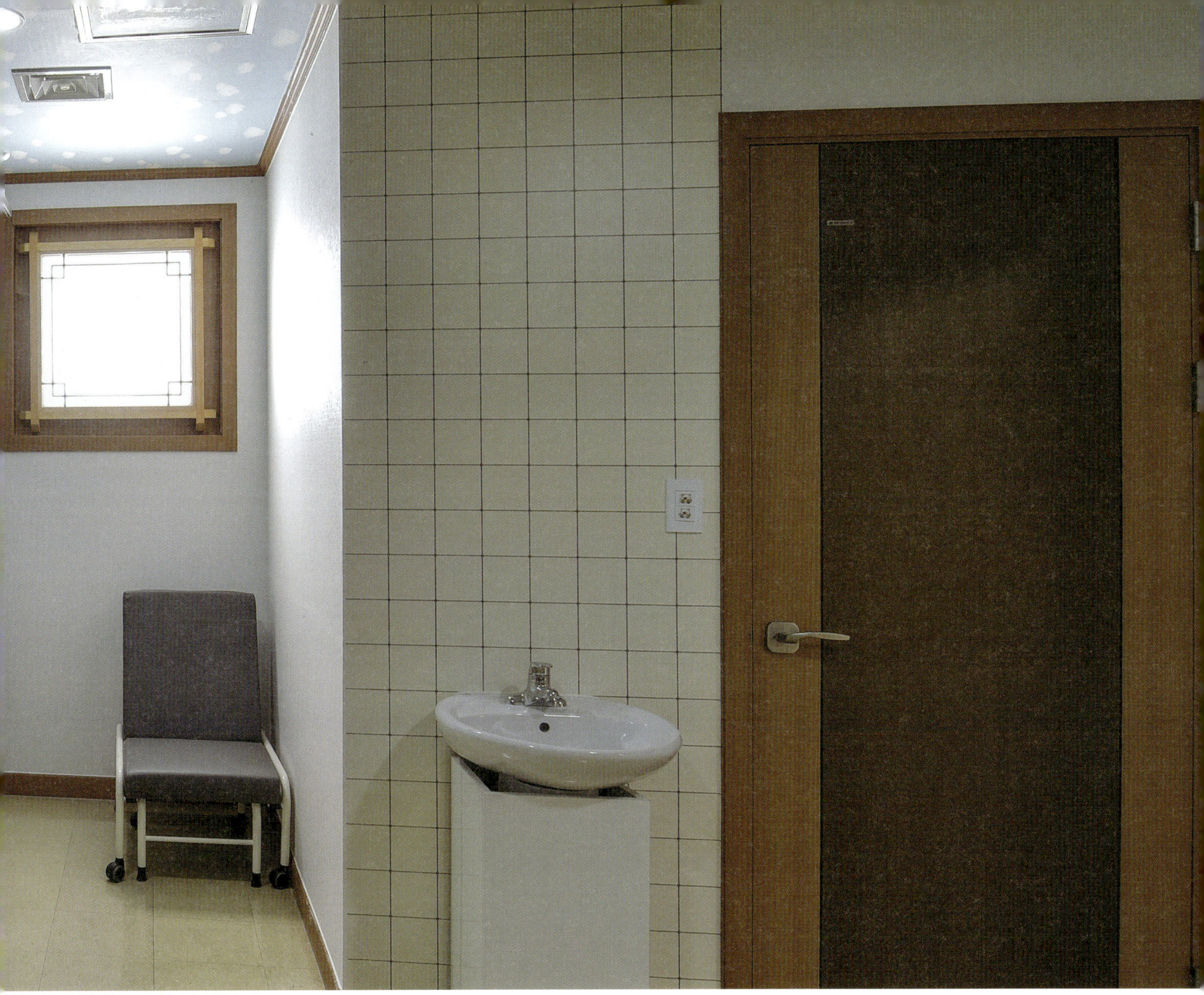

4-1

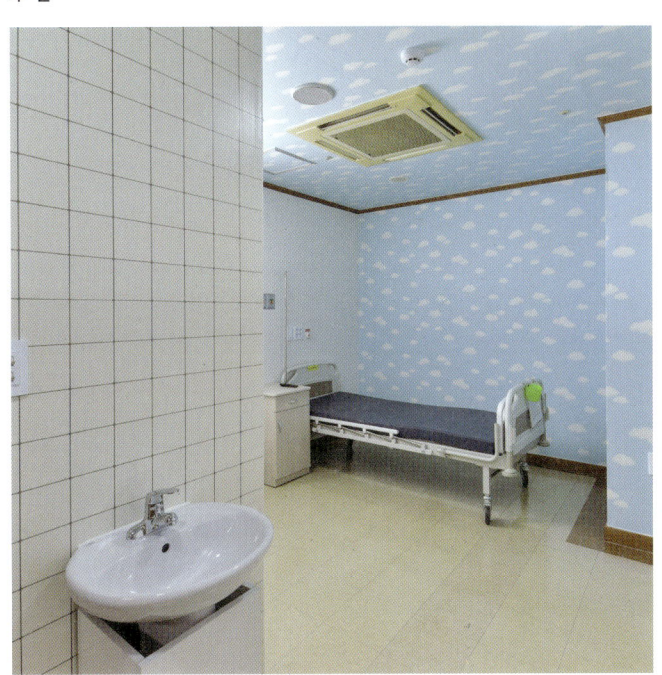

4-2

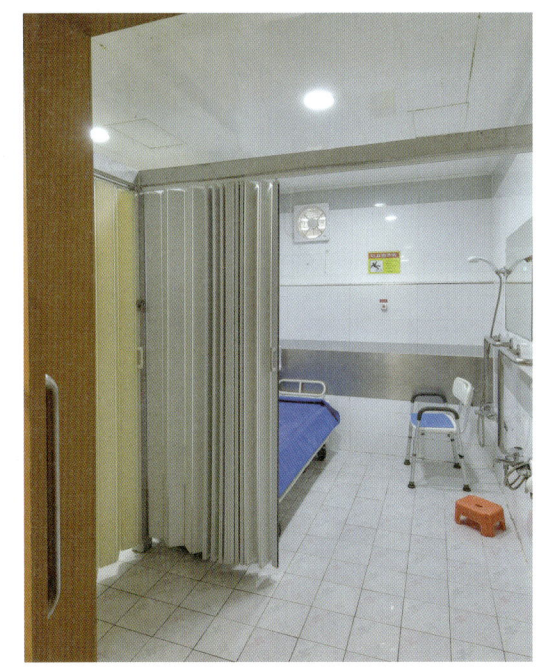

4-3

4-1. 병실 1
4-2. 병실 2
4-3. 샤워실

요양병원 공간읽기

5층 물리치료실

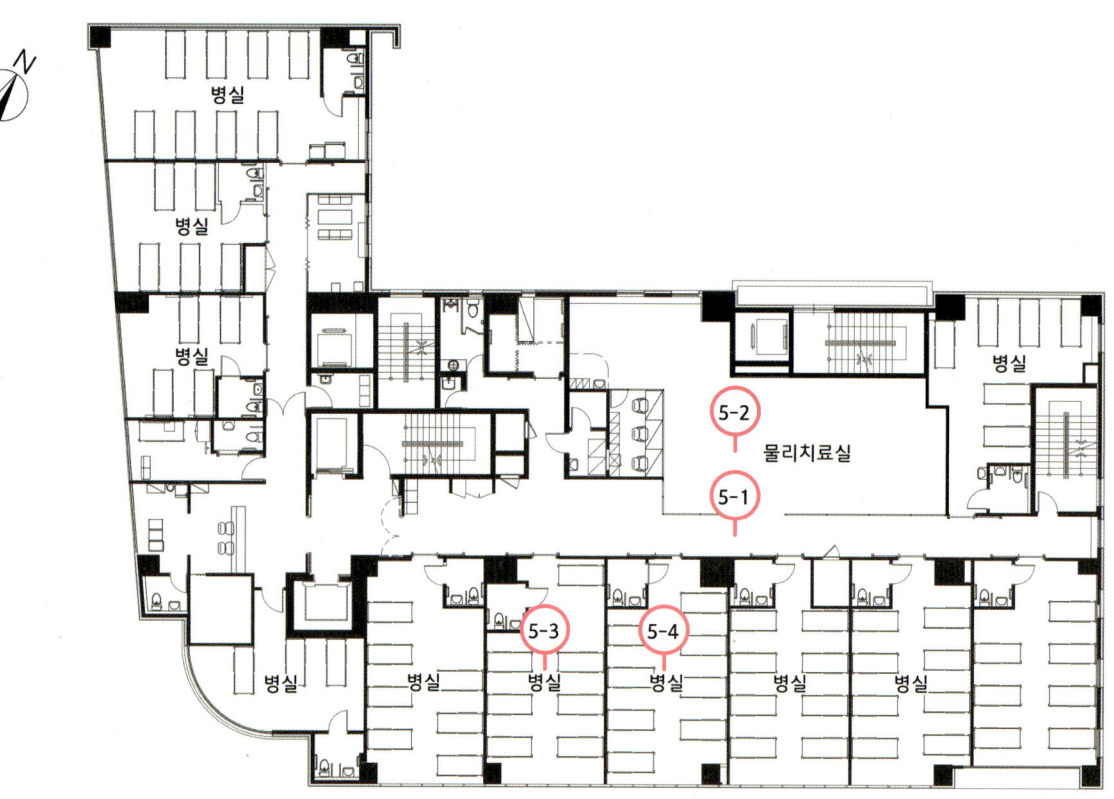

5층 평면도

5-1

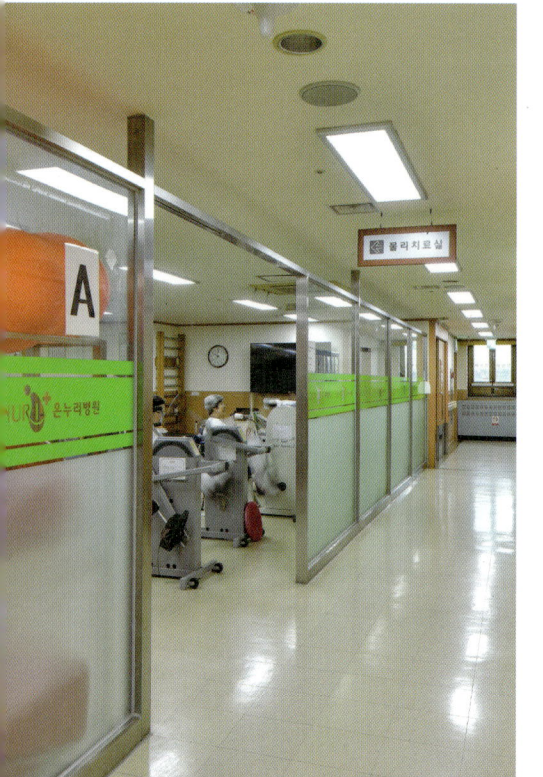

5-2

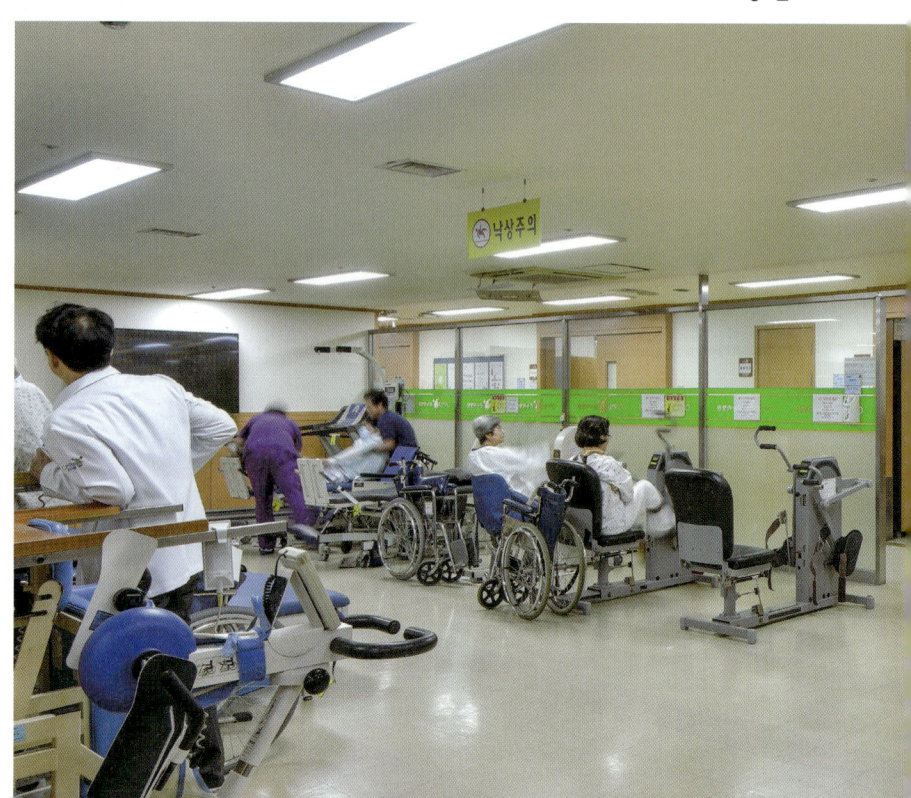

온누리요양병원

5-1. 물리치료실 출입구
5-2. 물리치료실
5-3. 병실 1
5-4. 병실 2

5-3

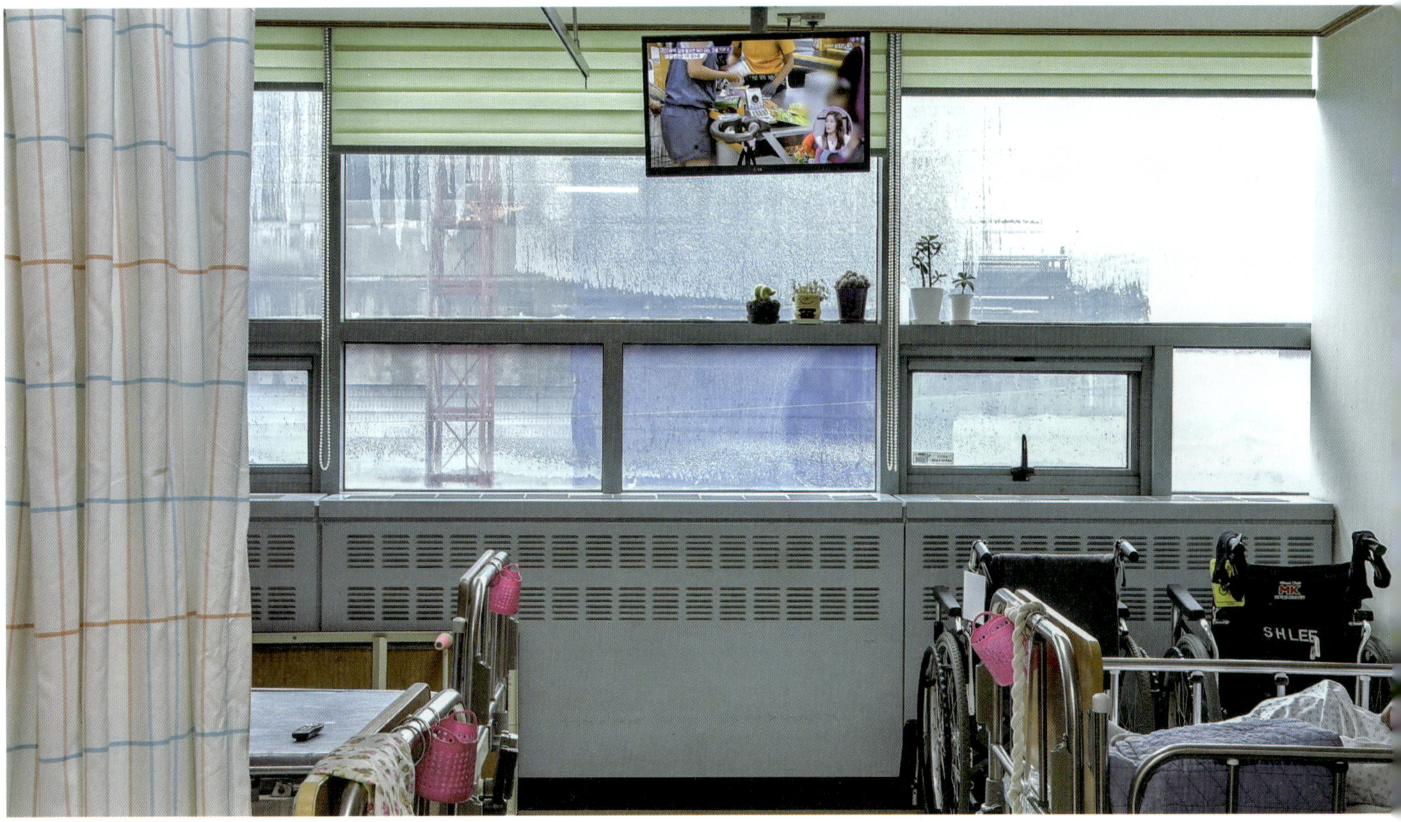

5-4

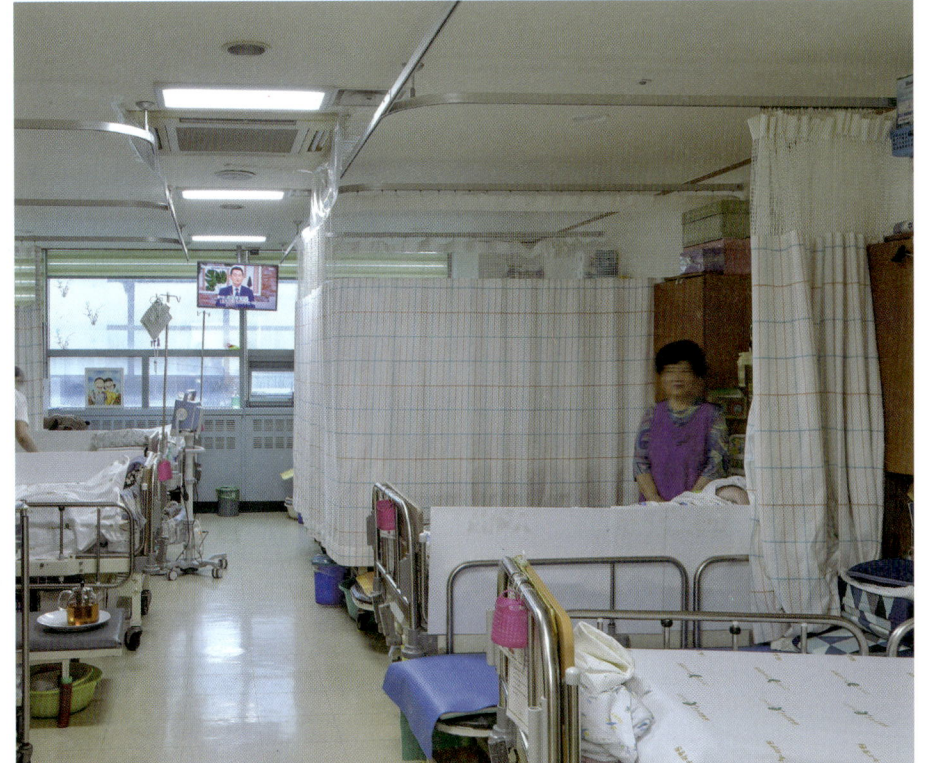

병실 내부에 큰 창을 두어 이용자들의 답답함을 해소한다. 창을 통해 들어오는 자연채광은 병실의 분위기를 따뜻하게 도와준다. 창을 위의 통창과 아래 프로젝트 창으로 나누어 개방감은 유지하며 안전을 확보한다.

요양병원 공간읽기

5층 휴게공간

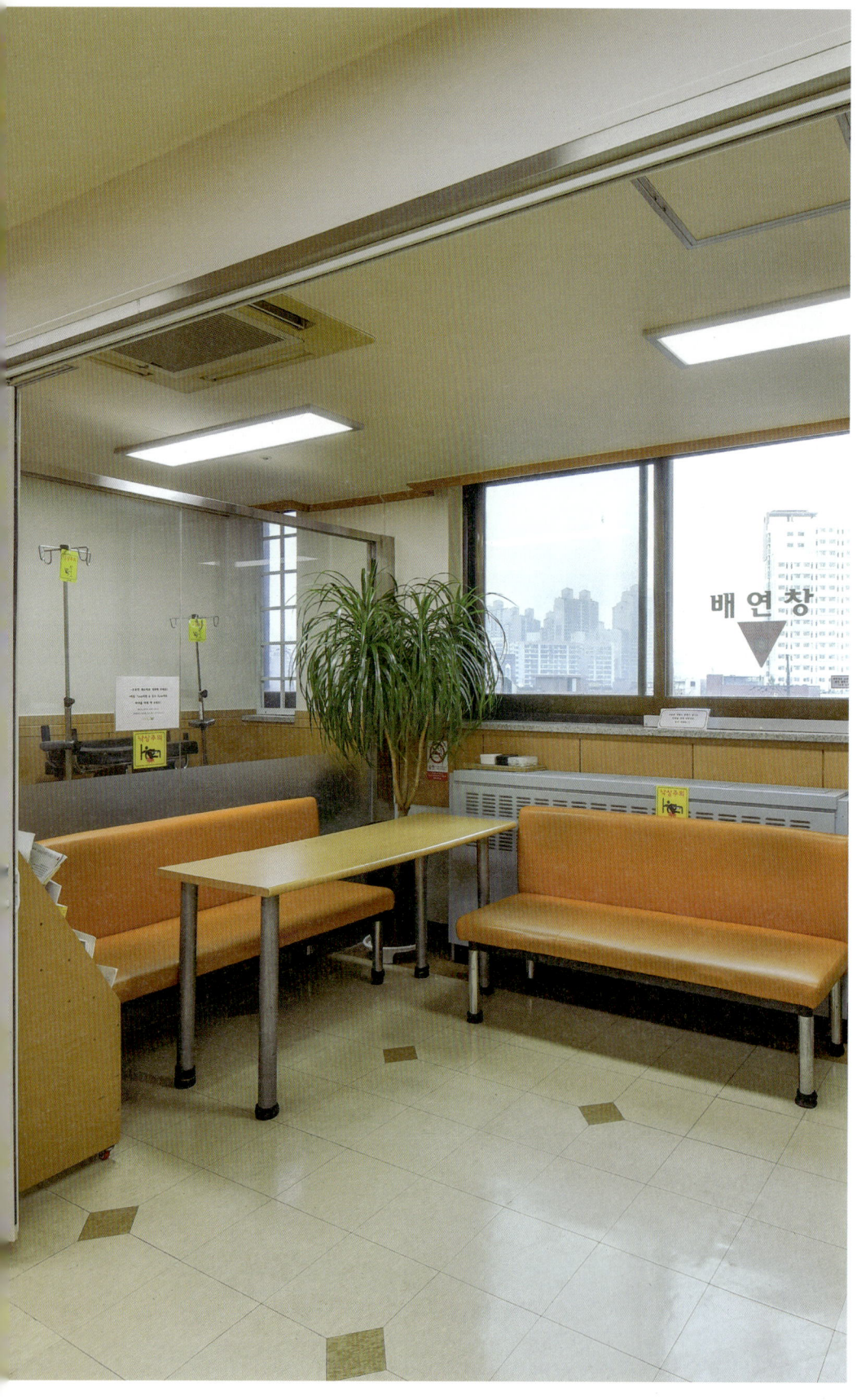

눈에 띄는 배연창 표시로 위급상황에서도 빠른 대응이 가능한 매우 안전한 공간이다.

온누리요양병원

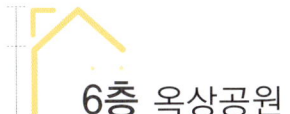
6층 옥상공원

6-1. 휴게공간 및 배연창
7-1. 옥상휴게실
7-2. 옥상공원 1
7-3. 옥상공원 2

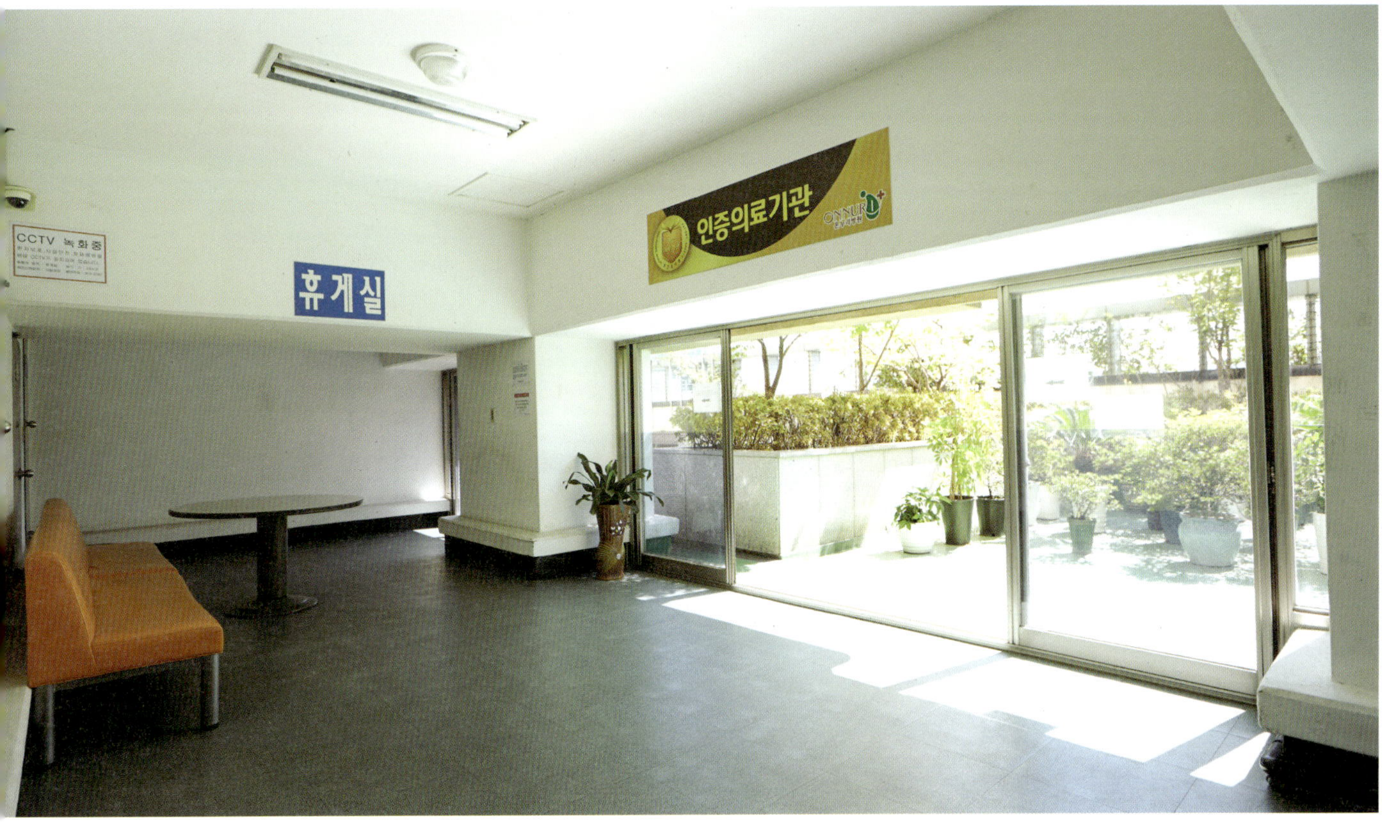

7-1

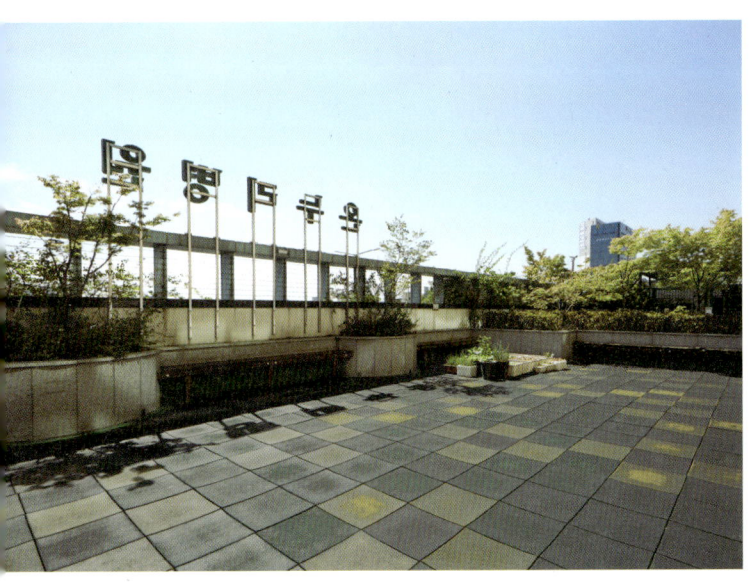

7-2

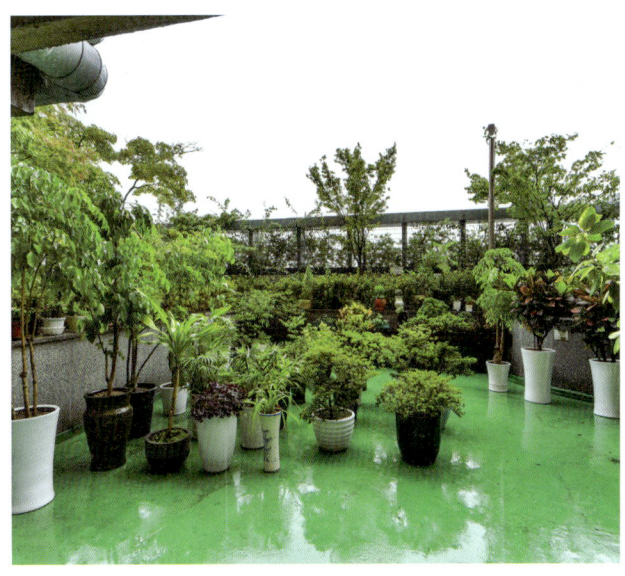

7-3

이용자를 위해 도심 속에서도 자연을 느낄 수 있도록 옥상에 녹색 공간을 마련하였다.

요양병원 공간읽기

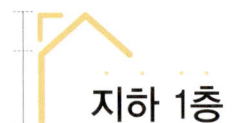
지하 1층

2-8. 식당
2-9. 주방

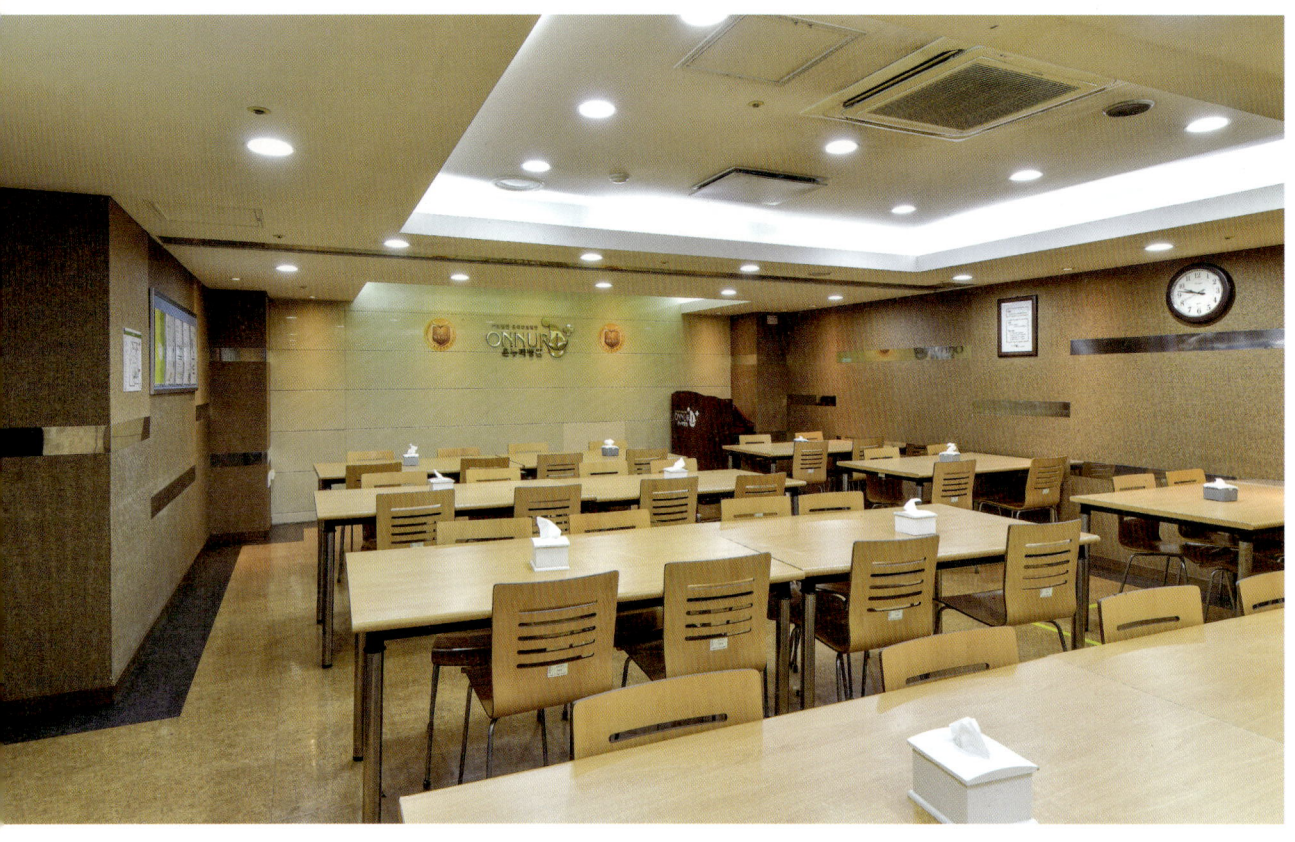

2-8

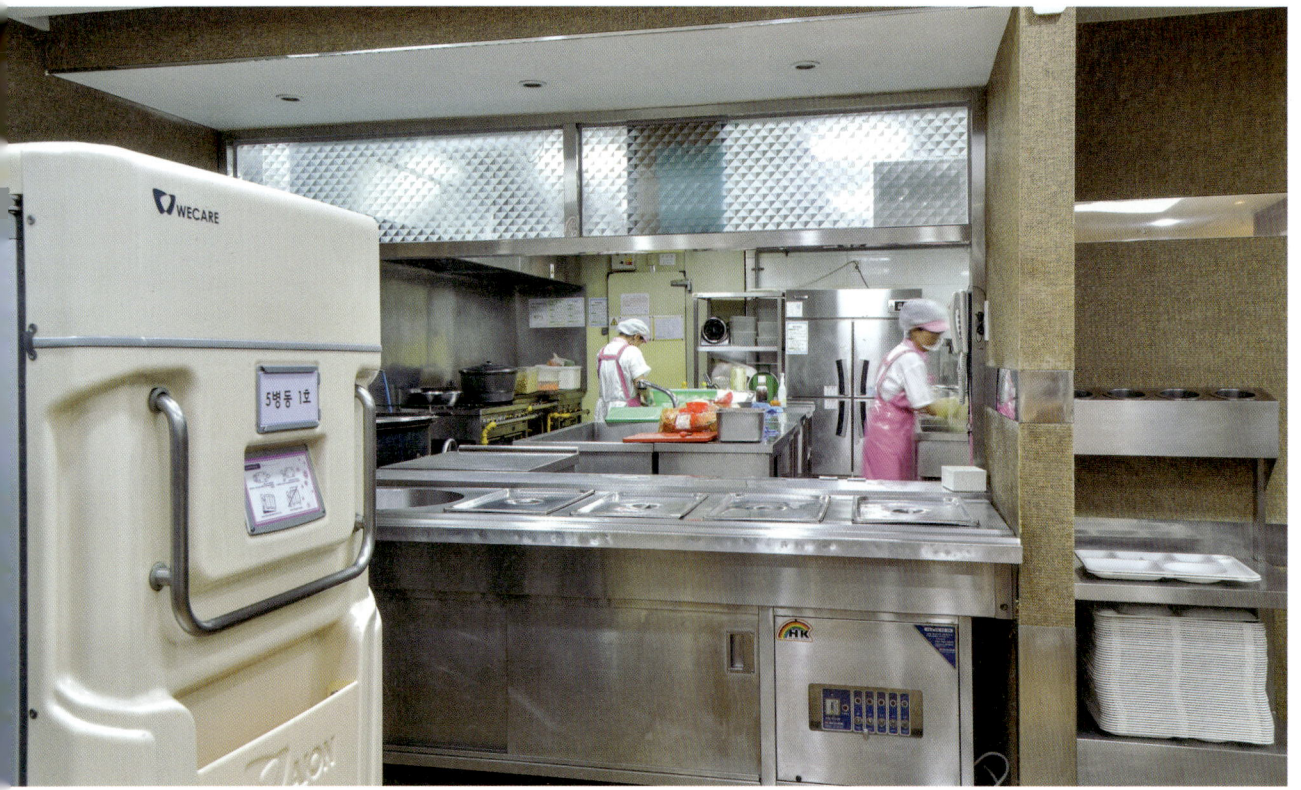

2-9

온누리요양병원

ⓘ 병원 소개

인간중심의 환자를 위한 병원

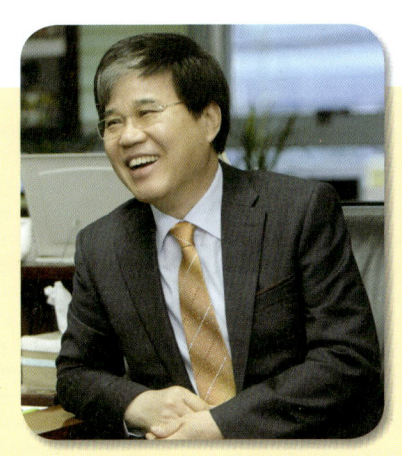

이필순 이사장

온누리병원은 도심 속에 위치하여 보호자들이 언제든지 찾아 올 수 있고 환자분들은 도심 속에서 최적화된 재활 및 요양 의료서비스를 누릴 수 있습니다.

온누리병원은 '인간중심의 환자를 위한 병원' 미션을 가지고 모든 의료진 및 임직원들은 환자를 섬기며 도심속에서 최상의 의료서비스를 제공하고자 노력하고 있습니다.

우수한 의료진, 간호사, 치료사 등이 환자분들에게 전문적인 재활치료를 통해 빠른 일상생활 복귀를 돕고 있으며, 안정감을 제공하는 요양 의료서비스를 하고 있습니다. 양·한방 협진진료체계가 구축되어 환자분들에게 보다 다양한 의료서비스를 제공합니다.

'환자의 안전이 우리병원의 최우선'이라는 생각으로 다양한 안전시설을 갖추고 환자 및 보호자분들이 더욱더 안심하고 병원 생활을 할 수 있도록 최우선을 다하고 있습니다.
온누리병원은 성북구에서 최초로 설립된 요양병원으로 다양한 경험과 우수한 의료진들이 환자분들이 요구하는 것보다 더 높은 수준의 의료서비스를 제공하기 위해 항상 노력하고 있으며, 환자분들의 마음까지 치료하는 요양병원이 되도록 오늘도 최선을 다하고 있습니다.

총평

분석지표상으로 안전과 재활에 중점을 두고 있는 공간구성의 병원이며, 상층부에 일반주거가 있는, 주상복합의 저층부 상가동에 입지하고 있어 자연스러운 외부와의 접촉이 기대되는 특성을 지니고 있다.
도심 속 요양병원으로 지하철역에서 200m 위치하여 접근성이 높은 것이 큰 장점이다. 소방에 대한 설비가 철저하게 잘 되어 있다. 상가의 용도로 지어진 건물이기 때문에 활용도를 변경하는 것이 쉽지 않아 보임에도 불구하고, 병원으로서 충실한 공간 활용은 어느 한 공간이라도 죽어있는 공간(Dead Space)이 없다. ㄱ자형 평면 특징을 코너에 간호스테이션을 두어서 양쪽방향 환자이동 동선을 확인 할 수 있는 평면구조는 바람직한 구조이며 출·입구가 완전 분리된 주상복합건물이지만 입구가 하나인 컴팩트한 상가건물이 가질 수 있는 위기상황 대처의 어려움을 재해시를 상정하여 대피와 관련한 철저한 공간을 만들고, 최대한 안전하도록 조성하였다. 실제로 주기적인 훈련을 통해 재해 상황을 대비하고 있다. 재해상황대비와 관련된 수상경력이 안전을 최우선으로 하는 병원임을 입증한다.

Chapter 03

부천시립노인전문병원

경기도 부천시 까치로 26

요양병원 건축 정보

- 총 병상 수 : 243병상
- 건축 면적 : 2,566.36㎡
- 연면적 : 14,691.40㎡
- 건축 구조 : 철근콘크리트조
- 층 수 : 지하 1층~지상 5층

요양병원 공간 분석

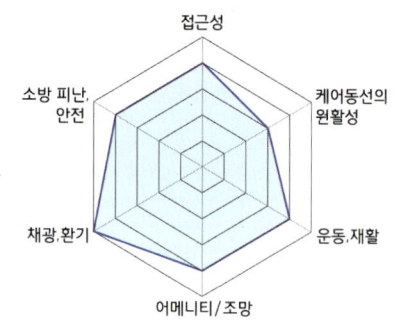

배치도

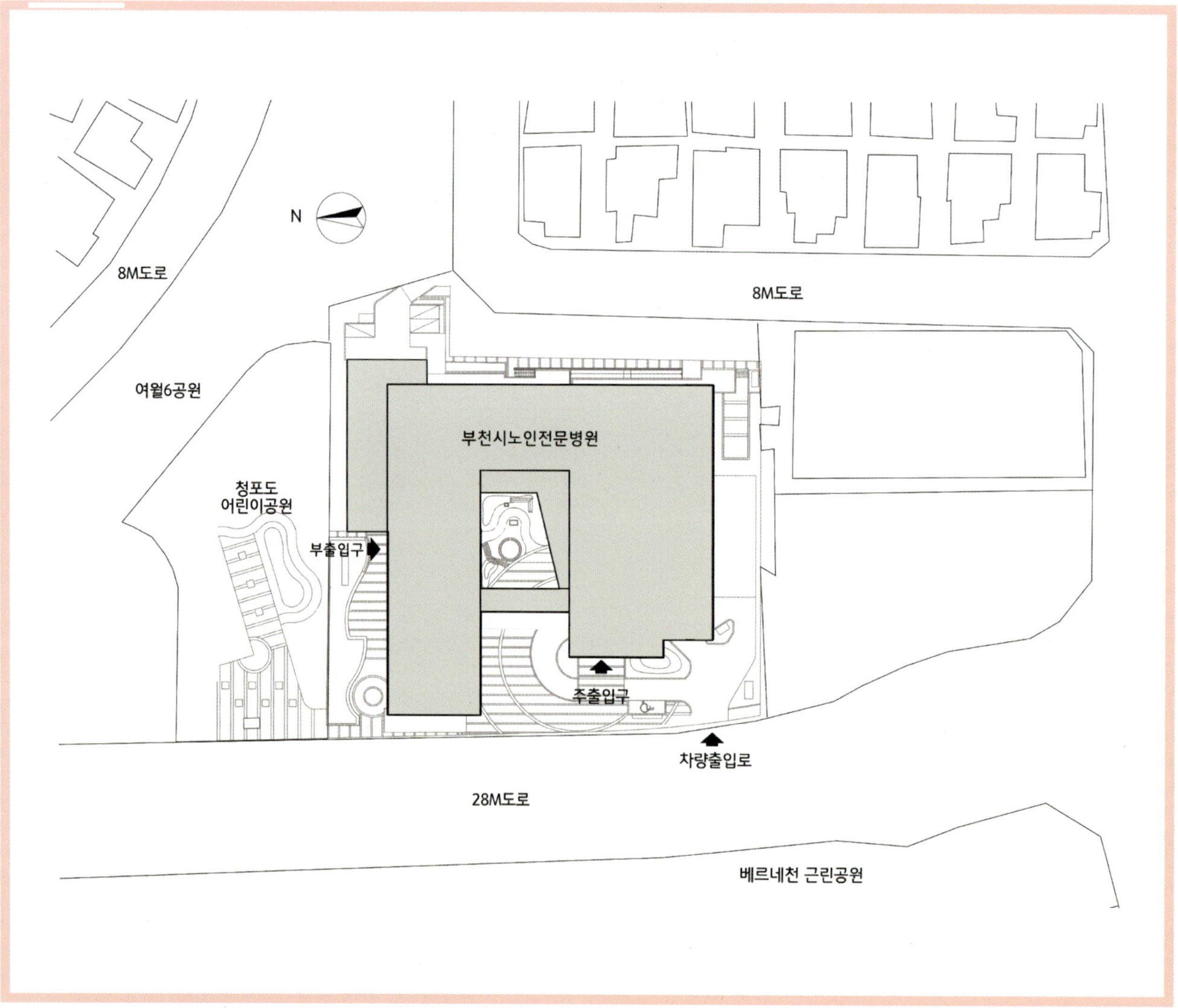

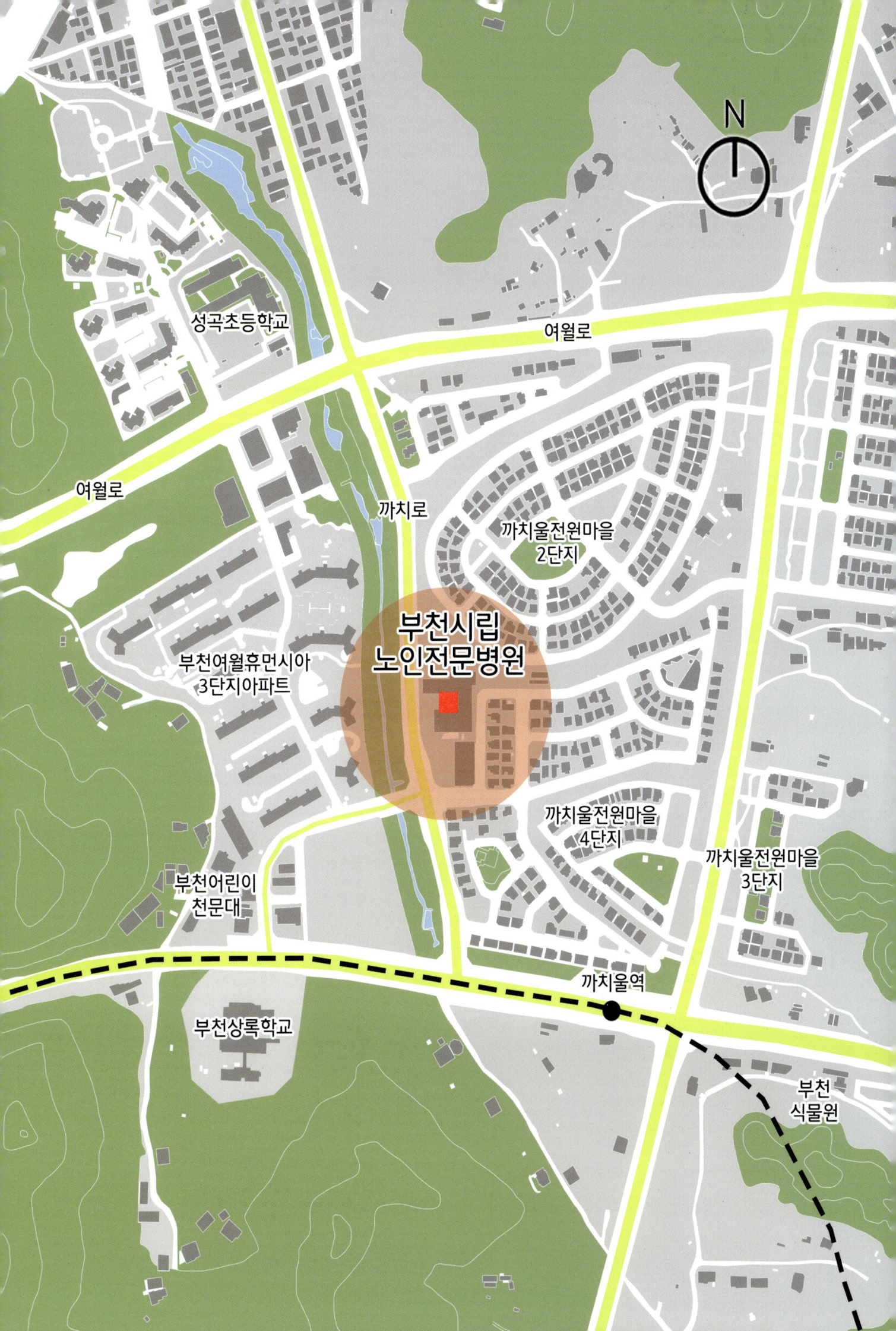

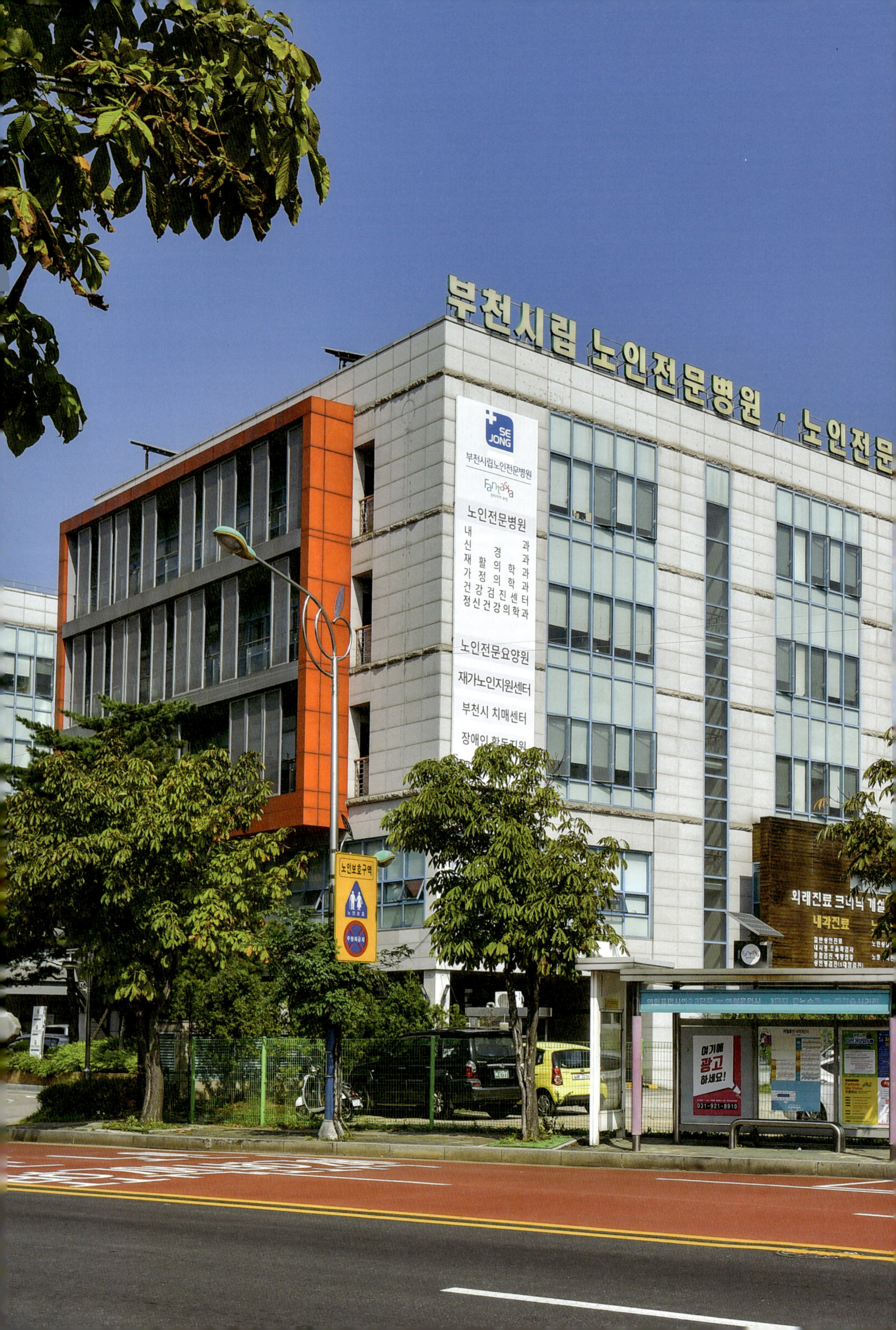

부천시립노인전문병원

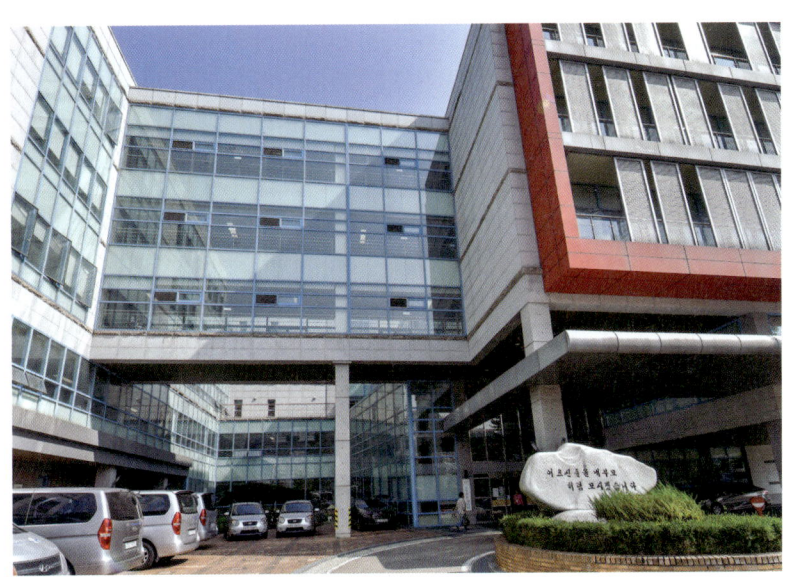

1-2. 병원 정면

ㅂ자 형태의 건물구조로 1층은 필로티 구성으로 입구의 개방성을 높이고, 건물의 외관을 투명하게 하여, 매스mass에 요철과 투명성을 더한다. 도로상에서 보이는 면은 매스감이 돋보여 병원의 신뢰감을 높인다. 정면에서 보이는 파사드는 분절효과를 활용하여 건물이 주는 중압감을 낮추고 건물의 무게감을 줄인다. 형태의 분절을 통하여 구조적 다이내믹을 꾀한다.

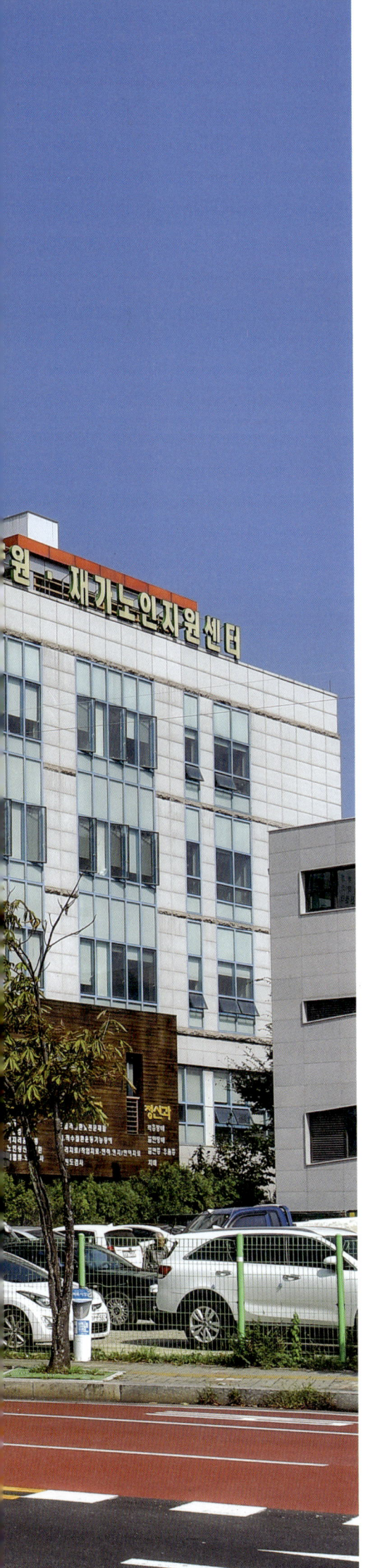

1-1. 병원 측면

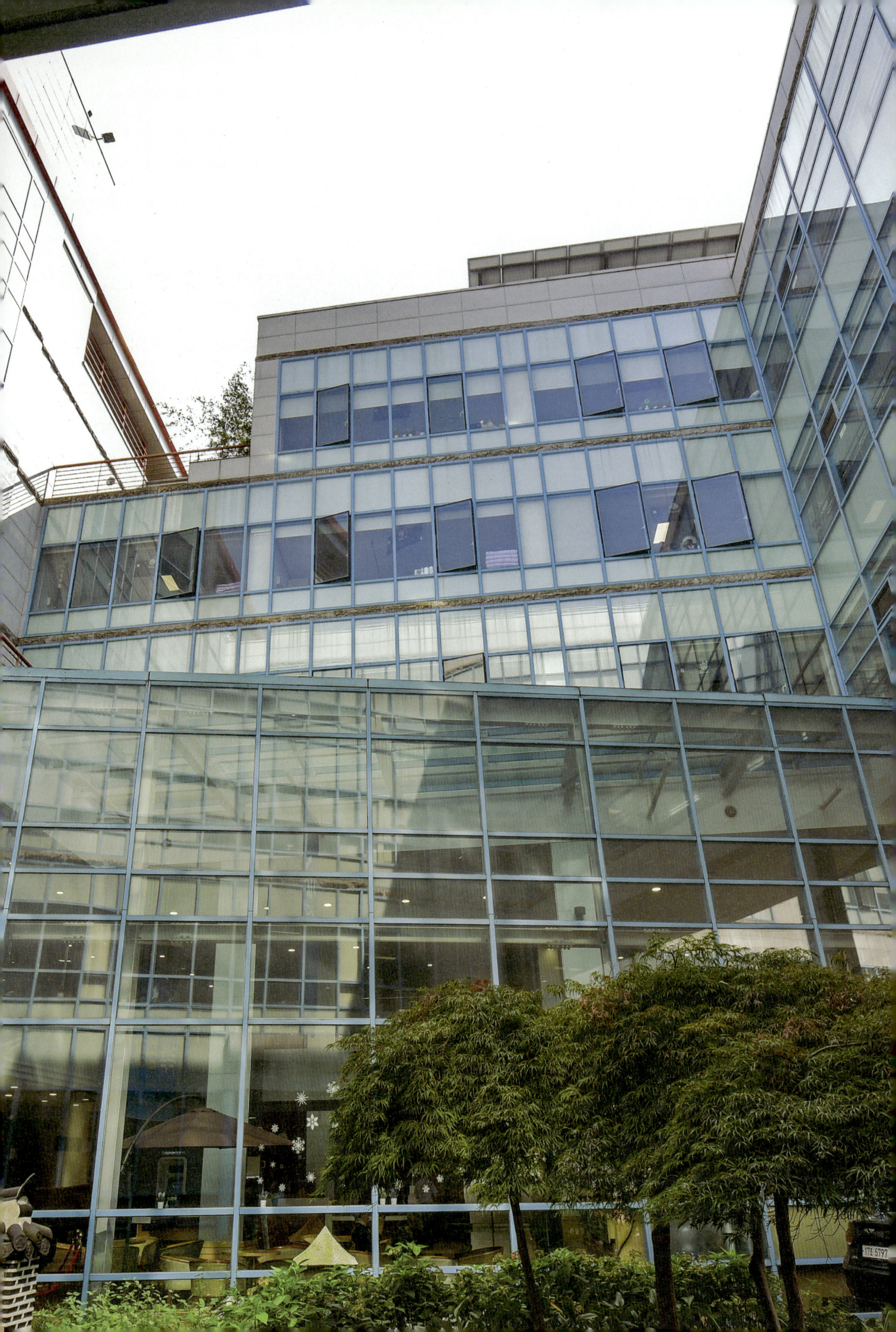

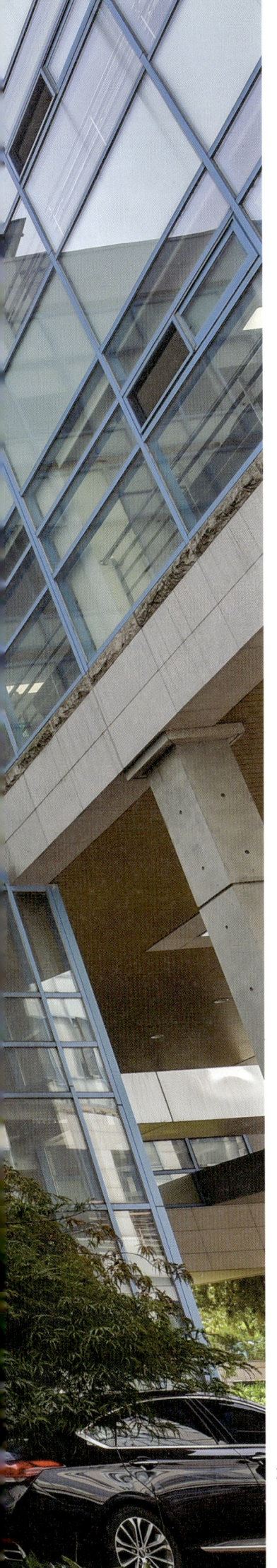

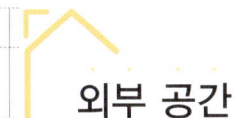 ## 외부 공간

2-1. 중앙홀의 외관
2-2. 상부 연결로
2-3. 외부 산책로

2-2

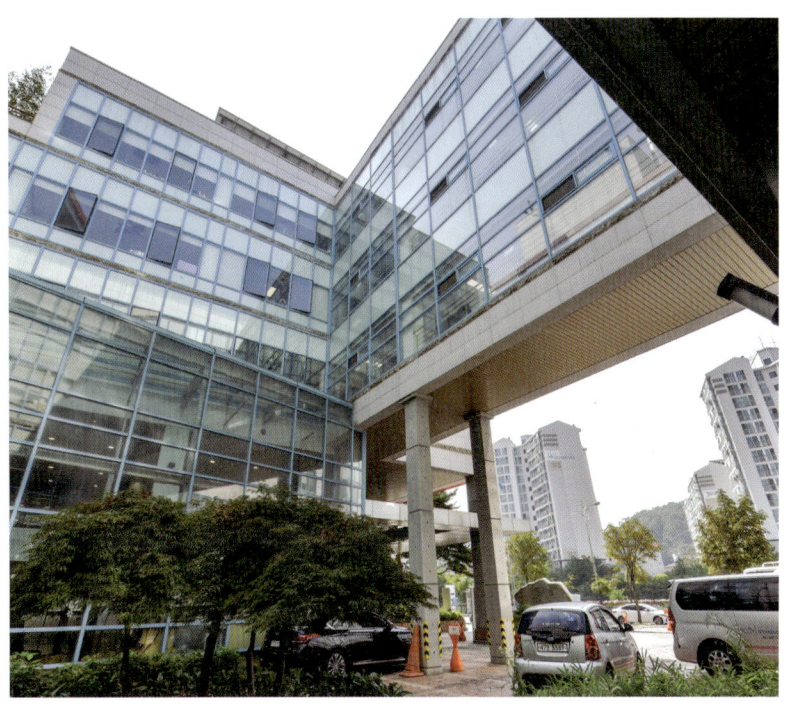

2-3

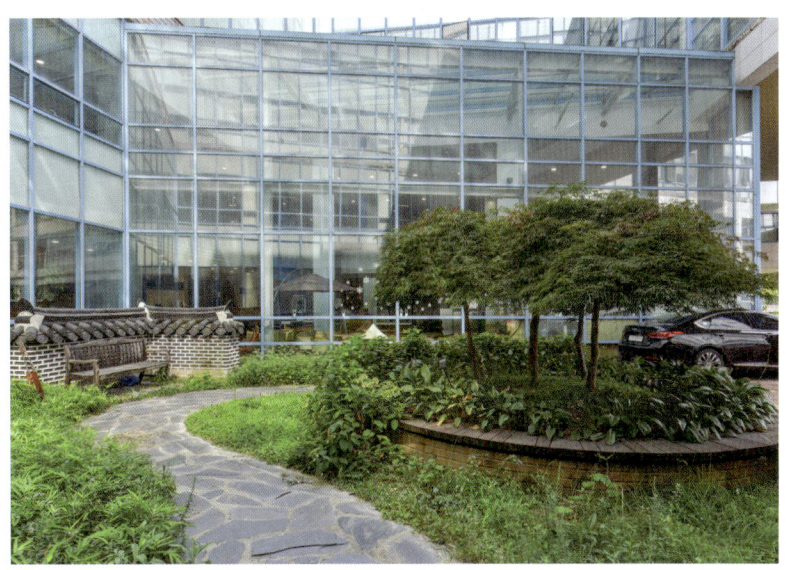

건물 중앙은 외부와 오픈된 중정이 산책로 및 정원의 역할을 하며 자연적 요소를 도입하여 편안하게 쉴 수 있고, 외부로 열린 공간을 통해 개방감을 확보한다.

요양병원 공간읽기

1층 평면도

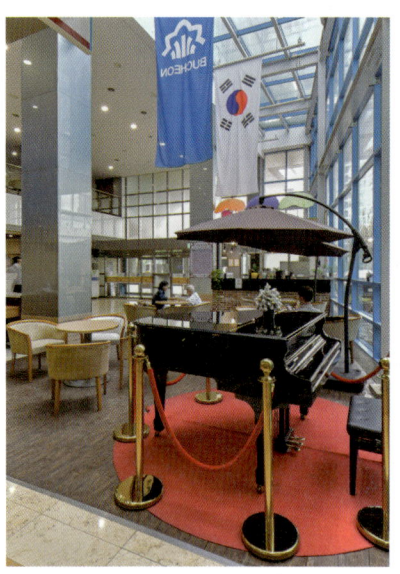

3-1. 피아노

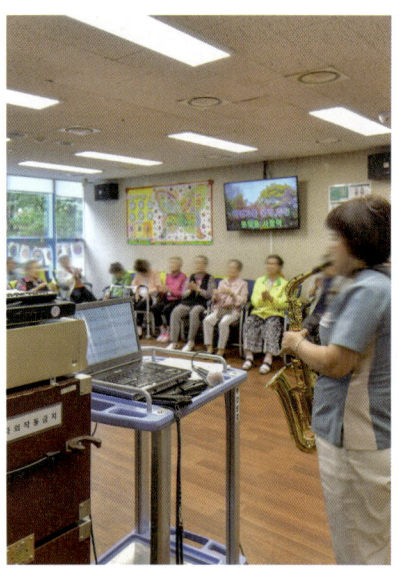

3-2. 주간보호센터

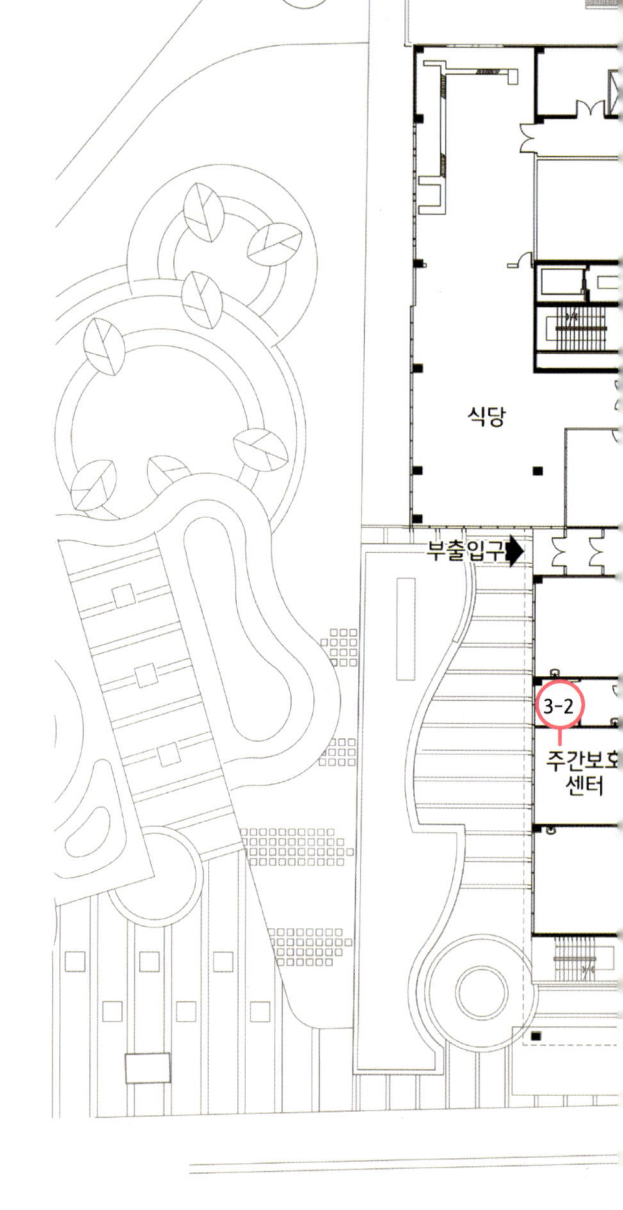

3-3. 카페 베르네

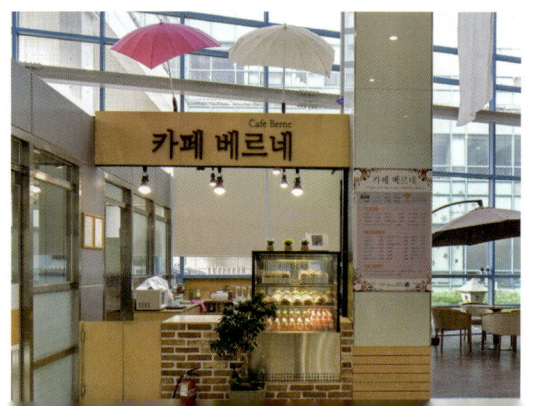

3-4. 복도

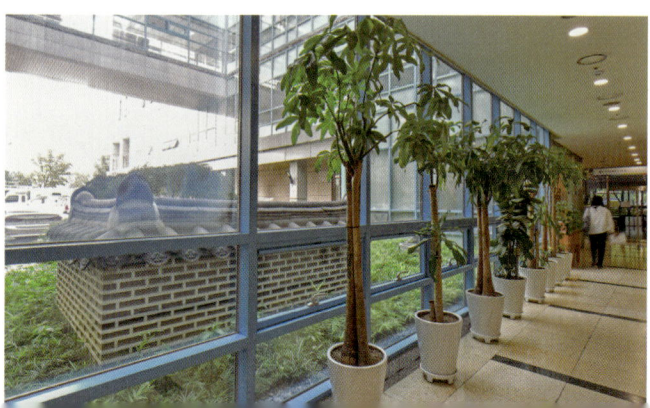

부천시립노인전문병원

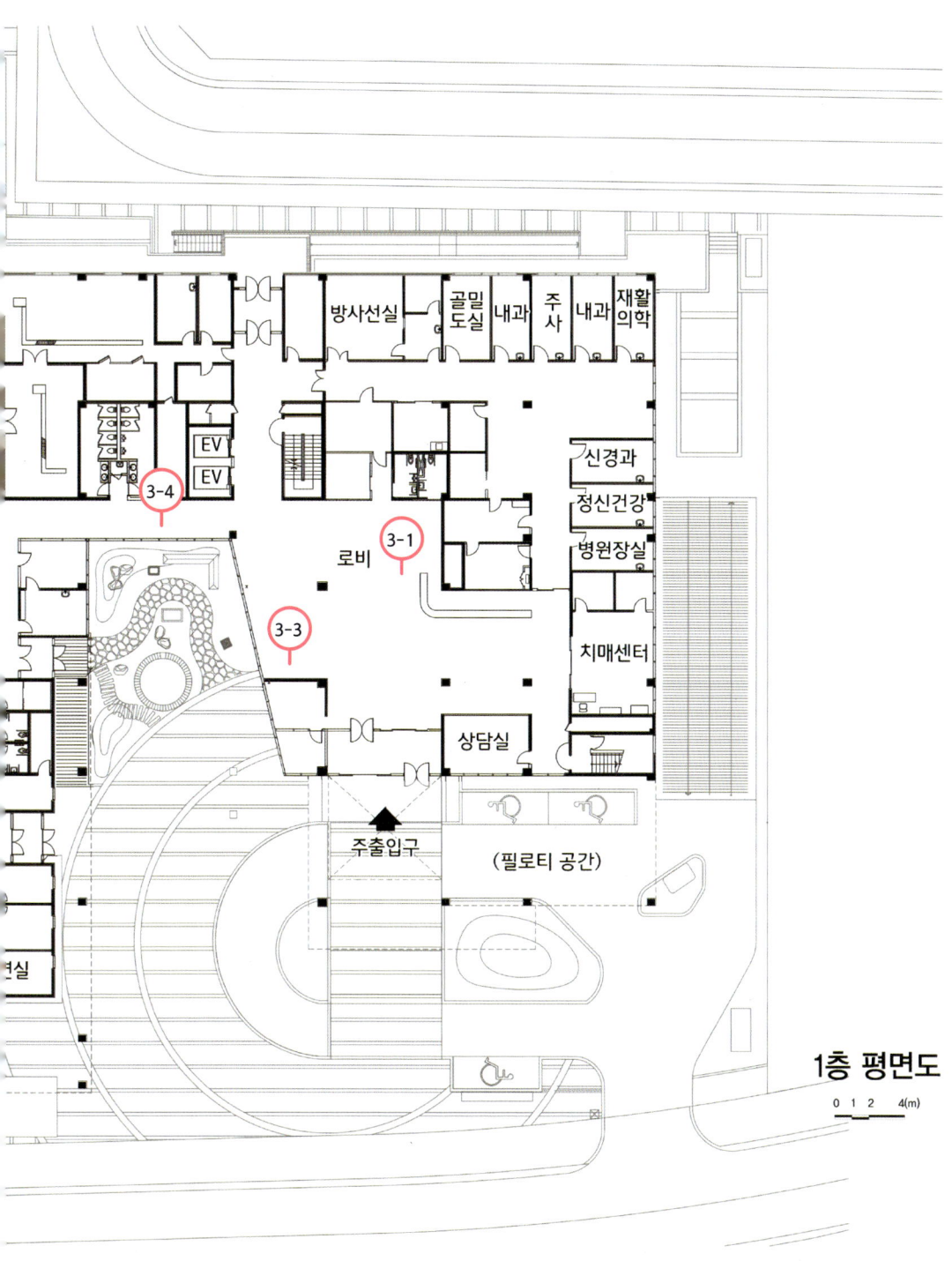

1층 평면도

병원 내에 데이케어센터와 요양원 그리고 자체 치매케어센터가 있어 전문성을 높이고 원스텝 요양을 실천한다. 상부가 열려있는 로비를 입구에 두어 개방성을 확보하고, 전면의 공용 공간과 후면의 전용 공간이 경계를 유지할 수 있도록 동선을 배치하여 구획성을 높인다. 3,4,5층은 중앙에 보이드 공간을 확보하여 개방감을 높이고, 중앙홀을 중심으로 웨이파인딩이 쉽게 되어있다. 투명한 천장을 통해 채광을 확보하여 밝은 분위기를 연출한다. 층마다 다른 원색을 사용하여 각각의 공간에 개성과 경쾌함을 더한다.

요양병원 공간읽기

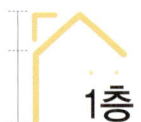
1층

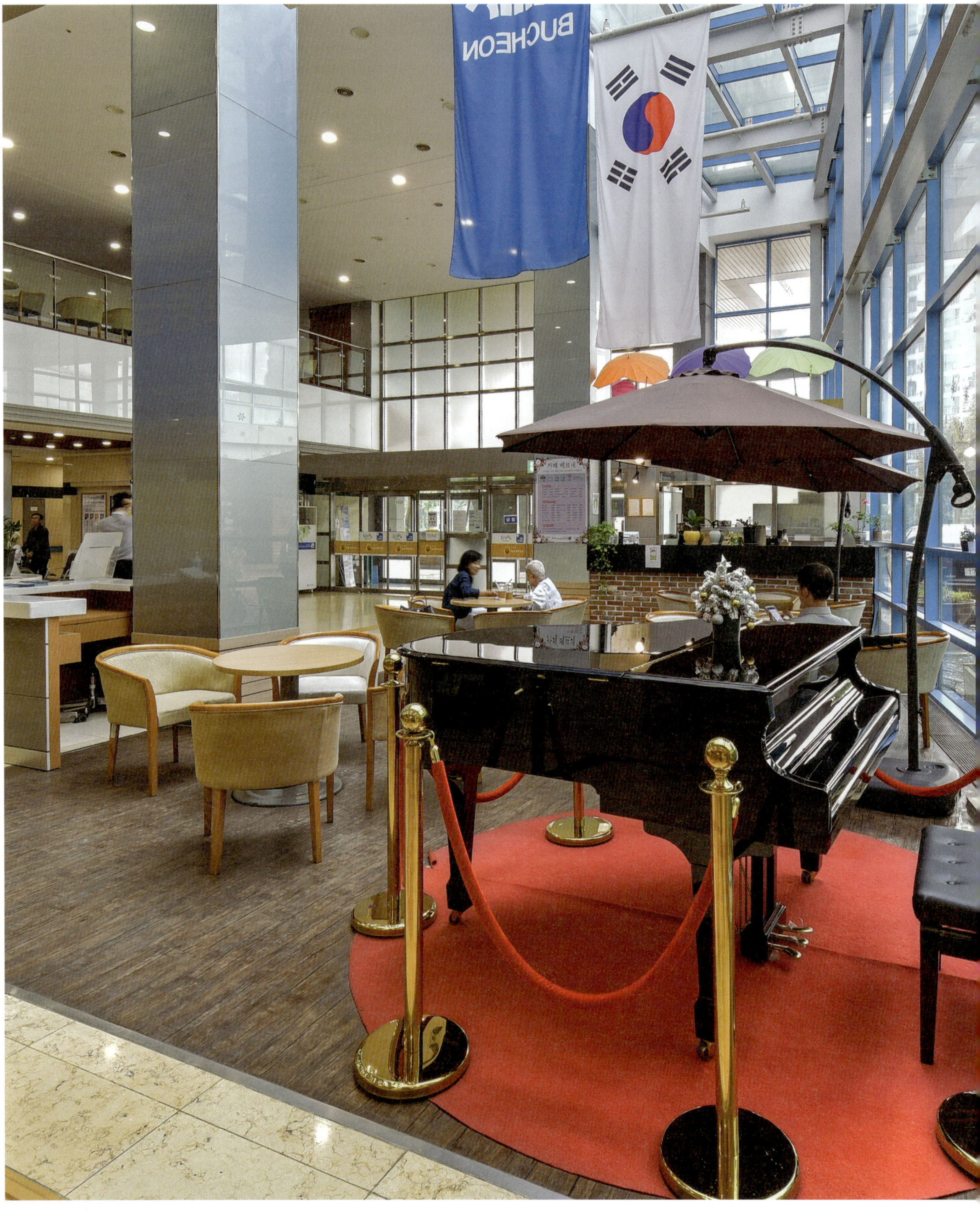

부천시립노인전문병원

3-1. 피아노
3-2. 주간보호센터
3-3. 카페 베르네
3-4. 복도

3-1

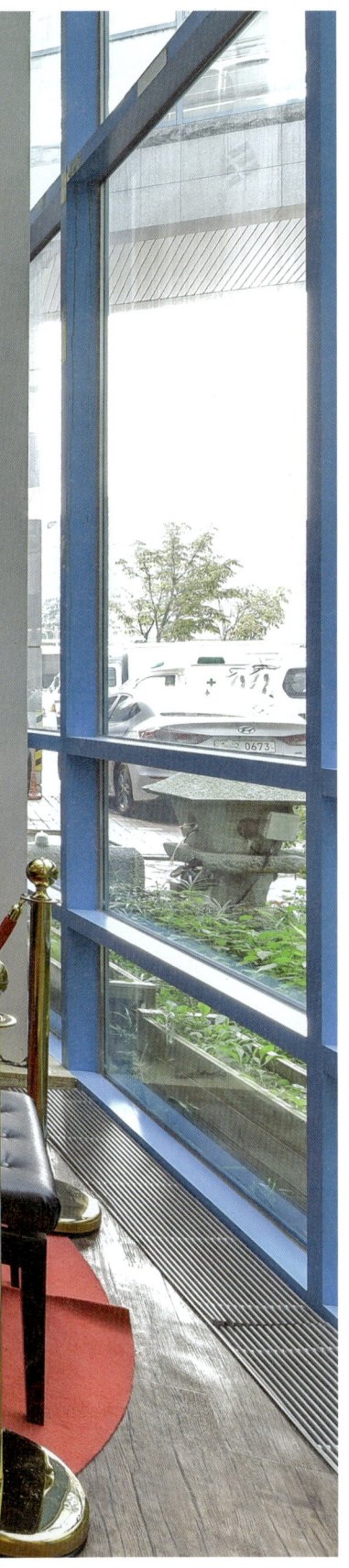

3-2

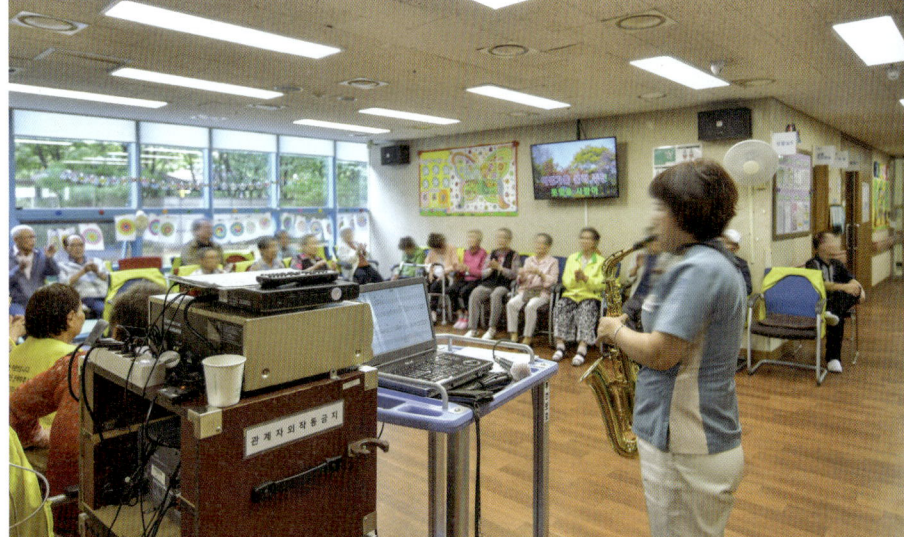

3-3

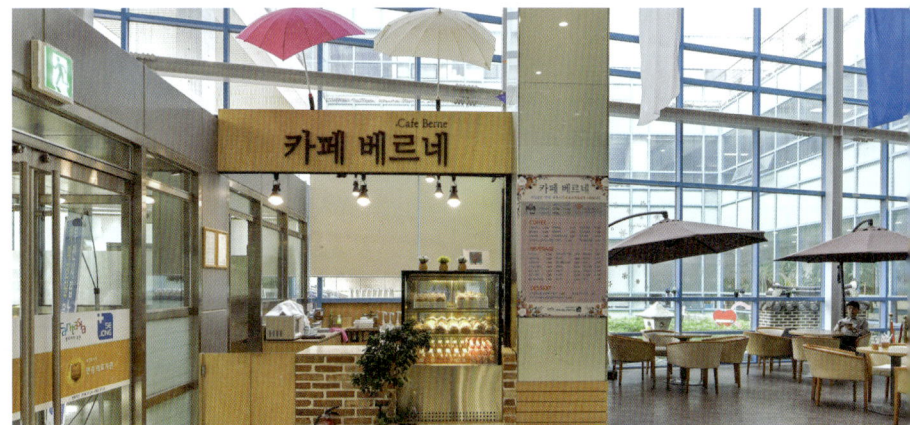

3-4

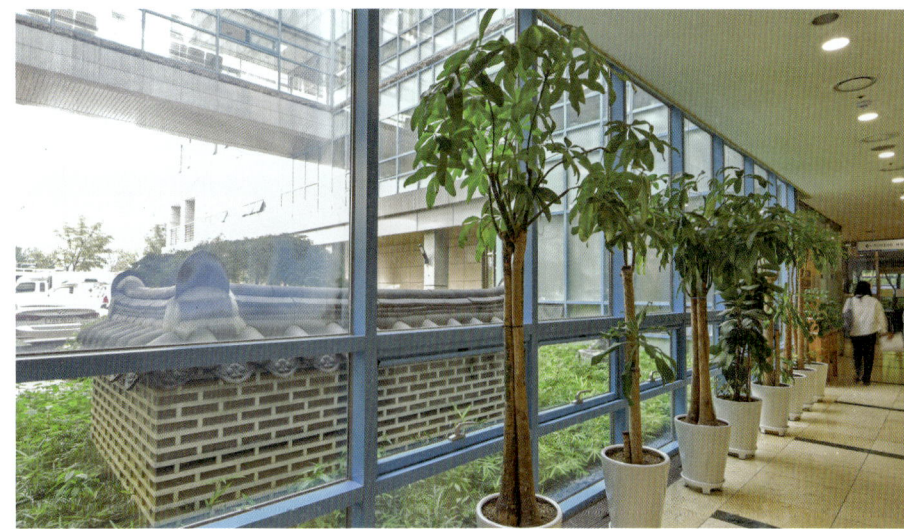

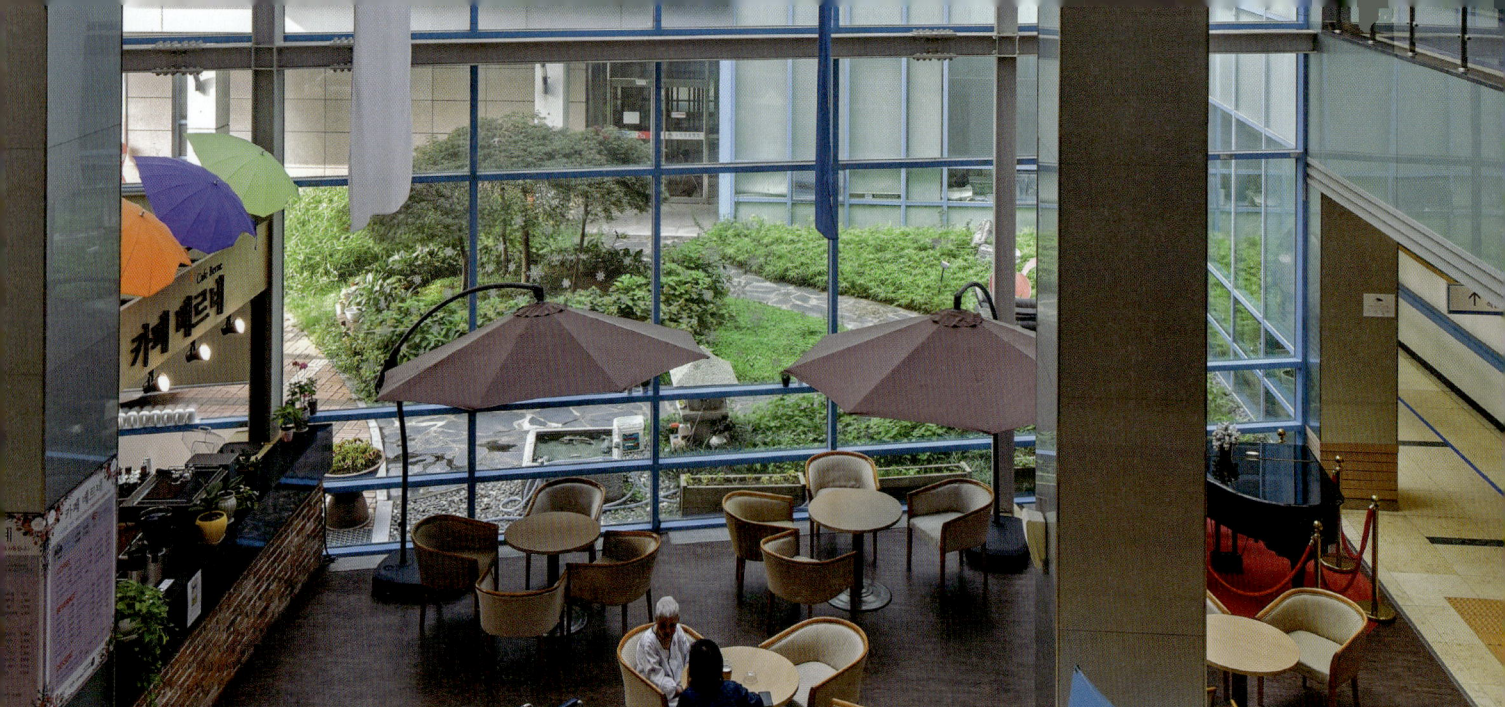

4-1

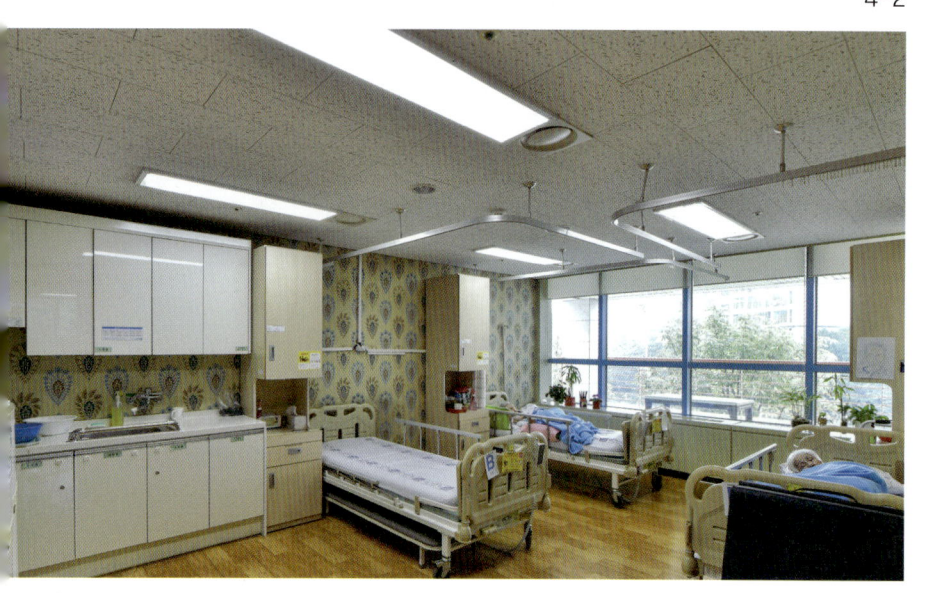

4-2

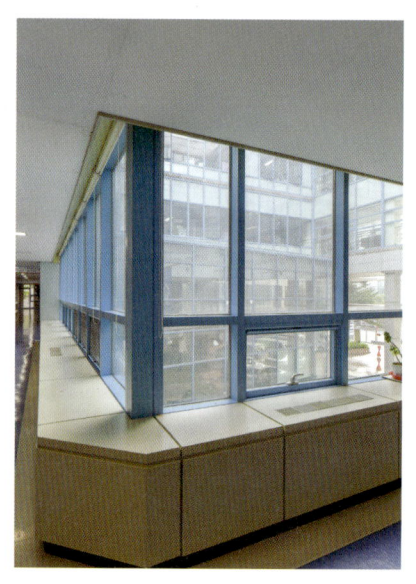

4-3

전면 창을 통해 외부에 꾸며놓은 작은 정원을 내부에서도 완연히 즐길 수 있다. 1층과 2층을 통합하여 높인 층높이는 건물 내의 공간을 훨씬 넓게 느끼게 할 뿐만 아니라 내외부의 여러 시퀀스를 조합하여 다채로운 경험을 가능하게 한다.

건물 내에 데이케어센터, 요양원, 자체 치매케어센터 그리고 단기입소실까지 갖추고 있어, 건물 내에서 모든 요양을 가능하게 한다. 주거개념을 도입한 단기입소실은 가정적 분위기를 조성하여 이용자를 편안하게 한다.

회랑형 편복도형의 모서리는 이용자들의 안전을 위하여 면으로 처리한 것이 돋보인다.

부천시립노인전문병원

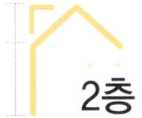
2층

4-1. 2층에서 본 로비
4-2. 단기입소실
4-3. 복도
4-4. 야외공간 1
4-5. 야외공간 2

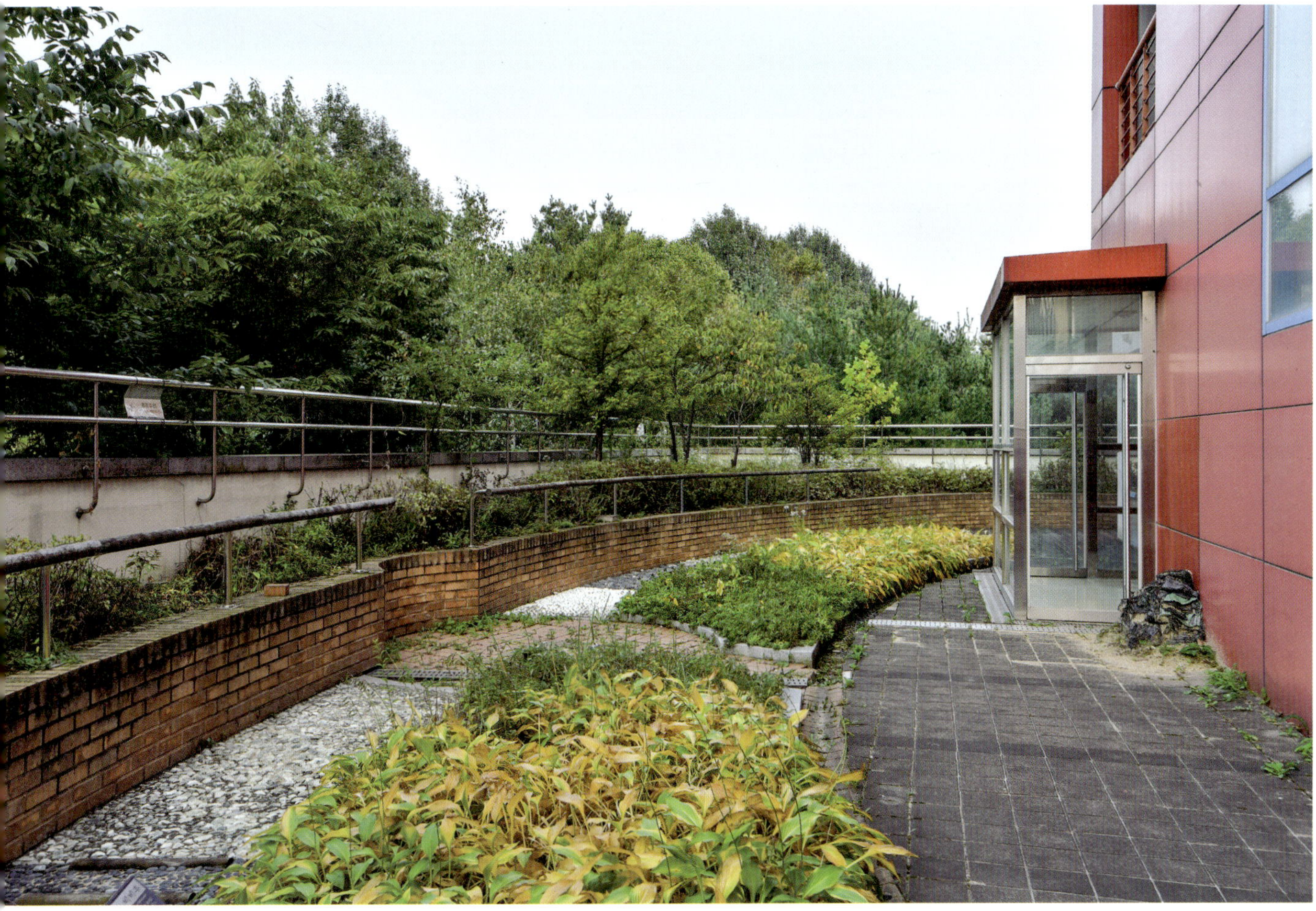

4-4

4-5

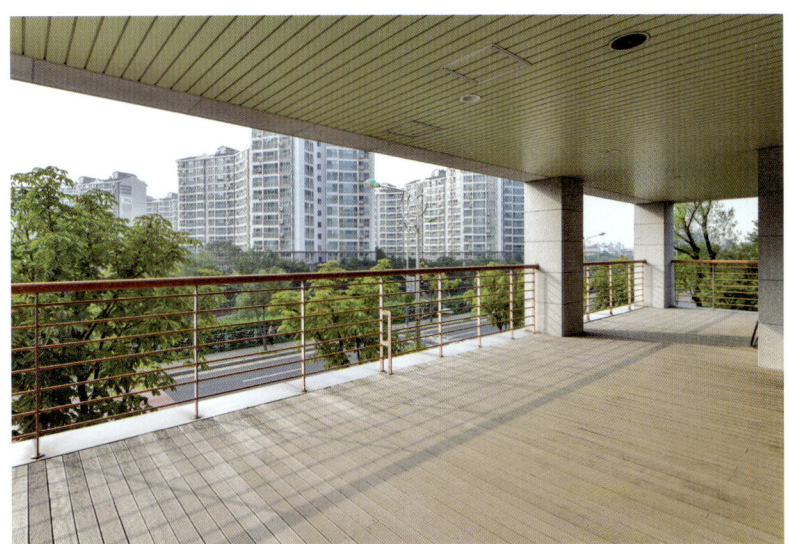

2층의 야외 데크에서 베르네천이 보인다. 원내의 카페 이름 역시 스위스의 베르네를 연상시키는 이 천에서 비롯된 것으로, 공간 속에 자연환경과의 감각적인 교감을 녹여낸다.

2층

KEY PLAN

N
운동치료실
전기온열
치료실
열전기
치료실
일상생활
동작
치료실
작업
치료실
임상병리실
내담마당
부서장
회의실
재가
행정실
(Void)
대회의실
자원봉사자실
(Void)
행정실
단기보호센터
휴게데크

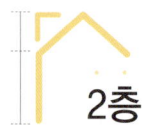

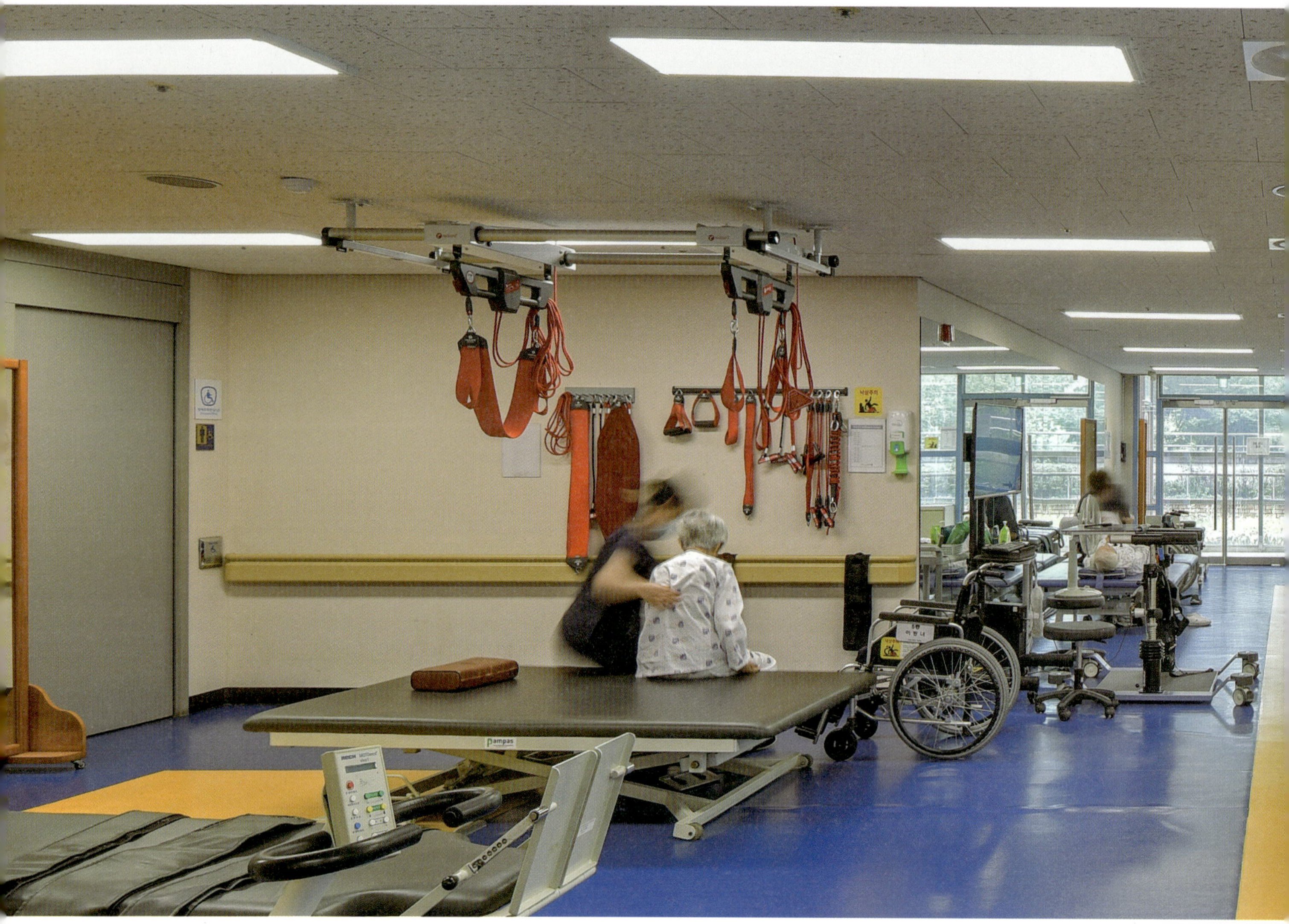

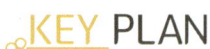

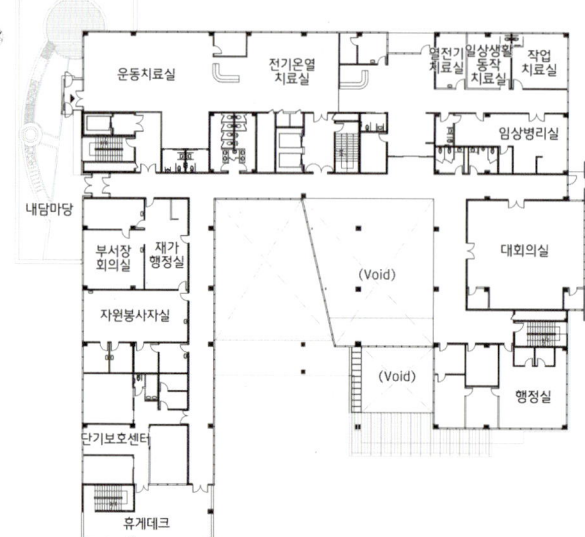

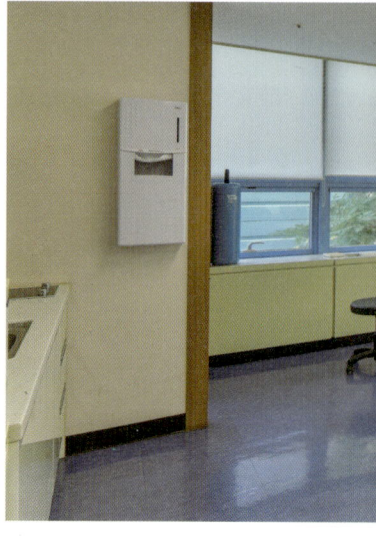

4-6. 운동치료실
4-7. 작업치료실

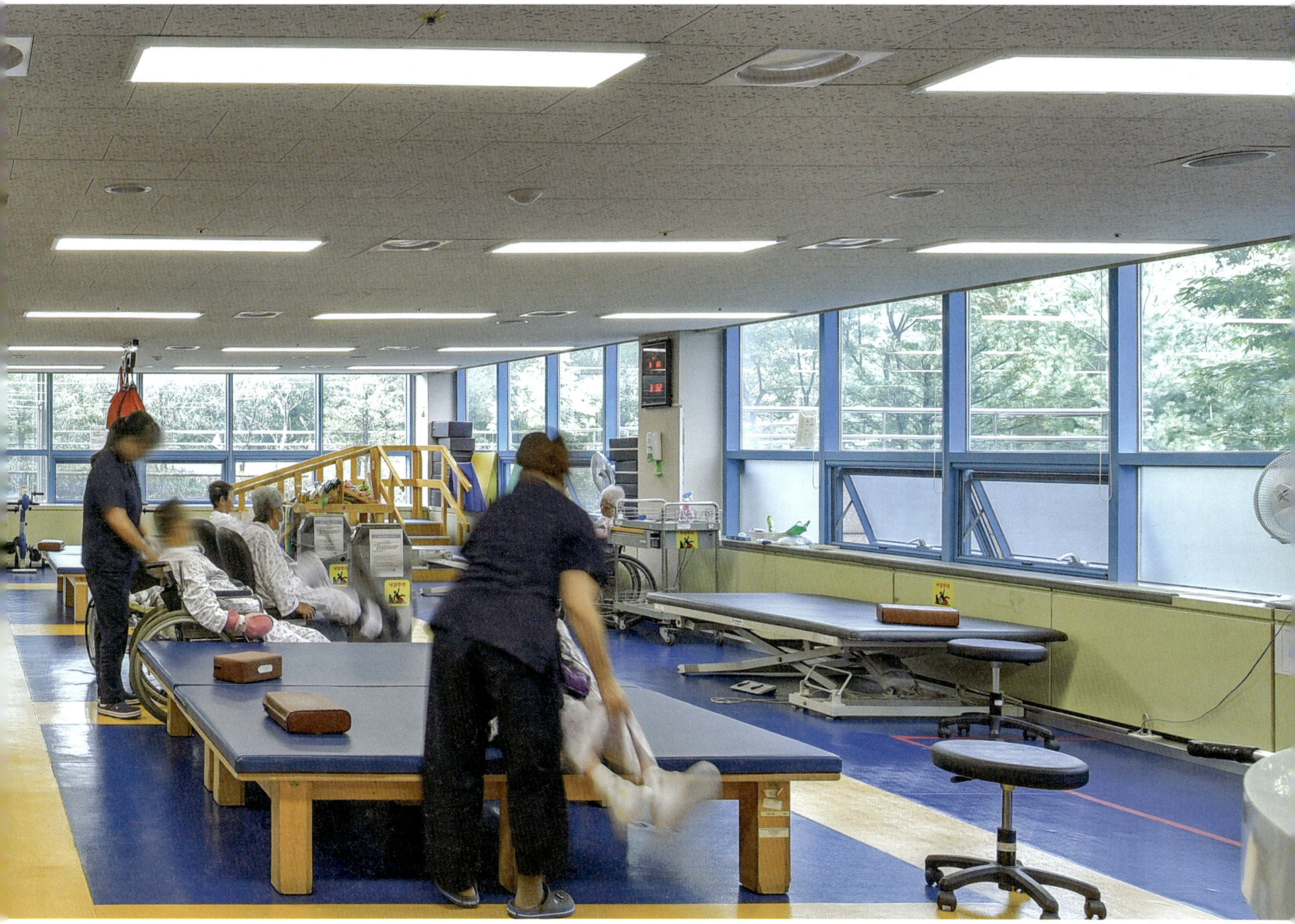

4-6

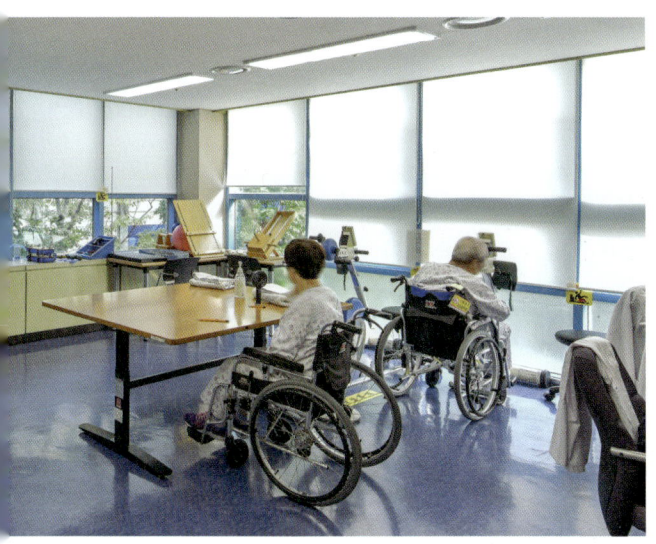

4-7

운동시설과 같은 분위기를 자아내는 탄성 바닥재를 사용하여 안전도를 높인다. 컬러의 대비를 통해 명확한 공간을 구획하고, 동선에 대한 암시를 주어 자연스럽게 움직임으로 이끄는 분위기를 만든다. 전반적인 색채를 통일하여 단정한 느낌을 주고 설명하지 않아도 기능을 직관하게 한다. 가구와 기구의 컬러까지 통일한 세심함이 돋보인다. 또한 바닥에 쿠션감 있는 재질을 사용하여 이용자들의 안전한 재활을 돕는다.

요양병원 공간읽기

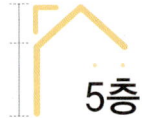
5층

5-1. 3층 로비 1
5-2. 3층에서 본 천장고
5-3. 3층 로비 2

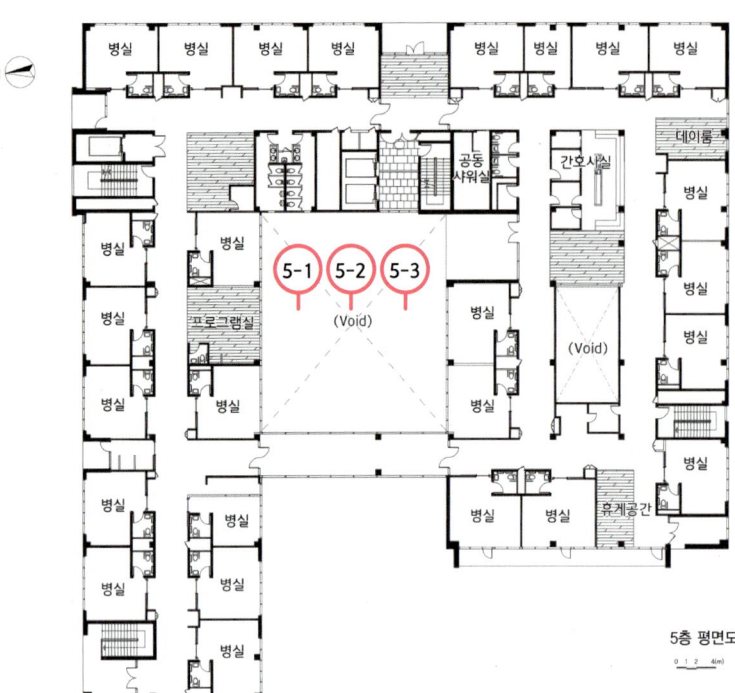

5층 평면도

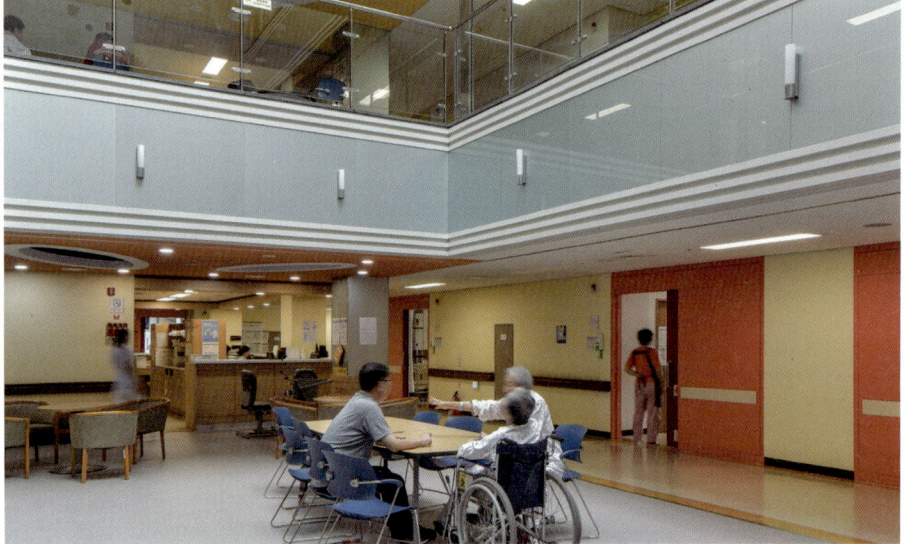

5-1

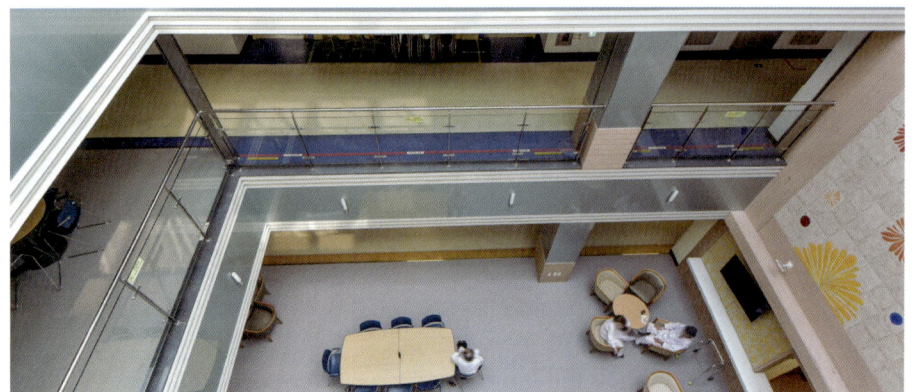

5-2

회랑형 복도의 홀은 3개 층을 통합하여 매우 높은 찬장 높이를 자랑한다. 유리 천장을 통해 자연채광을 한껏 끌어올릴 뿐만 아니라 탁 트인 시야로 개방감을 확보한다. 또한, 3층 홀에서 공연이나 이벤트를 진행할 경우 4층과 5층에서도 편하게 감상할 수 있다. 3개 층을 통합한 벽면에 아트월을 배치하여 자칫 황량할 수 있는 개방 공간에 아기자기함을 더하여 편안한 분위기를 조성한다.

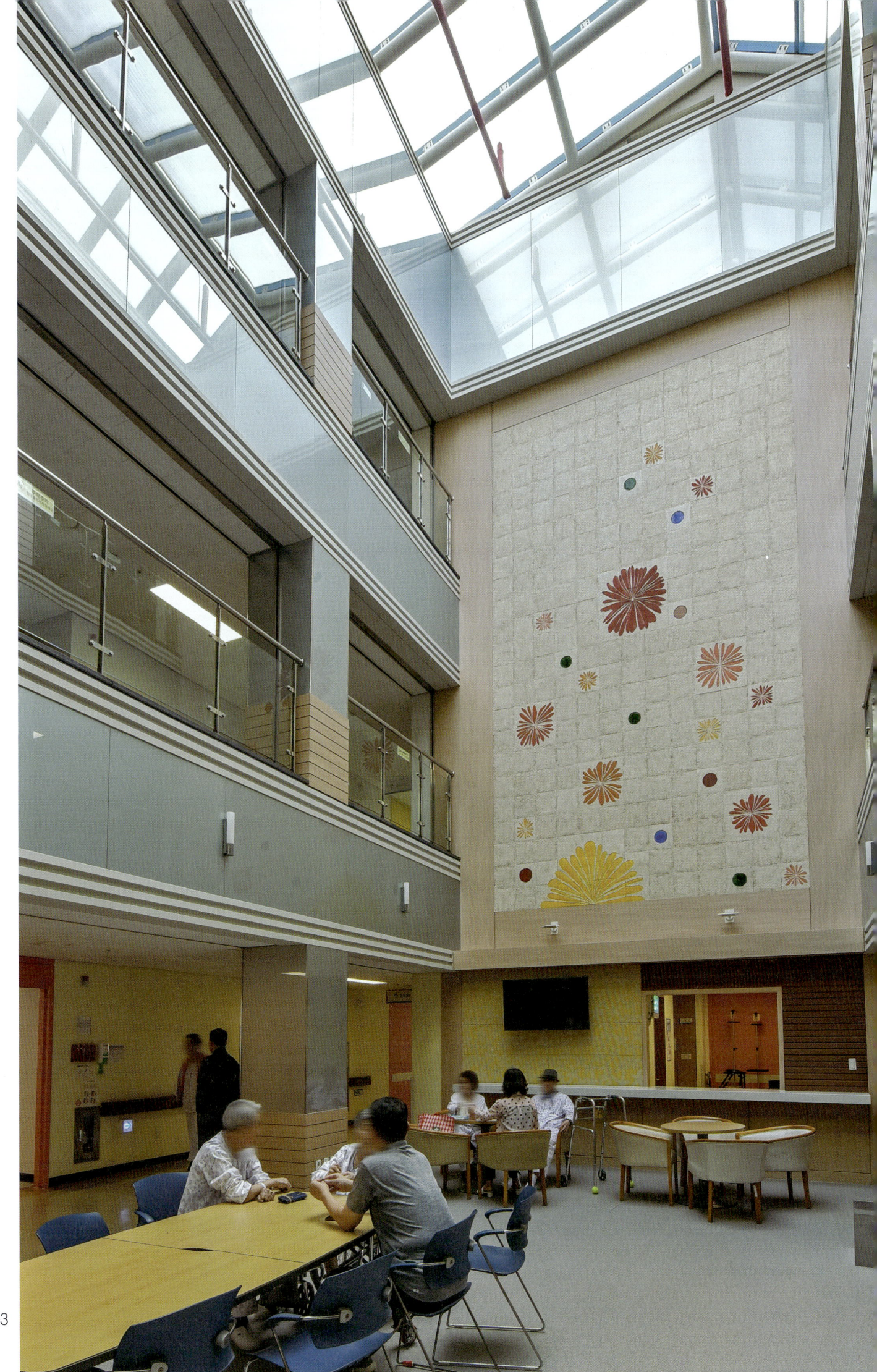

5-3

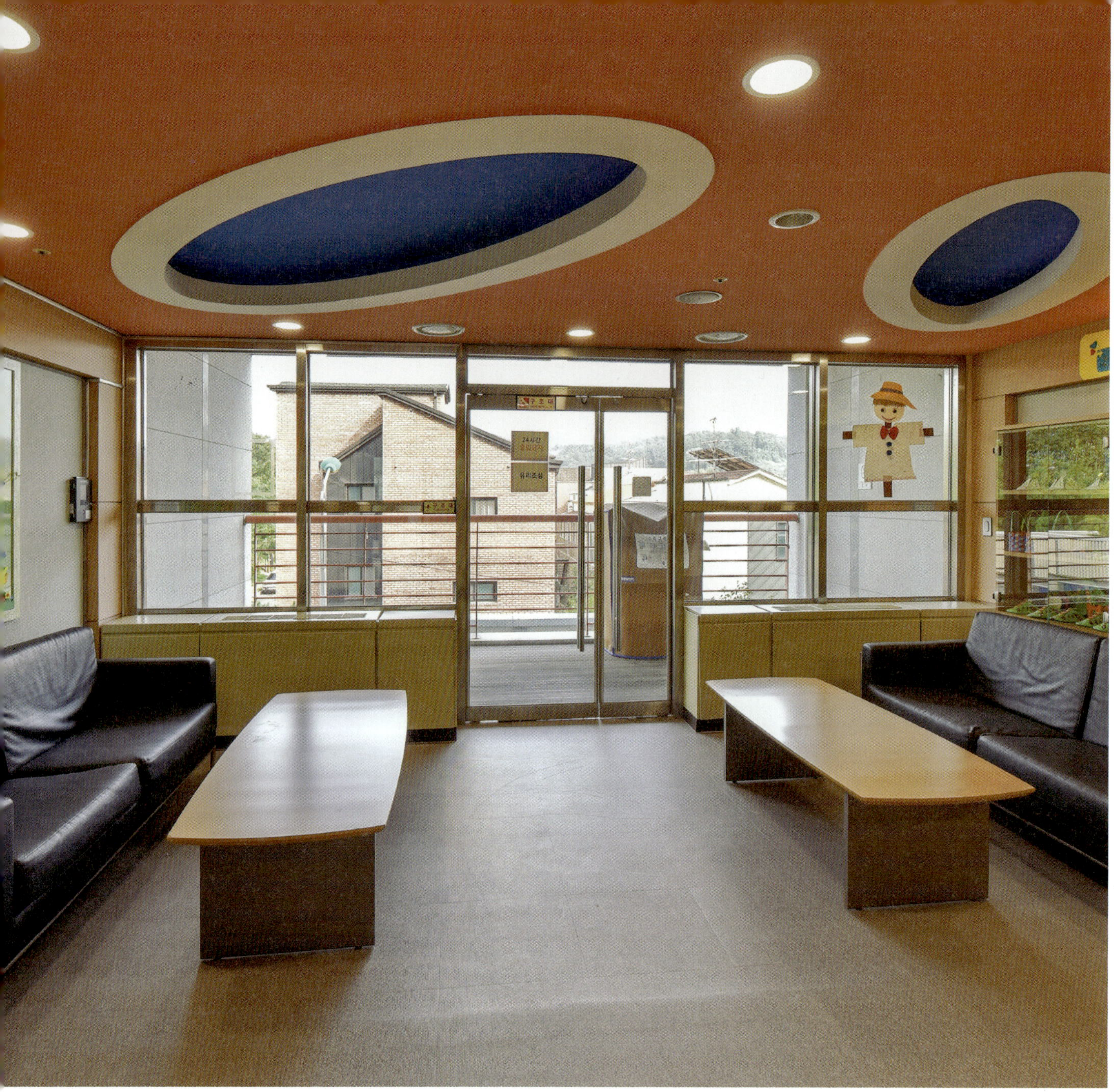

5-4

5-5
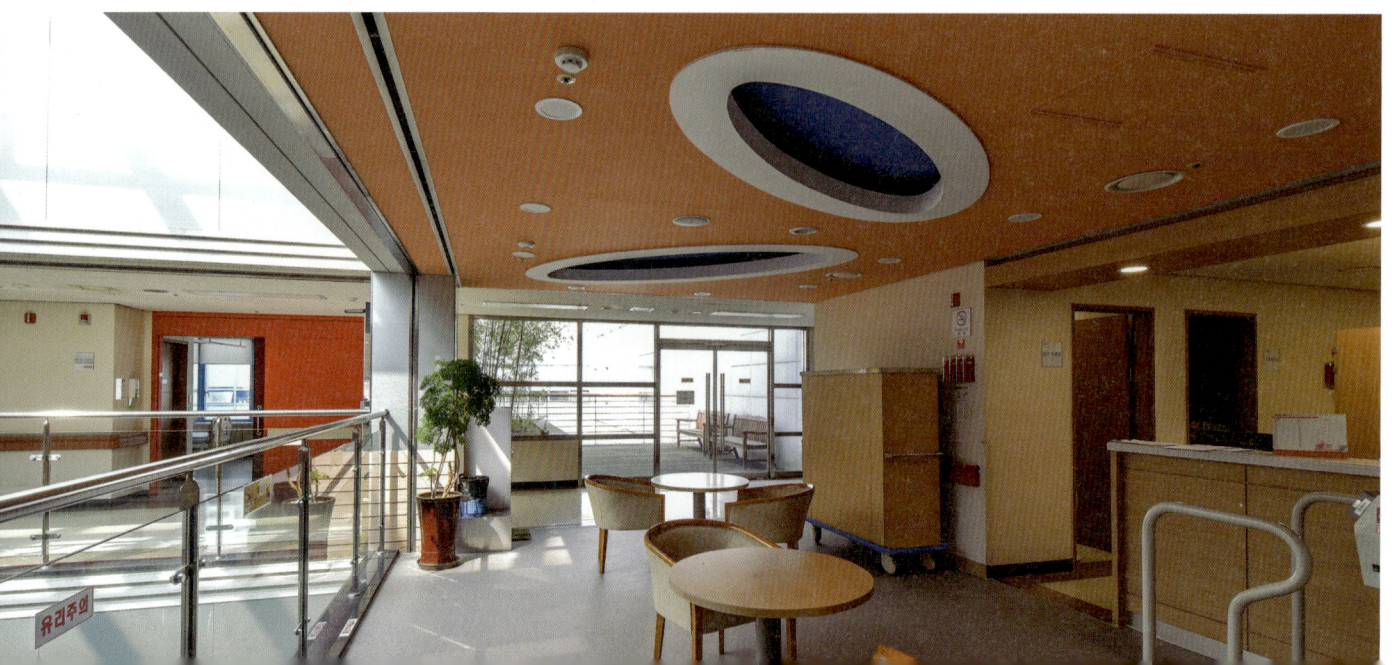

부천시립노인전문병원

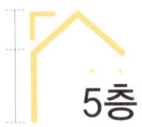
5층

5-4. 요양원 1
5-5. 휴게실
5-6. 요양원 2
5-7. 임종실
5-8. 병실
5-9. 휴게공간

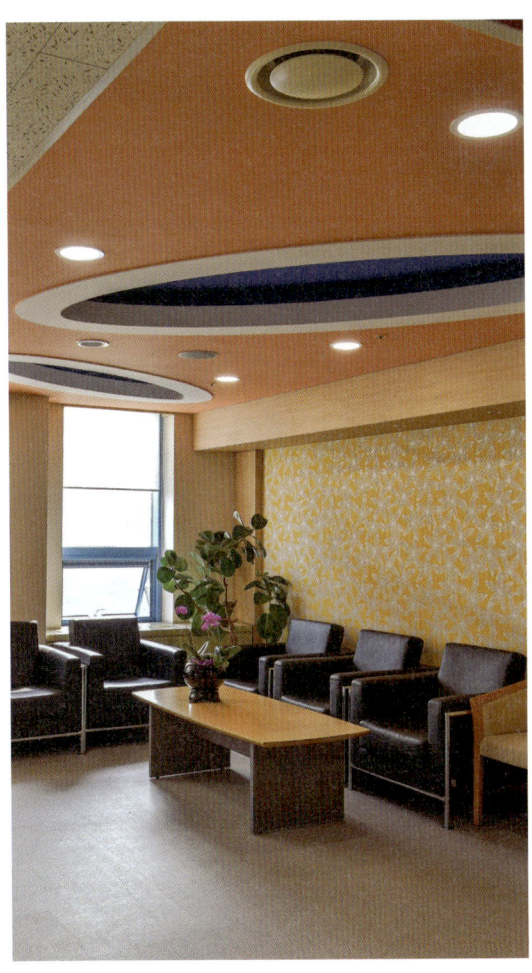

5-6

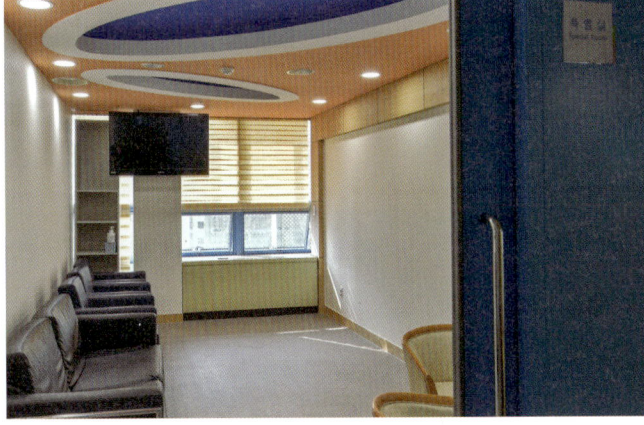

5-7

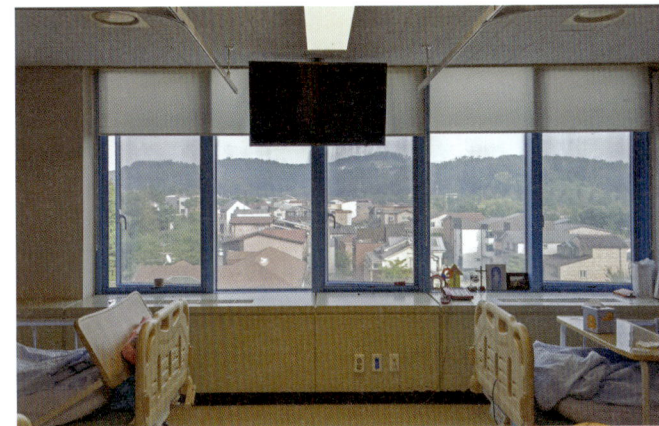

5-8

5-9

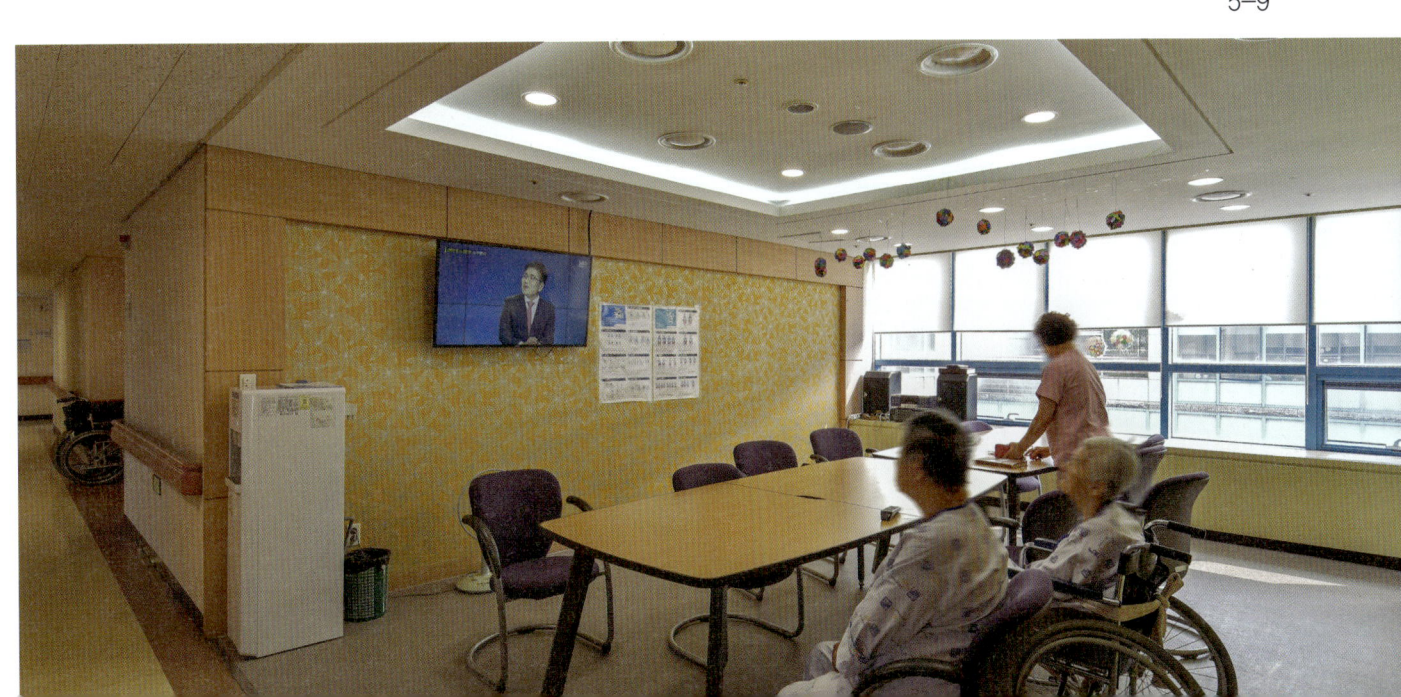

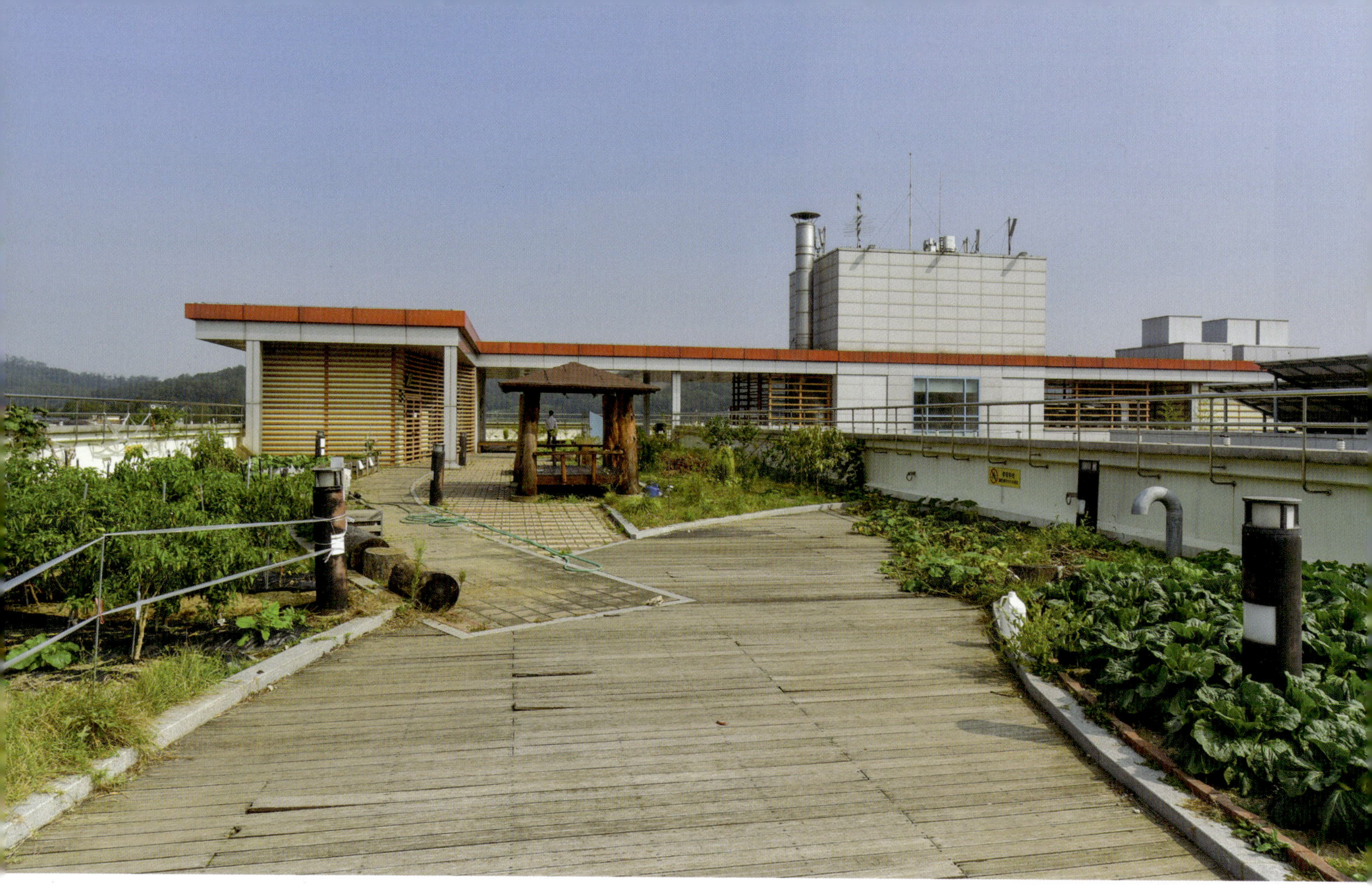

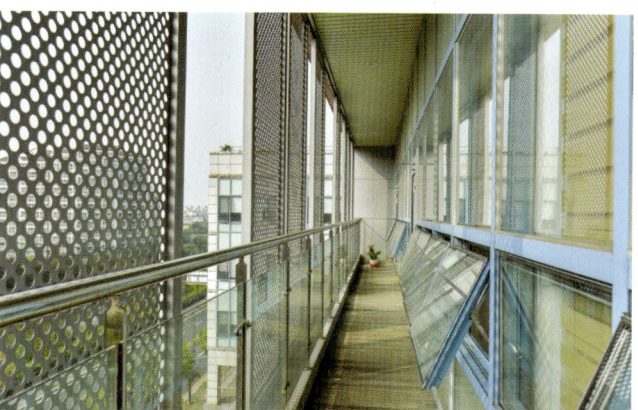

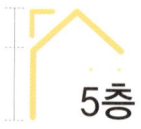

5-10

5층

5-10. 햇살정원
5-11. 햇살정원 진입 슬로프
5-12. 발코니
5-13. 옥외 발코니

옥외 공간에 프레임을 설치하여 외부 풍경이 액자 속 그림처럼 보이는 픽처레스크 기법으로 이국적인 정취를 연출한다.

창 앞에 펀치메탈로 만든 루버louver*를 설치하여, 리듬있는 이면 요소를 표현한다. 디자인적 요소를 높이고 차양과 같은 효과를 발휘한다.

* 루버 : 폭이 좁은 판을 비스듬히 일정 간격을 두고 수평으로 배열한 것으로, 밖에서는 실내가 들여다보이지 않고, 실내에서는 밖을 내다보는 데 불편이 없는 것이 특징이다. 채광(採光)·일조조정(日照調整)·통풍·환기(換氣) 등의 목적으로 사용한다.

5-11

5-12

5-13

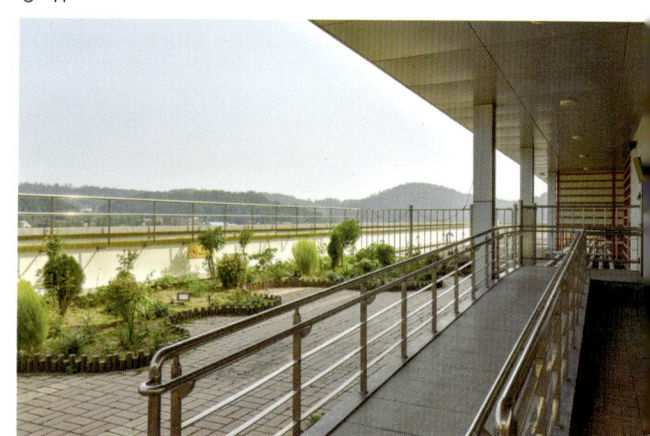

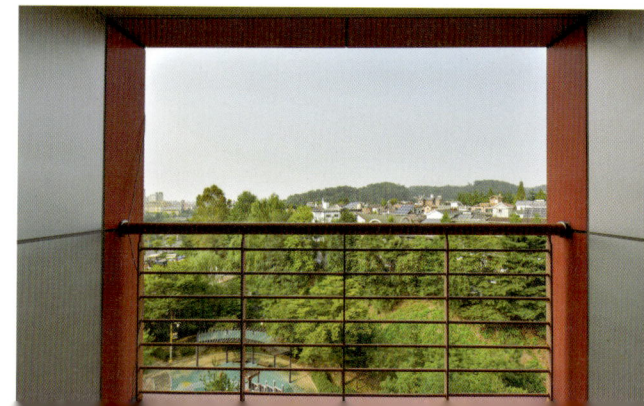

부천시립노인전문병원

ⓘ 병원 소개

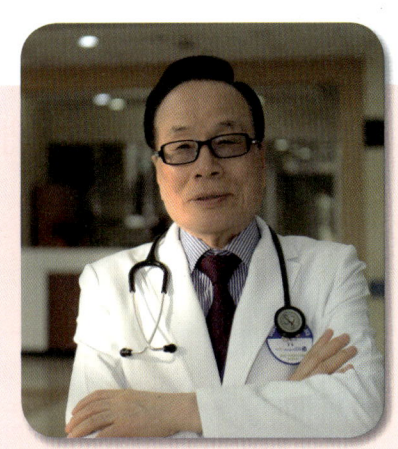

허봉렬 원장님

부천시립 노인전문 의료복지기관은 2010년 노인전문병원, 노인전문요양원, 재가센터 3개의 전문기능이 통합되어 한 건물 내에 위치하여, 총 350여 개의 병상을 갖춘 국내 유일의 의료 복지 복합체이다.
향후 초고령 사회로 급격하게 진입하고 있는 한국의 보건의료 복지에 대비한 한국에서 가장 선진화된 모델의 하나인 의료 복지 복합체의 모델로 출범하였다.
신체적 질병, 빈곤, 사회적 소외 등 삼중고로 고통받는 어르신들을 위하여, 수요자 중심의 최고 수준의 ONE-STOP 서비스가 가능한 보건 의료 복지 복합체의 기능과 정신을 구현하는데 목표를 두고 있다.
보건, 의료 복지의 복합체의 새로운 모델이 본 궤도에 오르기 위해서는 한국에서는 아직도 법적 및 제도적으로 미비한 문제점이 남아 있지만, 우리 복합체는 3개 기관의 최고의 기능과 역할을 올바르게 수행하기 위하여 과도기적인 시점에서도 최선을 다하고 있다.
2019년 부천시는 정부가 추진하고 있는 커뮤니티케어제도의 시행의 선도 도시로 지정되어, 본 병원은 부천시의 유일한 공공의료기관으로 본 사업추진의 중심기관으로써의 사명을 다하기 위하여, 부단한 노력을 기울이고 있으며, 한국 커뮤니티케어의 모델 기관으로써의 가장 선도적인 역할을 지향하고 있다.
본 기관은 부천시에서 가장 쾌적한 환경과 접근성이 뛰어난 지역에 위치하고 있으며, 그리고 시설은 여유 있는 공간과 풍부한 채광, 뛰어난 환기 시스템, 소방 시설 등을 두루 갖추고 환자 안전과 노인진료에 중점을 둔 전문 인력을 갖추어 최고의 진료를 수행하기 위하여 끊임없이 노력하고 있다.
우리 병원은 환자와 직원을 가장 존중하는 인간성, 지역의 공공 의료를 선도하는 공공성, 최고의 진료를 제공하는 전문성, 투명하고 효율적인 경영성 등의 핵심가치를 기반으로 전 직원이 한마음으로 항상 지속적으로 노력하고 있다.

총 평

분석지표상 채광과 환기에 강점을 나타내고 있는 바와 같이 병실에 면한 쪽에 큰 창들이 있어 내부공간에 일광이 들어오고 환기도 쉽게 할 수 있는 특징을 지니고 있다.
대규모 병원임에도 불구하고, 건물 안팎에 다양한 공용공간을 배치하여 이용자들의 다양한 활동요소를 제공한다. 병원 주변에는 여월공원과 청포도 어린이 공원, 베르네천 근린공원 등 여러 녹지와 인접하고 있어, 외부활동 및 조망도 훌륭하게 연계된다. 상부가 열려있는 보이드 공간을 활용하여 개방감과 채광을 잘 활용하고 있다. 특히, 1층 로비에서 느끼는 개방감은 병원이라는 딱딱한 이미지를 잊게 만든다.
병원이라는 이미지가 제공하는 단조로운 공간에서 벗어나기 위해 층별로 색채를 변화시키거나, 홀의 큰 벽면을 회화적인 문양으로 처리하는 등의 시도를 하고 있으며, 특히 복도나 내부공간의 많은 부분의 천정에 다양한 디자인적인 요소로 처리하여 다채로운 공간 이미지를 제공하고 있다.
1층에는 주간보호센터와 치매센터가 배치되어 있어 요양병원의 기능뿐만 아니라 종합노인센터로써 한곳에서 편리하게 이용이 가능한 장점이 있다.

Chapter 04

한빛현요양병원

경기 수원시 장안구 경수대로 1017

요양병원 건축 정보

- 총 병상 수 : 228병상
- 건축 면적 : 4,840㎡
- 연면적 : 5,020㎡
- 건축 구조 : 철근콘크리트구조
- 층 수 : 지상 1층~지상 5층

요양병원 공간 분석

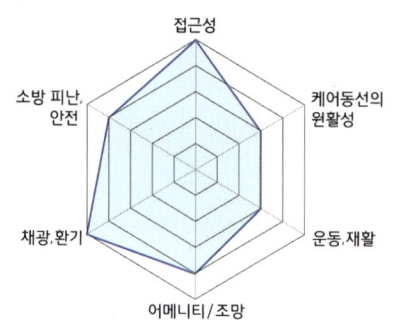

배치도

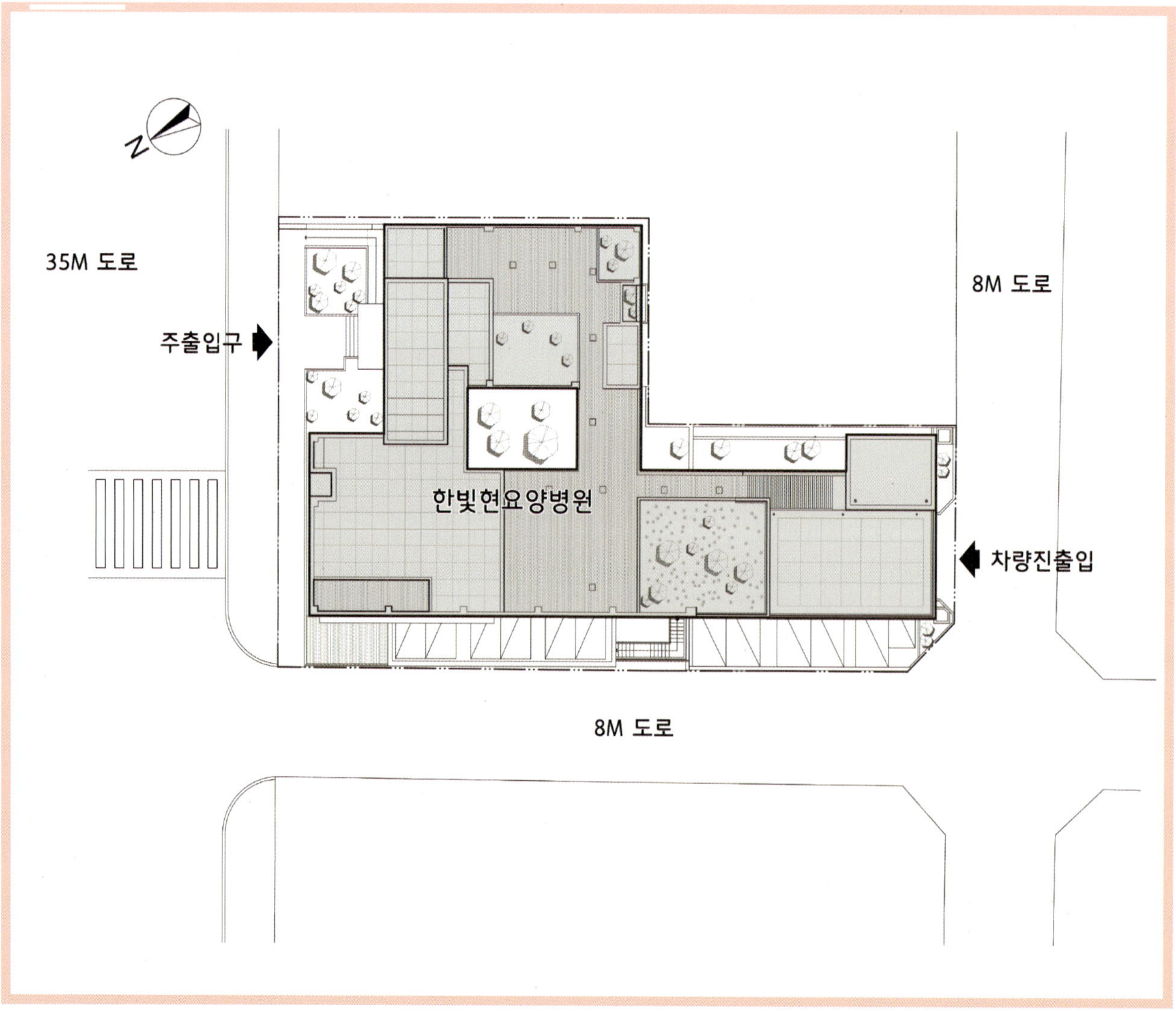

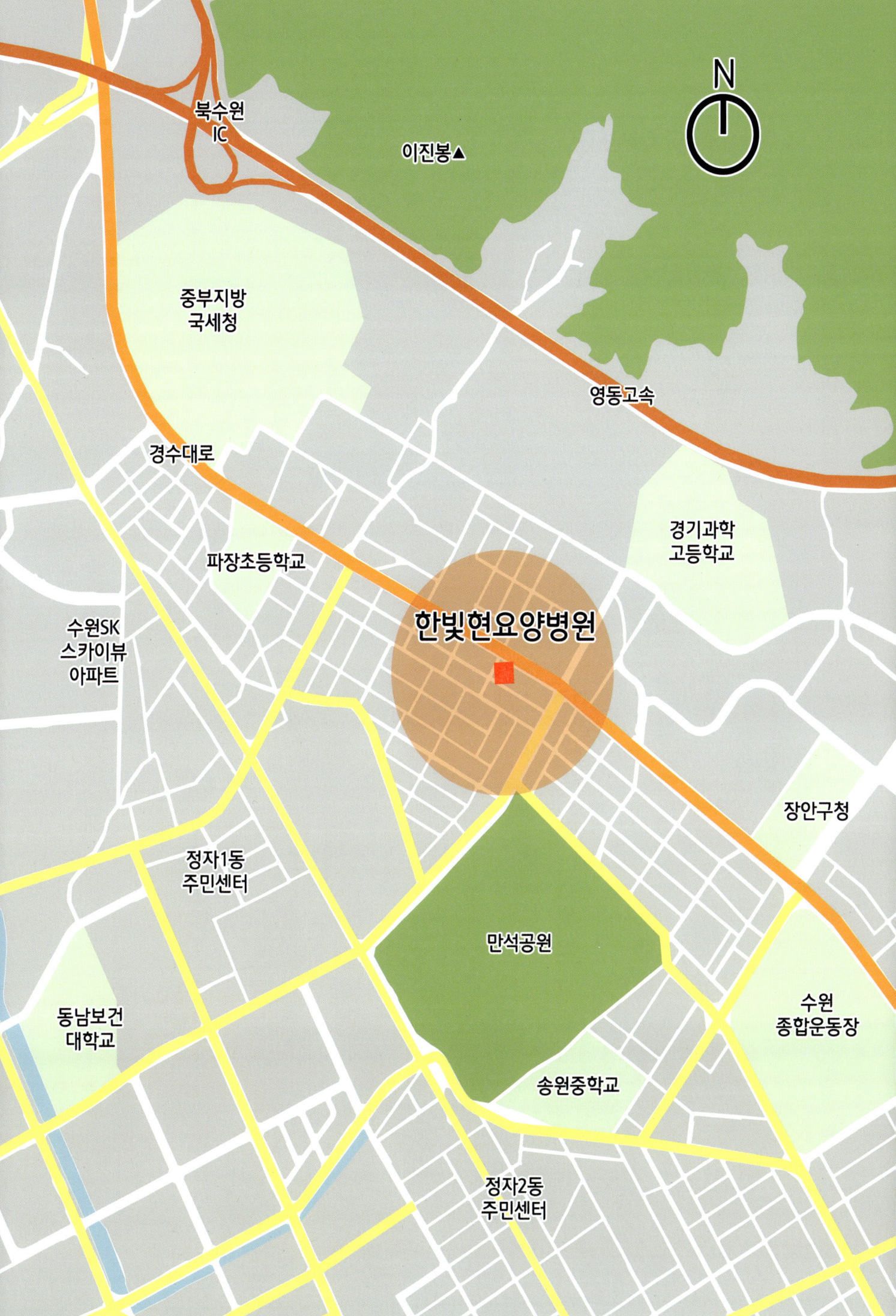

요양병원 공간읽기

| 한빛현요양병원 |

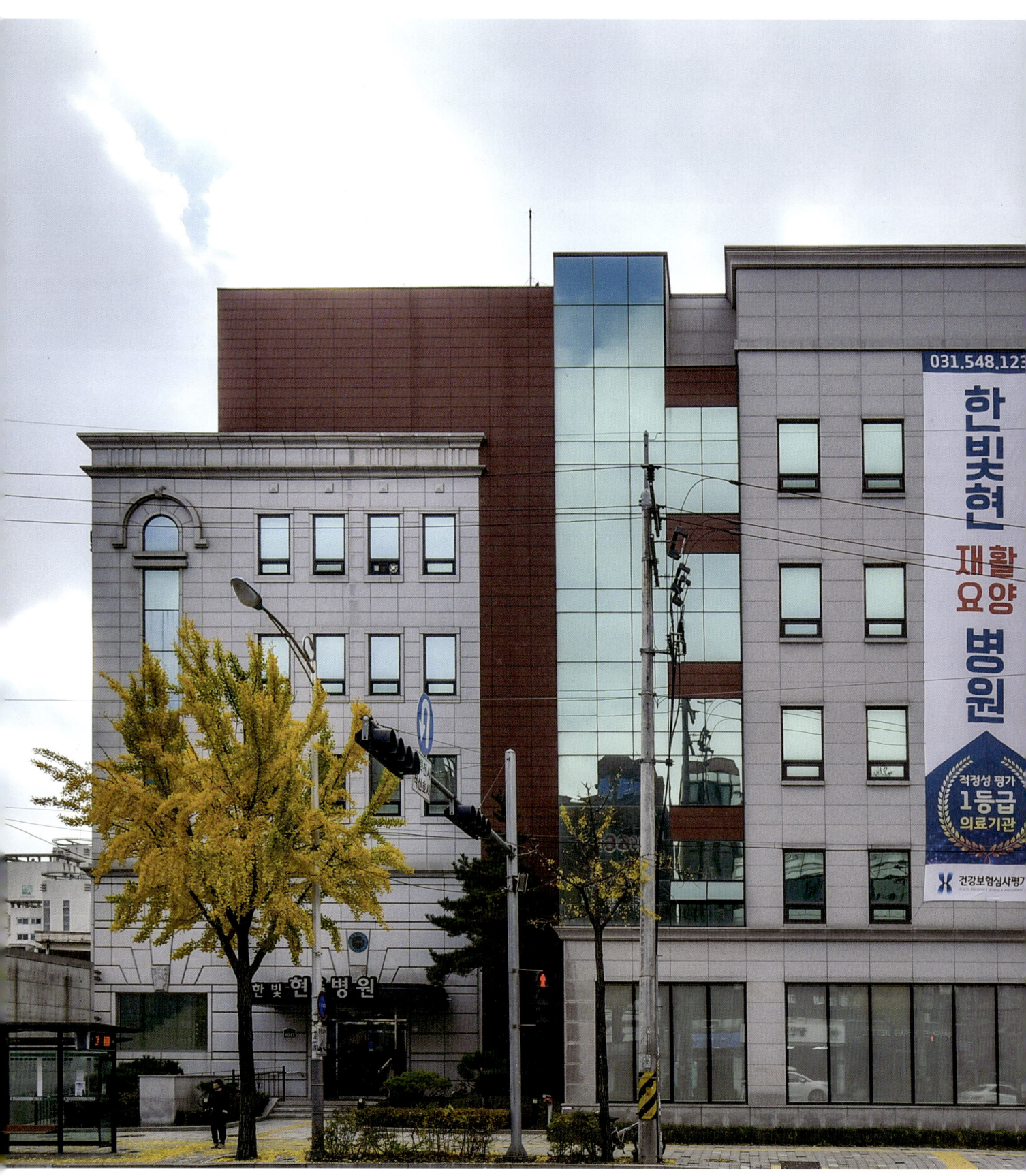

한빛현요양병원

1-1. 병원 전경

1-2. 병원 측면

1-3. 병원 출입구

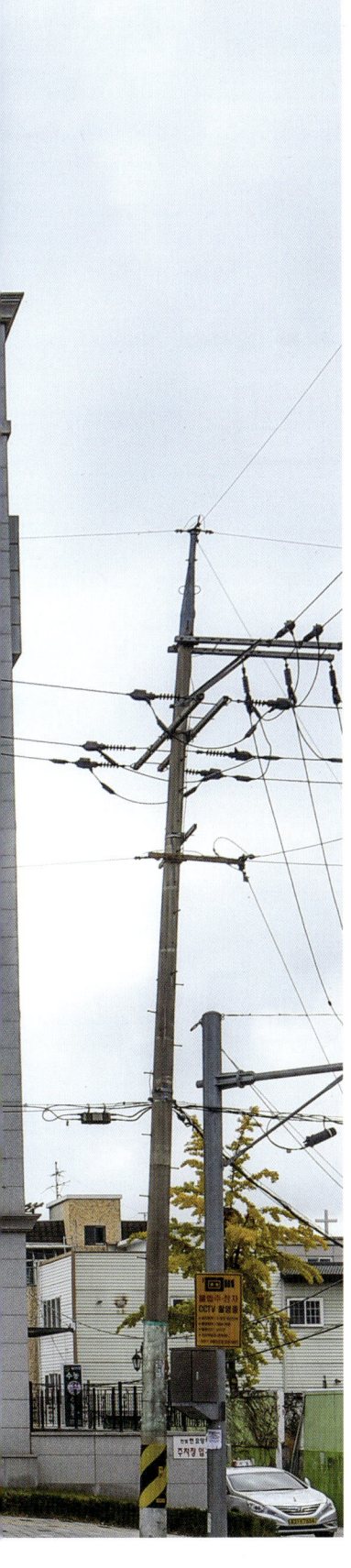
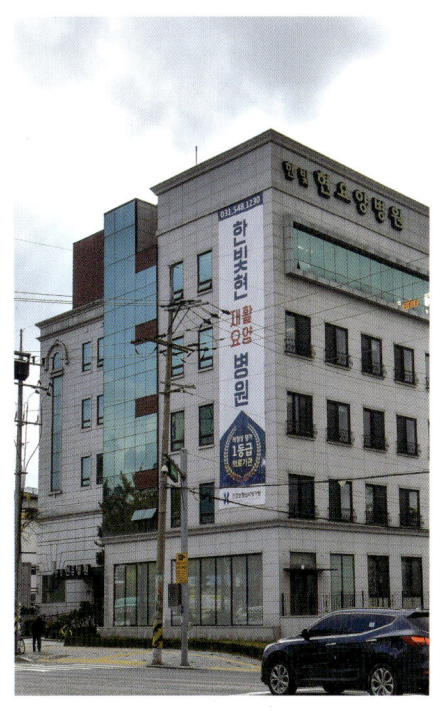
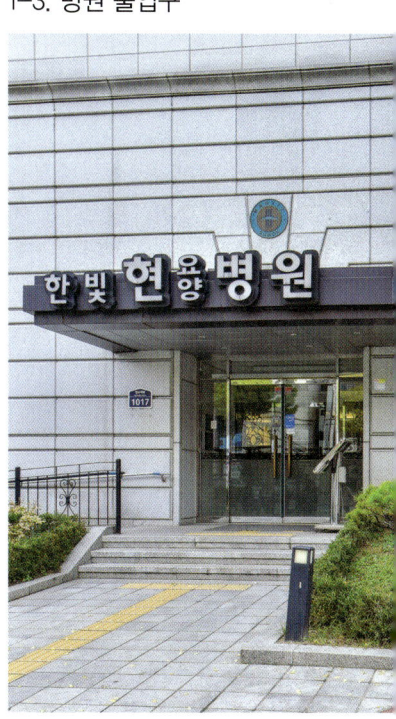

차량으로 수원역에서 15분, 화사역에서 11분 거리에 위치하고, 병원 앞에 버스 정거장이 있어 교통이 편리하고 접근성이 용이하다. 보행 동선은 1층으로 진입하게 하며, 지하 1층에 주차장을 두어 차량은 지하 1층으로 진입하게 하여 확실한 보차분리를 통해 이용자의 안전도를 높인다.

코어를 앞쪽으로 배치하여 처음 이용하는 사람도 쉽게 동선을 파악할 수 있다. 전면에 길게 내밀어져 있는 캐노피canopy는 항상 열려있는 느낌을 주어 환영하는 기분이 들게 한다. 바로 위층으로 진입 가능한 최단 동선으로 꾸려져 내부 공간을 오픈하지 않고 프라이버시를 확실하게 보장하는 느낌이 들게 한다.

요양병원 공간읽기

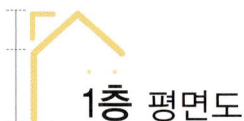
1층 평면도

2-1. 중정과 연결된 로비

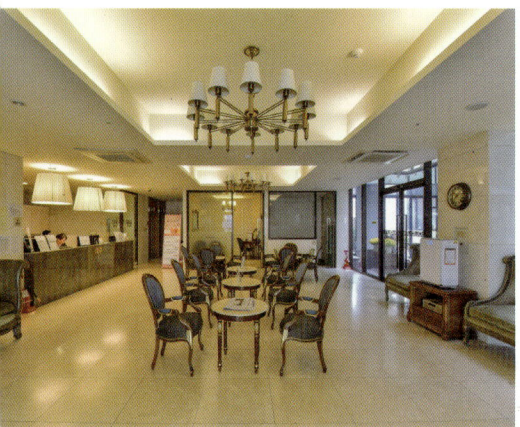

2-5. 그레이스룸

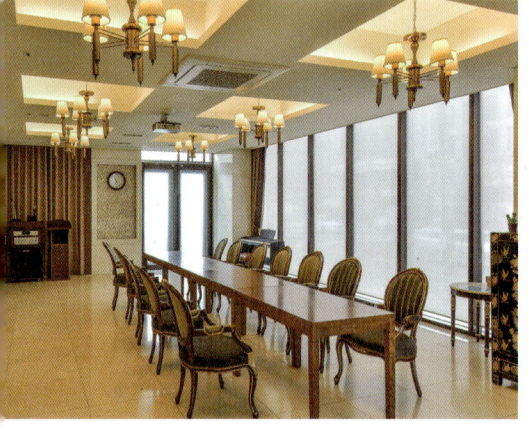

2-6. 상담실

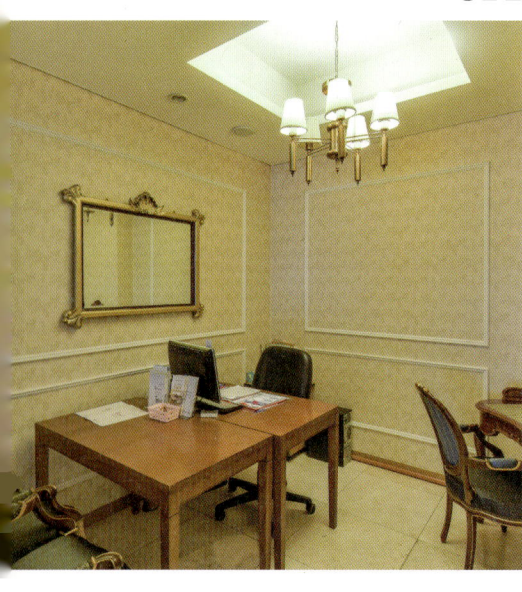

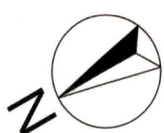
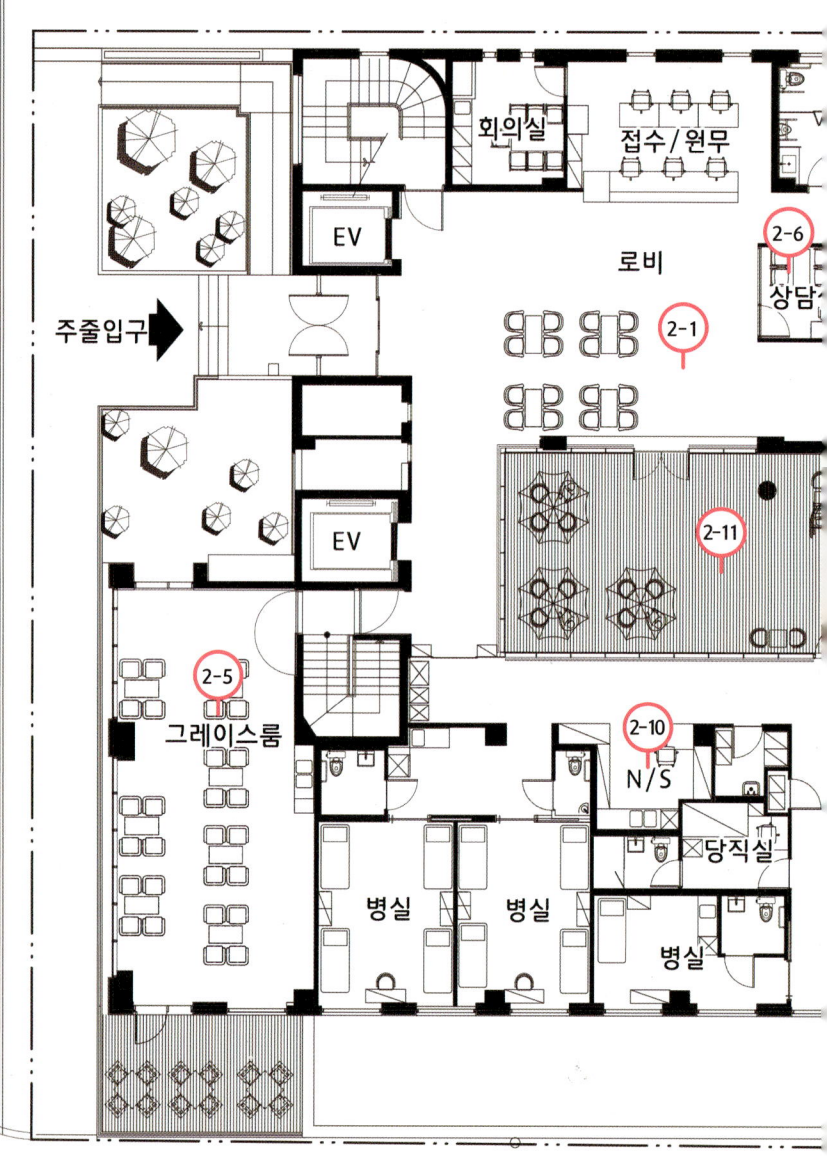

2-7. 병실

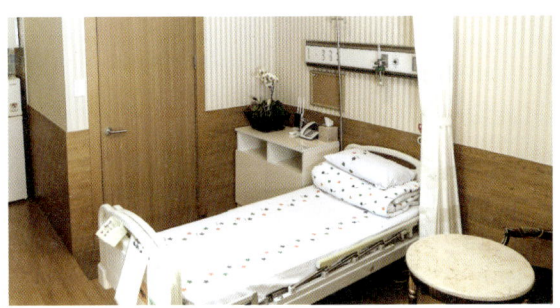

2-10. 간호스테이션

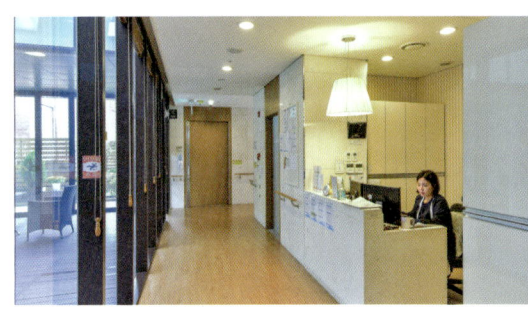

전면부에 배치된 코어는 중정을 중심으로 공적 공간과 사적 공간으로 나뉜다. 퍼블릭-세미 퍼블릭-프라이빗 스페이스의 단계적 공간 설정으로 내부의 사적 공간은 완연히 자신을 드러낼 수 있는 온전한 사적 공간이다.

2-11. 중정 1

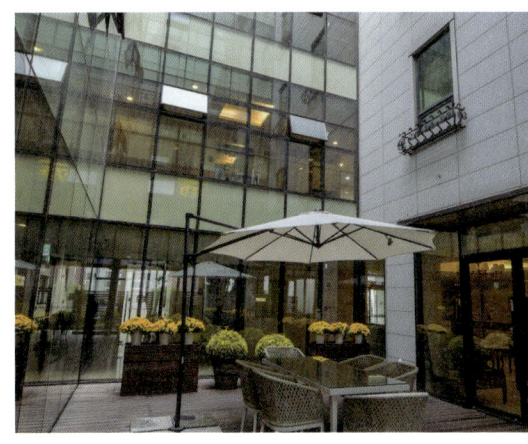

도면에서 확인할 수 있듯이 드라이에어리어dry area와 데크가 반반으로 되어있다. 드라이에어리어를 배치한 덕에 재활실에 충분한 자연채광이 들어온다.

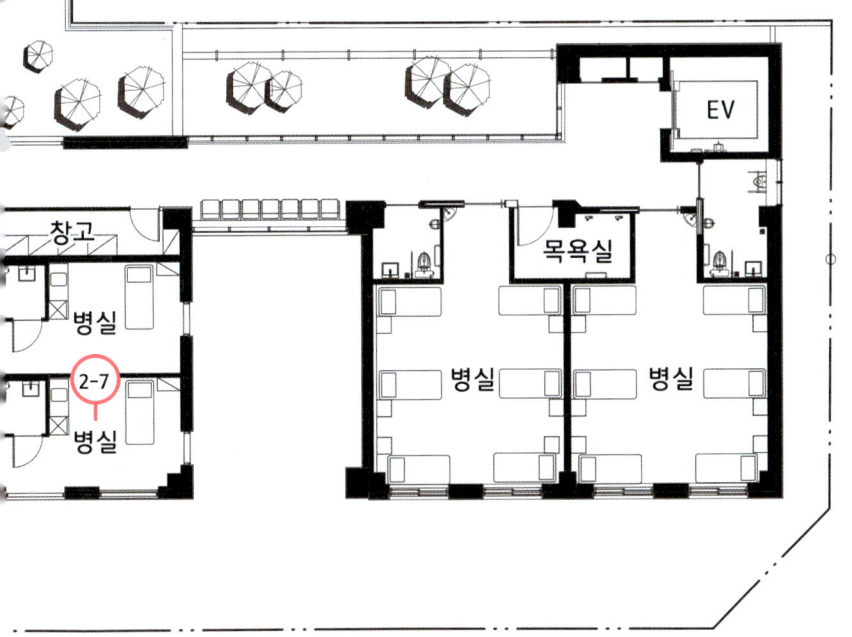

지상 1층 평면도

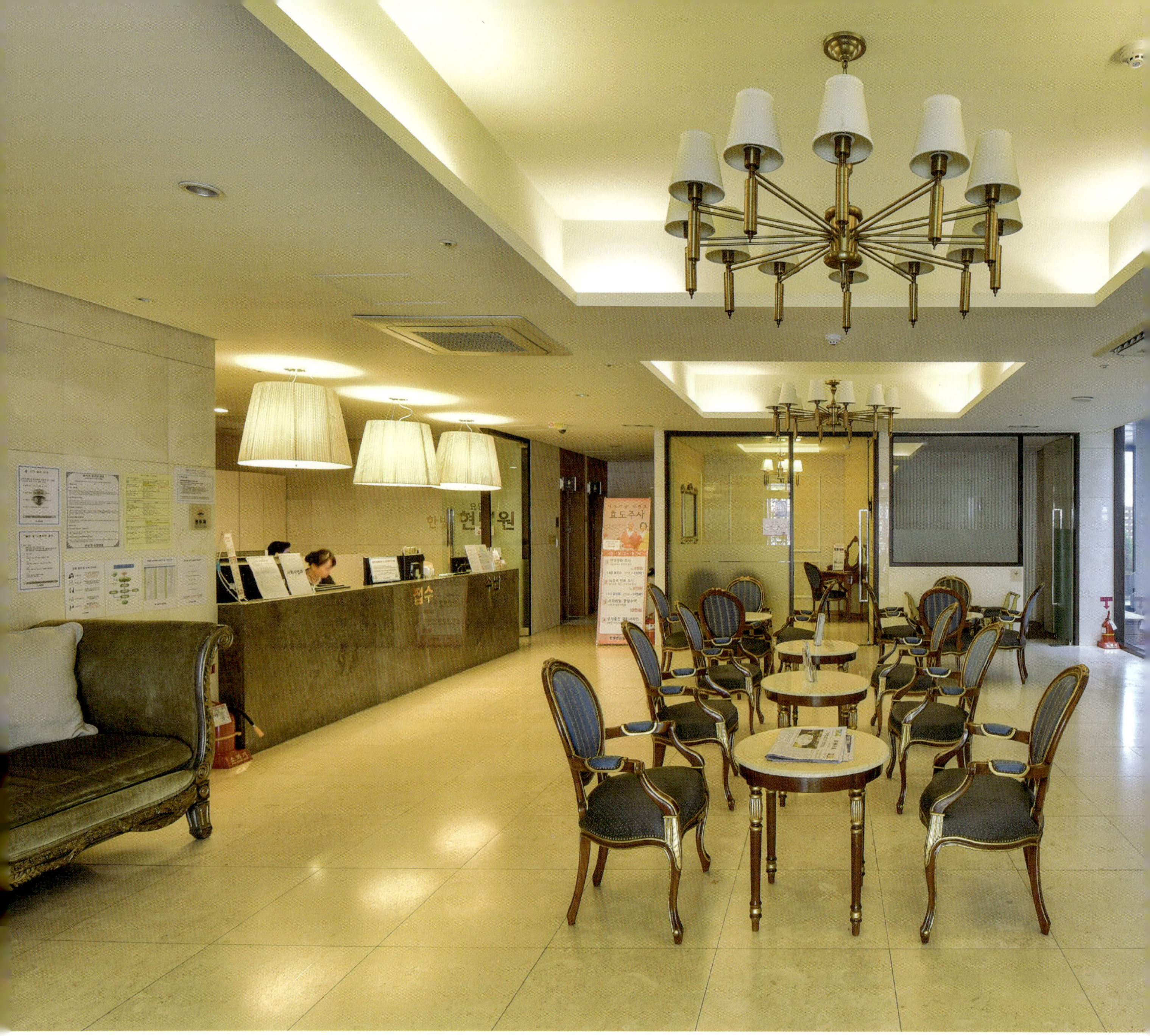

2-2

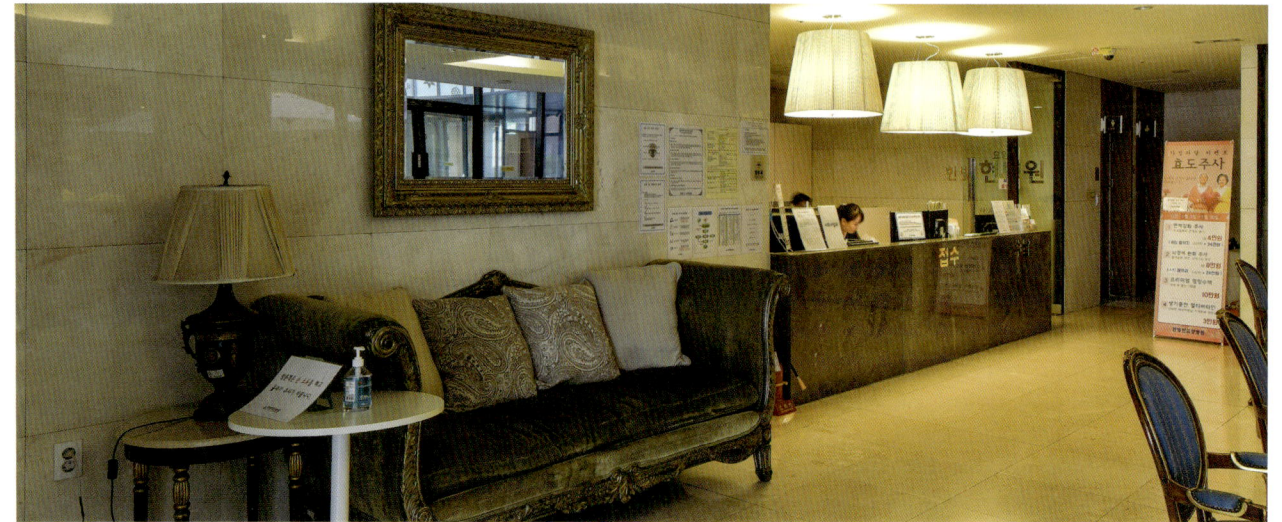

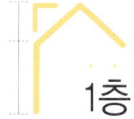 **1층**

2-1. 중정과 연결된 로비
2-2. 입원동과 연결된 로비
2-3. 로비
2-4. 로비 입구

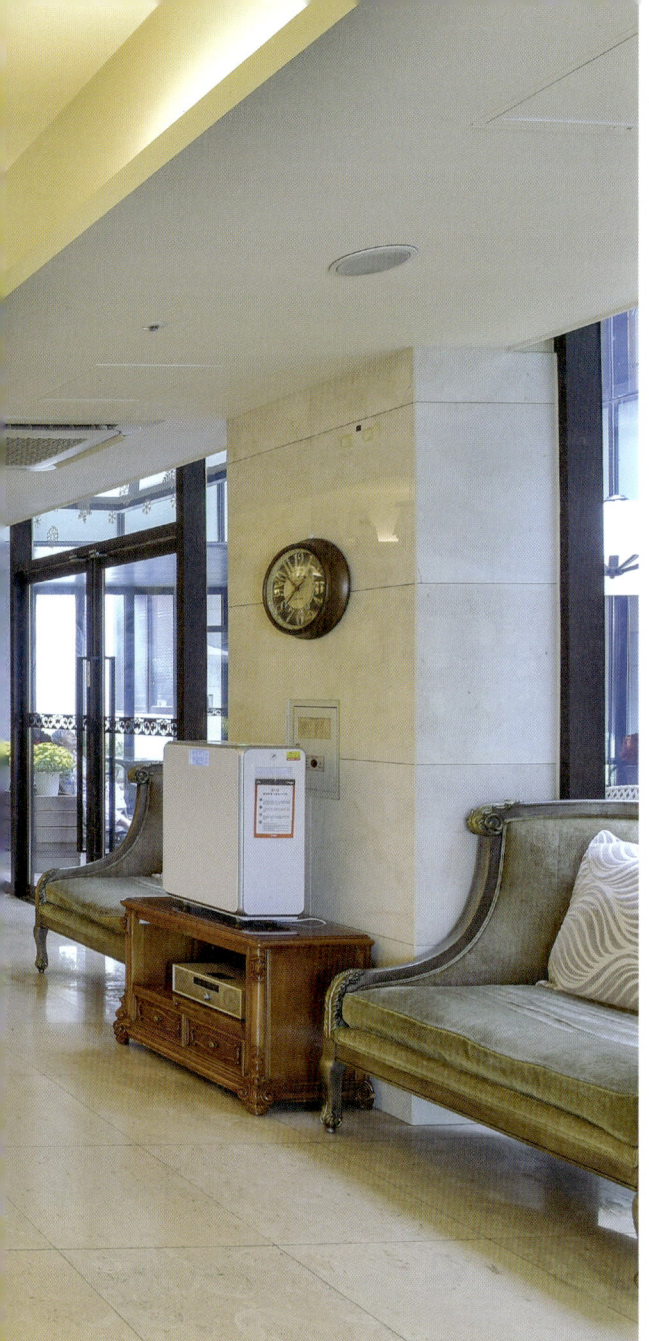

2-1

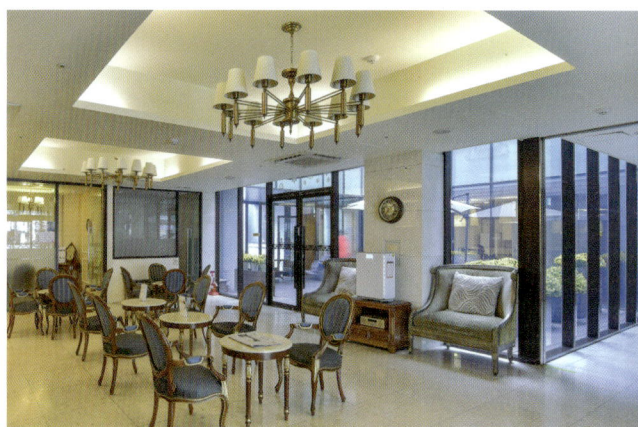

2-3

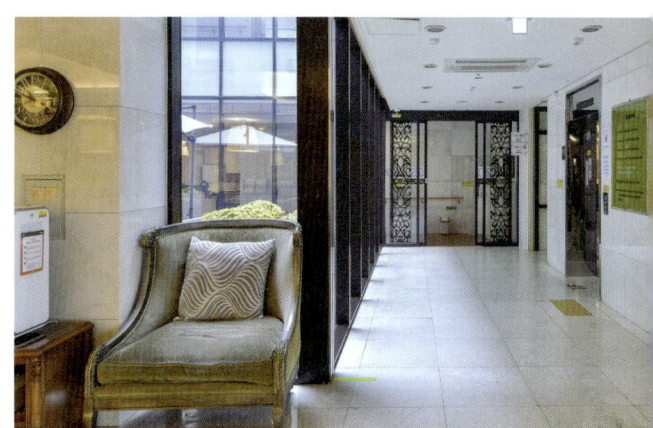

2-4

앤티크antique한 느낌의 소품과 은은한 간접조명이 부티크 호텔Boutique Hotel을 연상케 한다. 접수대가 정면이 아닌 측면을 바라보고 있어, 문을 들어선 사람의 시각적 부담을 덜어준다. 공간에 비하여 공용공간인 로비를 많이 활용한 것이 눈에 띈다. 콤팩트한 공간을 극복하기 위하여 크고 럭셔리한 로비 공간을 두어 기품있는 공간의 이미지를 창출한다. 방문자가 자연스럽게 어딘가에 앉을 수 있는 은은한 분위기에서 자연스러운 커뮤니케이션이 발생한다. 외래가 없는 병원의 특성상 첫 방문자들이 긴장하지 않고 상담을 받을 수 있다.

중정을 통해 넉넉하게 들어오는 자연 채광과 실내의 은은한 간접 조명이 잘 융화되어 편안한 분위기를 만든다. 아르누보art nouveau 느낌의 철물구조물을 VIP실로 향하는 복도에 배치하여 시각적 개방감을 유지하면서 공간을 구분하여 출입을 통제한다.

요양병원 공간읽기

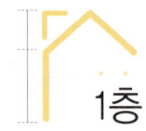
1층

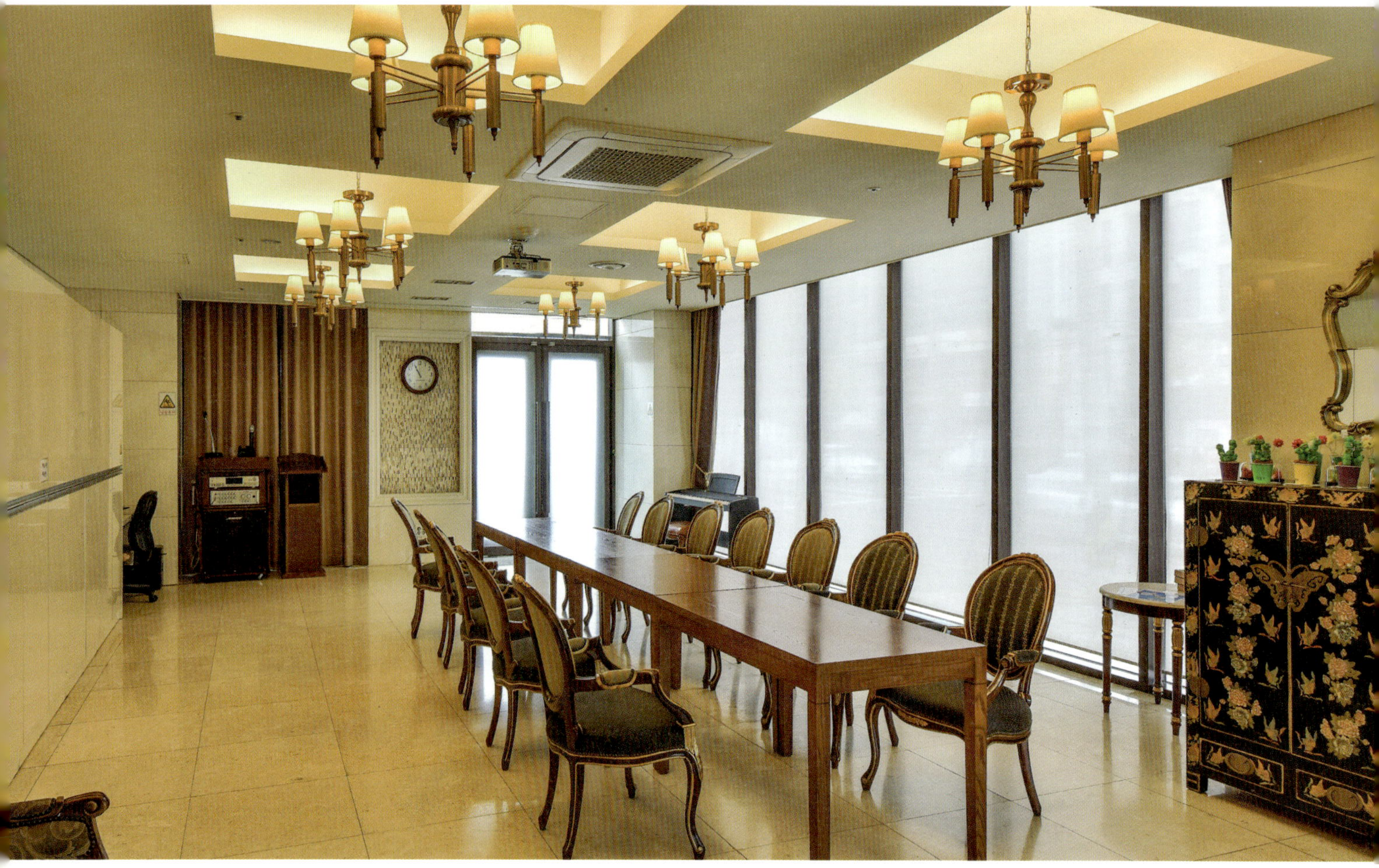

2-5

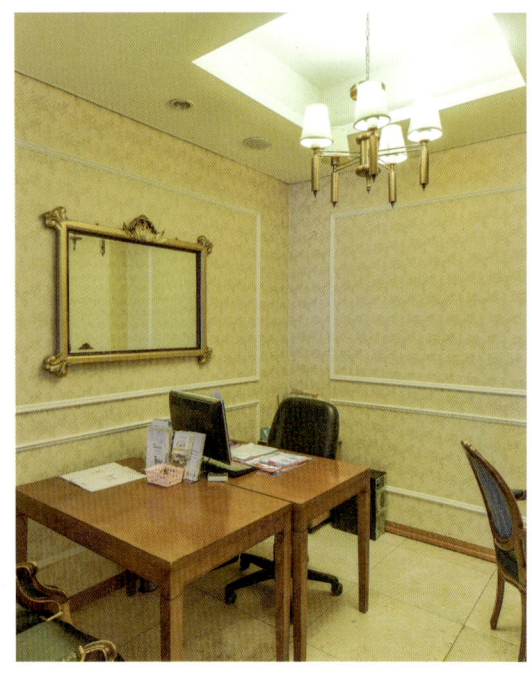

2-6

편안하고 눈부시지 않은 간접 조명은 안정적인 톤을 유지하고, 1층의 다른 공간과 동일하게 톤을 맞추어 따뜻하고 안정적인 일체감을 준다.

VIP 병실 입구에 전용 스테이션을 따로 두어 불필요한 외부 동선을 차단하고 이용자들의 신뢰를 높인다.

2-5. 그레이스룸
2-6. 상담실
2-7. 병실
2-8. 병실 공용공간
2-9. 화장실
2-10. 간호 스테이션

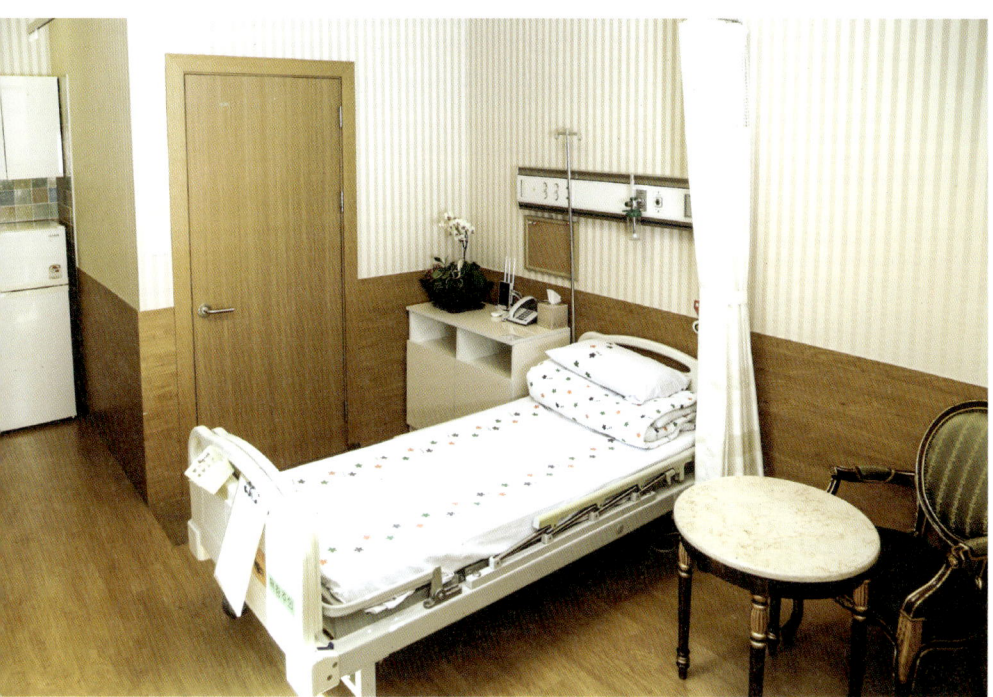
2-7

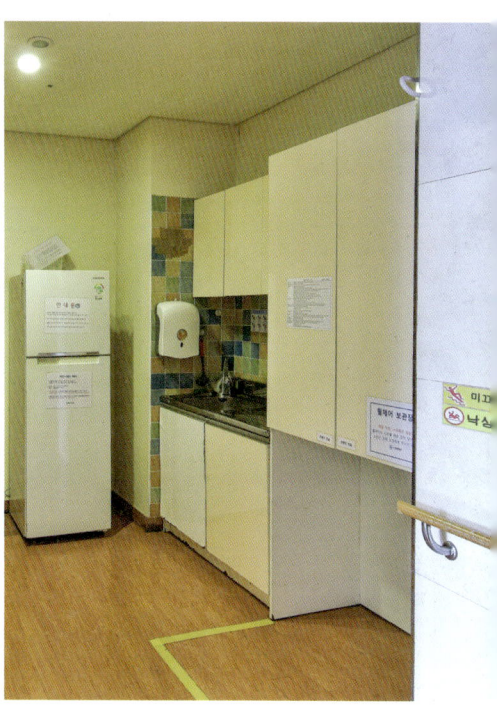
2-8

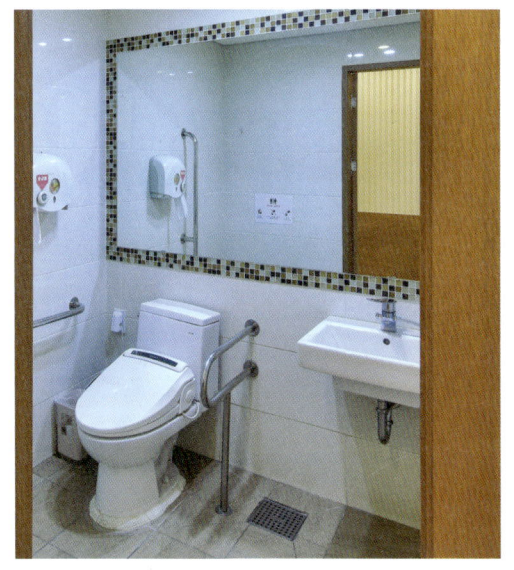
2-9

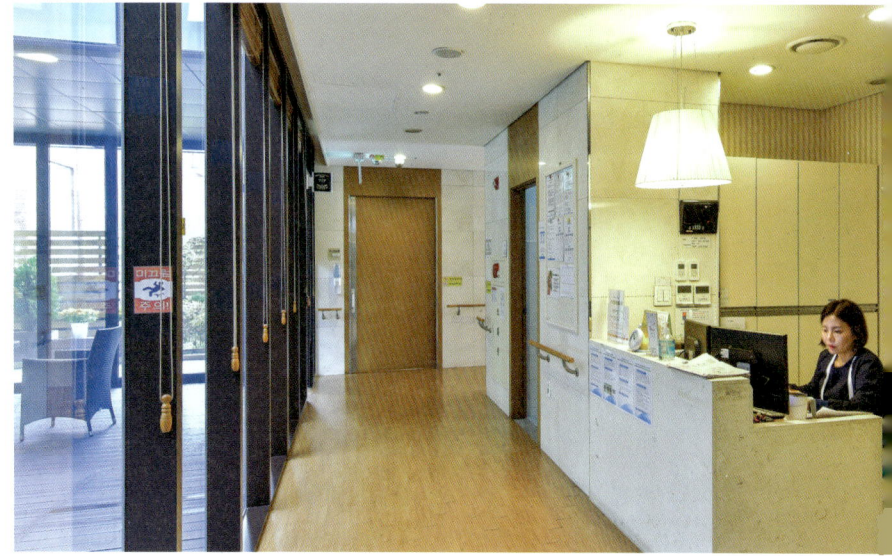
2-10

데크를 통해 외부로도 연계되는 그레이스 홀은 내부와 외부의 미묘한 전환을 꾀한다. 실내 활동과 외부 활동을 연계할 수 있게 하고, 큰 창을 통해서 외부의 이벤트를 관망할 수 있다. 전체적인 가구와 벽 마감재 그리고 조명이 앤티크한 느낌을 연출하며, 1층 공간 전체에 안정적인 베이지 톤을 콘셉트로 통일하여 따뜻한 느낌을 준다. VIP 병실을 1층에 두어 이용자와 가족들의 접근성과 위기상황에 대응할 수 있는 안전도를 높인다.

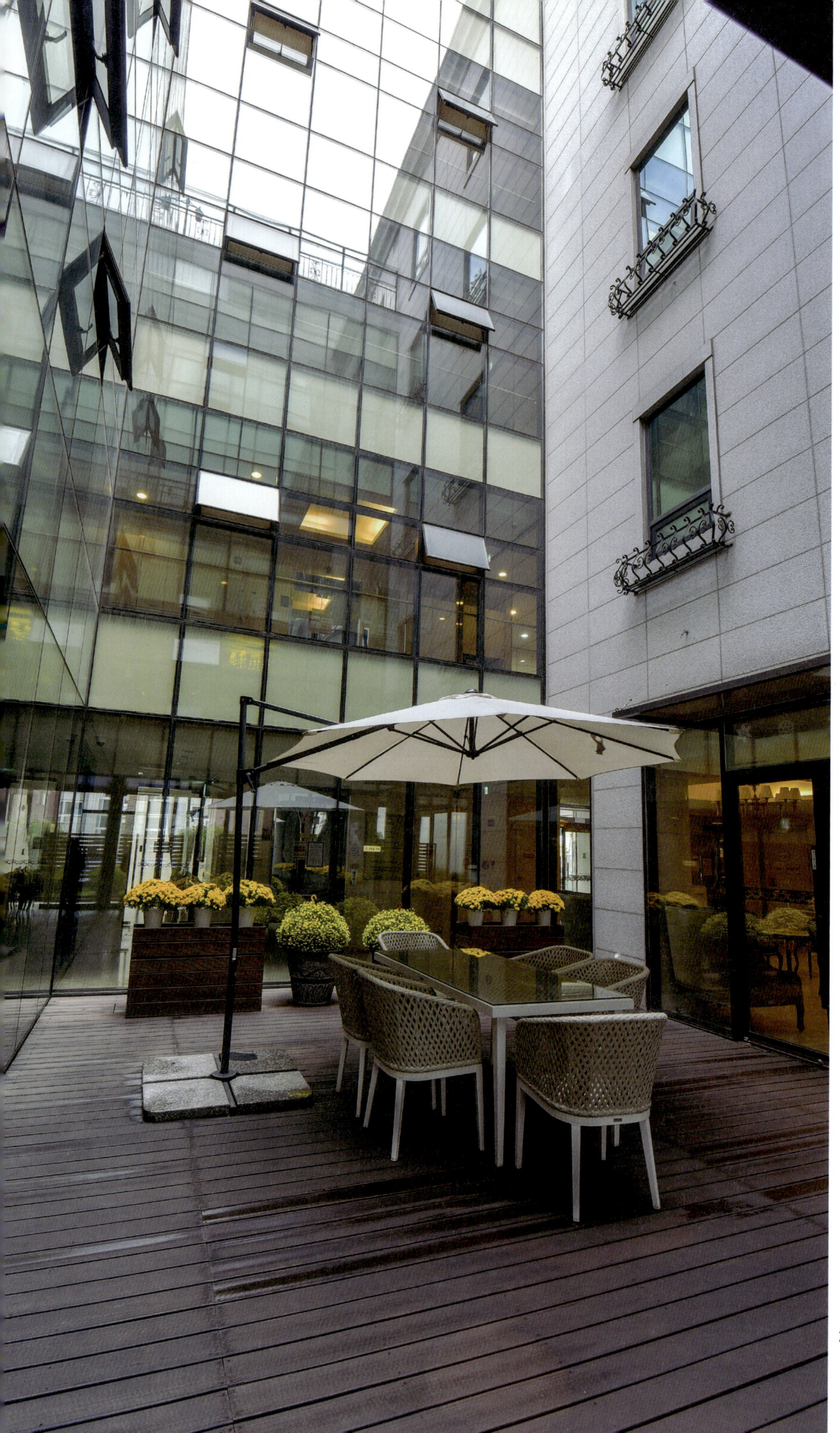

2-11

한빛현요양병원

1층 중정

2-11. 중정 1
2-12. 아래서 본 건물
2-13. 중정 2
2-14. 중정 3
2-15. 중정 4

2-12

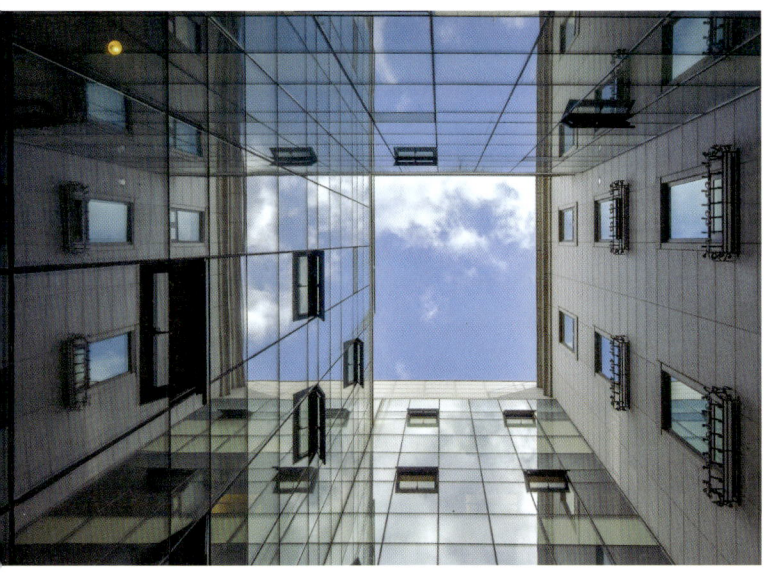

2-13

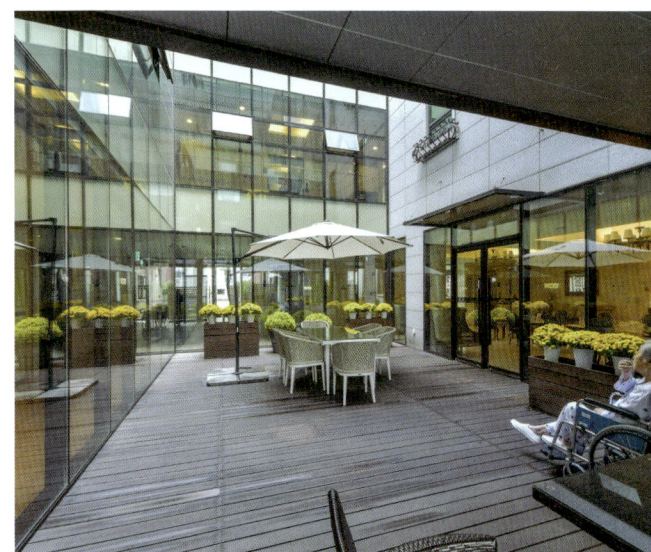

2-14

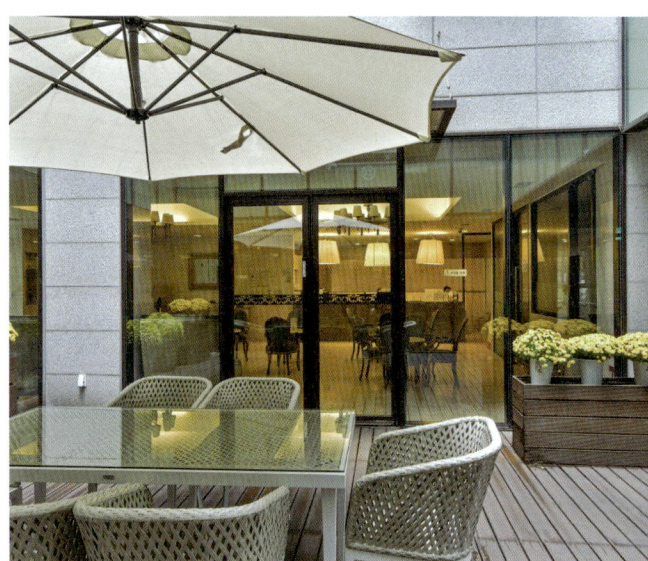

중정은 오픈된 공간으로 데크 위에 조성된 휴식 공간에 직접 나와 쉴 수 있다. 데크로 된 바닥과 설치된 큰 파라솔은 유럽의 옥외 테라스를 연상케 한다. 중정은 건물을 통해서만 진입할 수 있는 특수한 외부공간으로 이용자들이 안심하고 즐길 수 있다.

중정을 낀 벽면은 프로젝트 창을 설치하여 위로 올라오는 공기의 특성을 반영하여 환기를 쉽게 하고 이용자의 안전도를 높인다.

휴게공간의 꽃과 소품들을 노란색으로 맞추어 실내조명과 어울리는 감각이 돋보인다.

2-15

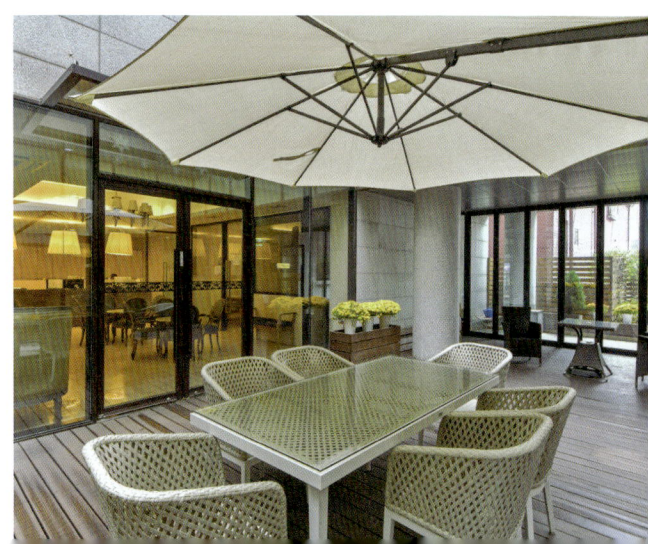

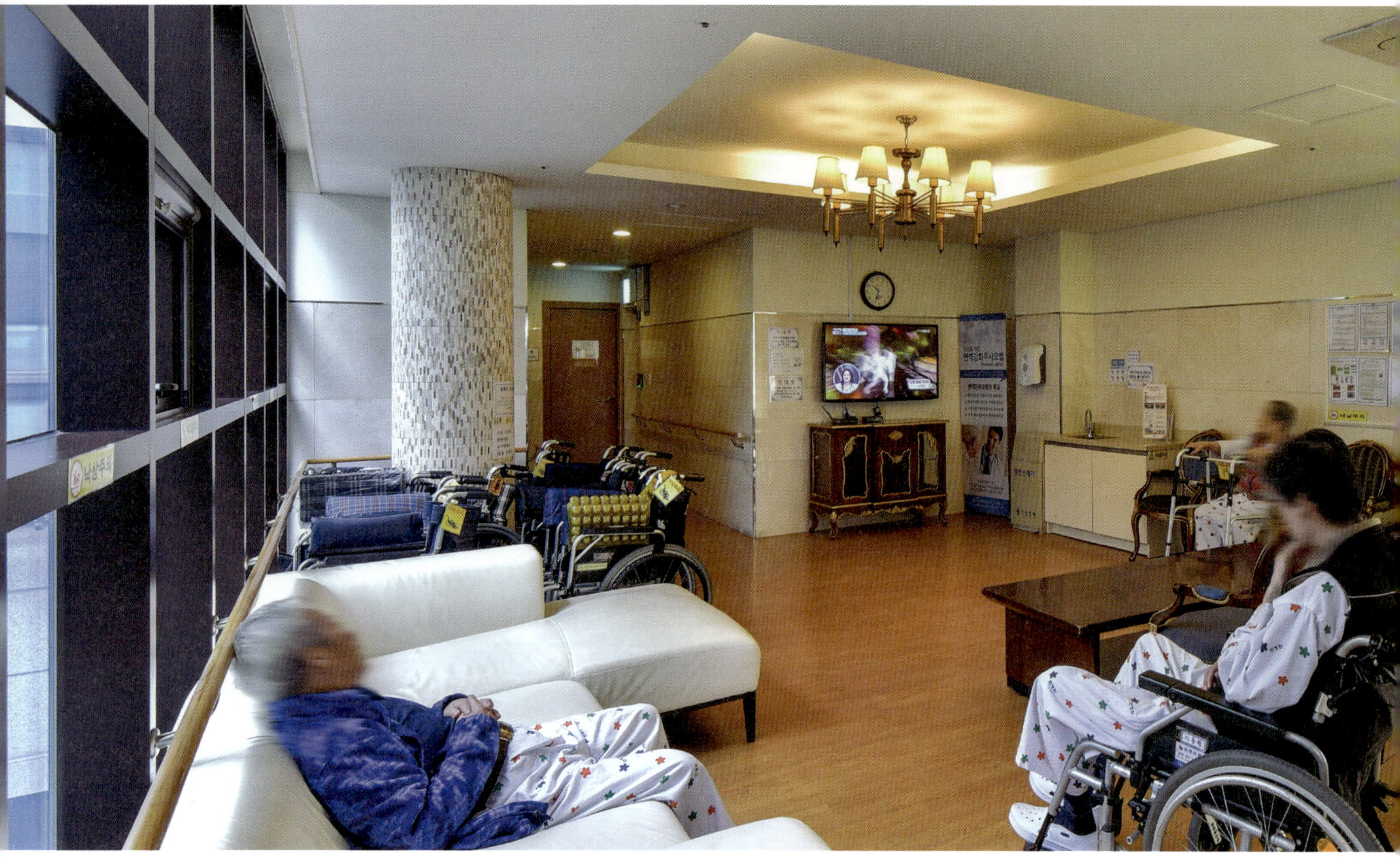

요양병원 공간읽기

3-2

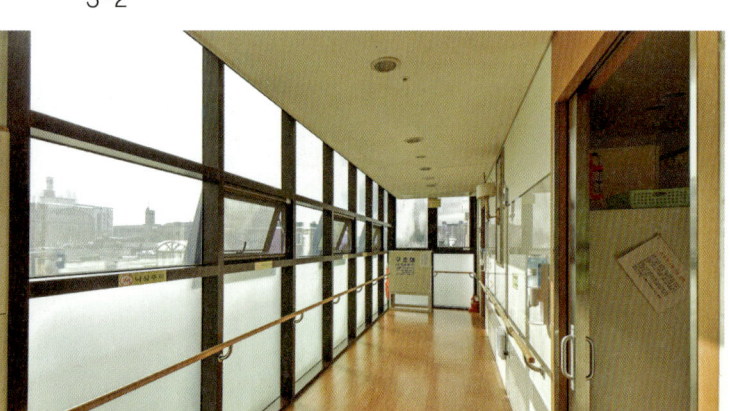

조망과 채광에 탁월한 편복도는 쾌적하여 다니는 사람들에게 즐거움을 준다.

3-3

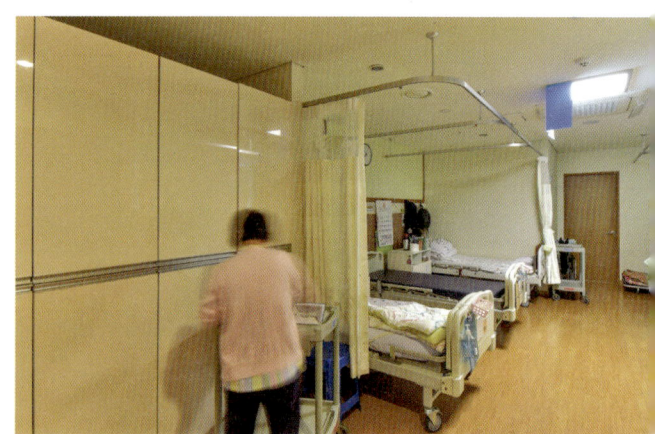

병실 앞에 별도의 붙박이장에는 환자에게 필요한 물품들이 구비되어 있어, 긴급한 상황에 빠르게 대응할 수 있다.

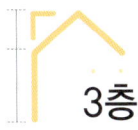

3층

3-1. 휴게공간
3-2. 복도
3-3. 수납공간
3-4. 병실
3-5. 프로젝트 창

내부의 기능을 외부에서도 알 수 있는 입면 디자인으로 공적 공간의 창과 사적 공간의 창이 다르다. 공공 공간인 ㄱ자형 복도의 창과 주택 같은 느낌의 병실 창이 그 대표적인 예이다. 박스형의 겉모습은 단순하여 담담하고 명료한데 공간의 컨텍스트는 다양한 공간 구성으로 다채로운 경험을 가능하게 한다.

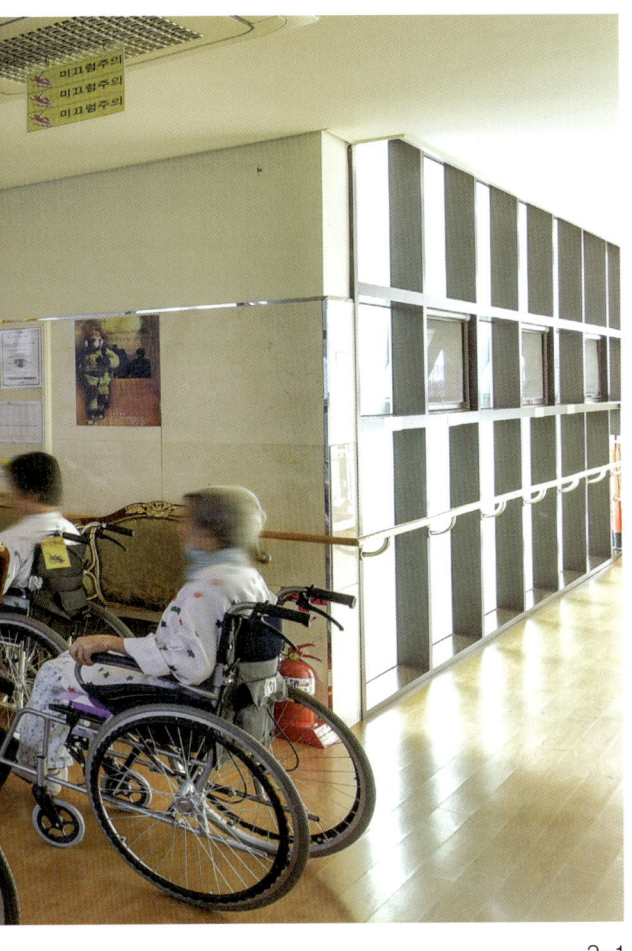

3-1

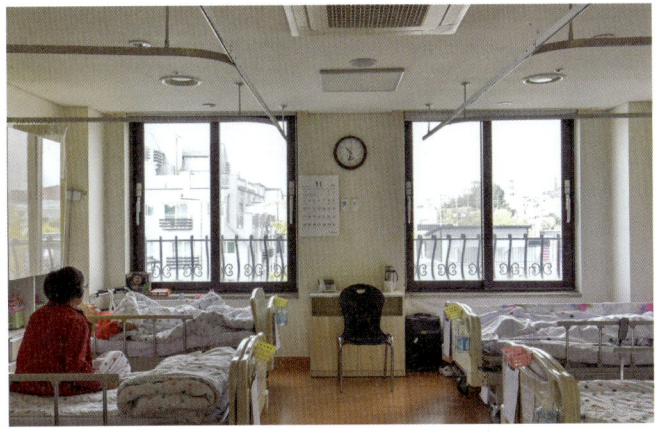

3-4

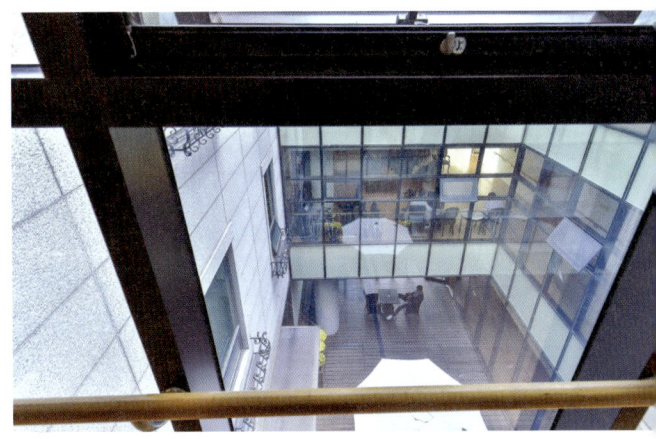

3-5

중정을 낀 회랑은 대부분 복도로 활용한다. 그러나 한빛현요양병원은 중정을 끼고 병실을 배치하여 병실에서 중정을 바라볼 수 있다. 병실의 창은 유럽의 가정집 창을 옮겨놓은 듯한 인상을 주며 액자처럼 만들어 외부 풍경을 한 폭의 그림으로 담는다.

중정에 면한 복도 창은 환기를 위해 프로젝트 창을 설치하였고, 중정에 면한 병실의 창은 조망하기 좋은 창을 설치하였다.

요양병원 공간읽기

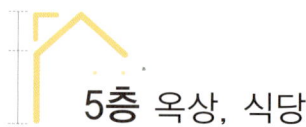
5층 옥상, 식당

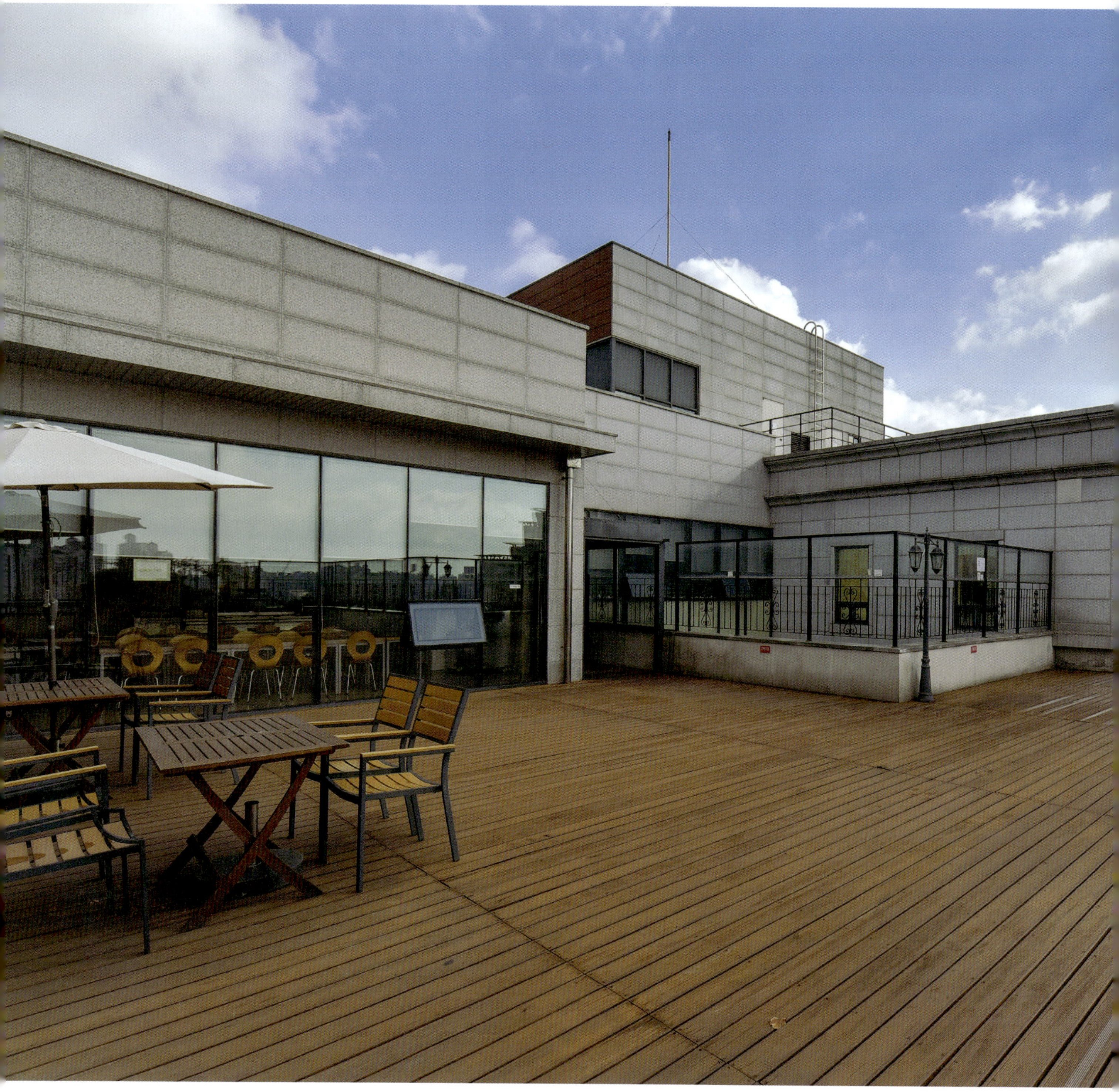

도심형 요양병원의 한계를 극복하기 위해 옥상에 외부 활동을 위한 공간을 조성하였다.
유럽의 어느 한 길 모퉁이를 떼어 온 듯 가로등과 벤치 그리고 인테리어용 가벽을 설치하여 마치 노천 카페

한빛현요양병원

4-1. 옥상 정면
4-2. 옥상 측면
4-3. 휴게공간
4-4. 산책로
4-5. 식당

4-1

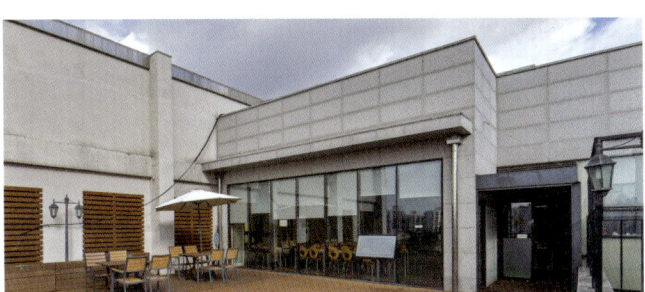

4-2

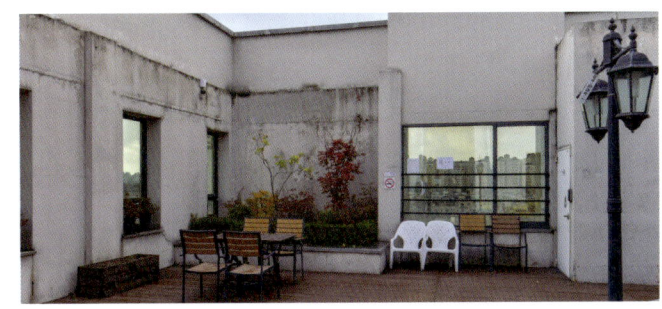

4-3

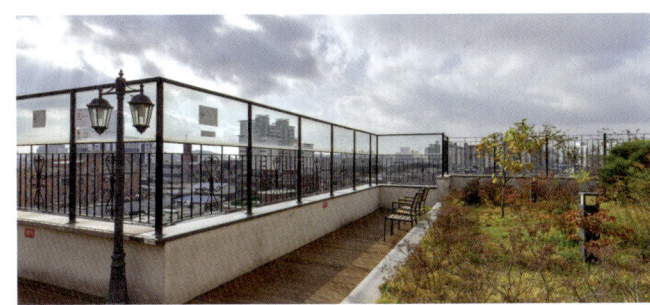

4-4

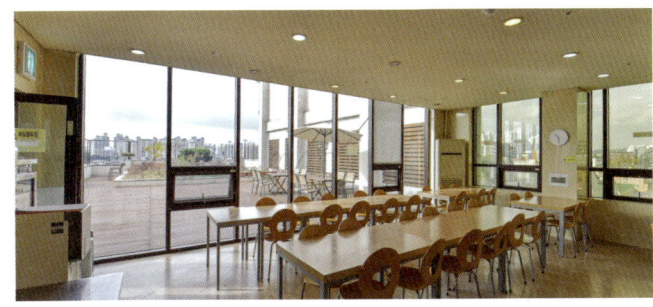

4-5

거리에 와 있는 듯하다.
옥상이지만 마치 외부공간인 것 같은 착각을 일으키며 활용도 높은 어메니티 공간을 창출한다.

요양병원 공간읽기

지하 2층 재활치료실

지하 2층임에도 불구하고 선큰 가든을 통해 자연 채광이 가능하여 지상층의 느낌은 준다. 지하 느낌을 전혀 주지 않는 덕에 쾌적하게 공간을 사용할 수 있다. 장방형 공간은 아니지만, 끝에 거울을 설치하여 공간에 깊이감을 주고 넓어 보이는 착시효과를 일으킨다.

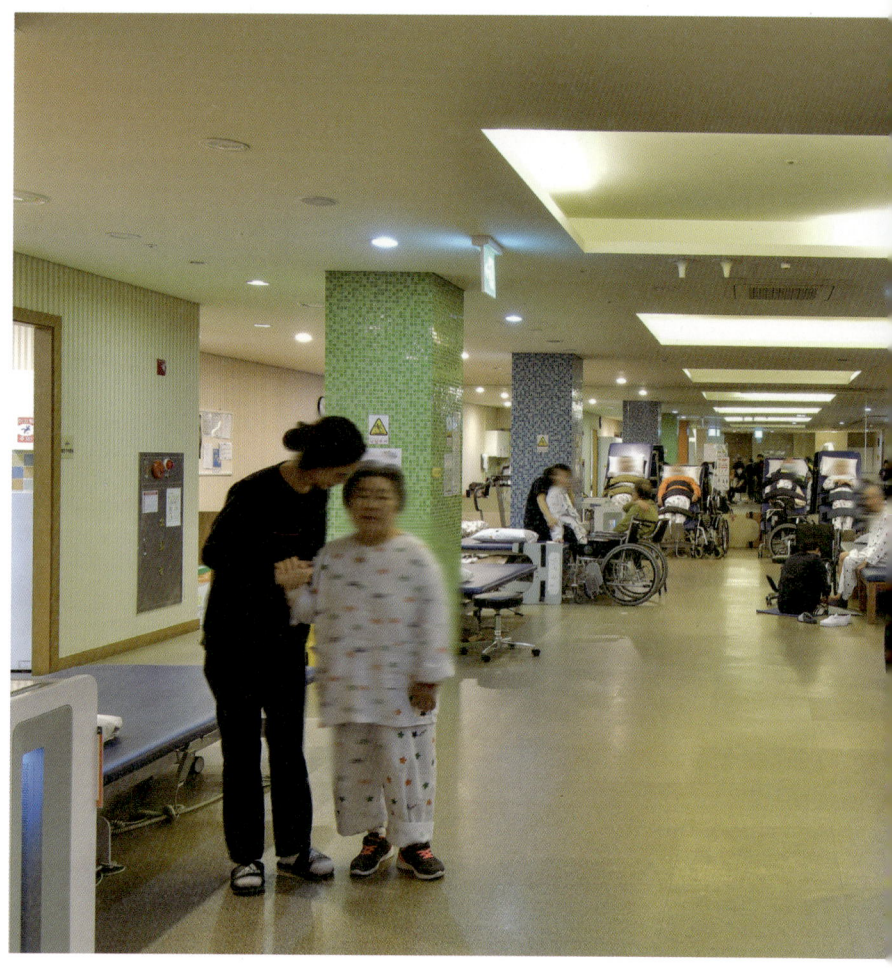

5-1

KEY PLAN

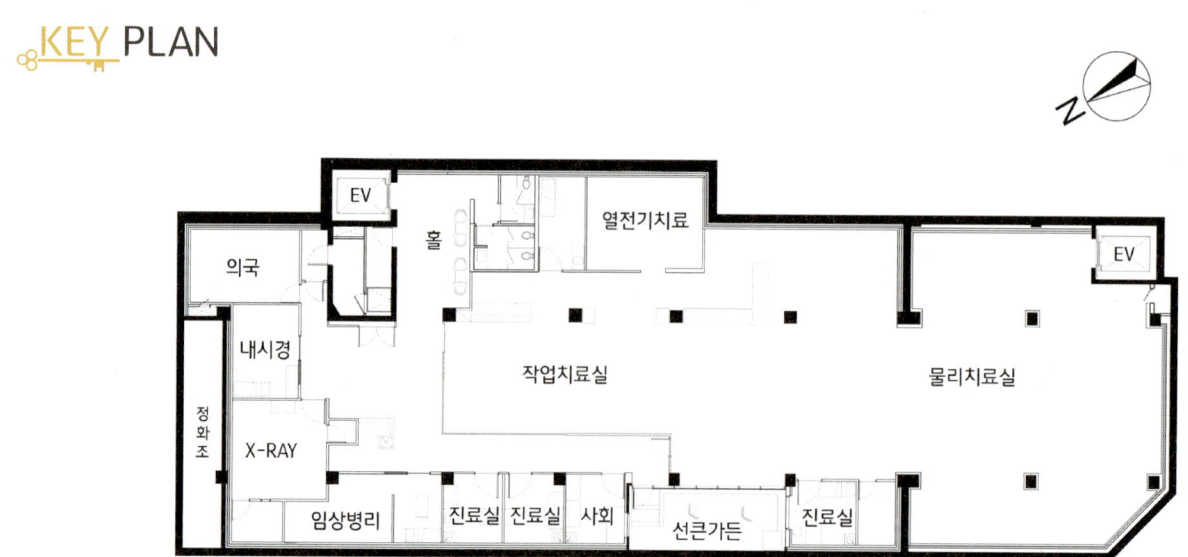

한빛현요양병원

5-1. 재활치료실 내부
5-2. 전면 창
5-3. 내부 정면
5-4. 내부 측면

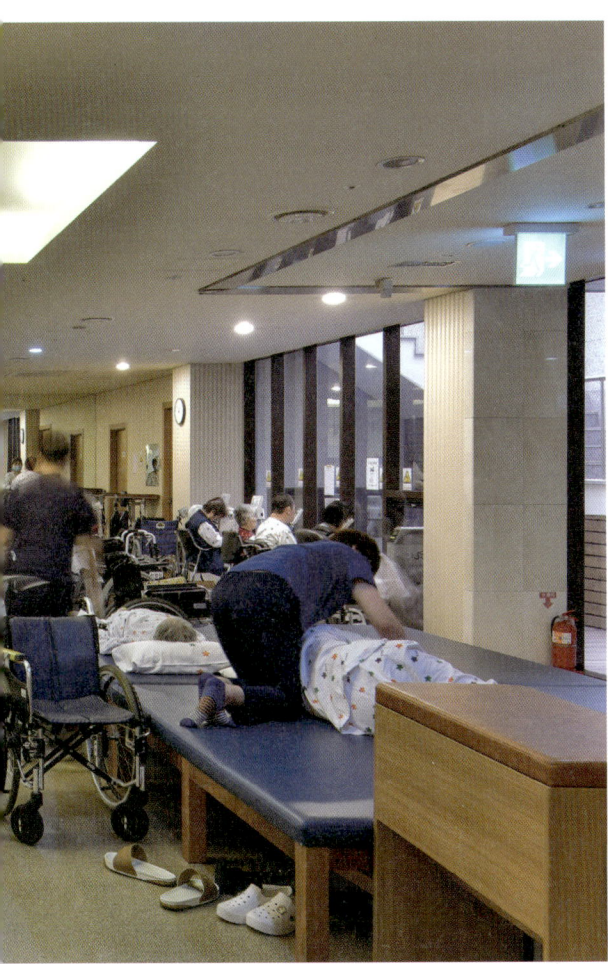

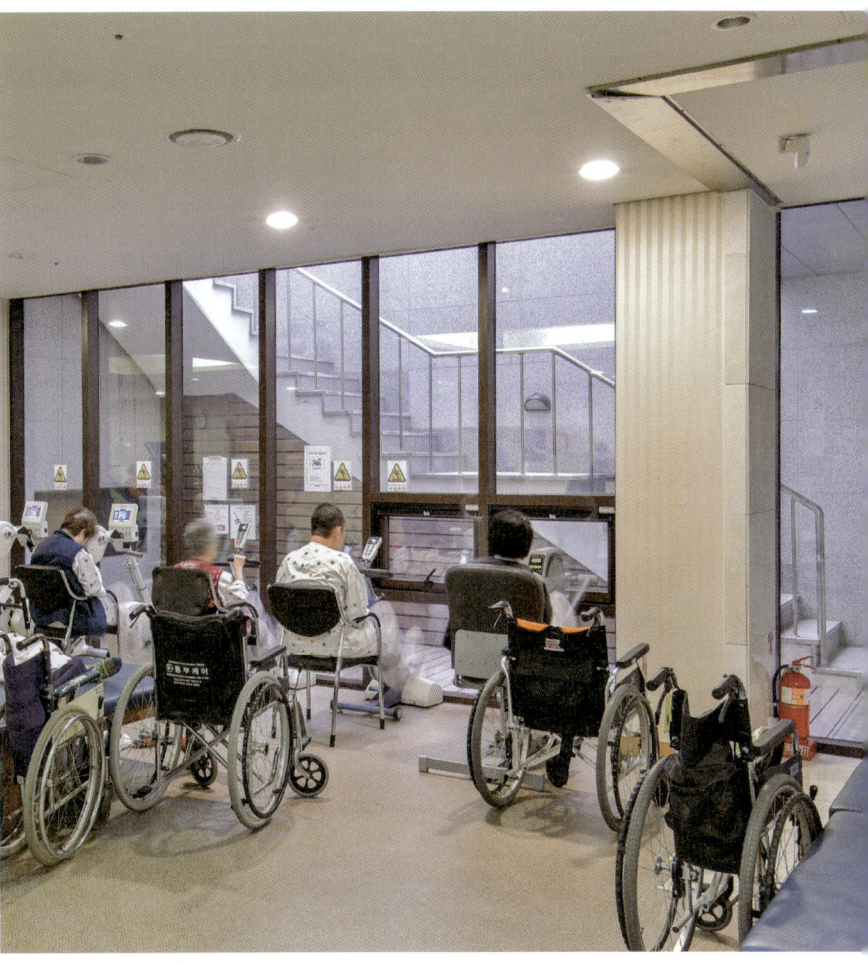

5-2

5-3

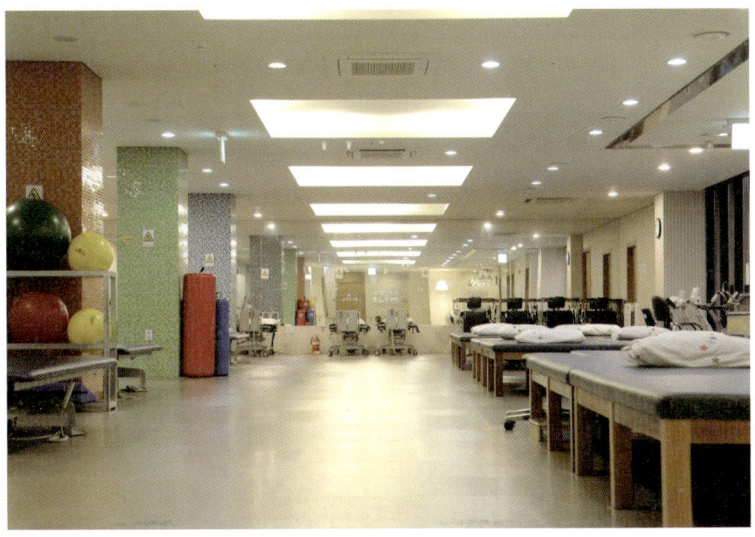

5-4

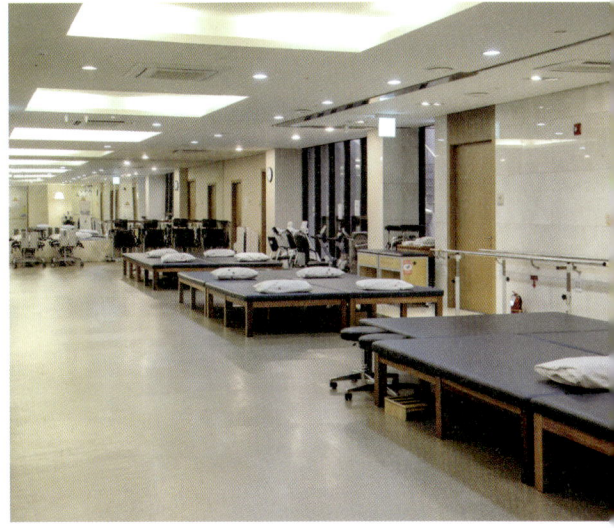

요양병원 공간읽기

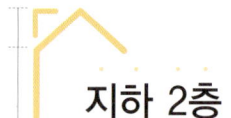 **지하 2층**

5-5. 휴게공간
5-6. 작업치료실

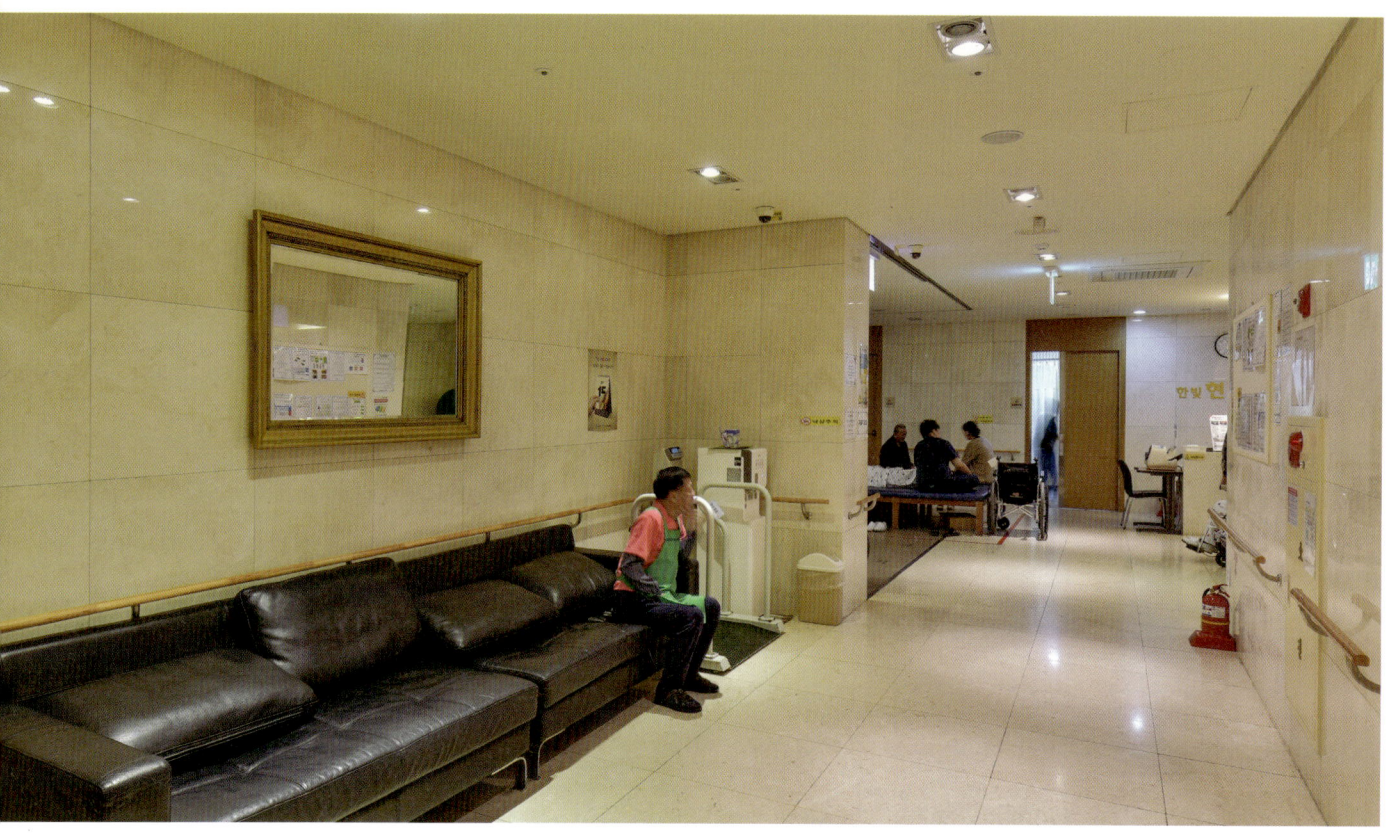

5-5

엘리베이터 앞의 대기 공간을 크게 배치하여 동선의 복잡함을 줄인다. 또한 모두가 사용할 수 있는 공용 공간으로 이용자와 사용자 모두 쉽게 사용한다.

5-6

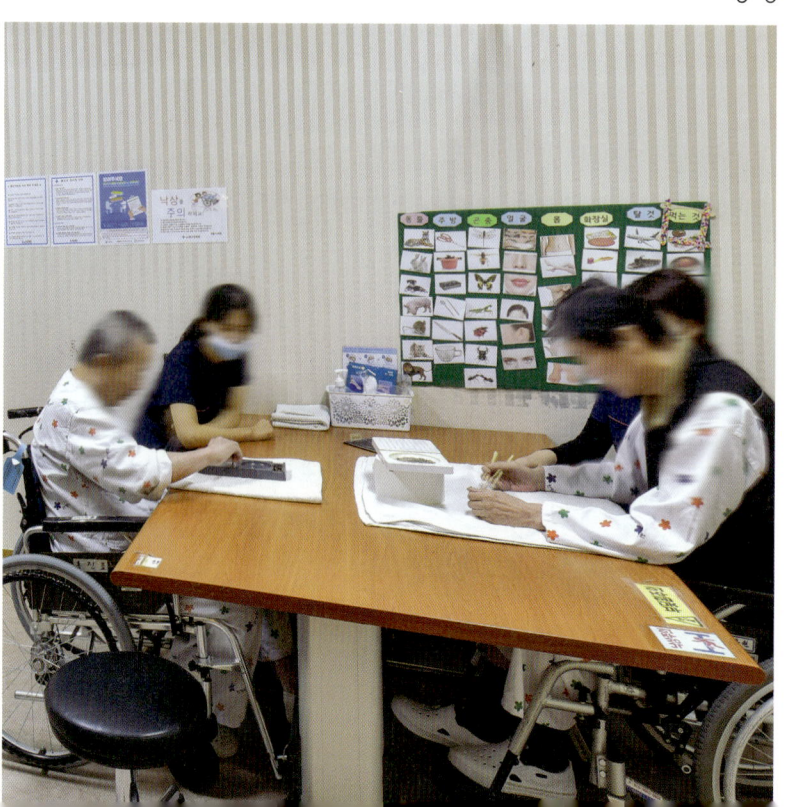

한빛현요양병원

ⓘ 병원 소개

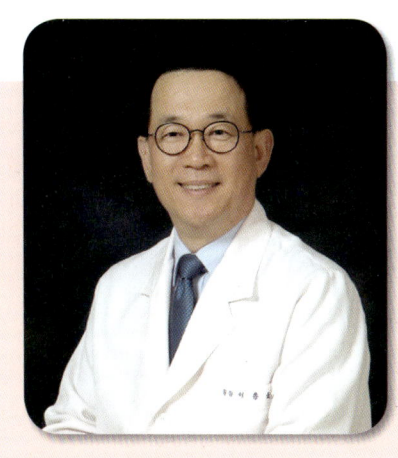

이용표 병원장

안녕하십니까
한빛현요양병원 병원장 이용표입니다.

2000년 때 초반부터 65세 이상 노인 진료비의 급증은 우리 사회에 노인을
잘 아는 의료기관의 필요성을 잘 보여줍니다.

특히 고령 환자가 대다수를 차지하는 뇌졸중 치매 및 다양한 암 환자 군에 대
한 적절한 입원 의료서비스는 더 미룰 수 없는 상황입니다.
한빛현요양병원은 쾌적한 시설, 의료장비, 실력 있는 의료진, 양한방 협진을
통한 맞춤서비스, 간호서비스 등 시대가 요구하는 최선의 의료를 제공하고 있습니다.

또한 환자중심의 이념을 실현하는 경기권 최고의 요양 및 재활전문병원을 목표로,
지상 5층 지하 2층 총 7개 층으로 총 228병상으로 이루어져 있으며,
실력있고 섬세한 메디컬 서비스로 당신의 건강한 삶을 책임지겠습니다.

우리 병원의 의료진을 비롯한 모든 직원은 이곳을 찾으시는 모든 환자분의 진료 및 치료에 최선을 다하겠습니다.
여러분과 여러분의 가정에 하나님의 사랑과 은총이 가득하시길 진심으로 바랍니다.
감사합니다.

총 평

도심에 있는 콤팩트한 요양병원이다. 그런데도 공간을 적절하게 활용하여 작게 느껴지지 않는다. 특히 중정을 사용한 자연 채광이 넉넉하게 유입되는 것과 자연에 의한 환기가 가능한 것이 가장 큰 장점이다. 분석 지표상 채광 환기에 강점을 나타내고 있는 것처럼 모든 병실이 외기에 면하고 있으며, 외기에 면하지 않는 내부의 공용공간에서도 자연채광을 도입하려는 노력이 엿보이는 병원이다. 중정으로 인해 내부 공간이 좁아지는 것을 효과적인 공간 구획을 통해 극복하고 있다. 중정이 생기는 대신 포기한 공간들을 기능적으로 배치하여 효율성을 높였고, 시선이 통과되는 중정을 통해 시각적으로 넓어 보이는 기법을 활용하여 개방감까지 확보한다. 적절하게 중정을 보는 병실을 배치하고, 회랑을 넓게 하여 이용자의 내외부 산책 동선까지 고려하였다. 다목적실인 그레이스홀과 로비 및 상담실 등의 공용공간에서 사용되고 있는 간접조명은 병원이라는 차가운 이미지를 완화해주는 효과와 동시에 공간 이용자들에게 안정된 이미지를 제공하여 품격있는 공간을 연출하고 있다고 보인다. 특히 옥상 공간을 외부 거리와 같은 분위기로 조성하여 건물 안에서 외부 공간을 즐길 수 있도록 한 것이 인상적이다. 작은 공간을 작아 보이지 않게 하려는 노력이 곳곳에서 눈에 띈다. 부족한 외부활동을 보충하기 위해 옥상을 활용하여 일광욕과 산책이 가능하도록 한 것이, 오히려 이용자가 안전하게 외부활동을 할 수 있는 장점으로 거듭난다.

Chapter 05

다나힐요양병원

충청남도 천안시 서북구 직산읍 석양길 4

요양병원 건축 정보

- 총 병상 수 : 290병상
- 건축 면적 : 1424.16㎡
- 연면적 : 6944.77㎡
- 건축 구조 : 철근콘크리트구조
- 층 수 : 지하 1층~지상 4층

요양병원 공간 분석

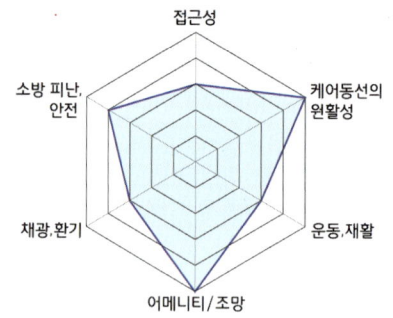

배치도

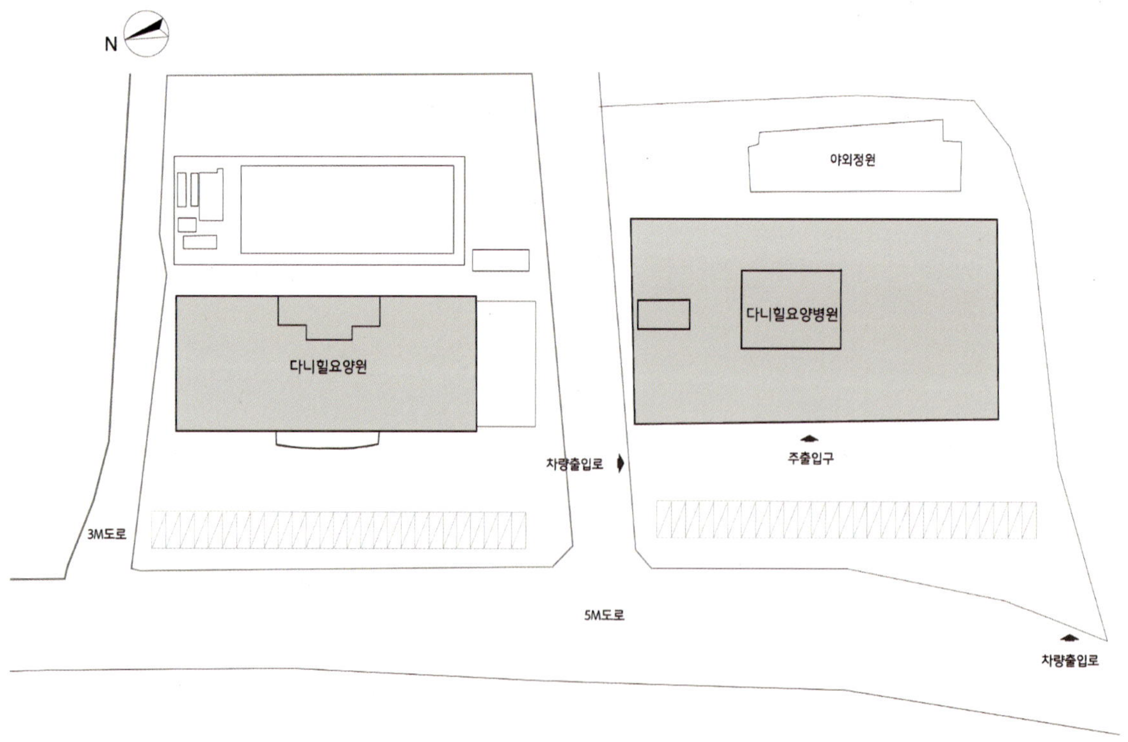

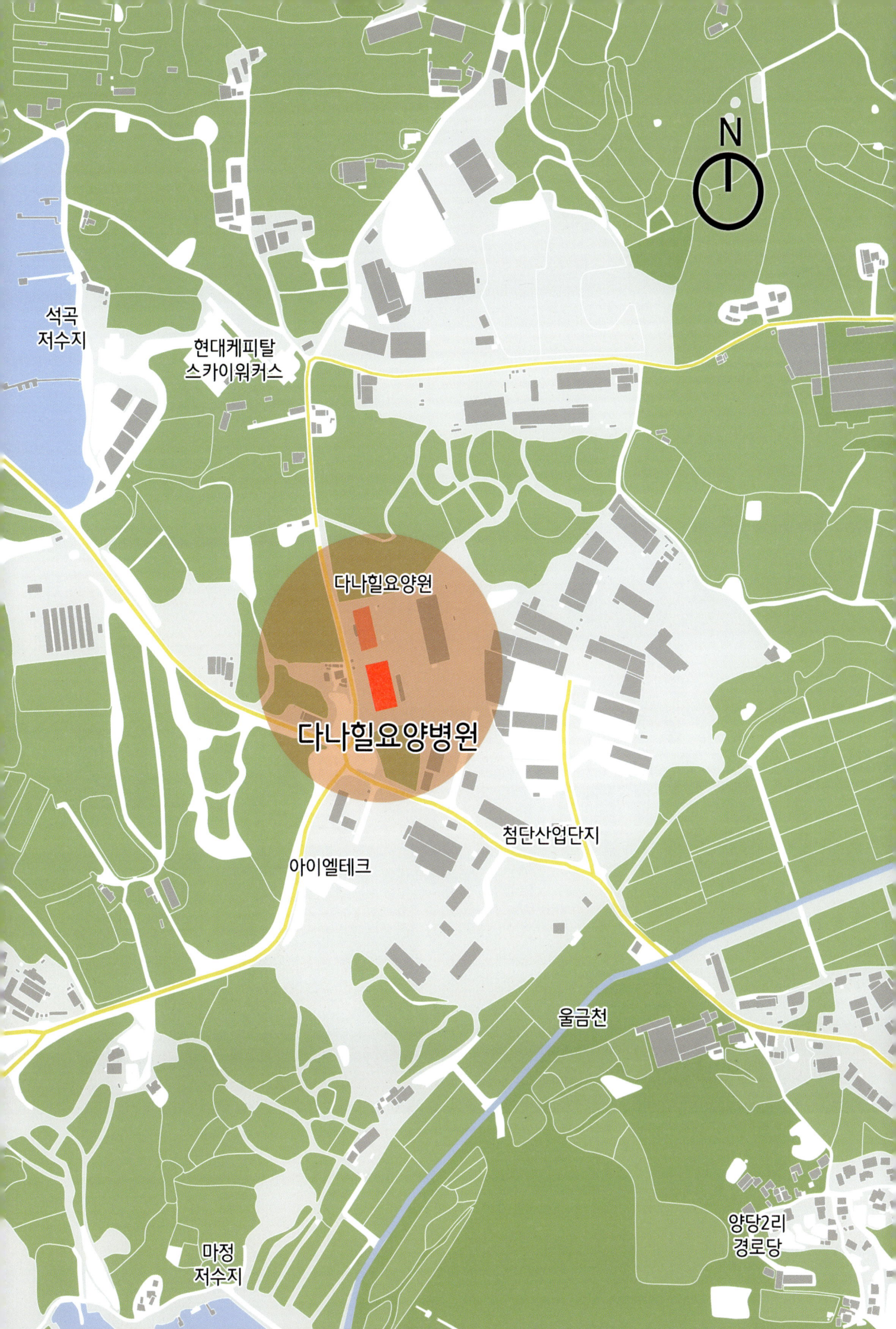

요양병원 공간읽기

| 다나힐요양병원 |

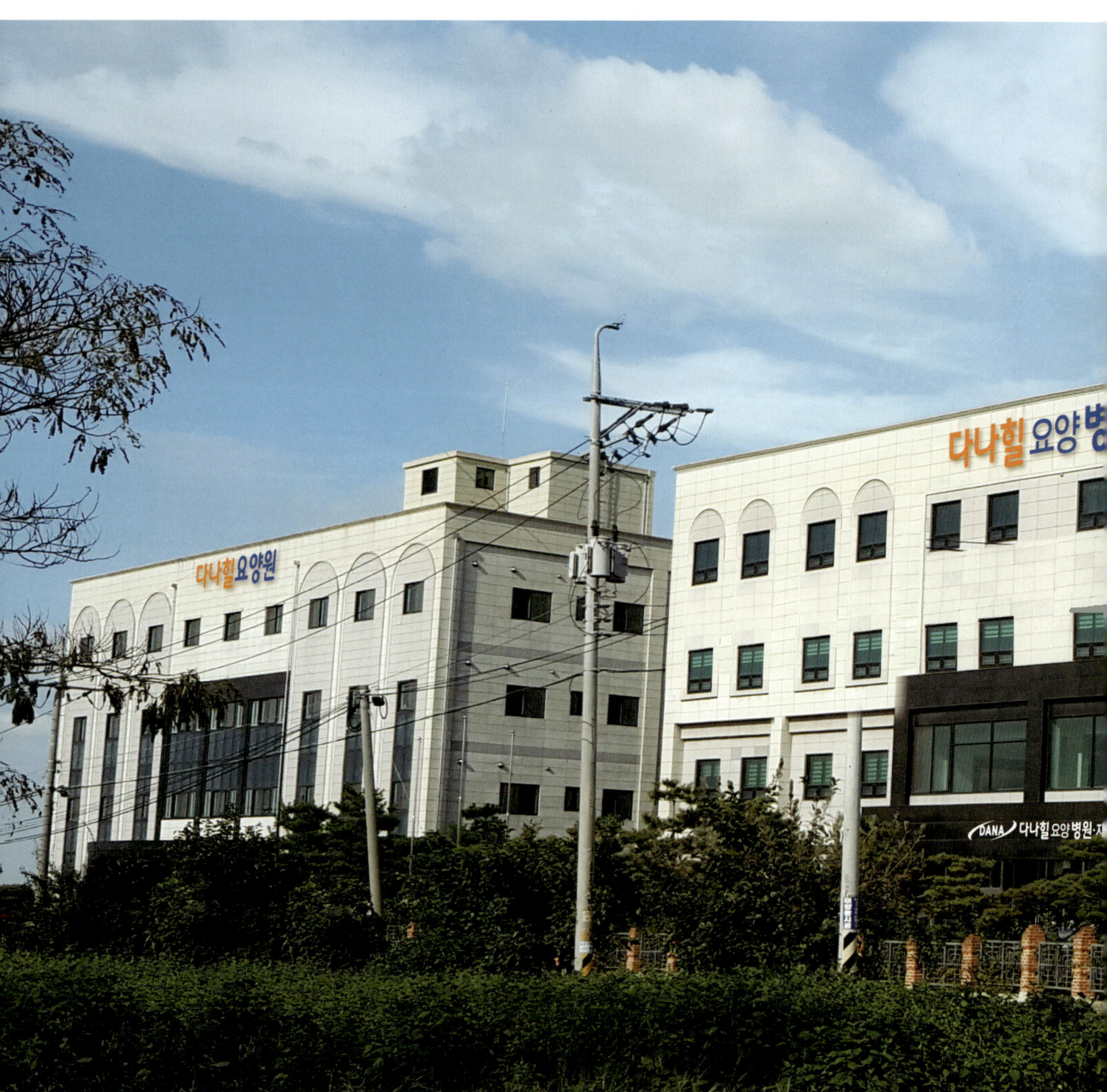

천안시 서북구 직산읍은, 인구 2만 정도의 시가지와 공단, 농촌이 혼재되어 있는 천안의 근교지역이다. 대체로 한적한 전원 분위기의 주변환경이지만, 천안역에서 차량으로 20분 정도로 입지조건이 좋다. 병원 셔틀버스가 시내 거점을 돌며 운영한다.

다나힐요양병원

1-1. 병원 전경

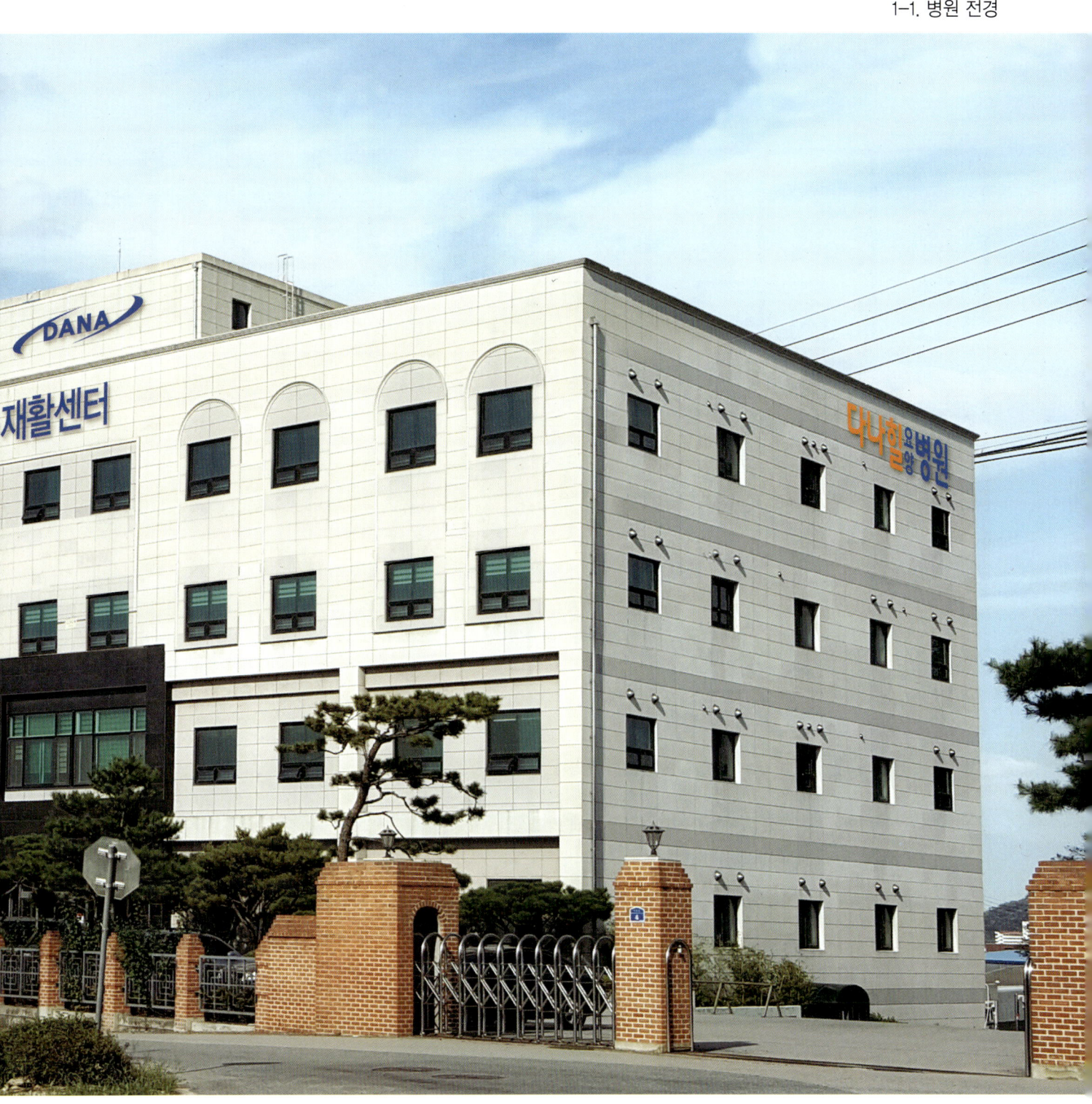

다나힐요양병원과 다나힐요양원 두 건물이 나란히 위치하고 있고, 전체적으로 외관은 단순하지만 담담하고 명료하다. 전체적으로 사각형의 단조로운 건물형태로 주출입구부분은 형태와 톤을 달리하여 인지성을 높인다.

요양병원 공간읽기

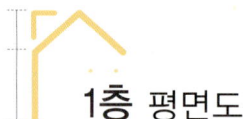
1층 평면도

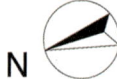

- 2-5 병실 (3인실)
- 병실 (3인실)
- 병실 (3인실)
- 병실 (3인실)
- 당직실
- 매점
- NS
- EV / EV / EV
- 2-11 휴게공간
- 간호부장실
- 2-4
- 2-1 피아노 무대
- 로비
- 2-7 병실 (6인실)
- 병실 (3인실)
- 2-6 병실 (3인실)
- 2-2
- 주출입구

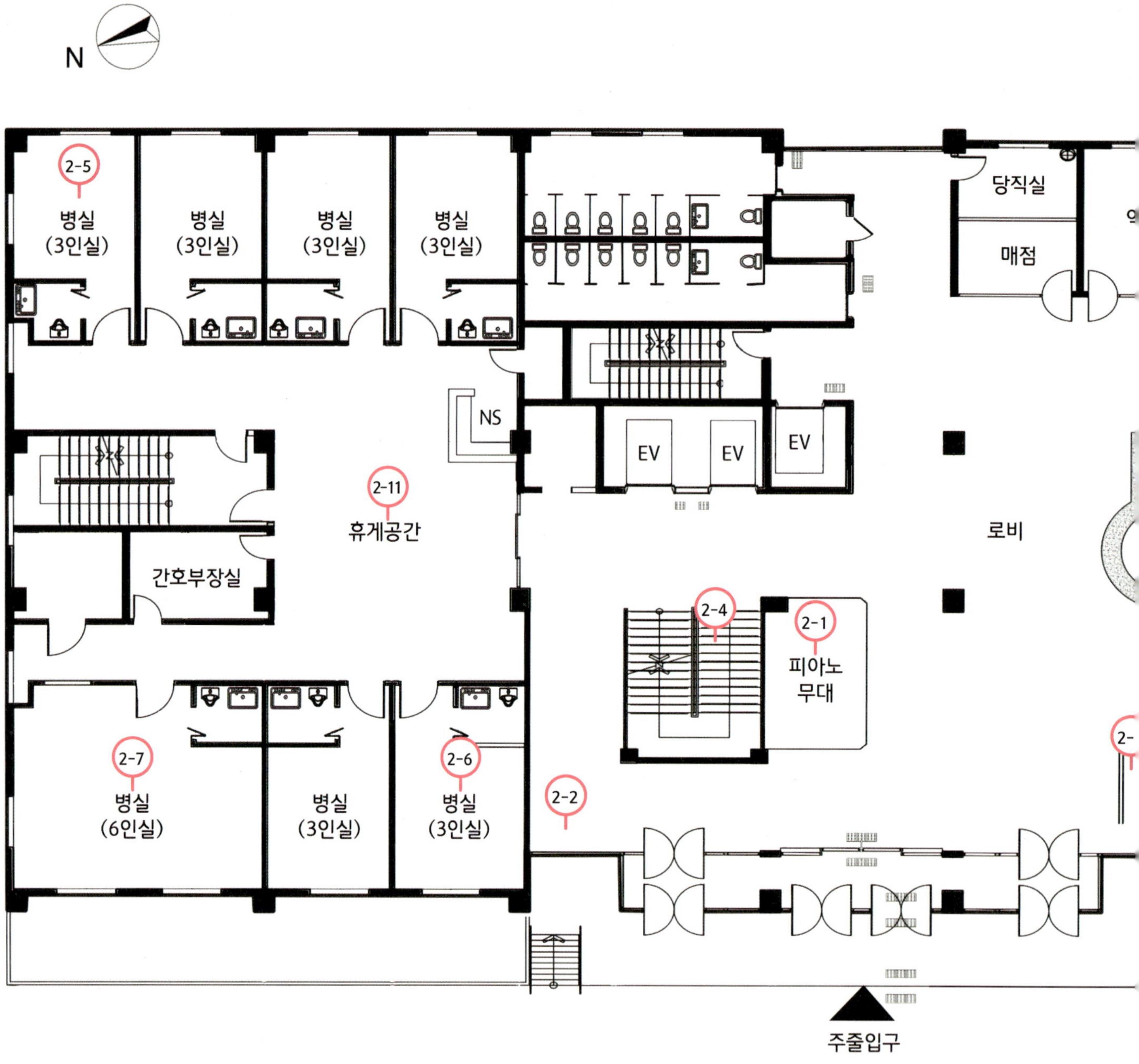

2-1. 피아노 무대　　2-2. 도서관　　2-3. 다나카페

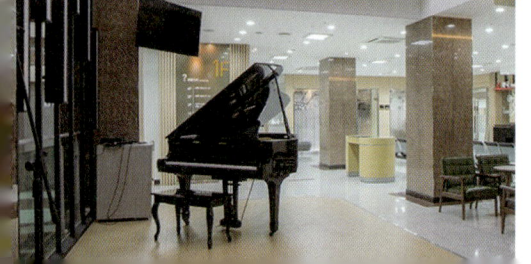
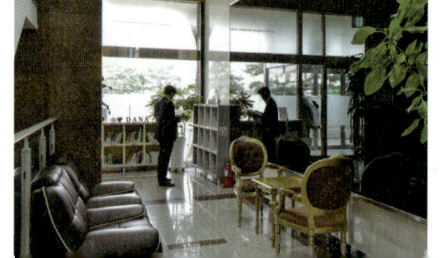
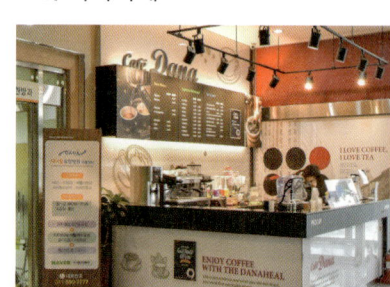

다나힐요양병원

전형적인 병원 건물의 모습이다. 코어를 가운데 두어 양쪽으로 기능에 따라 분할한다. 한쪽은 사적 공간인 병실로 구성하고, 반대편은 진료실 등의 공공 공간으로 코어가 중앙에 자리한다. 1,2층을 합쳐 천장 높이가 높은 덕에 개방감을 얻는다. 입구의 넓은 로비 공간 역시 개방감 확보에 한몫을 한다.

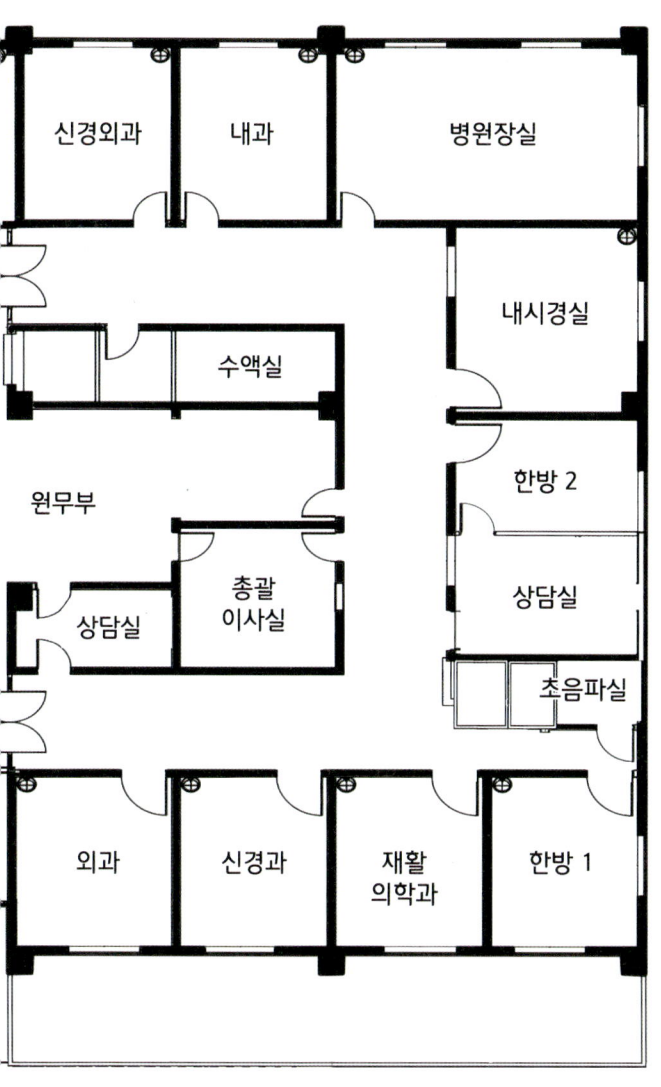

1층 평면도

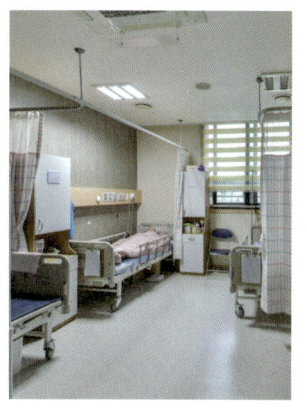

2-5. 병실 1

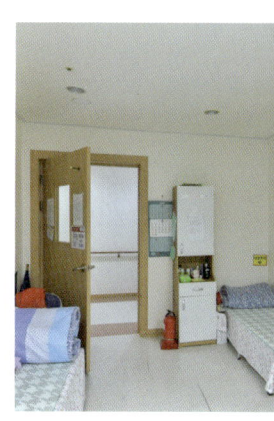

2-6. 병실 2

2-7. 병실 3

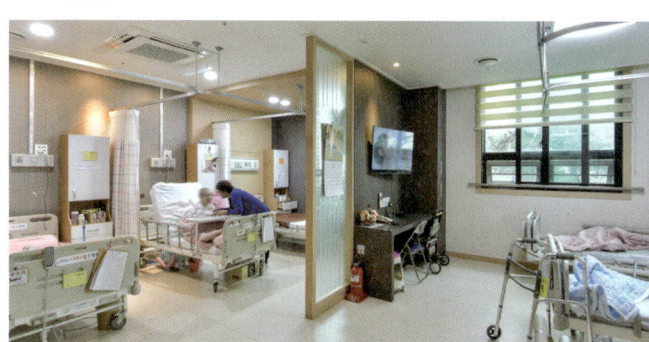

2-11. 휴게공간

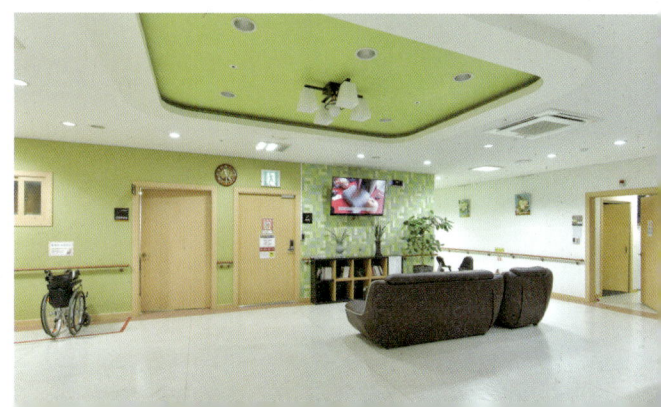

2-4. 계단

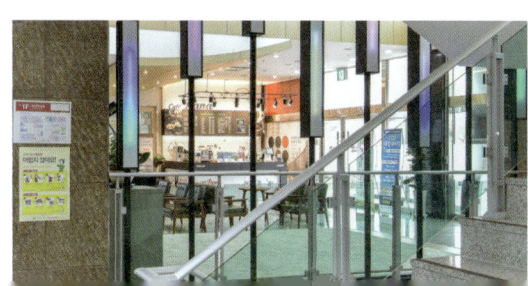

요양병원 공간읽기

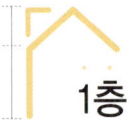
1층

입구에서 멀지 않은 곳에 자리한 그랜드 피아노는 병원이라기보다는 아트홀이라는 인상을 강하게 심어준다. 피아노를 중심으로 공연장과 같은 공간이 중앙에 마련되어 있고, 기능적이라기보다는 인테리어적인 요소의 계단을 중앙에 둔 것이 독특하다. 계단 옆, 피아노 건반을 연상시키는 인테리어적 디스플레이가 눈에 띈다. 또한 입구에 도서공간과 카페를 두어 책과 커피 그리고 음악이 함께하는 공간으로 전체적인 문화적 분위기를 이끌어 간다. 문화와 여가에 대한 병원의 심도있는 콘셉트가 느껴진다.

공적 공간이 시간예술의 분위기를 물씬 풍겼다면, 사적 공간은 공간예술의 분위기로 흐른다. 층마다 콘셉트 컬러를 달리하여 각 층별 개성을 드러내어 공간 구분을 인지하게 한다. 벽에 걸린 그림들이 갤러리적 분위기를 이끌어 간다.

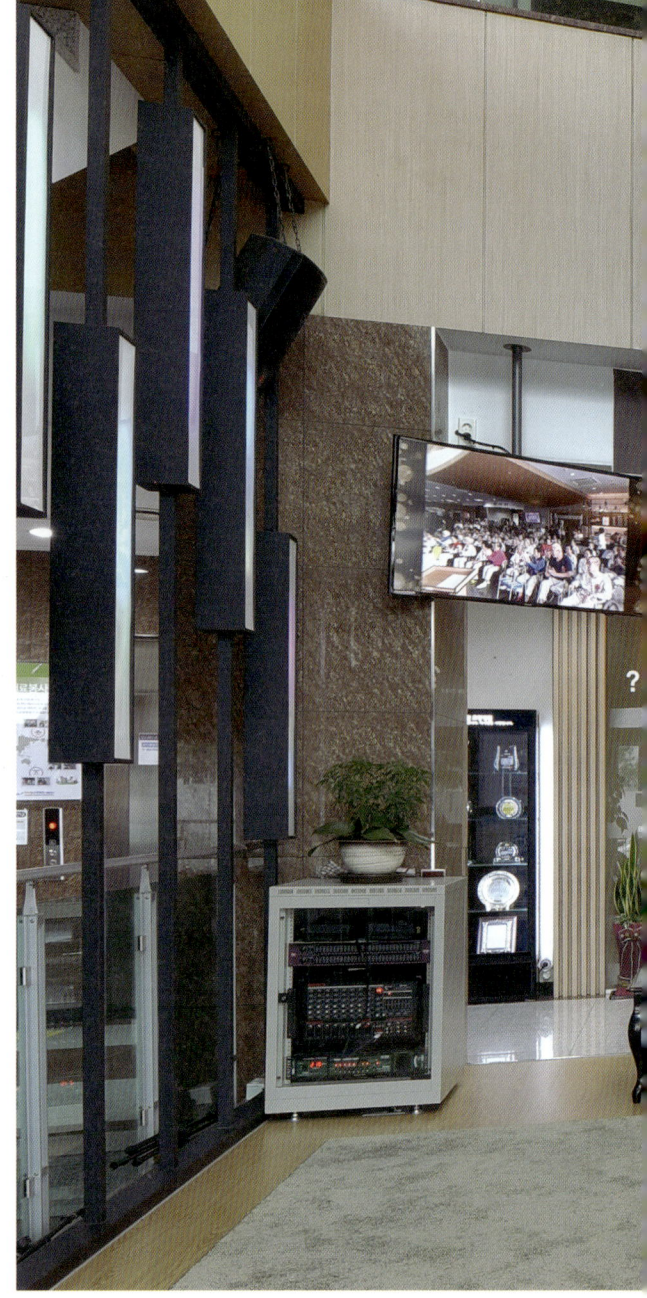

2-1

2-2

2-3

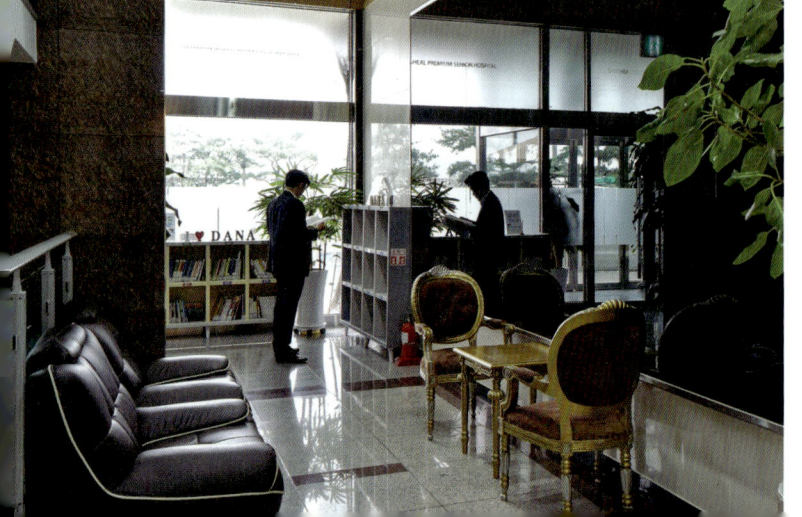

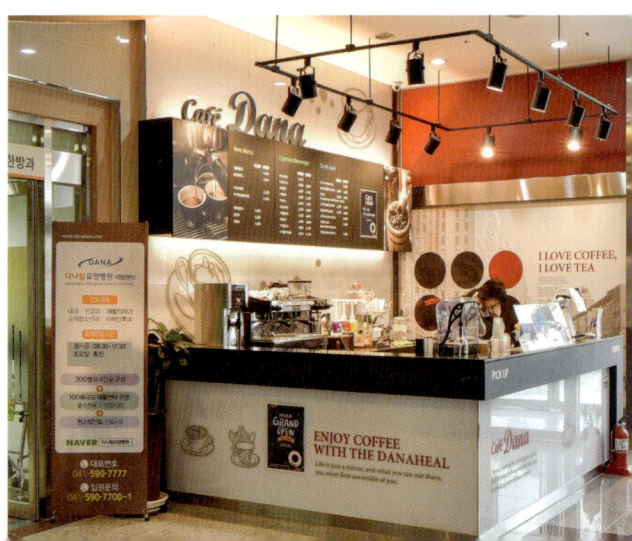

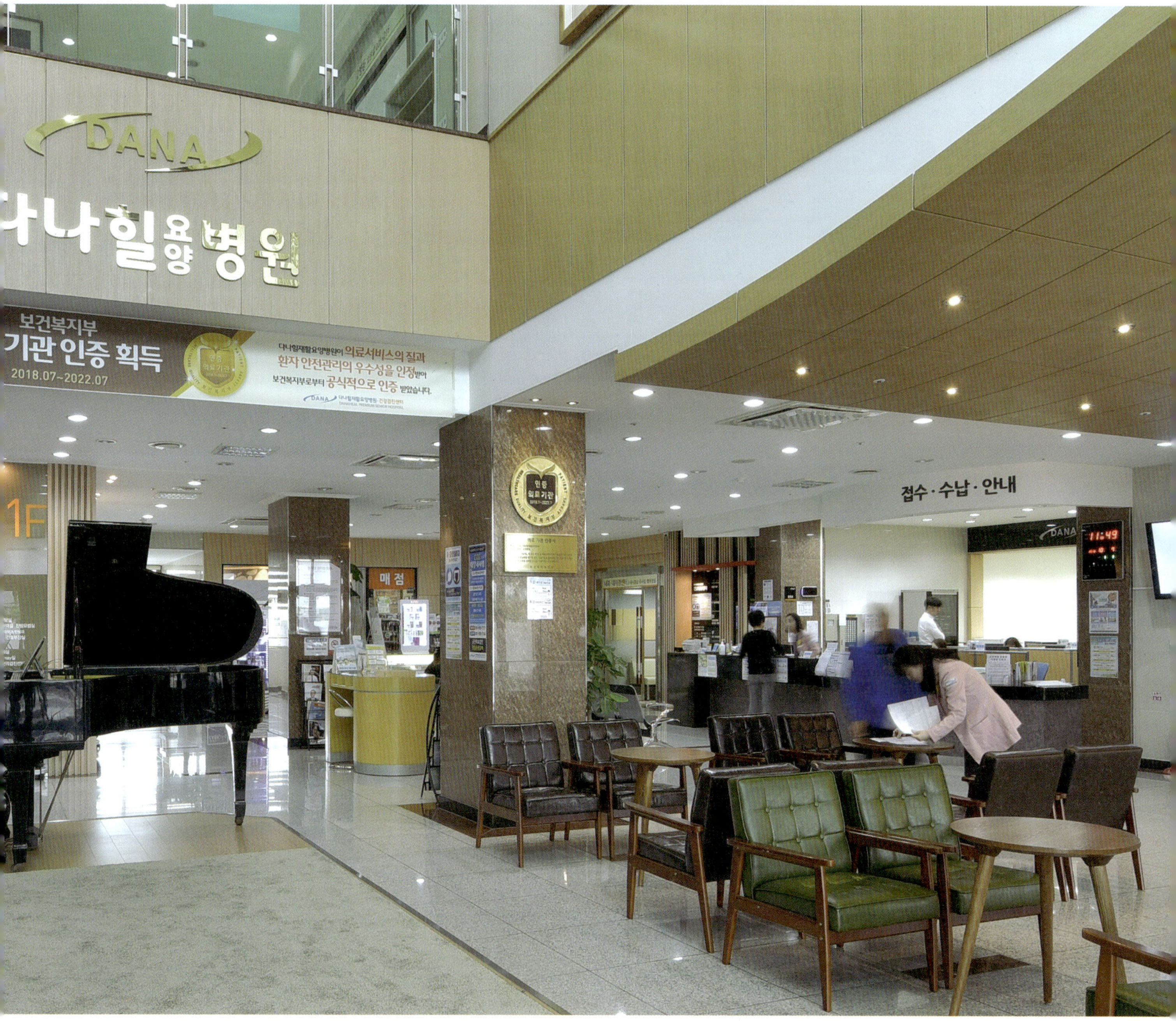

다나힐요양병원

2-1. 피아노 무대
2-2. 도서관
2-3. 다나카페
2-4. 출입구
2-5. 계단

2-4
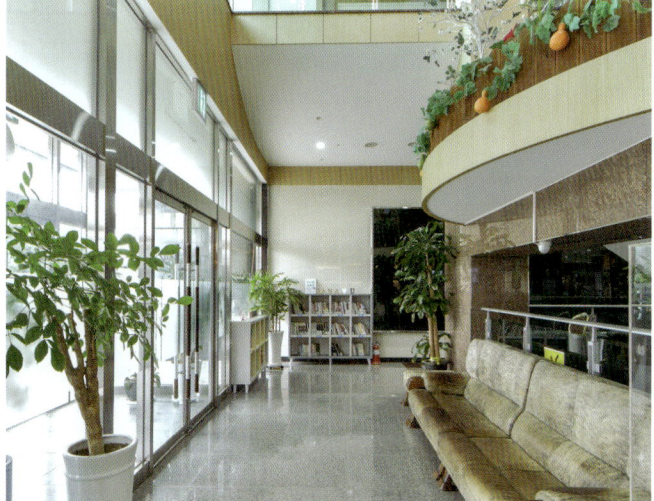

2-5
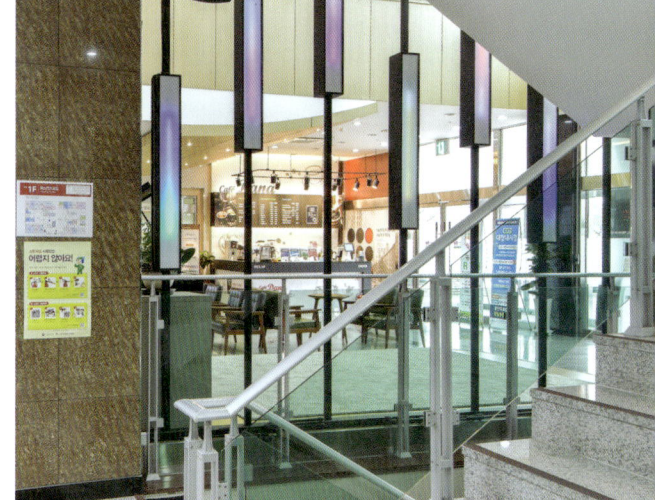

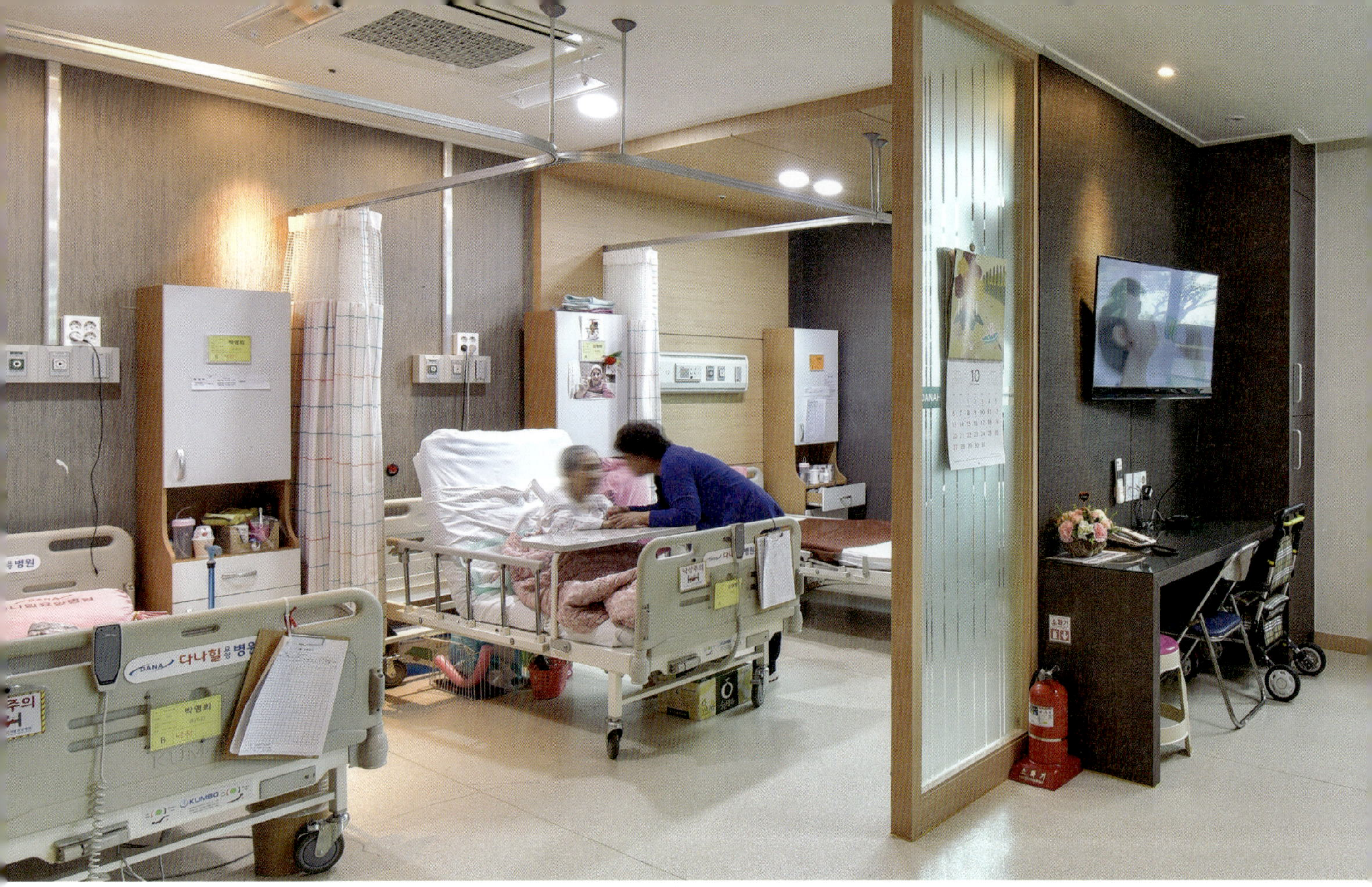

2-7

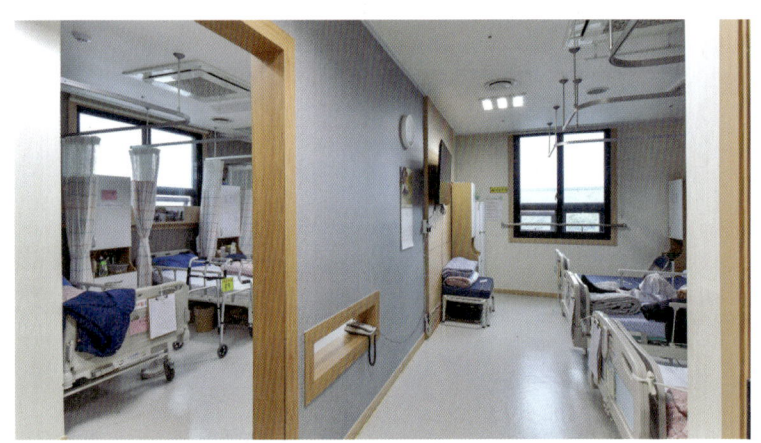

2-8

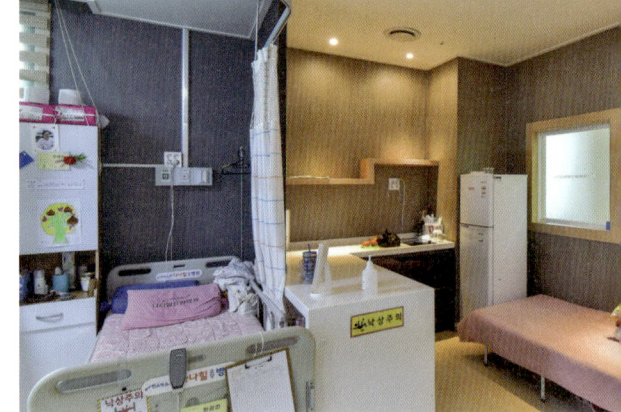

2-9

자칫 복잡할 수 있는 다인실은 단순함에서 나오는 힘을 보여준다. 이용자 1인의 개인 활용 공간을 넓게 두어 쾌적함을 높이는 대신 심플하고 명확한 공간 구획으로 공간의 효율성을 높인다. 색, 파티션, 마감재 등의 여러 가지 장치를 사용해 공간을 명확하게 하고 정돈하여 높은 시인성을 자랑한다. 설치된 파티션은 프라이버시를 보호하지만, 자칫 답답한 폐쇄감을 느낄 수 있어, 불투명 소재를 사용하거나, 파티션 하단에 작은 구멍을 뚫어 틈을 준 것이 인상적이다. 작은 틈을 통해 물리적, 심리적 소통의 여지를 남겨준 귀여운 발상이 돋보인다. 병실마다 창을 두어 자연채광도 잊지 않았다.

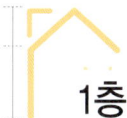 **1층**

2-7. 병실 3
2-8. 병실 4
2-9. 병실 5
2-10. 폴딩도어 화장실
2-11. 휴게공간
2-12. 진료실 대기공간

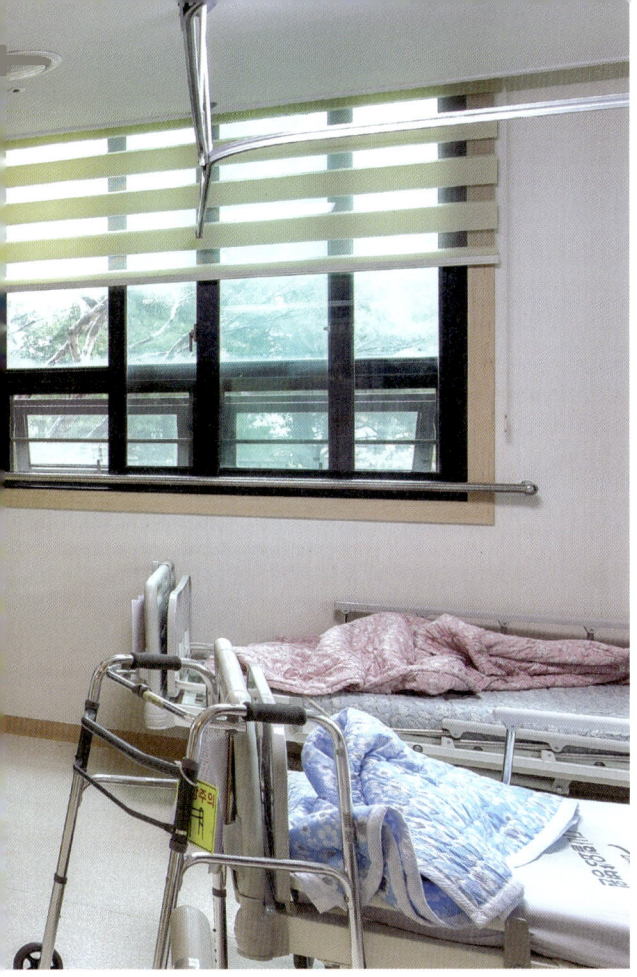

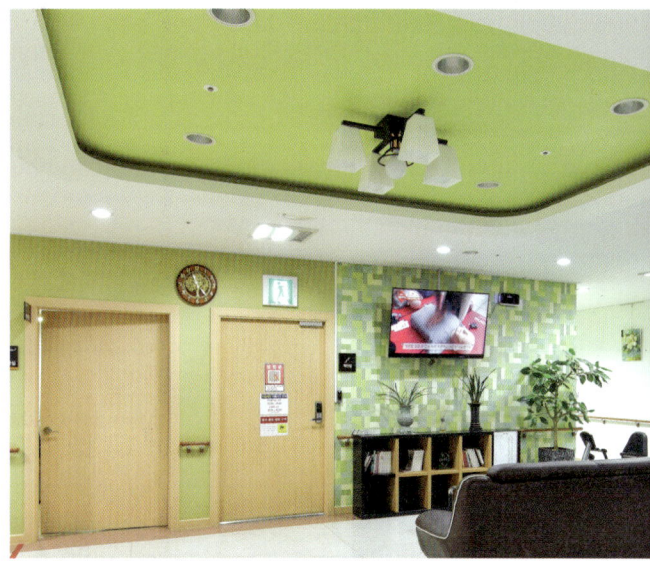
2-11

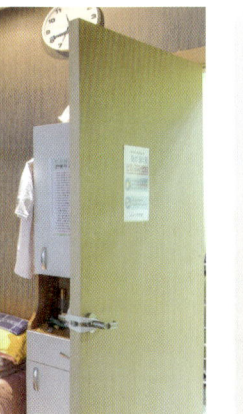 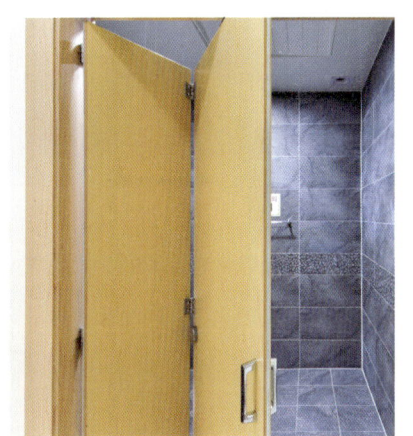
2-10

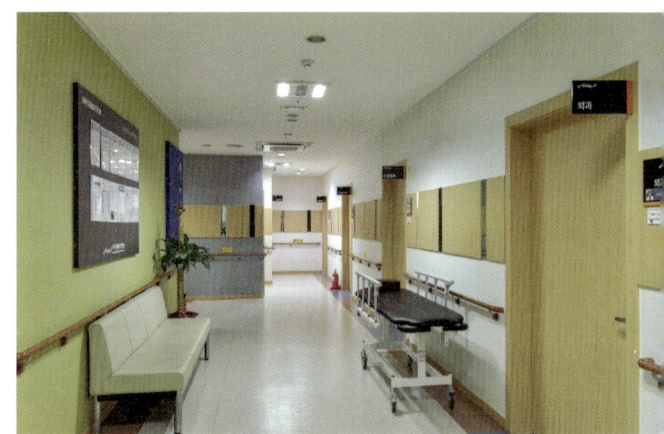
2-12

병동의 코어 공간은 주로 공용공간의 역할을 한다. 중앙에 홀 겸 복도로 사용하는 여유 공간을 두어 2층에는 넓은 라운지 공간을, 3층부터는 층별 재활치료실을 배치하여 이용자가 잘 활용할 수 있도록 동선을 계획하였다. 층별 콘셉트 컬러에 맞춰 깔끔하고 정돈된 인상을 준다.

복도 역시 같은 패턴으로 연속성을 강조한다. 연속적인 프레임이 가져다주는 조화미는 깔끔하고 균형잡힌 모습으로 갤러리적 이미지를 연출한다.

곳곳에서 유니버설 디자인universal design*으로 이용자를 배려한다. 화장실의 폴딩도어 역시 휠체어 이용자를 위한 배려이다.

* 유니버설 디자인 : 성별, 연령, 국적, 문화적 배경, 장애의 유무에도 상관없이 누구나 손쉽게 쓸 수 있는 제품 및 사용 환경을 만드는 디자인이다.

요양병원 공간읽기

2층 평면도

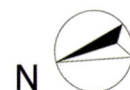

- 완화병동 (8인실)
- 병실 (8인실)
- 샤워실
- EV / EV
- 3-3
- 3-2
- 샤워실
- 완화병실 (8인실)
- 병실 (8인실)
- 3-4
- OPEN

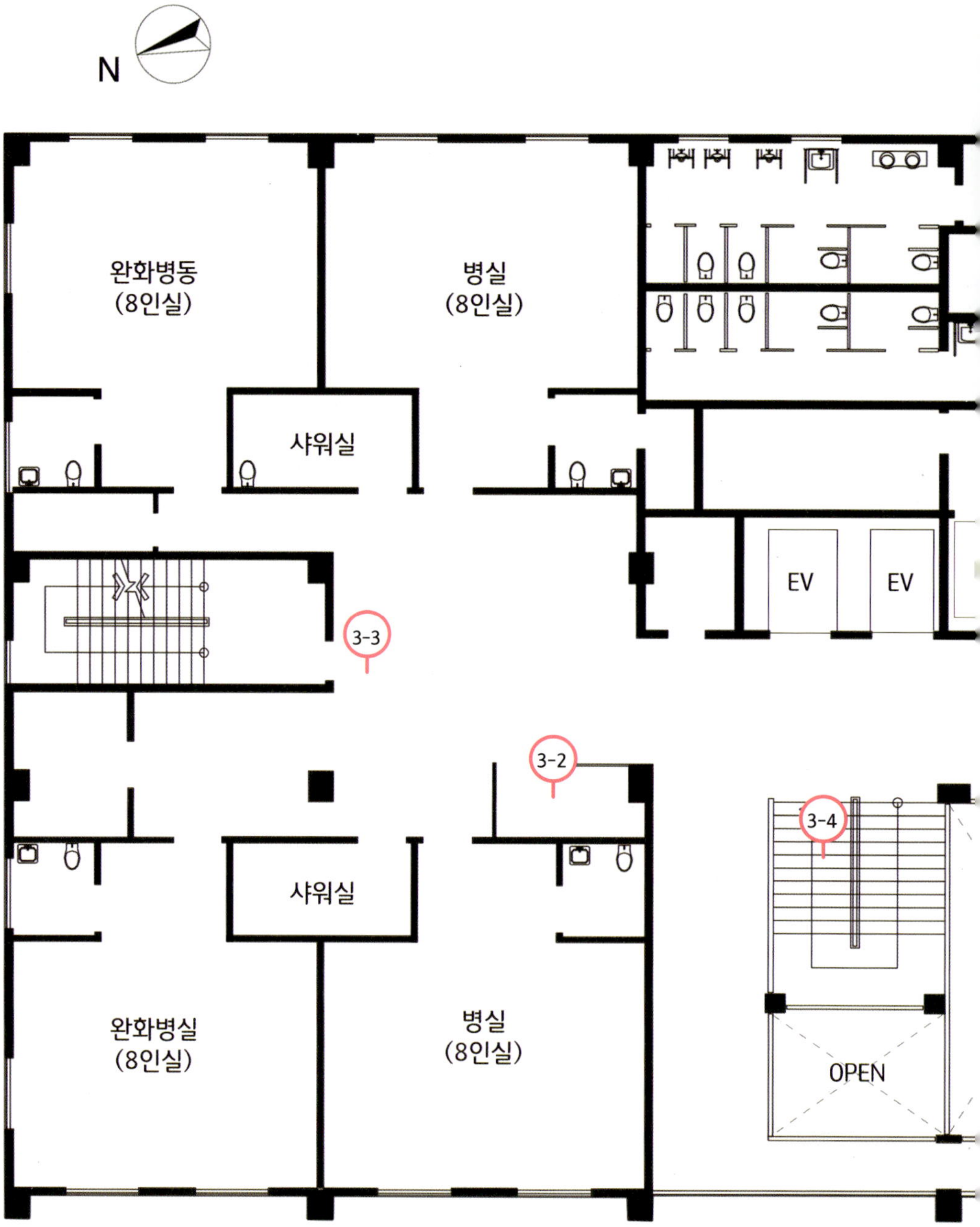

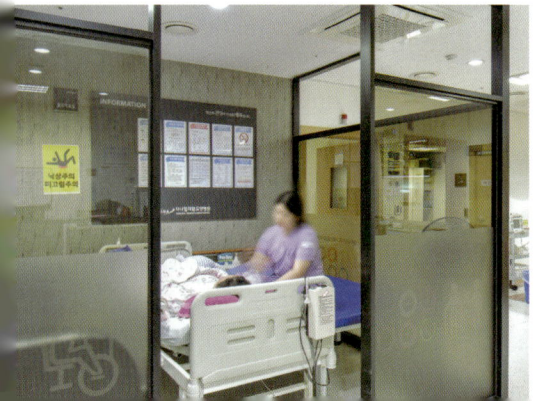

3-2. 집중치료실   3-3. 집중치료실 후면에서 본 내부

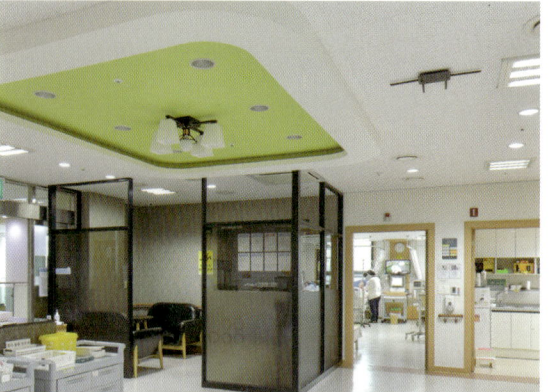

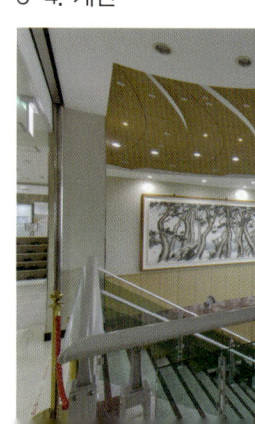

3-4. 계단

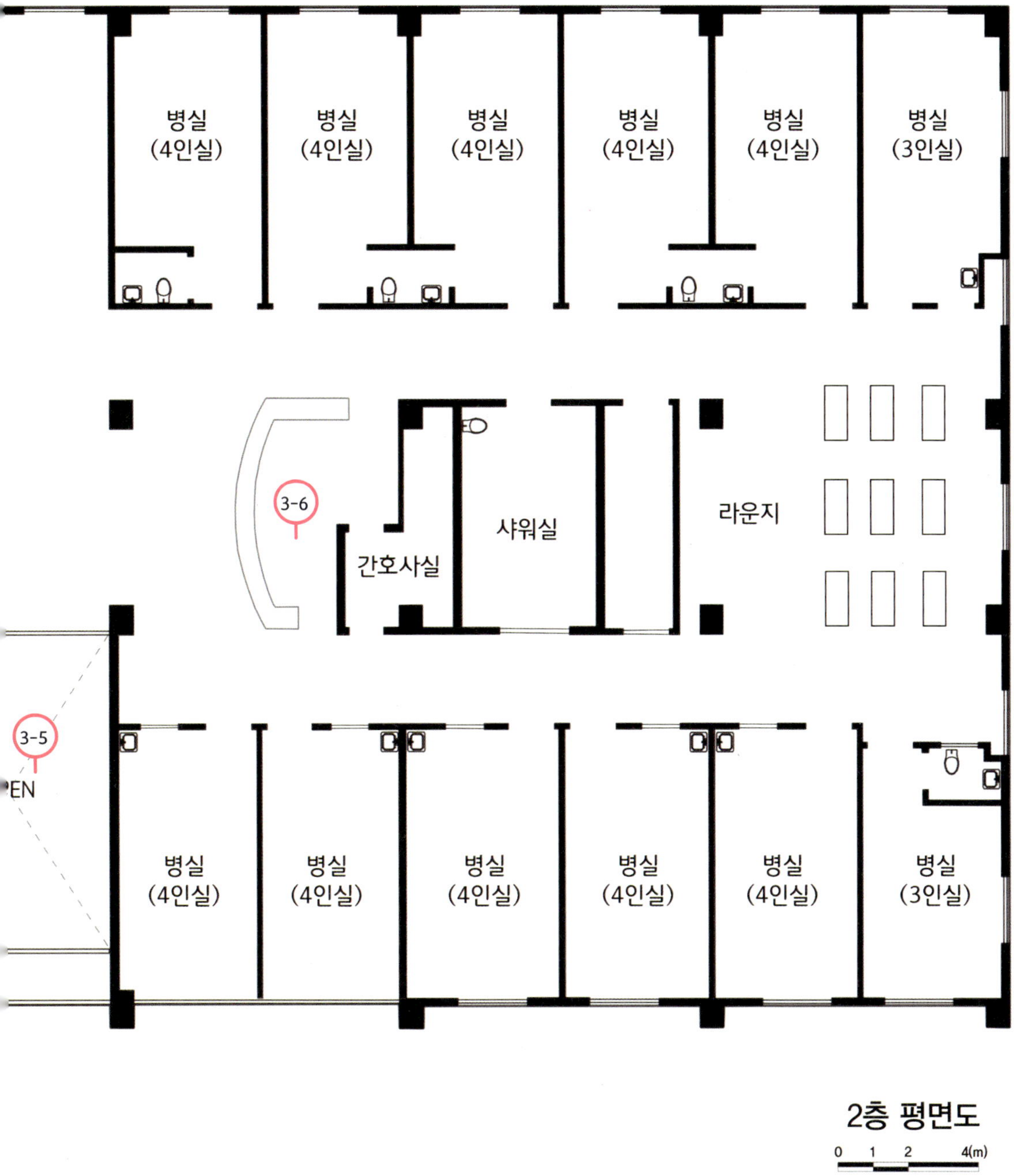

다나힐요양병원

2층 평면도

3-5. 계단 옆 휠체어 적치공간

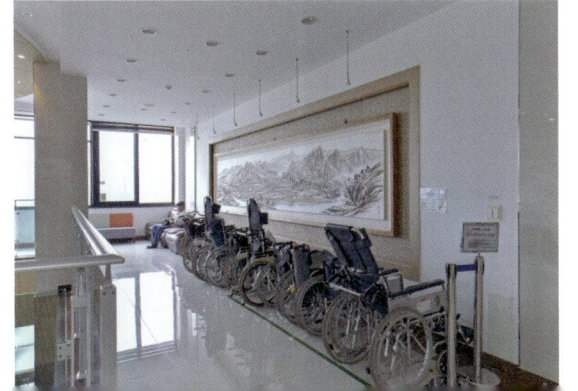

3-6. 간호사실

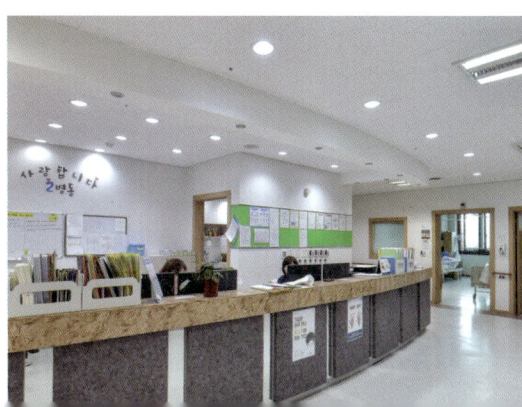

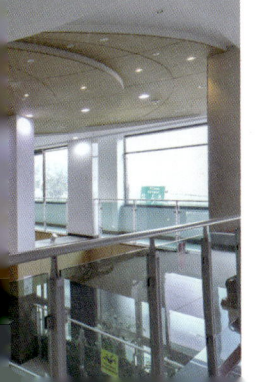

요양병원 공간읽기

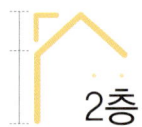
2층

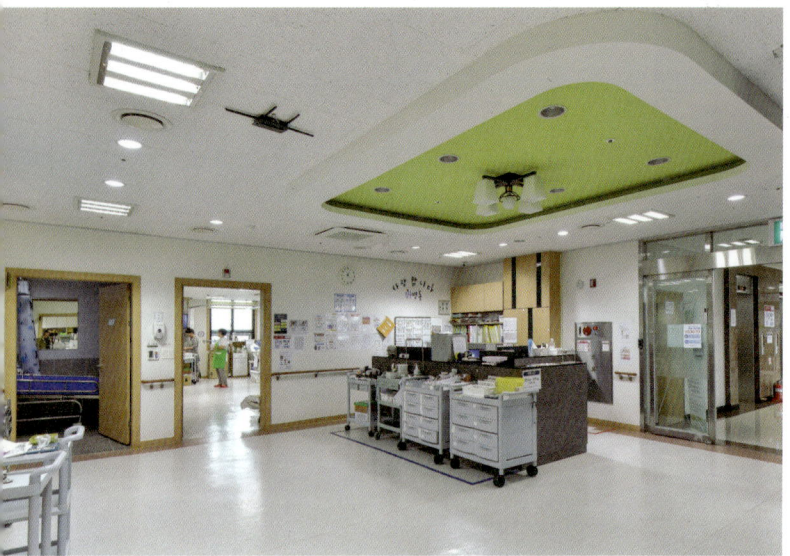

3-1

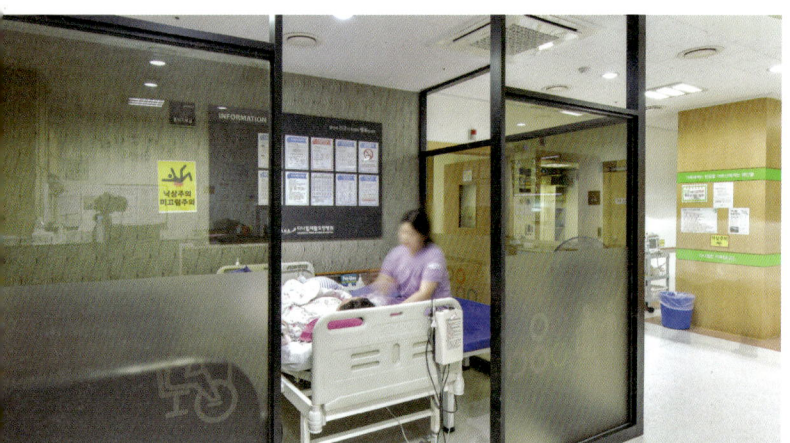

3-2

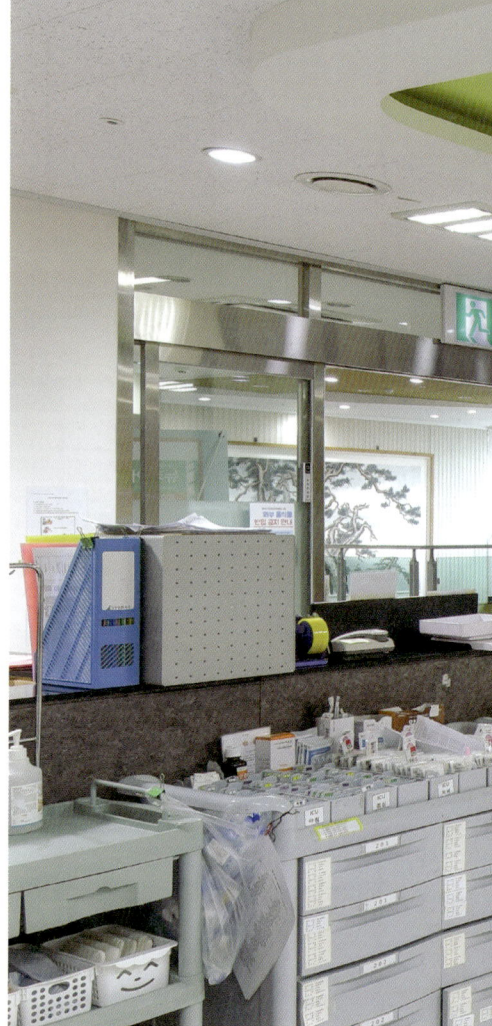

3-3

3-6

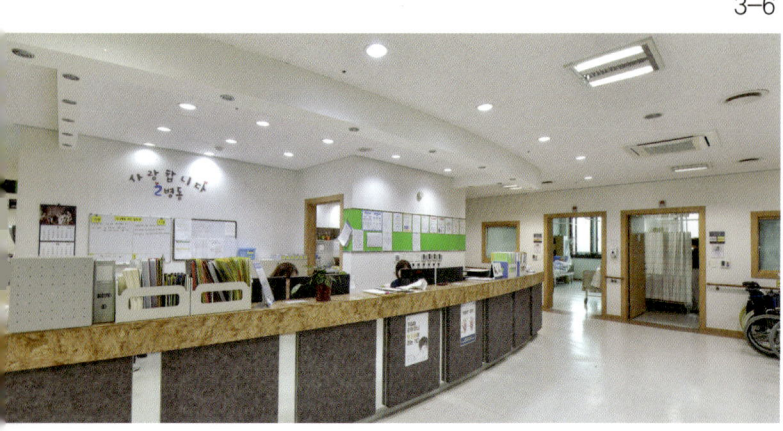

중앙에 위치한 집중치료실은 시각적 개방감과 프라이버시를 위해 유리 벽을 투명과 반투명으로 적절히 혼합하여 효율적인 공간이 되도록 하였다.

다나힐요양병원

3-1. 집중치료실 내부
3-2. 집중치료실
3-3. 집중치료실 후면에서 본 내부
3-6. 간호사실

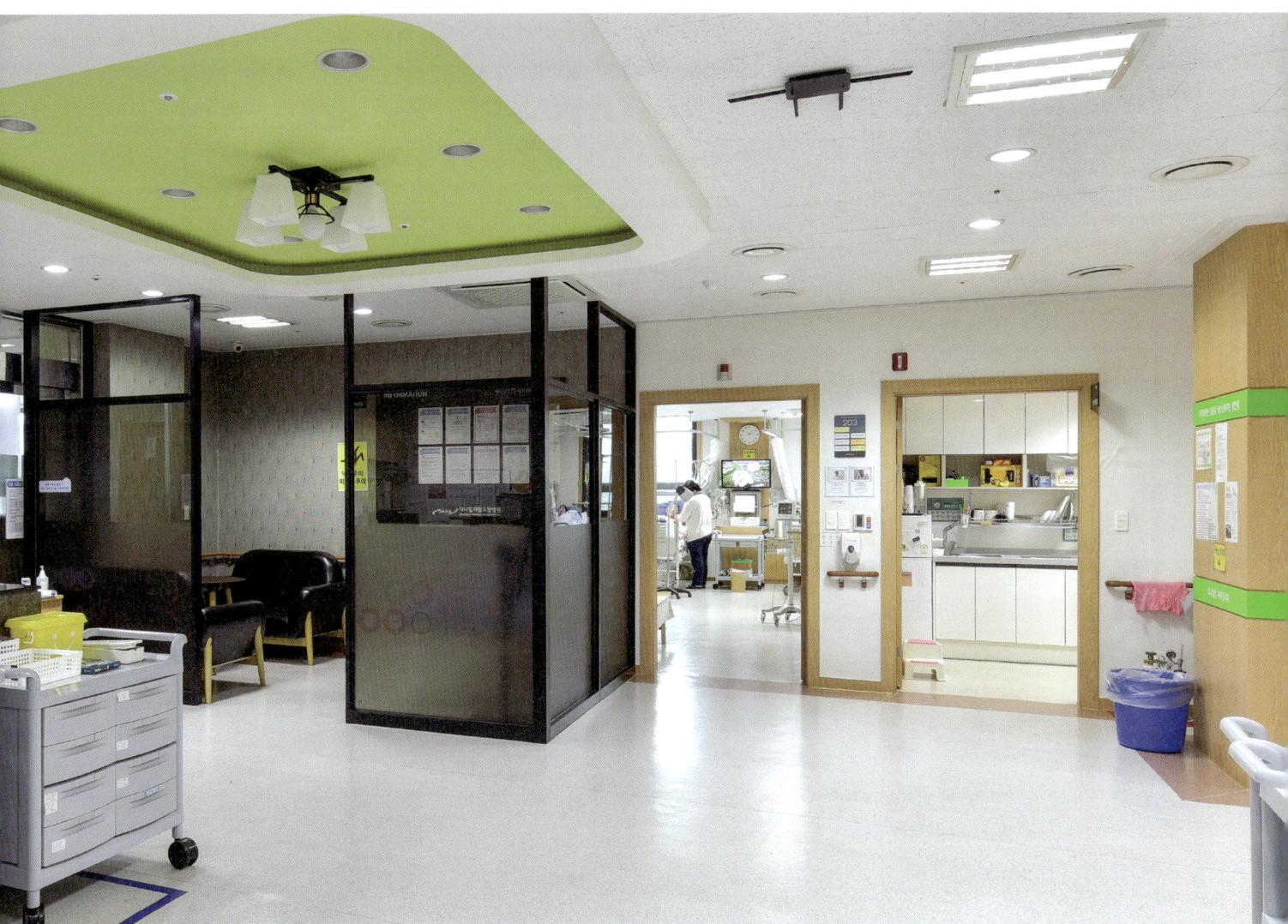

2층 전체를 아우를 수 있는 간호사실을 코어 앞에 배치하여 어디서나 간호사 데스크를 인지하기 쉬운 인테리어이다. 또 유선형 카운터는 간호사에게 넓은 시야를 확보할 수 있게 하여 간호 범위를 넓게 확보해 준다. 면적인 요소를 강조하면서 차분한 느낌을 주는 그린과 블랙의 대조적 톤 배치가 한 폭의 그림을 연상시키며 갤러리 같은 분위기의 통일성을 완성한다.

요양병원 공간읽기

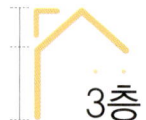
3층

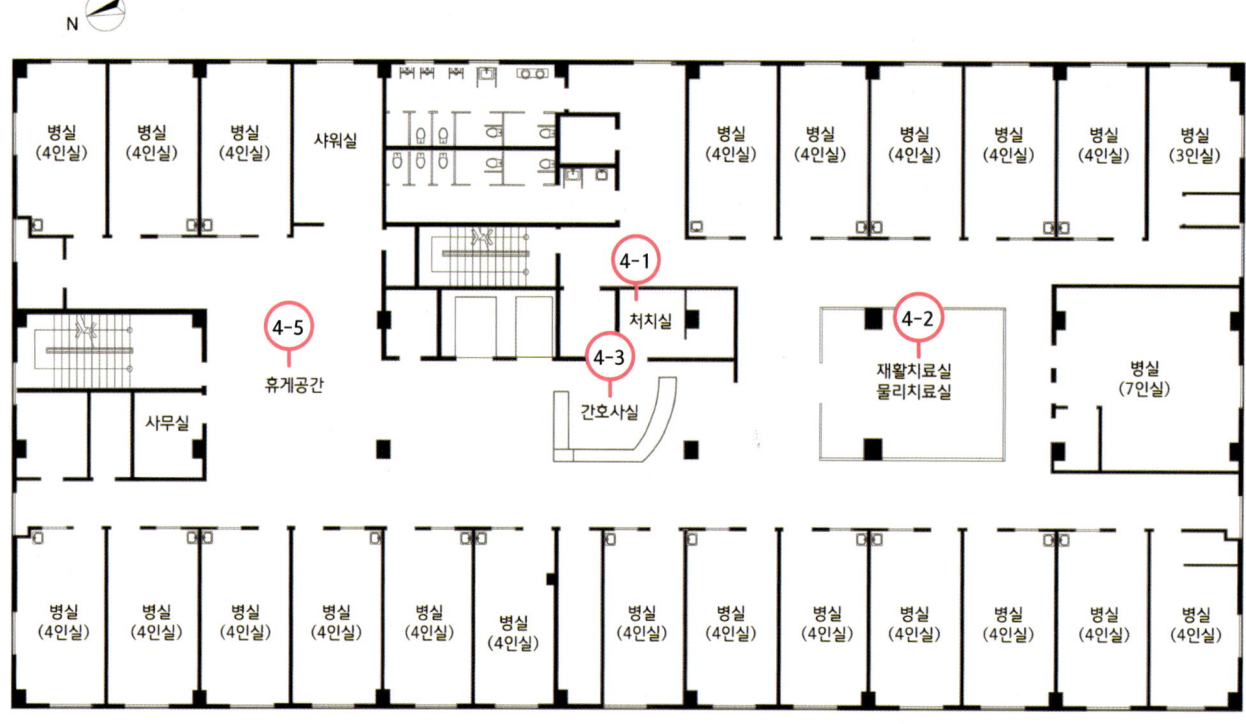

3층 평면도

4-1   4-2

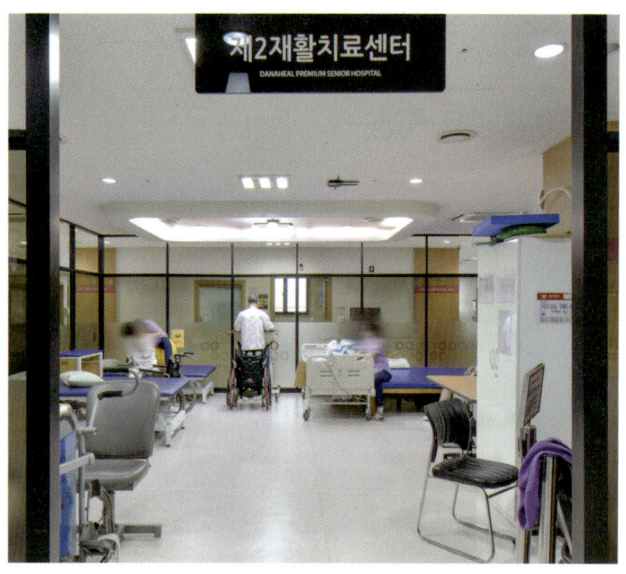
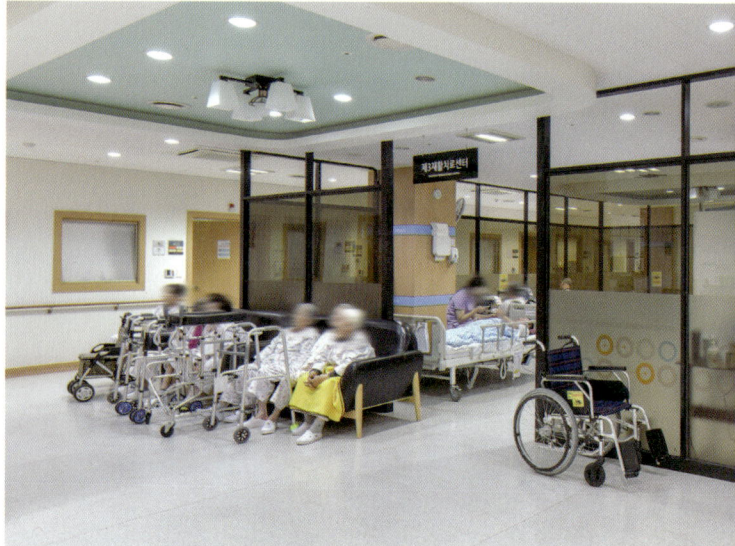

다나힐 요양병원의 특장점 중 하나는 명확한 공간 구획이다.
그린, 핑크, 민트 등의 층별 개성을 드러내는 콘셉트 컬러를 활용한 공간 구획이 대표적이다.

다나힐요양병원

4-1. 처치실
4-2. 재활치료실·물리치료실
4-3. 간호사실
4-4. 물건적치금지
4-5. 휴게공간

4-5

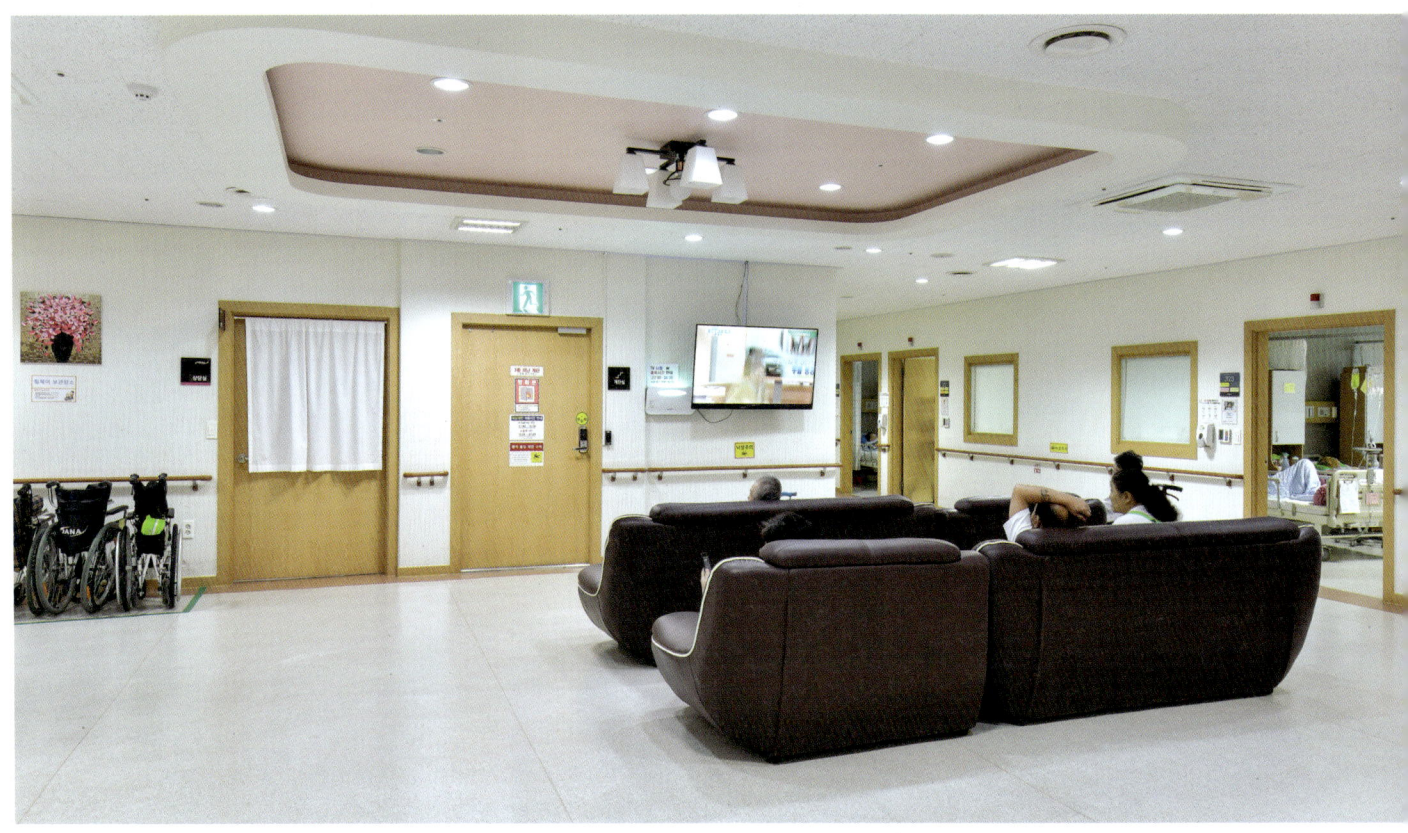

4-3 4-4

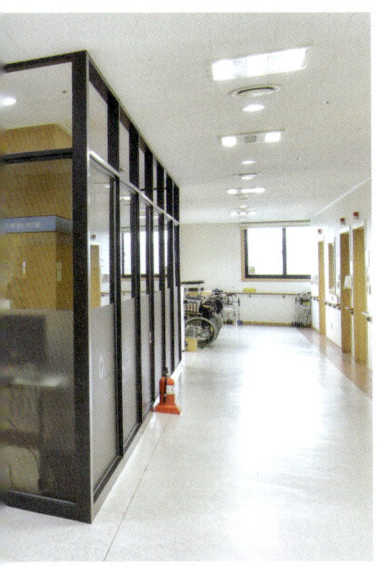
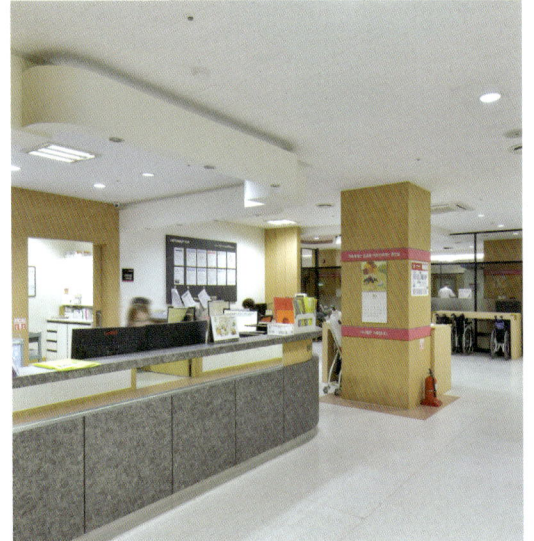
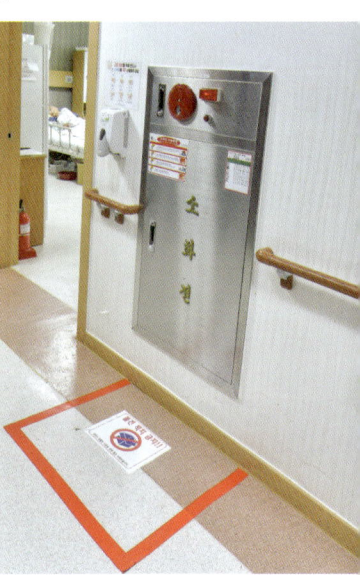

소화전 앞 물건 적체 금지를 붉은 선으로 명확하게 한 것도 건물의 기능이 적재공간으로 침해되지 않도록 합목적적 활용에 힘쓰는 명확한 공간 구획이다.

요양병원 공간읽기

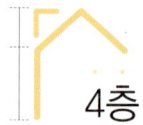
4층

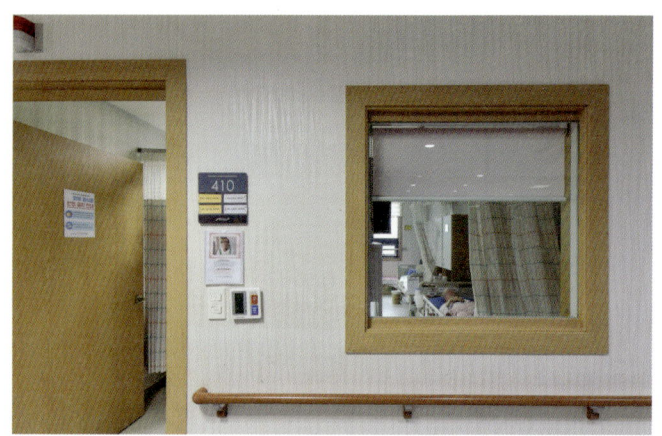

5-1

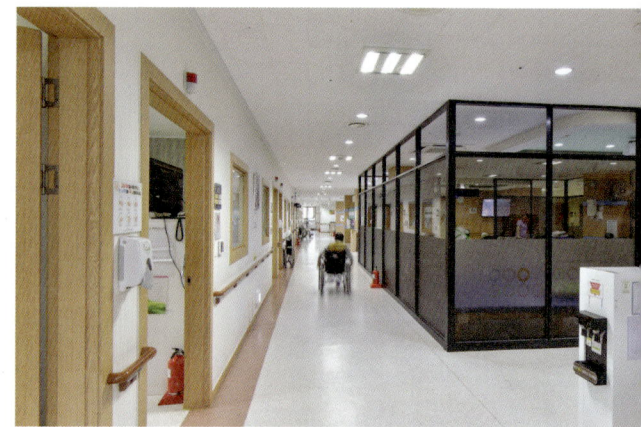

5-2

5-3

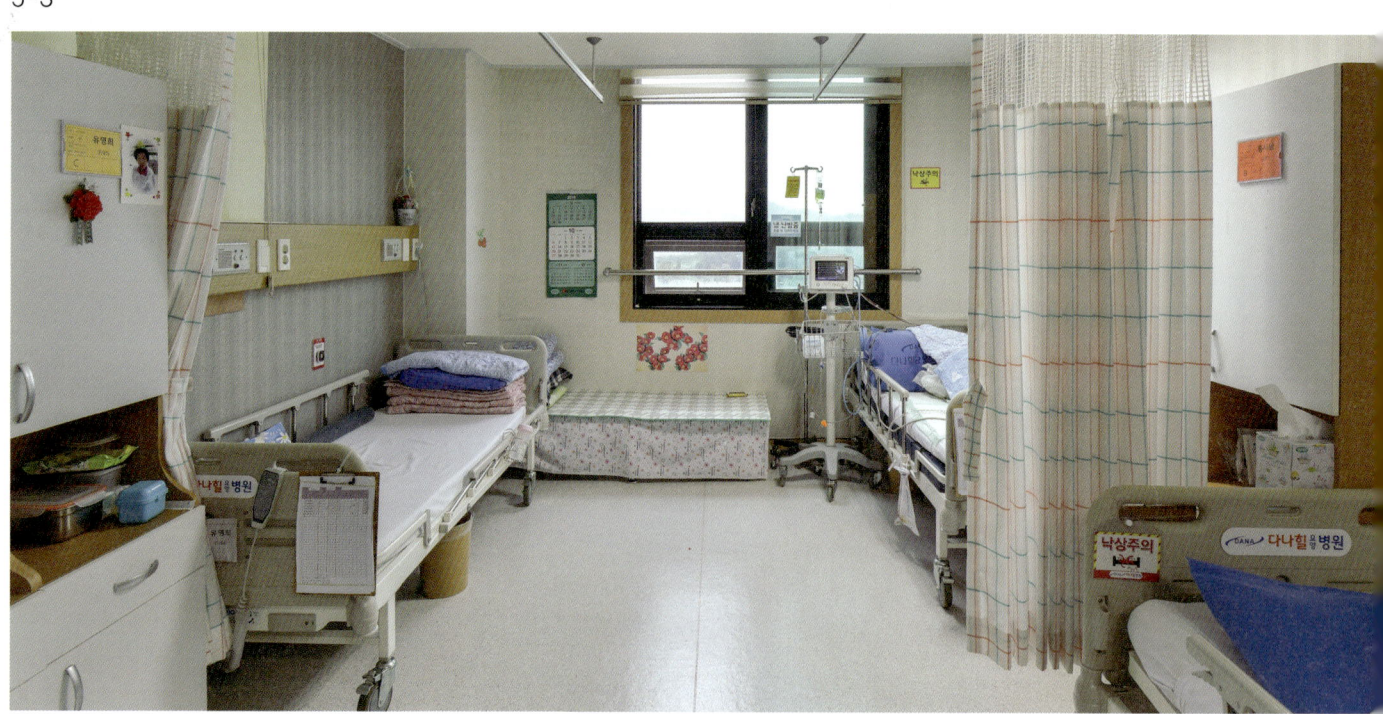

병상에서 서로의 시선이 마주치지 않도록 어긋나게 침대를 배치하고, 이용자들간의 간격과 커튼을 활용하여 프라이버시를 보호한다. 또한 간병인의 휴식을 위한 간의침대도 마련되어 있어, 더 편안한 요양환경을 제공한다.

다나힐요양병원

5-1. 병실 외부
5-2. 복도
5-3. 병실
5-4. 휠체어 수납공간
5-5. 간호사실

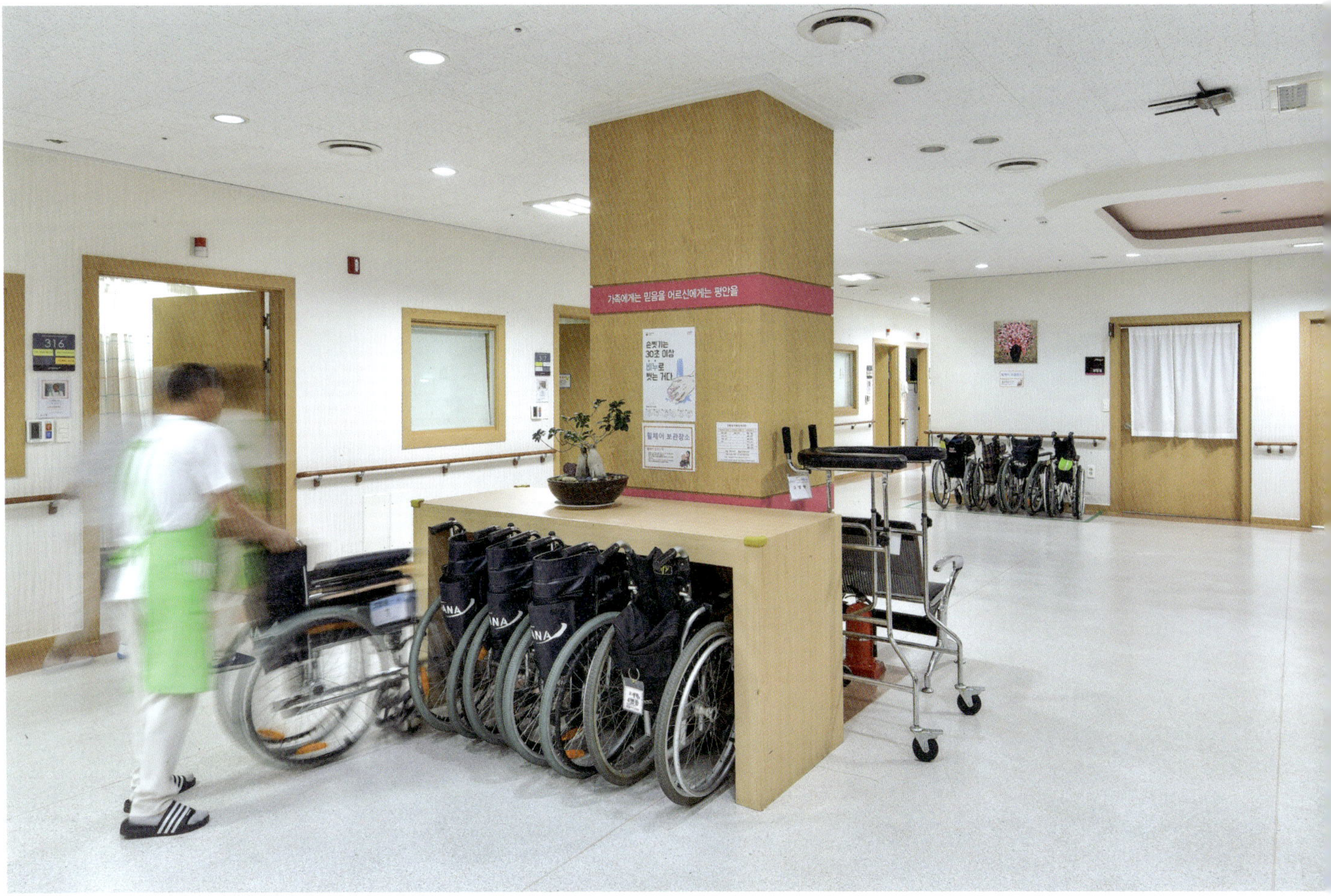

5-4

5-5

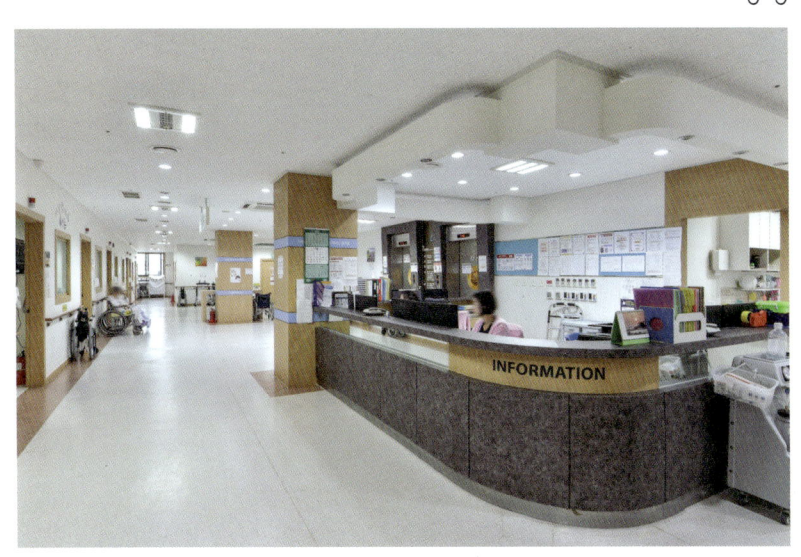

날카로운 직선 대신 곡선을 사용하여 부드러움을 강조하고, 추가적 조형물로 천장고를 낮춰 구획적으로 공간에 대한 시인성을 준다. 이용자를 배려하는 부드러움이 공간에 구조물로 담겨있다.

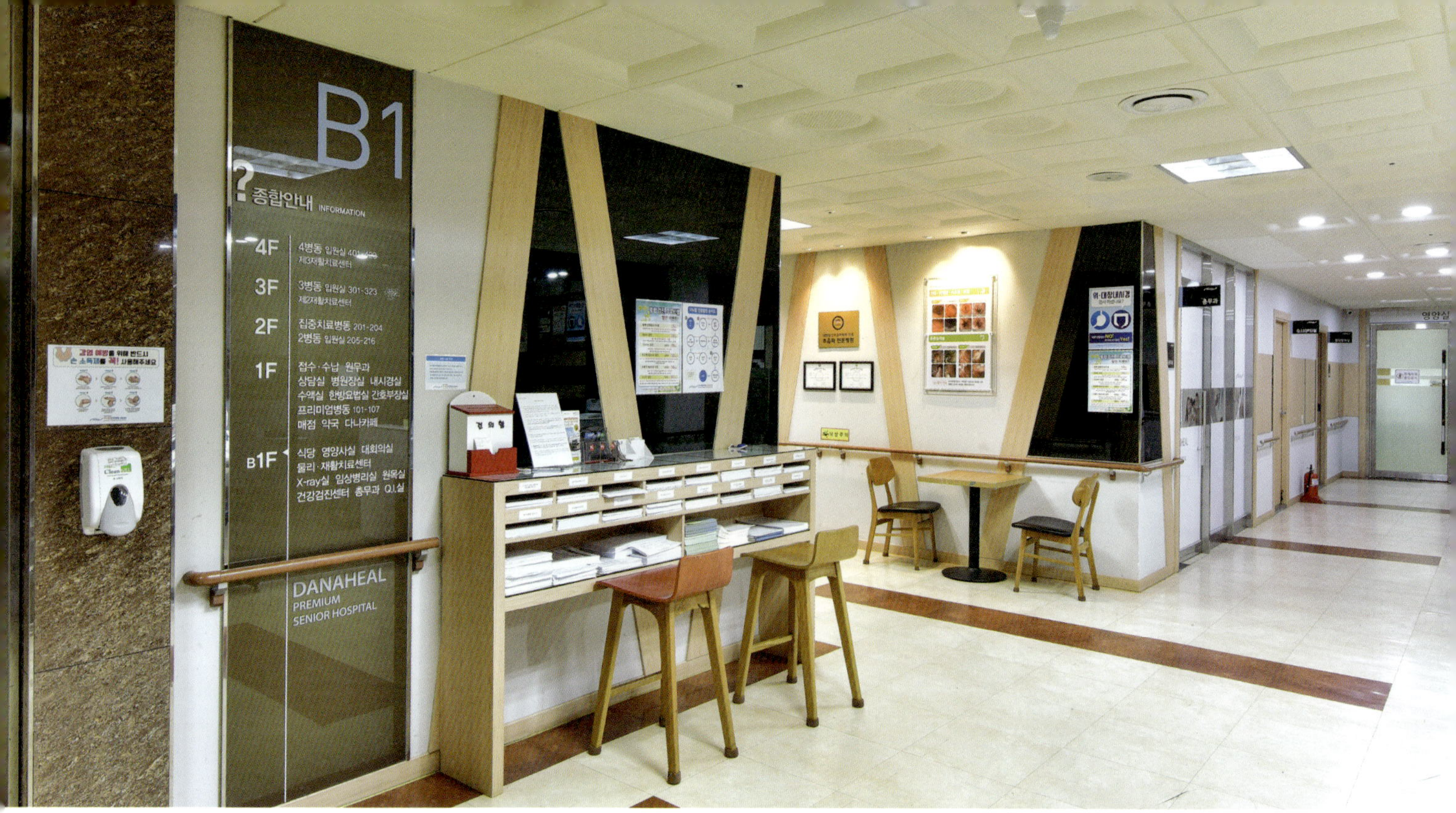

6-1

6-1. 엘리베이터 앞 공간
6-2. 예배실
6-3. 재활치료실

6-2

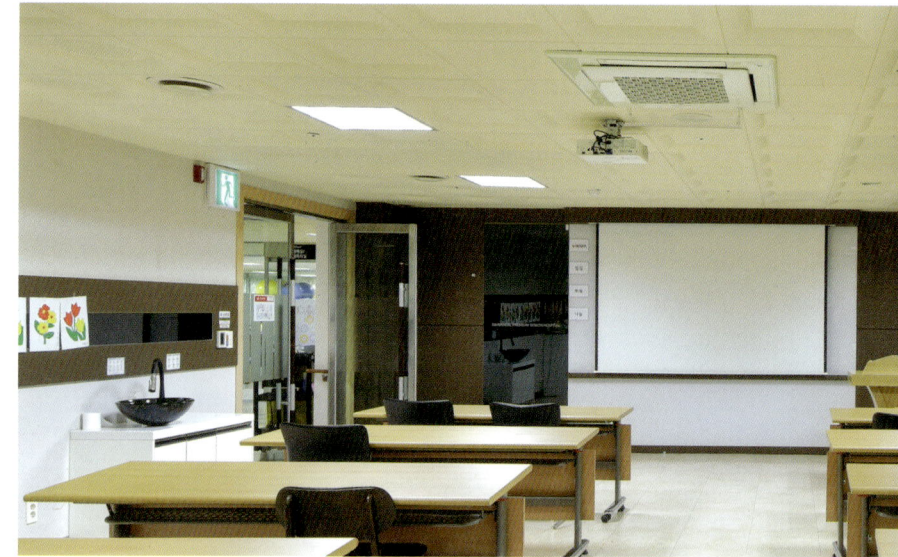

지하 1층

갤러리 속 작은 카페 같은 느낌의 문화적 콘셉트에 맞춘 공간을 지하에 배치하였다. 밖으로 이어지는 길이 있어 지하 층임에도 지상층처럼 이용할 수 있다.

6-3

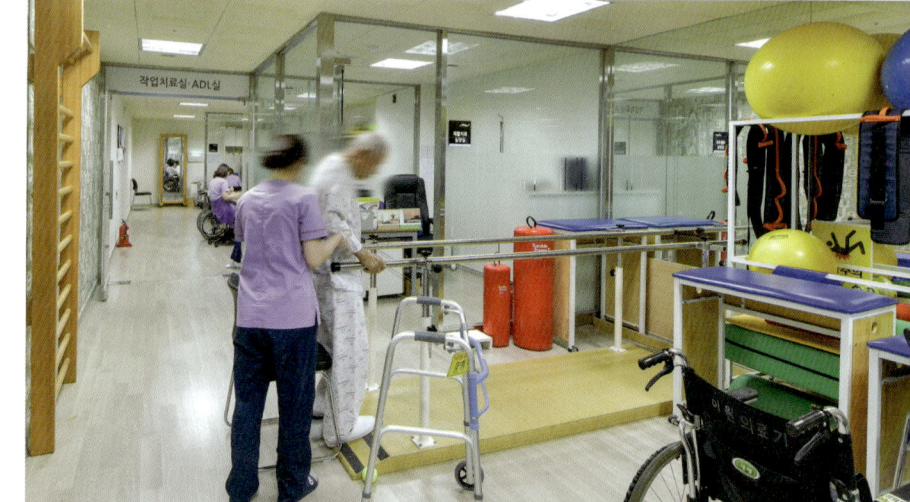

예배실 한 켠에 손 닦는 수전을 배치하여 위생에 신경 쓴 것이 보인다.

ⓘ 병원 소개

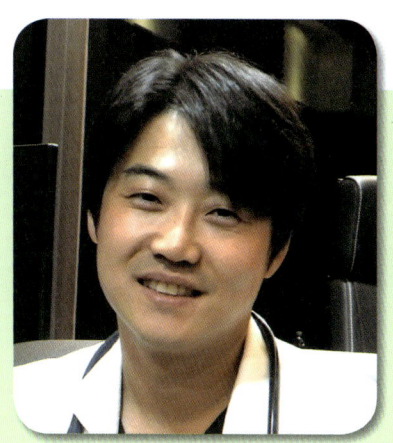

김용준 병원장

우리나라 현대사회가 초고령화 사회로 접어 들면서 뇌졸중, 치매, 외상, 암 등 다양한 만성 질환이나 노인성 질환으로 재활이 필요한 경우가 늘고 있습니다.

재활 및 요양치료가 필요한 환자 수가 늘고있어 전문적인 의료 서비스가 필요한 상황입니다.

다나힐재활요양병원은 각층 초대형 로비에 완화병동 운영, 4인실 메인 구성, 전 병상 자동 베드를 적용하고 양질의 영양소를 갖춘 건강식을 병원자체적으로 제공하며 노인진료에 최적화된 전문의료진이(가정의학과, 외과, 신경과, 신경외과, 재활의학과, 한방과)협력병원을 통한 원스톱 진료로 함께하는 고품격 어르신 병원입니다.

부모님을 모시는 마음으로 모든 어르신들을 모시고 환자를 위한 관심과 세심한 진료를 하고 있으며, 최상의 간호, 간병, 재활시스템 및 병원 내 감동이 있는 공연과 따뜻한 복지 프로그램을 진행 하고 있습니다.
또한 건강검진센터를 운영하여 지역주민을 위한 검진도 가능한 병원입니다.
환자에게는 "안락하고 내집처럼 편안한 병원"을, 환자보호자들에게는 "안심하고 신뢰할 수 있는 믿음을 드리는 사랑 가득한 병원"입니다.

가족 같은 마음으로 섬김 회복 나눔을 실천하겠습니다.

총평

분석 지표상 케어 동선의 원활성이 뛰어나고 내부공간에서의 조망에서 강점을 지니고 있는 것으로 나타난 중소도시라는 지리적 강점을 충분히 살리고 있는 병원이다.
평면의 구조는 병실을 양측에 둔 2중 복도형으로, 이러한 평면구조를 채택한 많은 일반병원에서 주는 딱딱하고 단순한 병원의 이미지를 실내디자인적인 기법을 충분히 활용하여 내부공간의 연출이 매우 다채롭다. 각 병실의 규모는 요양병원으로서는 드물게 4인실로 계획된 점은 병원이라기보다 생활 시설에 가까운 이미지를 제공하고 있다. 전체적으로 아트홀이나 갤러리를 연상케 하는 문화적 콘셉트를 유지하며 기능성을 강조한 평면 구성이 돋보이고 기능성에 충실하면서도 여유 공간들을 두어 케어 환경이나 문화적 환경을 강조하여 이용하시는 환자와 보호자들의 심리적 케어까지 배려한다. 사회복지적으로 효율적이면서 문화적 느낌을 받을 수 있게 조성되어있으며, 290병상임에도 답답하지 않고 넓은 공간확보로 환자들의 이동 시 안전을 배려한 젊은 분위기의 활기찬 느낌이 들게 만드는 병원이다. 다인실의 경우 칸막이 등을 통해 개인의 사생활을 확보하고 칸막이 내에 틈을 주어 답답함까지 해소한 센스는 공간에 대한 치열한 고민 끝에 나온 한 수로 보인다. 공간 구획을 명확하게 하여 시인성도 높이고 실질적으로 환자분들에게 혼란을 주지 않도록 편리하게 되어있는 공간구성이 돋보인다.

Chapter 06

참사랑요양병원

대전 서구 계룡로491번길 8 갤러리빌 4차

요양병원 건축 정보

- 총 병상 수 : 134병상
- 건축 면적 : 2703.545㎡
- 연면적 : 297.8745㎡
- 건축 구조 : 철근콘크리트구조
- 층 수 : 지상 1층~지상 3층

요양병원 공간 분석

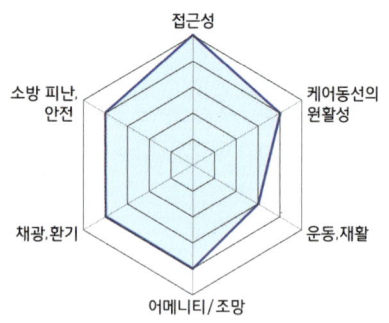

배치도

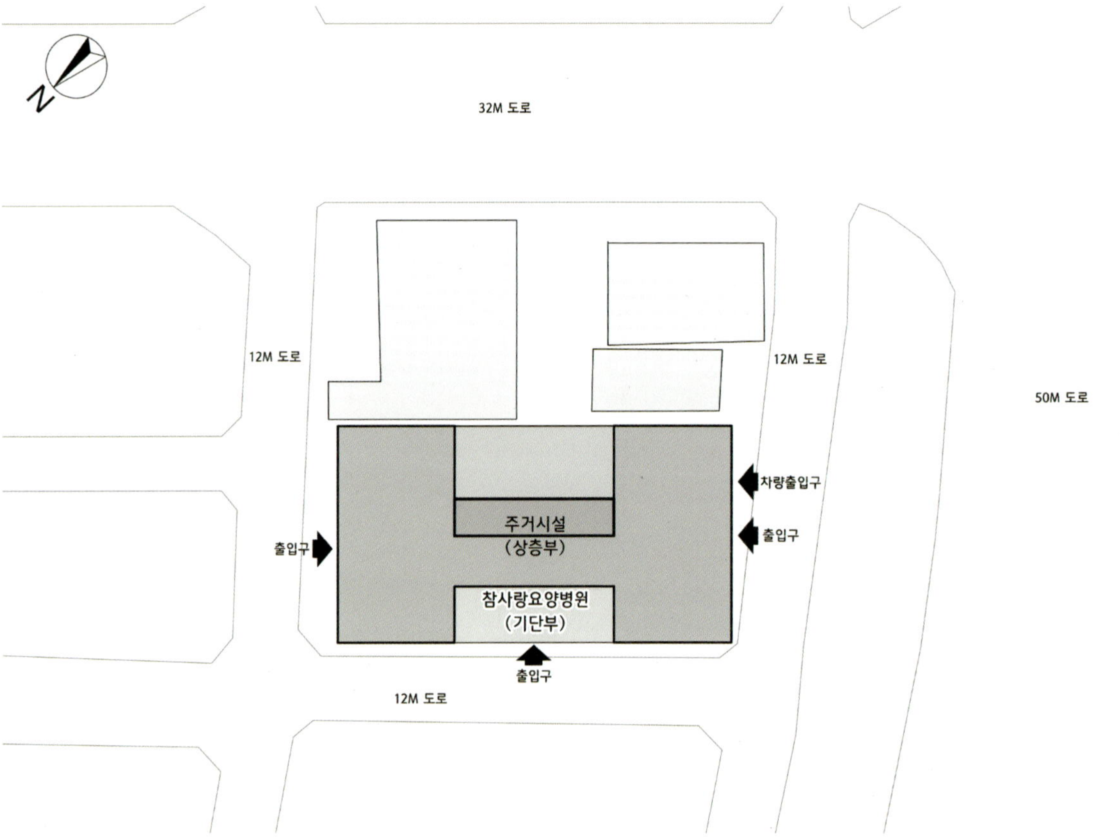

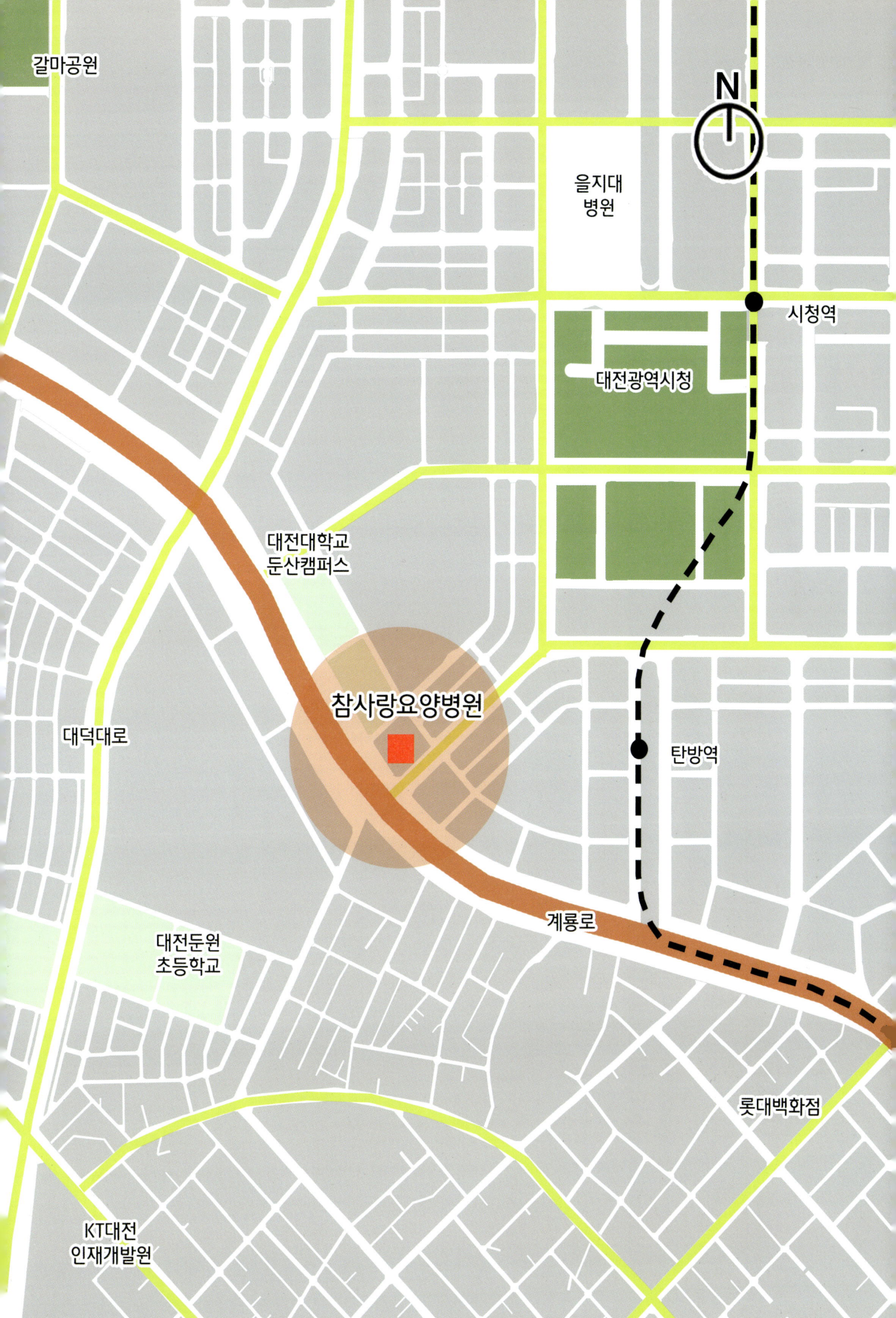

요양병원 공간읽기

| 참사랑요양병원 |

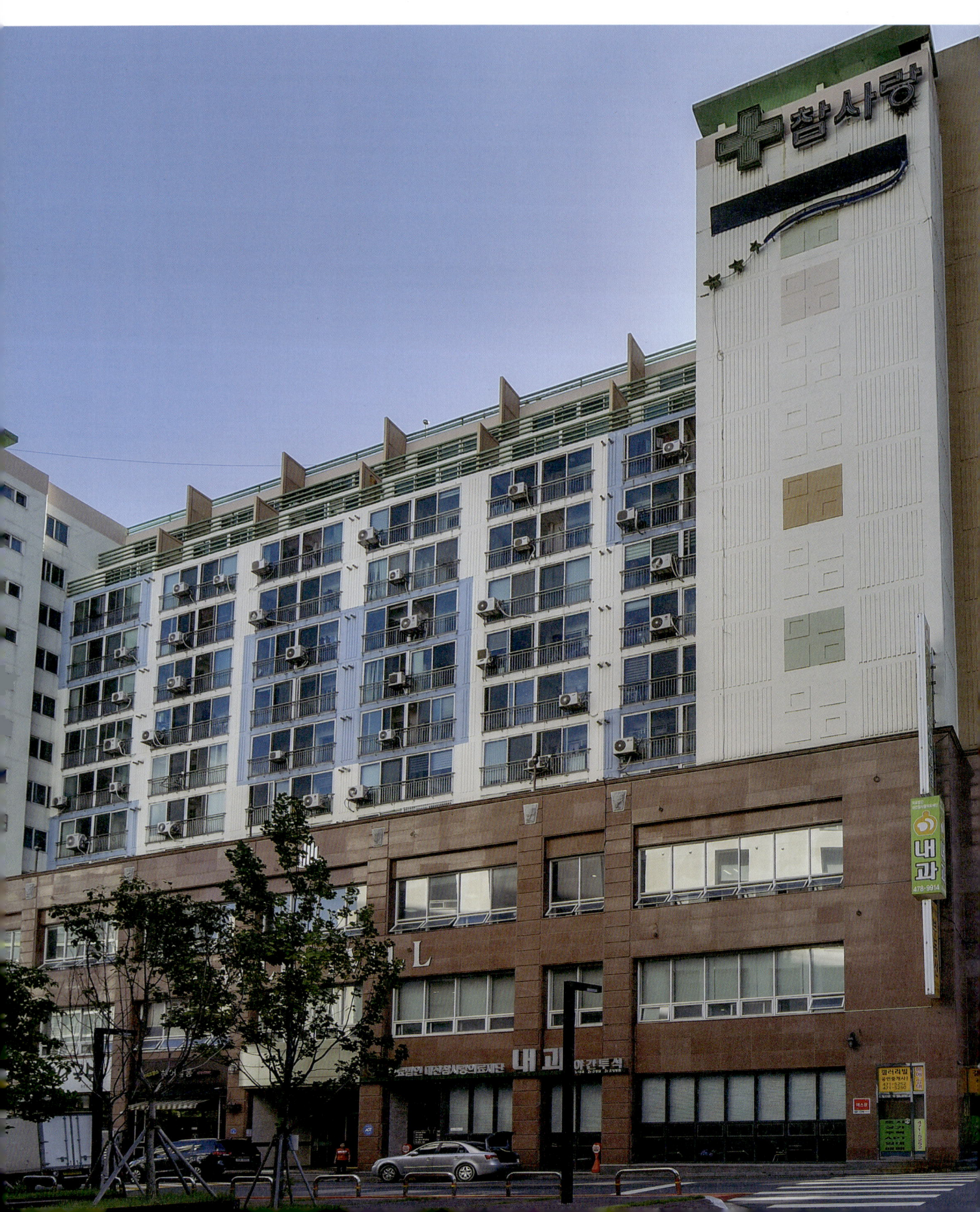

참사랑요양병원

1-1. 병원 전경

1-2. 병원 측면

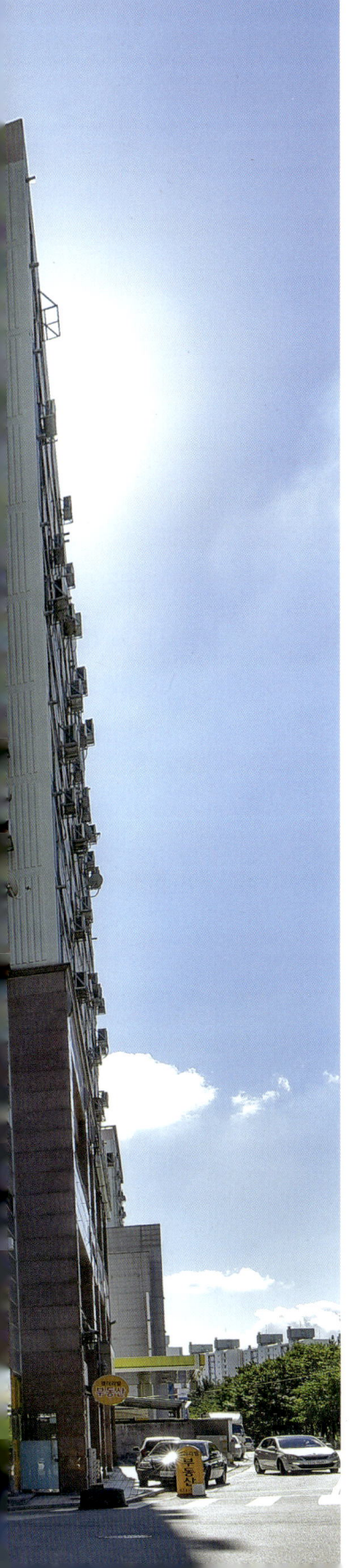

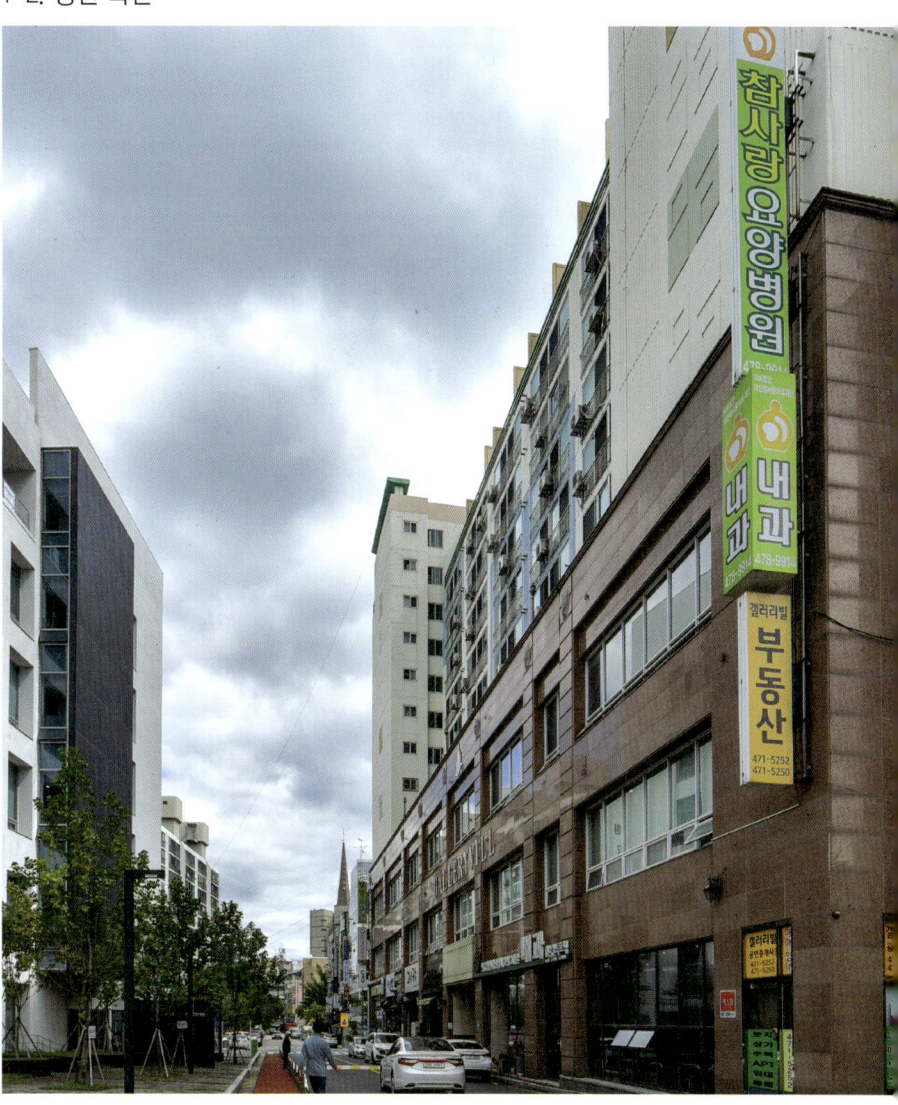

대전광역시 서구 둔산동은 정부대전청사, 대한민국 특허 법원 등 국가 중앙행정기관과 대전광역시청이 위치하고, 사법·행정기관, 기업, 금융기관, 백화점, 병원, 대형마트 등 업무지구가 형성되어 있는 대전광역시의 도심이다.

탄방역 2번 출구에서 도보로 10분 정도의 거리에 있고, 대전 시청과도 가까운 도심에 위치하고 있다. 전형적인 도심 분위기의 주거지역에 위치한 주상복합건물이다. 상층부는 주거 공간으로, 하층부는 붉은 벽돌을 사용하여 기능적 용도 분리를 가시화한다. 도심 번화가에 위치하고 주위에 많은 병원들이 있어 다른 병원들과 헬스타운을 형성하는 듯한 느낌을 준다.

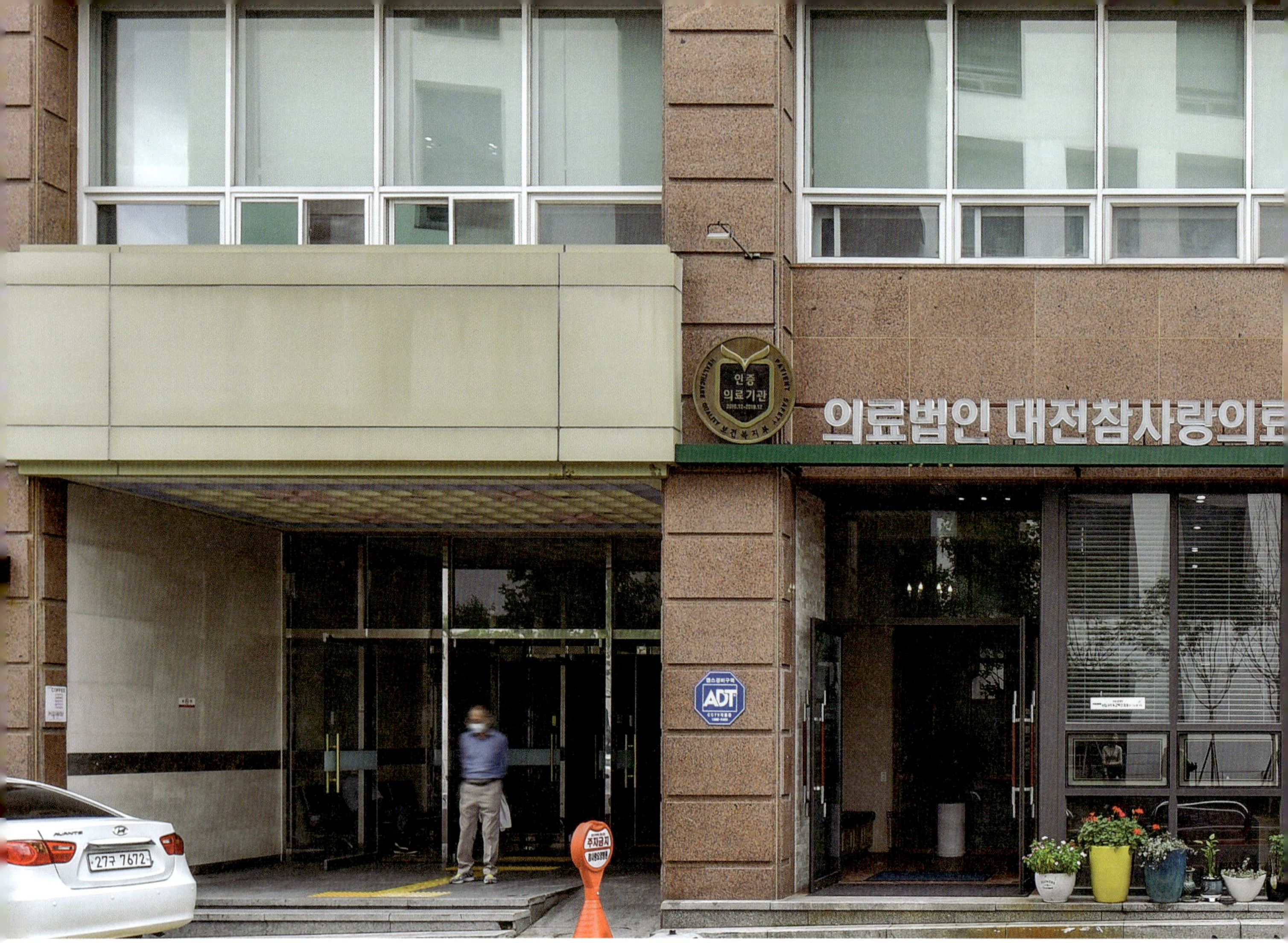

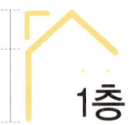
1층

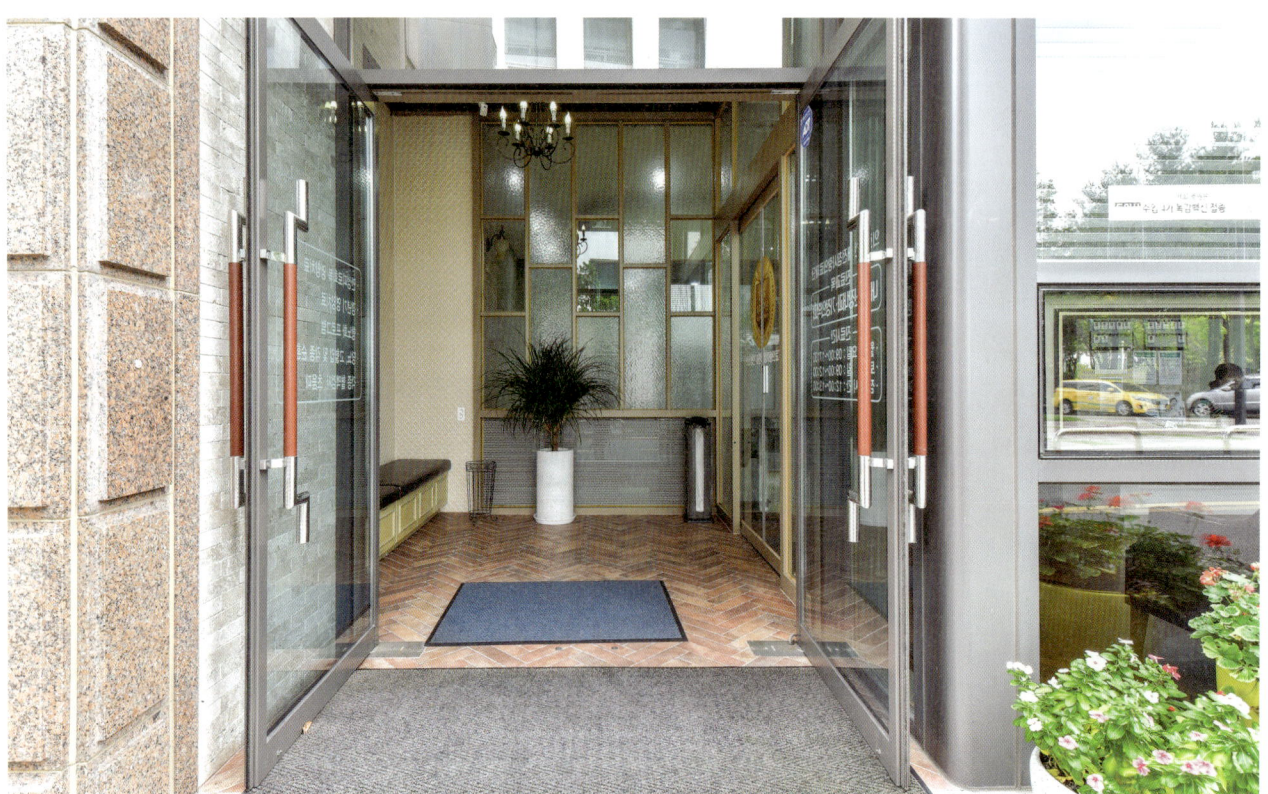

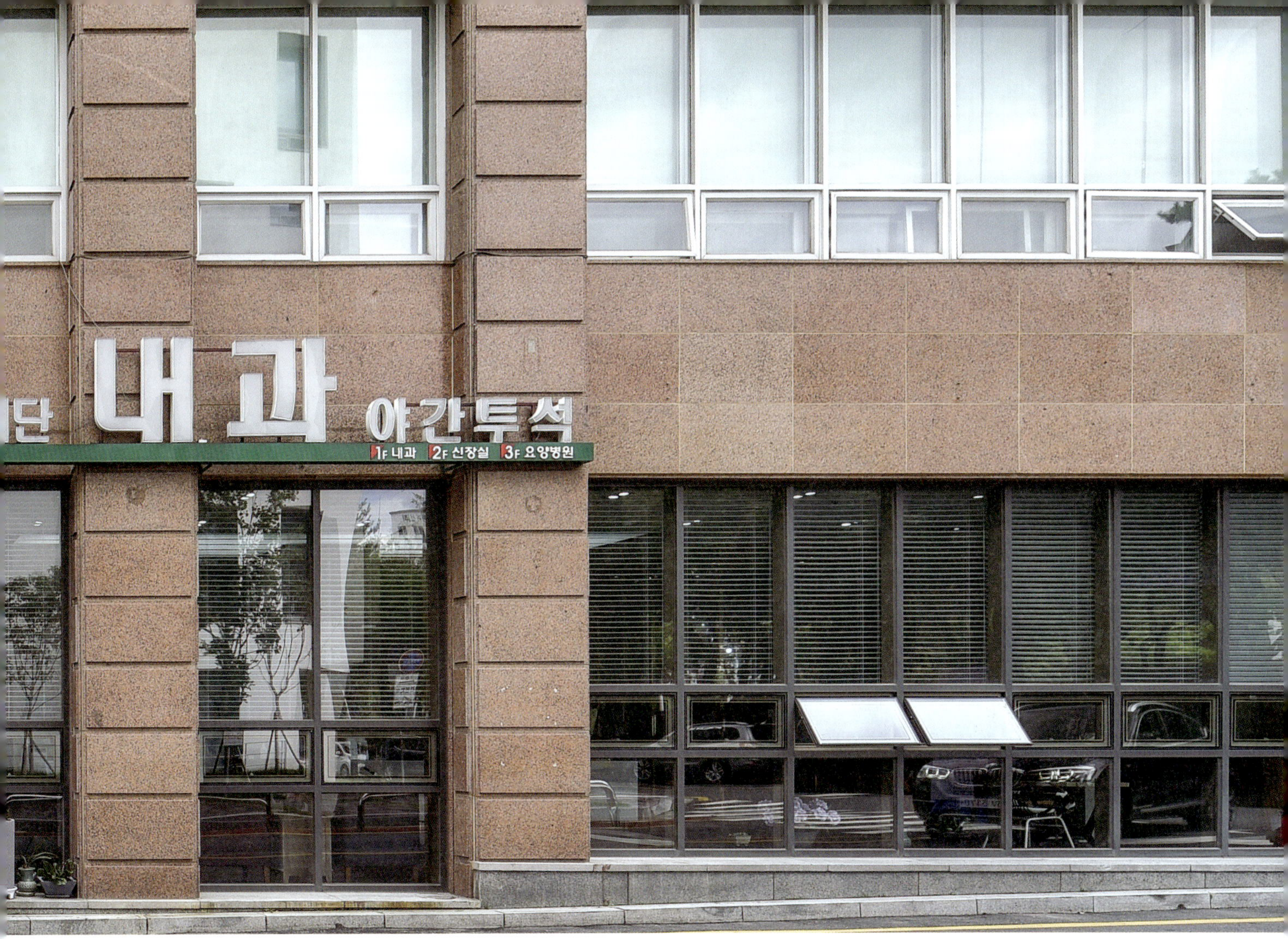

2-1. 외부전경
2-2. 출입구
2-3. 전용 엘리베이터

건물의 주 진출입로와 분리된 병원 전용 출입구를 두고 있다. 입구에 포치porch* 느낌의 공간을 배치하여 독특한 공간을 연출한다. 또한 건물 내부에 병원 전용 엘리베이터를 따로 두어 이용자의 편의를 생각한다.

* 포치 : 건물의 현관 또는 출입구의 바깥쪽에 튀어나와 지붕으로 덮인 부분. 입구에 가깝게 세운 차에 승강(乘降)할 때나, 걸어서 입구에 도달한 사람들이 우선 비바람을 피하기 위한 목적 등으로 설치한 것이다.

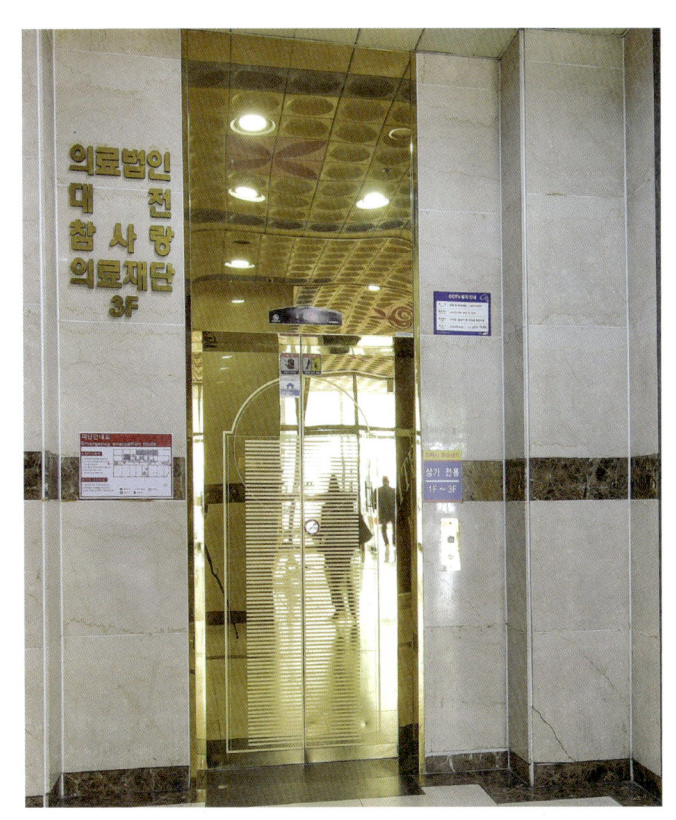

2-3

요양병원 공간읽기

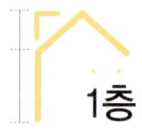
1층

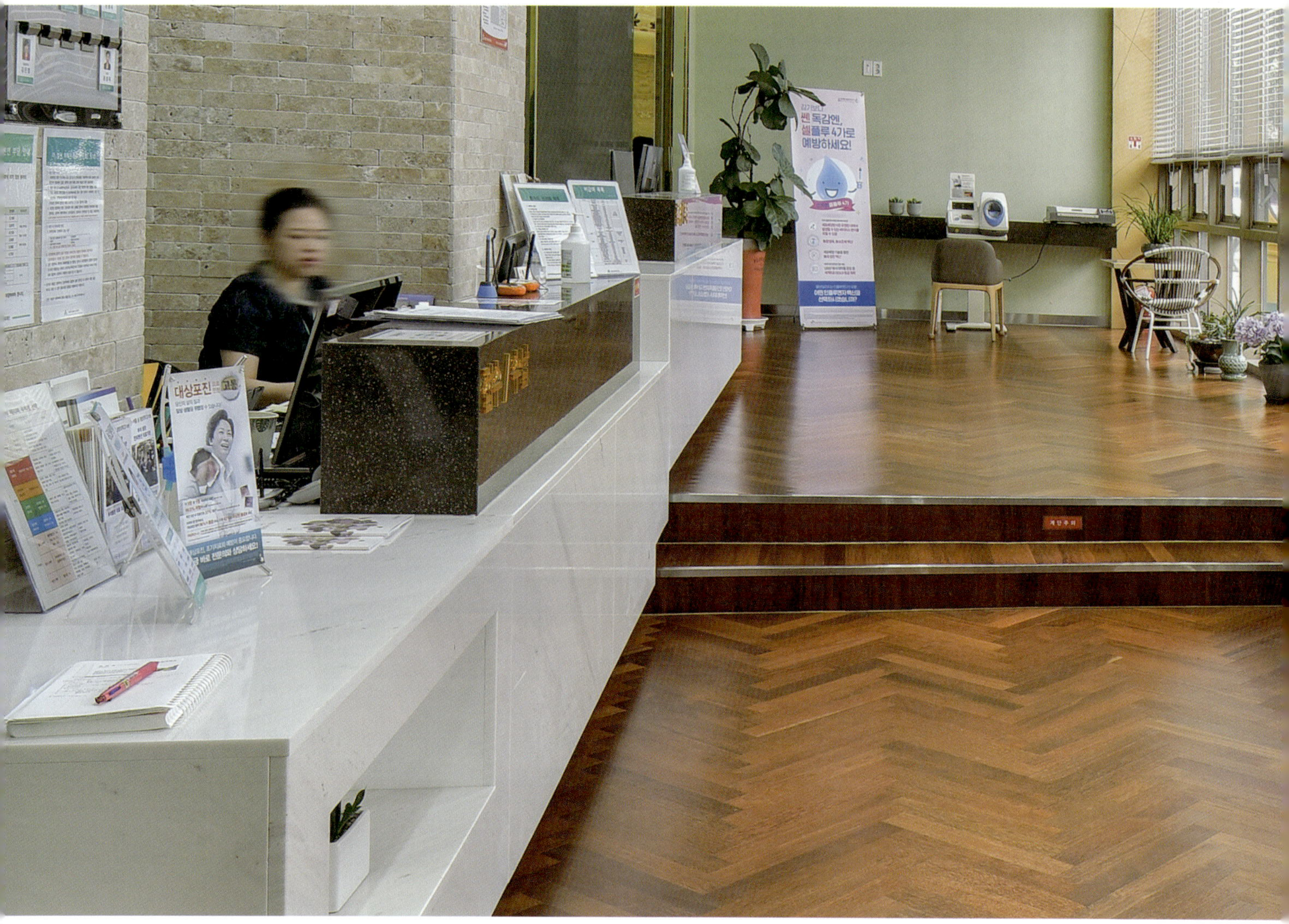

바닥은 원목의 헤링본herringbone 마감으로 실내 분위기에 고급스러움을 더 한다. 원내의 전반적 콘셉트 컬러는 골드로, 원무과의 벽체 컬러톤 역시 골드로 맞추어 병원이 주는 위압감 대신 기품 있는 분위기를 유지한다.

높은 채도의 부드러운 색인 민트색은 차분하면서도 안정감과 편안함을 주는 자연의 색으로 알려져 있다. 진료실 내부를 민트 색상으로 하여 컬러테라피적 요소를 강조한다.

참사랑요양병원

2-4. 원무과
2-5. 진료실

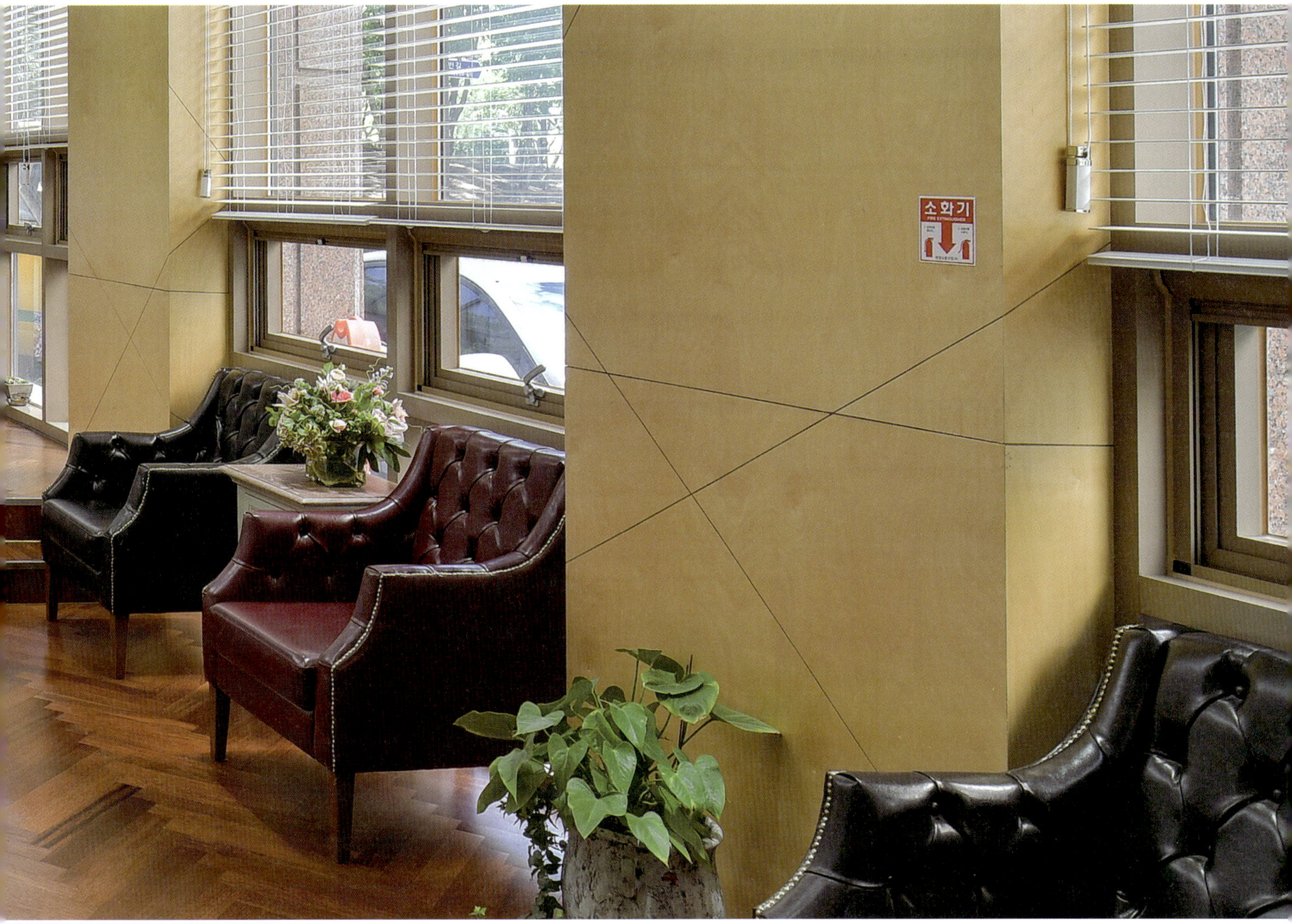

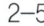

2-4

2-5

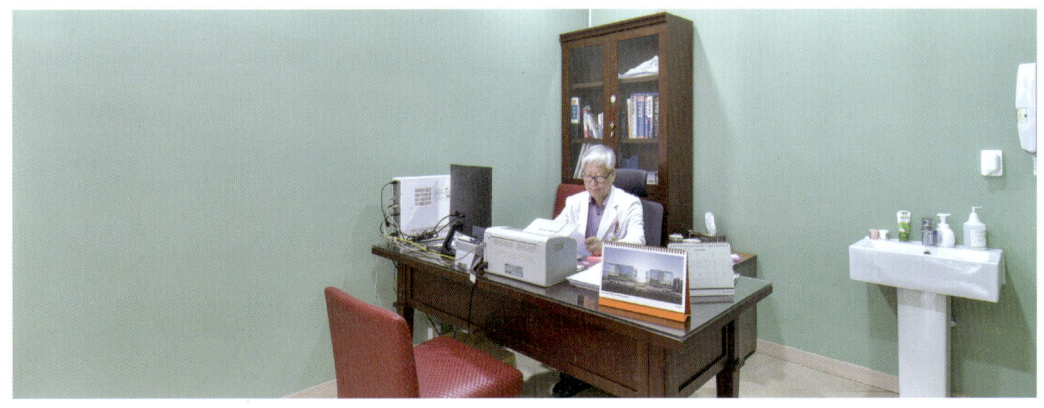

요양병원 공간읽기

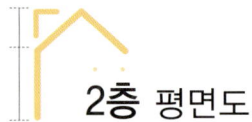
2층 평면도

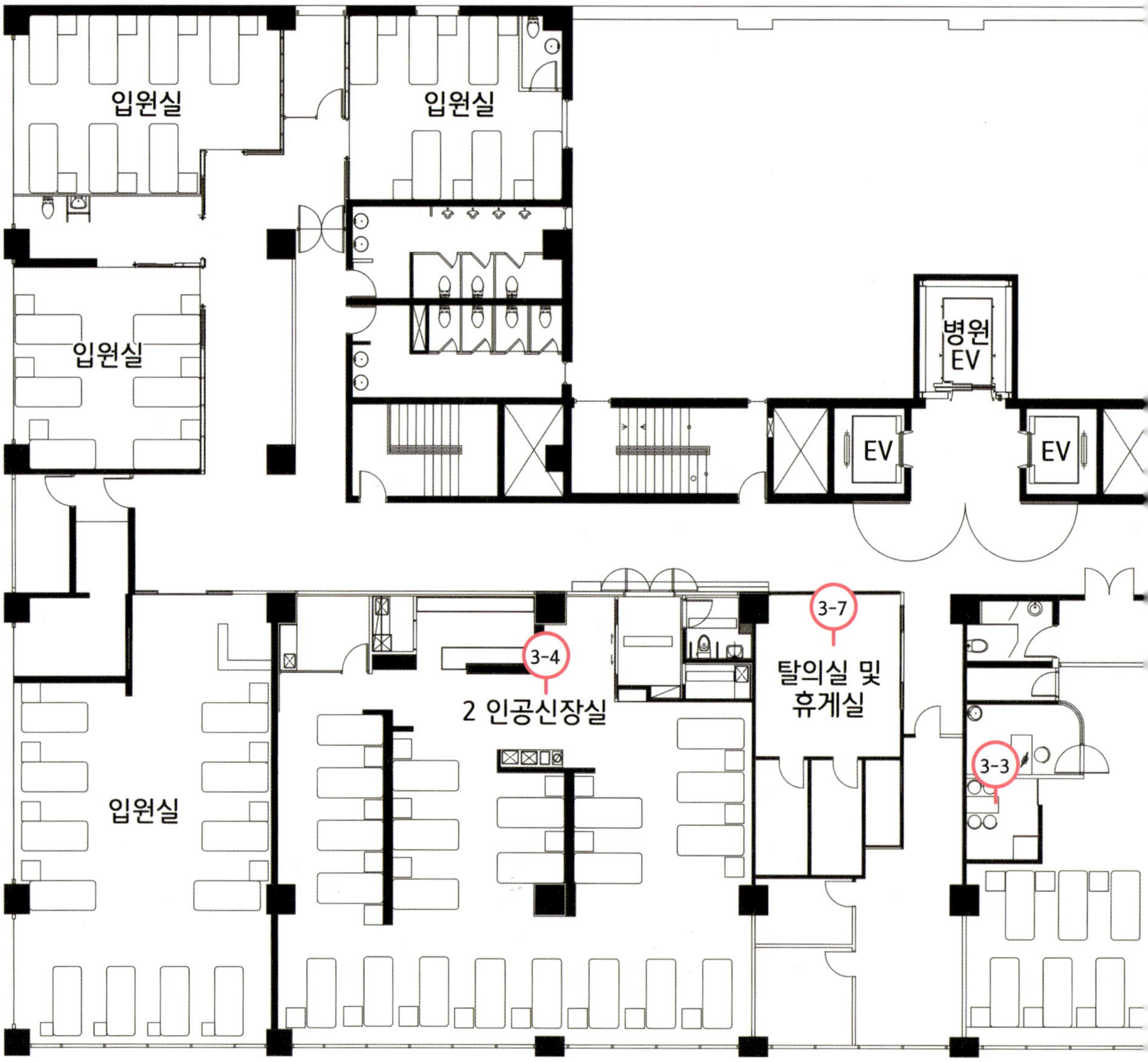

참사랑요양병원

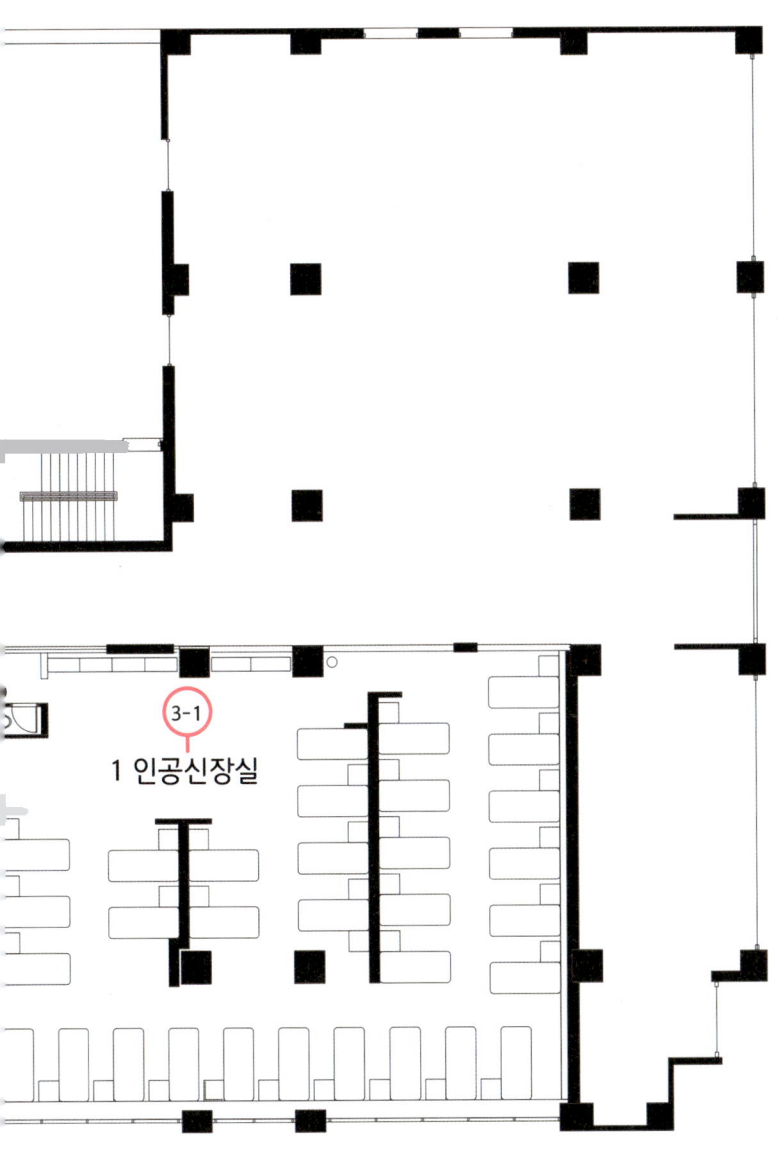

2층 평면도

0 1 2 4(m)

가운데 위치한 코어는 주거공간과 함께 이용한다. 하지만 이용자의 편의를 위하여 병원 전용 엘레베이터를 별도로 두었고, 중복도를 이용한 상가 배치를 그대로 활용한다. 공용 공간의 분포를 적게 하는 대신, 사용하는 공간들을 최대한 전용 공간화하였다.

3-1. 1 인공신장실 내부

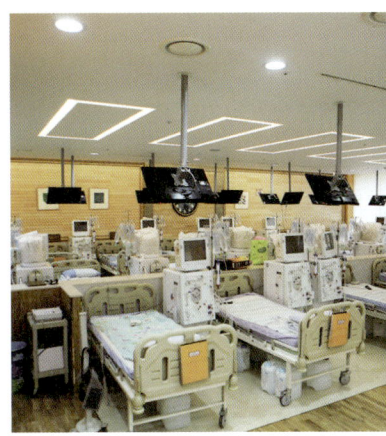

3-3. 진료실 및 간호사실

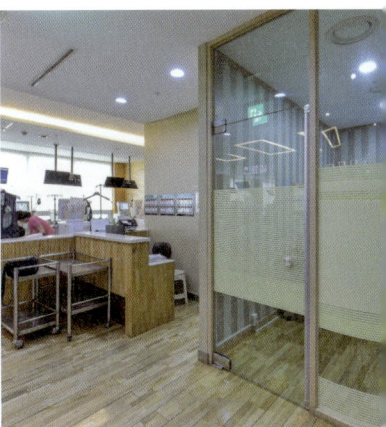

3-4. 2 인공신장실 내부

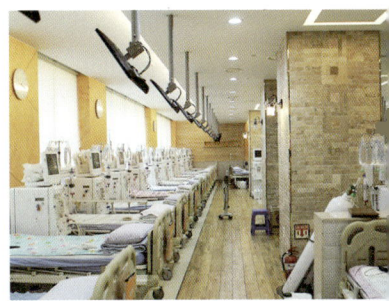

3-7. 탈의실 및 휴게실

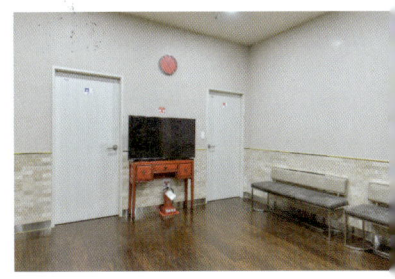

요양병원 공간읽기

2층 1 인공신장실

3-1

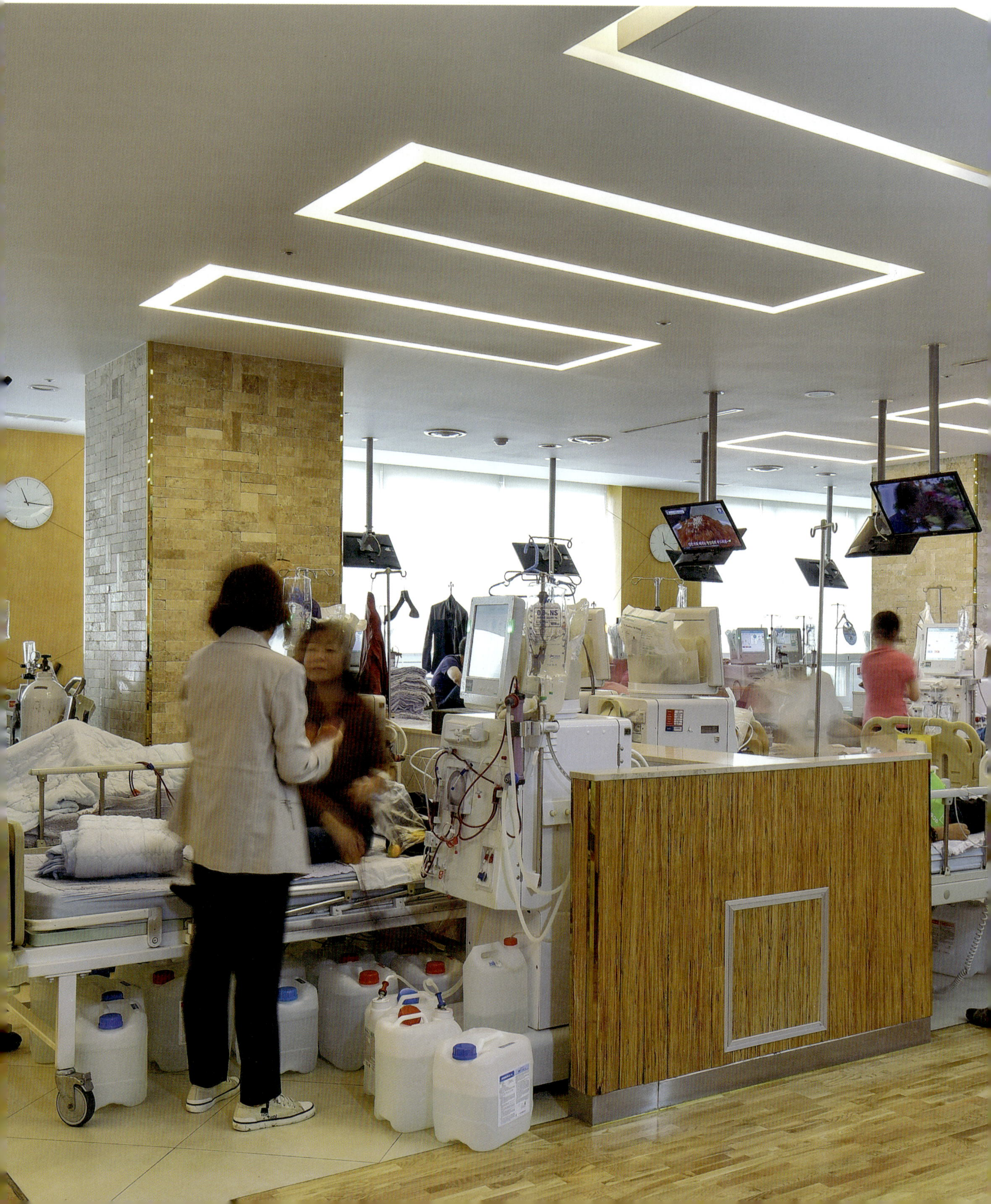

참사랑요양병원

3-1. 1 인공신장실 내부
3-2. 출입구
3-3. 진료실과 간호스테이션

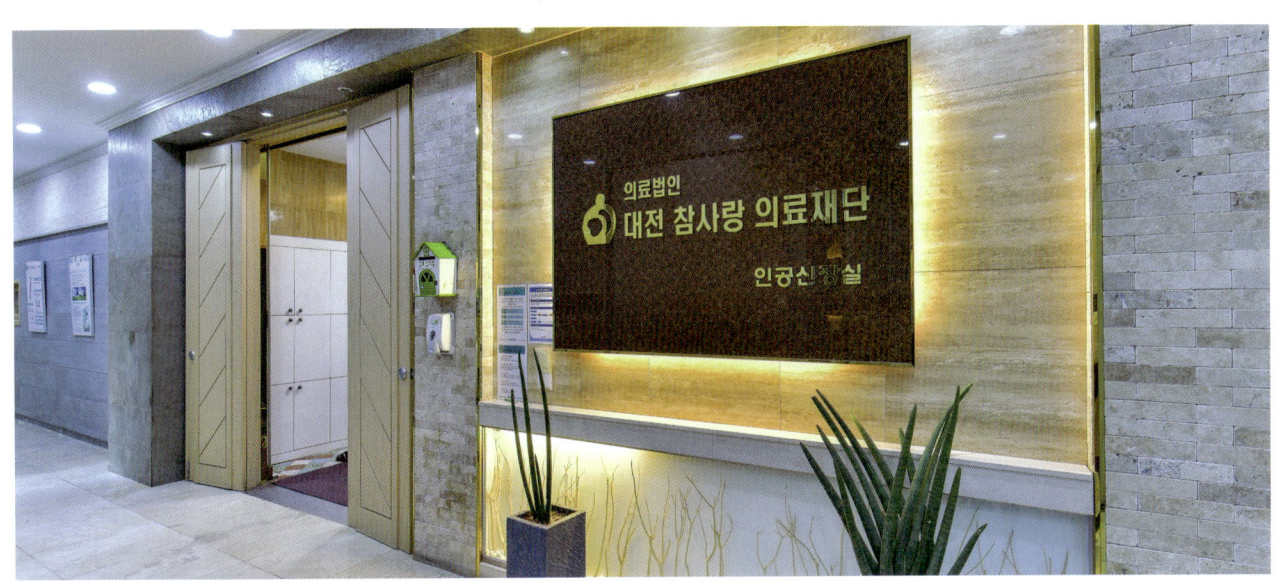

3-2

3-3

인공신장실은 엘레베이터에서 바로 연결되어 이용자의 동선을 최소화한다. 공용공간과 전용공간을 확실히 분리하는 조닝 zoning* 계획을 통해 외부와 내부의 구분을 명확하게 한다. 전용공간화를 위해 각각의 투석실 내에 진료실과 간호사실을 각기 배치하고 있다.

* 조닝 : 대규모 공조 설비시 건물 내를 몇 개로 구분하여 각각 다른 별계통의 공조기 및 덕트류를 설치하여 부하, 사용시간, 사용조건에 맞추어 구분하는 것이며, 각 구역은 존이라고 한다.

요양병원 공간읽기

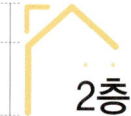
2층

3-4. 2인공 신장실 내부
3-5. 출입구
3-6. 직원 휴게공간
3-7. 탈의실 및 휴게실
3-8. 복도

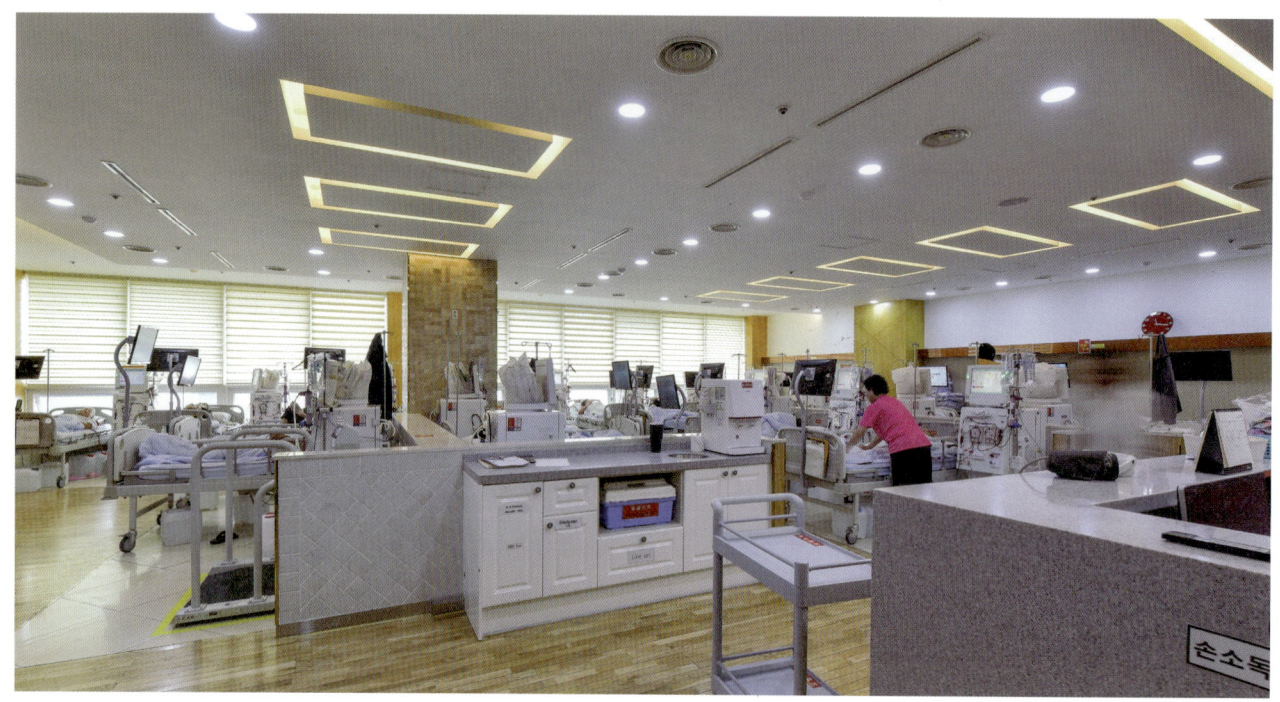

3-4

3-5

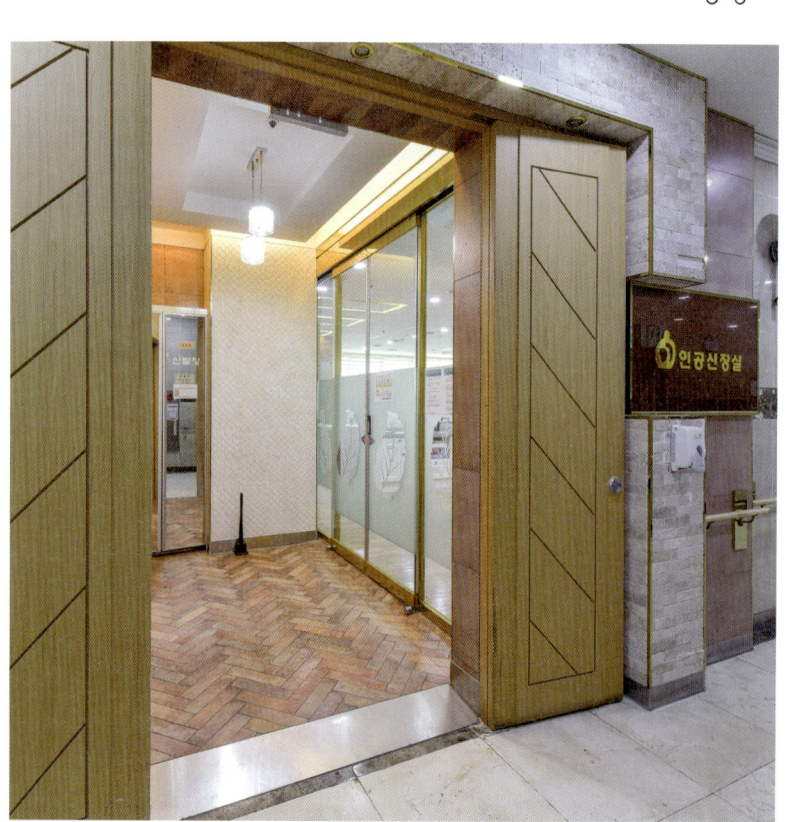

신장실마다 별도로 게이트 형식의 입구를 두어 공간 구분을 명확하게 한다. 그러나 신장실 입구에 포치와 같은 공간을 마련하여 공간 구분에 단계를 준다. 이는 이용자가 마주할 명확한 공간 변환에 단계를 주어 준비할 시간과 여지를 남긴 작은 배려다.

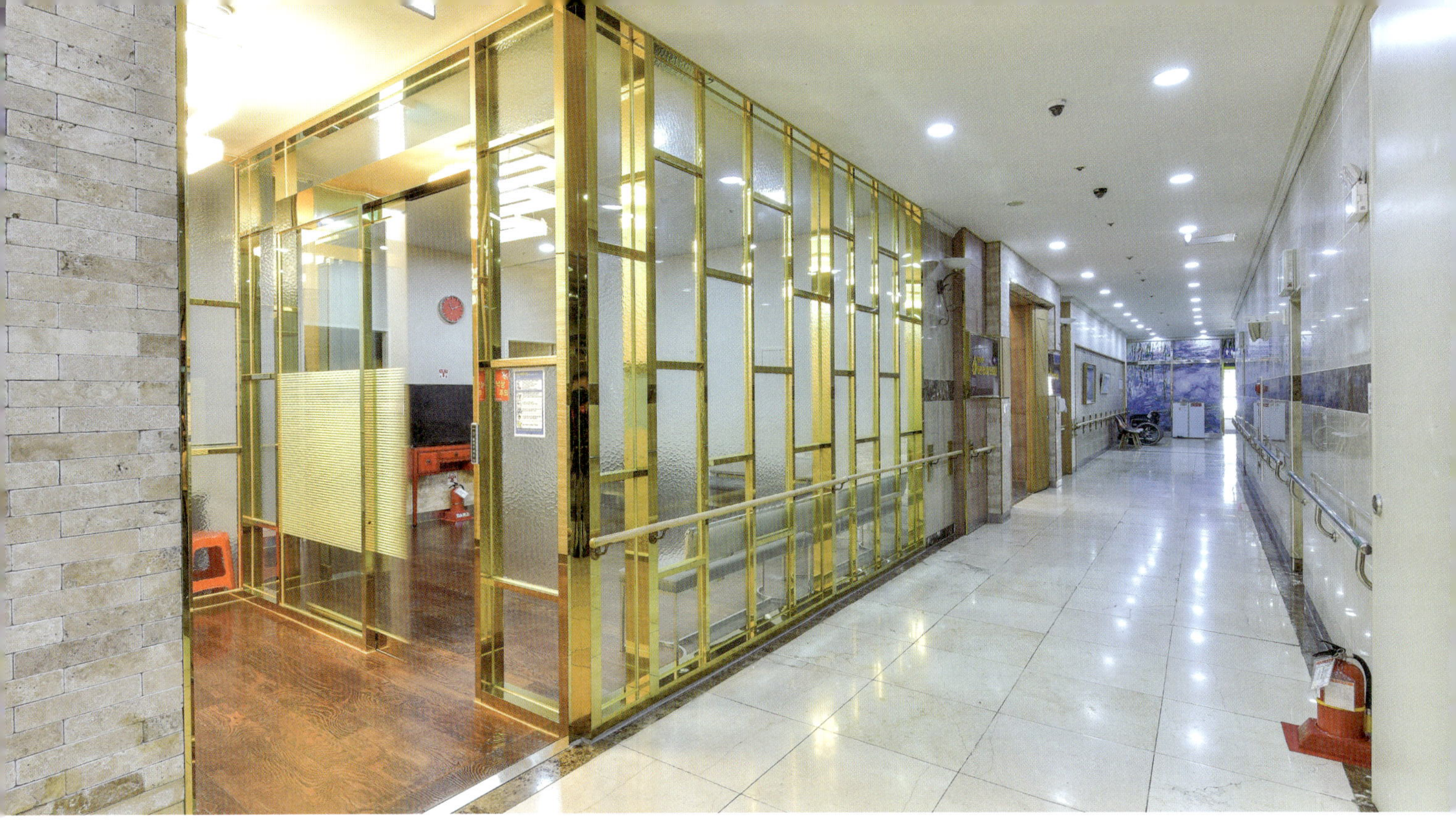

3-6

콤팩트한 공간에도 직원 휴게실과 탈의실을 구비하여 이용자뿐 아니라 직원에 대한 배려도 잊지 않는다. 직원 휴게실의 벽체는 반투명창에 골드 프레임을 활용하여 전체적 통일감과 고급스러운 분위기를 연출한다.

3-7   3-8

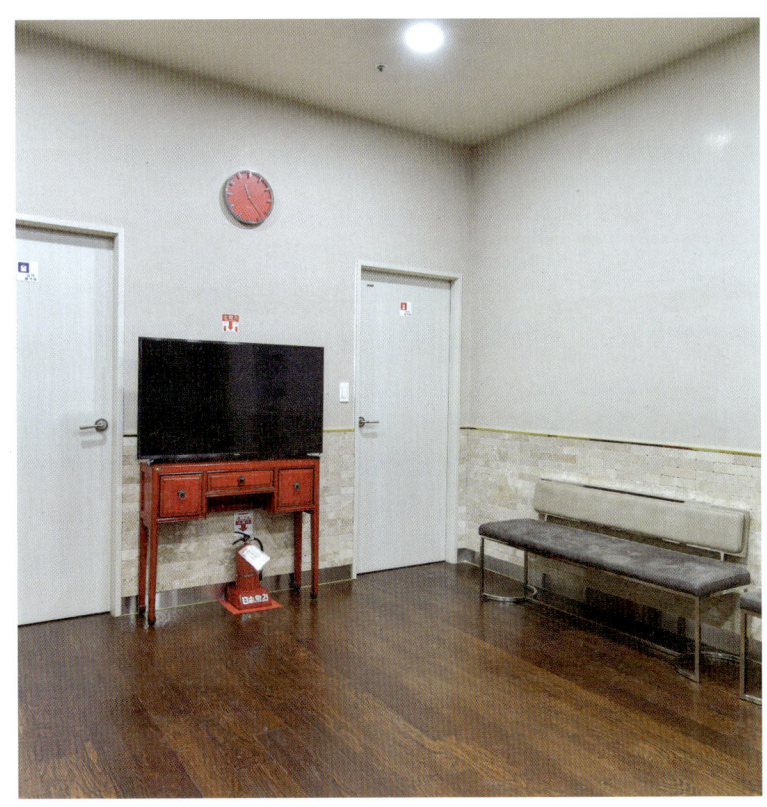
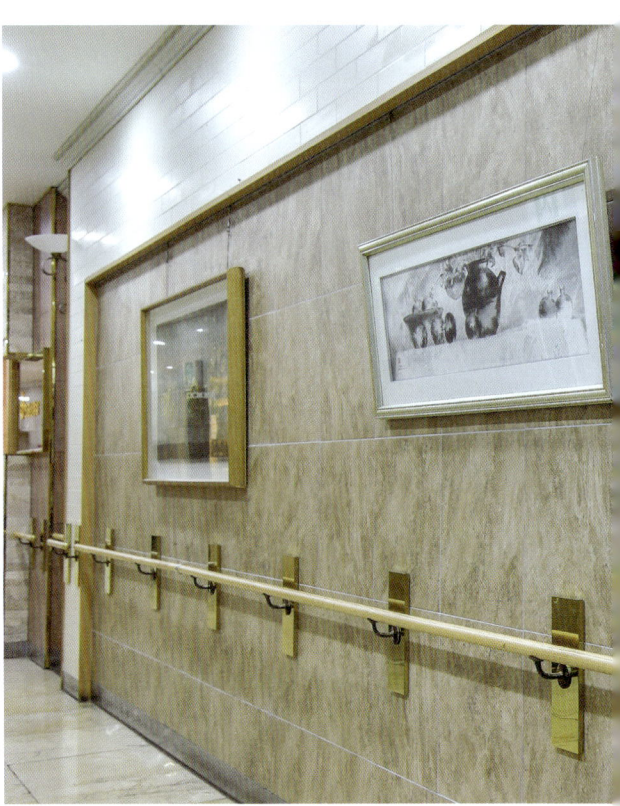

요양병원 공간읽기

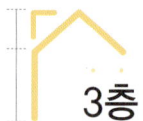
3층

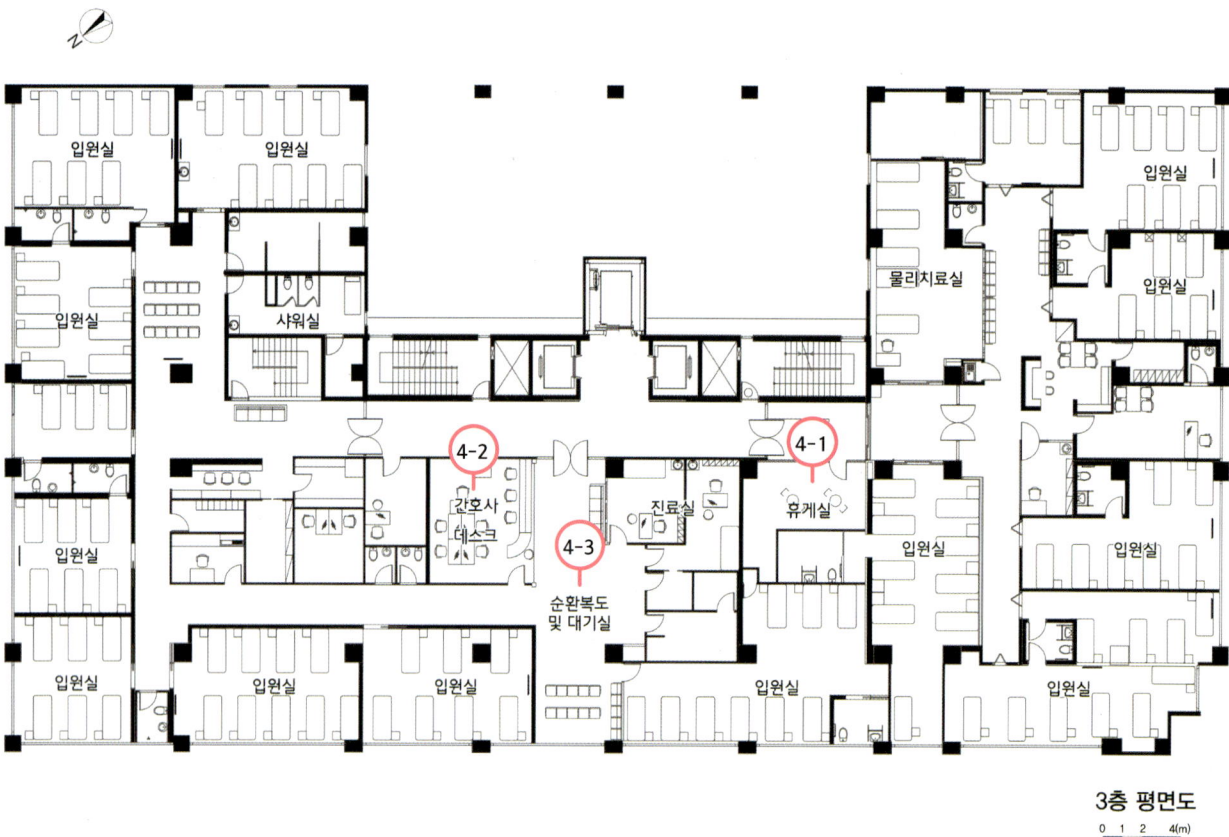

3층 평면도

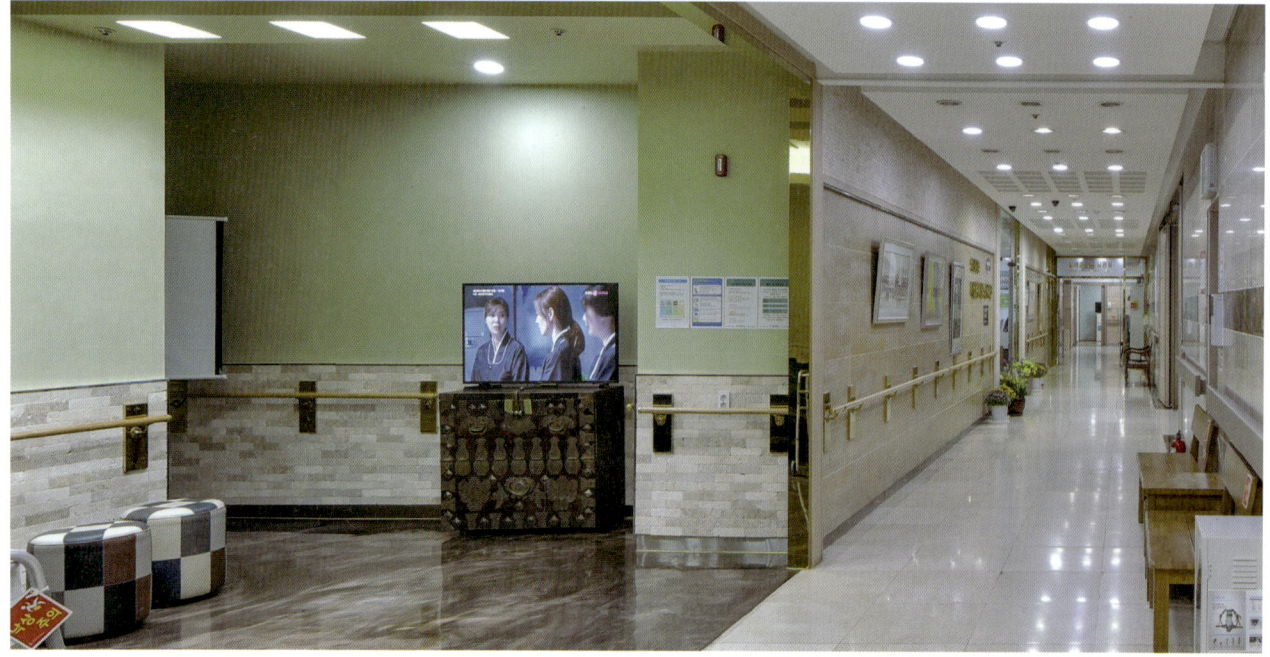

4-1

참사랑요양병원

4-1. 휴게실
4-2. 간호사데스크
4-3. 순환복도 및 대기실

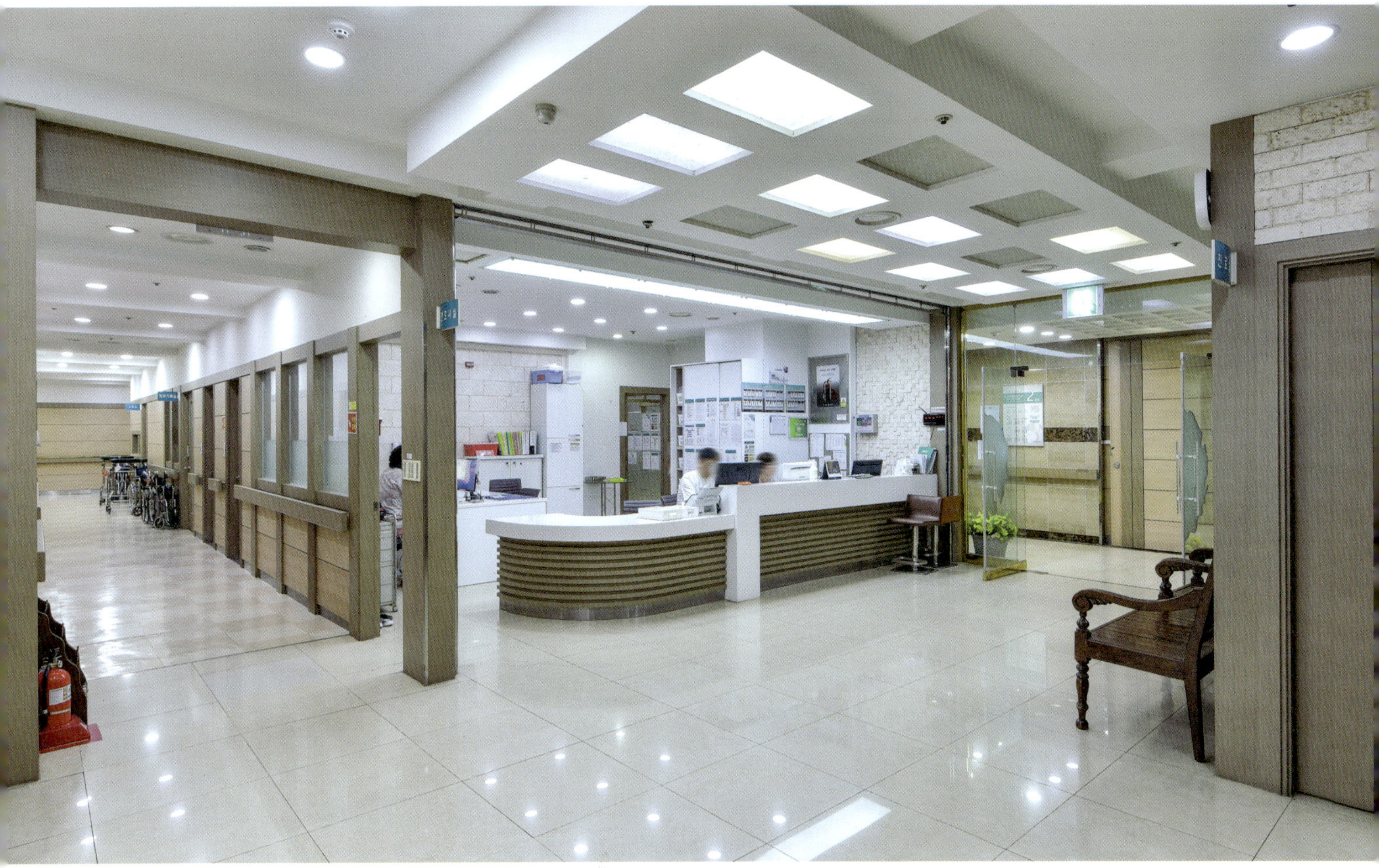

4-2

개방된 공간에 마련한 휴게실은 발끝으로 공간의 차이를 느낄 수 있다. 넘어짐에 대비한 바닥재를 복도와 다른 색으로 구분하여 이용자의 안전도와 가시적 인지성을 높인다. 휴게실에 구비된 고 가구 등의 소품들은 전반적인 분위기와 잘 어우러져 공간에 대한 고민과 센스가 느껴진다.

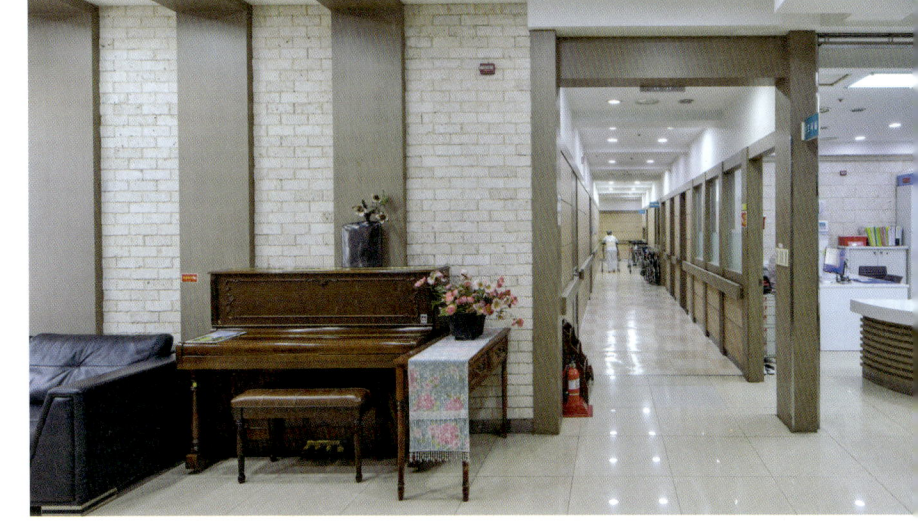

4-3

요양병원 공간읽기

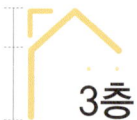
3층

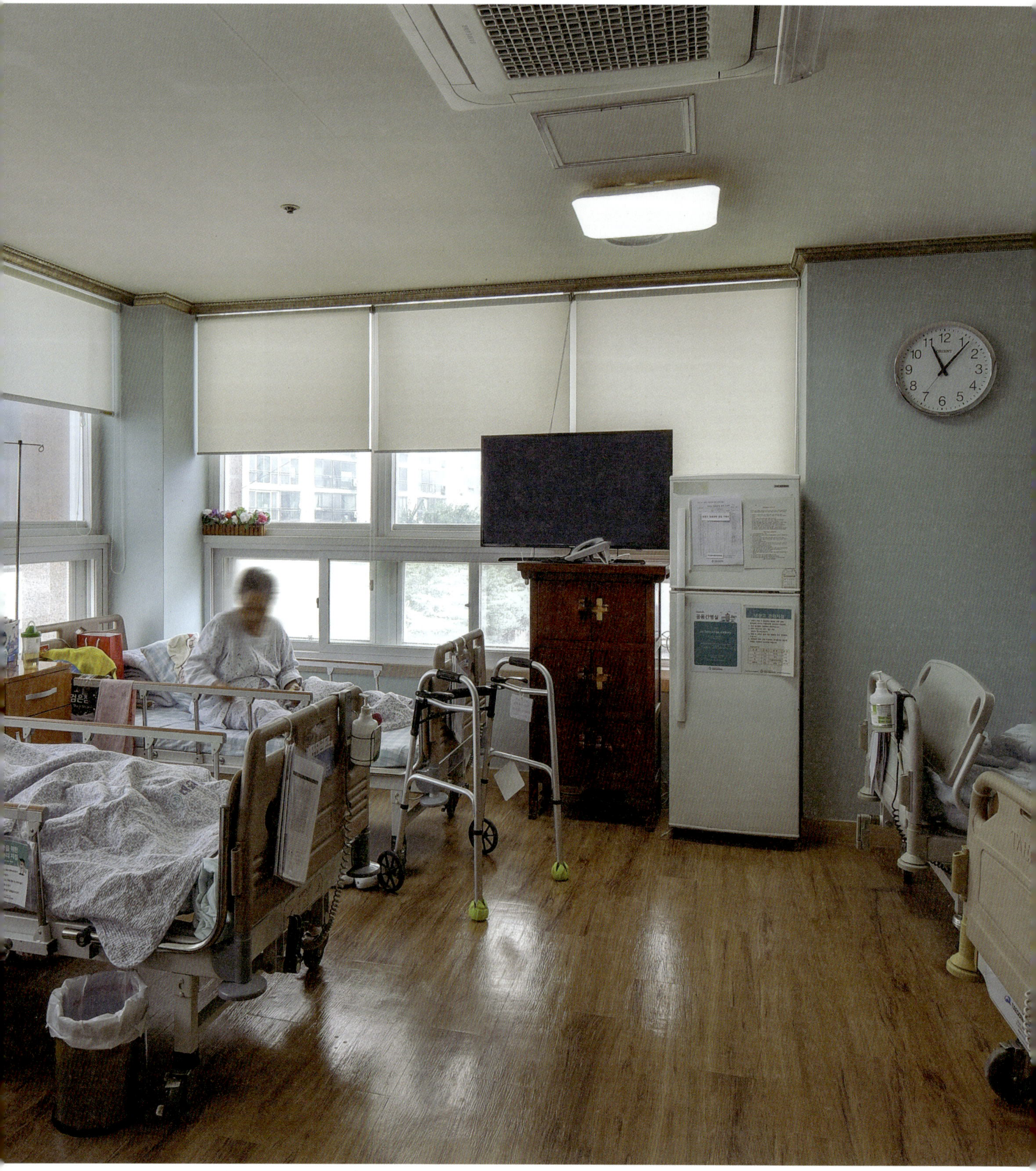

4-4. 병실 1
4-5. 병실 2

병실도 복도와 바닥 마감재를 달리하여 내부와 외부의 공간을 구분한다. 넓은 시스템 창호는 빛의 유입이 용이하다. 마주하는 두 면에서 자연 빛이 들어와 이용자들의 지남력과 생체리듬을 돕는다.

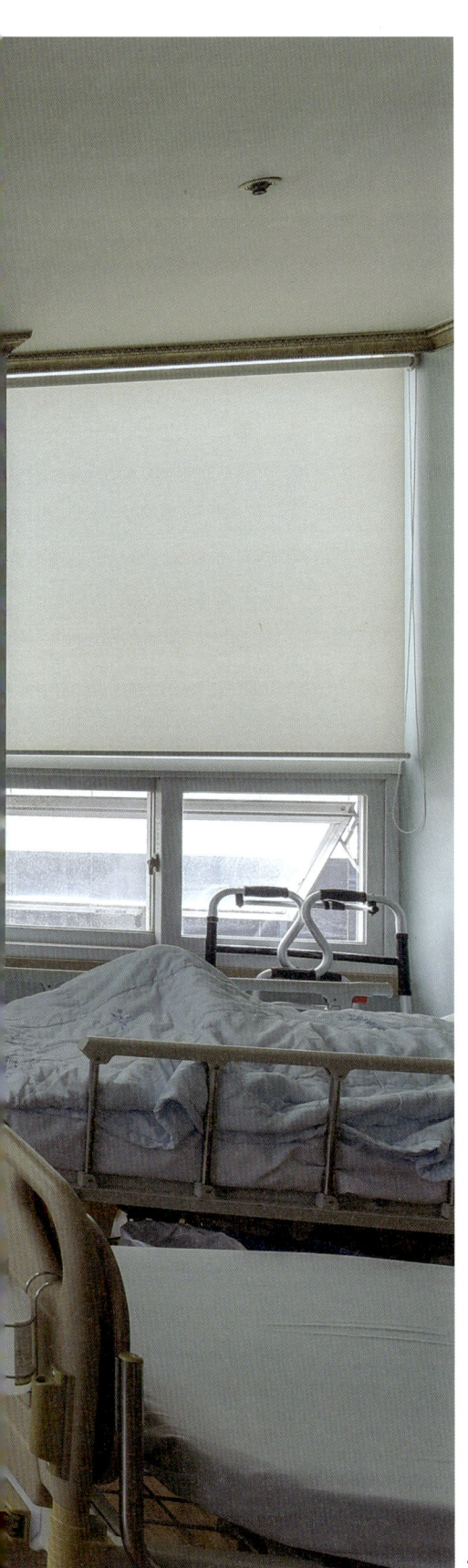

4-4

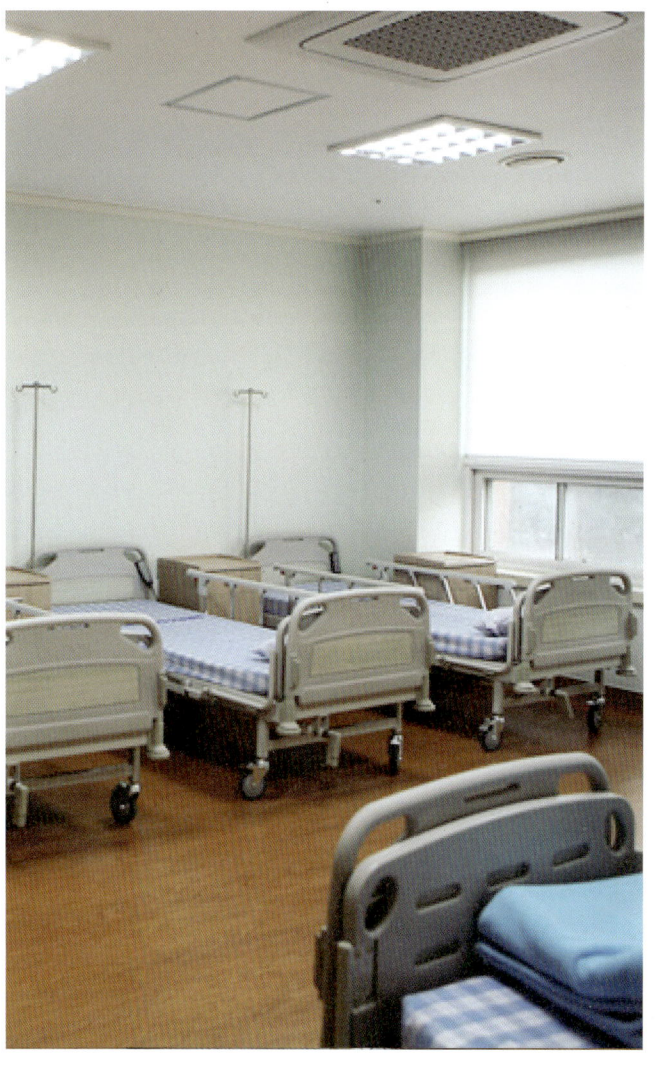

4-5

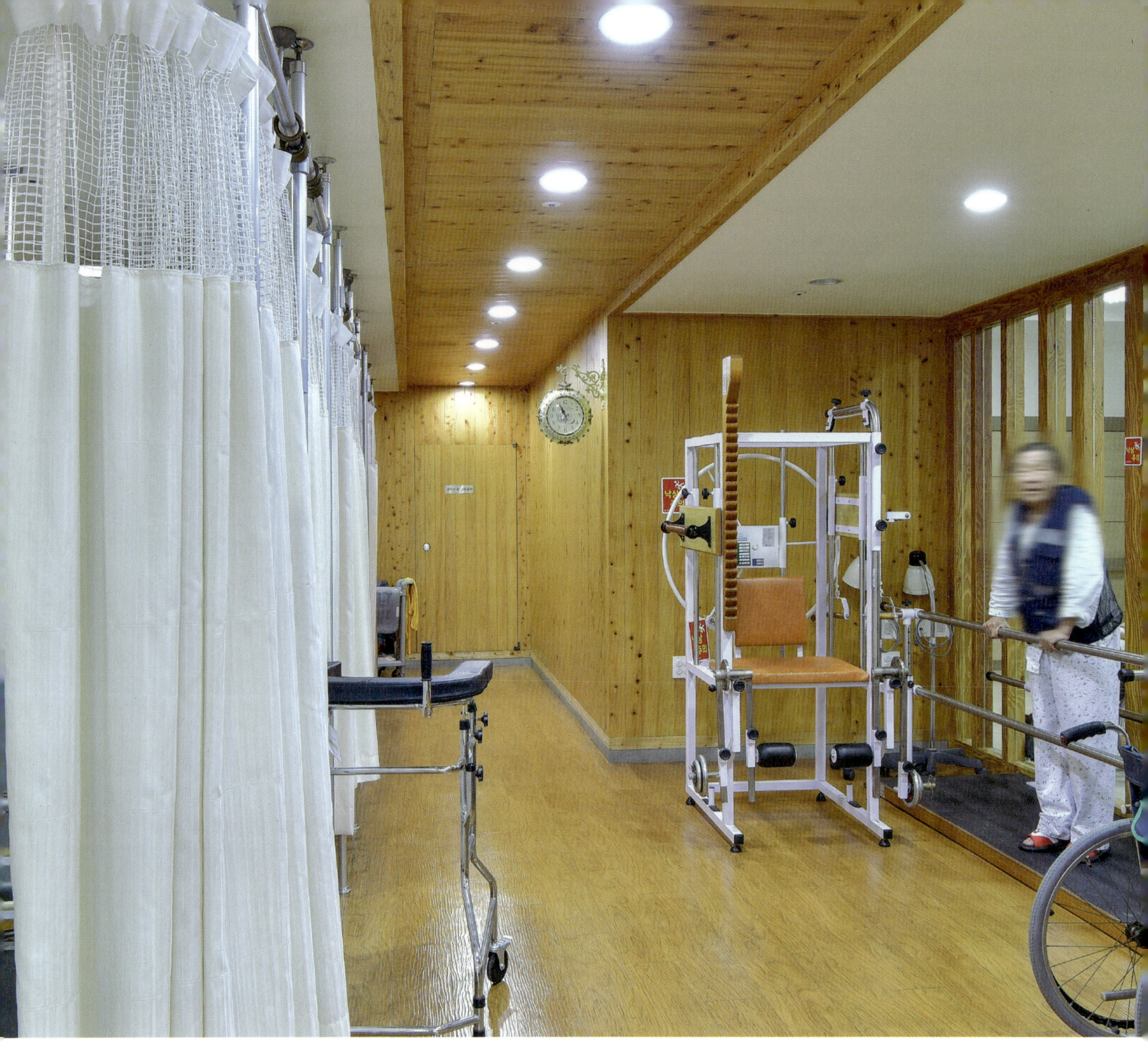

4-6

4-7

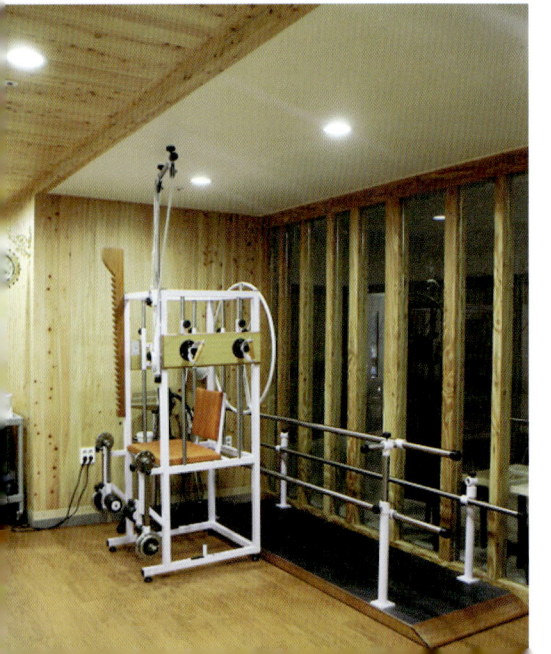

4-6. 물리치료실 1
4-7. 물리치료실 2

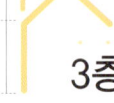 3층

공간을 활용하여 재활치료실로 공간의 효율성을 높인다. 전체 나무를 이용한 인테리어로 안전과 친근감을 강조한다.

참사랑요양병원

ⓘ 병원 소개

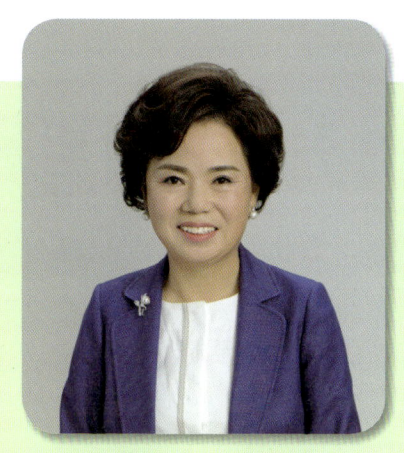

정애순 이사장

본 기관은 대전 시내의 중심지에 위치한 혈액투석 중심의 요양병원으로서, 시내의 중심요지에 있고 대형병원들이 가까운 거리에 위치하고 있어 응급 상황에 처할 때 신속히 대처가 가능합니다.

환자 진료체계에 있어 6분의 내과 진료의사와 30여 명의 간호사들이 투석환자나 말기암, 수술 직후 환자들을 성심성의껏 진료하고 있습니다.

또한 20병상의 호스피스 병실을 운영하고 있어 말기암 진단을 받은 환자가 다학제적 돌봄과 24시간 완화의료 서비스를 받을 수 있습니다.

특히 환자와 가족의 심리적, 사회적 고통을 경감시키고 삶의 질을 향상시키고자 30명이 넘는 내국인 요양보호사가 장기요양 환자들에게 안정적이고 안전한 보살핌을 제공하고 있습니다.

환자들에 대한 성심 진료와 6인의 내과 전문의, 1등급 간호인력 더불어 환자들과의 소통과 공감에 뛰어난 내국인 요양보호사들은 어르신들의 아름다운 노년과 사회와 가정으로의 복귀를 위해 최선의 노력을 다하고 있습니다.

총 평

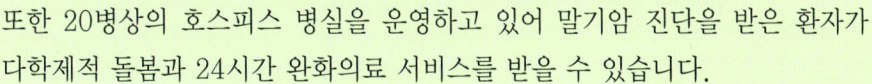

분석 지표상으로 도시부라는 지리적 위치에 의해 접근성이 좋은 것으로 나타나고 있으며 상층부에 주거시설이 있는 주상복합형의 건물에 위치하고 있다. 신장투석실을 운영하는 등 외래진료도 활발하게 운용하고 있어 전반적으로 요양병원의 안정적 분위기를 저해할 수 있음에도 불구하고 공간적인 처리에 의해 요양병원으로서의 분위기도 무리 없이 유지하고 있는 것으로 보인다.
신장투석에 특화된 요양병원으로 신장실이 유리화되어 있다. 전체 원내에 눈부심을 방지하는 간접조명을 활용하였고, 자연 친화적 바닥재를 나무 자재로 플로어링 한 것이 인상적이다. 전형적인 도심형 요양병원의 모습으로 주상복합 건물의 상가건물 일부에 병원이 들어온 형태다. 병원으로서의 기능을 유지하기 위해 큰 실들로 공간을 구분하고 여러 가지 방법을 통해 작은 동선들을 이용한 공간 활용을 꾀하여 콤팩트한 공간을 잘 활용하고 있다. 퍼블릭 공간을 최소화하고 프라이빗 공간을 넓혀 이용자가 외부인에게 노출되는 것을 방지하는 시스템을 잘 구축하여, 이용자들을 위해 쾌적한 환경을 제공한다.

Chapter 07

천안요양병원

충남 천안시 동남구 삼룡천3길 10

요양병원 건축 정보

- 총 병상 수 : 241병상
- 건축 면적 : 1,321.98㎡
- 연면적 : 6,346.69㎡
- 건축 구조 : 철근콘크리트구조
- 층 수 : 지하 1층~지상 5층

요양병원 공간 분석

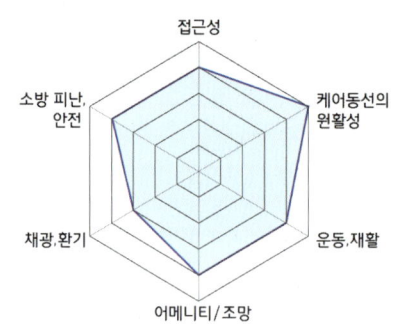

배치도

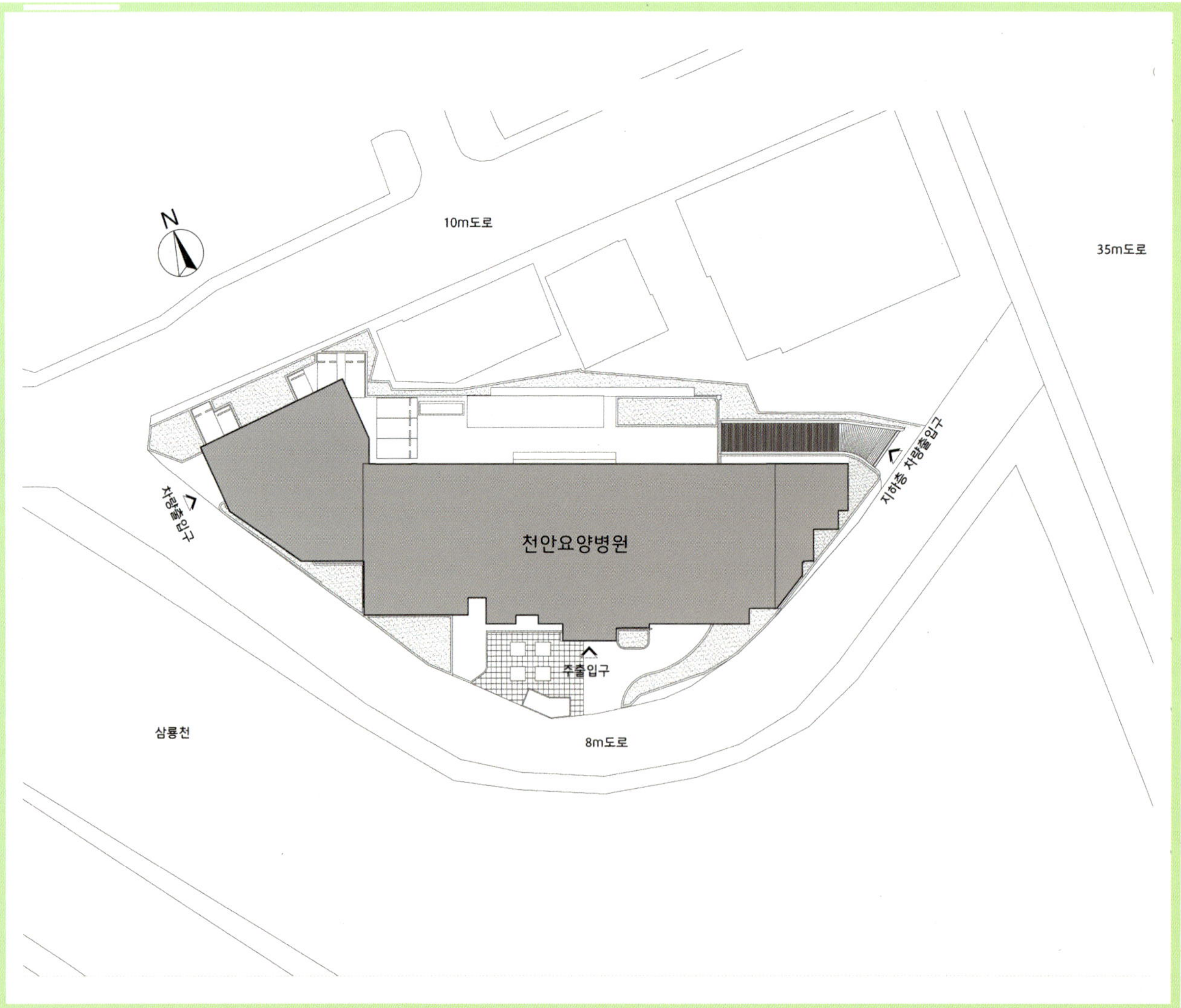

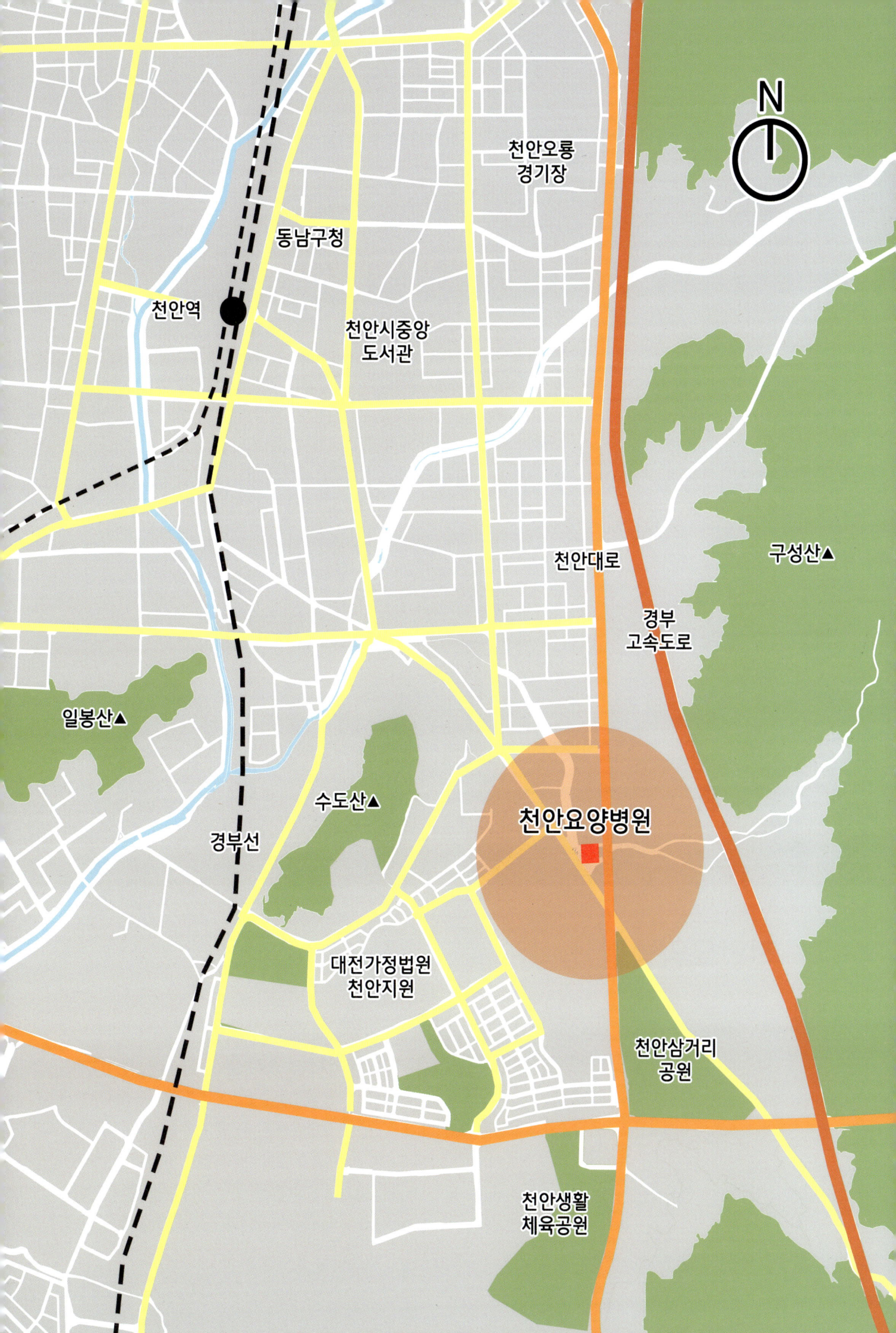

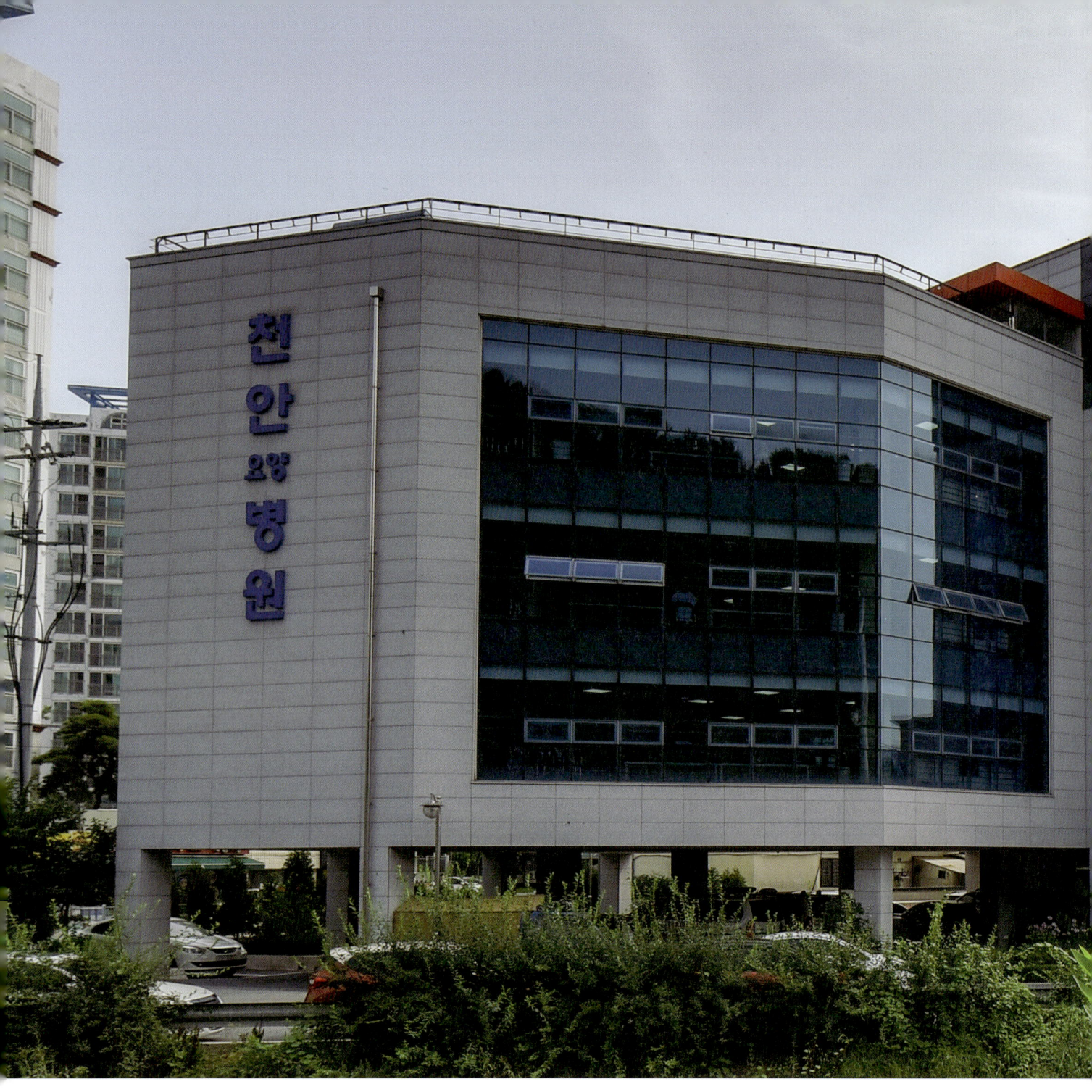

| 천안요양병원 |

의료법인 이라의료재단 천안요양병원은 충청남도 천안시 동남구에 위치하여, 천안삼거리 공원이 약 1km의 가까운 거리에 있고 고려 태조가 군사를 양병했다고 알려진 태조산이 4km의 지근거리에 있어 자연환경이 매우 좋다. 병원의 위치는 도심에 있어 천안시 내에서 대중교통을 이용하기에도 매우 편리하다. 자연친화적인 환경과 도심의 이용 편의를 함께 제공하고 있으며 천안아산역, 천안역, 고속·시외버스터미널에서 천안 요양병원까지 내원할 경우에도 10분 이내로 대중교통을 편리하게 이용할 수 있다. 2, 3, 4층에 위치한 집중치료실은 정남향으로 배치하여 거동이 어려운 환자가 환한 햇살과 함께 탁 트인 자연환경을 볼 수 있도록 배려하였고, 각 층의 넓은 휴게실에서는 각종 공연을 진행하며 일반 식사가 가능한 환자는 식당으로 이용할 수 있도록 안내하여 환자의 삶의 질 향상에 기여할 수 있도록 운영하고 있다. 1층의 주차공간은 병원 전용 차량을 위한 공간으로 병원 뒤쪽으로 진출입 동선을 두었다.

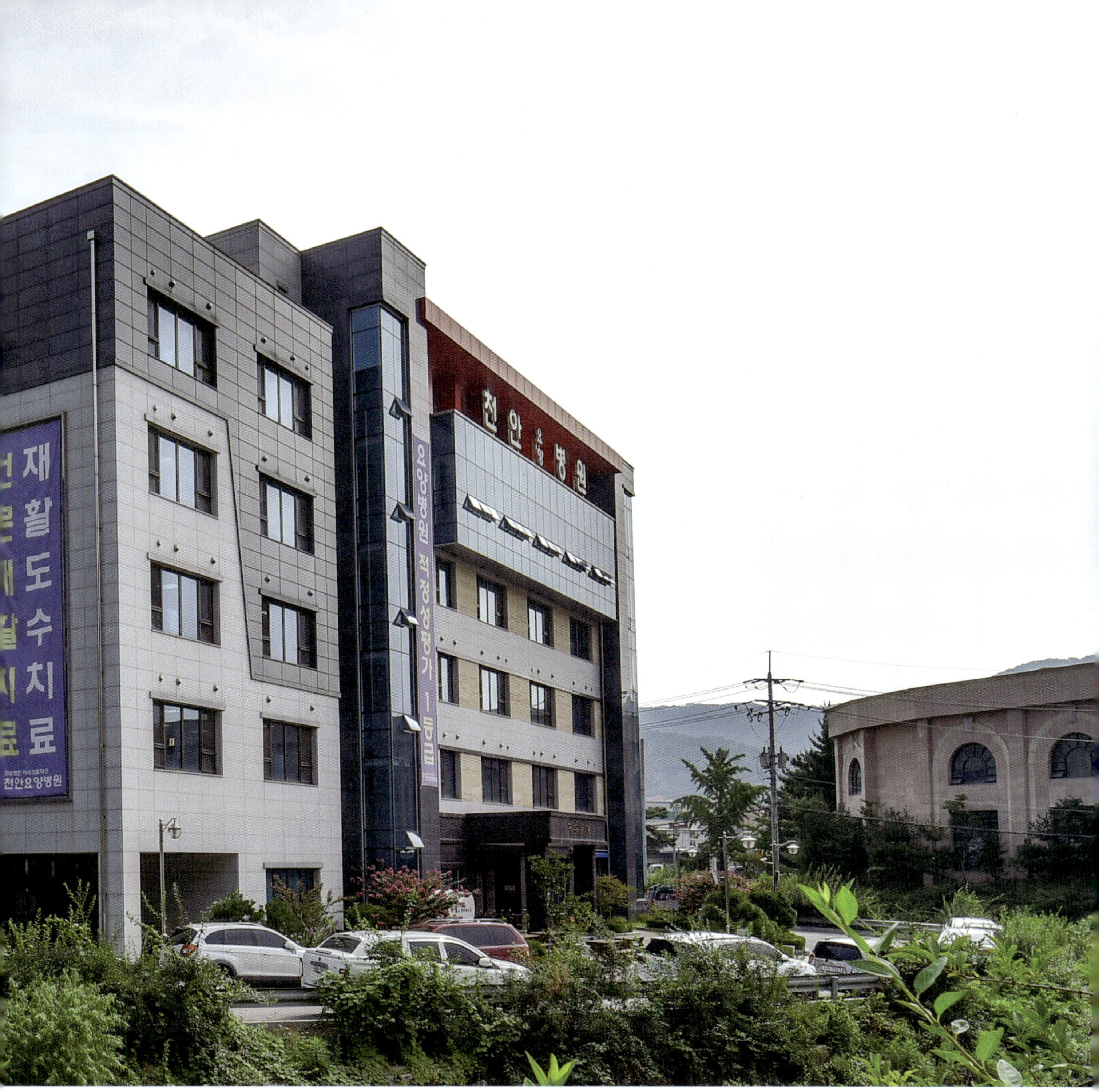

1-1. 병원 전경

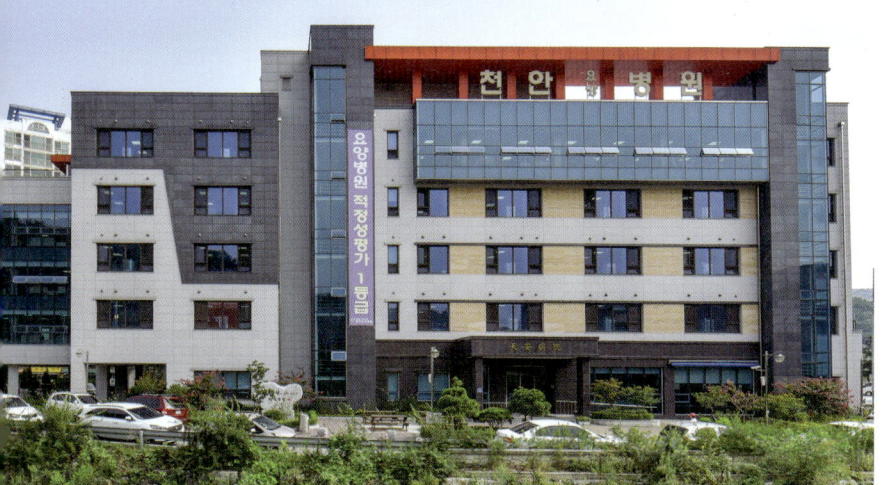

1-2. 병원 정면

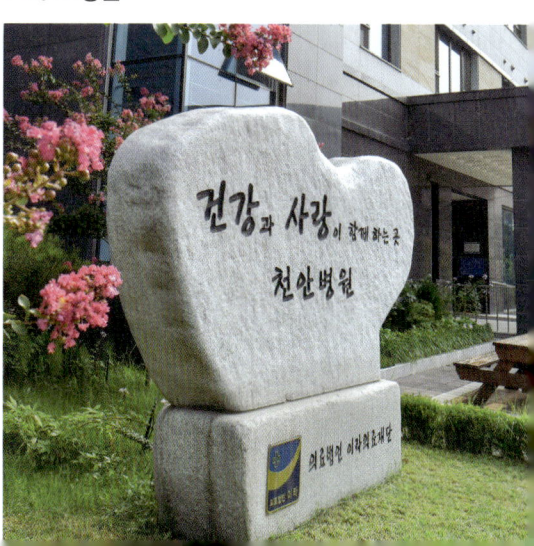

1-3. 조형물

요양병원 공간읽기

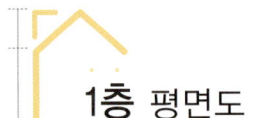

1층 평면도

촬영실
약제실
방사선
상담실
원무부 (2-1)
부출입구
홀 (2-5)
(2-2)
이사장실
EV
EV
간호부장실
(2-3)
(2-4) 휴게
주출입구

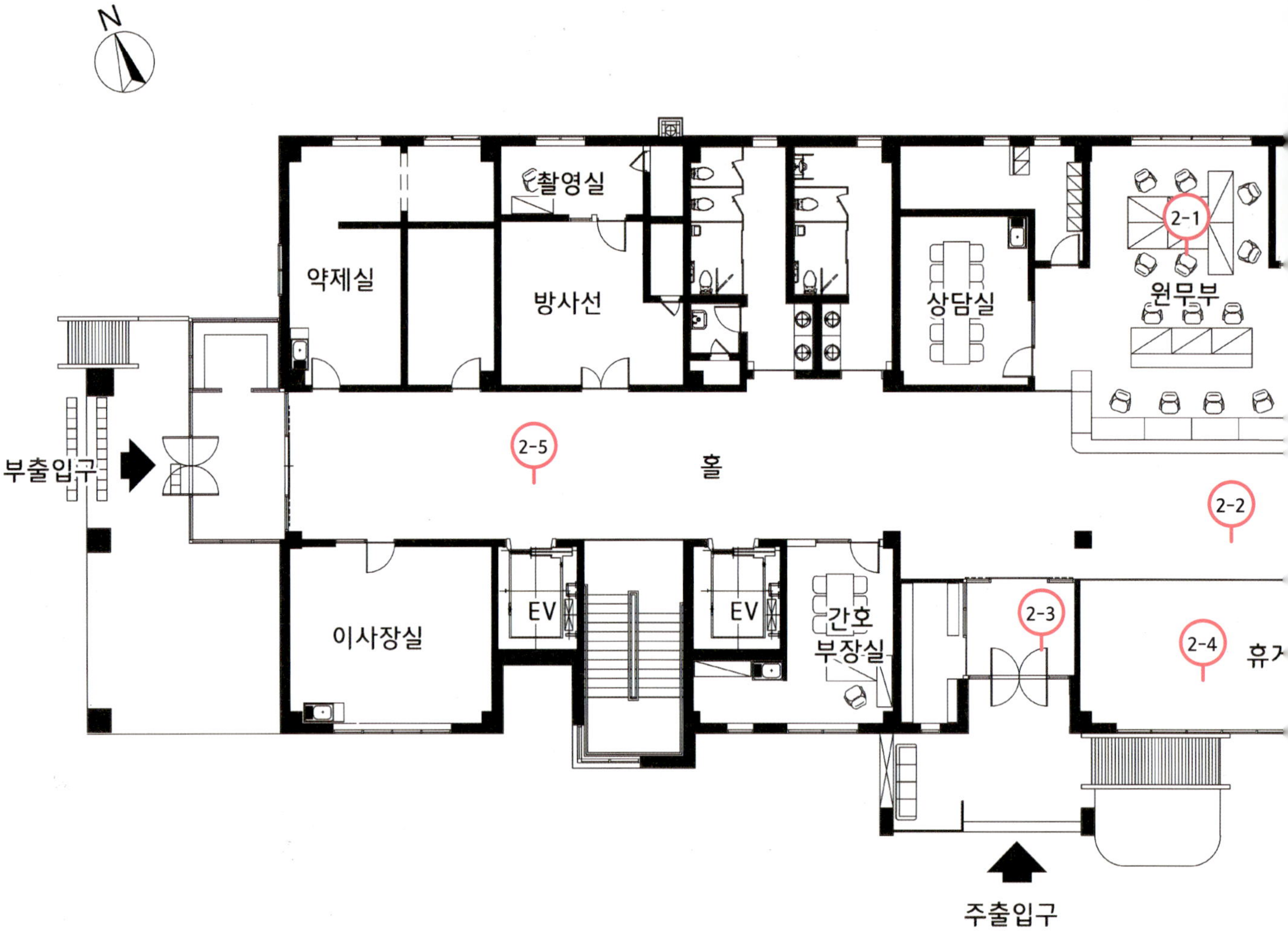

2-3. 소방관 진입 안내도

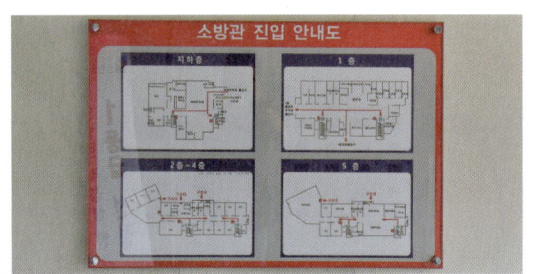

2-4. 휴게공간

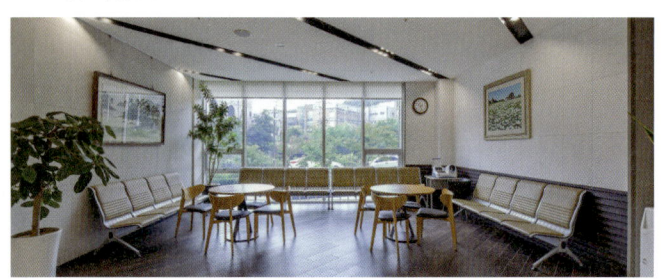

천안요양병원

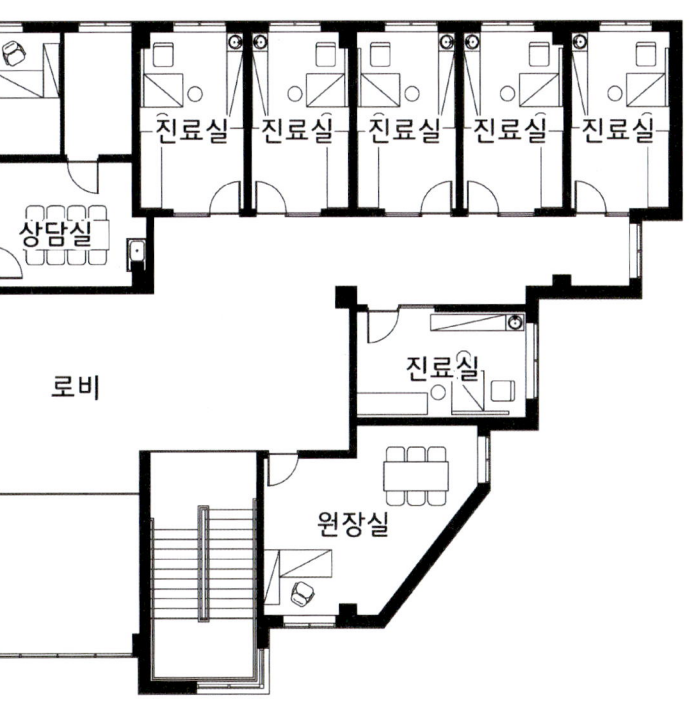

1층 평면도

0 1   3   8(m)

2-1. 원무부

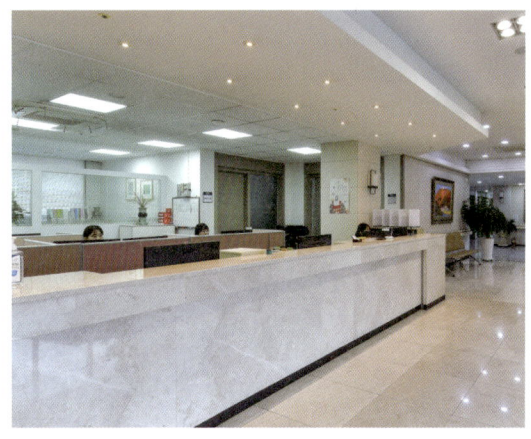

2-2. 로비 1

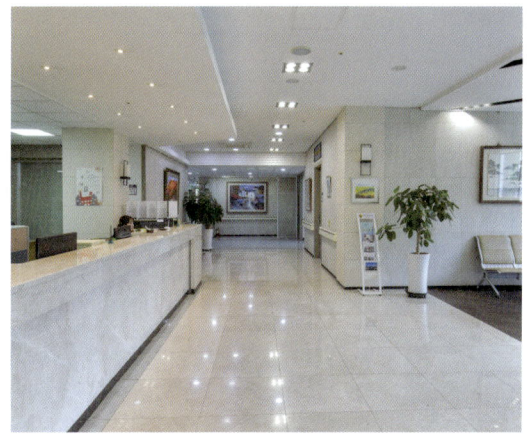

로비에서 여러면이 보이도록 고려한 배치이다. 파사드 façade*를 강조하여 만들어진 배치로, 원내에서 삼룡천을 볼 수 있도록 되어있다.

중앙은 이용자와 사용자를 위한 공간으로 배치하여 사람이 중심인 공간이다. 수직동선은 중심부에서 살짝 벗어나 있다.

2-5. 로비 3

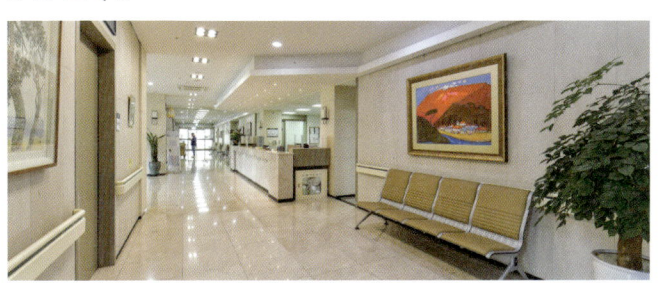

* 파사드 : 건축물의 주된 출입구가 있는 정면부

요양병원 공간읽기

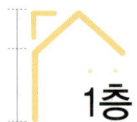
1층

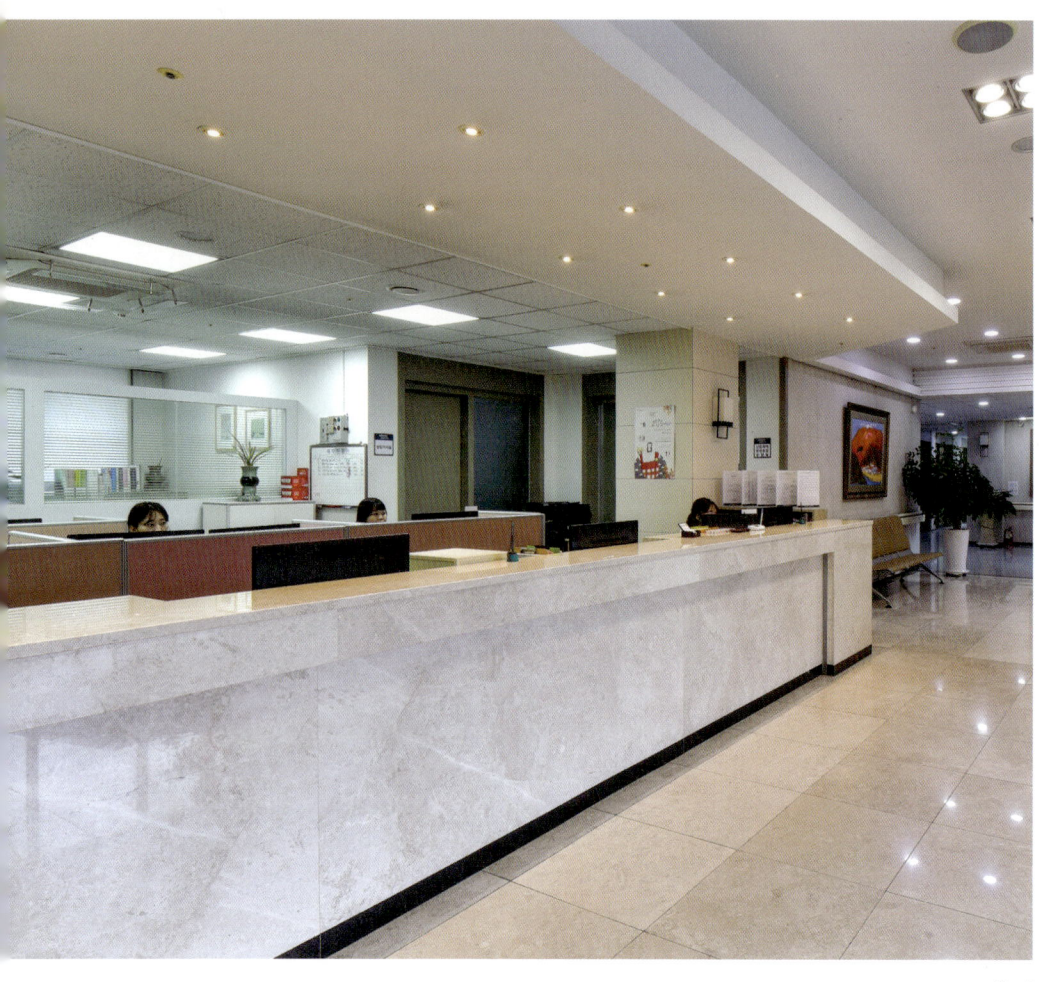

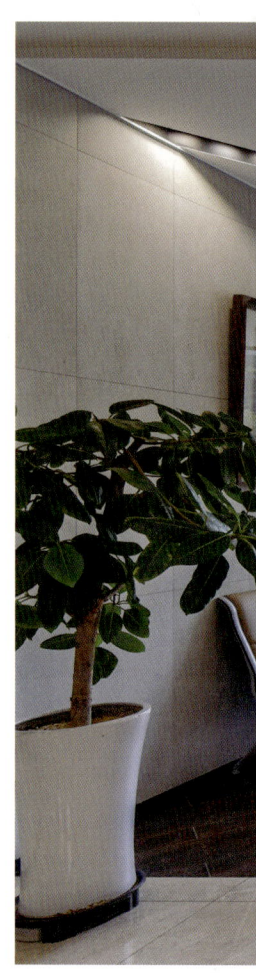

2-1

2-2

전체적으로 1층은 갤러리 같은 느낌을 주는 심플한 공간이다. 전통적인 병원이 주는 이미지에서 벗어나 병원답지 않은 공간 분위기를 연출한다. 외래 진료가 없어, 전반적으로 조용하고 안정적인 분위기이다. 깨끗한 화이트와 아이보리 톤을 주 컬러 콘셉트로 인테리어도 깨끗한 백색의 마감재로 하였고, 아이보리톤의 대리석을 사용하여 단아함이 묻어난다.

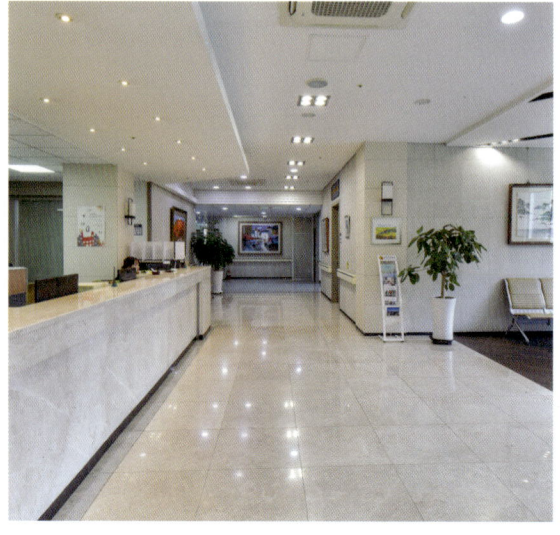

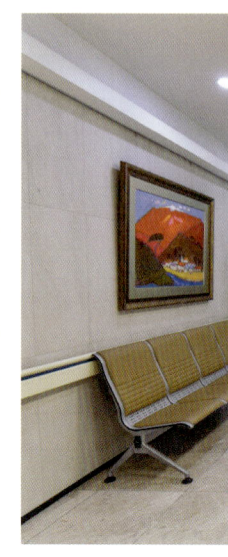

천안요양병원

2-1. 원무부
2-2. 로비 1
2-3. 휴게공간
2-4. 로비 2
2-5. 로비 3

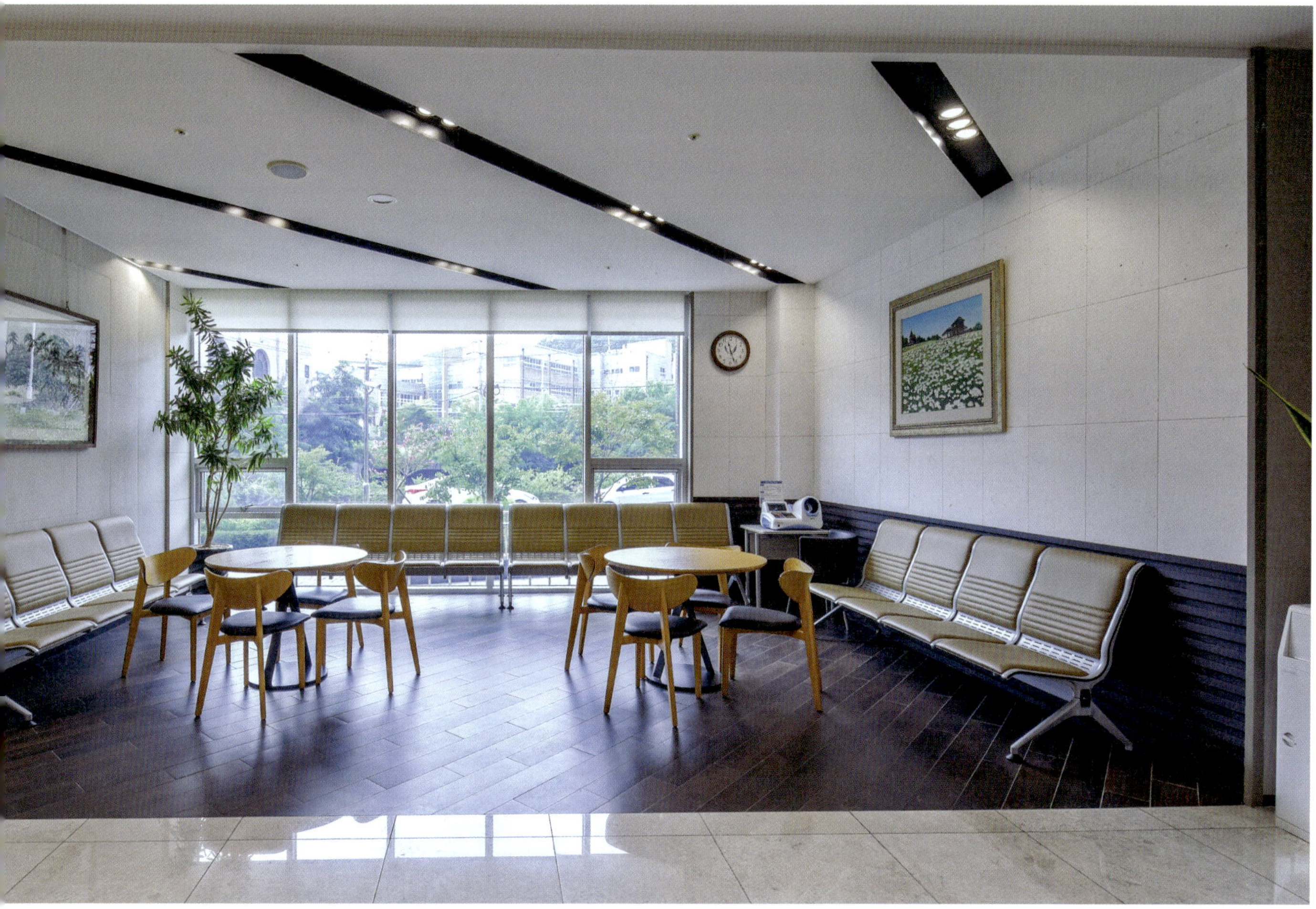

2-3

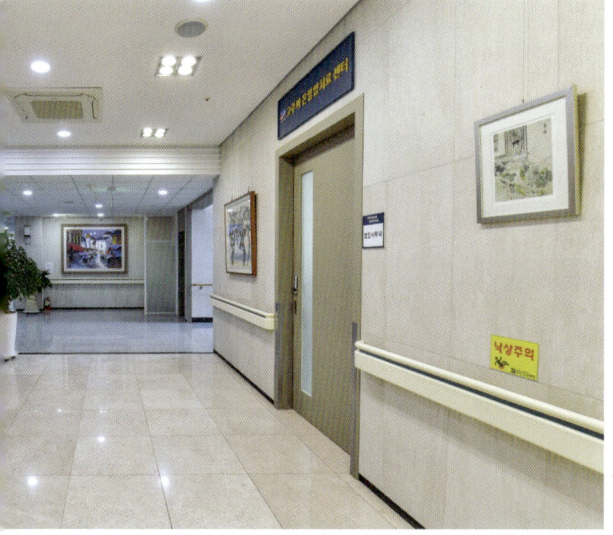

2-4

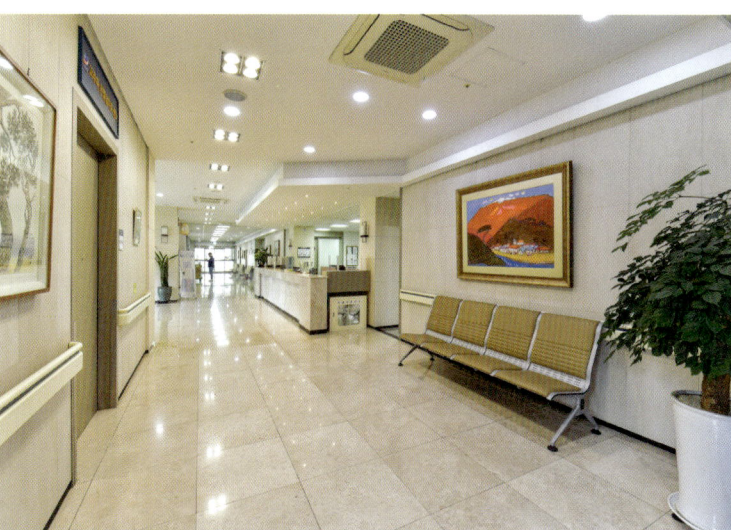

2-5

요양병원 공간읽기

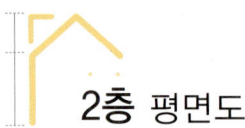

2층 평면도

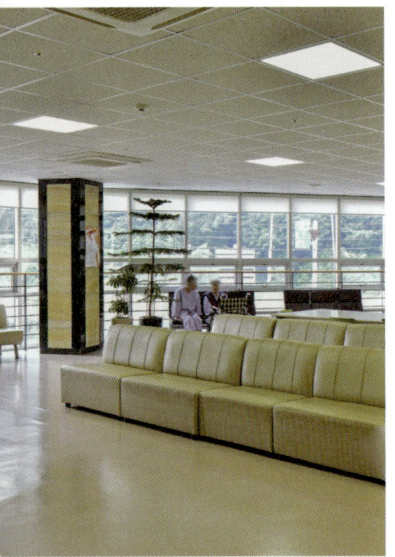

3-1. 휴게공간

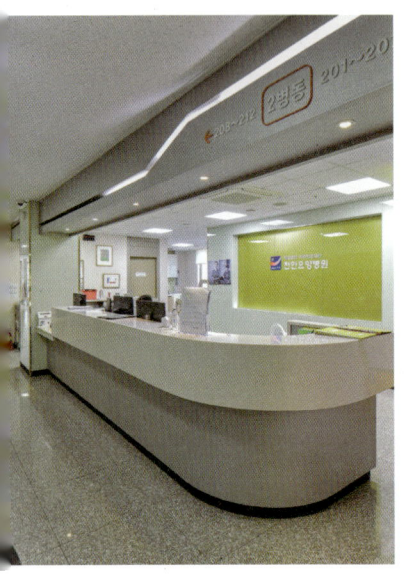

3-3. 간호사실

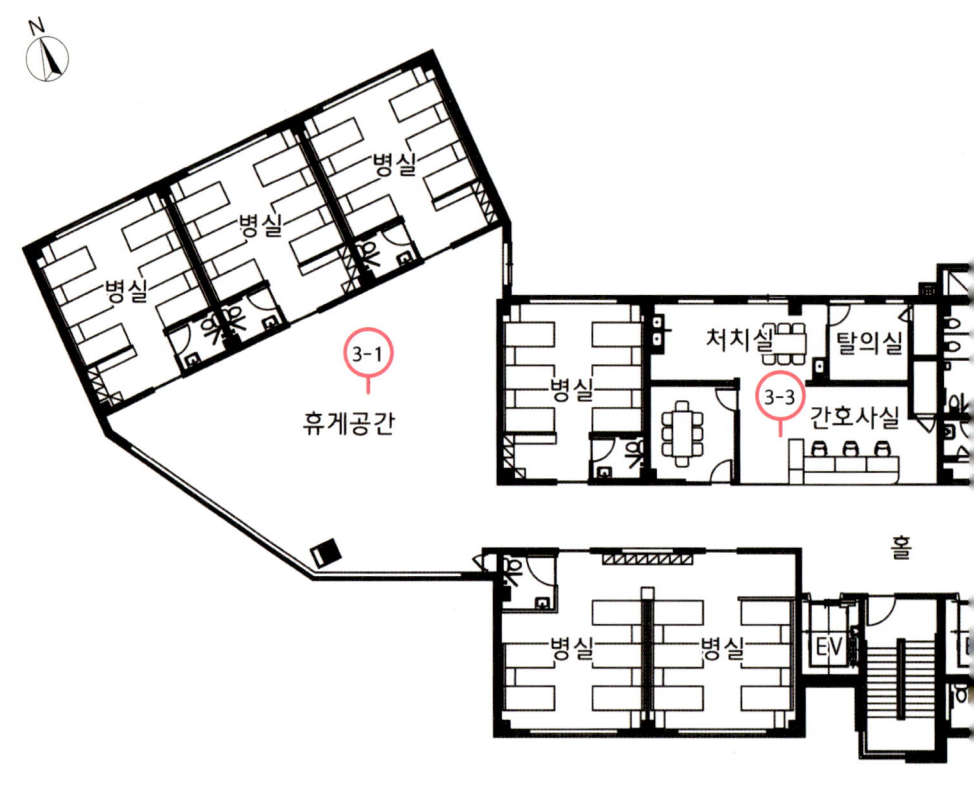

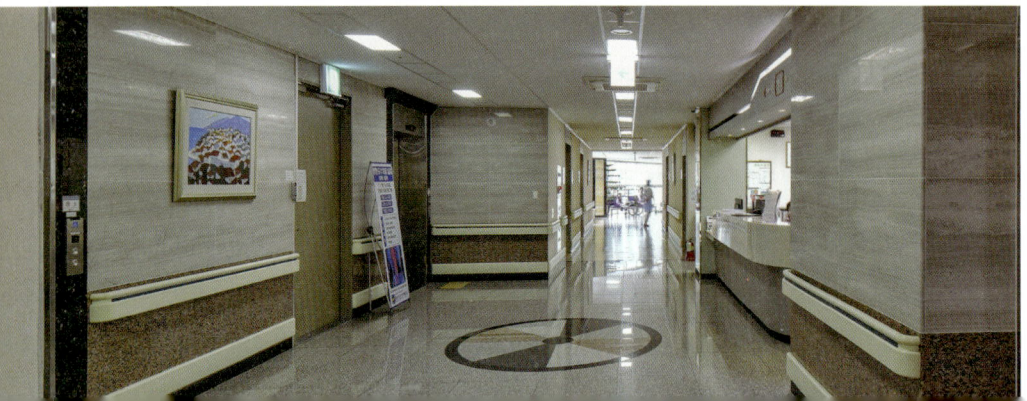

3-4. 복도

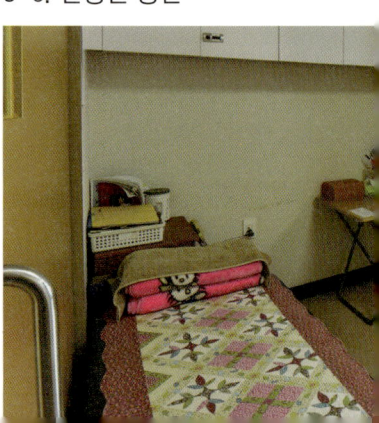

3-6. 간병인 공간

천안요양병원

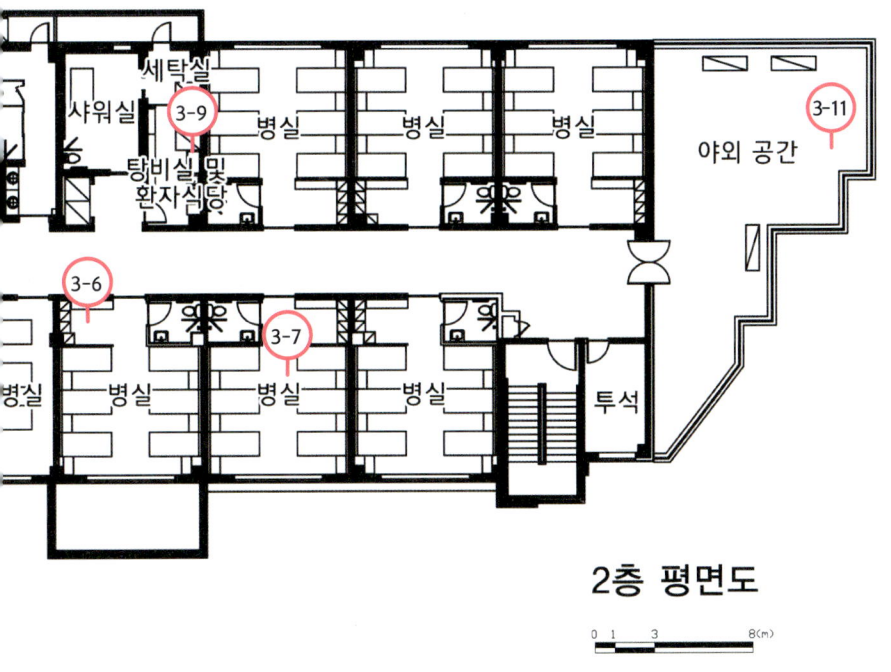

2층 평면도

0 1 3 8(m)

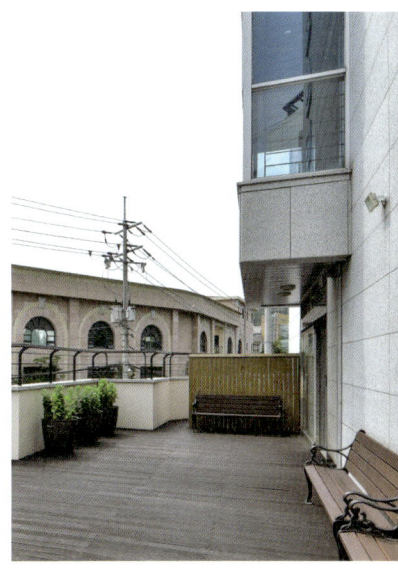

3-11. 야외공간

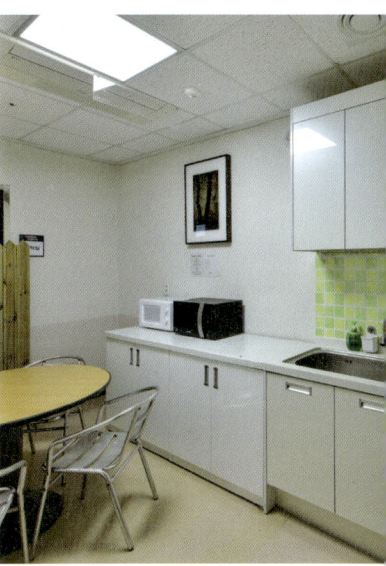

3-9. 탕비실 및 환자식당

3-7. 병실

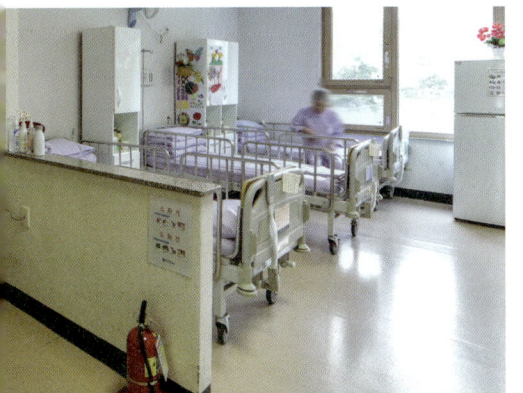
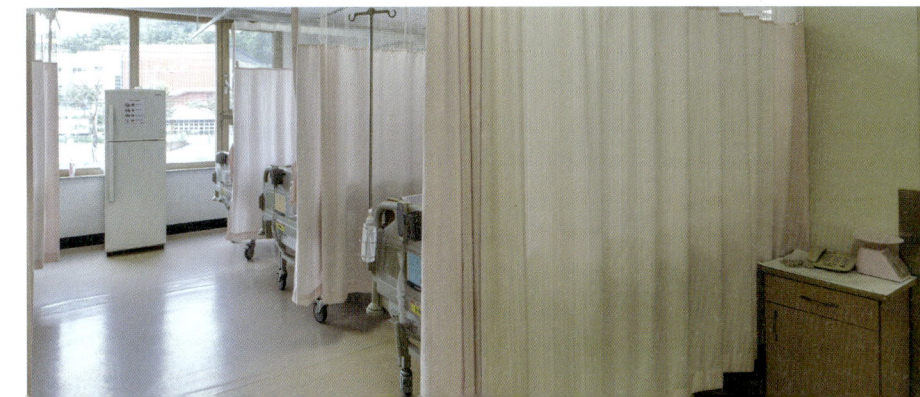

요양병원 공간읽기

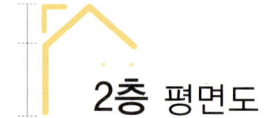
2층 평면도

3-1. 휴게공간
3-2. 휴게공간 측면
3-3. 간호사실
3-4. 복도
3-5. 핸드레일

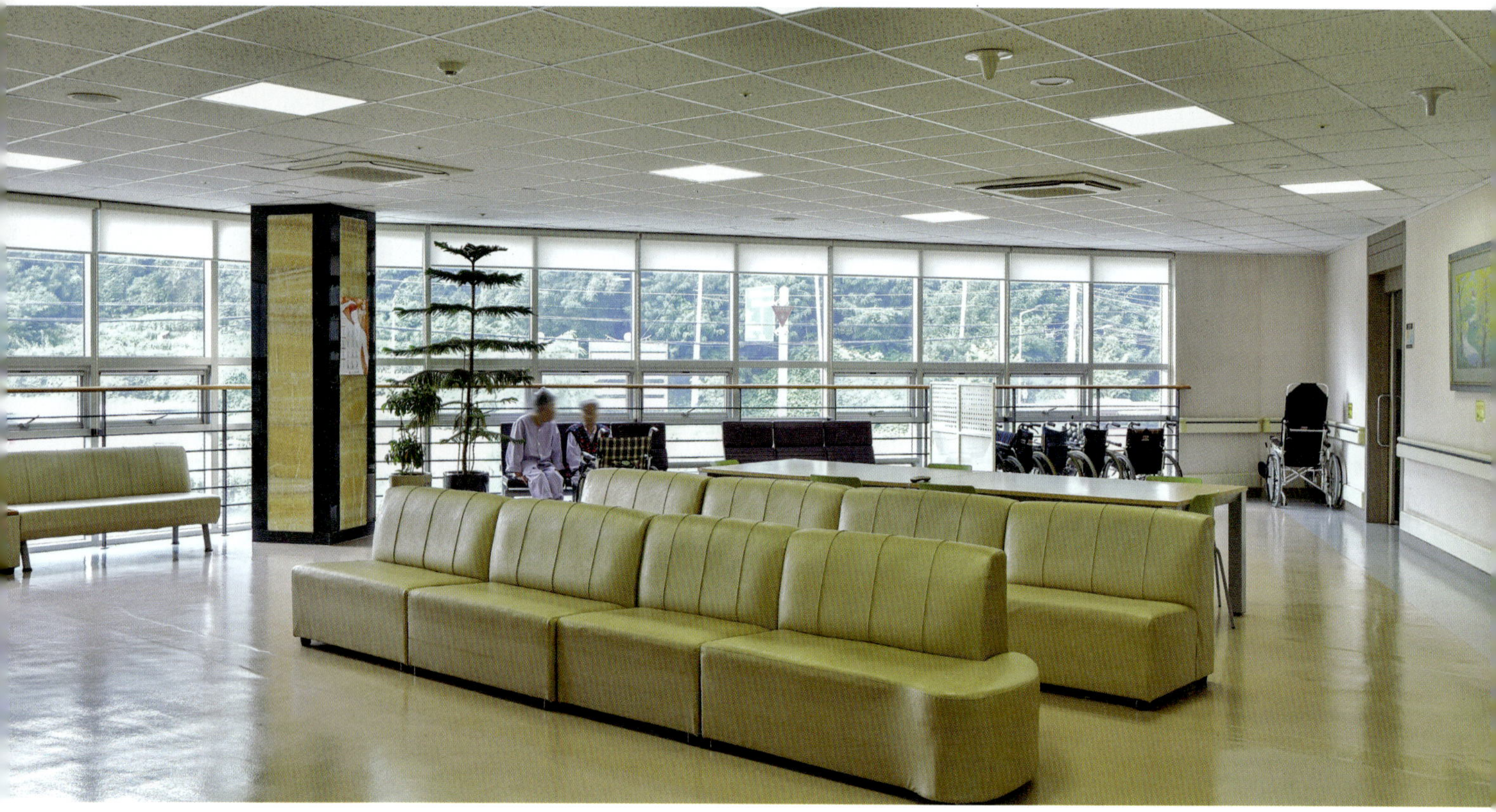

3-1

간호사실을 중심으로 좌측과 우측 병실 사이를 넓은 홀로 활용하여 공용공간을 확보한다. 전체적으로 콤팩트한 공간 속에 넓은 홀을 배치하여 개방적인 느낌이 들도록 한다. 공용 공간을 건물의 가장자리에 배치하여 지나다니는 곳이 아닌 머무르는 곳의 느낌을 주어 정적인 쉼을 유도한다.

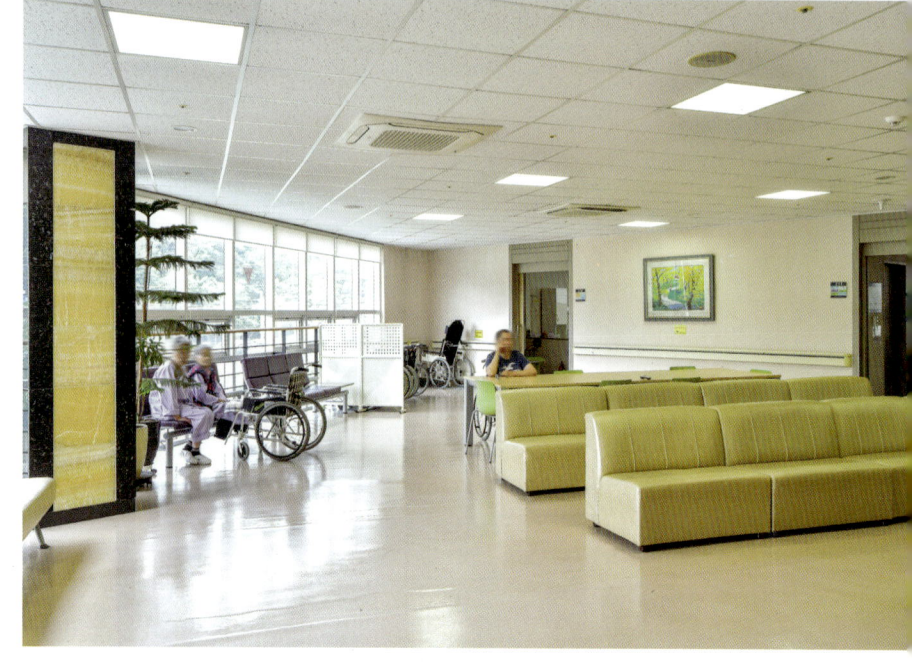

3-2

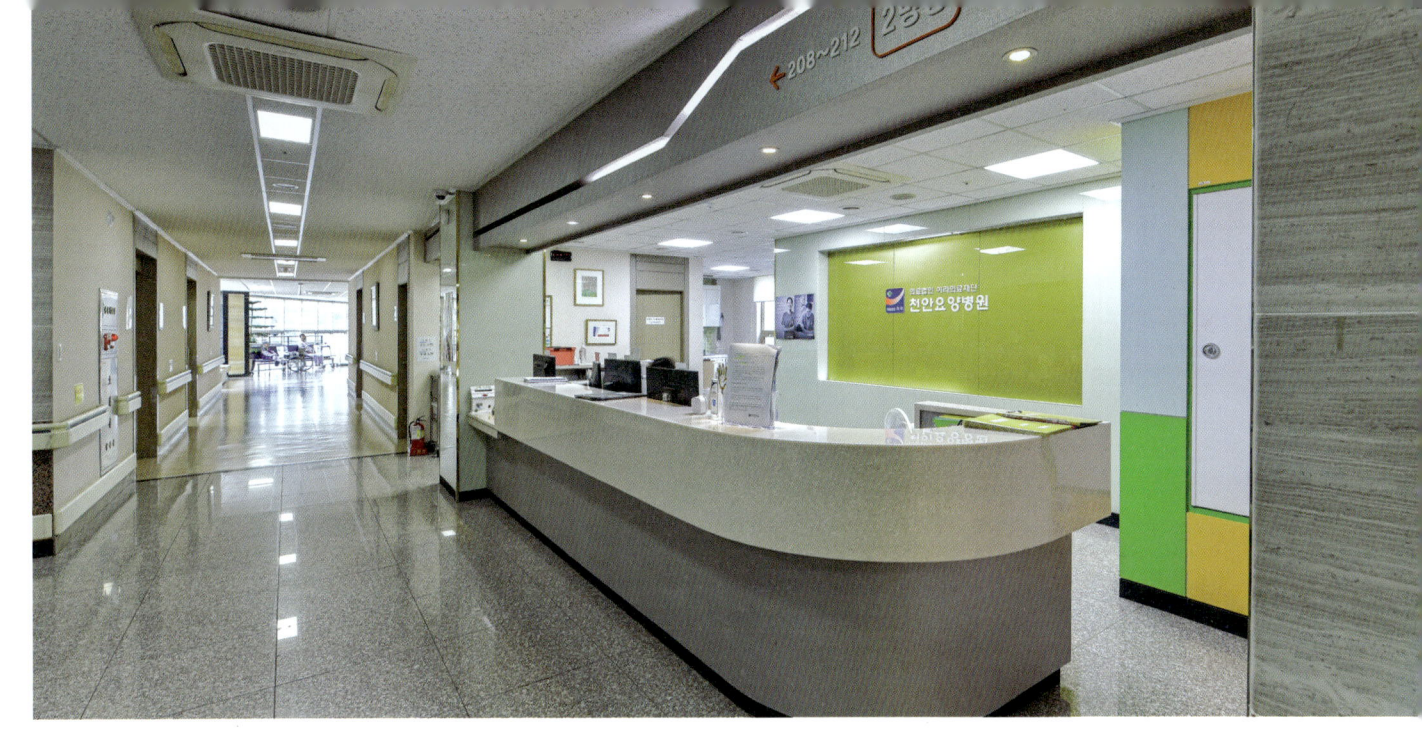

3-3

간호사실 뒤 공간도 직원들의 의견을 반영하여 현대미술적 느낌이 드는 개성적인 데코레이션이 인상적이다. 라운딩 된 카운터는 먼 곳까지 내다 볼 수 있어 간호의 시야 범위를 넓힌다.

엘리베이터 앞의 원형 패턴은 인지성을 높이기 위한 장치로 공간에 중심을 주어 웨이파인딩wayfinding*을 가능케 한다. 또한 넓은 공간을 두어 접근성을 높이고 이용자들의 동선이 방해받지 않게 한다.

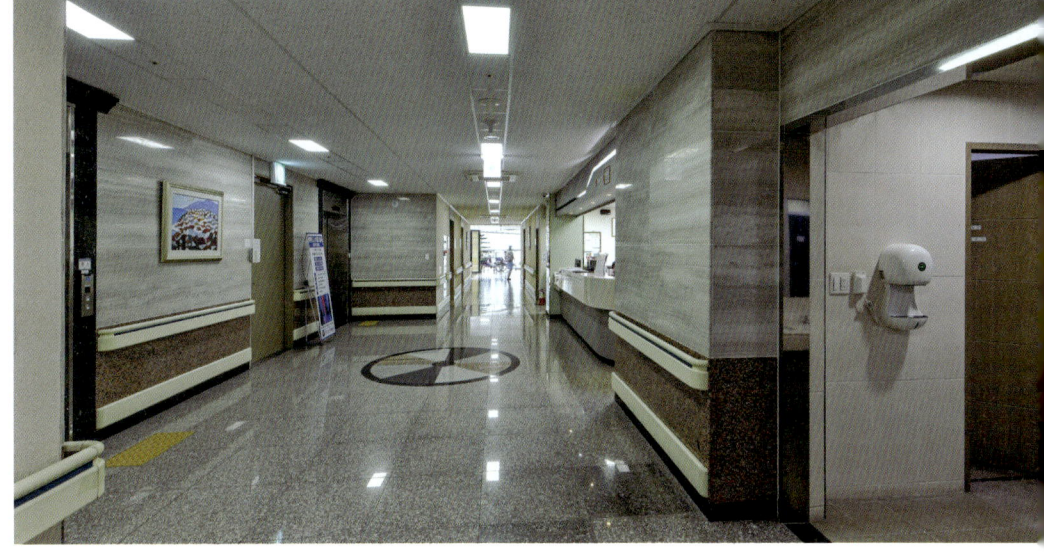

3-4

* 웨이파인딩 : 사람이나 동물들이 물리적인 공간에서 스스로 위치를 찾고 한 장소에서 다른 장소로 이동하는 모든 방법이다.

마블링이 있는 대리석 벽은 조화로운 투톤으로 마감하여 깔끔한 인상을 준다. 코너에서도 이어져있는 2중 핸드레일과 벽면 쿠션은 보행자와 휠체어 이용자 모두를 생각한 것으로 곳곳에서 이용자와 사용자 모두를 위한 배려가 보인다.

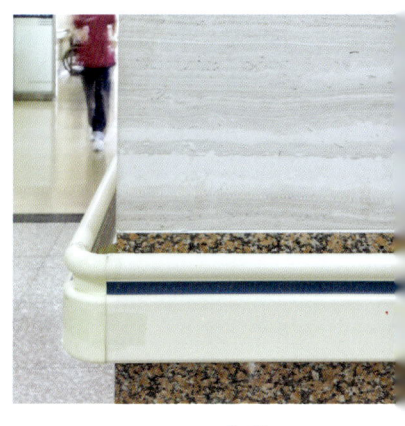

3-5

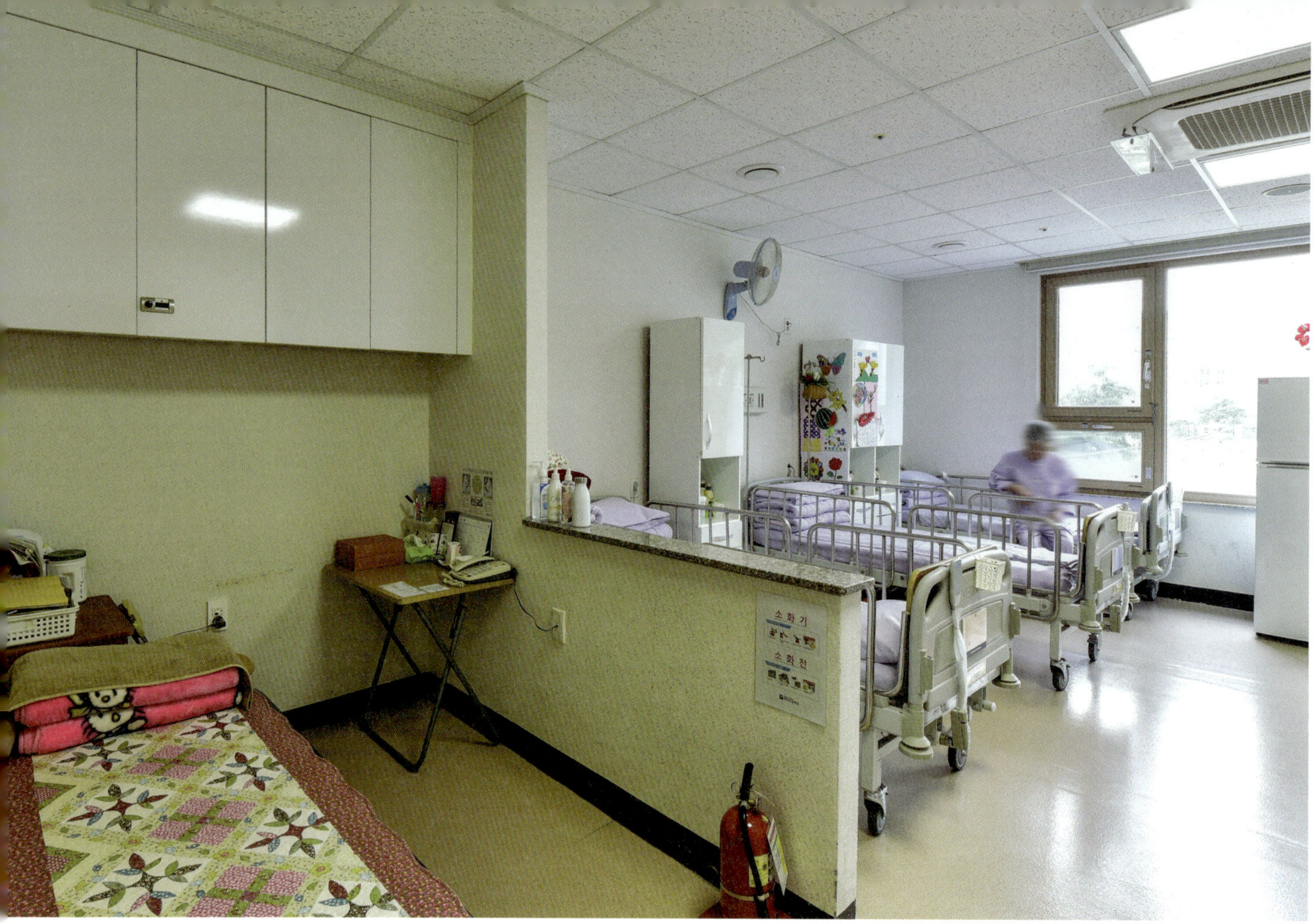

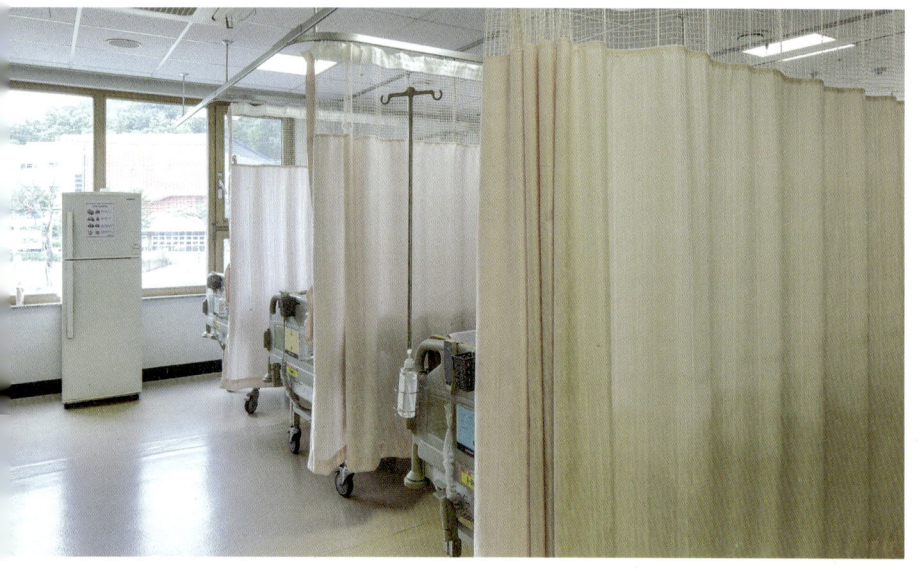

3-6

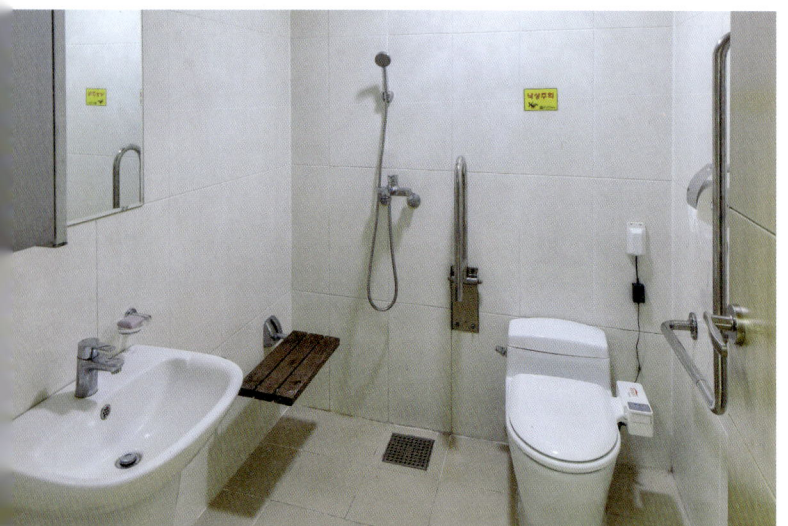

3-7

설계할 때부터 직원들이 참여하여, 곳곳에 사용자를 위한 배려들이 돋보인다. 간병인을 위한 공간 역시 직원들의 의견을 반영한 것으로, 사용자를 위한 필요 공간들이 조직적으로 잘 구비되어 있다. 다인실의 경우 병실 내 이용자의 프라이버시가 침해받지 않도록 세미 프라이빗 공간을 두었다.

병실 내 화장실의 샤워기 옆에 작은 의자를 설치하여, 이용자가 샤워하는 동안 앉을 수 있다. 이용자를 위한 작은 아이디어들이 곳곳에서 돋보인다.

3-8

천안요양병원

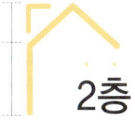
2층

3-6. 간병인 공간
3-7. 병실
3-8. 화장실
3-9. 탕비실
3-10. 출입구
3-11. 야외정원
3-12. 출입구

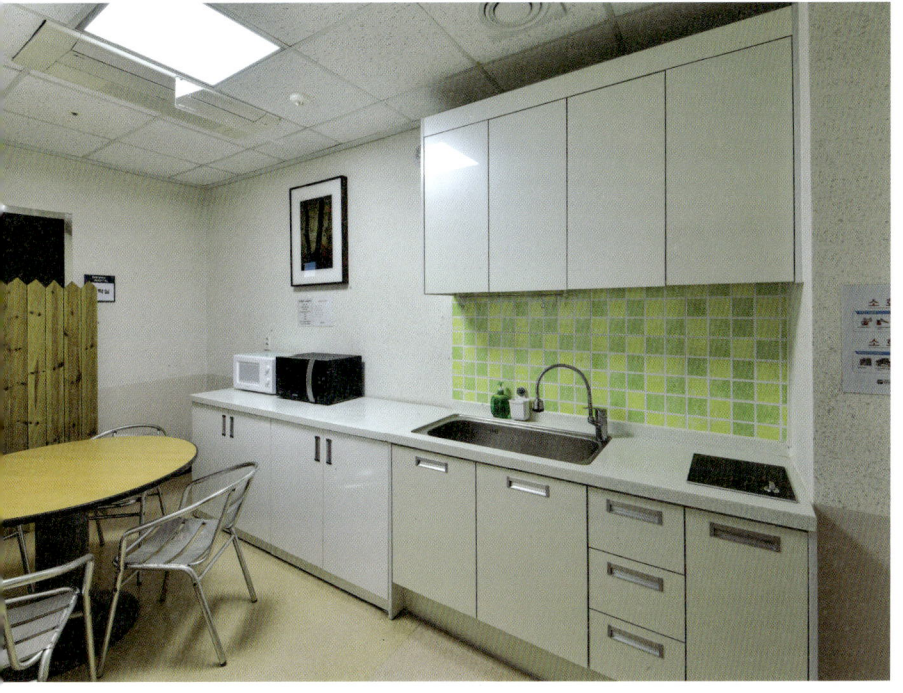

3-9

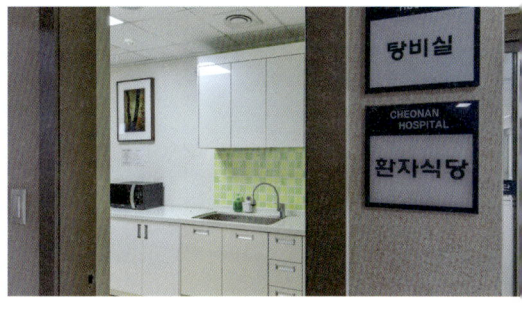

3-10

이용자들이 간단한 요리를 할 수 있는 탕비실이 마련되어 있다.

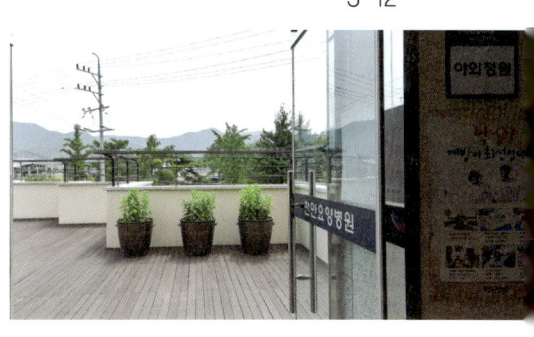

3-12

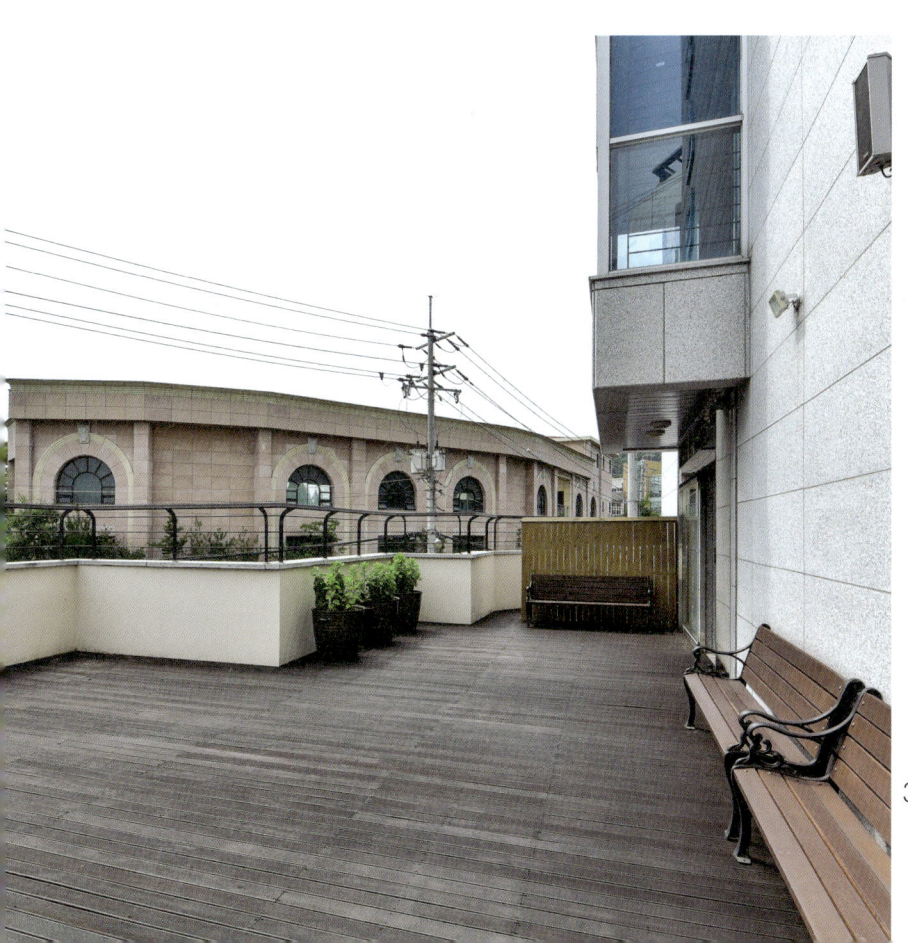

3-11

병동부 코너에 야외 데크로 바로 나갈 수 있는 휴식공간이 있어, 야외 활동과 조망을 할 수 있다.

요양병원 공간읽기

5층 재활치료센터

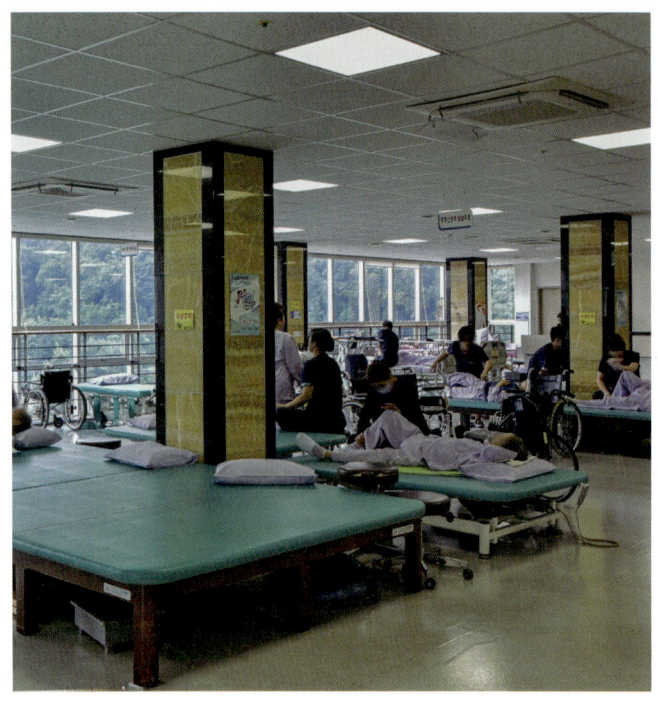

4-1

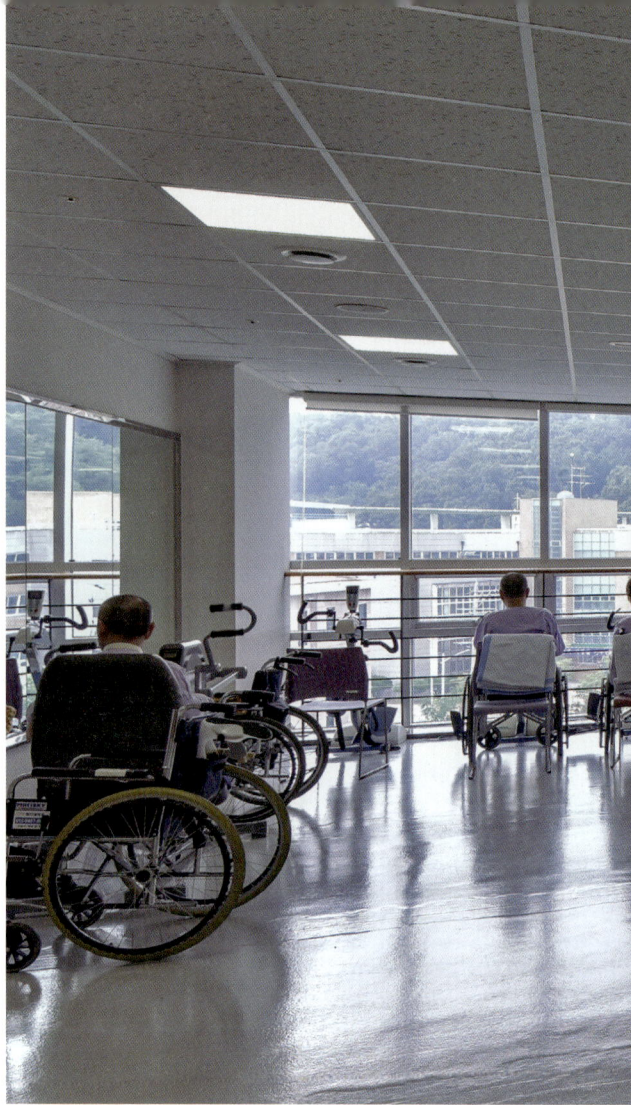

4-2

4-3

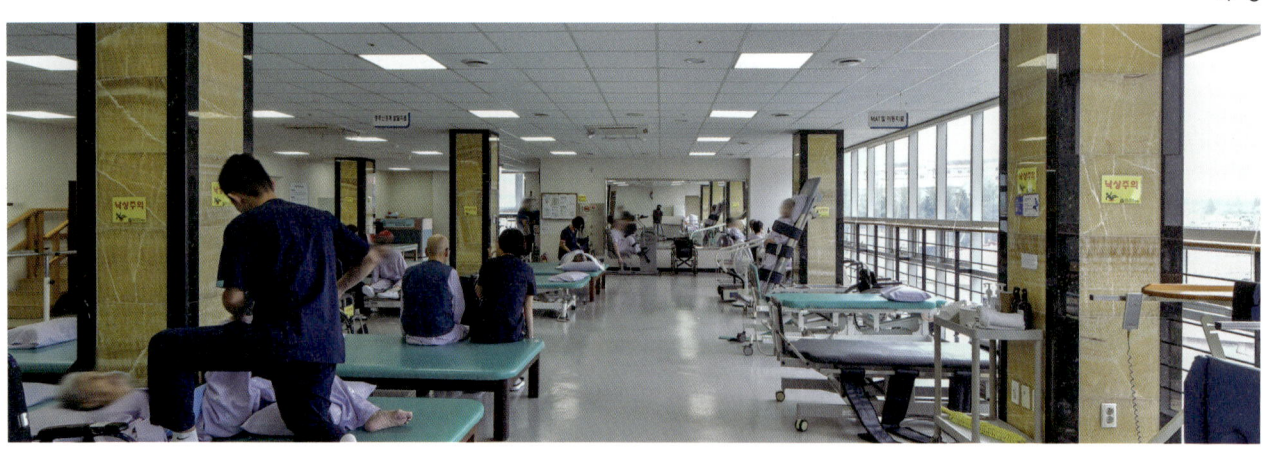

층 전체를 재활치료실로 하여 개방성을 확보한다. 전면창을 통해 외부 경관을 즐기며 재활할 수 있도록 이용자를 배려하고, 기둥을 중심으로 활동 공간을 만들어 보행로를 확보하고 공간 활용도를 높인다.

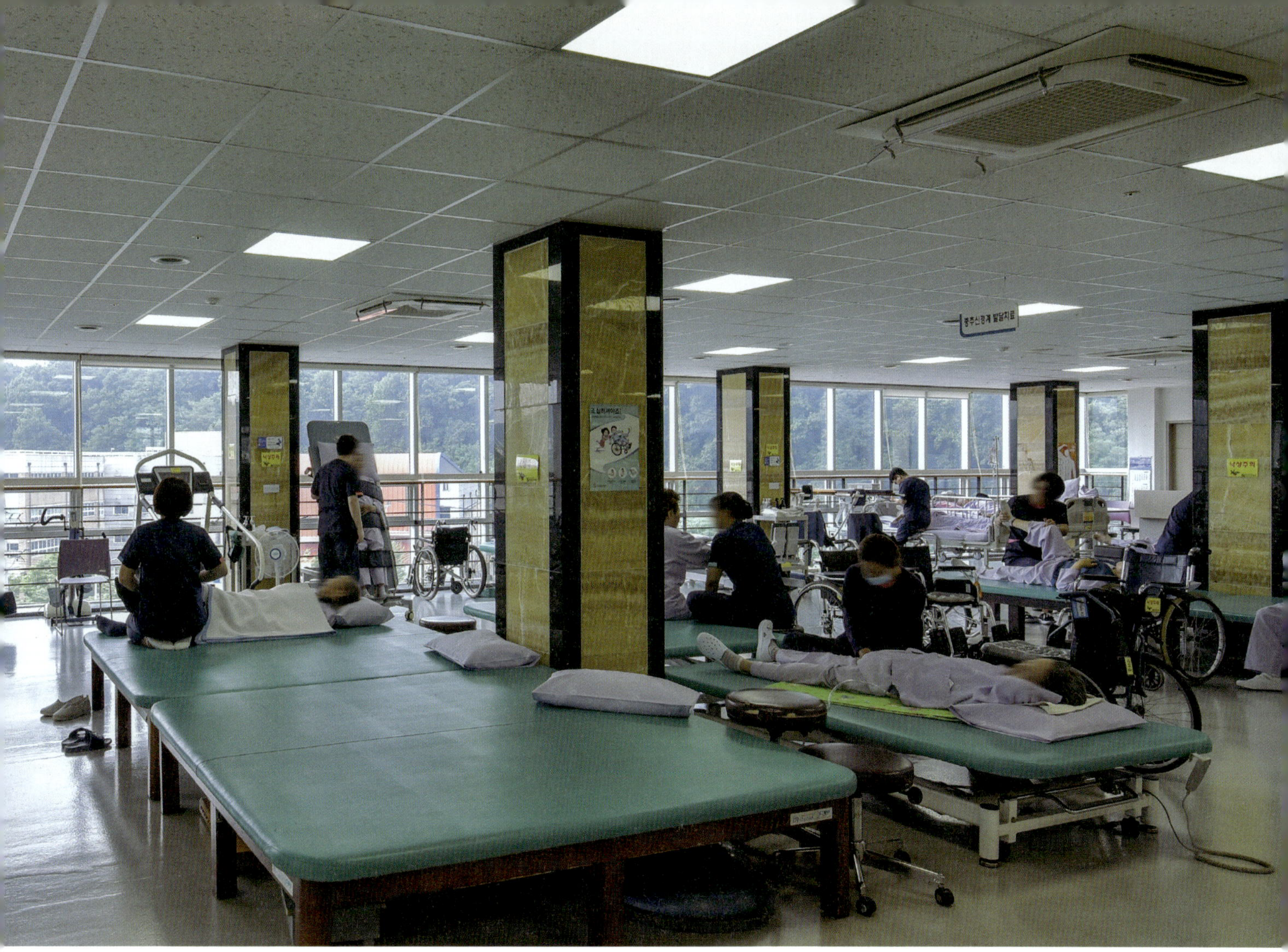

4-1. 재활치료센터 1
4-2. 재활치료센터 2
4-3. 재활치료센터 3

KEY PLAN

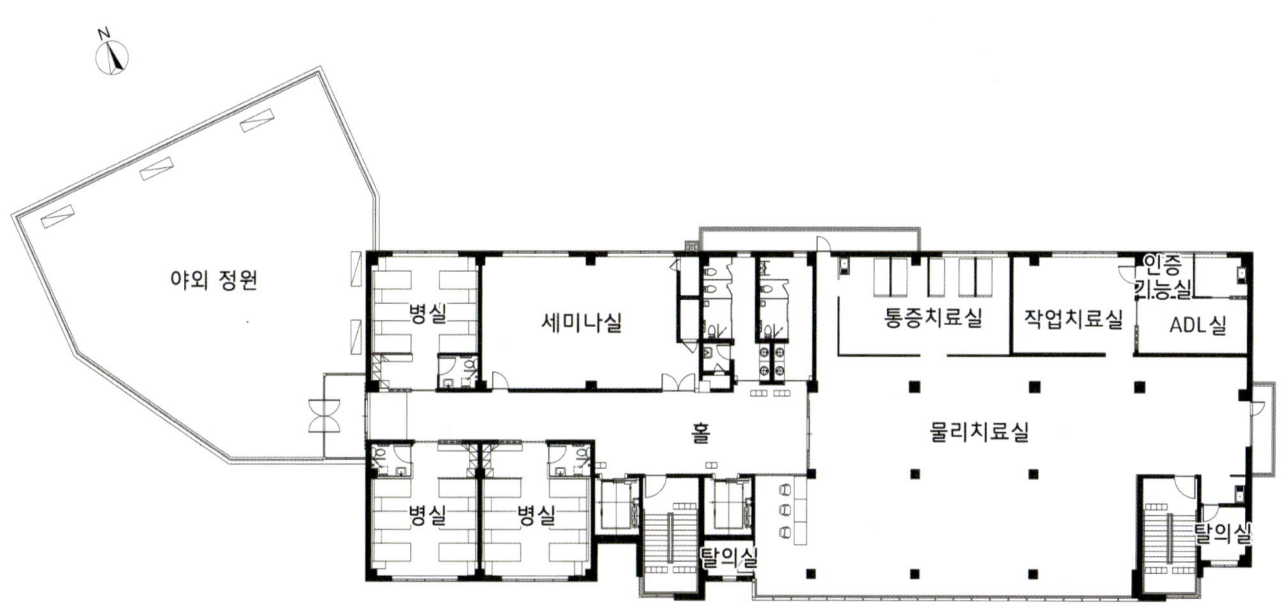

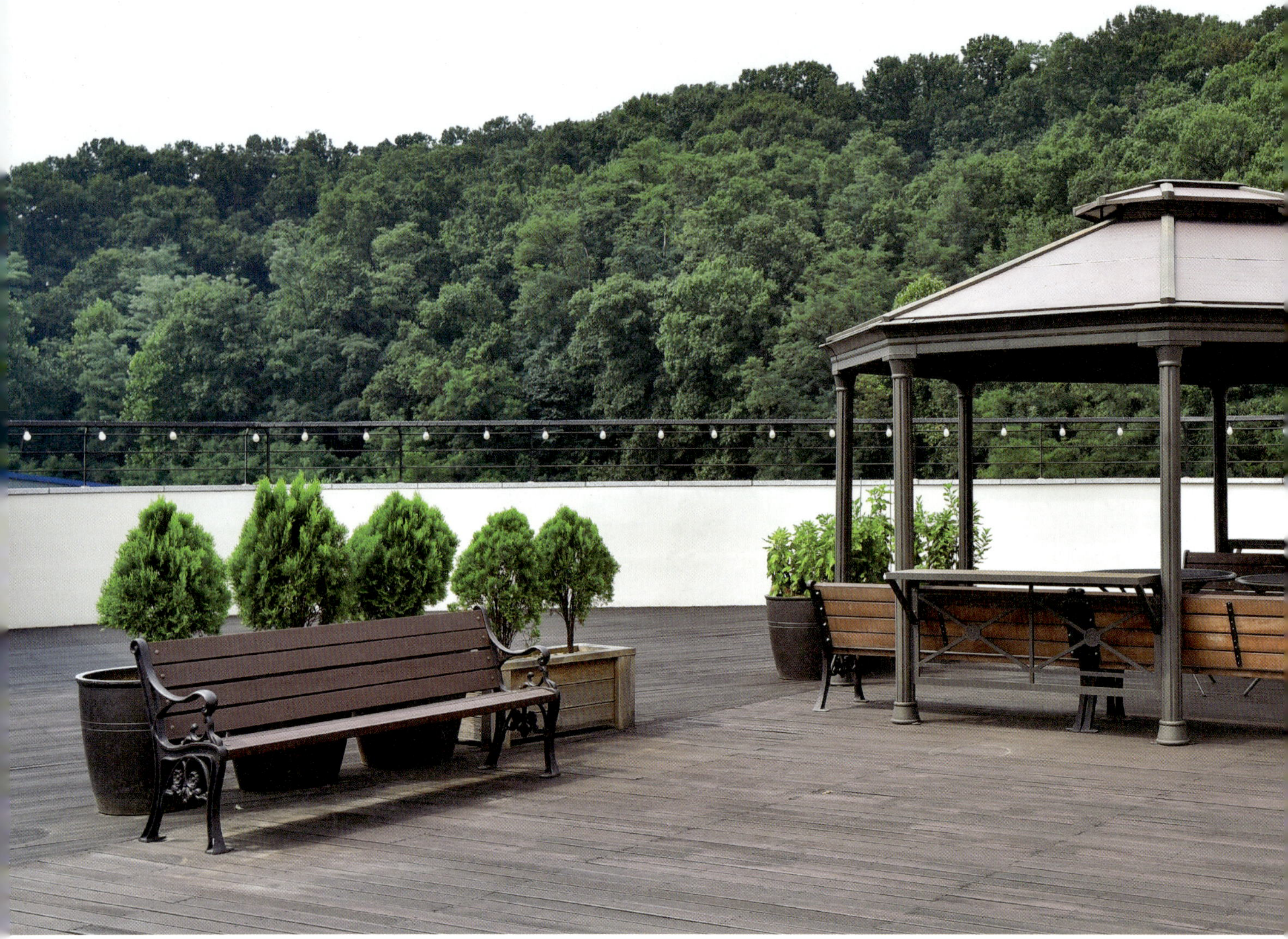

4-5

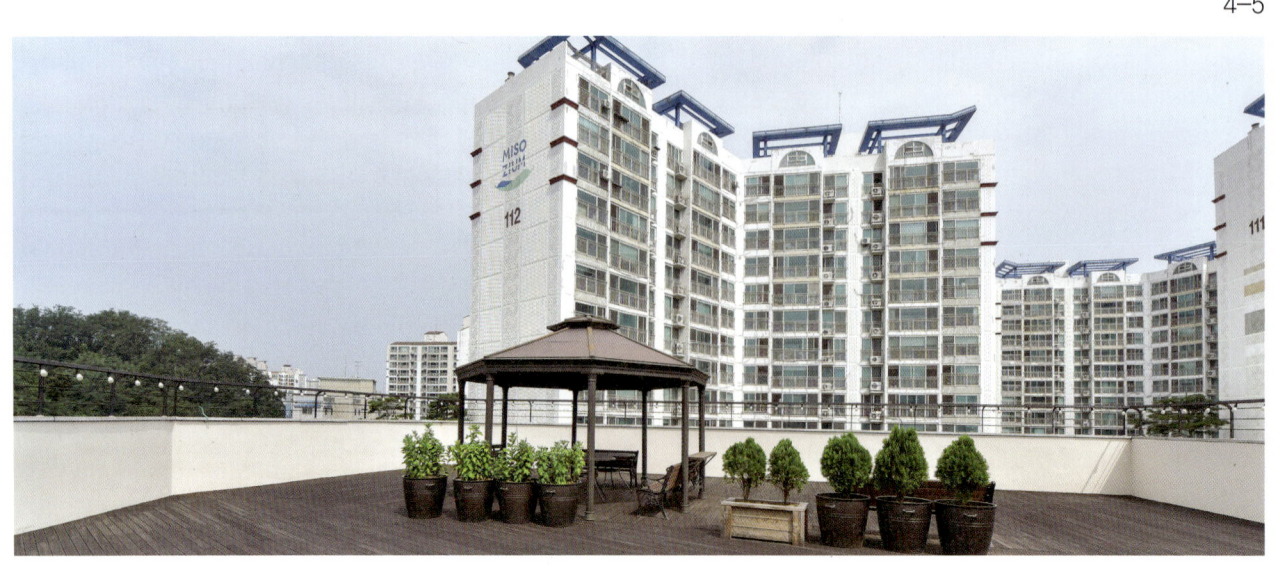

4-4. 자연 경관
4-5. 도심 경관
4-6. 정자

5층 야외 정원

야외정원의 한 쪽은 자연이 보이고 다른 한 쪽은 도심이 보여, 자연과 도심의 풍경을 다 느낄 수 있다. 바닥을 데크로 처리하고 난간에 조명을 설치하여 난간의 경계를 알 수 있게 하고, 경쾌한 루프탑의 분위기를 연출한다.

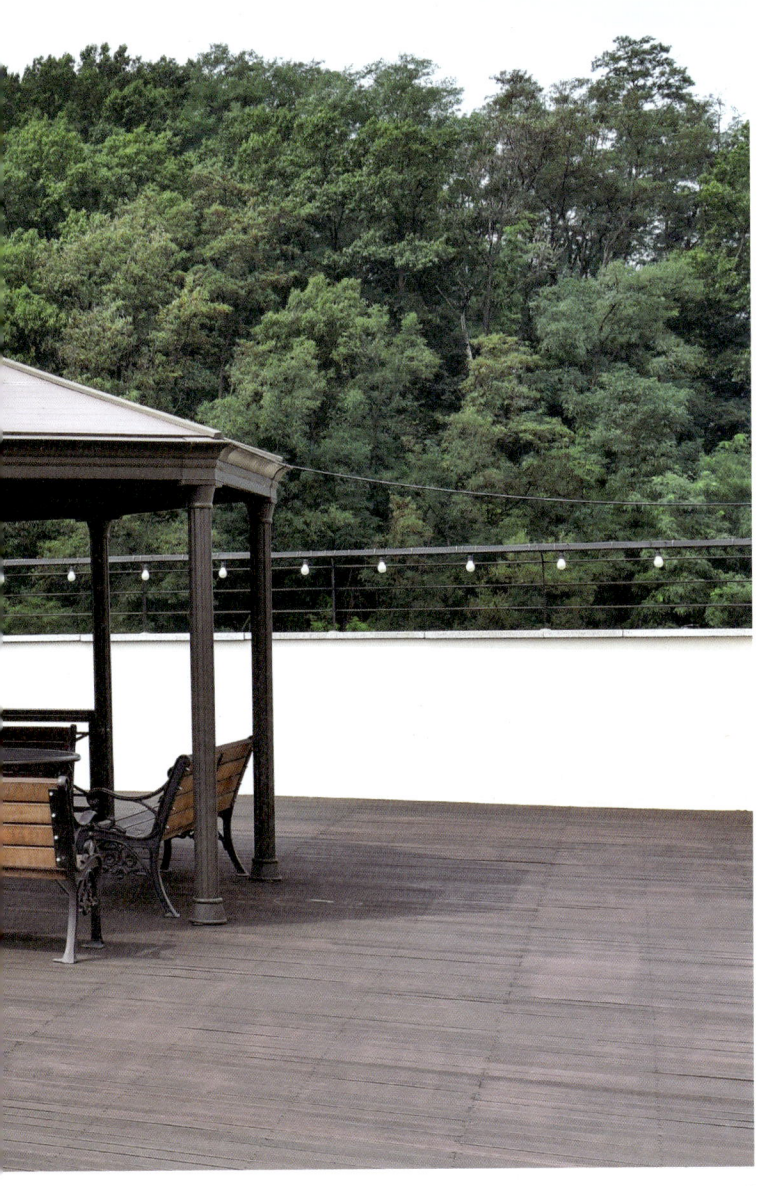

4-4

4-6

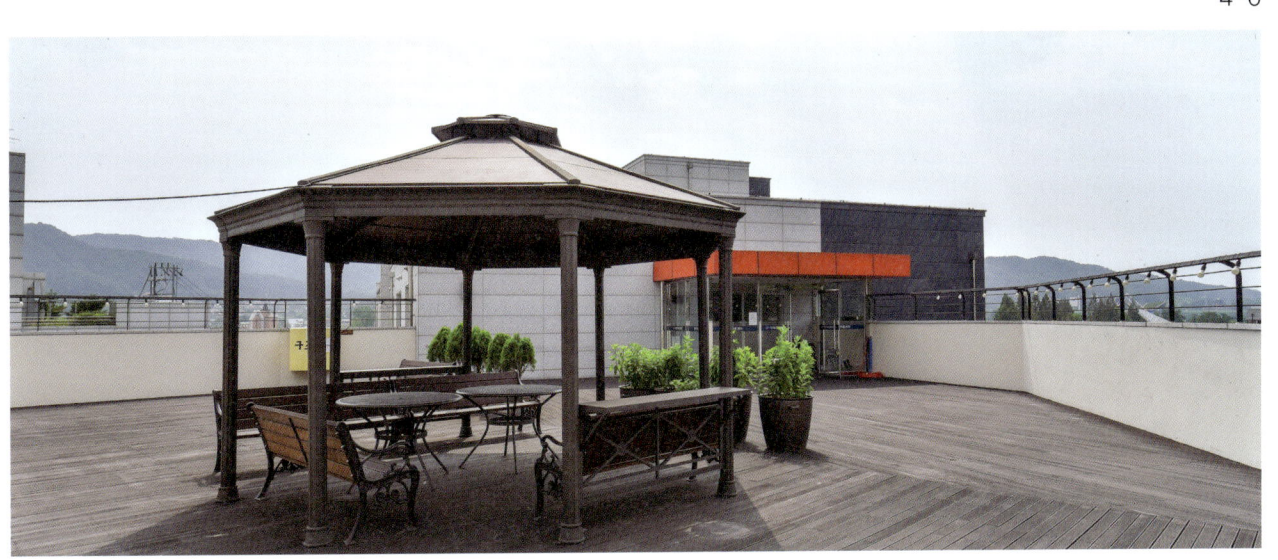

요양병원 공간읽기

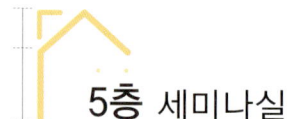
5층 세미나실

4-7. 세미나실
5-1. 식당

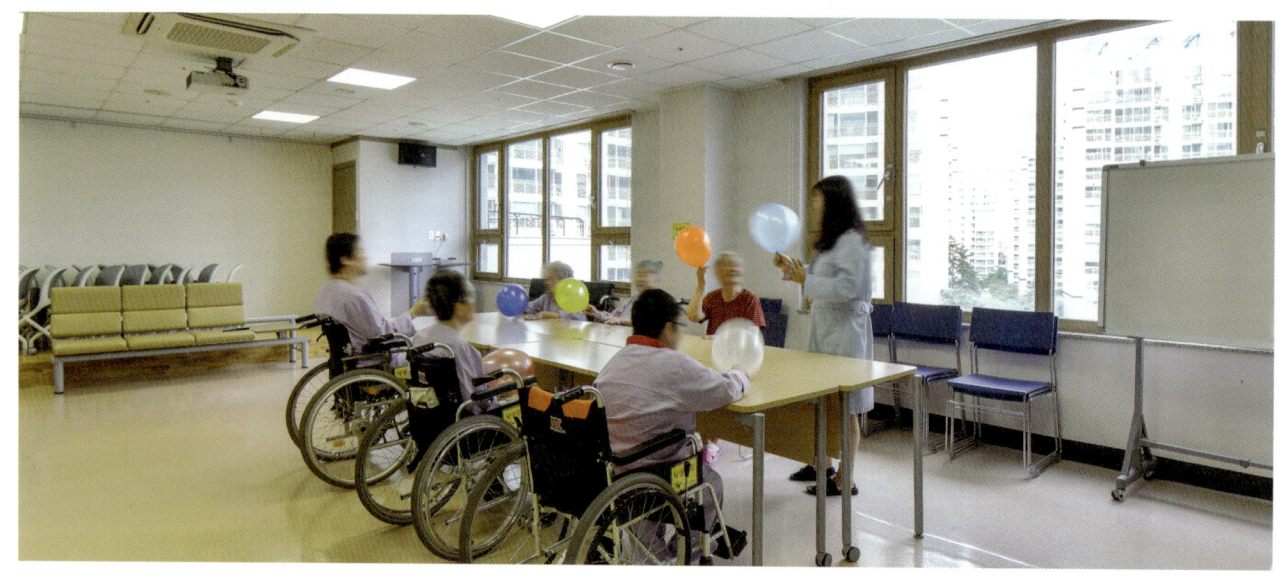

4-7

창 틀의 높이를 낮추어 휠체어 이용자도 쉽게 밖을 내다볼 수 있어 개방감을 갖는다.

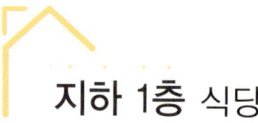
지하 1층 식당

5-1

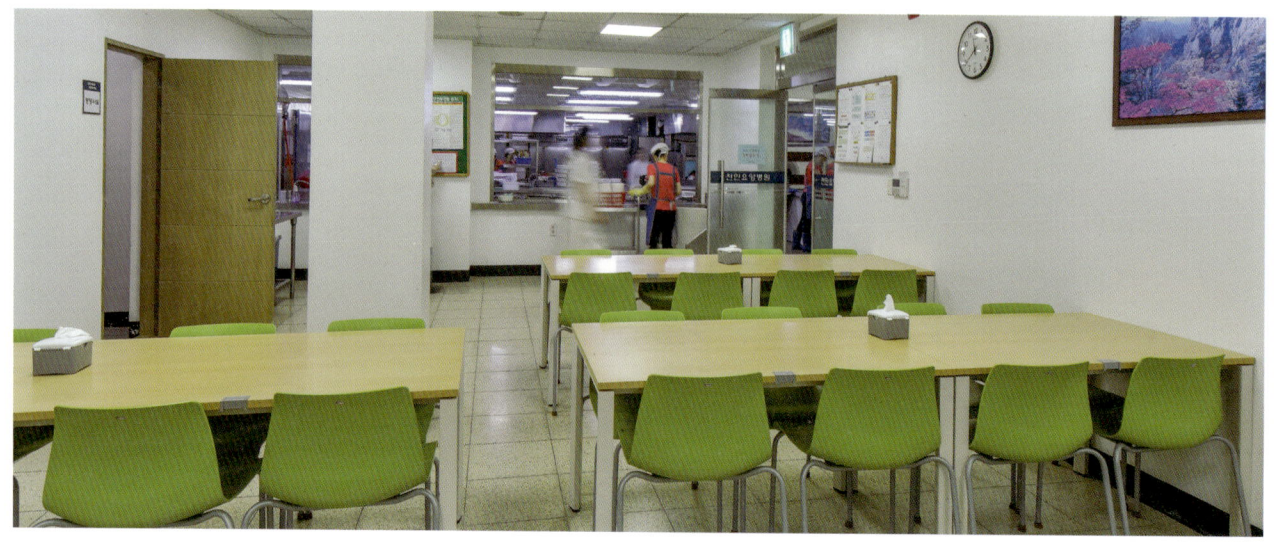

천안요양병원

병원 소개

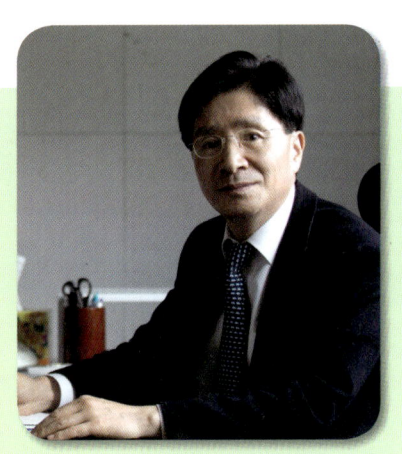

박용우 이사장

의료법인 이라의료재단 천안요양병원은 현대적인 시설과 최고의 재활의료 전문가로 구성된 차별화된 서비스로 환자의 특성과 능력에 맞는 전문재활 맞춤의료서비스를 제공하고 있습니다.

"최선의 진료와 서비스로 최고의 병원을 지향한다"는 미션 아래 "환자가 행복한 병원, 보호자가 편안한 병원, 직원이 즐겁게 일하는 병원, 지역사회에 봉사하는 병원"으로 의료진의 인술제세의 마음과 사랑을 담은 진료, 간호, 간병서비스를 제공하며 최상의 만족감과 환자의 삶의 질 향상에 기여할 수 있도록 노력하고 있습니다.

천안요양병원은 환자, 환자가족, 병원 직원들이 서로 배려하고 이해하며 사랑과 건강이 함께하는 병원으로 입원환자 뿐만 아니라 환자가족, 직원, 지역사회에 선진국형 요양기관으로서 선구자 역할을 다하고 있습니다.

총평

전체적인 공간 속에 직원들의 요구 사항을 설계할 때부터 반영한 것이 가장 큰 특징이다. 입원환자 치료와 요양을 위한 공간으로, 집중적으로 입원환자의 전문 재활치료에 포커스를 맞추어 안정적이고 단아한 분위기를 조성한다. 도시에 있는 자연적 요소를 최대한 활용하는 입지 조건과 배치가 큰 장점이다. 차량과 보행자의 동선을 전면과 후면으로 명확하게 구분하여 확실한 보차분리로 진출입 안전도를 높인다. 전형적 병원의 모습을 갖추고 있음에도 불구하고 다양한 공간구성과 디테일로 갤러리와 같은 분위기를 조성하여 이용자들의 긴장감을 완화시킨다. 병원 내에 탕비실 등의 공간을 넣어서 가정적 분위기를 느끼게 한다. 곳곳에 번뜩이는 아이디어들은 직원들의 필요에 의한 요구 사항이 반영되어 나타난 강점이다. 작은 파티를 할 수 있는 루프탑 분위기의 야외 정원은 파티, 휴식, 재활 등의 어메니티 공간으로 거듭난다.

Chapter 08

다움요양병원

광주 북구 하서로 387

요양병원 건축 정보

- 총 병상 수 : 333병상
- 건축 면적 : 978.3㎡
- 연면적 : 6,649.75㎡
- 건축 구조 : 철근콘크리트조
- 층 수 : 1층~7층(옥상)

요양병원 공간 분석

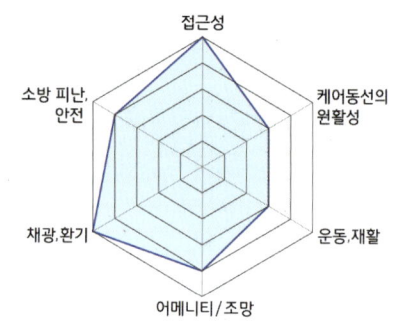

배치도

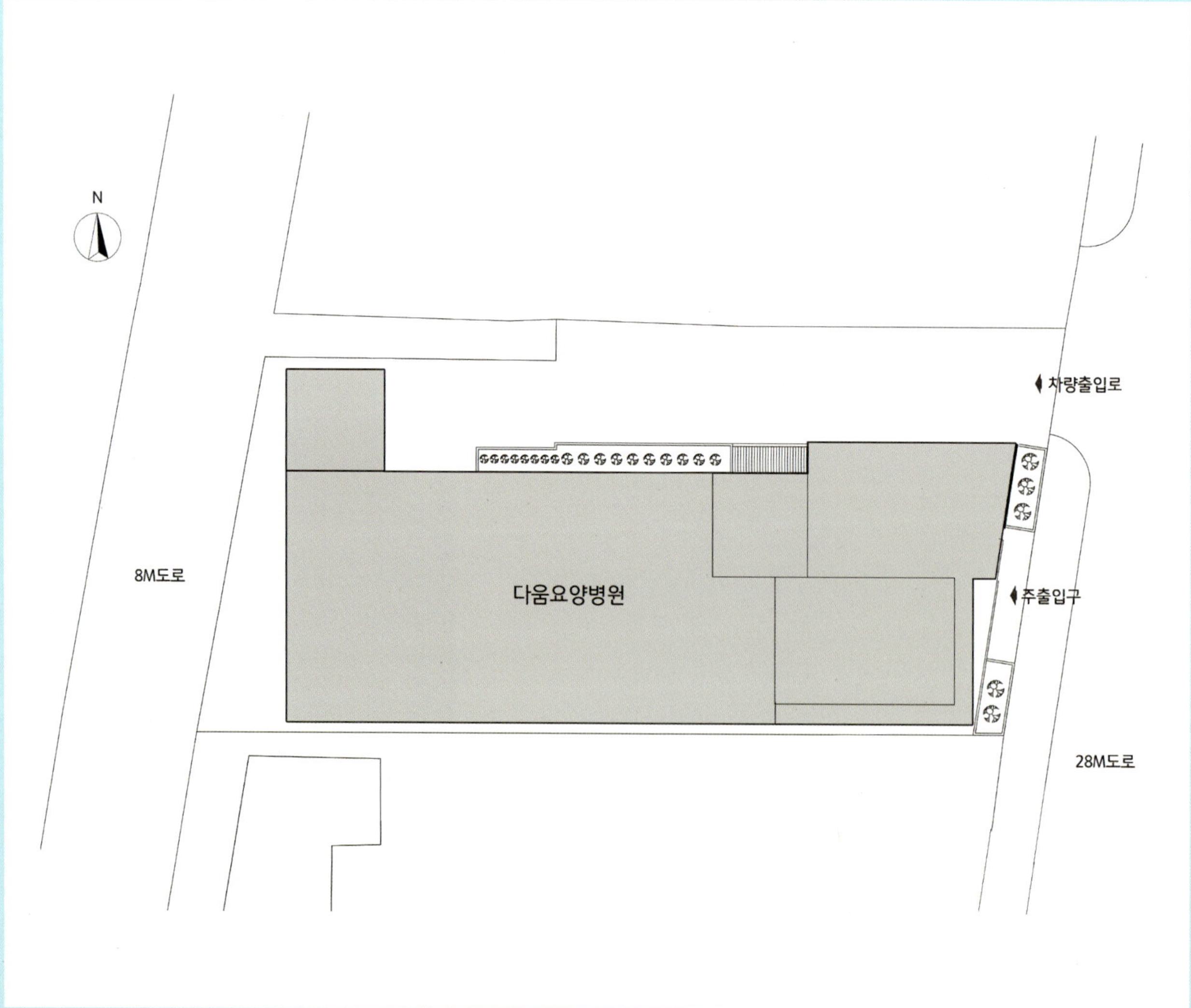

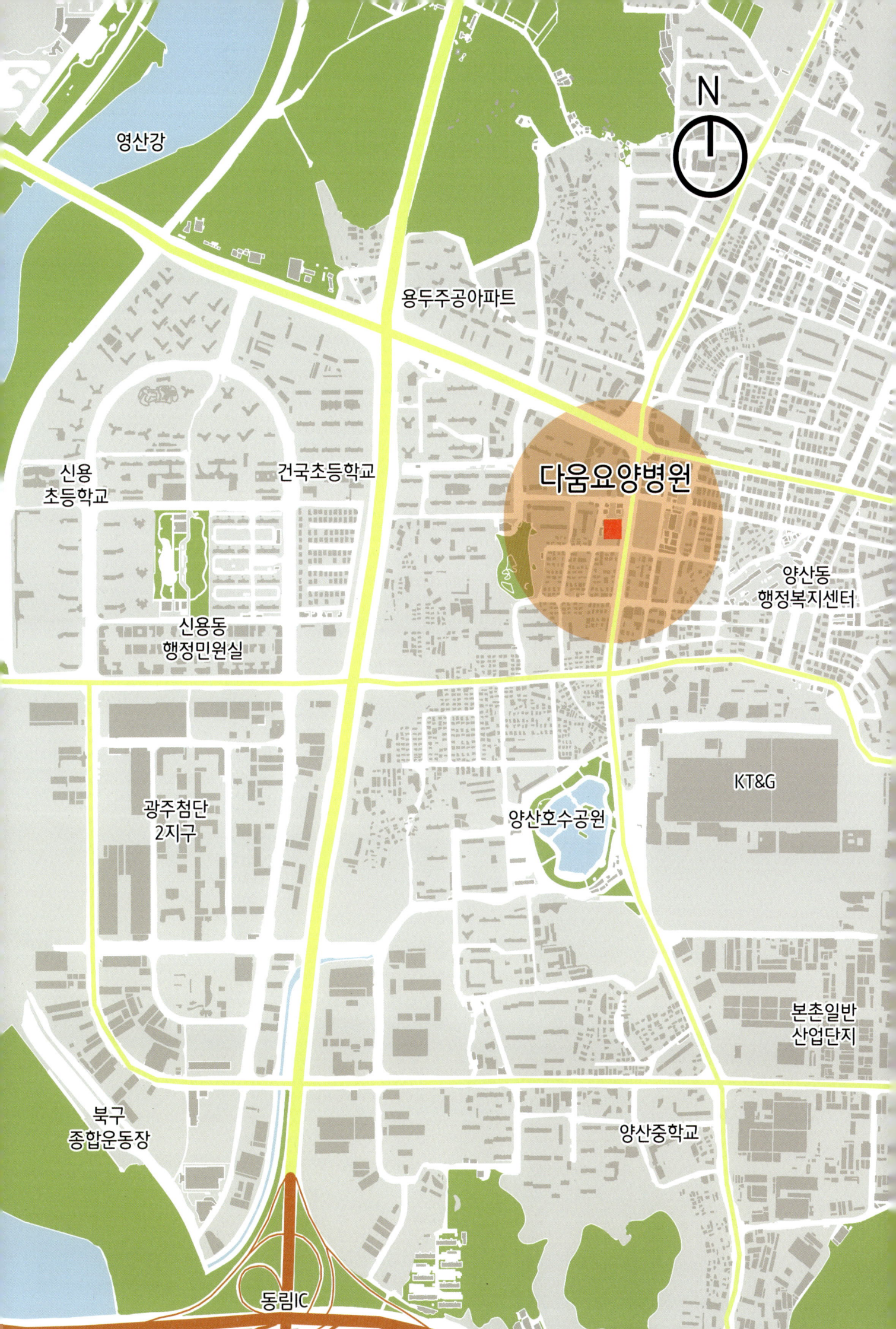

요양병원 공간읽기

| 다움요양병원 |

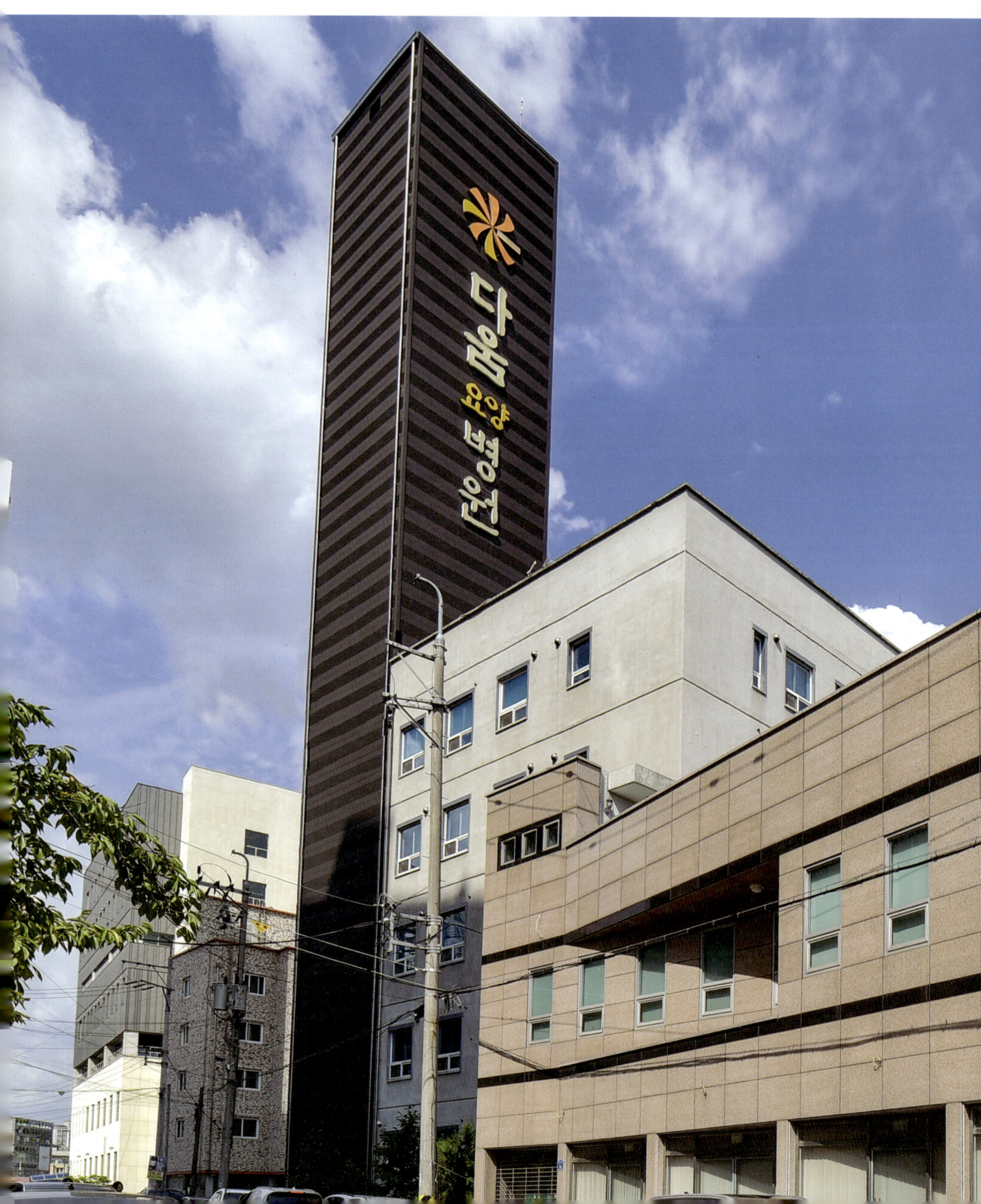

다움요양병원

1-1. 병원 전경

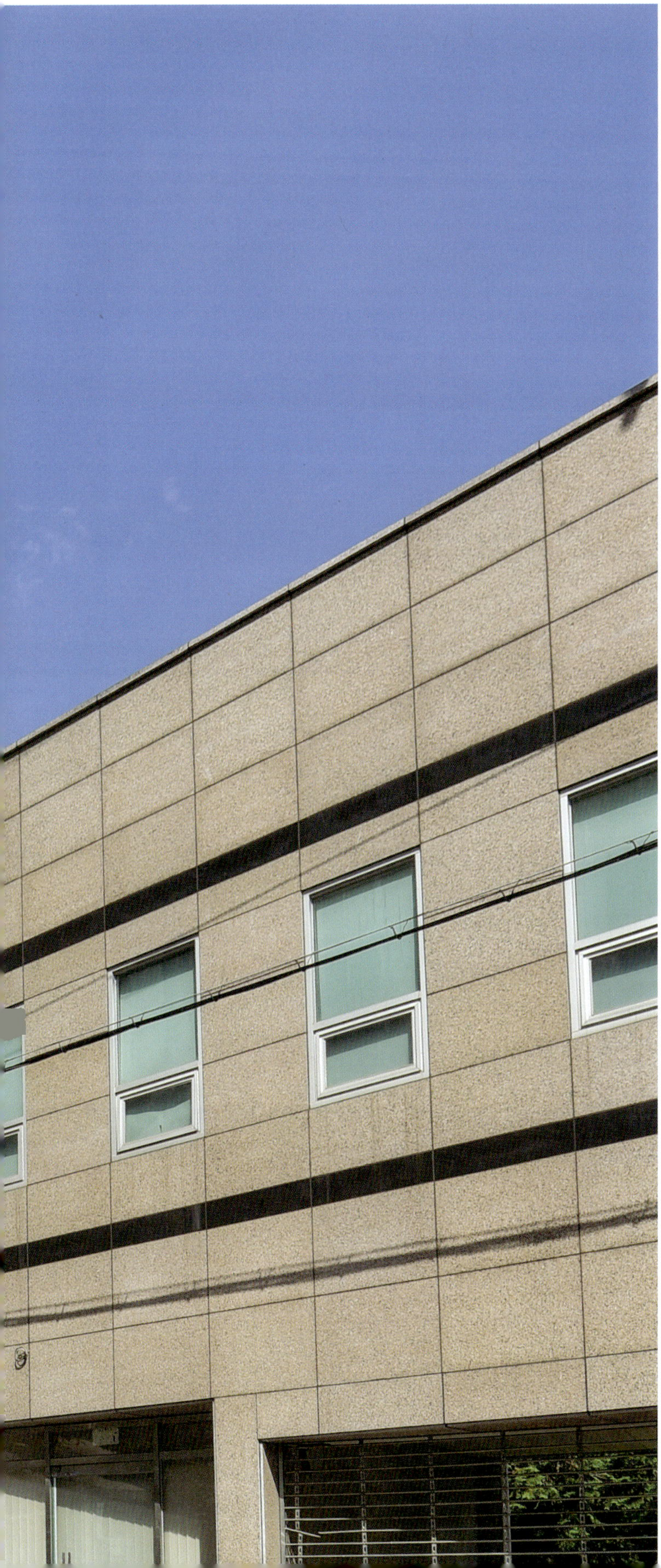

1-2. 병원 후면

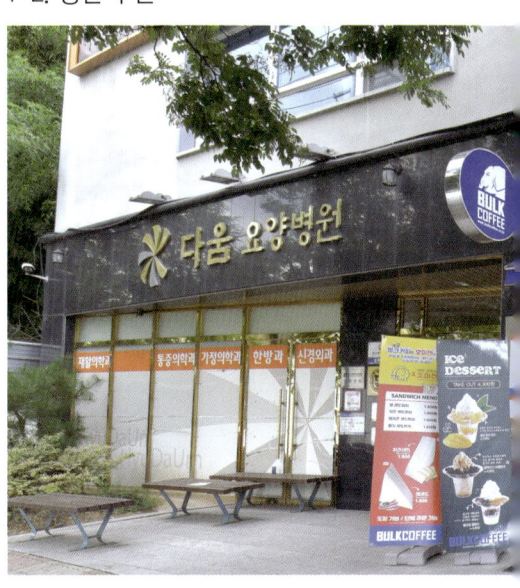

광주의 신도시에 위치한 도심형 병원이다. 경사지라는 지형적 특성을 살려 처음부터 병원으로 설계된 건물이다. 도심형이 갖는 제한적인 공간 이용을 극복하고자 주차타워를 설치하여 이용자들의 편의를 도모한다. 차량이 진입하는 출입구와 도보 출입구가 분리되어 있어 안전성을 높인다.

요양병원 공간읽기

1층 평면도

N

X-ray실 　진료실 　진료실

부출입구

진료실

진료실

상담실

원무과 (2-1)

진료실

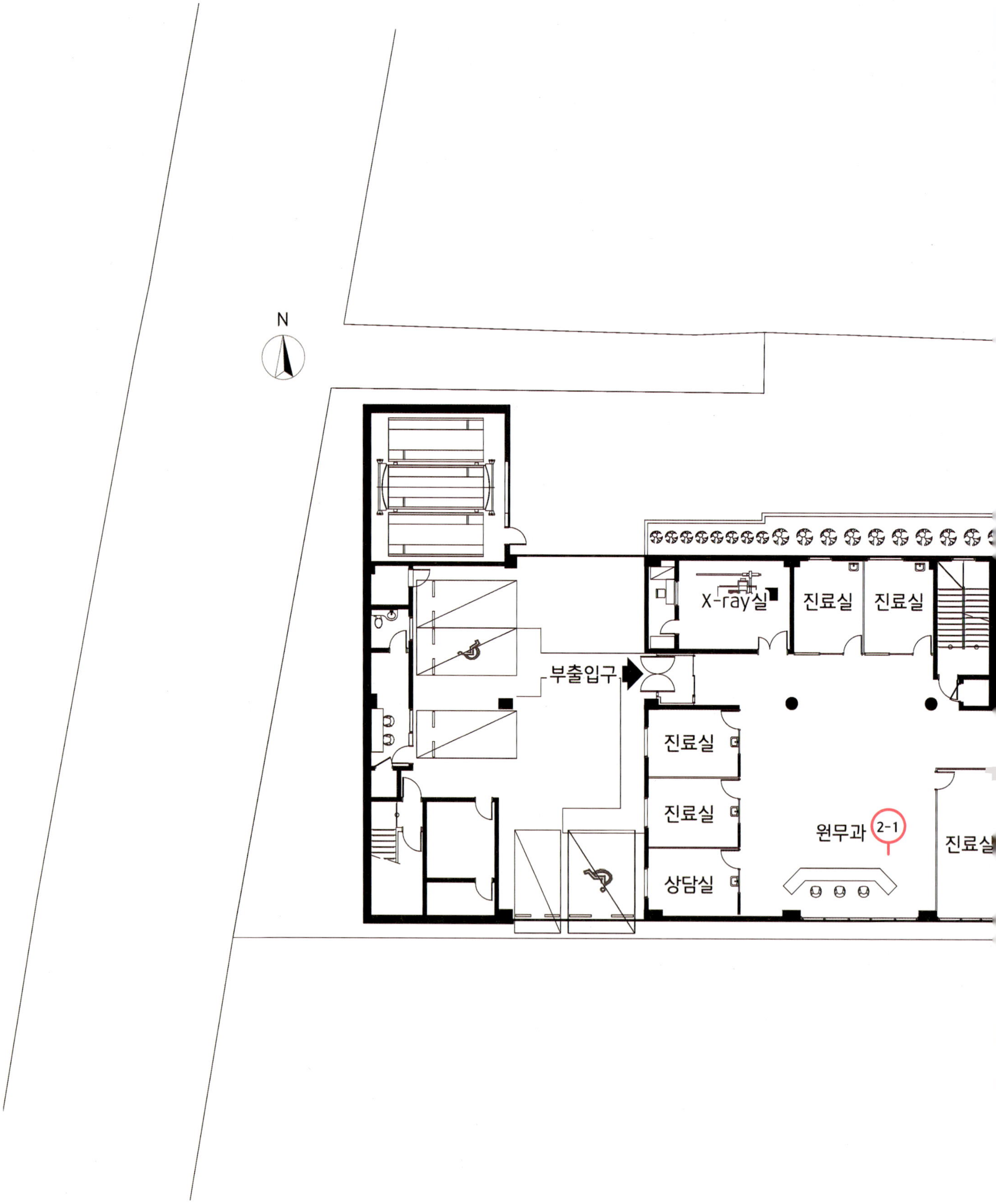

다움요양병원

2-1. 원무과

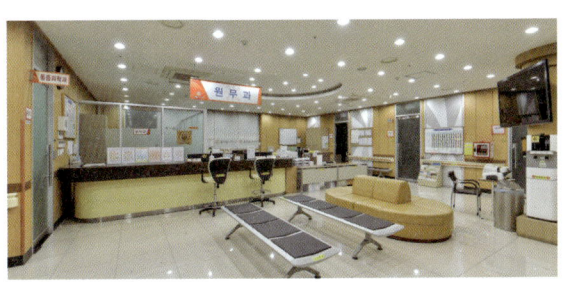

2-4. 카페 외부

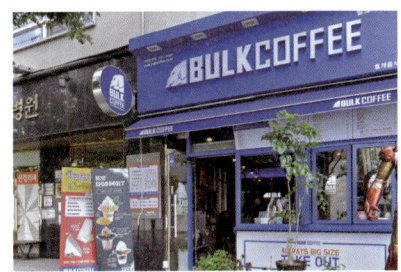

2-5. 카페 내부

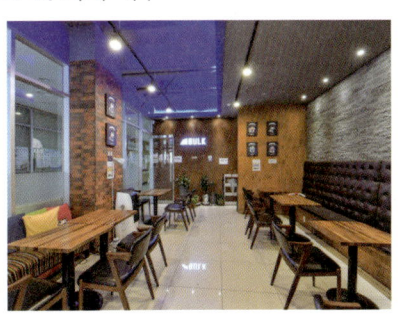

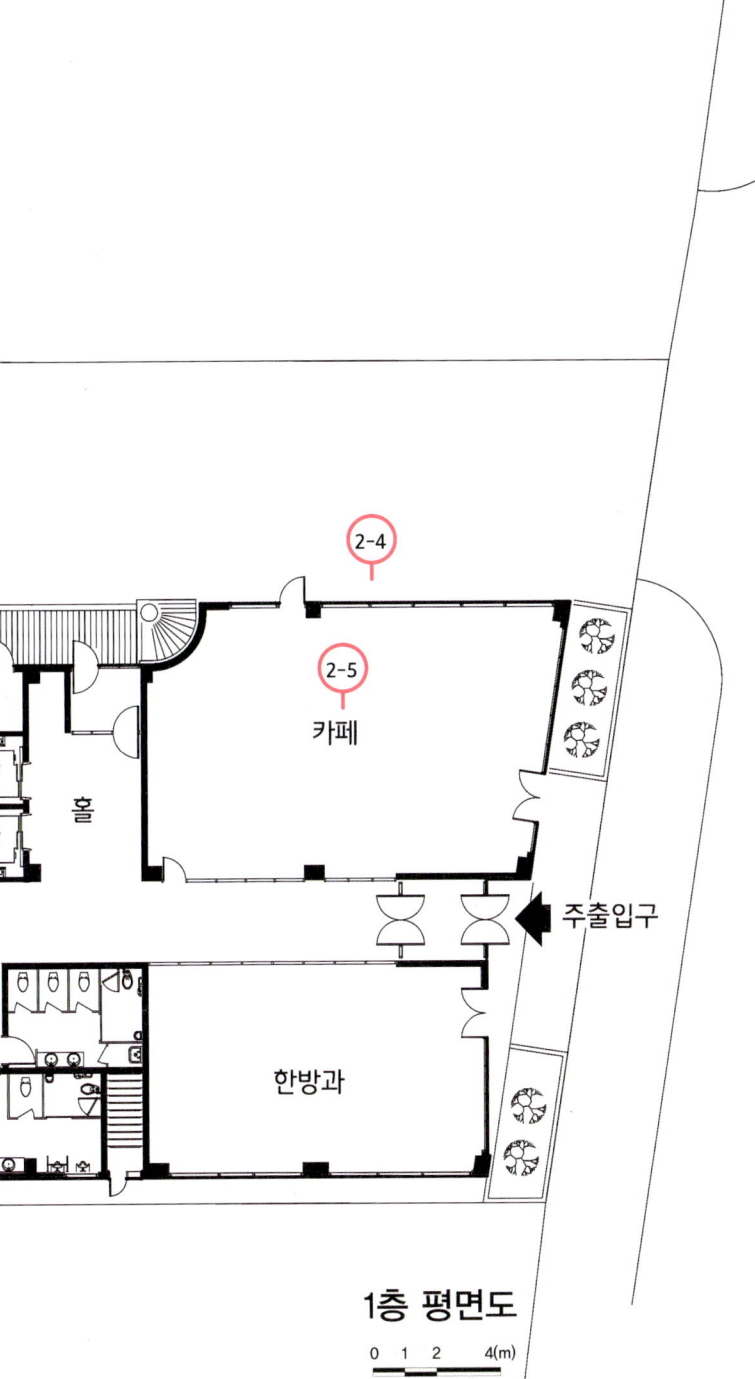

1층 평면도

근린 생활 시설들이 건물 안으로 들어와 있어 이용자들의 편의를 돕는다. 중앙에 코어를 배치하고 홀을 중심으로 기능적 공간들이 감싸고 있는 구조다. 6층에 공동 생활가정이 있는 것이 독특하다. 각 층마다 기능을 구분하여 같은 성격의 기능들을 층별로 모아 놓았다. 따라서 공간 구성이 명확한 편으로 효율적인 공간 활용이 가능하다. 대지가 넓지 않아도 효율적인 공간 활용을 통해 다채로운 경험을 가능하게 한다.

요양병원 공간읽기

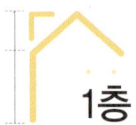 1층

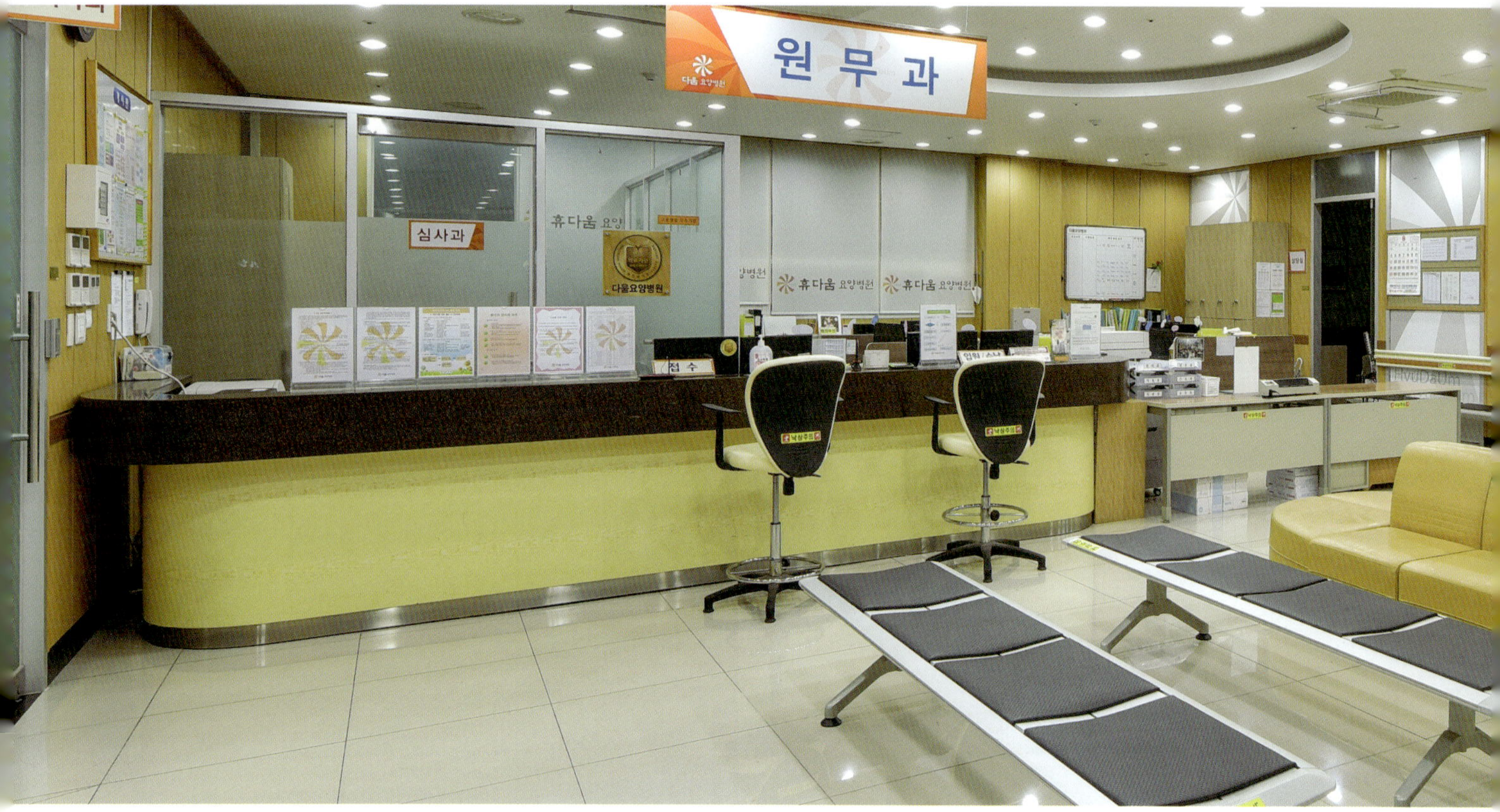

2-2   2-3

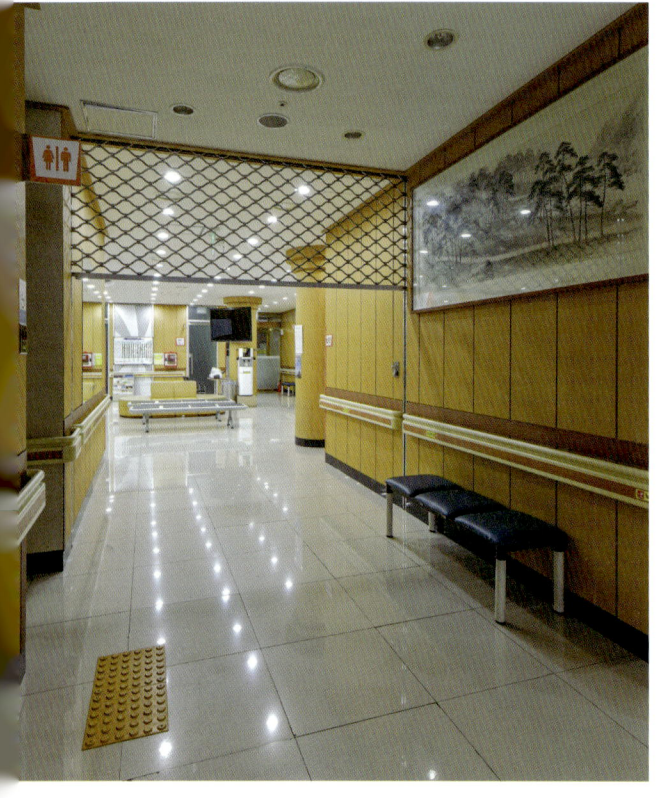

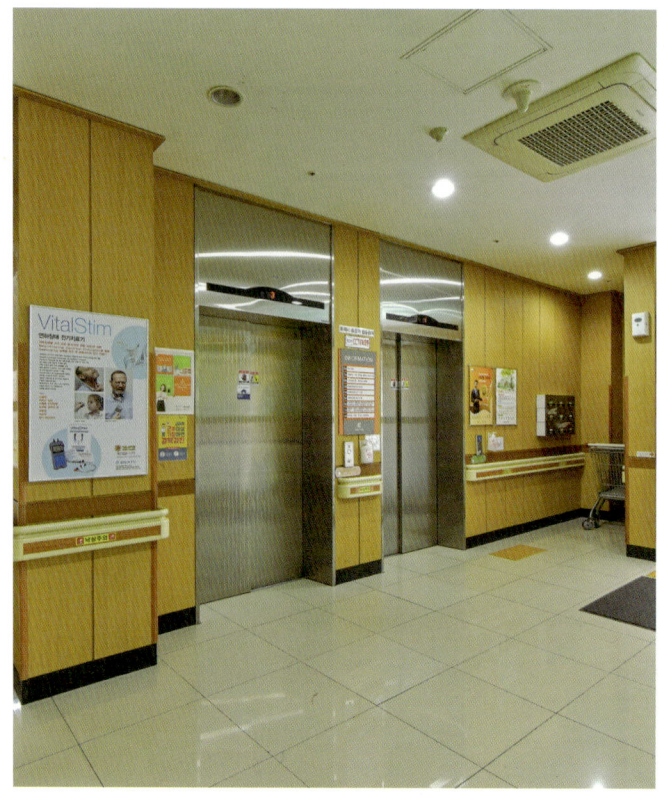

다움요양병원

2-1. 원무과
2-2. 복도
2-3. 엘리베이터
2-4. 카페 외부
2-5. 카페 내부

2-1

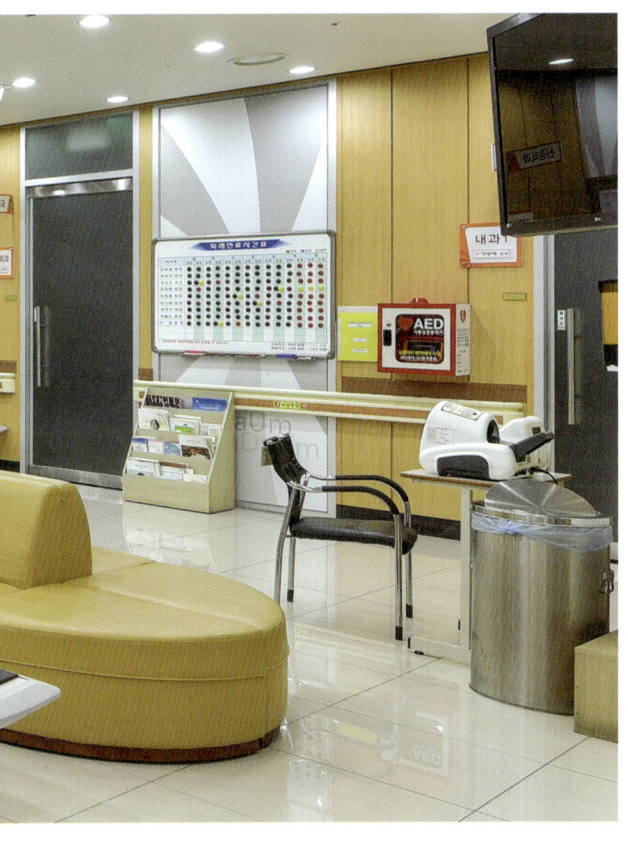

2-4

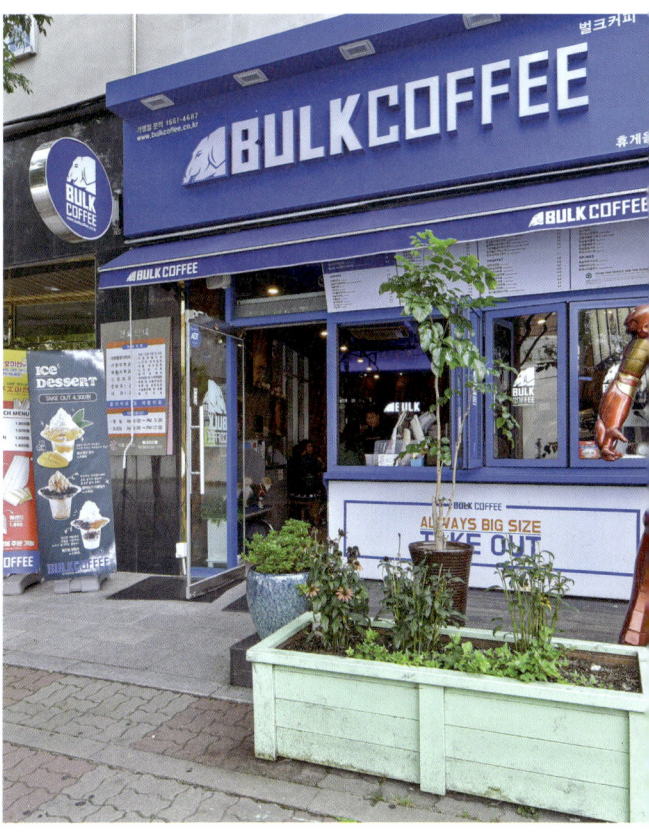

2-5

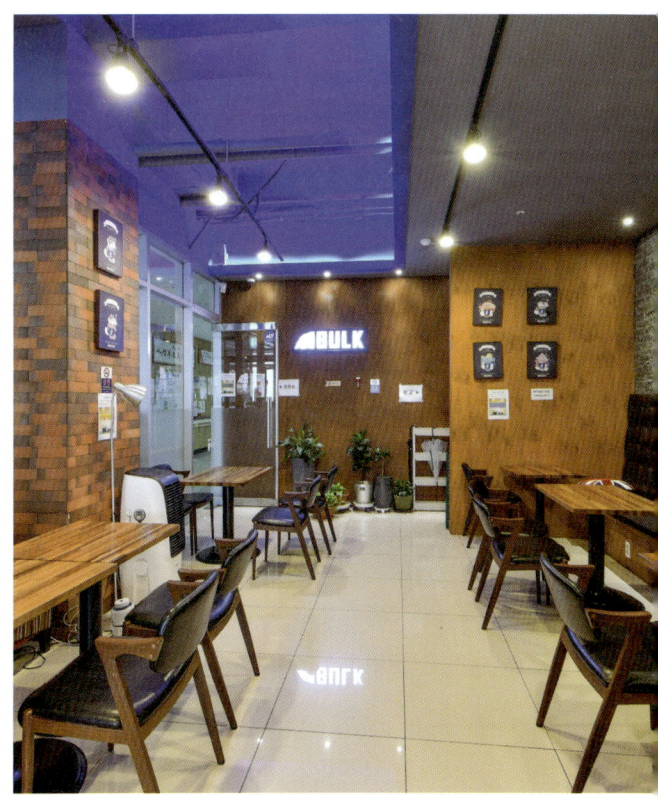

낯선 타인과 시선이 마주칠 때의 긴장감을 해소하기 위해서는 일정 크기 이상의 공간을 확보해야 한다. 공간 확보 대신 제약적인 상황을 극복하기 위해 서로를 등지고 앉는 의자를 배치하여 불필요한 긴장감을 유발하지 않는다. 획일적이고 긴장감이 흐를 수 있는 대기실의 분위기를 완화시킨다.

누구나 이용하기 쉬운 카페를 1층에 두어 캐주얼한 분위기로 분위기를 가볍게 한다. 병원이 주는 긴장감과 중압감 그리고 딱딱함을 덜어준다.

요양병원 공간읽기

2층 전문재활치료센터

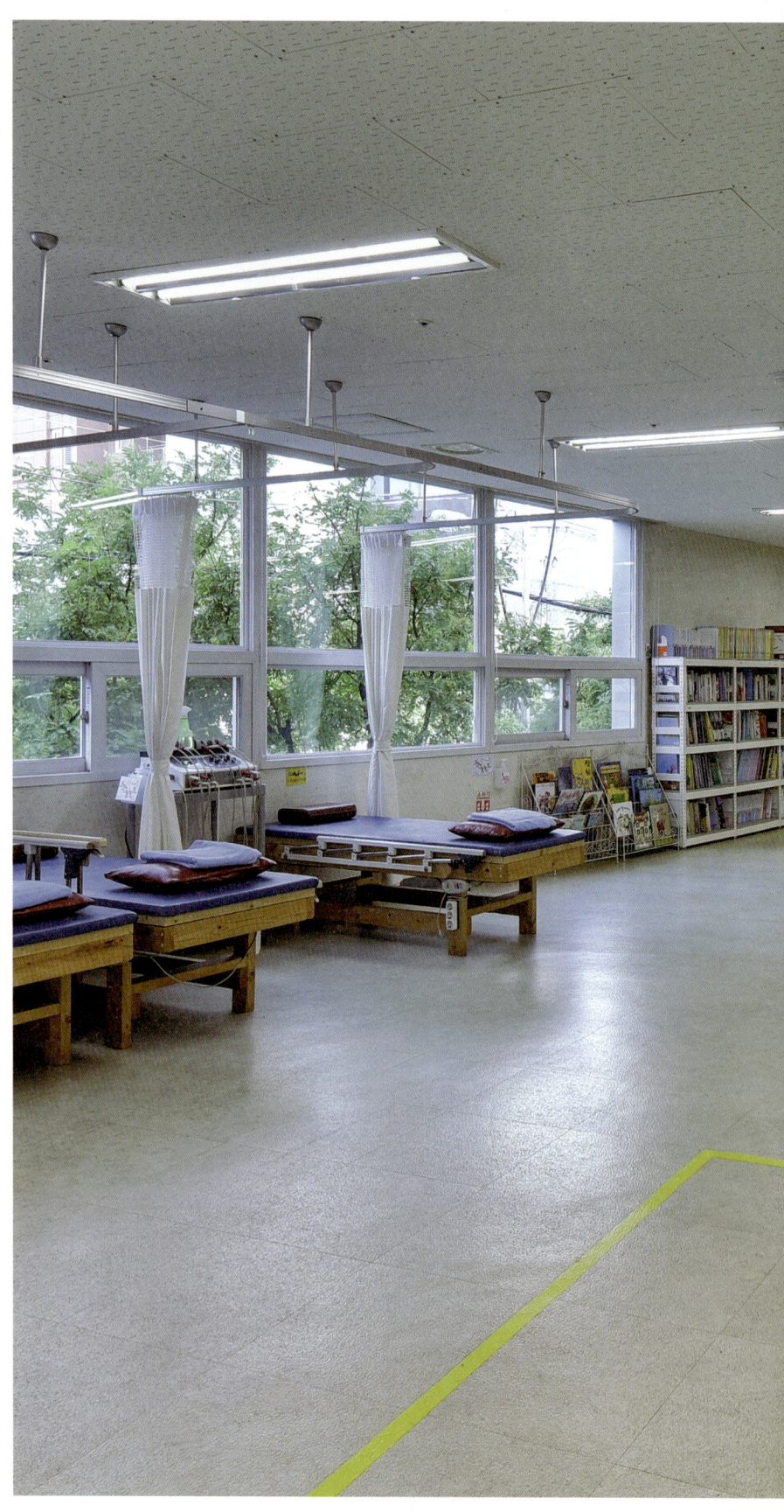

공간의 이용자가 답답하지 않도록 큰 창을 두어 개방적인 분위기를 유지하고 자연 채광과 환기를 좋게 한다. 또한 창 너머의 바깥 풍경을 즐기며 재활할 수 있다. 반사하지 않는 재질의 바닥재를 사용하여 눈부심을 방지하고 인지장애인들의 안전성을 보장한다. 넓은 공간을 테마별로 구획하여 오픈된 공간의 개방감을 누리며 기능별 그룹화로 전문 공간을 창출한다.

3-1. 전문재활치료센터

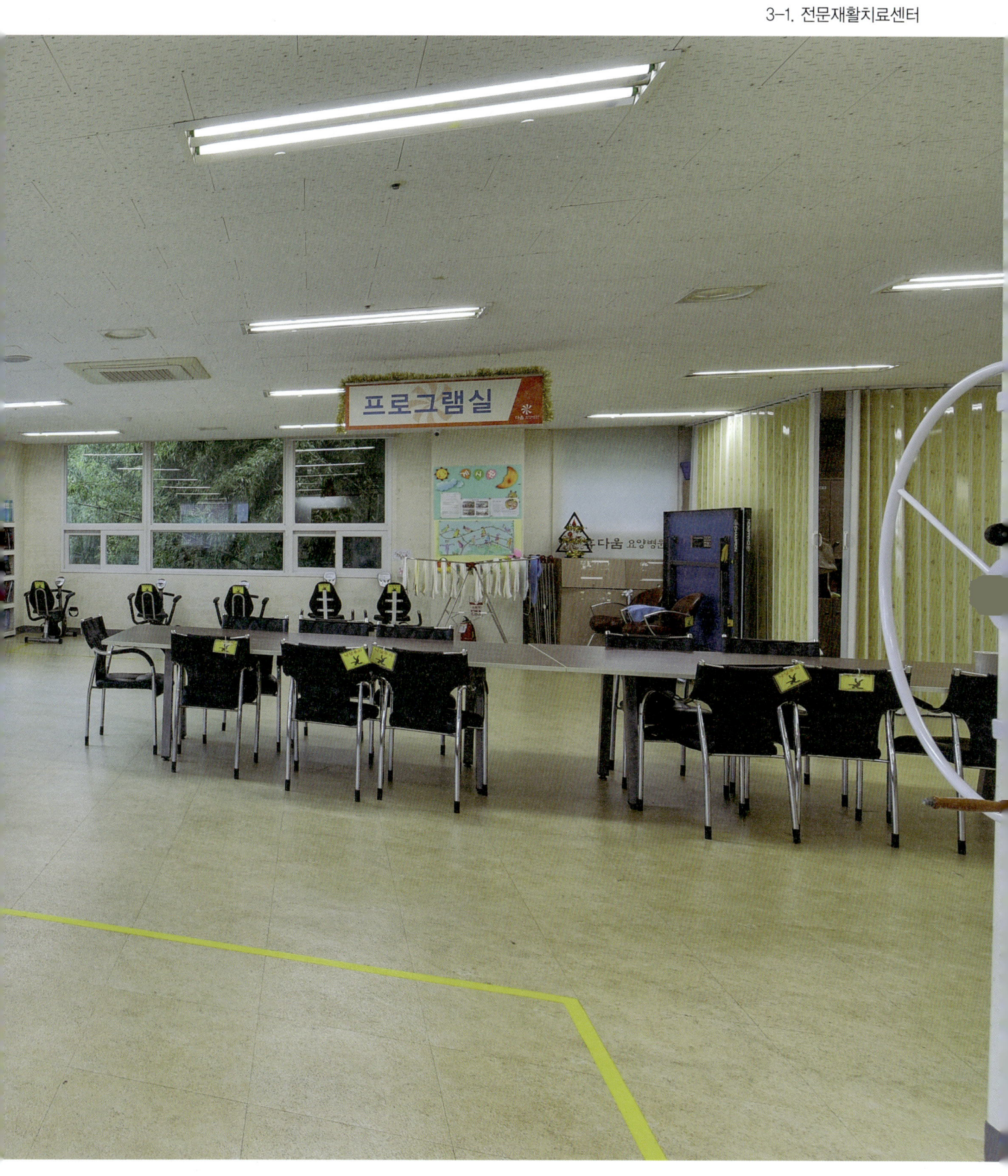

요양병원 공간읽기

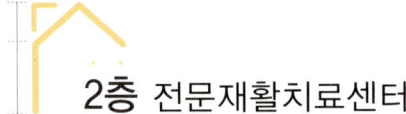

2층 전문재활치료센터

3-2. 치료공간 1
3-3. 치료공간 2
3-4. 런닝머신 1
3-5. 런닝머신 2

3-2

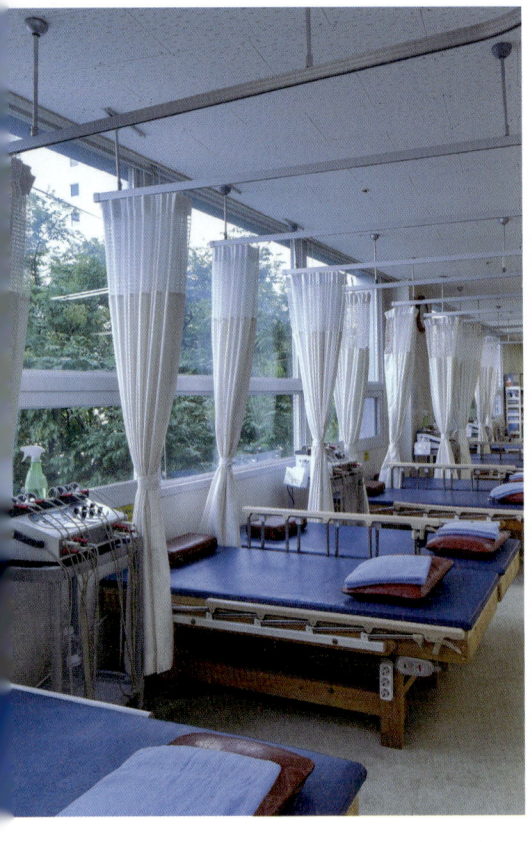

3-3

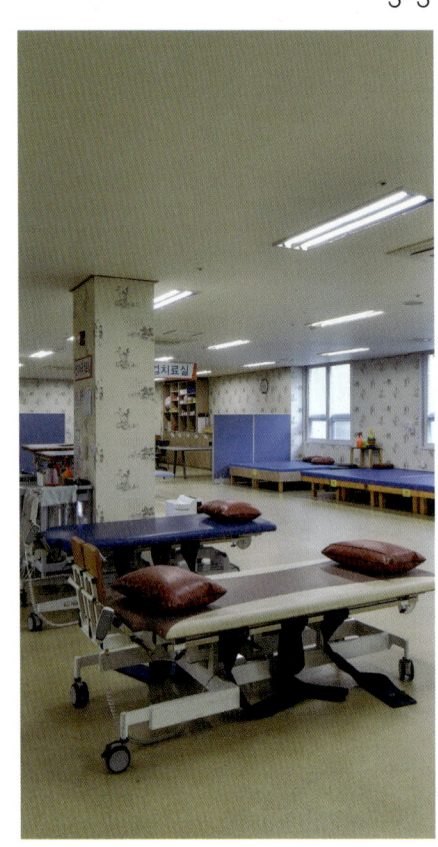

3-4

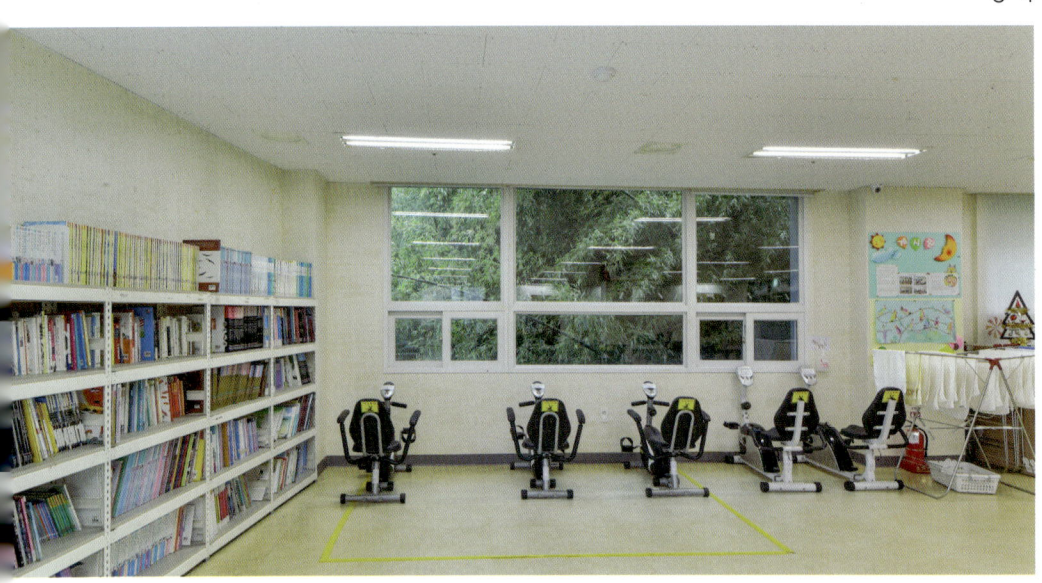

창밖에 보이는 대나무밭과 어울리도록 산수화가 프린트된 벽지를 사용하여 재미있는 공간을 연출한다

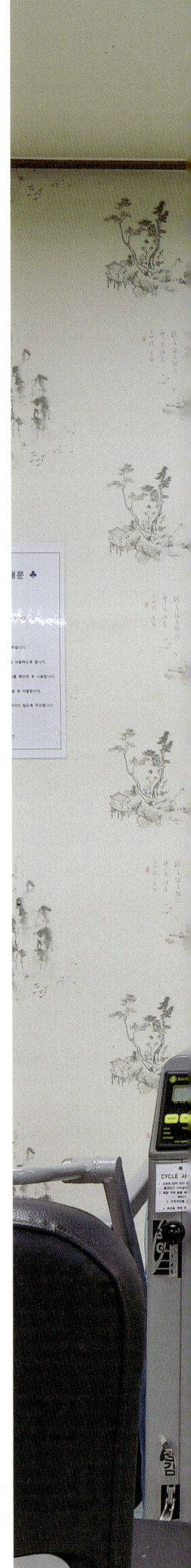

3-5

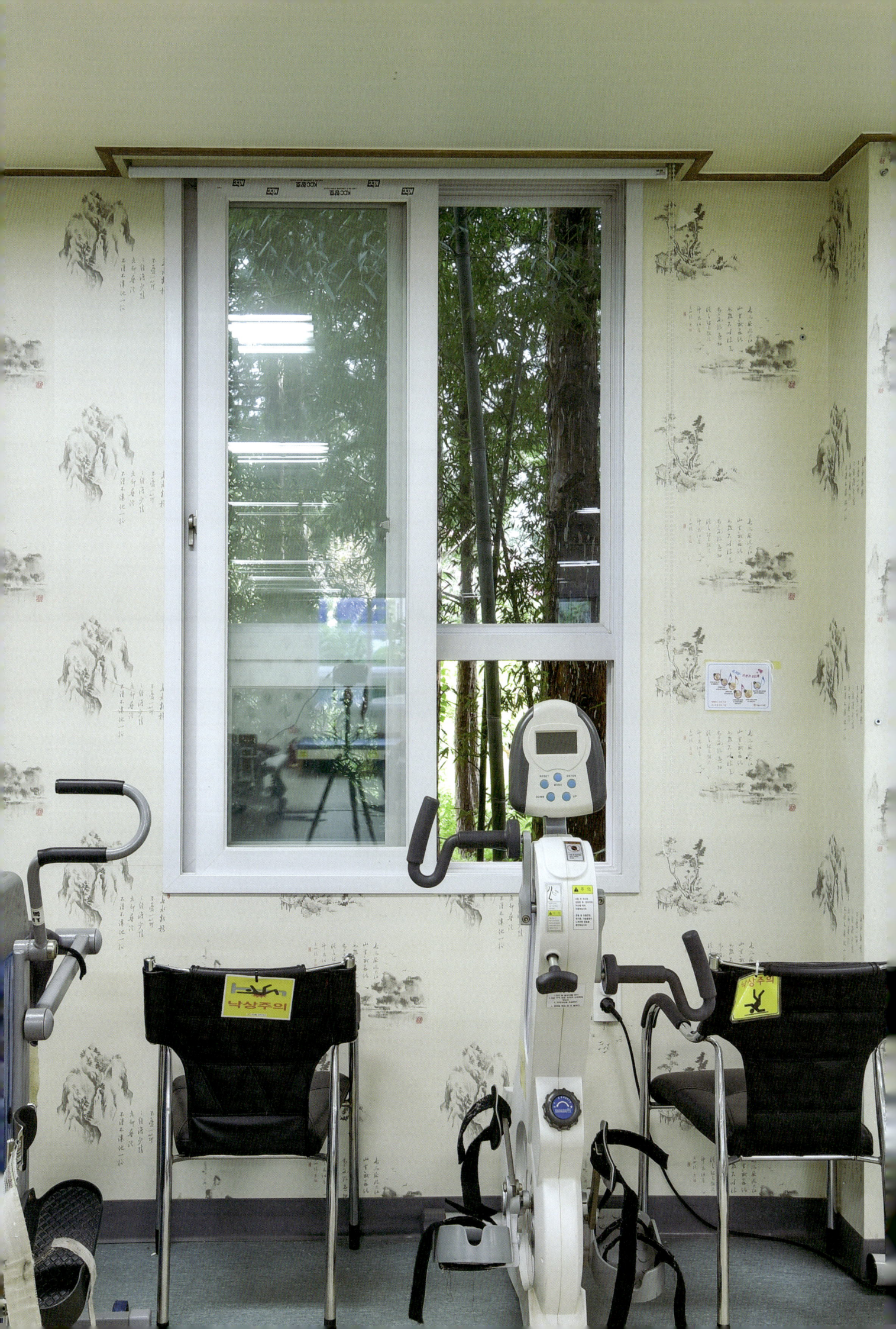

요양병원 공간읽기

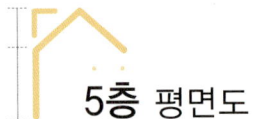
5층 평면도

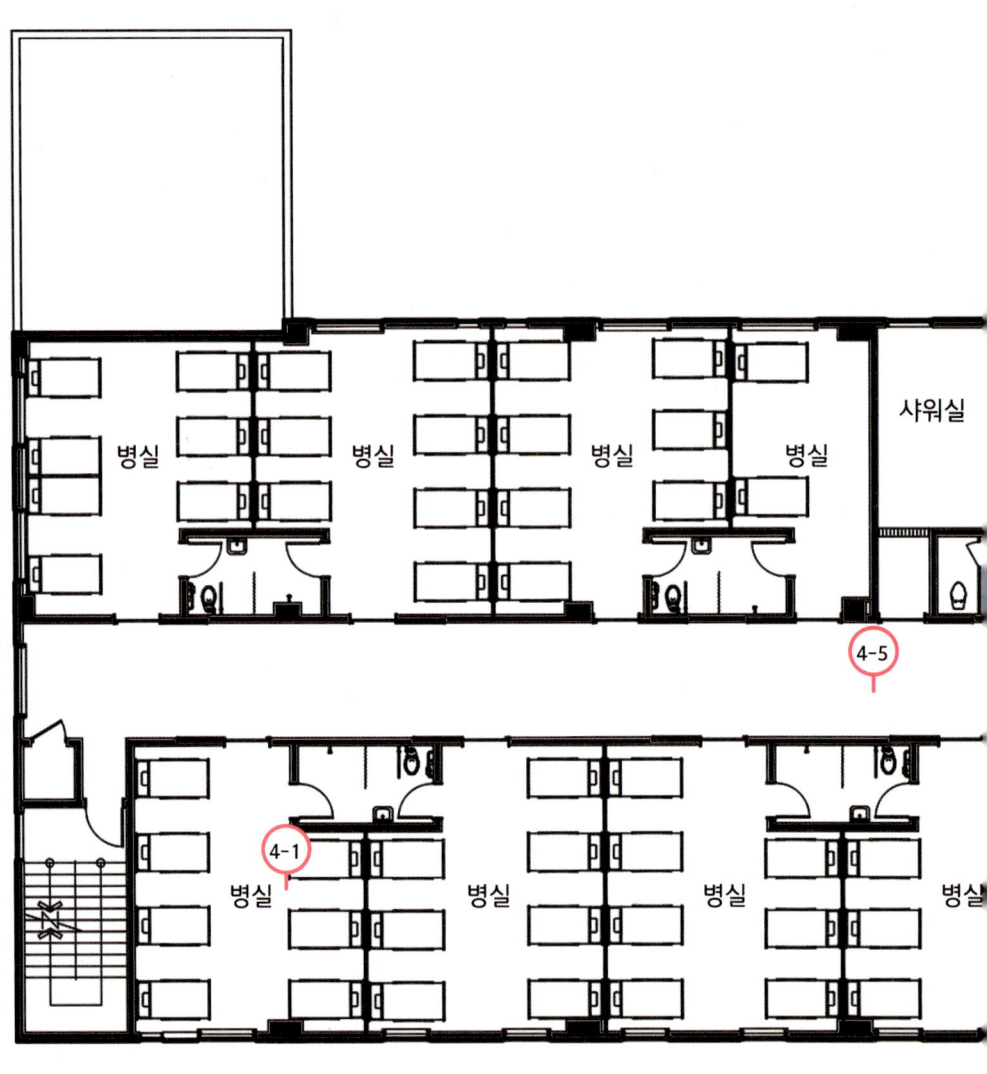

4-1. 병실

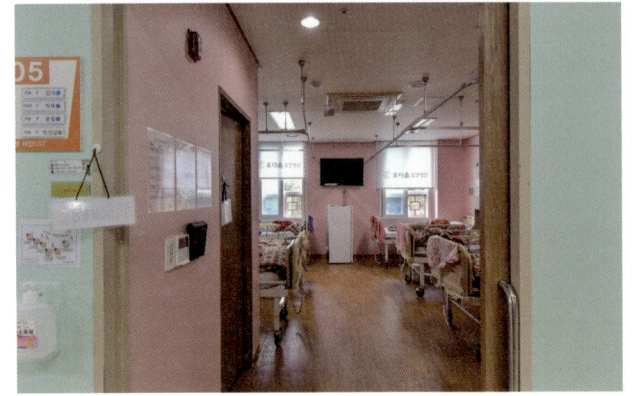

4-3 병동 입구

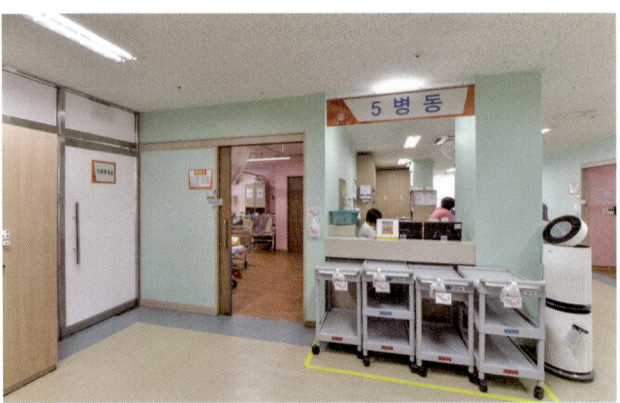

다움요양병원

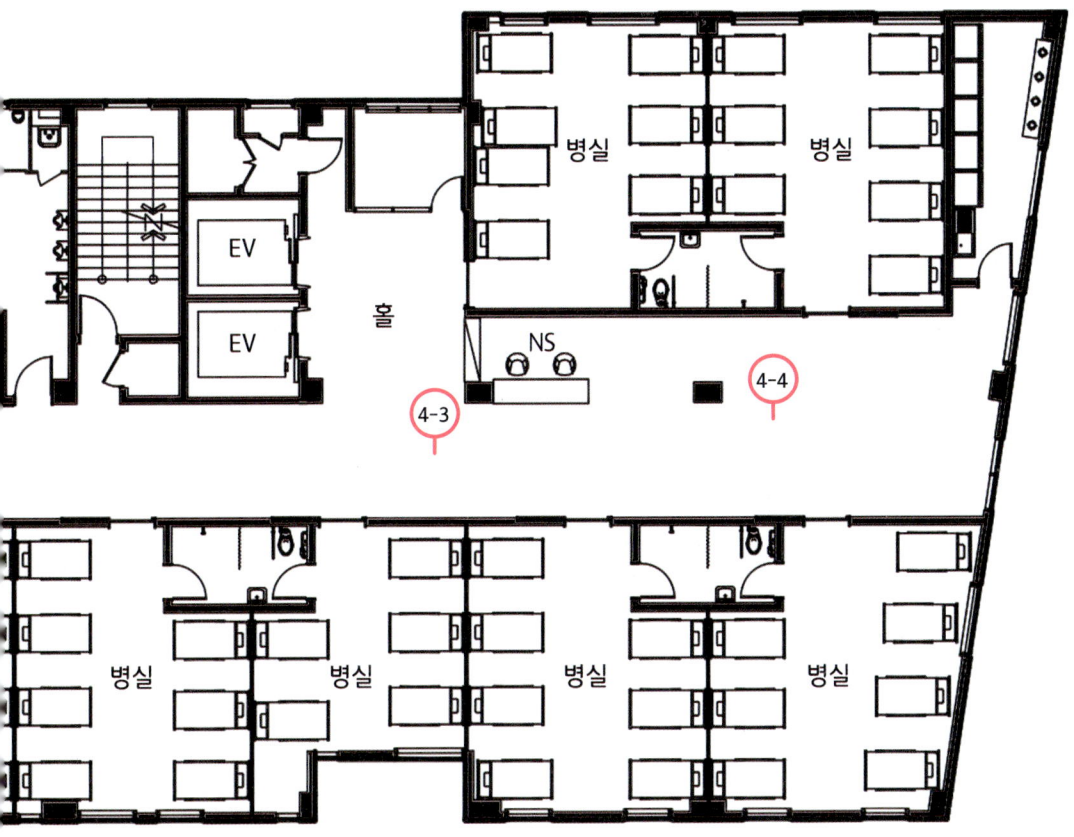

5층 평면도

4-4. 간호사실

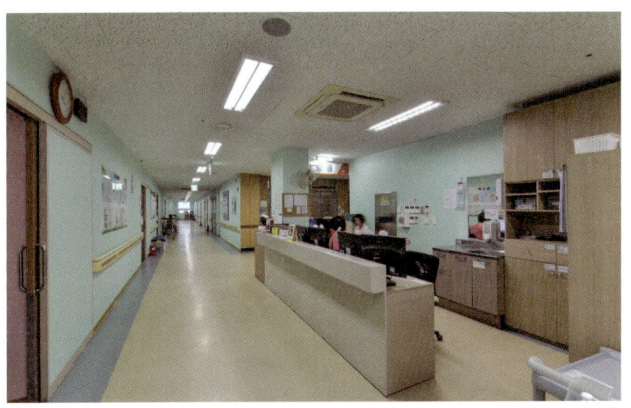

4-5. 복도

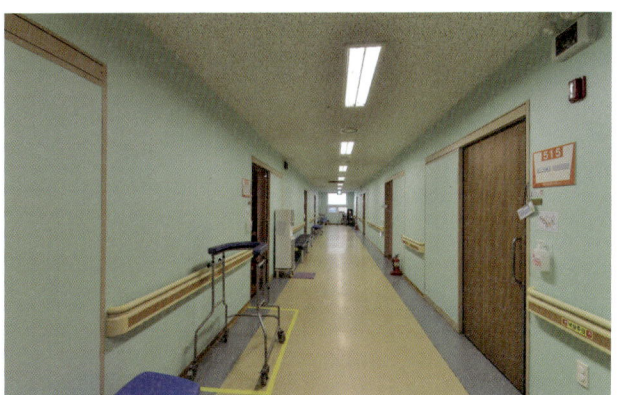

요양병원 공간읽기

5층 병실, 복도

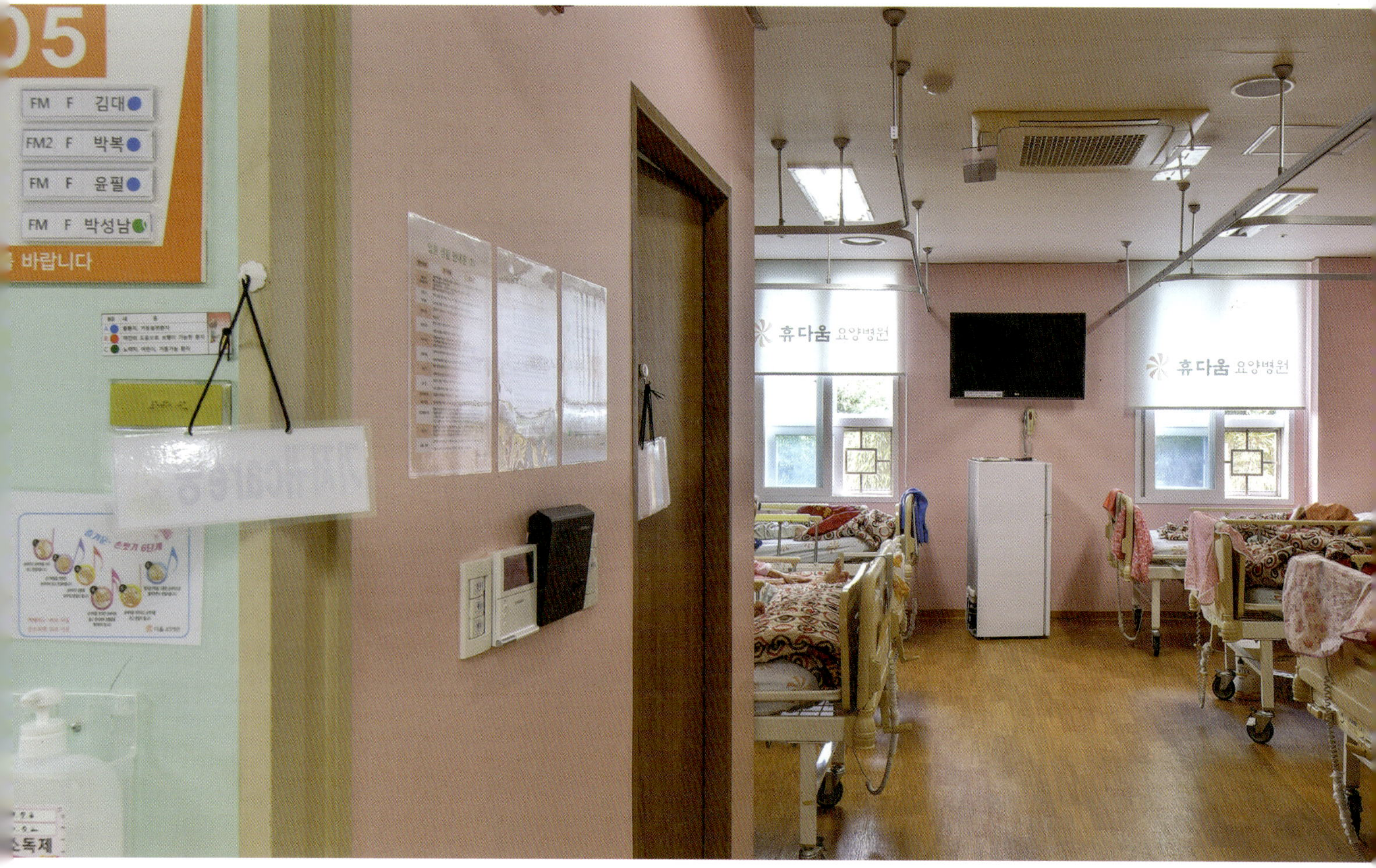

산뜻하고 부드러운 파스텔 톤의 컬러들을 사용하여 밝고 따뜻한 이미지의 공간을 연출한다. 병실은 마음을 안정시켜주는 핑크를 주조색으로 편안한 기분과 희망의 느낌을 주고 감각신경을 자극하여 오감을 활발히 한다.
창틀의 높이를 낮추어 병상에서도 쉽게 외부를 볼 수 있고 자연채광이 가능하도록 한다. 창의 하단부에는 안전을 위한 장치도 잊지 않았다.

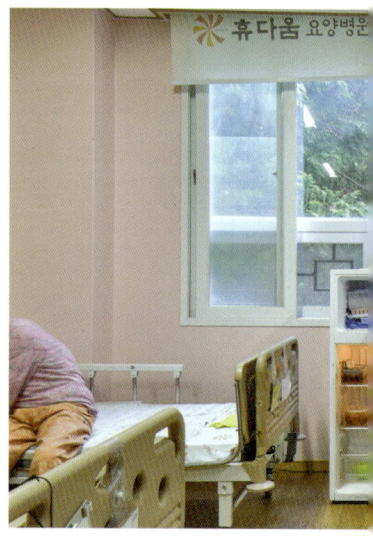

다움요양병원

4-1. 병실
4-2. 병실 내부
4-3. 병동 입구
4-4. 간호사실
4-5. 복도

4-1

4-3

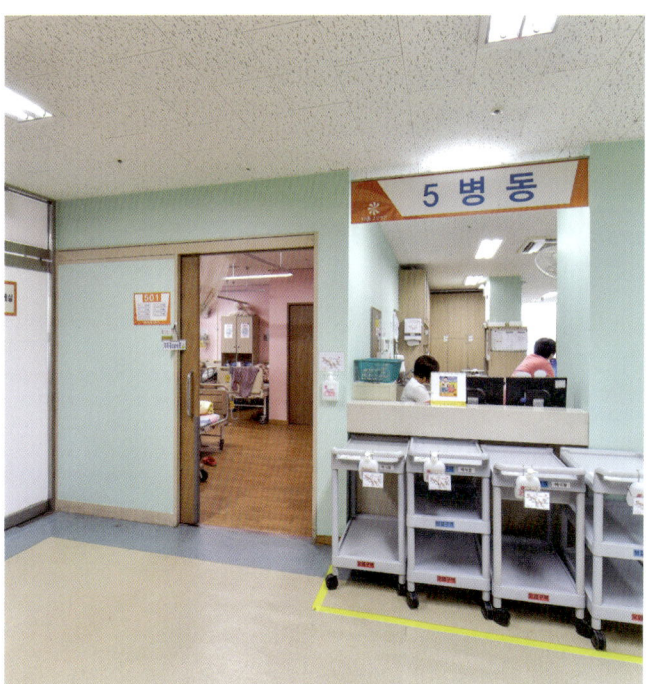

4-4

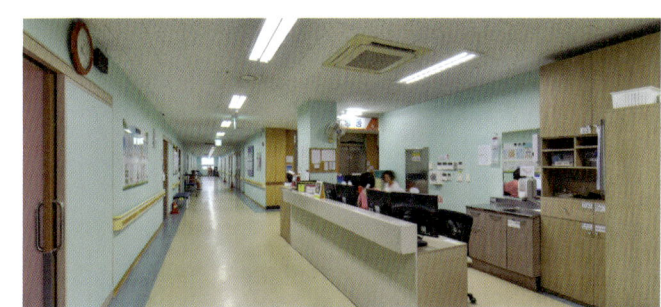

4-2

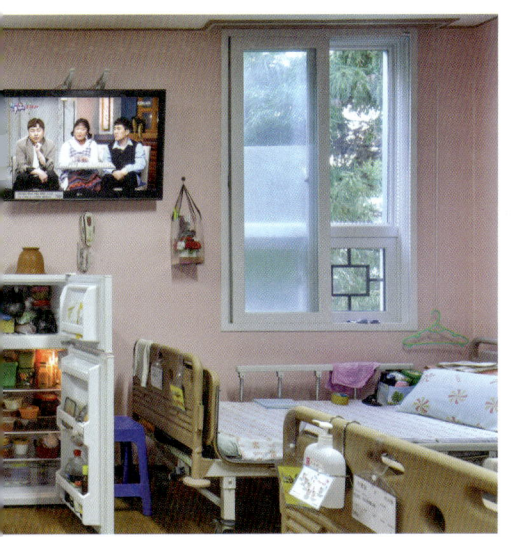

4-5

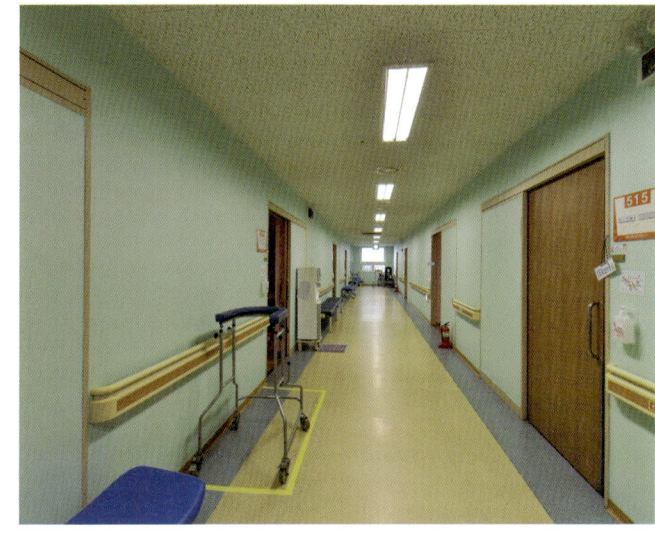

요양병원 공간읽기

7층

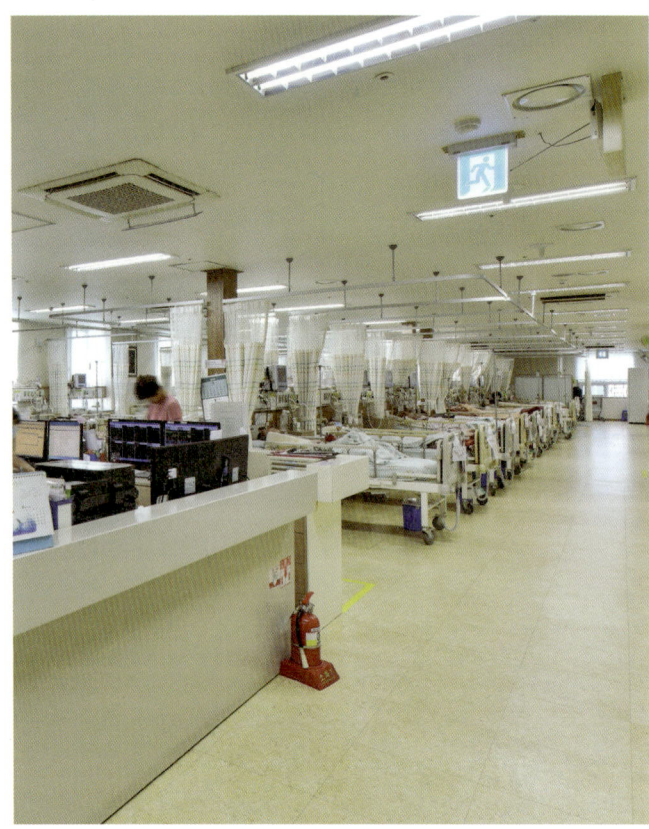

5-1

7층의 식당에 전면창을 설치하여 도심의 스카이라인이 한눈에 들어온다. 식사와 휴식을 겸할 수 있는 여유로운 공간이다.

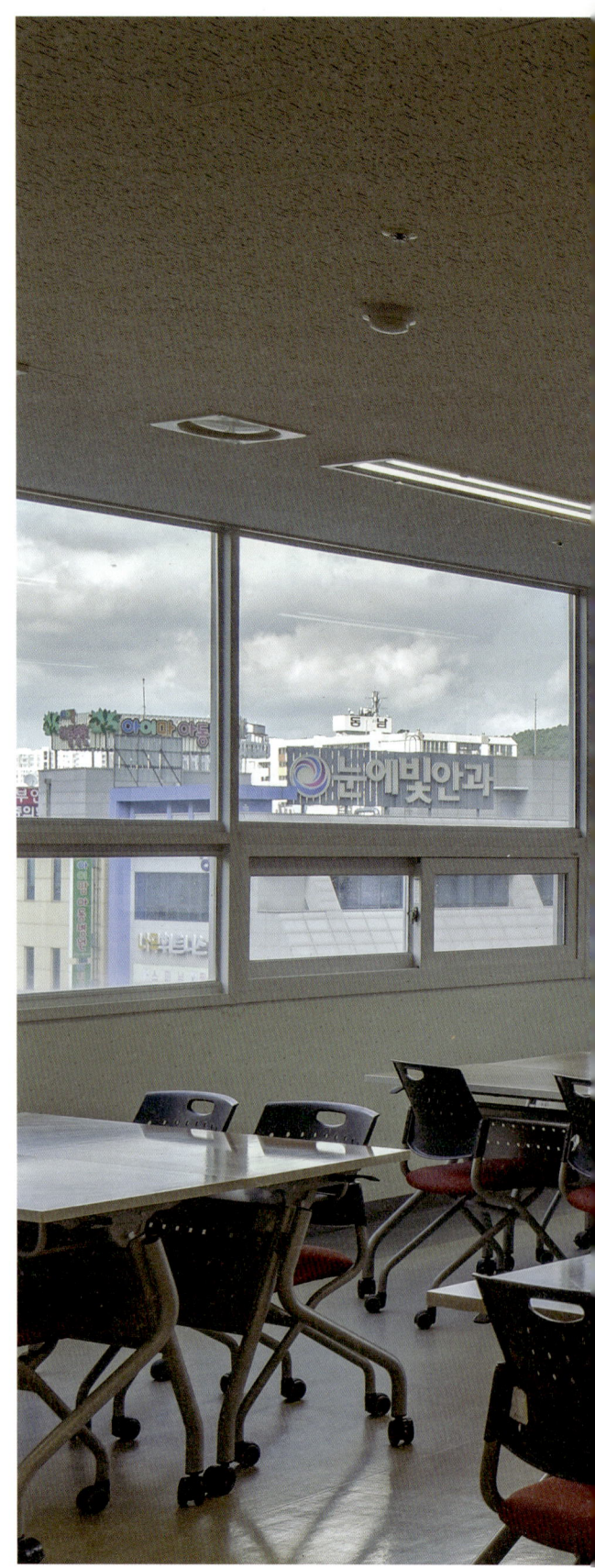

5-2

다움요양병원

5-1. 집중치료실
5-2. 식당

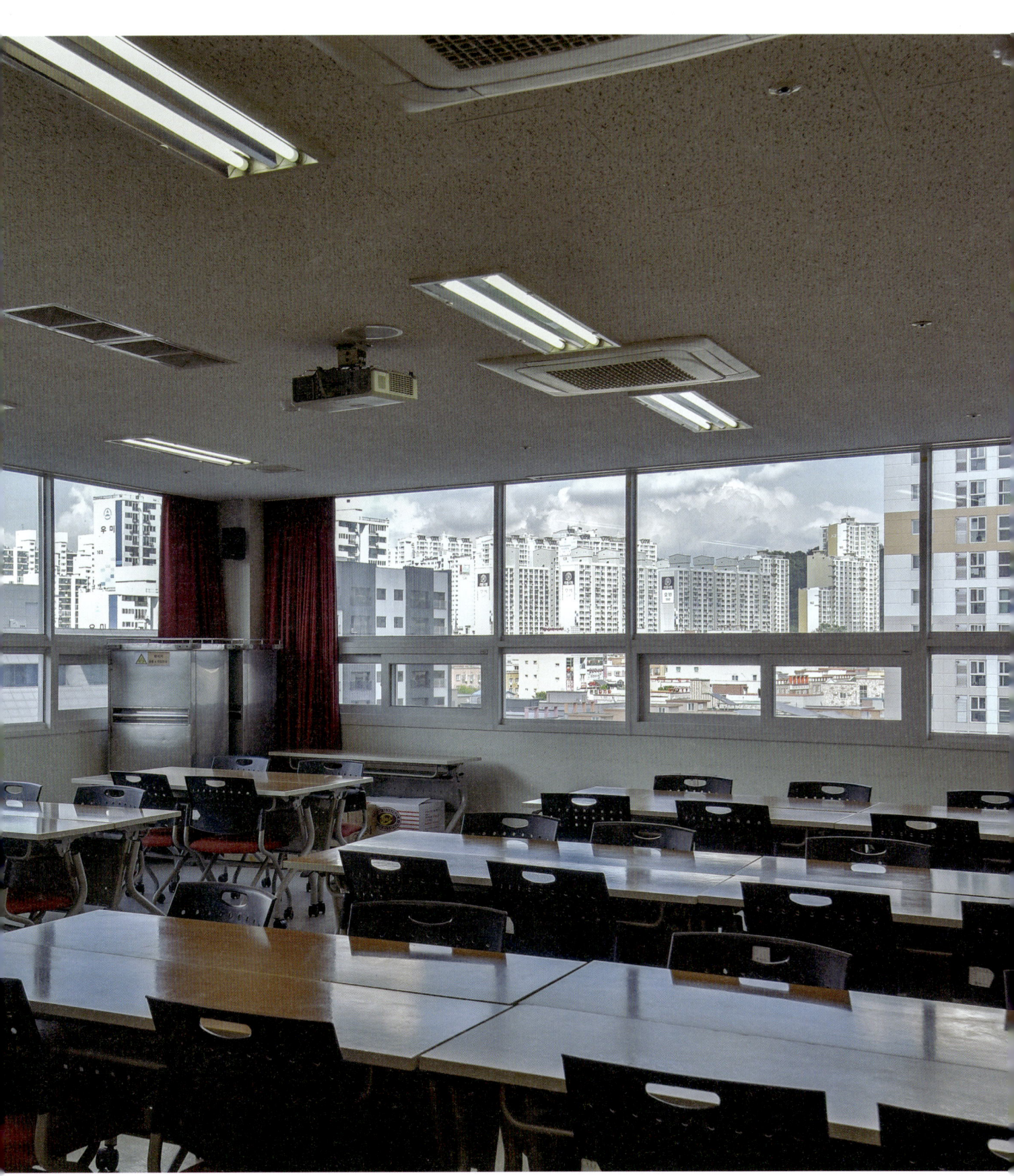

요양병원 공간읽기

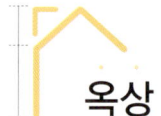
옥상

6-1. 옥상 후면
6-2. 옥상 전경

옥상에는 산책할 수 있는 트랙을 설치하여 이용자들이 위험하지 않게 산책과 같은 가벼운 외부 활동을 할 수 있다. 트랙은 발포 우레탄 재질의 바닥을 사용하여 쿠션감이 있고, 안전하다. 또한 간이 운동시설을 두어 휴식과 운동을 겸할 수 있다. 아파트 단지의 작은 공원과 같은 친근함이 느껴진다.

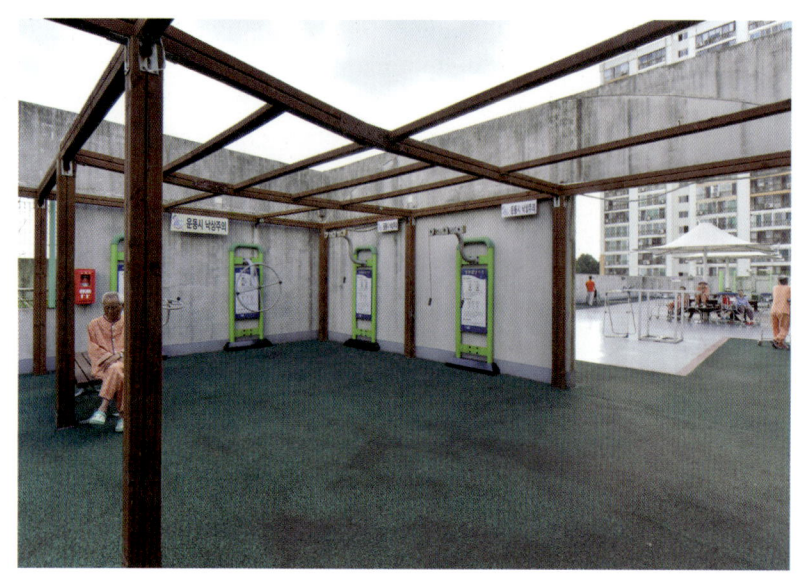

6-1

6-2

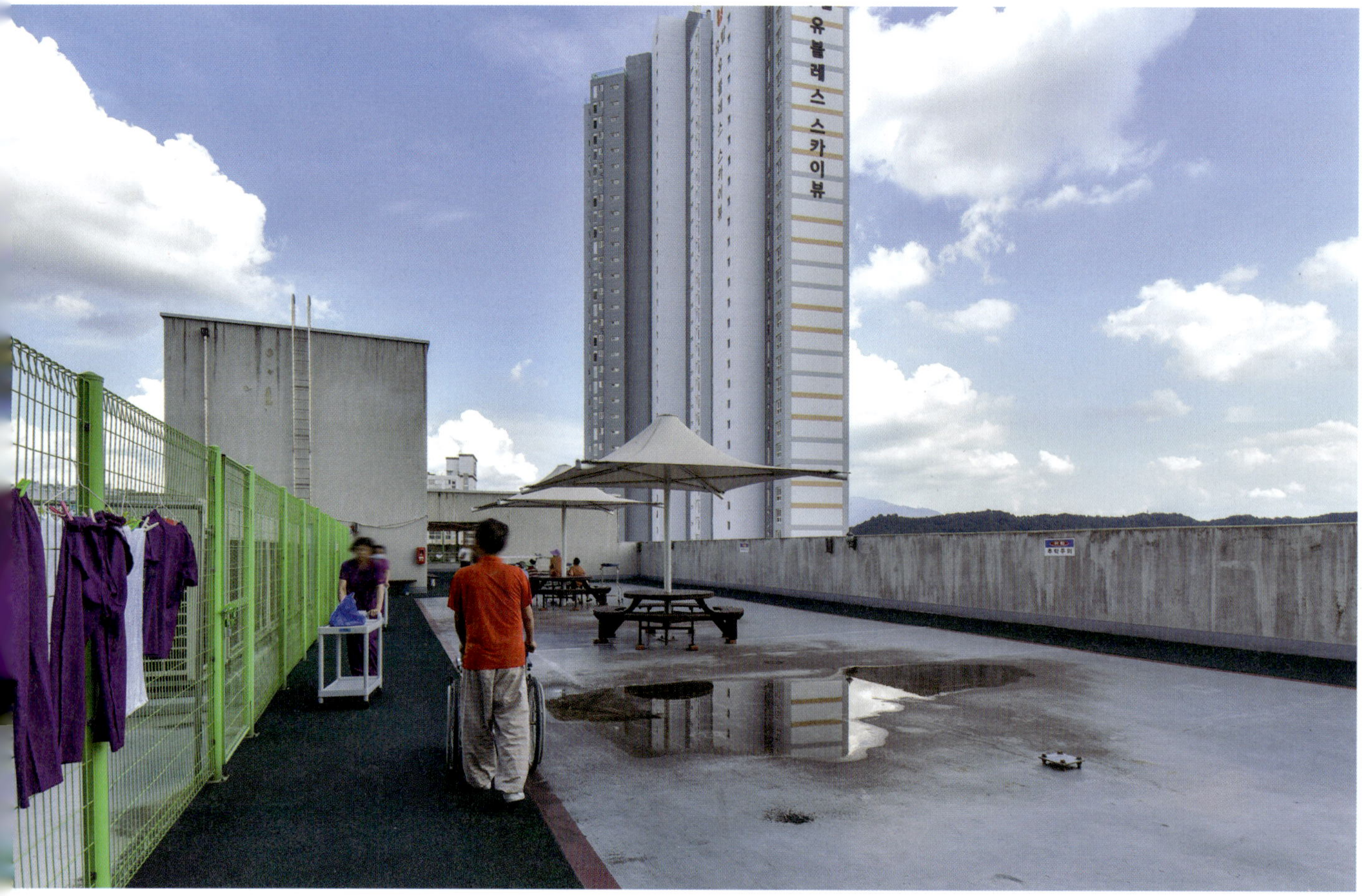

다움요양병원

ⓘ 병원 소개

광주광역시 북구 양산동에 위치한 다움요양병원은 2012년 12월에 330병상 규모의 현대식 시설로 신축 개원하여 〈인간존중, 환자 중심의 병원〉이라는 원훈으로 〈친절한 병원〉, 〈즐거운 병원〉, 〈본분을 다하는 병원〉의 사명아래 성심을 다해 환자의 건강과 환자 가족의 마음까지 치유하기 위해서 열심히 노력하고 있습니다.

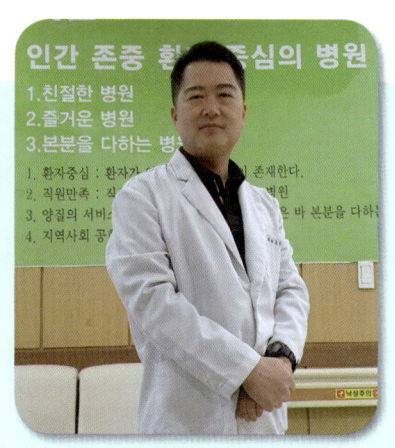

김병철 원장님

총 160평의 두 곳의 전문 재활치료실에서는 재활의학과 전문의와 20 여명의 재활치료사들이 성심껏 환자들의 재활치료를 실시하고 있으며, 62병상의 집중관리병동에서는 내과, 신경외과, 외과, 가정의학과, 통증의학과 전문의와 숙련된 간호사들이 뇌신경계, 내과계, 외과계 중환자을 치료하고 있습니다.

입원 대상으로는 중풍, 뇌혈관계 질환, 파킨슨병, 척추관절 질환, 수술 후 회복 및 재활 등 전문 재활치료 환자들과 노인성 만성질환, 노인성 치매질환, 만성 내과질환 등 각종 만성 질환 환자들이며, 입원환자들의 건강 유지와 질병치료와 행복 증진을 위하여 최선의 노력을 다하고 있습니다.

총 평

분석 지표상으로는 도심부(광주 신도심)에 위치하여 접근성이 편리하고, 병실의 채광과 환기를 우선으로 하는 평면구성을 보인다.
경사지를 이용한 배치로써 접근이 편리한 곳을 주 출입구로 활용하였고, 경사지로 인해 지면보다 낮은 공간의 부분은 주차공간(주차타워 포함)으로 활용하고 있다. 차량용 출입구를 따로 배치하여 확실한 보차분리로 안정성을 높인 것도 콤팩트한 공간을 잘 극복한 사례이다.
1층에는 근린생활시설들이 연계되어 있어 병원으로써의 긴장감을 덜고 친근한 느낌을 준다. 2층에는 재활치료센터로서의 기능을 배치하였다. 이렇듯 콤팩트한 공간을 효율적으로 사용하기 위해 층별로 성격이 비슷한 공간들을 활용하고 있는 것이 장점이다.
전형적인 도심형으로 단순한 프로토타입 모델로써 효율적인 공간배치, 적절한 층별 구색, 화사한 병실의 컬러 사용으로 전체적으로 공간이 활기찬 느낌이 든다.

Chapter 09

무등산생태요양병원

전남 담양군 가사문학면 백아로 2640

요양병원 건축 정보

- 총 병상 수 : 187병상
- 건축 면적 : 2044.23㎡

본관
- 연면적 : 7803.09㎡
- 건축 구조 : 철근콘크리트구조
- 층 수 : 지하 2층~지상 4층

신관
- 연면적 : 1134.34㎡
- 건축 구조 : 철근콘크리트구조
- 층 수 : 지상 1층~지상 2층

요양병원 공간 분석

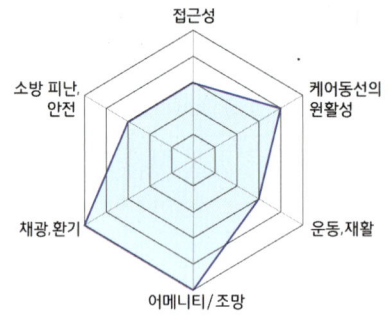

배치도

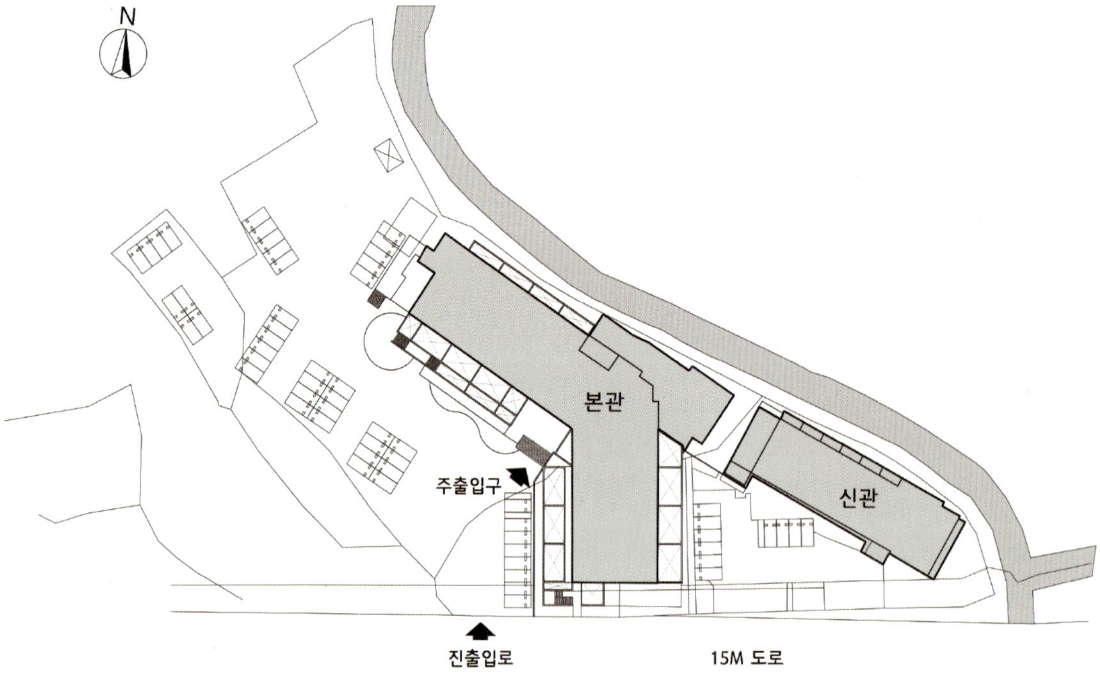

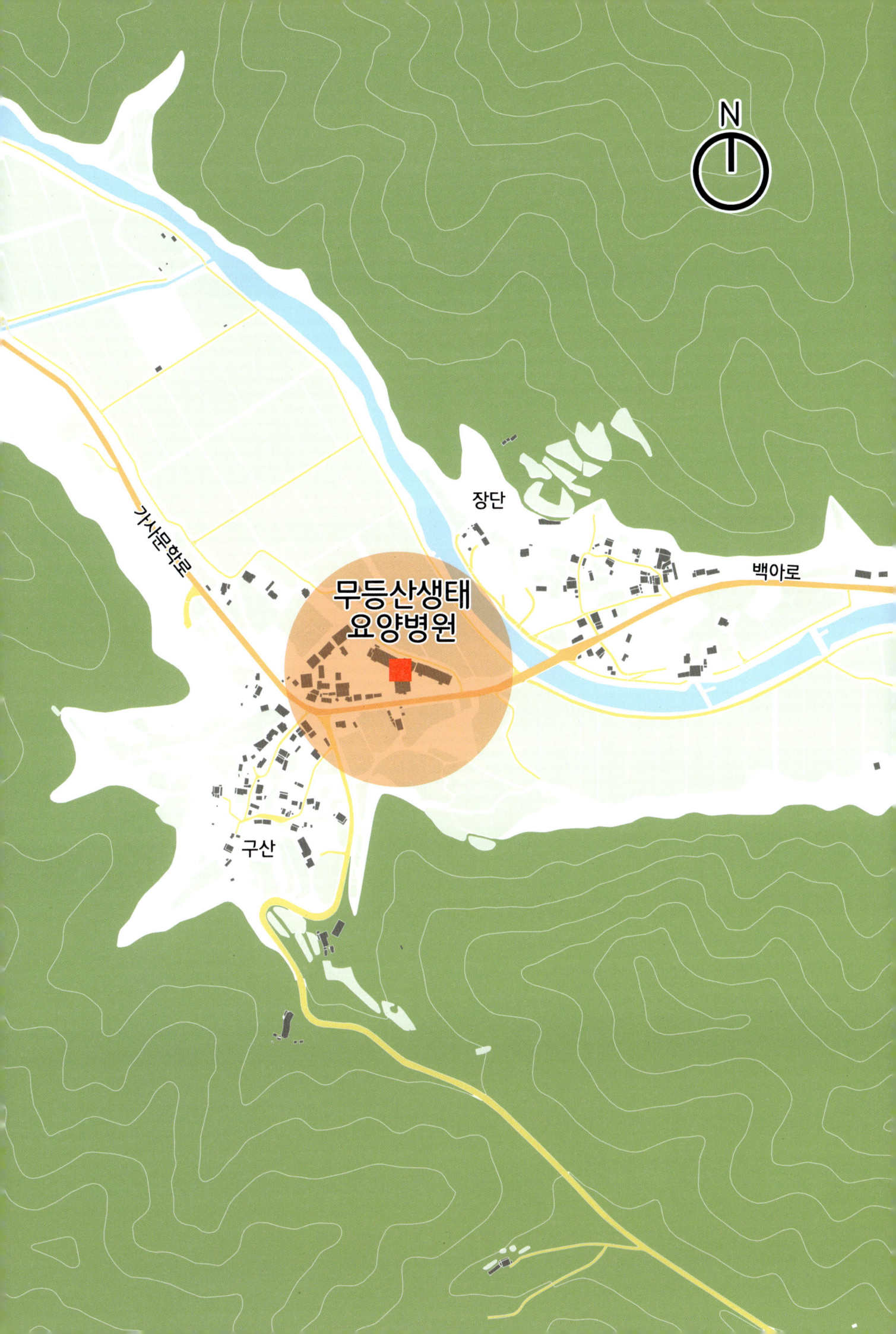

요양병원 공간읽기

| 무등산생태요양병원 |

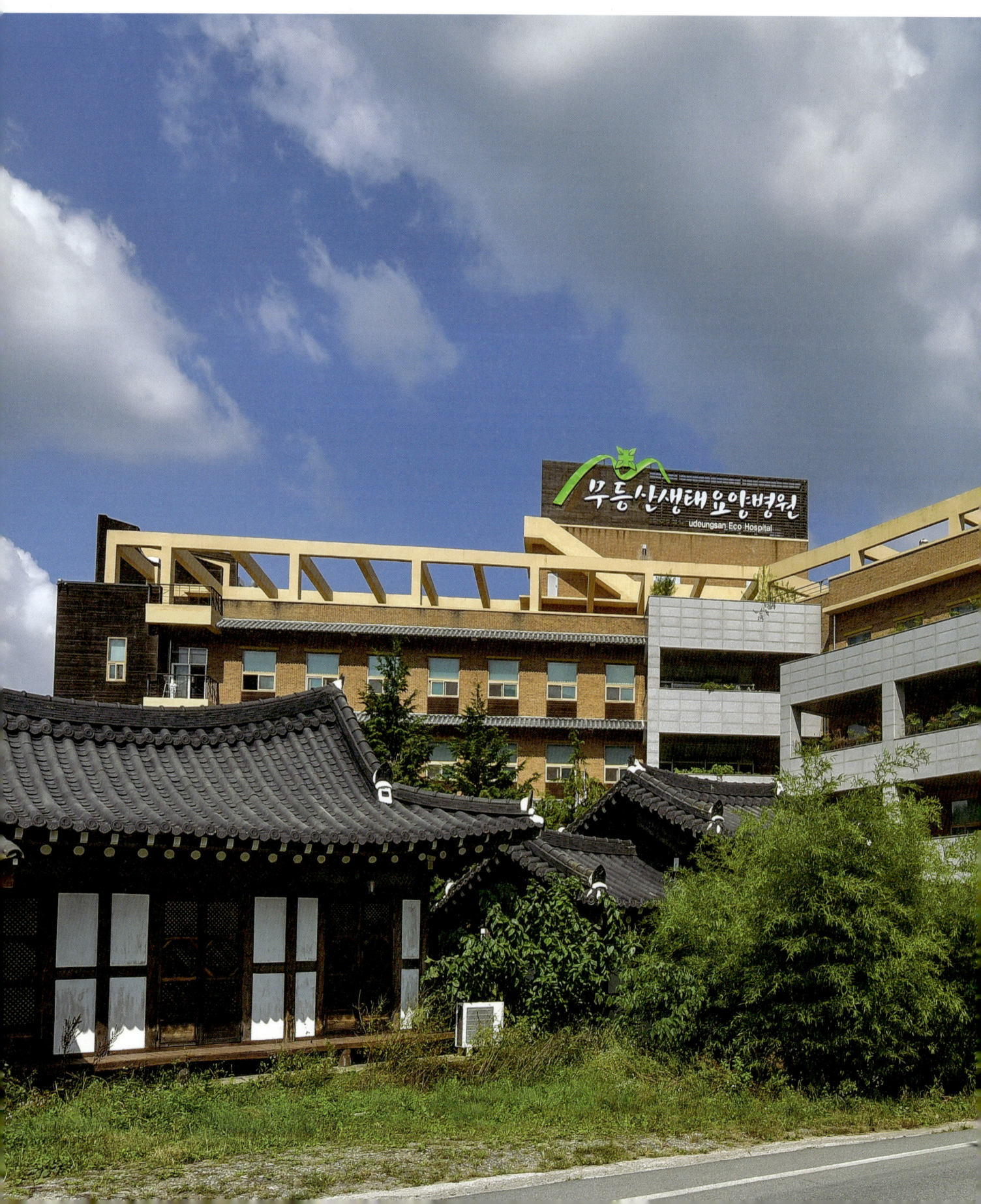

무등산생태요양병원

1-1. 병원 전경

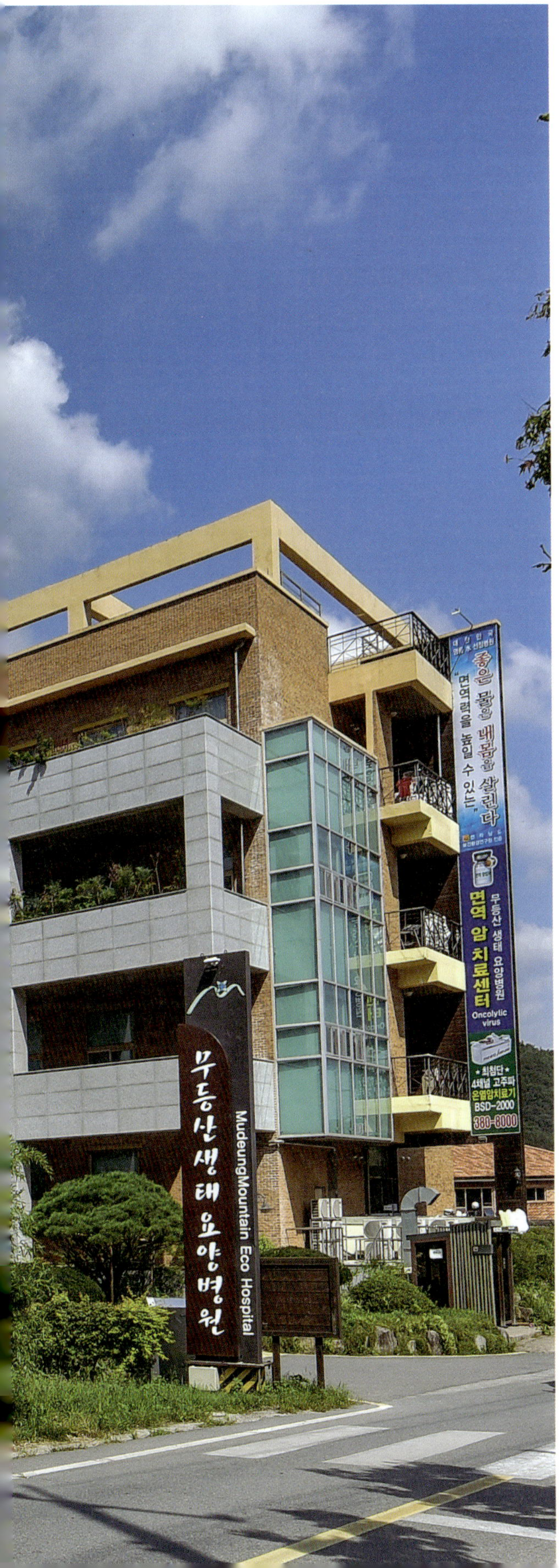

1-2. 병원 원경

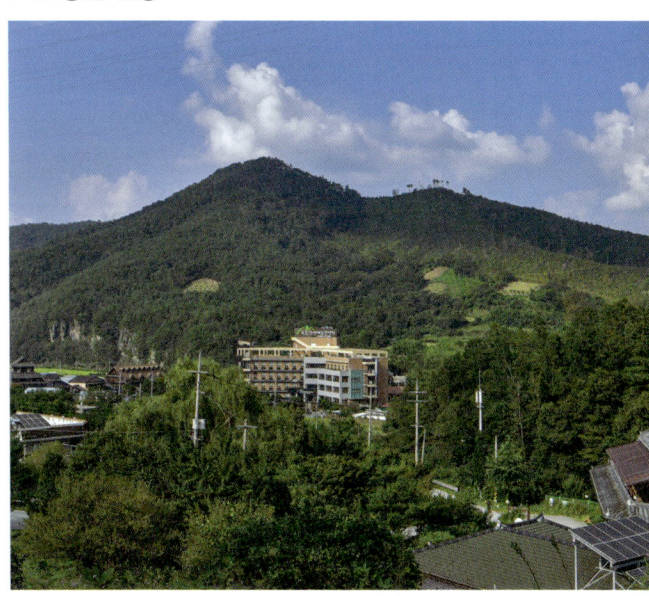

무등산생태요양병원은 광천터미널에서 시내버스로 50분 정도의 거리에 있다. 전남대학교 화순암센터와 무등산생태요양병원을 오가는 셔틀버스가 매일 4회 운행하며, 광주 송정역, 광천 터미널에서 픽업서비스를 제공한다.

무등산 자락에 자리하고 있어, 자연 생태병원의 기능에 충실한 입지적 특성을 갖췄다. 송정역에서 1시간 이내이며 역과 대학병원 사이에 셔틀버스를 운행하고 있어 접근성을 높인다. 자차로 방문하는 환자들의 접근성을 높이기 위하여 현관 앞에 로터리 방식을 채택한 것이 돋보인다.

요양병원 공간읽기

1층 평면도

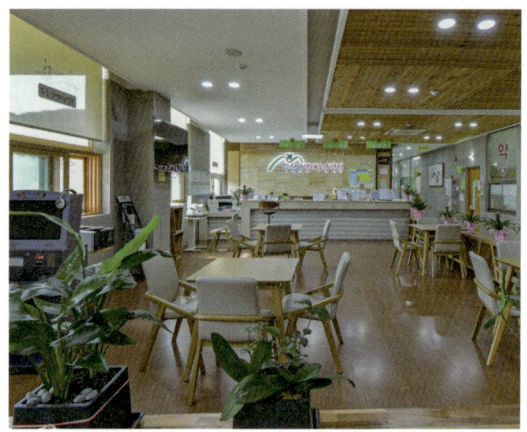

2-1. 대기실

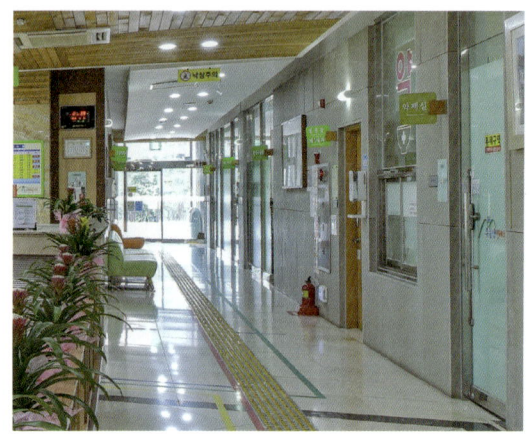

2-2. 복도

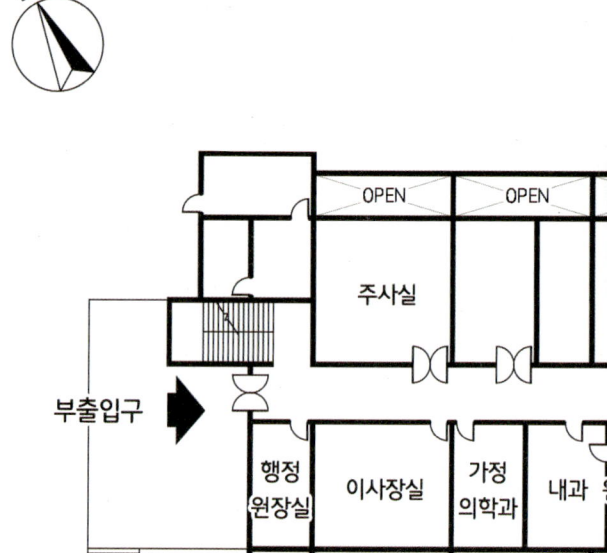

코어를 중심으로 양쪽에 윙 방식으로 공간을 배치하여 건물 내 접근성을 쉽게 한다. 병원의 삭막한 분위기를 배제하기 위해 1자형 구조를 탈피하여 사선형 구조를 통해 시선의 확보와 차단을 동시에 도모한다.

무등산생태요양병원

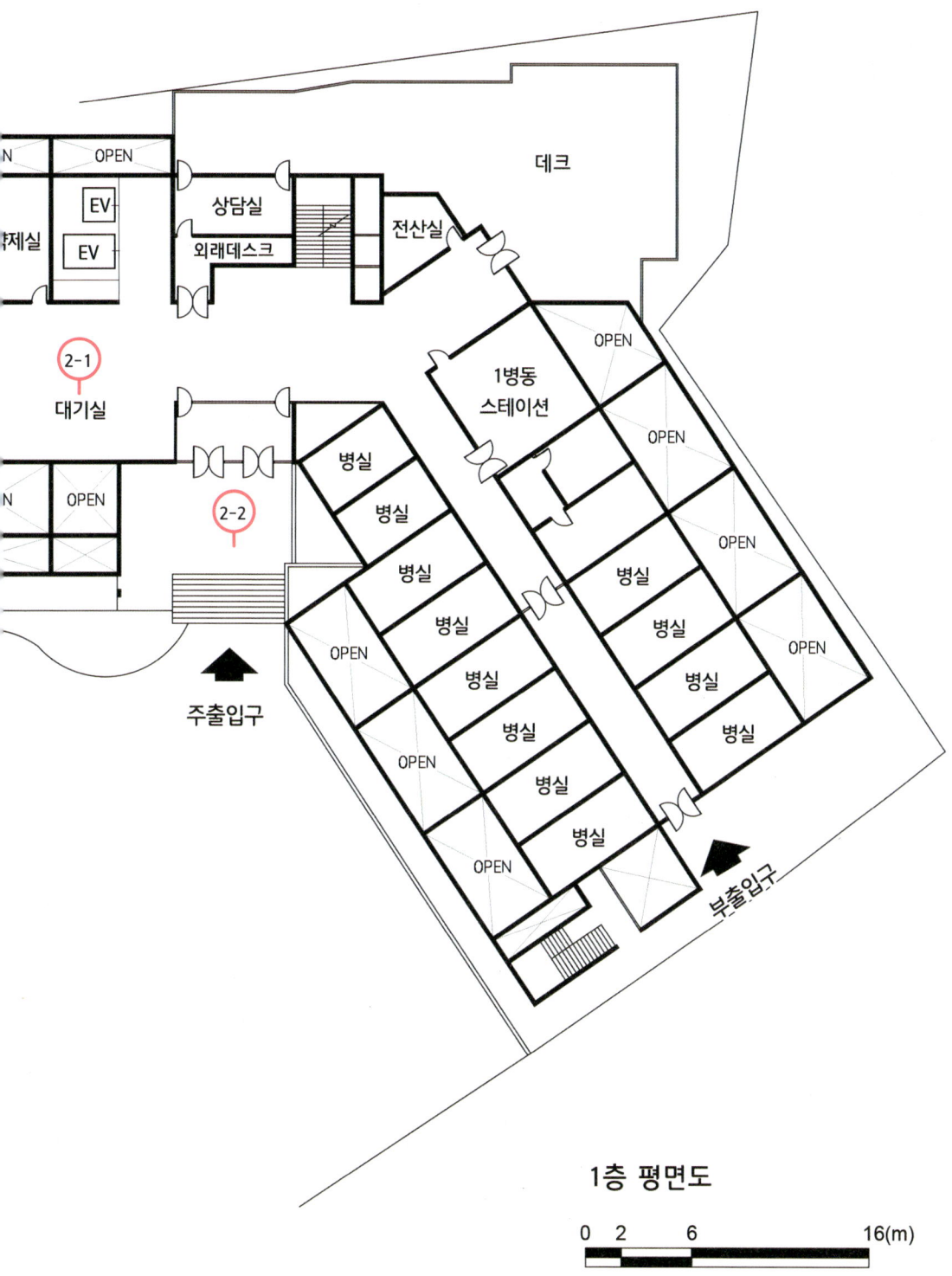

1층 평면도

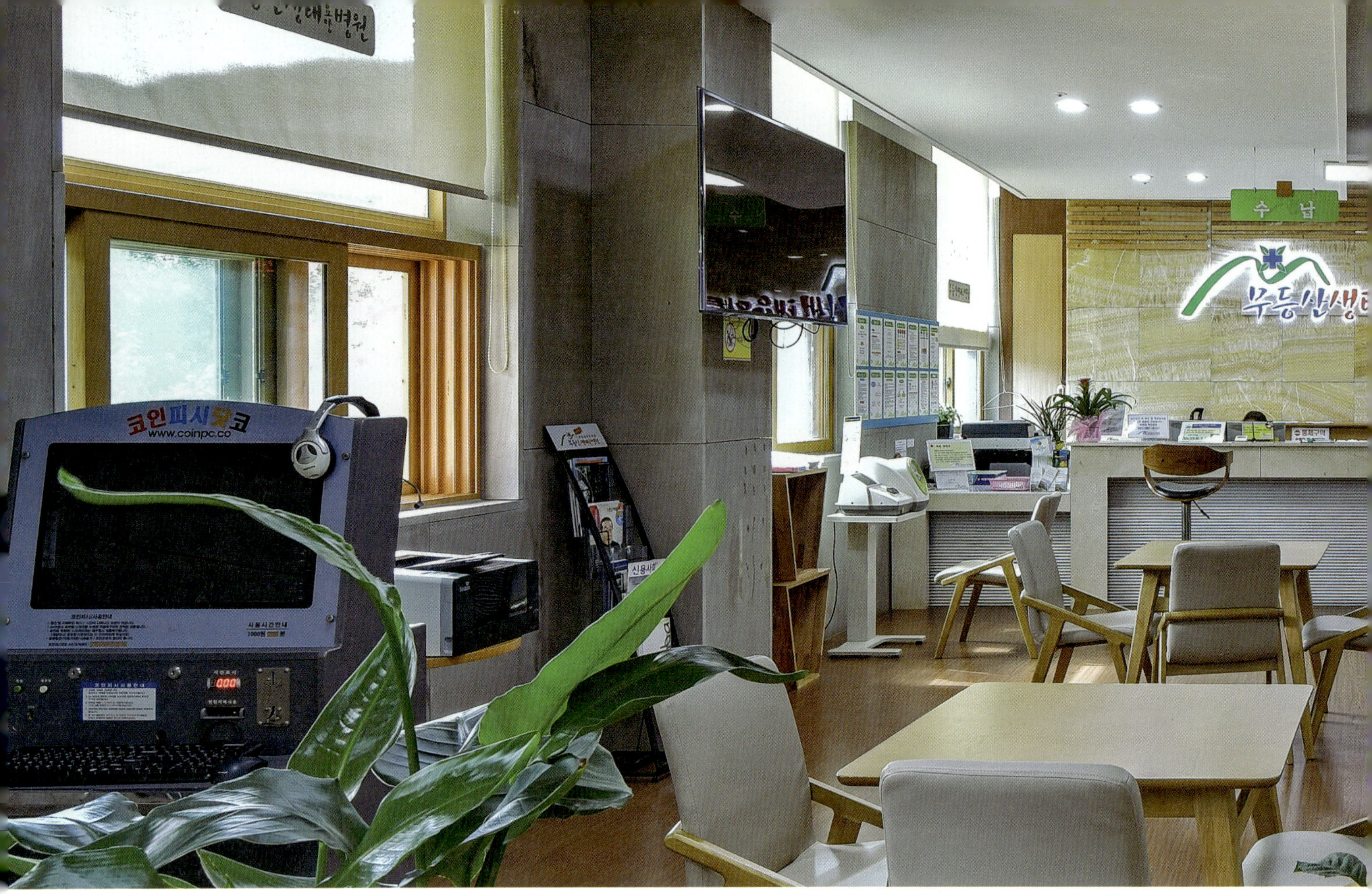

본관 1층

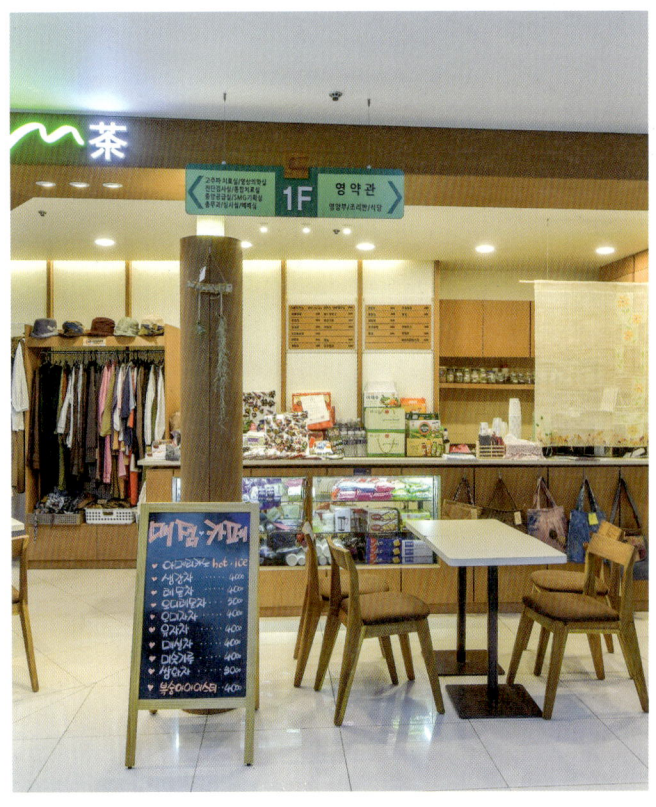

2-2

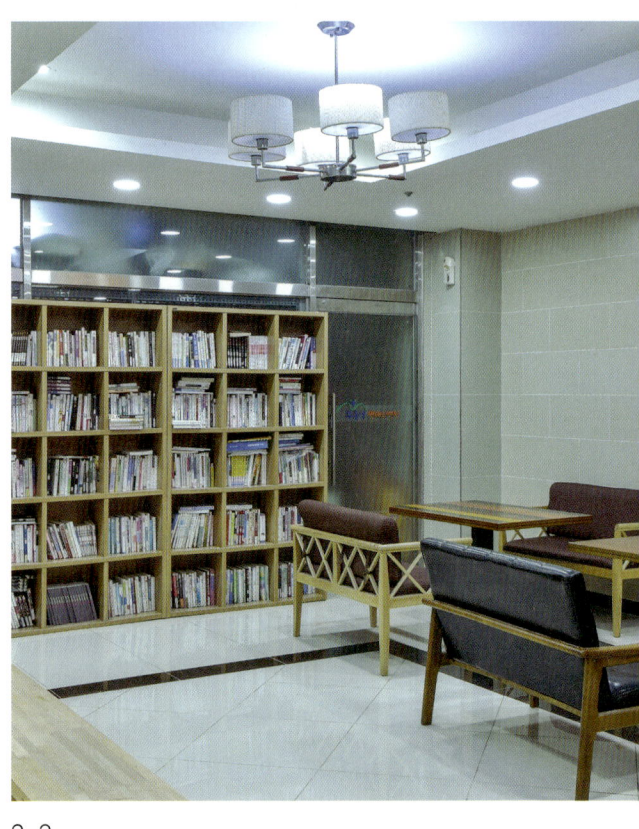

2-3

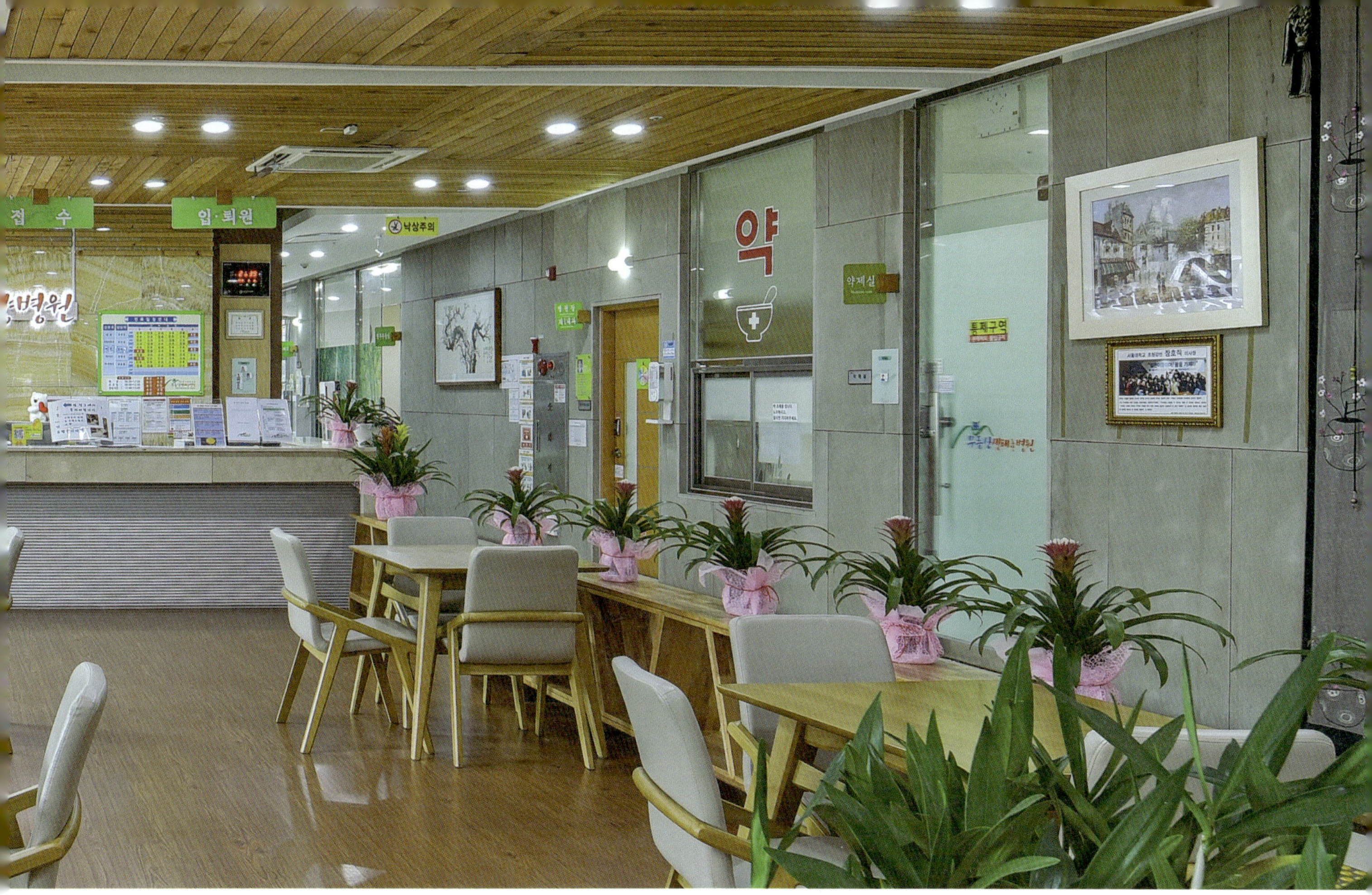

2-1

2-1. 대기실
2-2. 휴게실 및 매점
2-3. 도서관
2-4. 복도

입구에서부터 맞이하는 오픈공간은 카페와 같은 분위기를 조성하여 친근한 분위기를 자아낸다. 1층 복도에 점자 블럭을 설치하여 시각 장애인도 배려한 것이 돋보인다.

전형적인 병원의 분위기가 아닌 휴양지 리조트와 같은 분위기를 조성하여 자연스럽게 이용자들의 심리적 안정을 유도한다. 또한 도서 공간을 마련하여 이용자들의 쉼에 품격을 더한다.

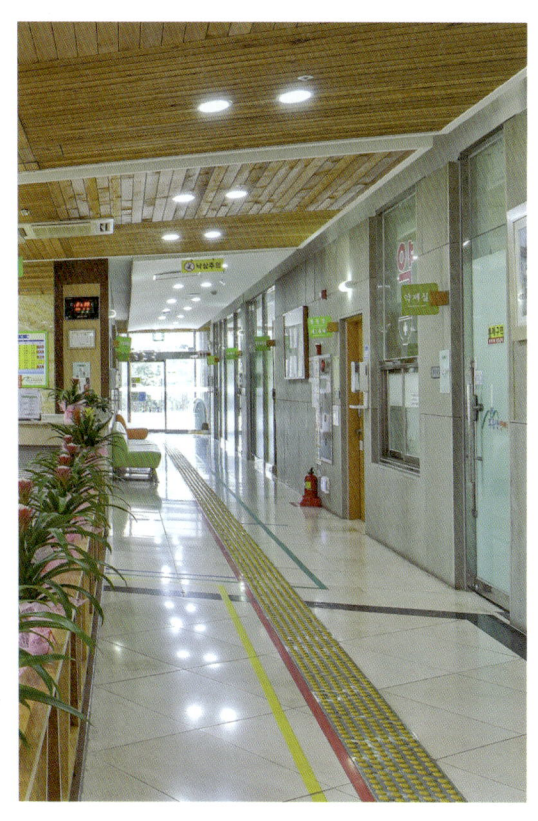

2-4

요양병원 공간읽기

본관 4층 홀

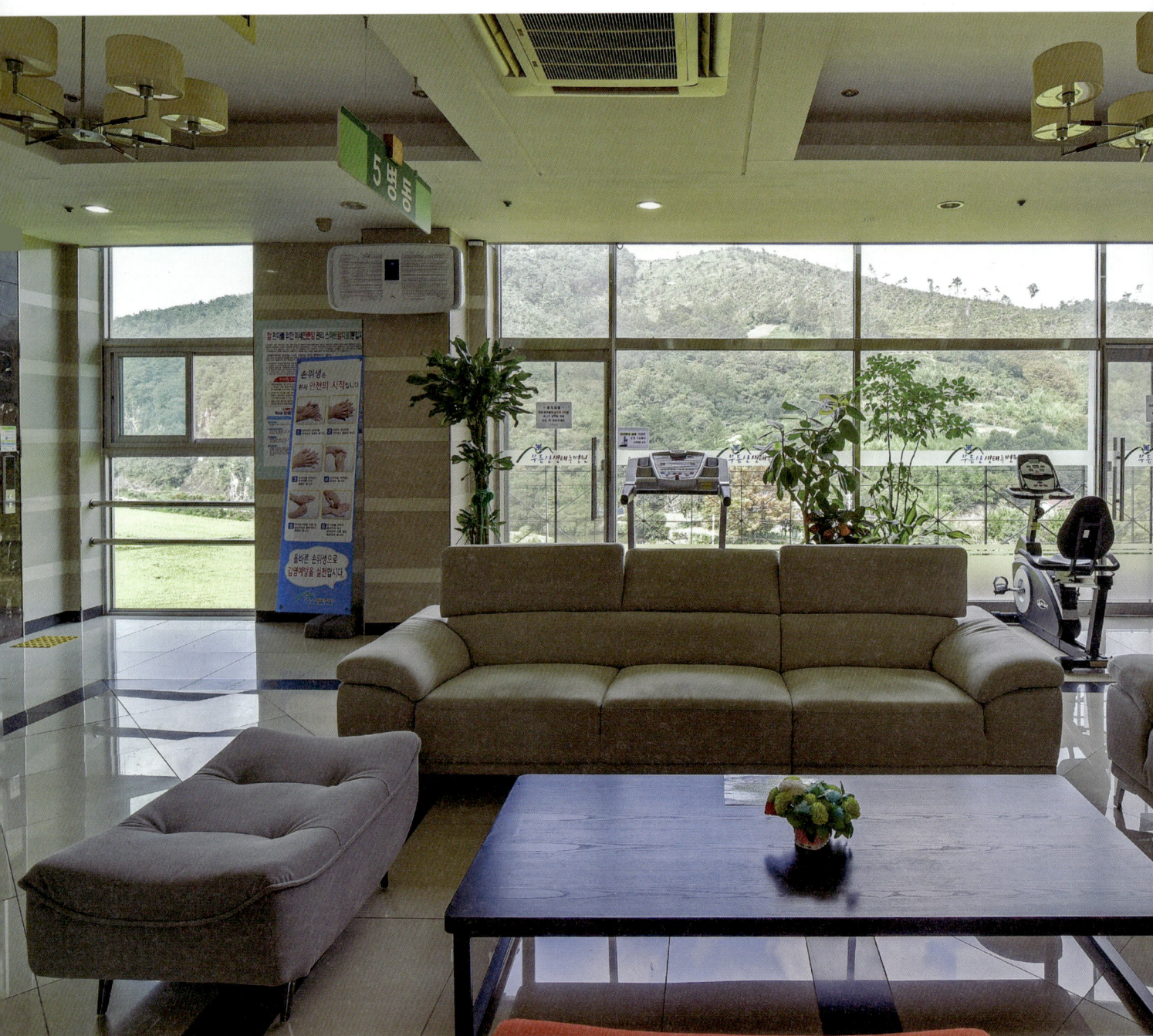

각 층의 중앙에 오픈된 공간을 휴식 공간 및 재활 공간으로 활용을 유도한다. 픽처레스크 기법을 적용하여 무등산을 한 폭의 그림으로 즐길 수 있도록 창밖의 경치를 보여주면서 내부 공간의 분위기와 품격을 자연스럽게 높인다.

3-1. 로비
3-2. 휴게공간
3-3. 운동기구

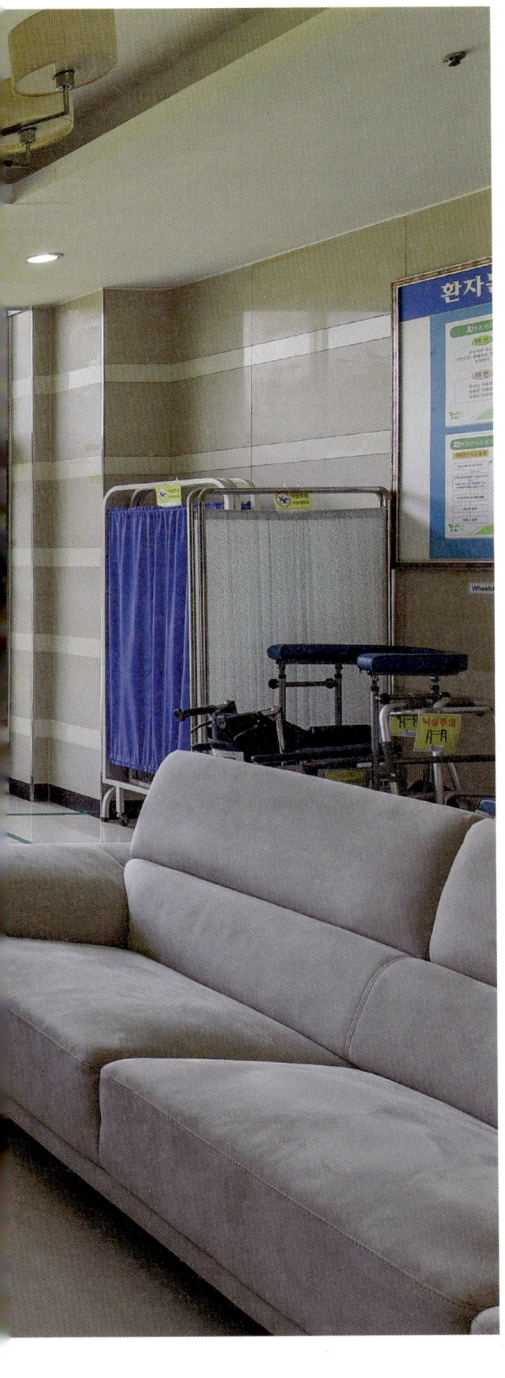

3-1

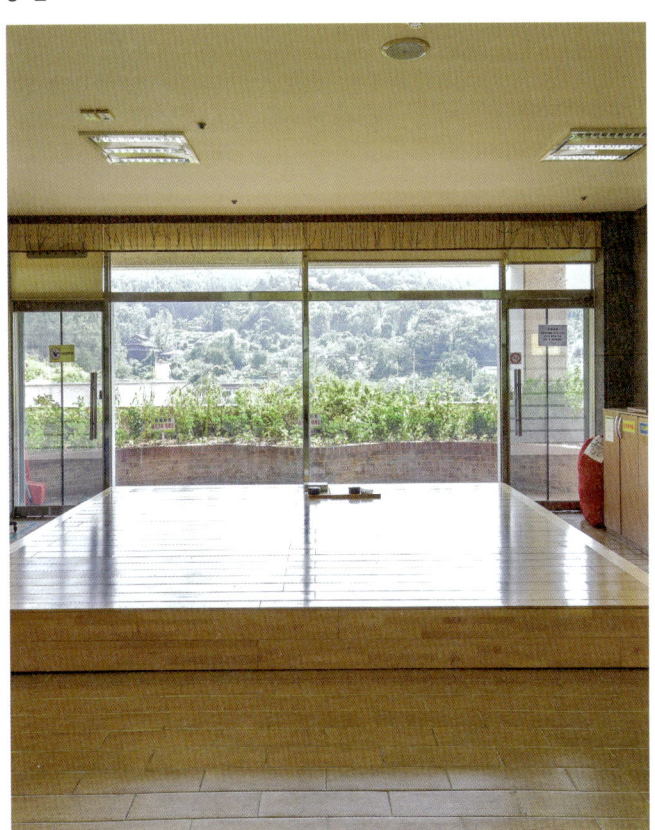

3-2

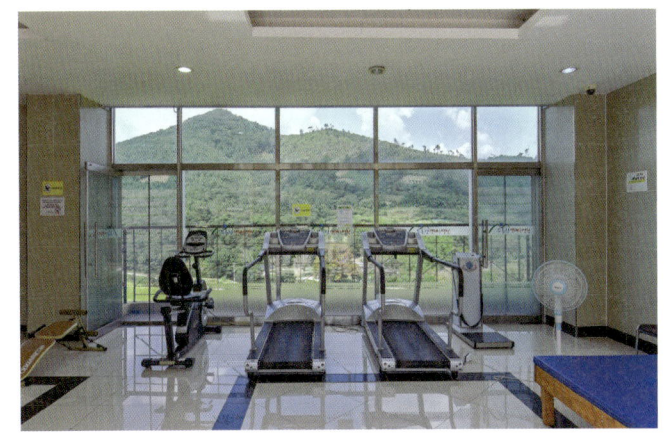

3-3

앞에 화단을 설치하여 근경과 원경의 중첩을 통해 공간의 깊이감을 더하게 하여 원근감을 느낄 수 있도록 연출한다. 앞뒤로 자연을 배치하여 어느 공간에서도 자연을 느낄 수 있어 전원형 요양병원의 장점을 잘 살린다.

요양병원 공간읽기

본관 4층

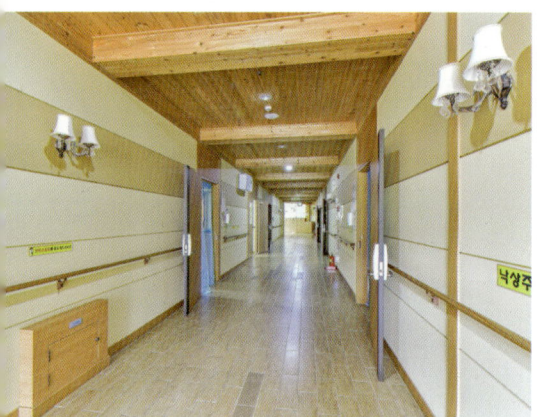

3-4

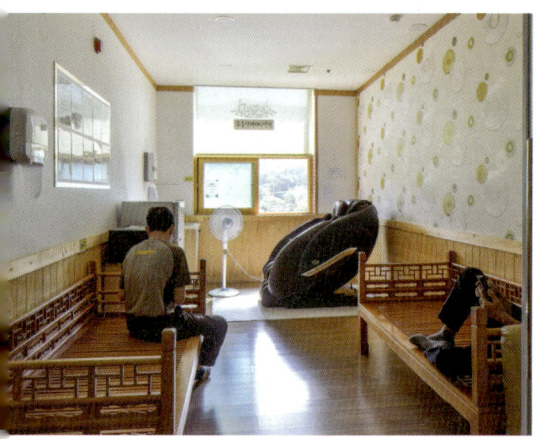

3-5

편백나무 천정과 나무 모양 타일 마감으로 환자의 건강 뿐 아니라 휴양적이고 가정적인 분위기를 자아낸다. 복도를 넓게 두어 안전성과 쾌적성을 배가시킨다. 각 층의 병실 한 곳을 휴게공간으로 두어 이용자의 편의성을 높이고, 평상을 두어 정자와 같은 안락함을 준다.

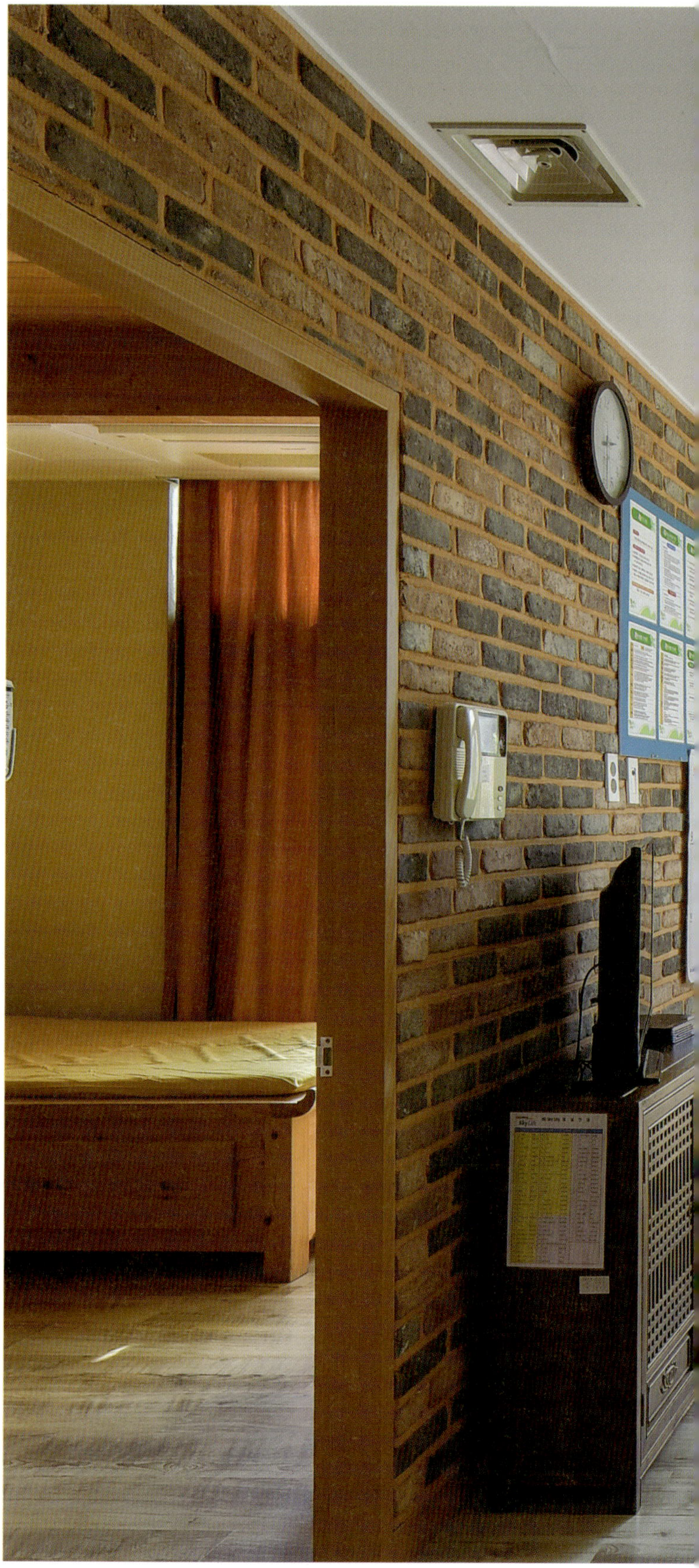

3-4. 복도
3-5. 휴게공간
3-6. 3인실 내부
3-7. 3인실 내 2인실
3-8. 3인실 전경

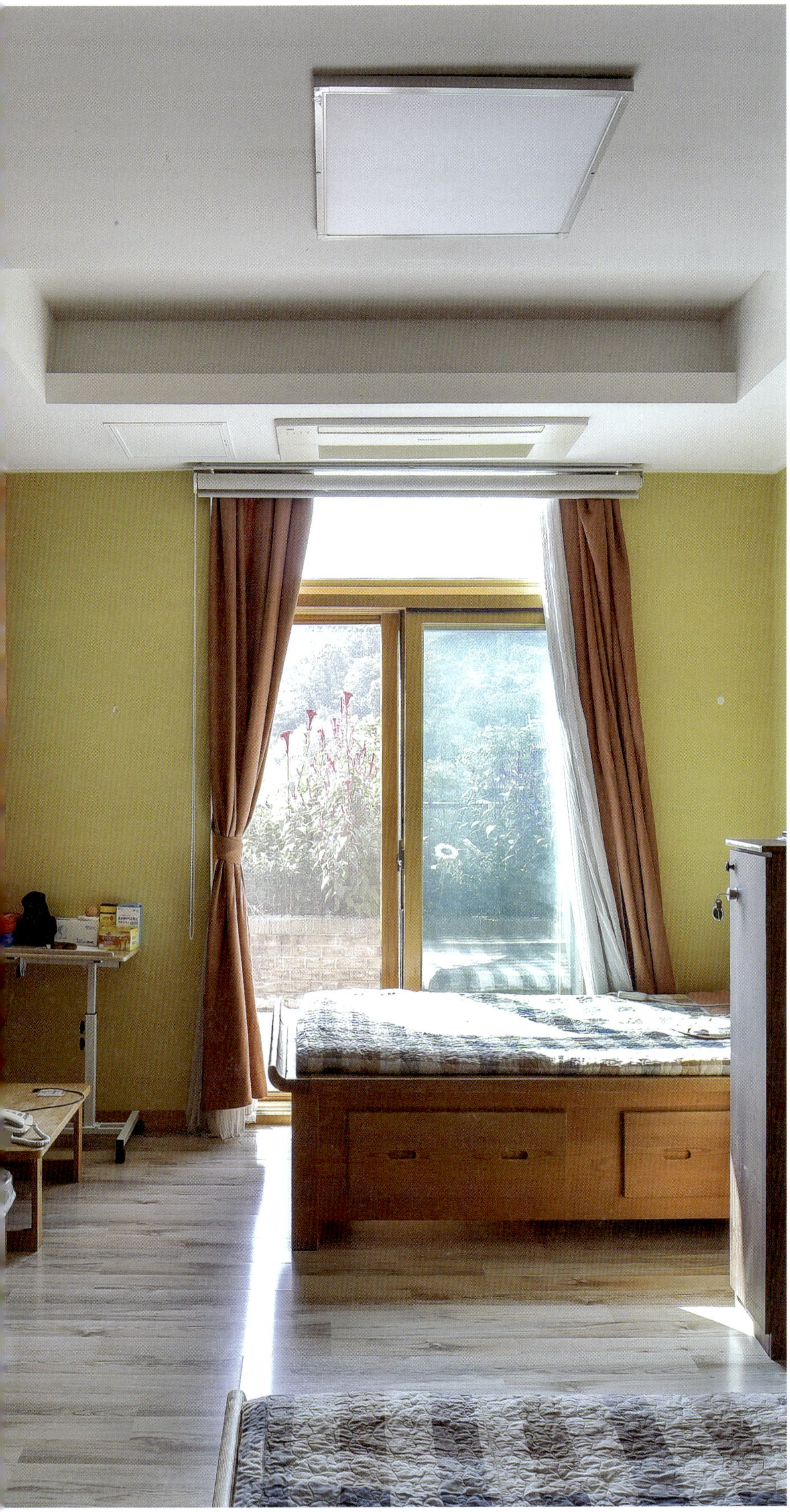

일반 병실의 경우 6인실이었던 공간을 3인실로 변경하여 환자들의 프라이버시 및 사용 공간을 배려한다. 가벽을 두어 병실 내에도 1인실과 2인실의 공간을 분리한다. 병실이 아닌 가정집과 같은 분위기로 구성하여 탈 병원적 분위기를 연출한다. 벽돌로 마감한 인테리어는 차분하고 따뜻한 느낌을 준다. 이용자 1인이 활용할 수 있는 공간이 매우 넓어 온전히 자신의 요양에 집중할 수 있다.

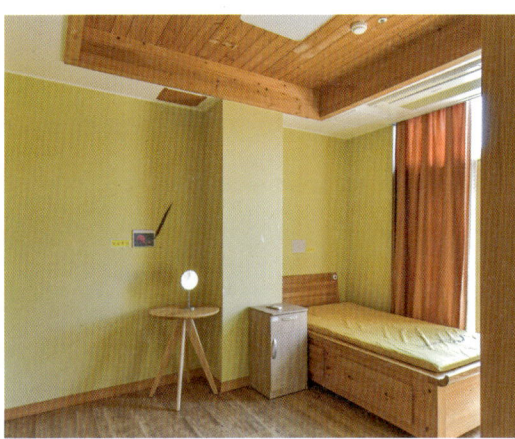

3-7

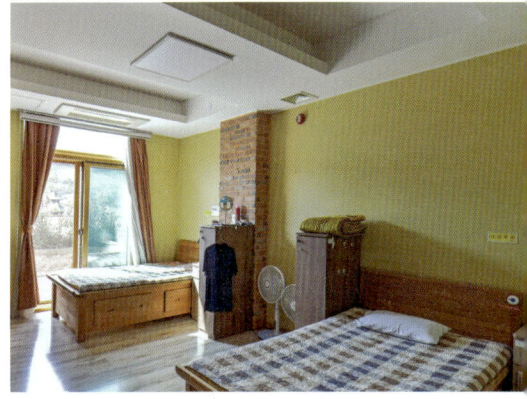

3-6 3-8

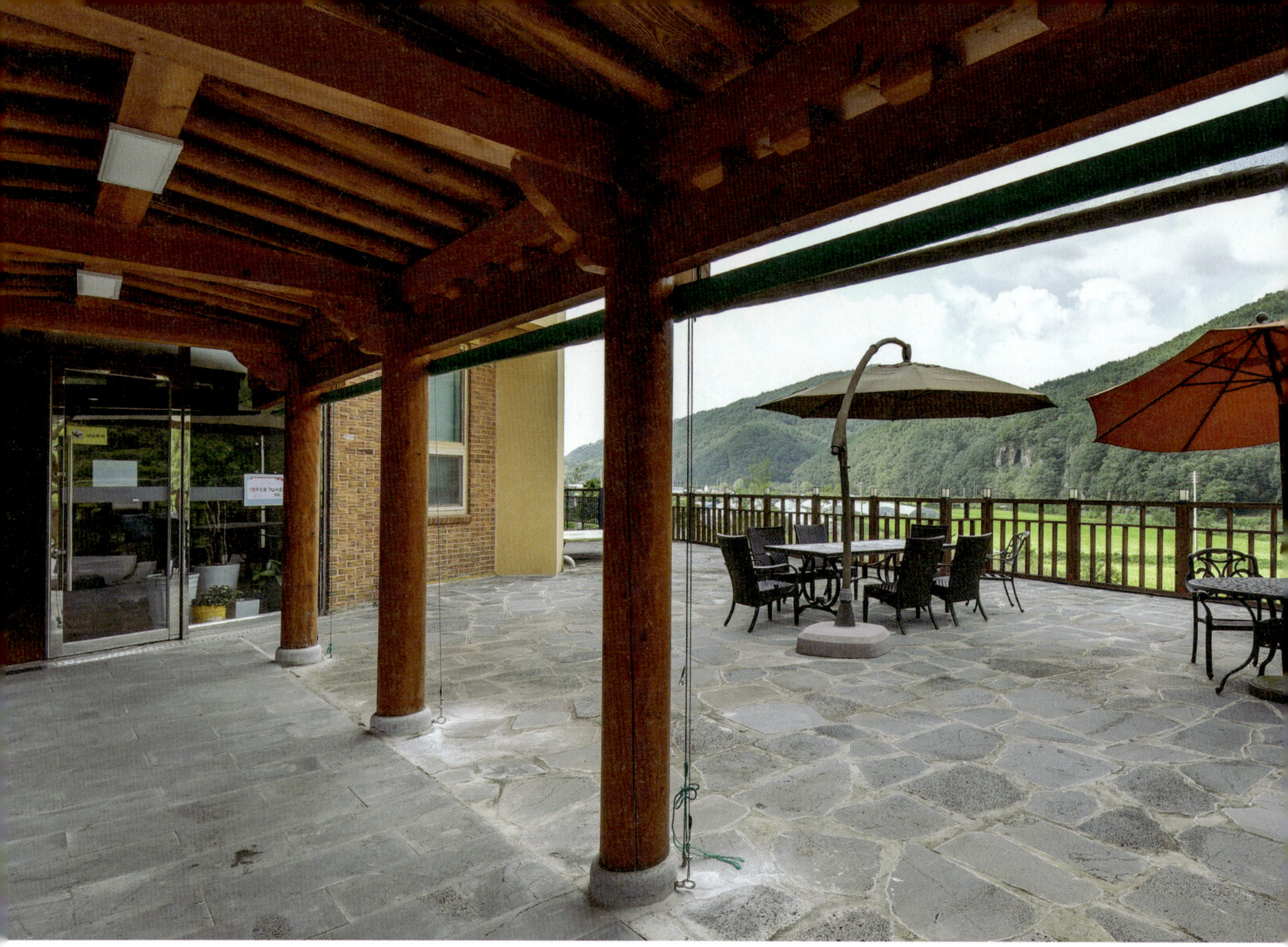

신관과 구관의 연결통로는 전통적 열주공간으로 배치하여 친근한 분위기를 형성하고, 조망이 좋은 휴식공간도 확보한다.

열주공간은 시각적으로는 연결하되 최소한으로 분리하여 통로와 쉼의 공간을 구분한다. 외부에 처마를 두어 내외부 인테리어 콘셉트를 통일하고, 외부 산책 데크를 두어 이용자의 편의를 높인다.

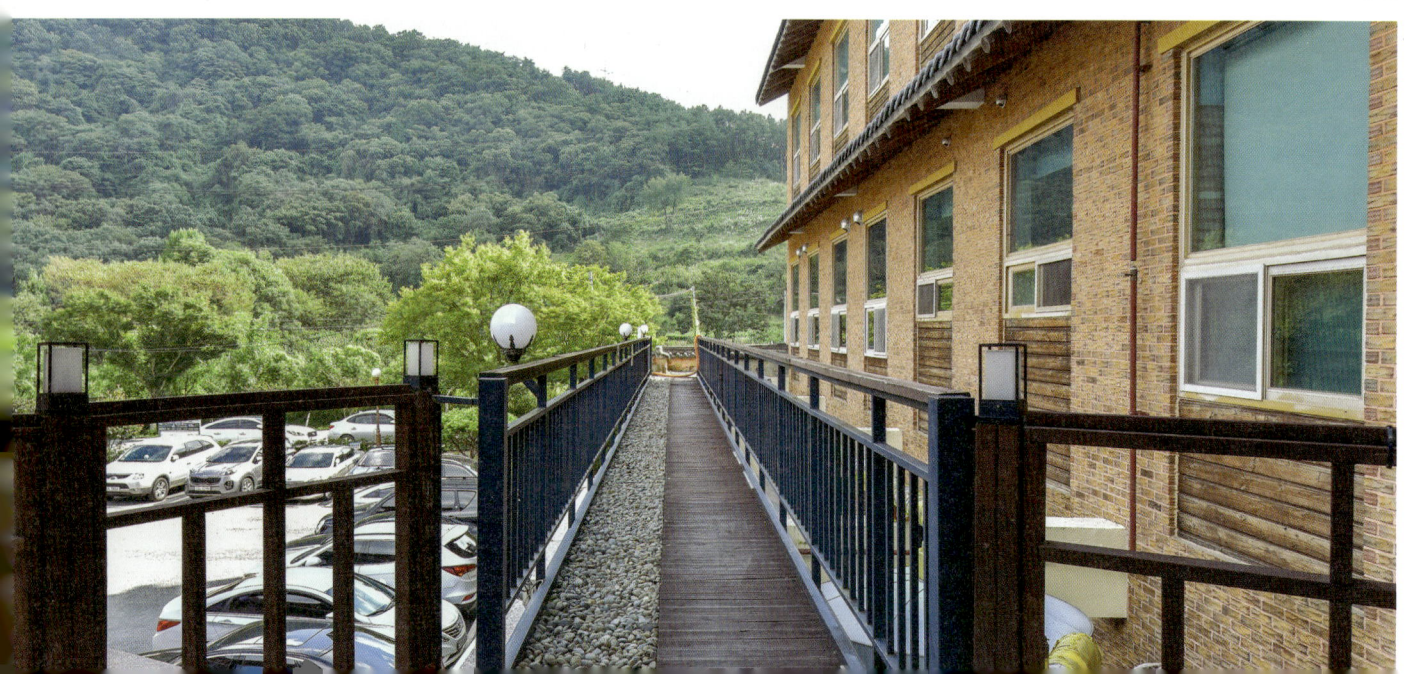

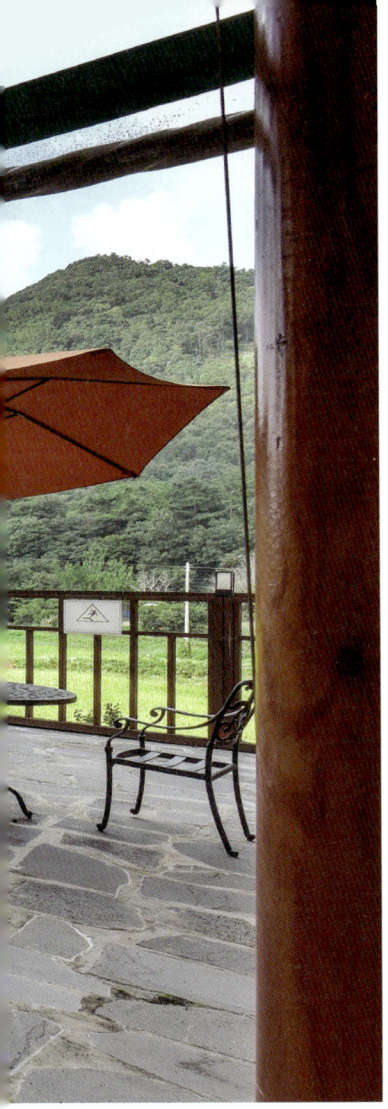

외부공간

4-1. 연결공간 (본관, 신관)
4-2. 편백나무 숲
4-3. 연결다리
4-4. 옥상 수영장
4-5. 옥상 골프장

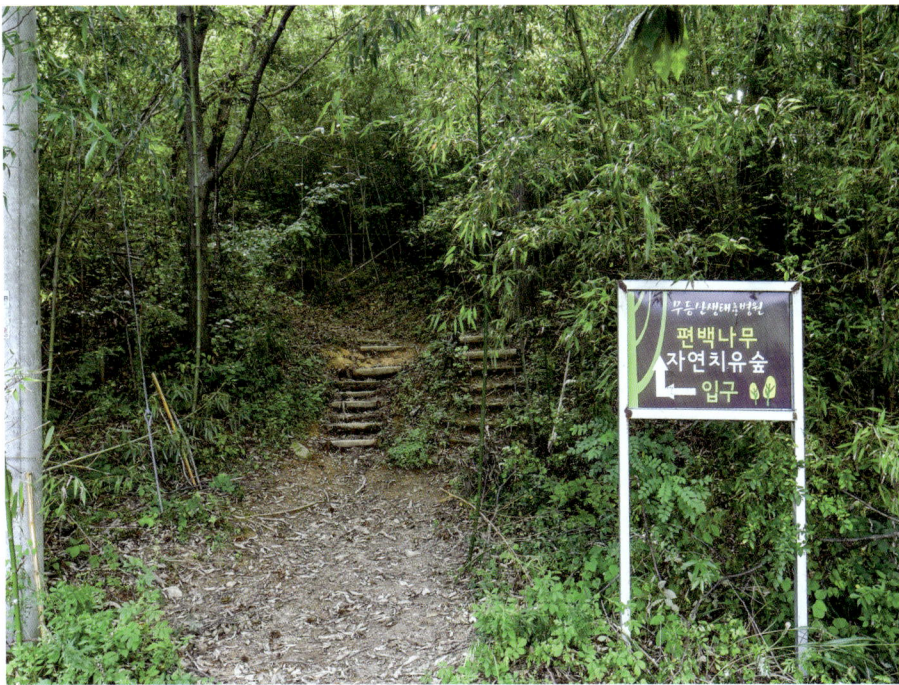

4-1   4-2

병원 전용 숲은 이용자들이 자연을 더욱 쉽고 가깝게 누릴 수 있게 한다. 또한 옥상에 수영장과 골프장을 두어 다채로운 경험을 가능케 한다.

4-4   4-5

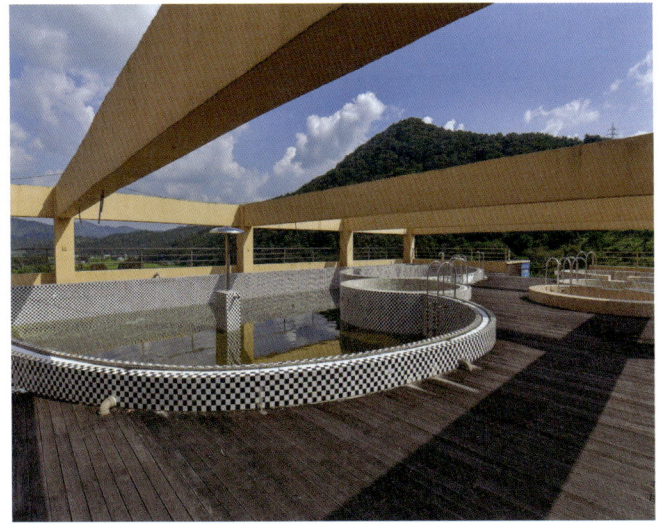
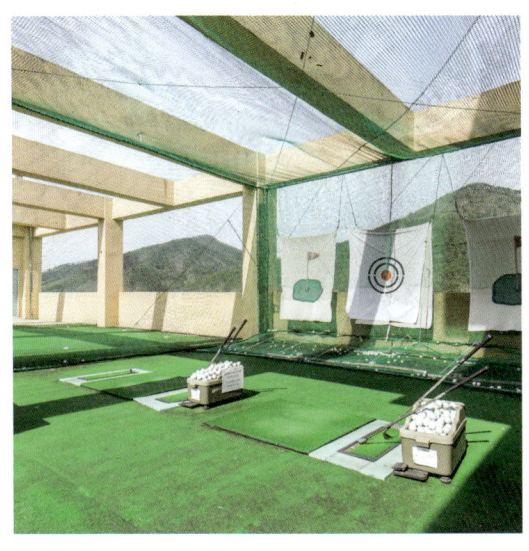

요양병원 공간읽기

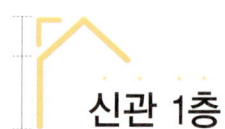
신관 1층

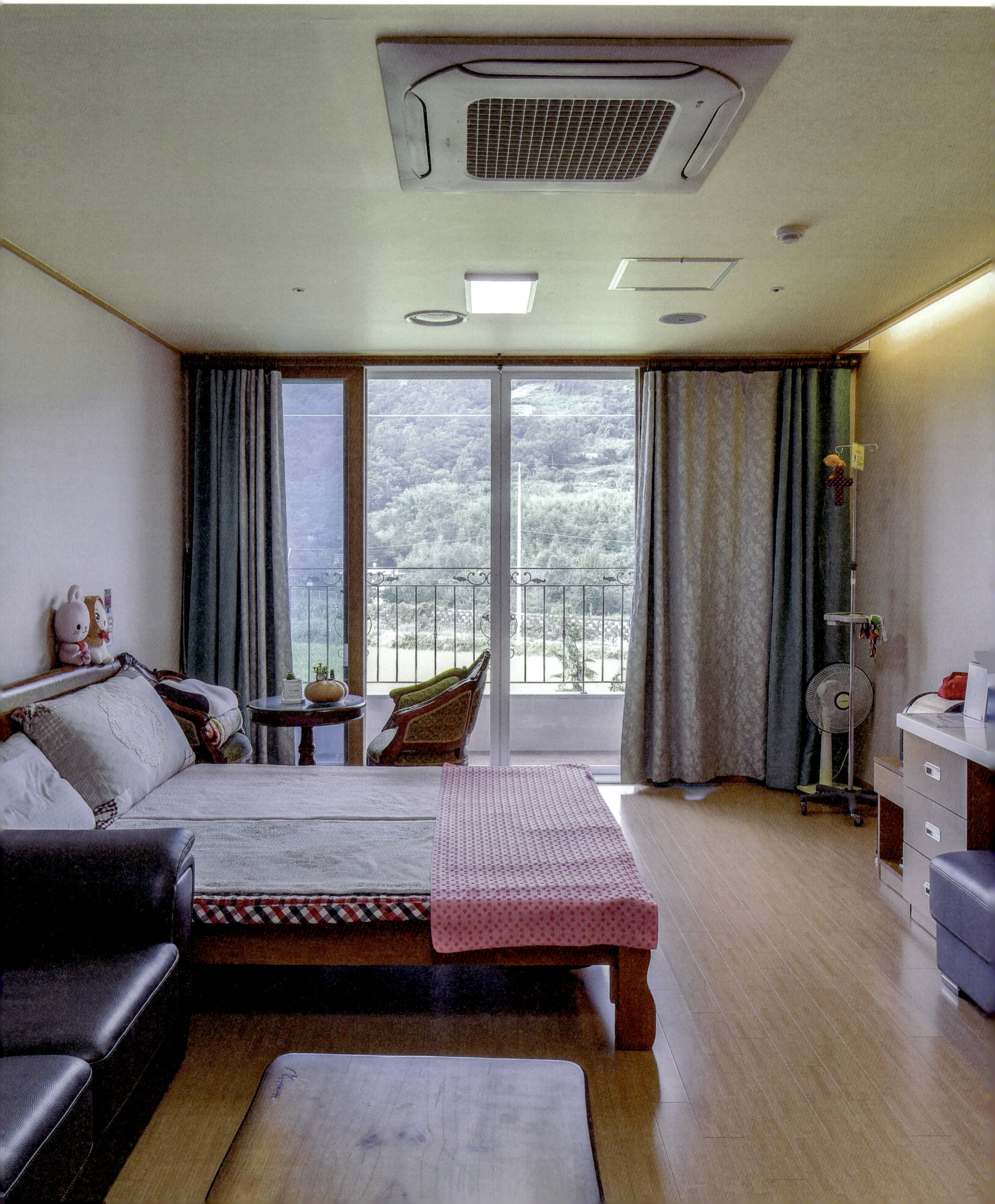

5-1. VIP실
5-2. VIP실 내 화장실

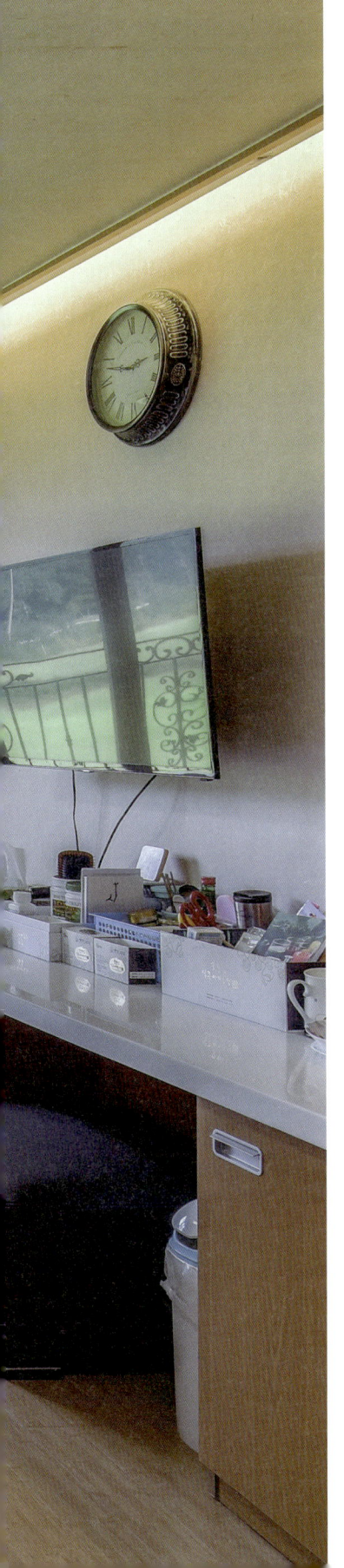

5-1

KEY PLAN : 신관 1층 평면도

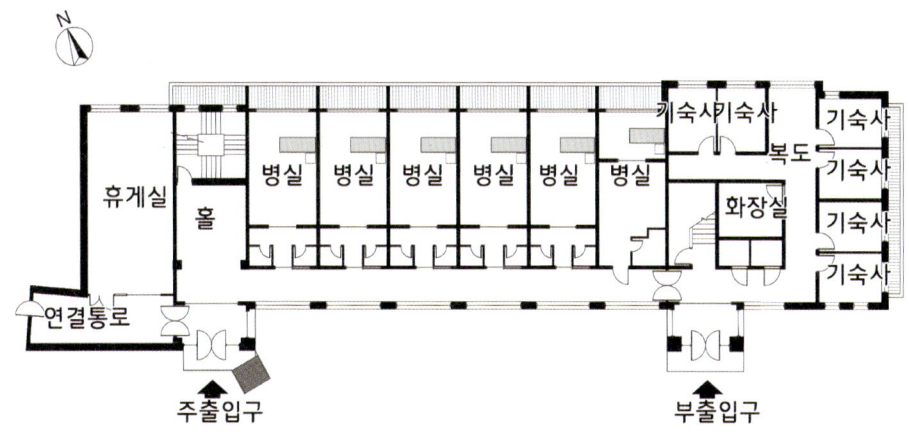

복도에서 들어갔을 때, 바로 병상이 아닌 세미 퍼블릭 공간을 두어 프라이버시를 배려하였으며, 편복도로 하여 자연 채광의 효과를 극대화했다. 또한 프라이버시를 확보하여 최적의 생활 환경을 조성하였다. 시스템창호를 사용하여 발코니로 나갈 수 있는 쾌적한 환경을 구성하였으며, 내부에 티 테이블과 소파를 배치하여 휴양적 생활공간을 완성하였다.
화장실 앞에 파우더룸을 구성하여 고급스러움을 배가하였다.

5-2

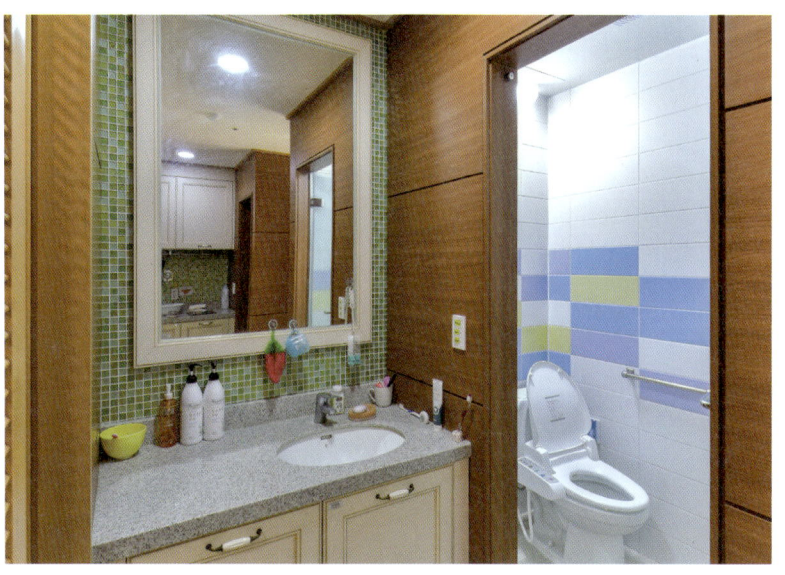

요양병원 공간읽기

본관 지하 1층

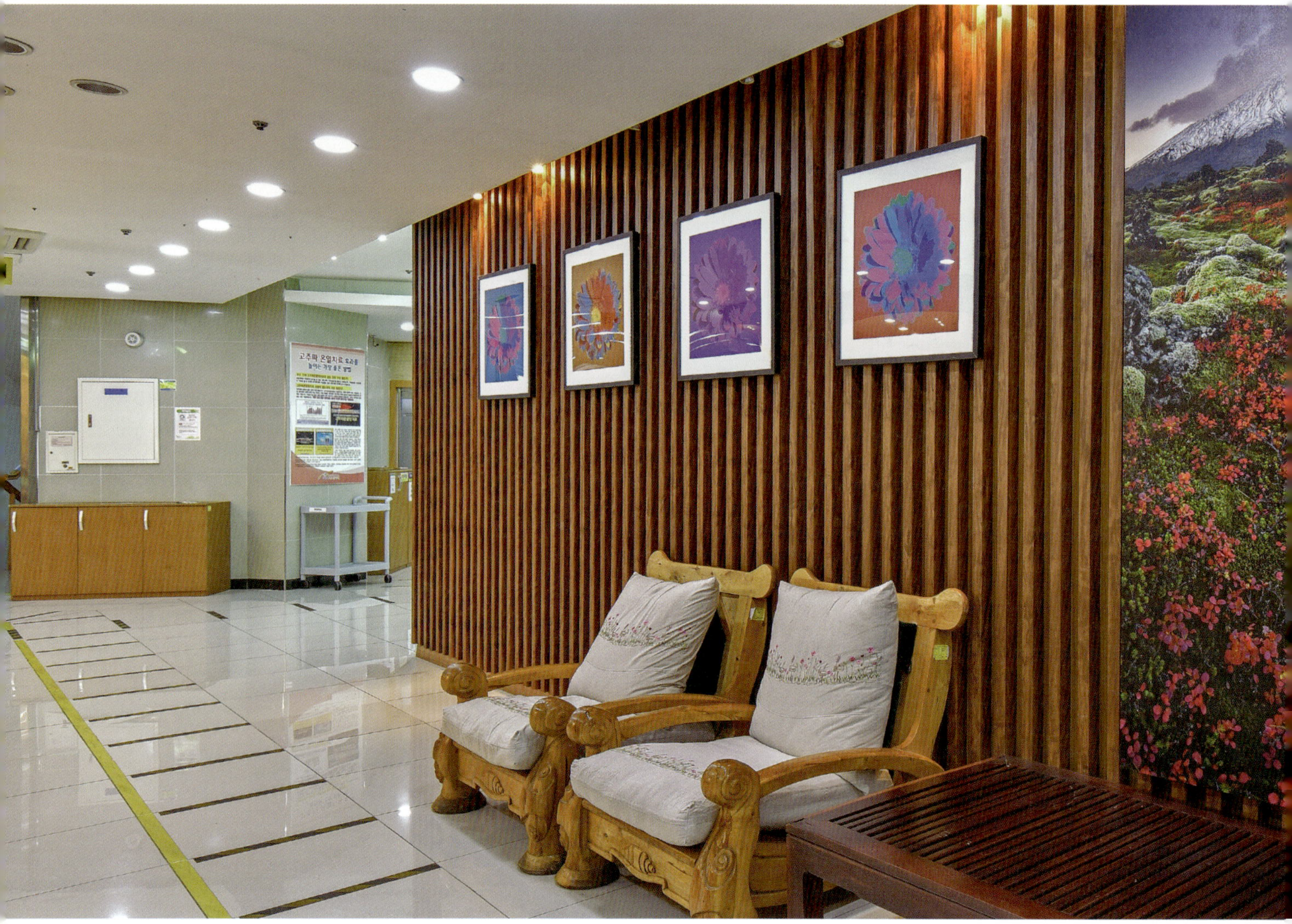

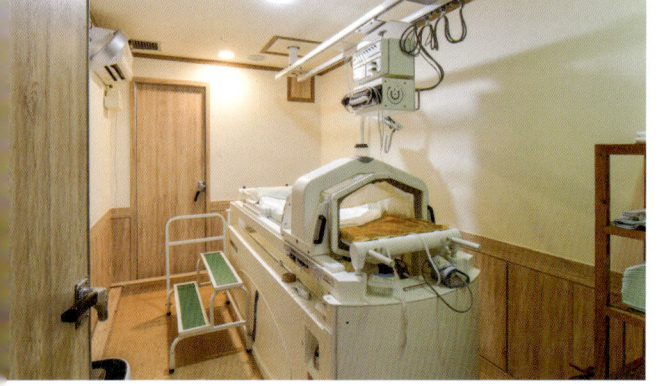

6-2

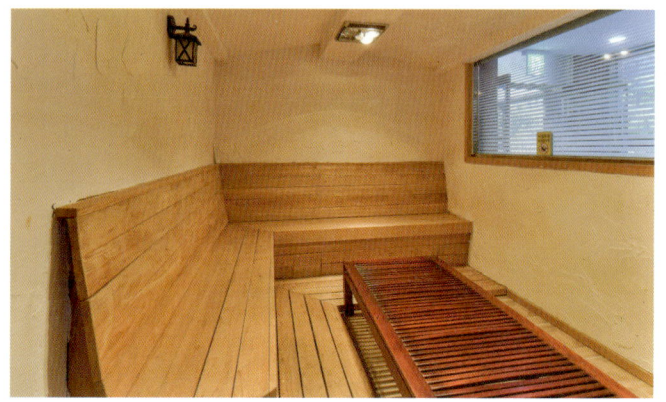

6-3

무등산생태요양병원

6-1. 휴게공간
6-2. 고주파온열암치료실
6-3. 찜질방
6-4. 스파실
6-5. 예배실
6-6. 종교모임실

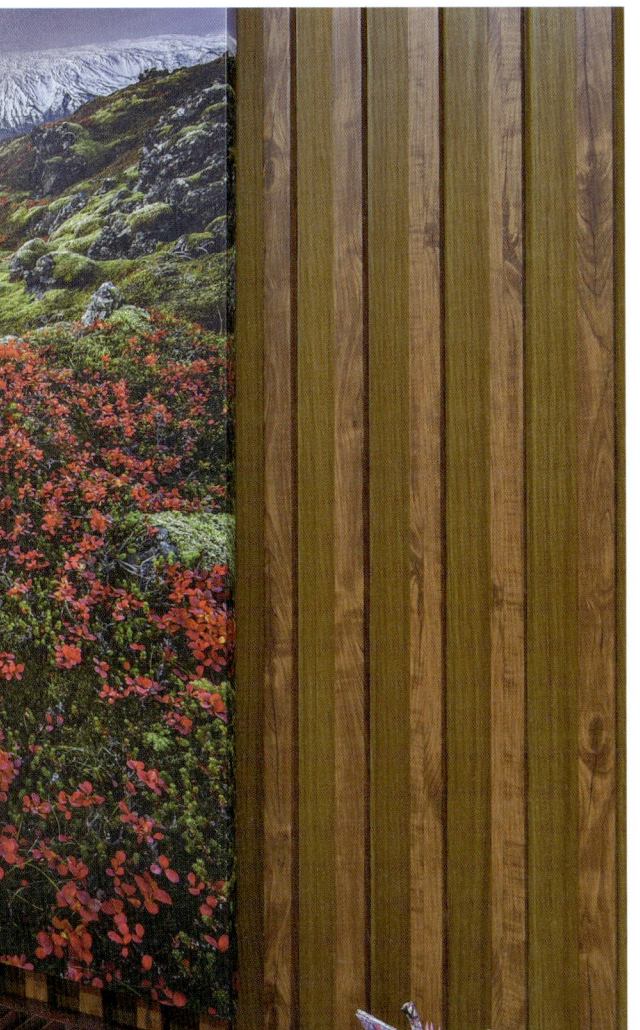

6-1

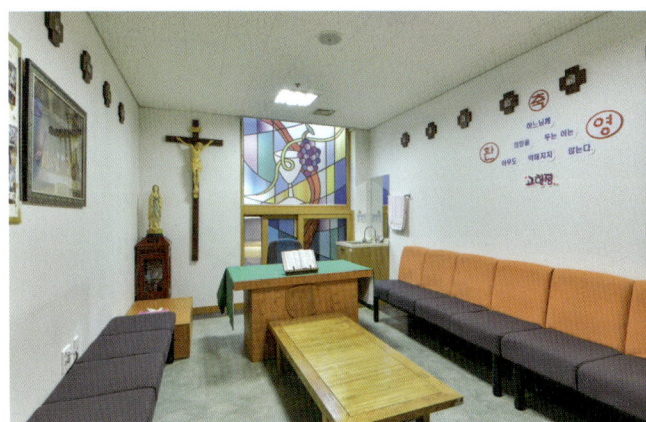

6-5

6-4

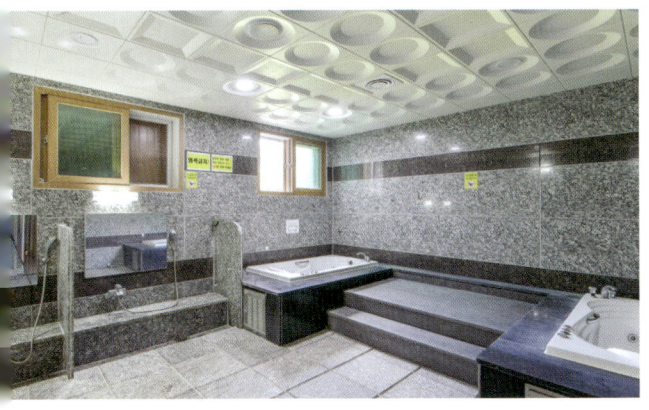

6-6

다양한 치료공간을 배치하여 치료하는 요양병원이라는 콘셉트에 맞게 다양한 치료 공간을 배치한다.
또한 다양한 종교적 공간은 심리적인 치유를 위한 배려로 지하층 전체가 전반적인 어메니티 프로그램을 집약한 공간으로 구성되어 있다.

요양병원 공간읽기

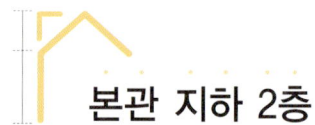
본관 지하 2층

7-1. 운동치료실
7-2. 복도
7-3. 당구장
7-4. 열치료실

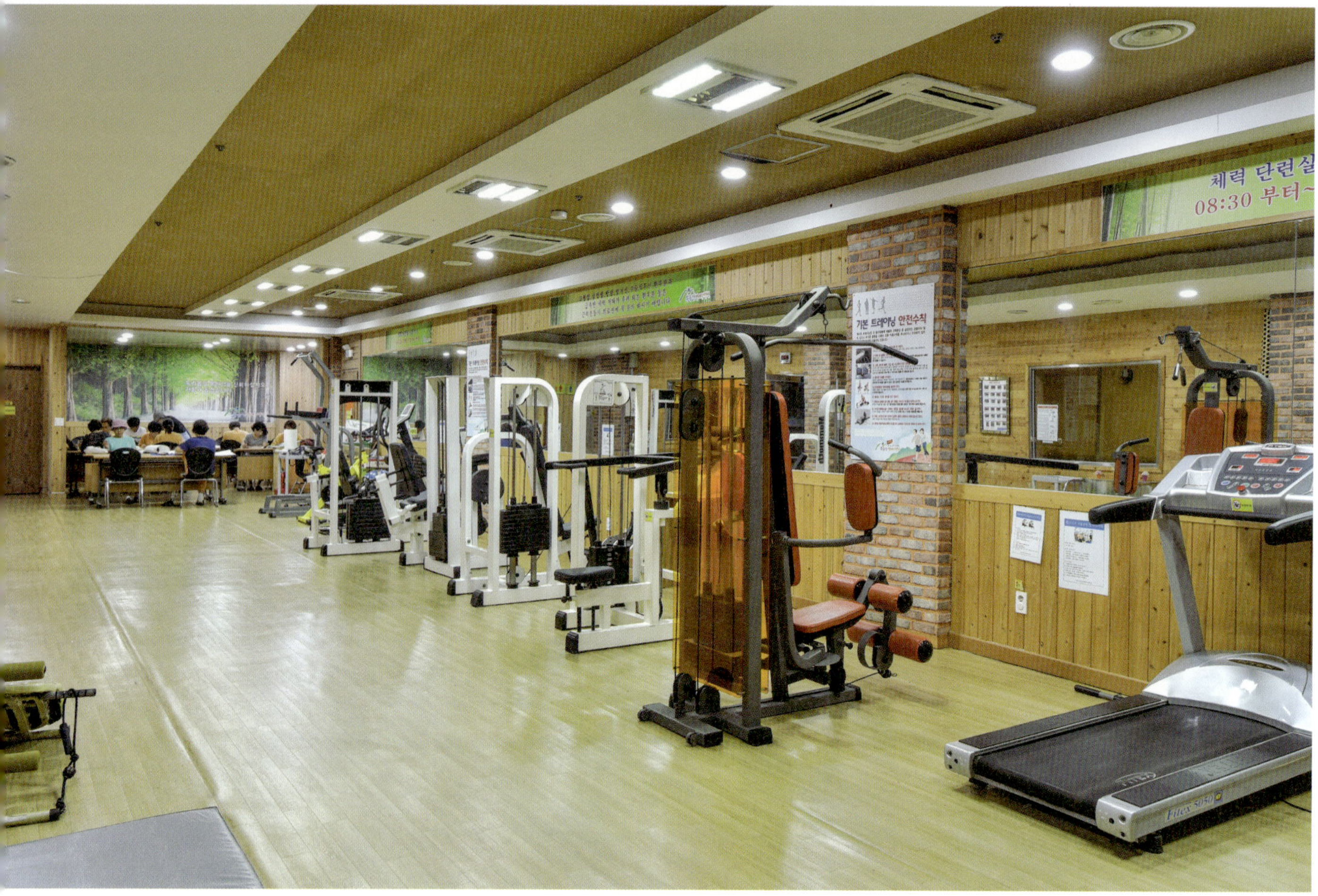

7-1

복도 벽과 도어 전체에 목재를 사용하여 친환경적 요소를 강조한다. 치료를 위한 공간들 뿐 아니라 쉼과 여유를 느낄 수 있는 공간들을 함께 배치하여 치료도 쉼의 한 종류로 느낄 수 있도록 공간을 구성한다.

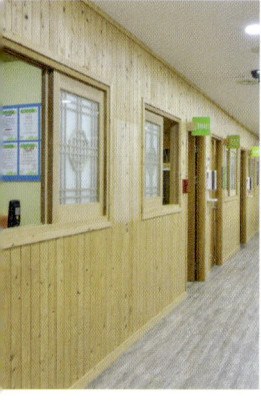
7-2

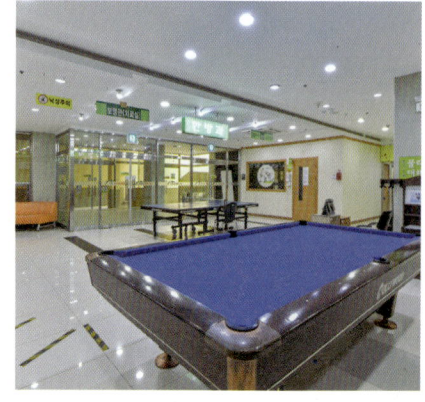
7-3

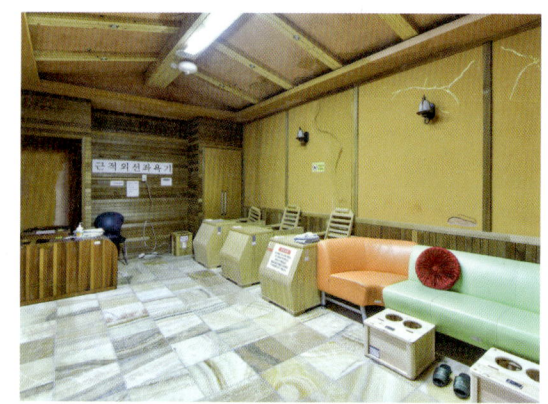
7-4

ⓘ 병원 소개

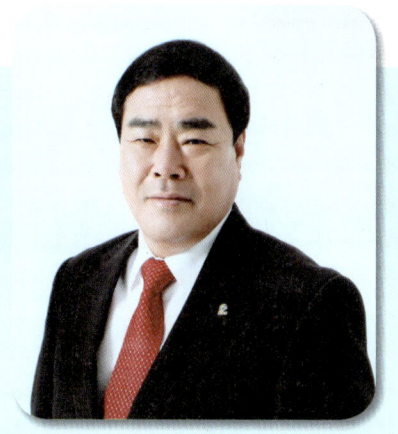

장호직 이사장

무등산 자락의 청정 숲속에 자리 잡은 무등산생태요양병원은 2012년 개원하여 사랑과 신뢰를 바탕으로 지역민의 질병 퇴치와 보건복지 향상에 최선을 다해왔으며, 전국의 대형병원들과 협력하여 수술 전 암 환자 및 암 후속 치료를 요하는 환자분들의 기대와 신뢰를 받는 지금의 무등산생태요양병원으로 성장·발전하게 되었습니다.

"미래는 계획하고 준비하는 사람의 것"이라는 신념으로 항상 미래에 대한 준비를 게을리하지 않을 것이며, 지극정성으로 고객 감동의 의료 서비스를 펼쳐나갈 것을 약속합니다.

생태환경인 "숲"과 "공기" 그리고 "명품 수"는 무등산생태요양병원의 자랑입니다.

환자의 쾌유에 조금이나마 보탬이 되고 밑거름이 될 수 있도록 무등산생태요양병원의 모든 임직원 일동은 최선의 노력을 다할 것입니다.

총 평

분석 지표상으로는 자연 친화적인 전원형 요양병원으로써 주변의 풍부한 자연환경을 이용하여 조망과 다채로운 어메니티 공간을 배치하고 있으며, 지상층은 물론 지하층까지도 채광/환기를 위한 노력이 돋보인다. 2012년에 구관을 오픈하였고, 2017년에 신관을 증축하였다. 공간에 대해 고민하고 애쓴 흔적들이 고스란히 묻어난다. 특히, 암 환자 위주의 공간으로 치료와 힐링을 위한 공간이 조직적으로 구성되어 있다. 고급스럽고 개별화된 공간을 중심으로 휴양적 분위기를 조성하여 탈 병원 적 느낌이 들도록 하였다.
본관 병동에서 6인실을 모두 3인실로 개조하면서 커튼 같은 간이시설이 아니라 독립된 공간으로 마감한 것이 무척 인상적이다. 침대 또한 병원용 침대가 아니라 편백나무 재질의 가정식 침대로 하여 입원실이 아니라 가정적인 분위기가 느껴지도록 실내를 연출하여 이용자의 심리까지 배려한 것이 돋보인다.
신관은 VIP 전용 병동으로 요양환경을 더욱 배려하고 있다. 1인당 사용 면적이 베란다를 포함하지 않고도 36.0㎡로 매우 넓어 여유롭고 쾌적한 환경이다. 각 병실이 주택과 같이 개인 베란다와 가정식 화장실, 소파까지 갖추고 있어 휴양적 생활공간을 완성한다.

Chapter 10

전남제일요양병원

전남 화순군 화순읍 덕음로 999

요양병원 건축 정보

- 총 병상 수 : 291병상
- 건축 면적 : 1,406.85㎡
- 연면적 : 7,734.54㎡
- 건축 구조 : 철근콘크리트구조
- 층 수 : 지하 1층~지상 4층

요양병원 공간 분석

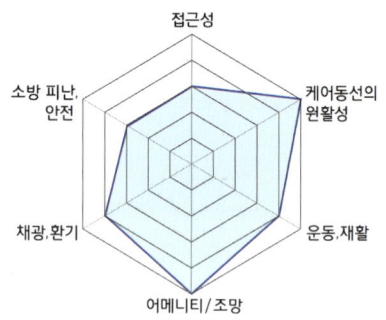

배치도

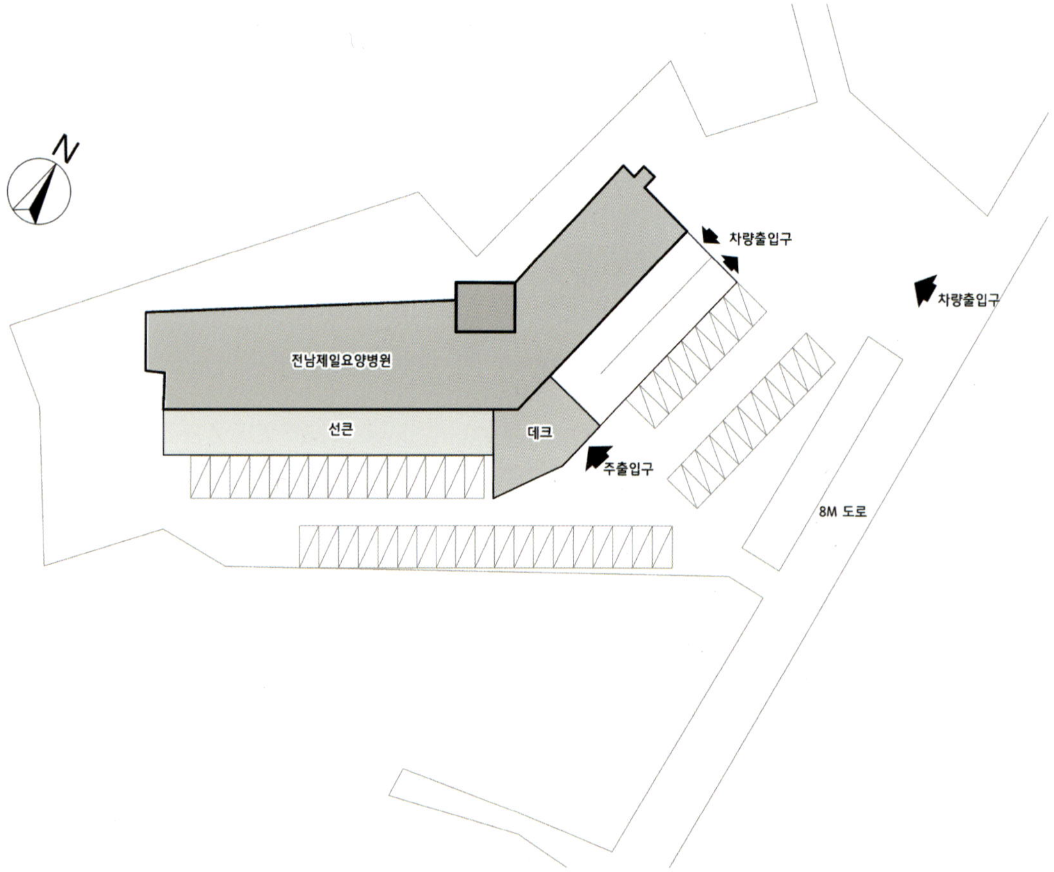

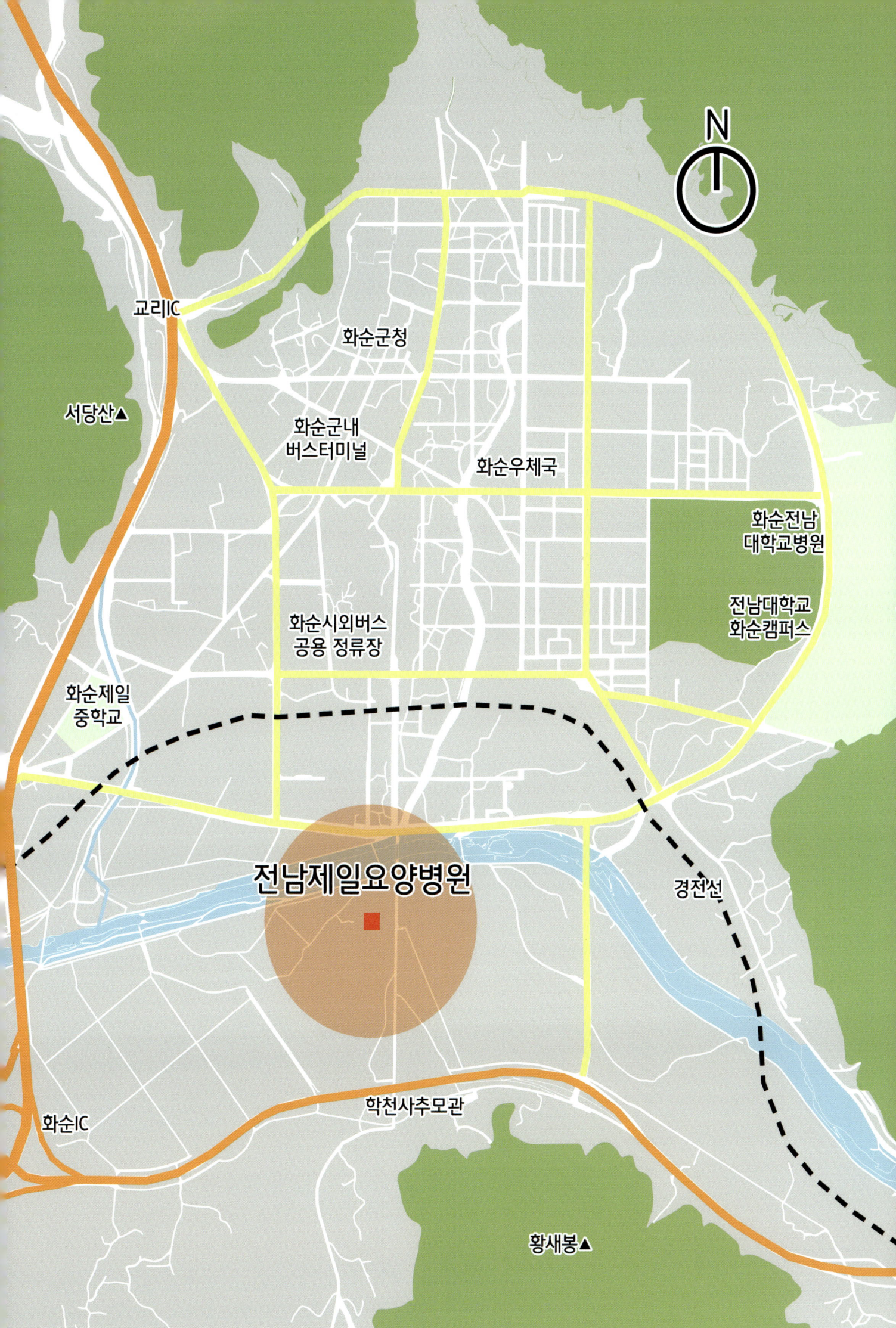

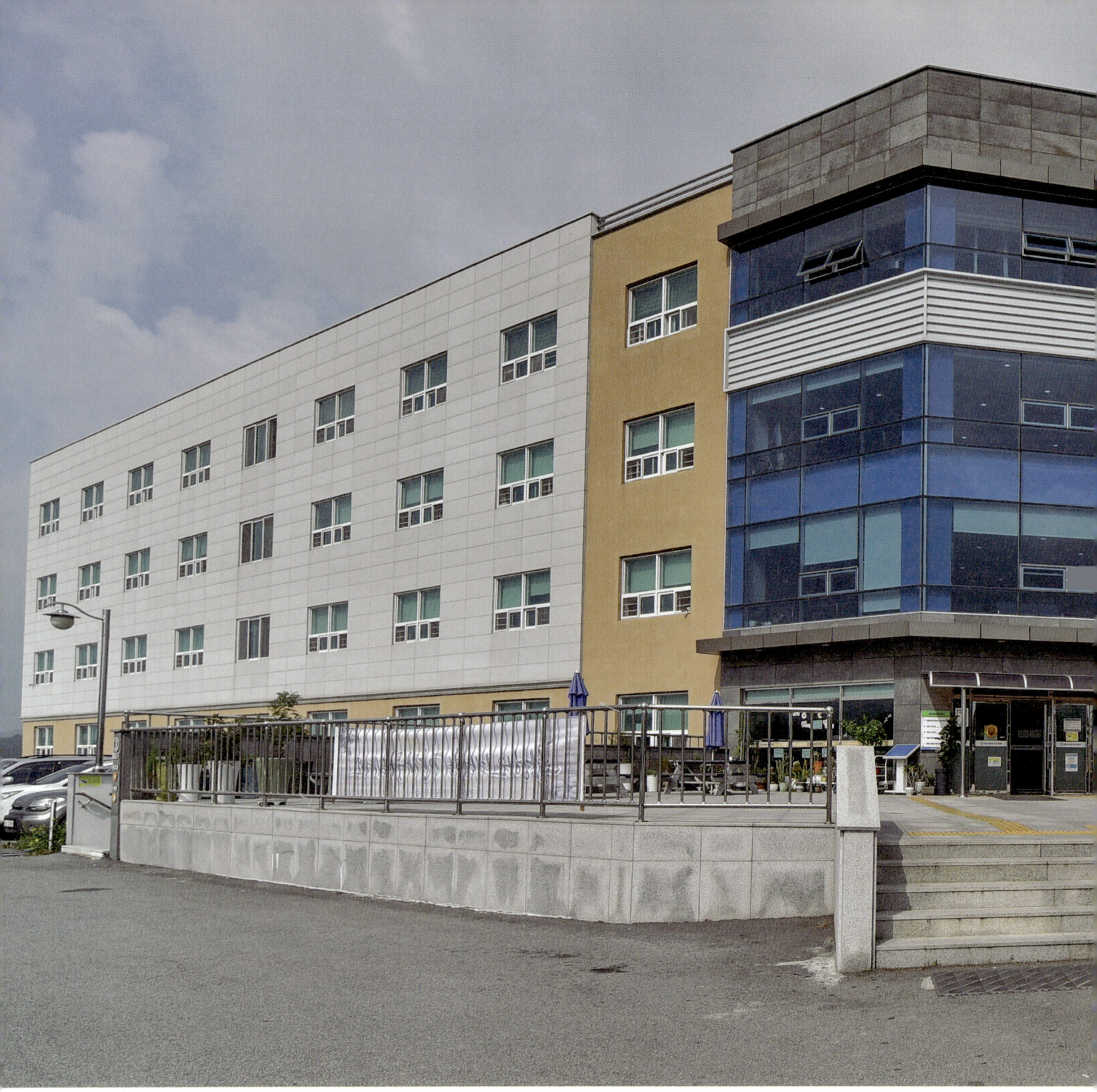

| 전남제일요양병원 |

남동향을 살린 ㅅ자로 배치된 건물은 가운데 코어를 두어 양쪽으로 이동이 가능하도록 하여 효율의 극대화를 꾀한다. 정면은 외부로 팽창하는 듯 펼쳐진 형태의 입면으로 웅장하고 도전적인 느낌이 드는 공간이다. 길게 일자로 된 건물 보다 꺾인 부분에 스테이션을 두어 시각적 인지성 및 케어 기능을 높인다. 전형적인 병원의 공간구성으로 그 본질인 병원의 사명과 가능성이 반영되어 있다.

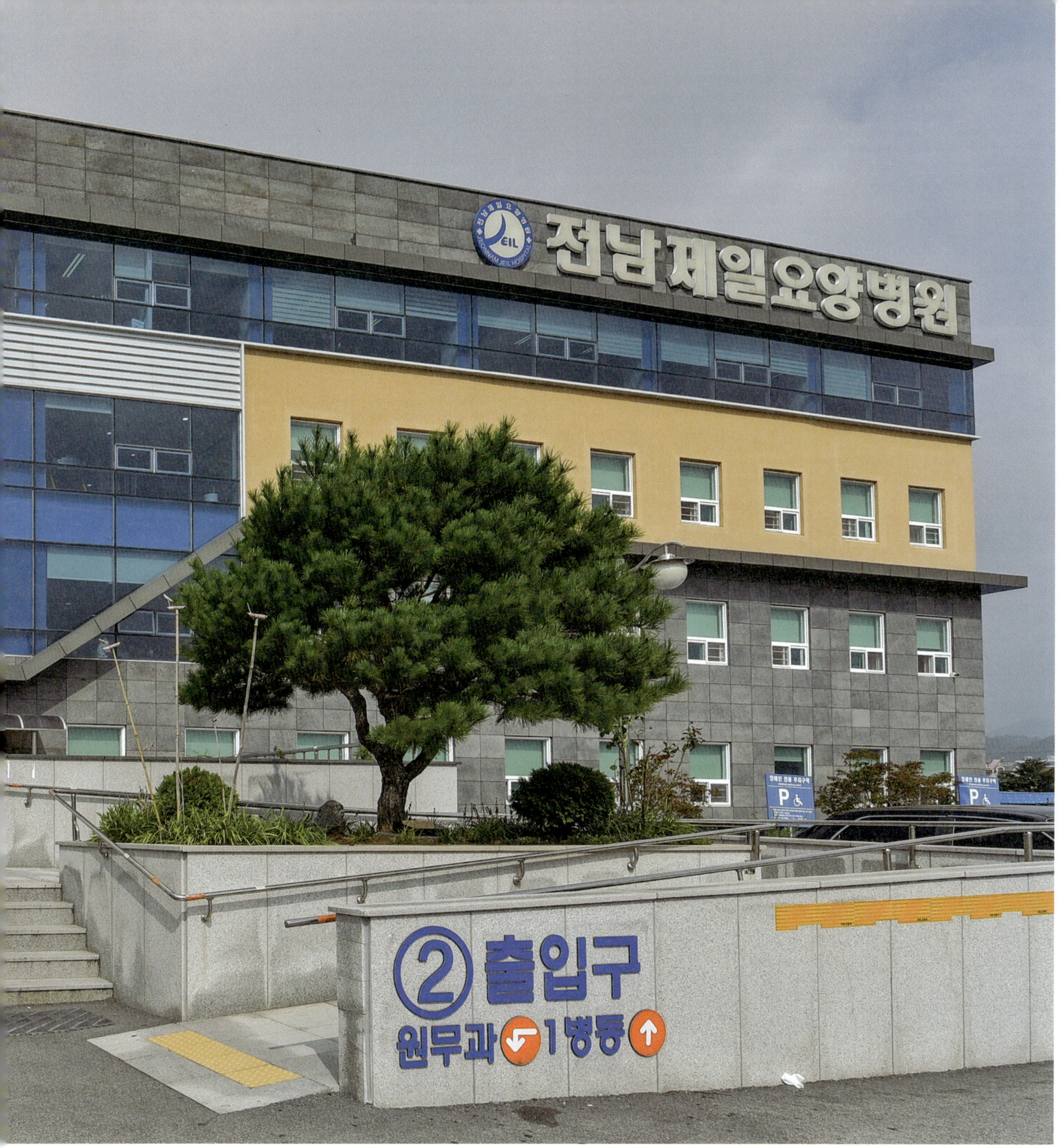

1-1. 병원 전경

1-2. 병원 측면

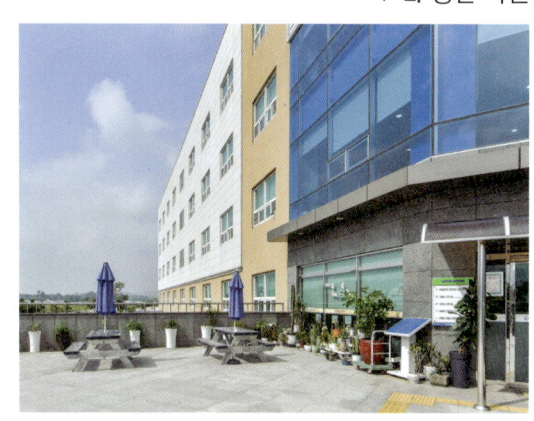

사적 공간과 공적 공간을 외부 디자인에 반영한 입면 디자인으로, 병실은 타일 등의 솔리드한 벽체를 사용하여 프라이버시를 강조한 반면 공용 공간은 유리와 드라이비트를 사용하여 외관에서도 기능을 구분한다.

요양병원 공간읽기

1-3. 병원 원경

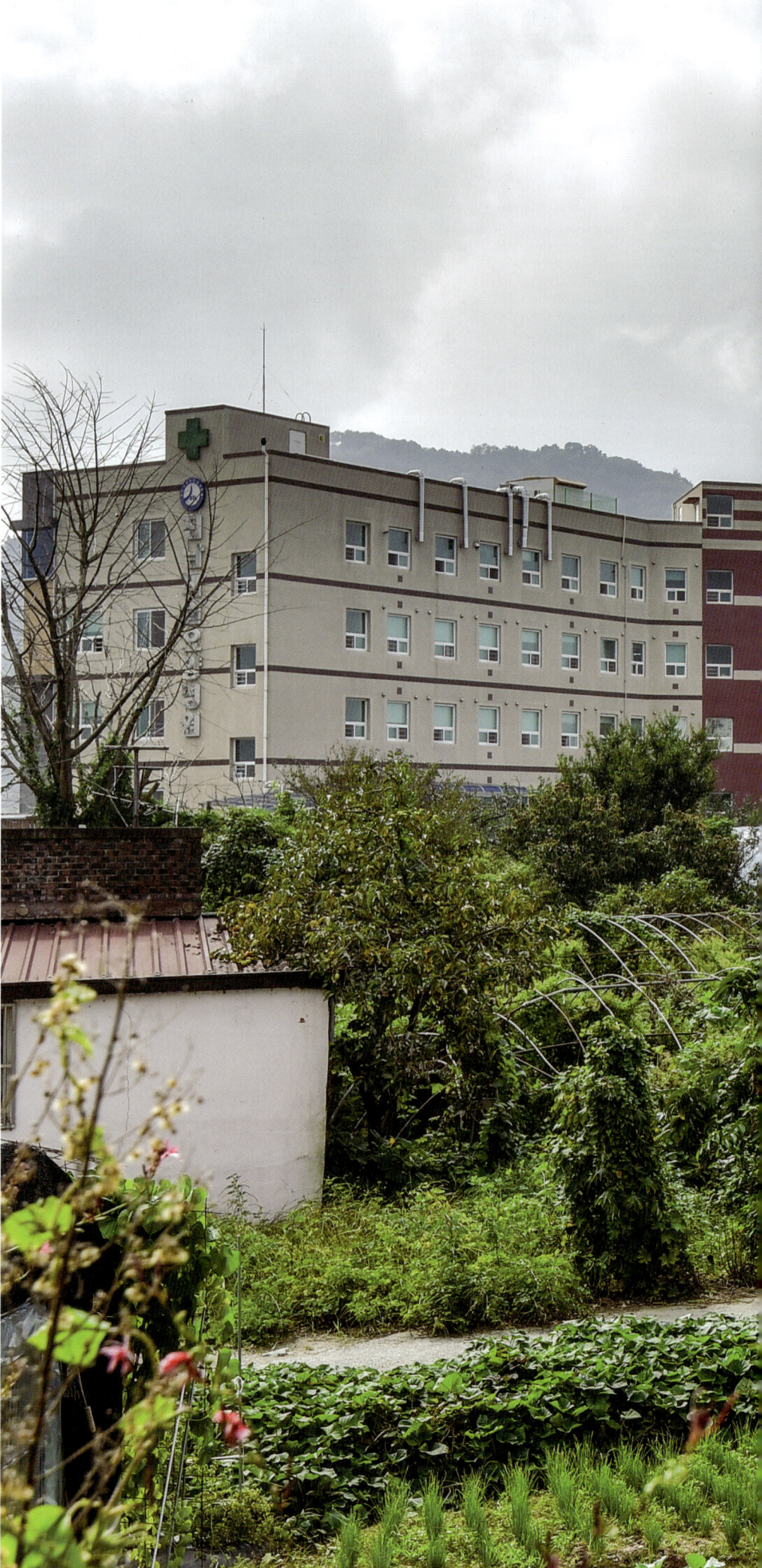

넓은 ㅅ자 형태의 건물이 포근히 자연을 감싸고 있는 모습으로 건물 후면부의 전원적인 풍경은 병실에서 그대로 감상할 수 있다. 자연이 주는 포근함을 그대로 안고 있는 배치이다.

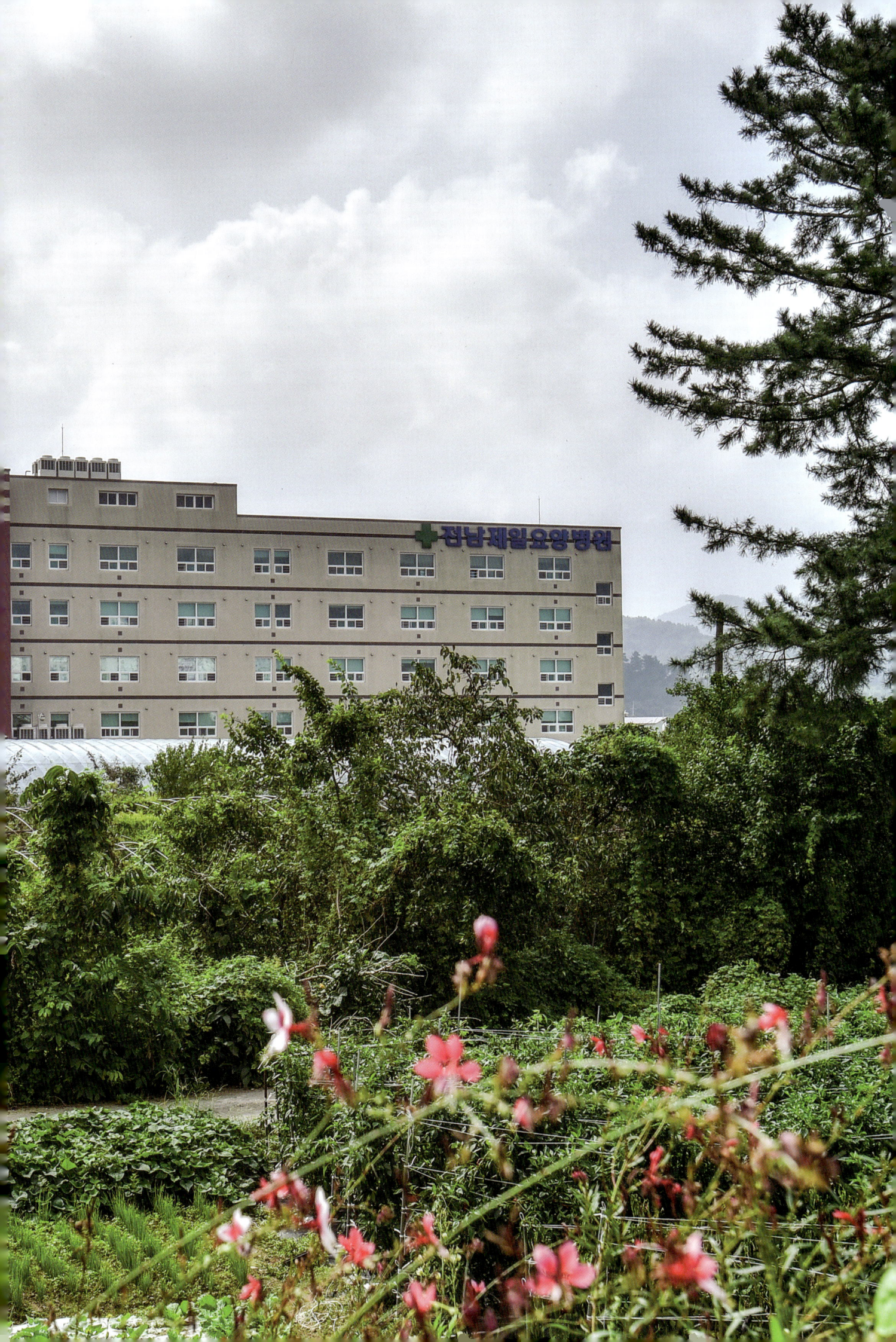

요양병원 공간읽기

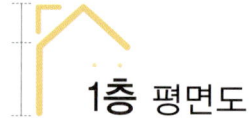
1층 평면도

평면도에서 확인할 수 있듯이 스쿨 형식의 중복도를 채택하고 있다. 공간 효율화에 최적화된 형태로 복도를 중앙에 두고 양옆 공간을 활용한다.

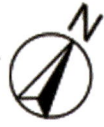

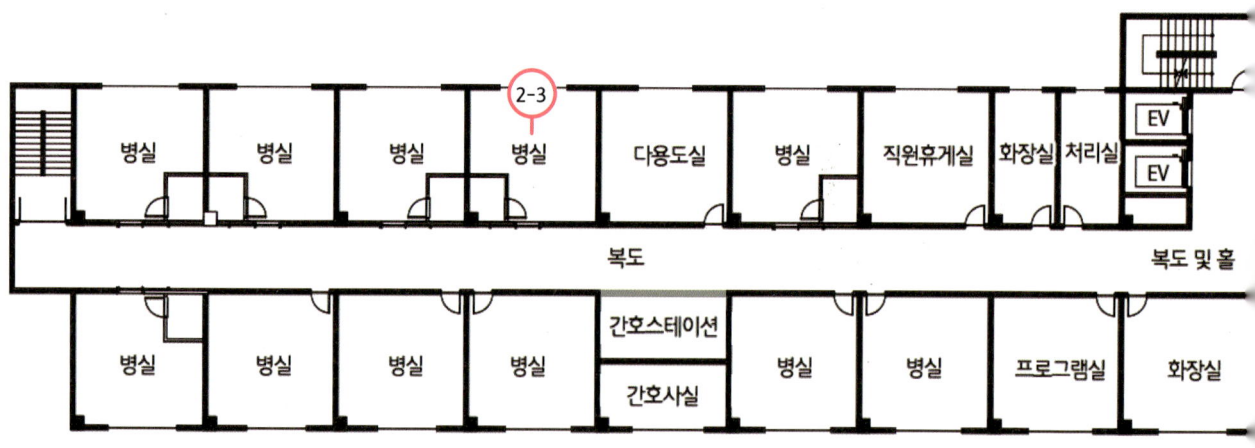

전남제일요양병원

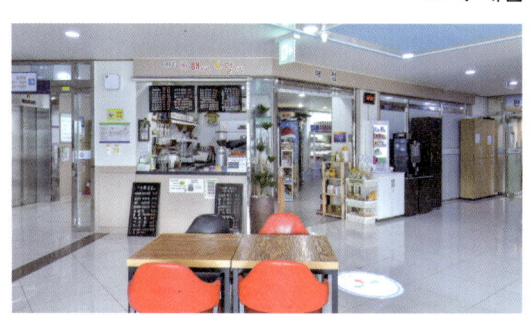
2-1. 매점

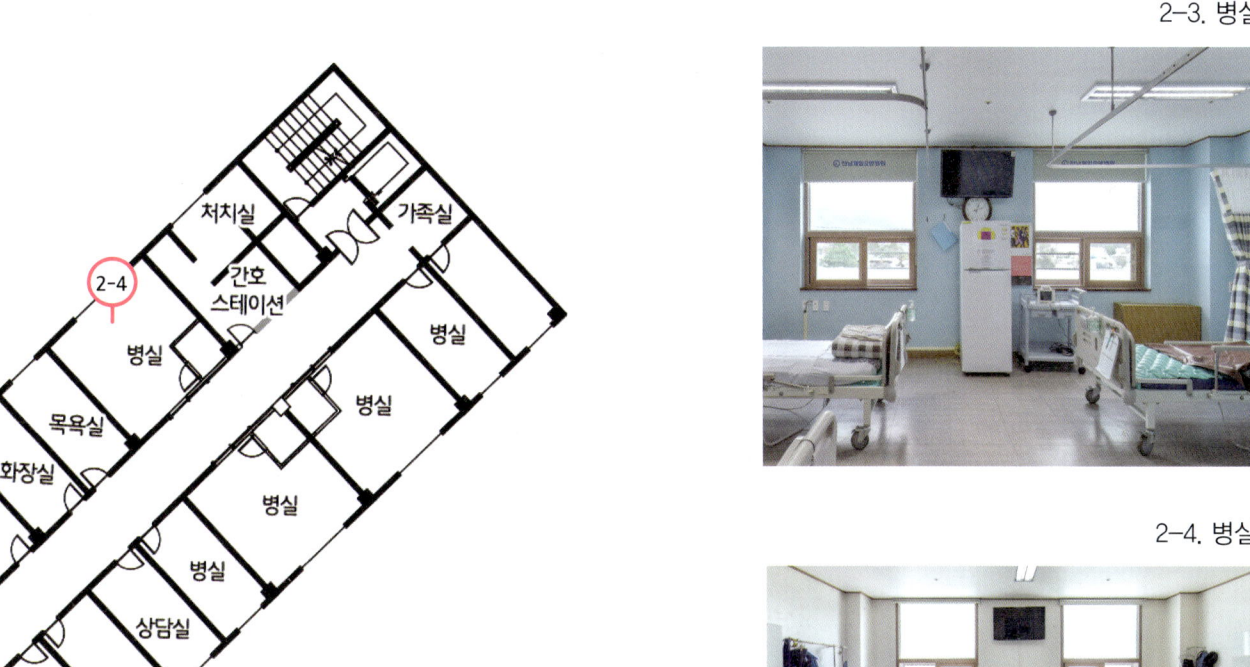
1층 평면도

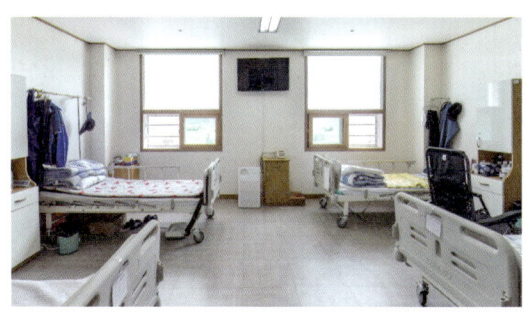
2-3. 병실 1

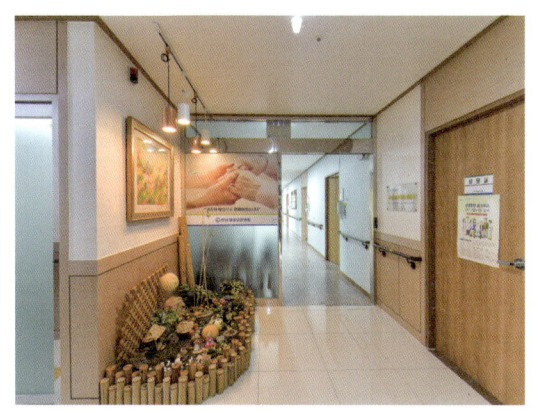
2-4. 병실 2

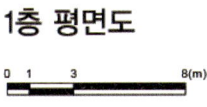
2-5. 호스피스 병동 입구

요양병원 공간읽기

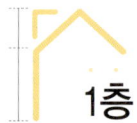
1층

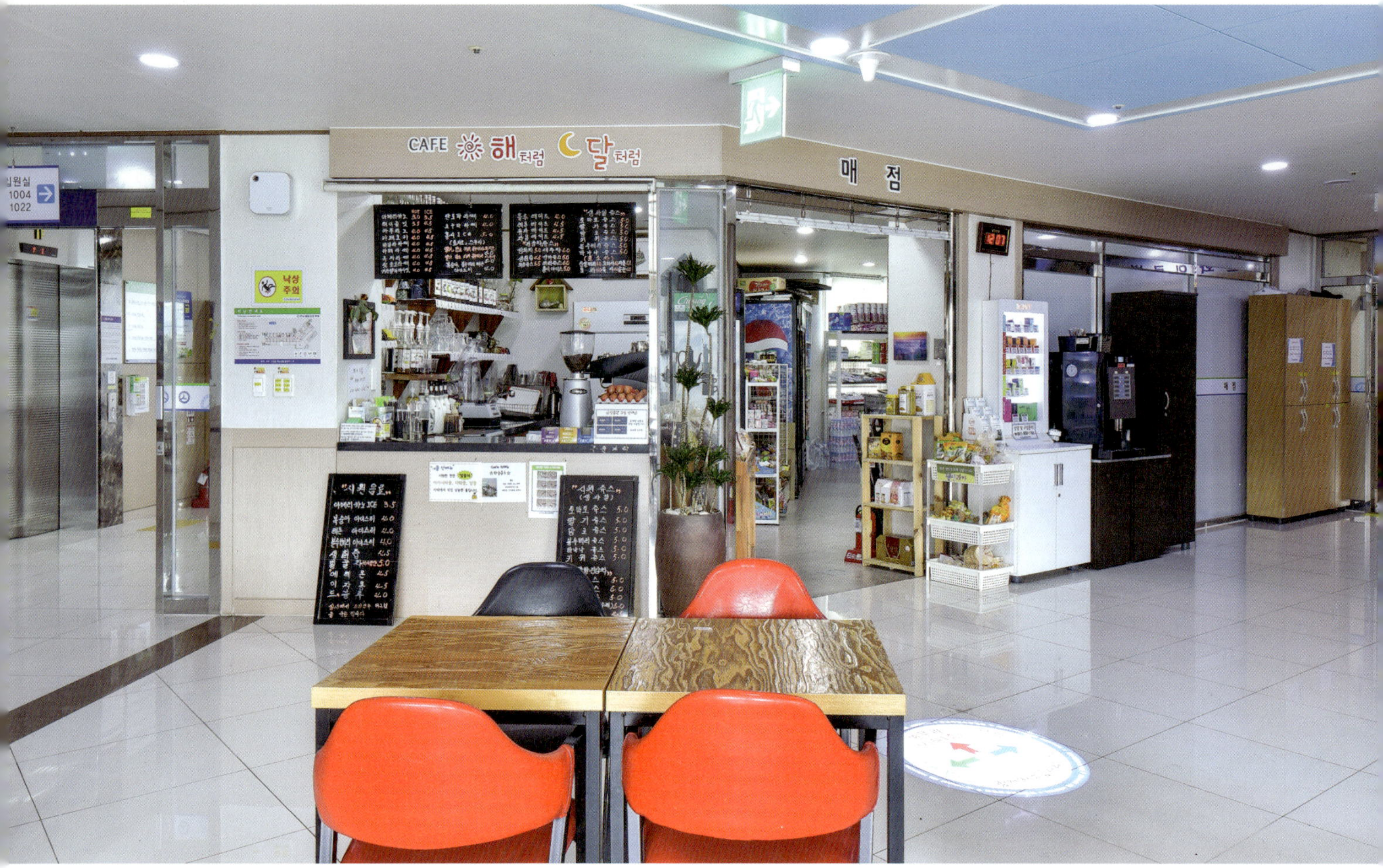

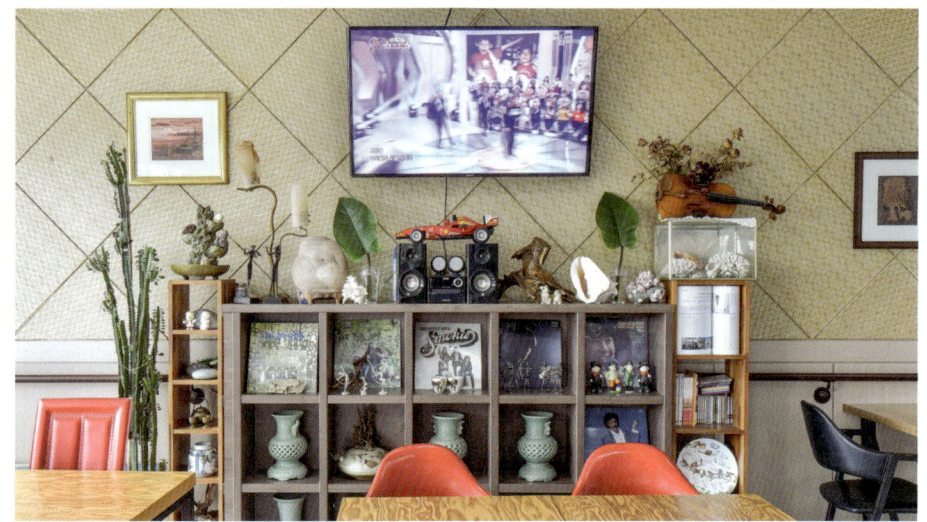

2-1

2-2

1층 입구의 카페는 모든 사람이 쉽게 이용할 수 있어, 소소한 담소를 나눌 수 있는 작은 소통의 공간이다. 옛 소품들을 전시하여 친근한 느낌을 강조한다.

전남제일요양병원

2-1. 매점
2-2. 매점 뒤 소품
2-3. 병실 1
2-4. 병실 2

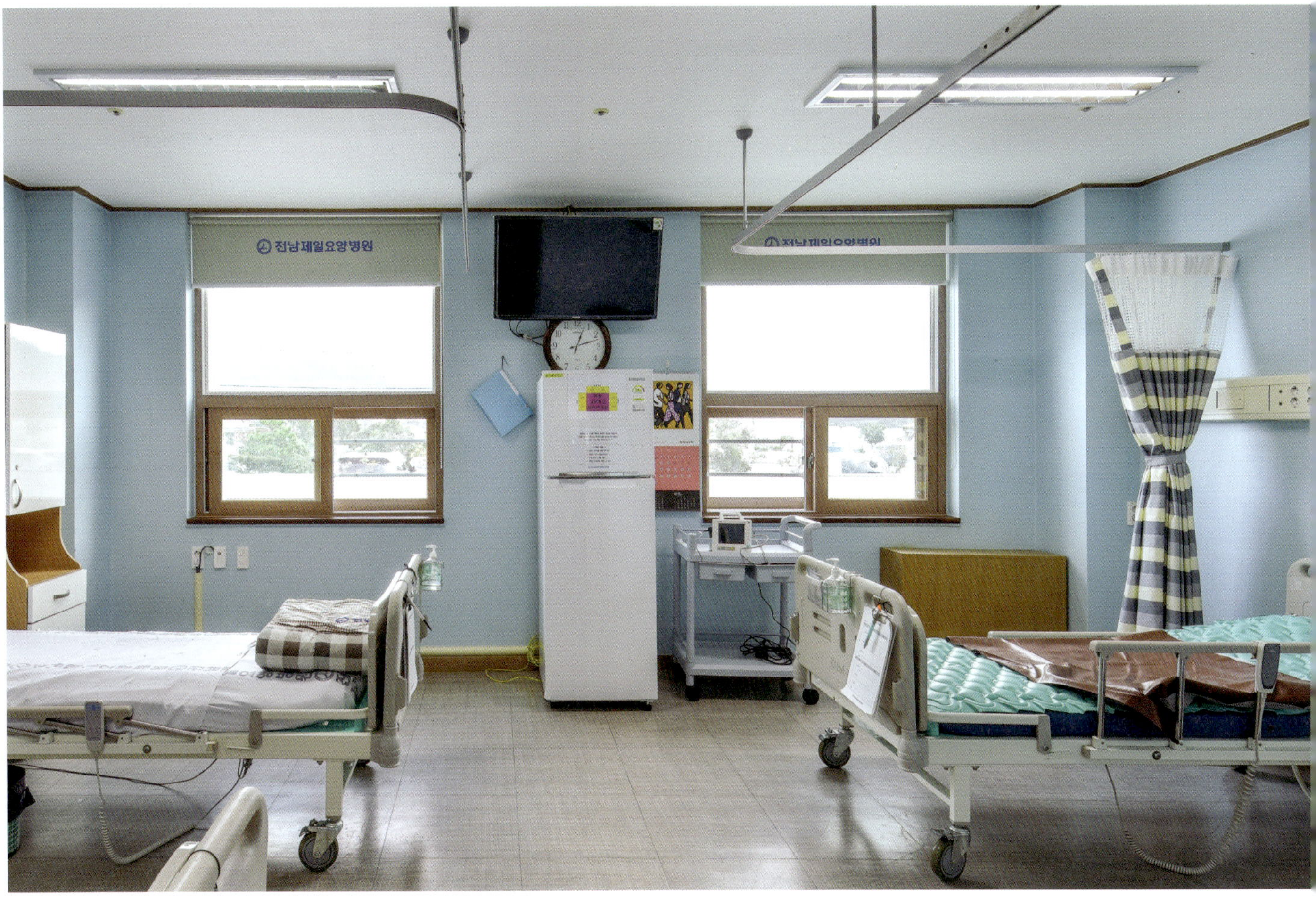

2-3

2-4

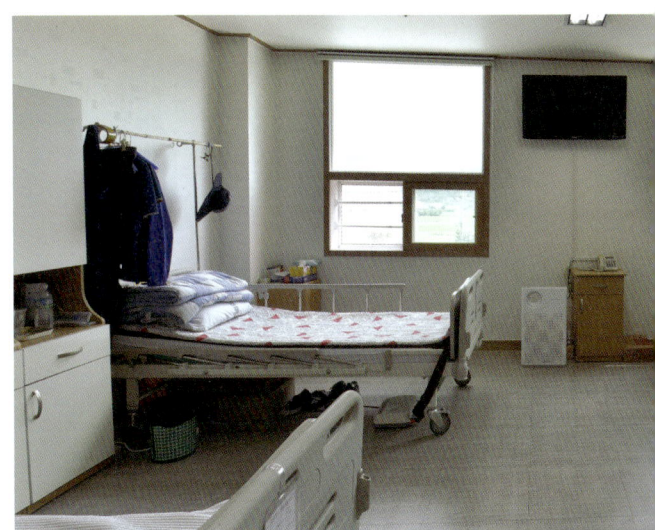

양쪽으로 창을 두어 어느 침상에서도 밖을 바라볼 수 있다. 창의 높이를 침대에 맞추어 침상에서 쉽게 외부를 바라볼 수 있고, 창 외부에 안전을 위한 장치도 잊지 않았다.

병실은 36㎡ 정도로 1인당 이용면적이 넓어 쾌적함을 높였고, 각각의 개인 용품을 비치할 수 있는 공간을 두어 프라이버시를 충분히 존중한다.

요양병원 공간읽기

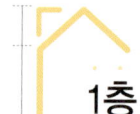
1층

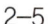

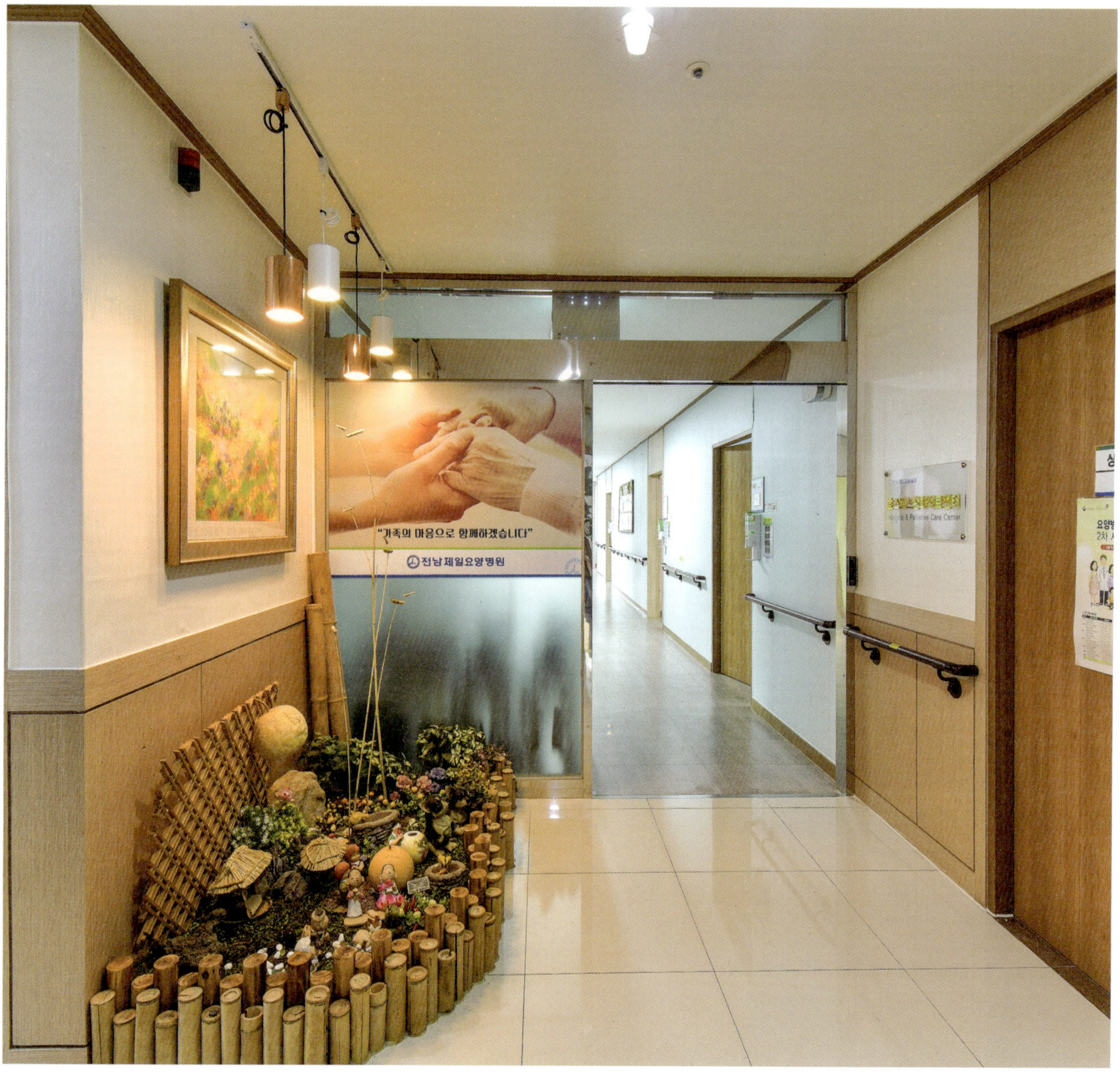

호스피스 병동 입구에 공간의 인지를 위한 이미지 존을 마련하여 공간을 구분하고, 자연적인 소재를 통해 긴장감을 완화시킨다. 작은 화단을 조성하고 그 위에 갤러리에서 사용하는 레일형 간접 조명과 그림을 활용하여 친근감을 더한다. 작은 공간에서 힐링 되는 느낌을 주고자 노력한다.

반짝이지 않는 바닥재를 사용하여 인지 장애가 있는 이용자들을 배려한 것이 눈에 띈다. 인지 장애가 있는 경우 반짝거리는 바닥을 물과 혼돈하여 불안감을 느끼고 움직이지 않고 싶어 한다. 반사 없는 매트한 느낌의 바닥은 안전감을 주며 통일된 컬러감은 안정감을 준다.

전남제일요양병원

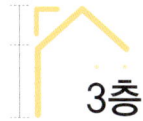
3층

2-5. 호스피스 병동 입구
3-1. 홀 내부 1
3-2. 홀 내부 2

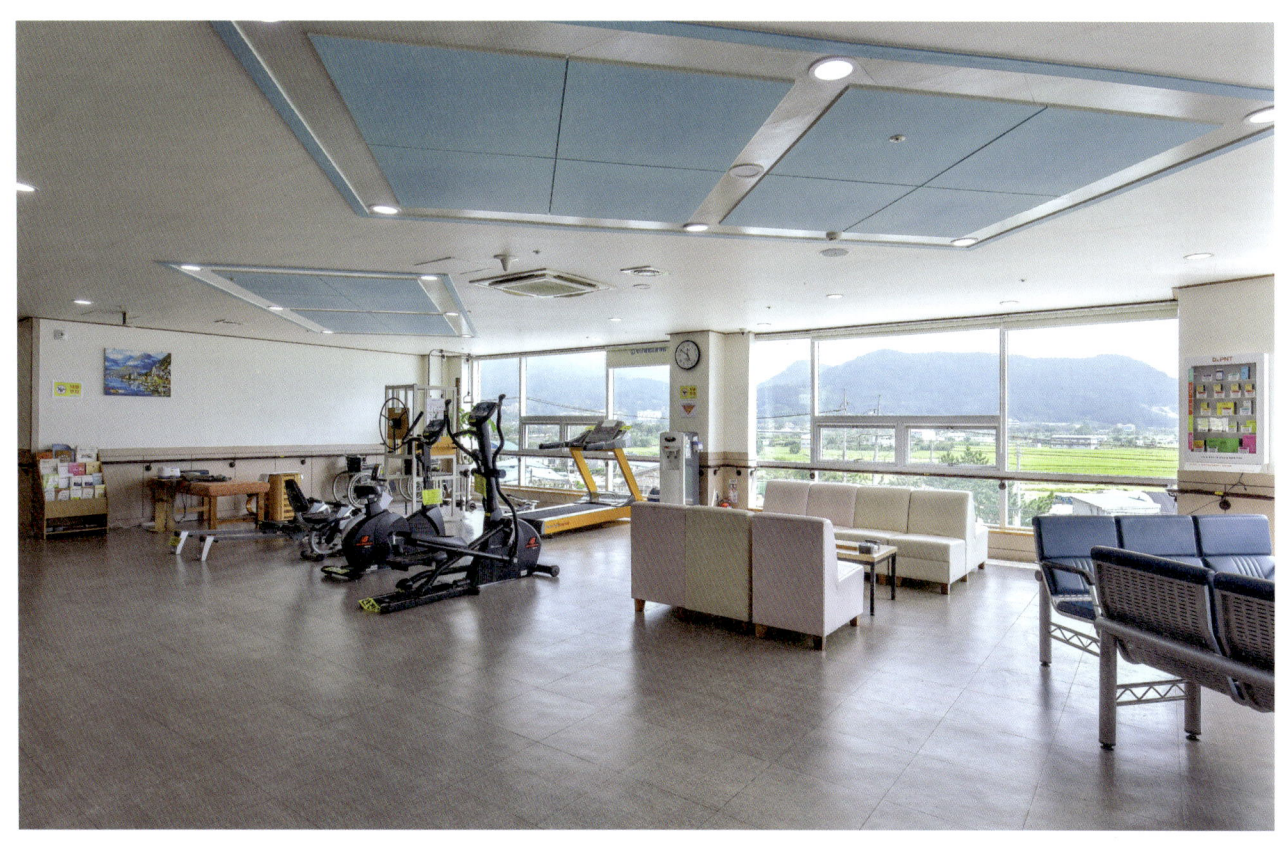

3-1

3-2

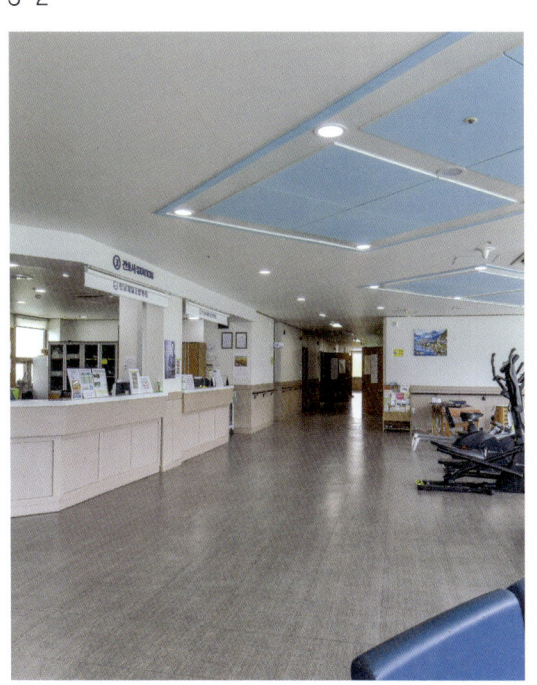

3층 홀에 운동기구를 두어 휴게와 함께 운동과 재활도 가능하다. 전면창을 통하여 외부의 자연을 즐길 수 있다. 파란 색상이 가미된 유리 패널의 천장은 면을 강조하며 창밖의 하늘과 연결되는 듯 인피니티 풀infinity pool과 비슷한 착시효과를 준다.

호스피스 병동 바로 아래 통증치료실을 두어 동선을 간소화하고 이용자의 편의를 제공한다.

요양병원 공간읽기

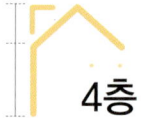
4층

4-1. VIP 병실 복도
4-2. 체력단련실
4-3. 직원휴게공간
4-4. 식당

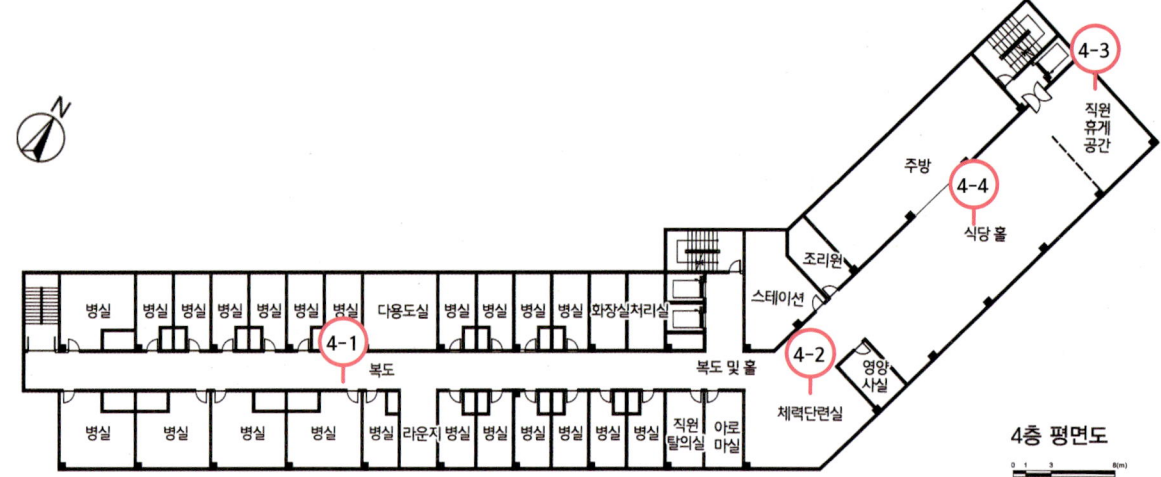

4층 평면도

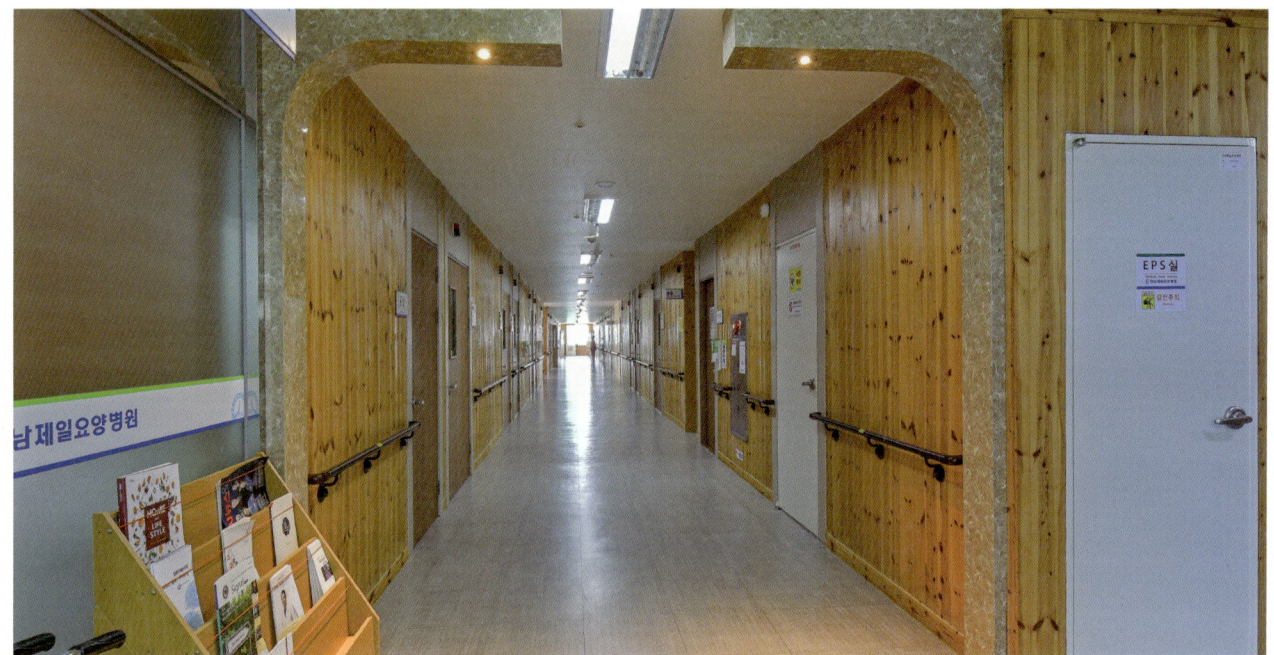

4-1

병동 내부 마감을 편백나무로 하여 재질에 대한 친근감을 주고, 이용자의 심리적 안정을 돕는다. 문이나 벽과 같은 폐쇄적인 방법 대신 재질과 프레임을 통한 열린 공간 구획이 특징이다.

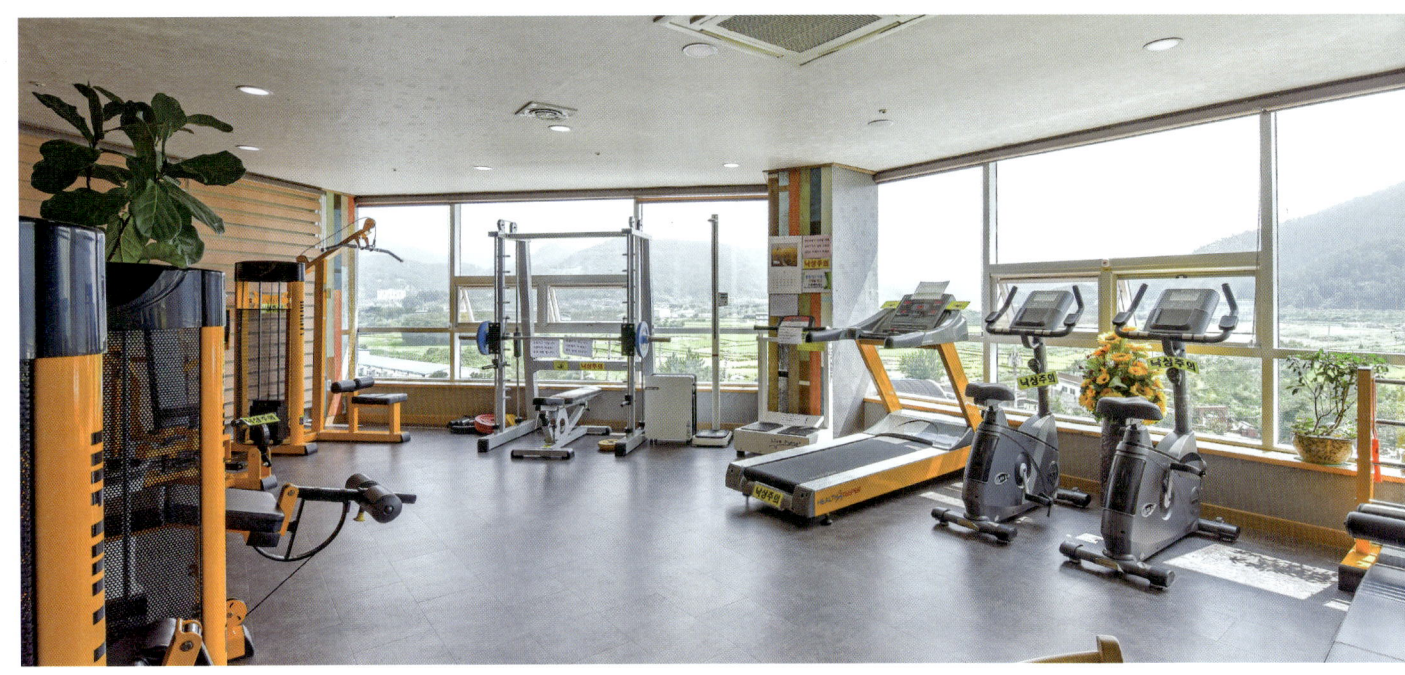

4-2

식당 한편에 직원들을 위한 휴게 공간을 마련하여 이용자뿐 아니라 직원을 위한 배려도 돋보인다. 창밖으로 보이는 전원적 경치가 쉼을 돕는다.

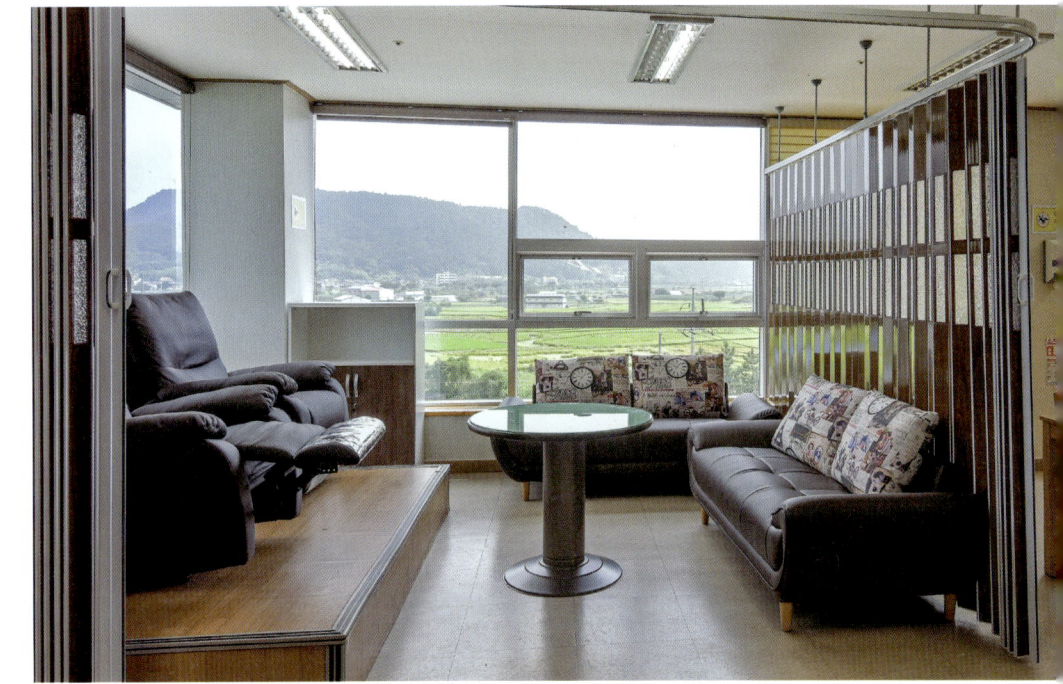

4-3

전면 통창으로 들어오는 채광과 전원적 풍경은 자연을 건물 속으로 끌고 들어온다.

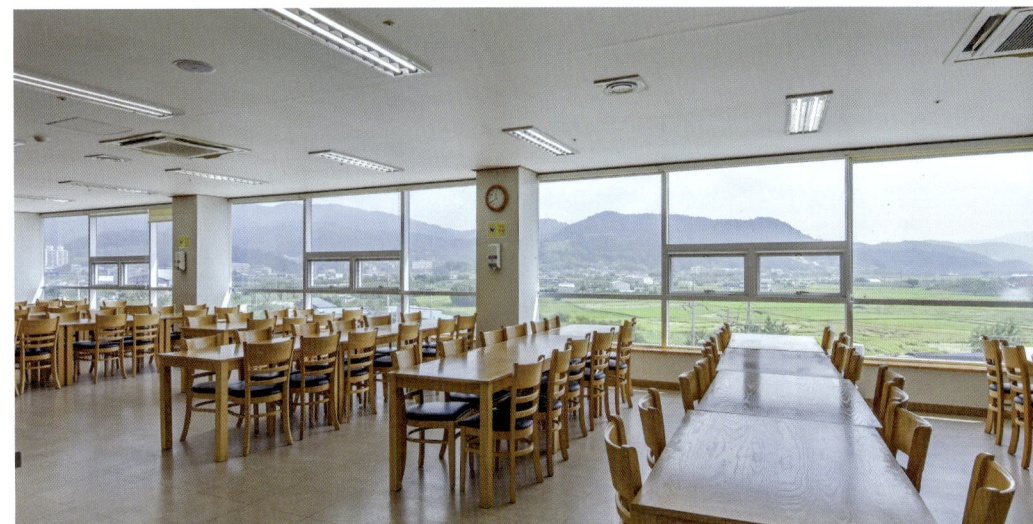

4-4

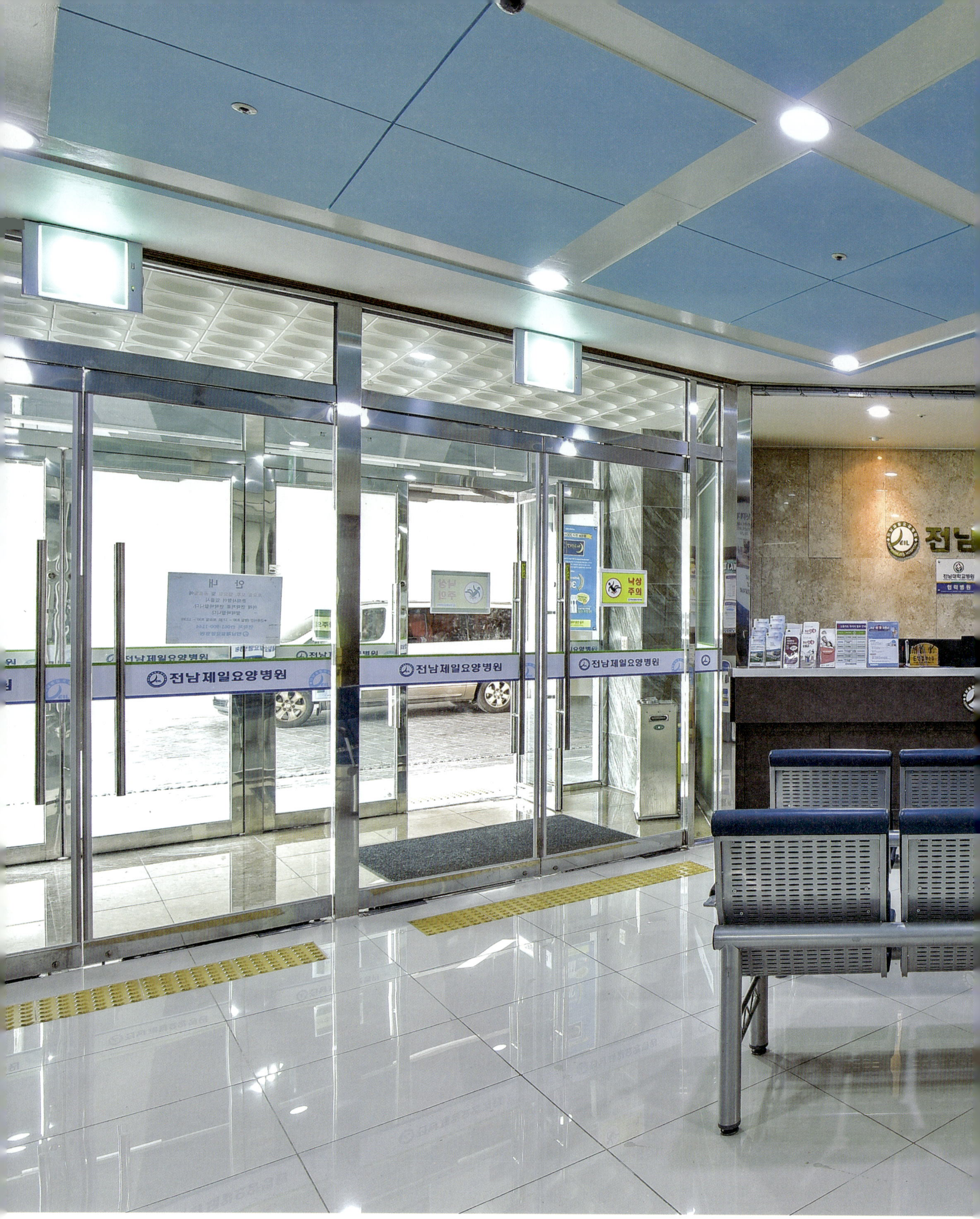

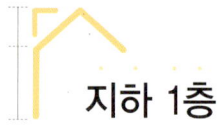 **지하 1층**

천장의 푸른 유리 프레임이 하늘과 같은 착시 효과를 주어 공간을 더 넓게 느껴지게 한다. 또한 외부와 연결된 지하 1층이 지상층과 같은 느낌을

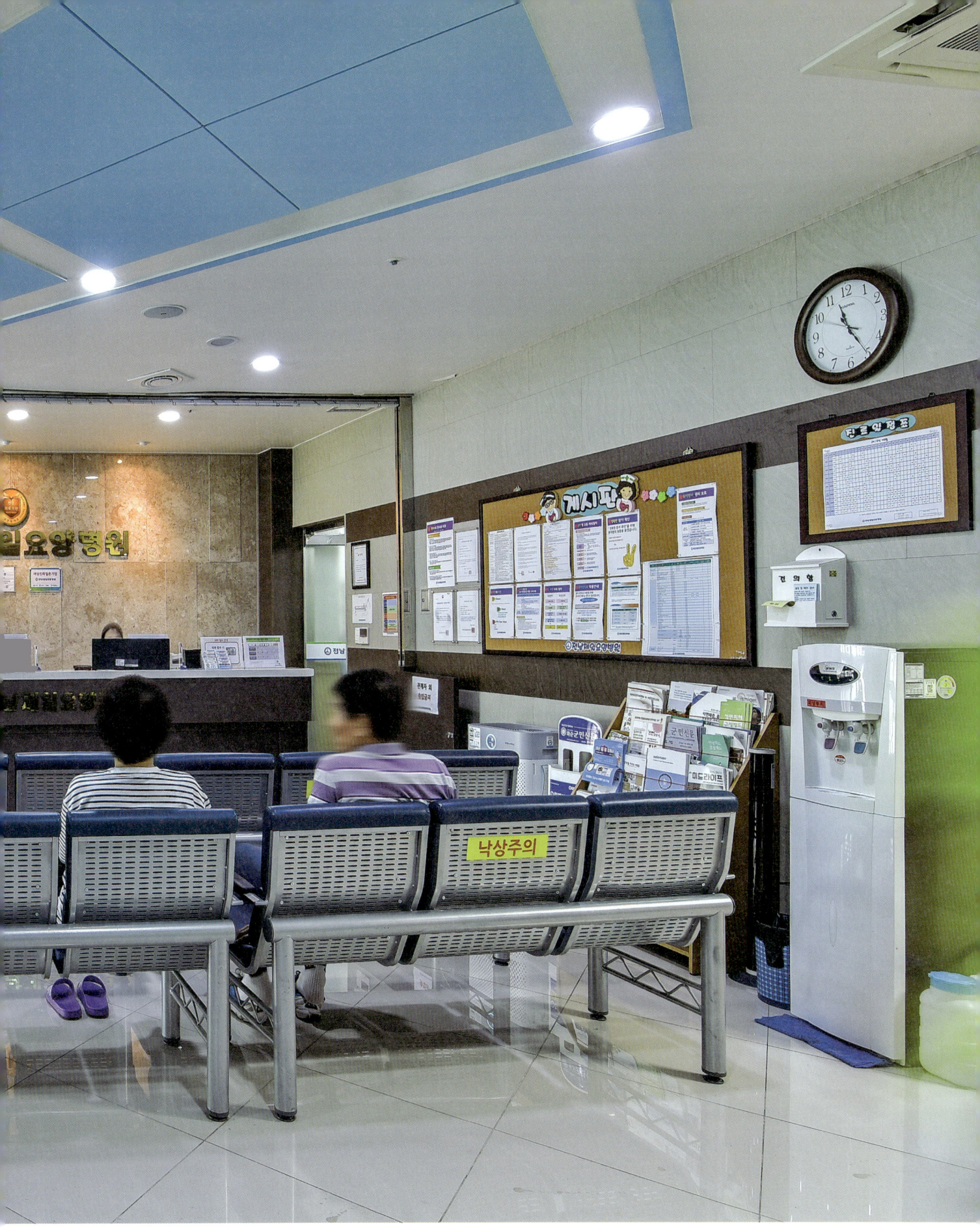

5-1. 지하 출입구

주는데 한몫을 한다. 지하 1층 출입구는 차량전용으로 이용자의 편의를 높인다. 출입구 전면은 지붕이 데크로 되어 있어 비를 맞지 않고 이용할 수 있다.

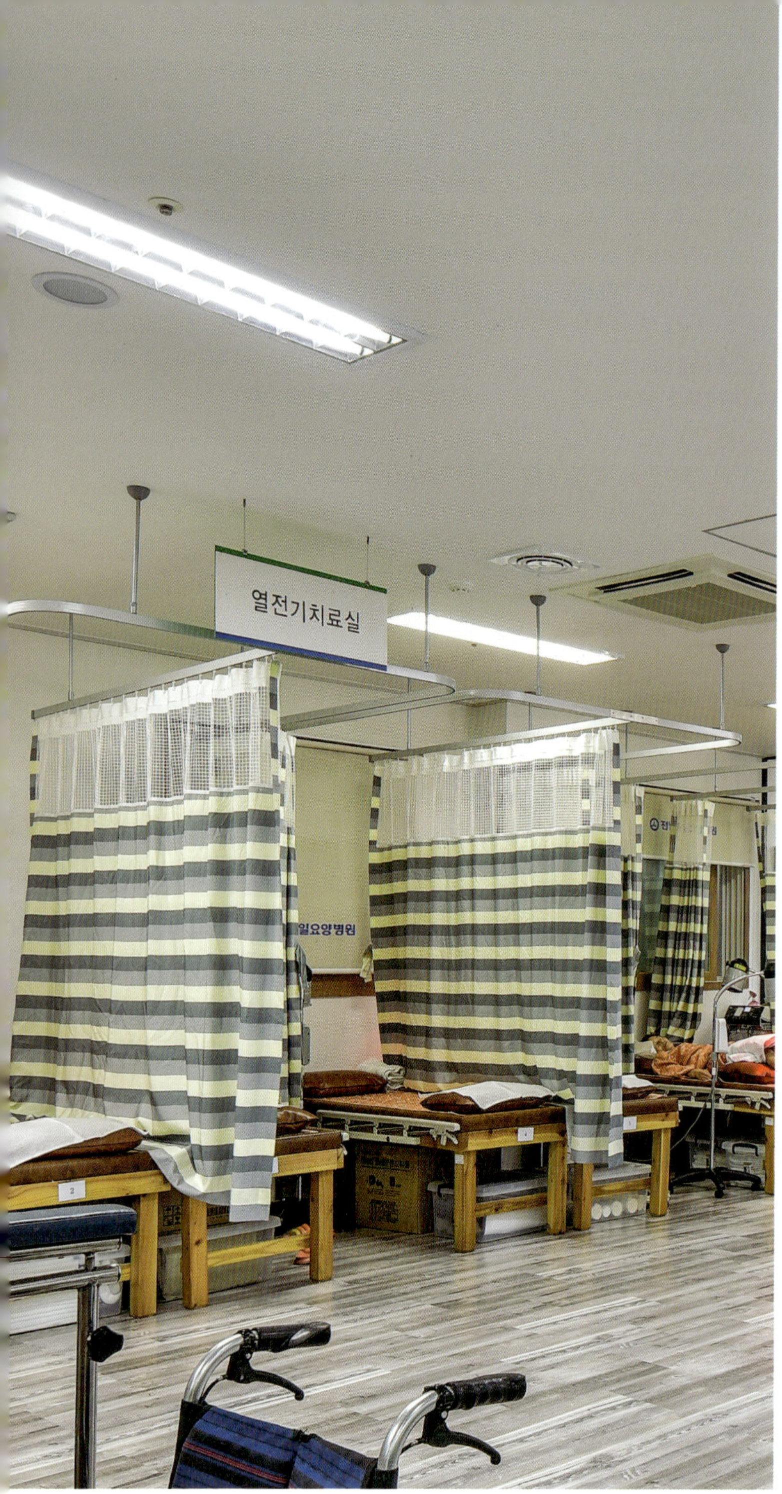

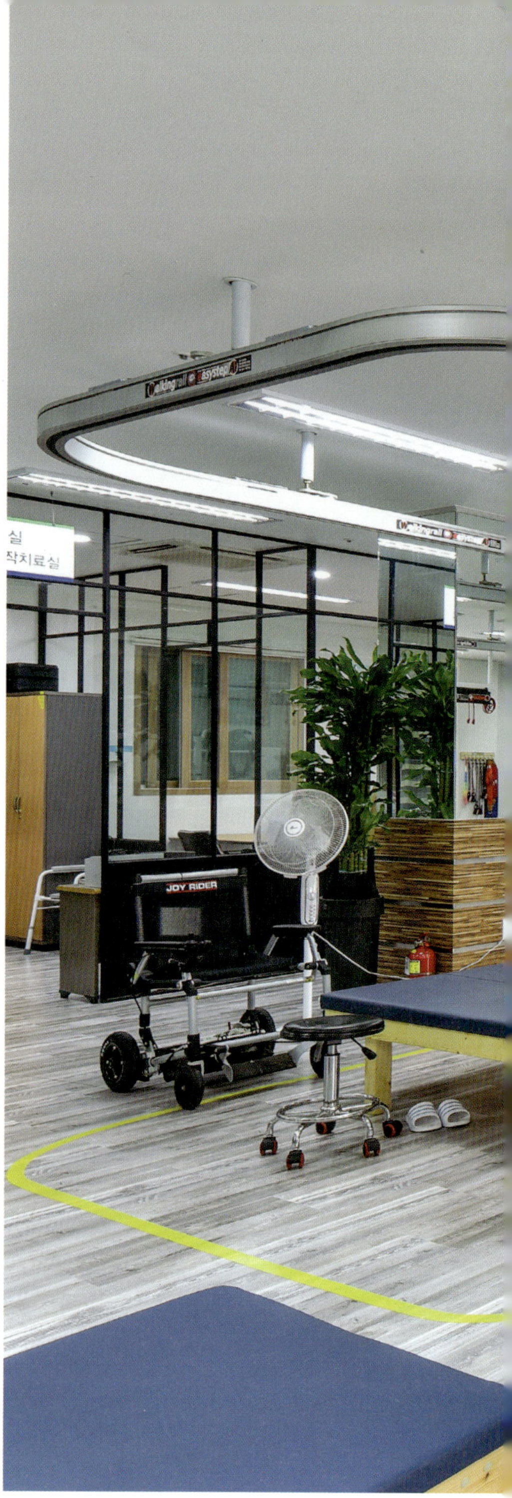

5-2. 재활치료실 1

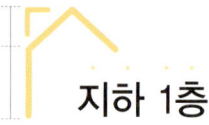
지하 1층

운동시설에서 흔히 볼 수 있는 바닥재로 플로어링 느낌의 데코타일로 마감하여 편안한 느낌을 준다. 맞은편 벽과 기둥에 설치한 거울은 공간을 더욱 커 보이게 한다. 혹시 모를 요인에 대비하여 기둥 하부는 나무 마감으로 처리하여 인지성을 위한 섬세한 배려가 돋보인다.

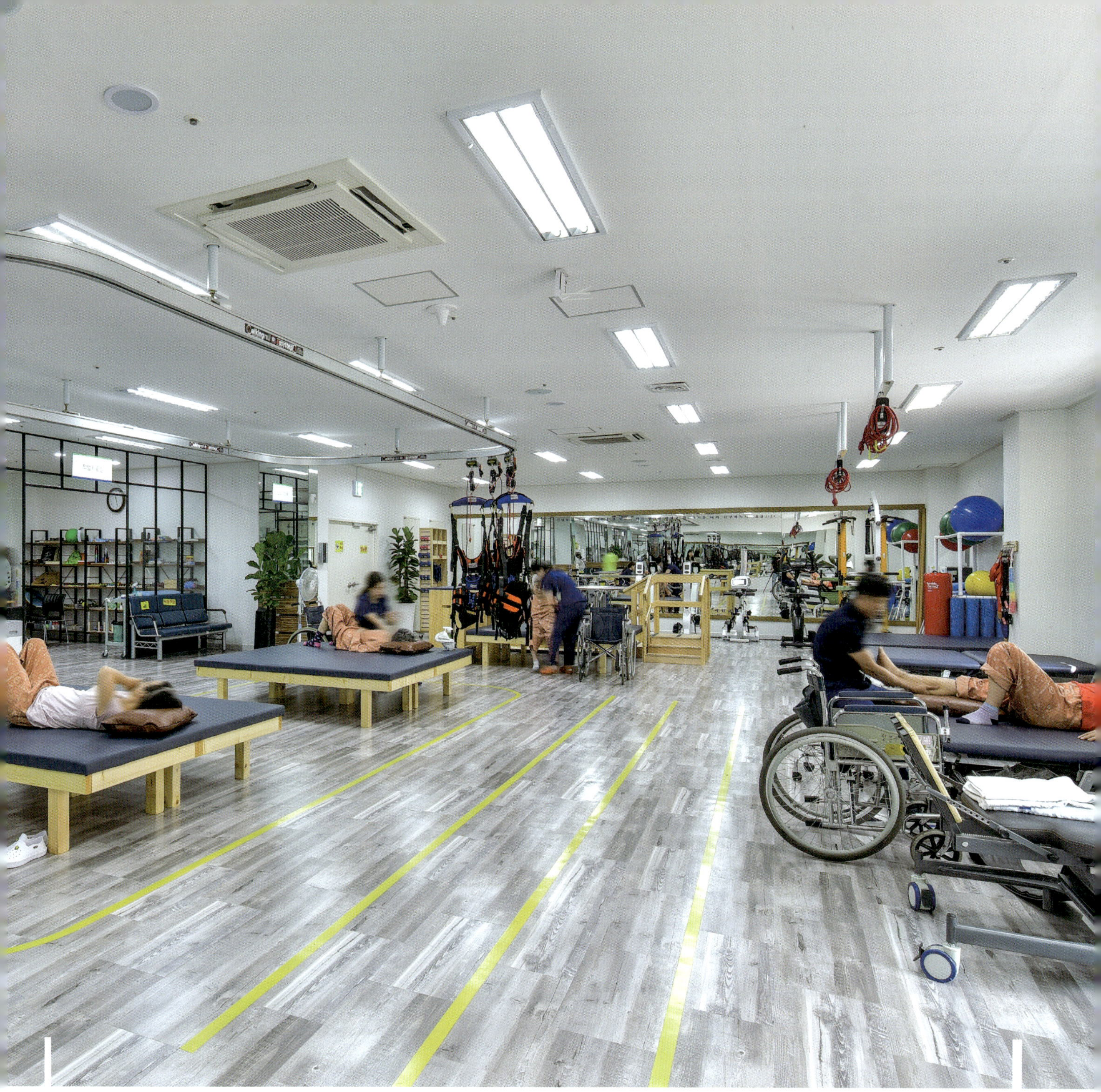

5-3. 재활치료실 2

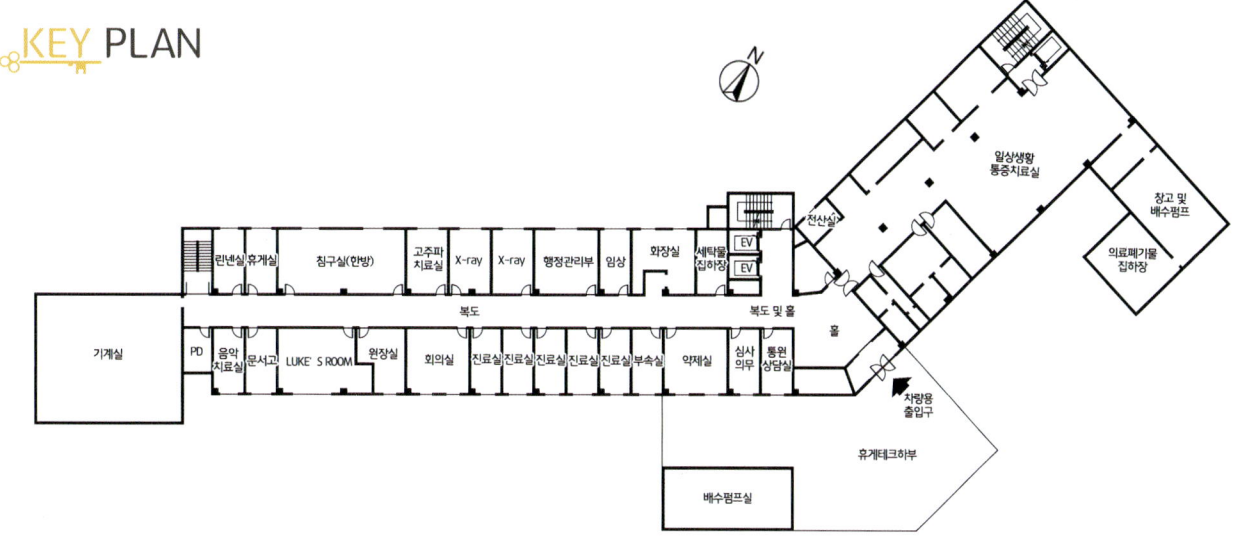

KEY PLAN

요양병원 공간읽기

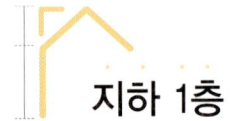
지하 1층

5-4. ADL실, 일상생활동작치료실
5-5. 작업치료실 외부
5-6. 작업치료실 내부

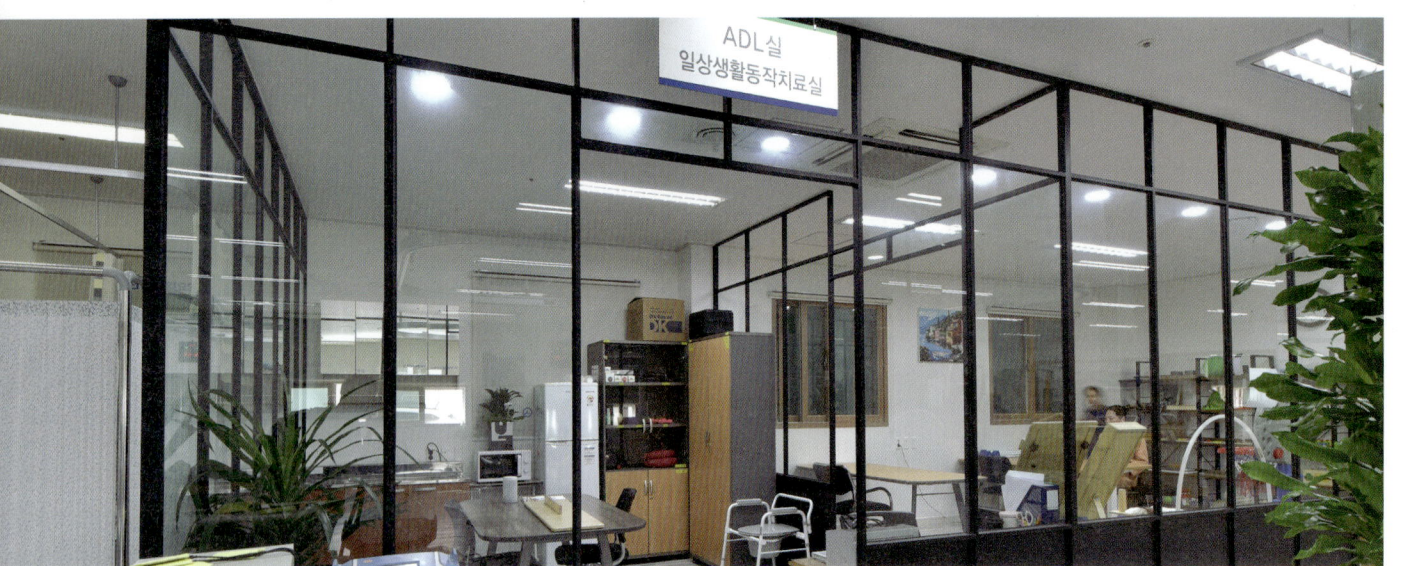

5-4

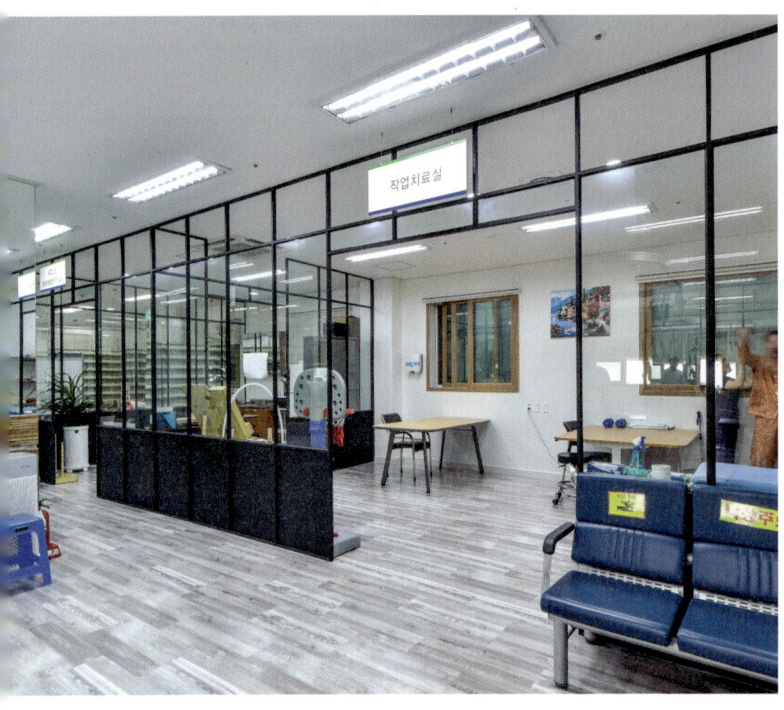

5-5

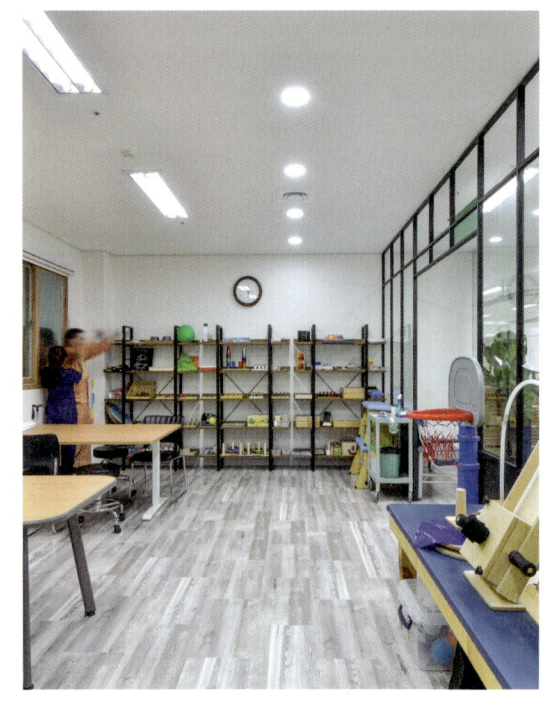

5-6

철제 프레임으로 쓰임에 따라 공간을 구분하고 프레임의 많은 부분을 유리로 처리하여 개방성을 확보한다.

병원 소개

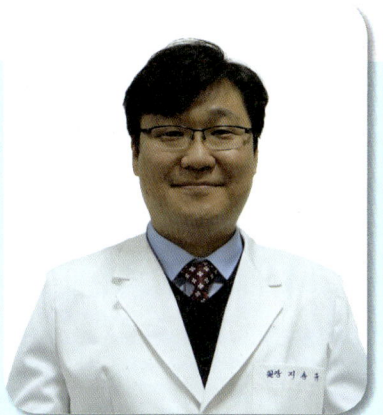

지승규 대표원장

환자를 질병을 가진 사람으로 대하기 보다 사람 자체를 존중하며, 최고를 쫓기 보다는 찾아오는 이에게 최선의 노력을 다하는 병원이 되고자 꿈을 꾸었습니다.

새로 암을 진단받고 도대체 어떻게 치료를 진행해야 할지 막막한 상황, 끝이 보이지 않는 어두운 터널을 지나가야 하는 이에게 우리의 경험을 나누며 완치까지의 고된 여정을 묵묵히 함께하고 싶습니다.
혹여나 안타깝게도 현대의학으로 더 이상 치료가 불가능한 상황에 이르렀을 때도 우리는 희망의 손을 내밀며 사랑을 나누고 싶습니다.
동네 가까운 집에서 지내고 싶으나 여러 가지 질환이 있어 그리고 돌봐주는 이가 없어 어쩔 수 없이 병원에 입원하시는 어르신들에게도 가족이 되어 남은 인생 여정 길을 함께 하겠습니다.
불의의 질환이나 사고로 인하여 재활이 필요하신 이에게도 전문적인 재활치료실과 치료진이 빠른 일상생활 복귀를 위해 함께 하겠습니다.

전남제일요양병원은 노인요양을 기본으로 암 재활, 호스피스 완화의료 그리고 전문 재활치료까지 그 영역을 넓혀 가고 있습니다. 이를 위해 젊고 열정있는 의료진과 직원들이 함께 합니다.

"행복하고 건강한 삶을 위해 전남제일요양병원이 함께하겠습니다."

총 평

전원형 타입의 요양병원으로 사방에 병풍처럼 산이 둘러싸고 있다. 이러한 전원의 경관을 십분 활용하고자 건물도 병풍처럼 넓게 배치하였다. 앞에는 화순천이 흐르고 뒤에는 산이 있어 모든 면에서 자연을 만끽할 수 있는 입지 조건이다.
1층을 보행자용 출입구로 지하 1층을 차량용 출입구로 구분하여 어프로치 동선의 확실한 보차분리를 확보하고 있고, 대부분 차량으로 이동하는 휠체어 이용자의 편의성을 확보한다. 각층의 간호 스테이션을 케어 동선의 원활성을 고려해 배치하고 있는 것이 특징이며, 중심공간에는 휴게 및 재활공간을 배치하여 효율적인 동선의 확보가 돋보인다. 또한, 공공 공간의 창을 아주 크게 두어 자연경관을 하나의 새로운 오브젝트 object로 끼워 넣는 듯한 인상을 준다. 사적인 공간의 창은 적절하게 조정하고 안전을 위한 덧창을 마련해 두었다. 공간의 기능적 구분이 잘 되어 있어 인지 장애를 겪는 이용자도 어렵지 않도록 배려한다.

Chapter 11

효사랑가족요양병원

전북 전주시 완산구 용머리로 77

요양병원 건축 정보

- 총 병상 수 : 765병상
- 건축 면적 : 5,645㎡
- 연면적 : 19,057.3844㎡
- 주건축 구조 : 철근콘크리트구조, 일반철골구조
- 층 수 : 지하 4층~지상 10층

요양병원 공간 분석

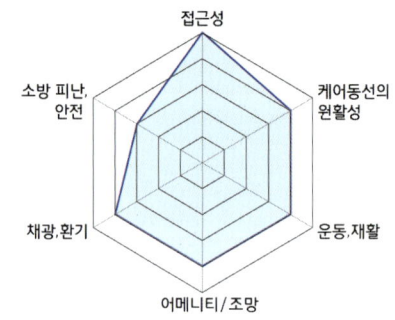

배치도

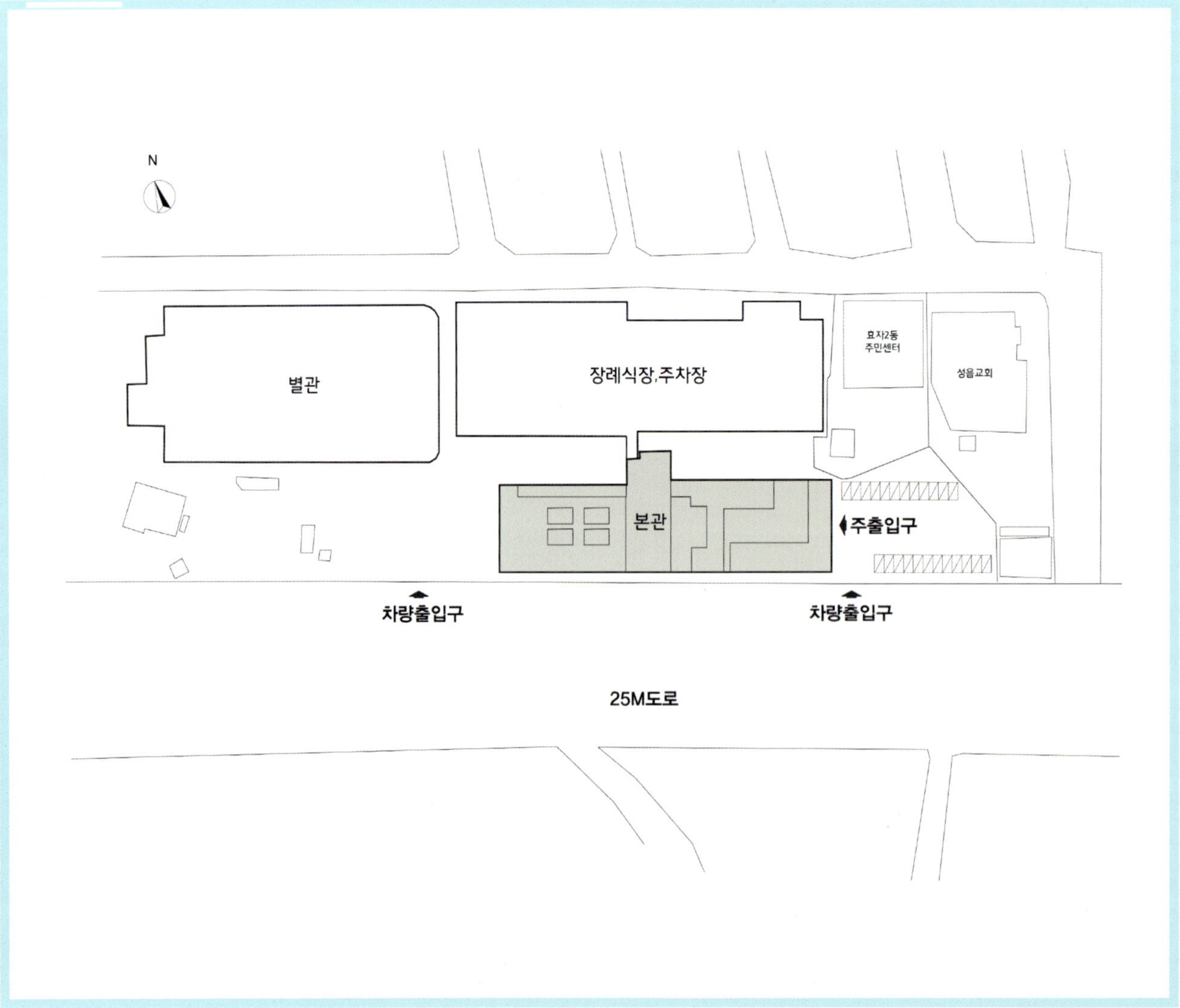

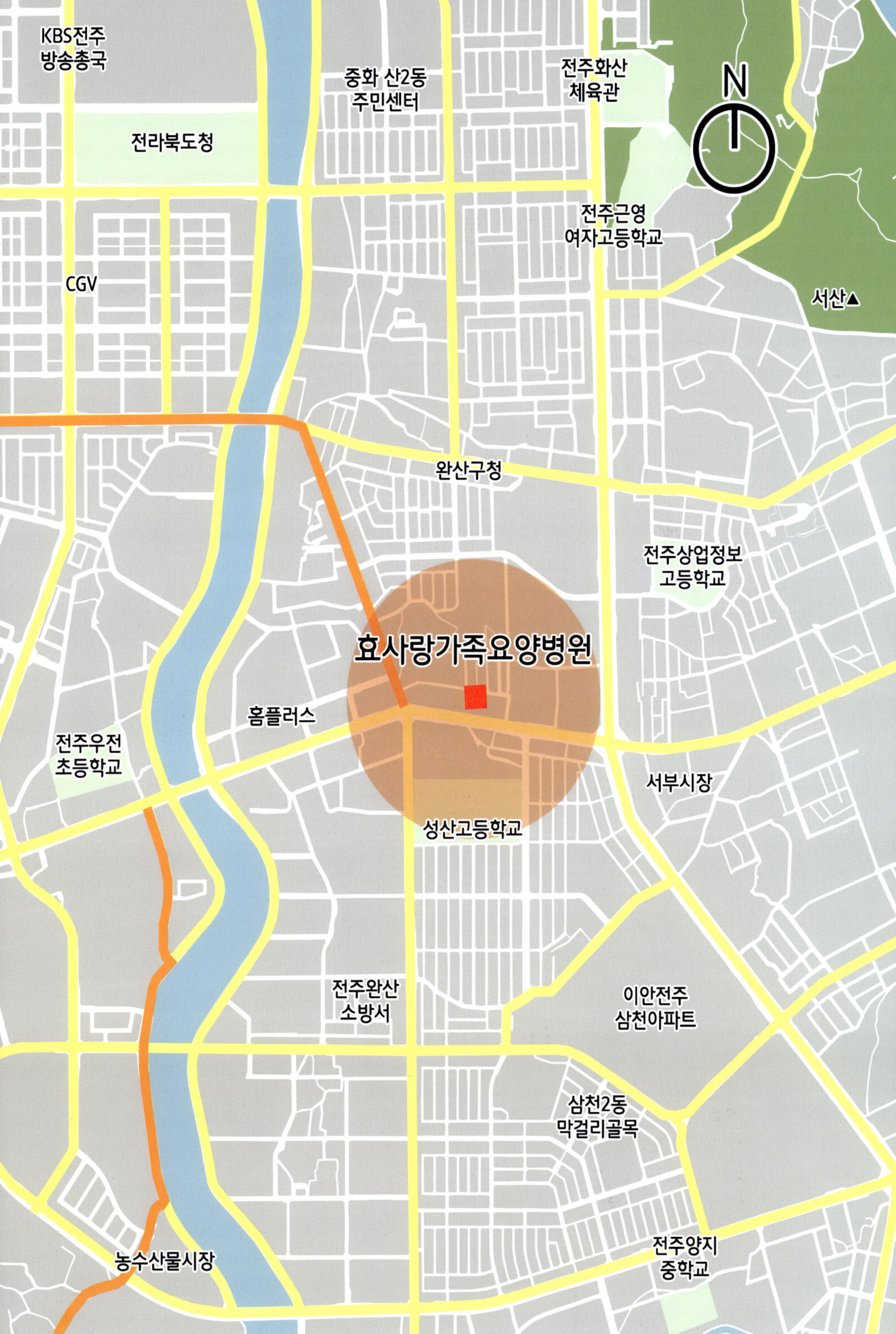

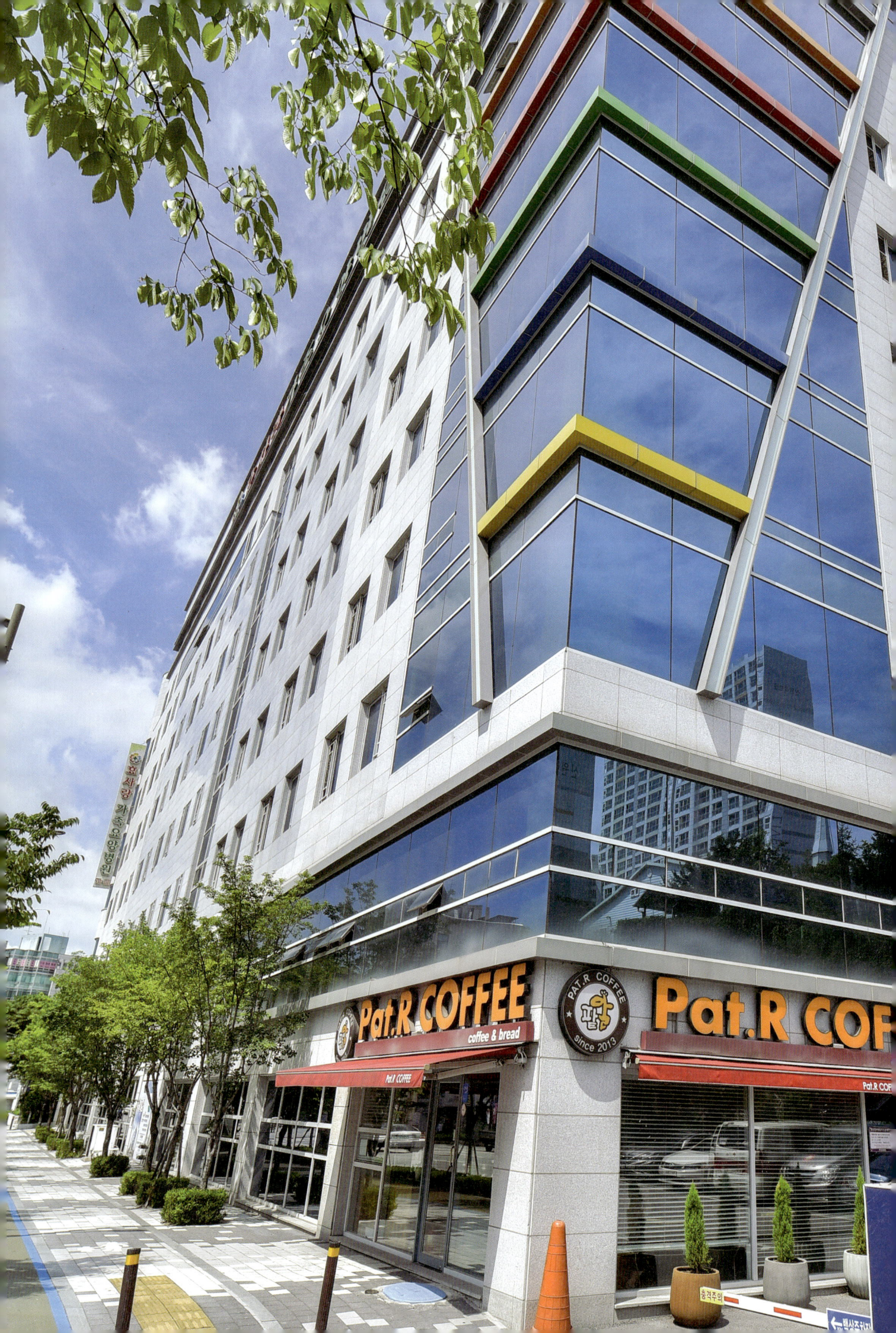

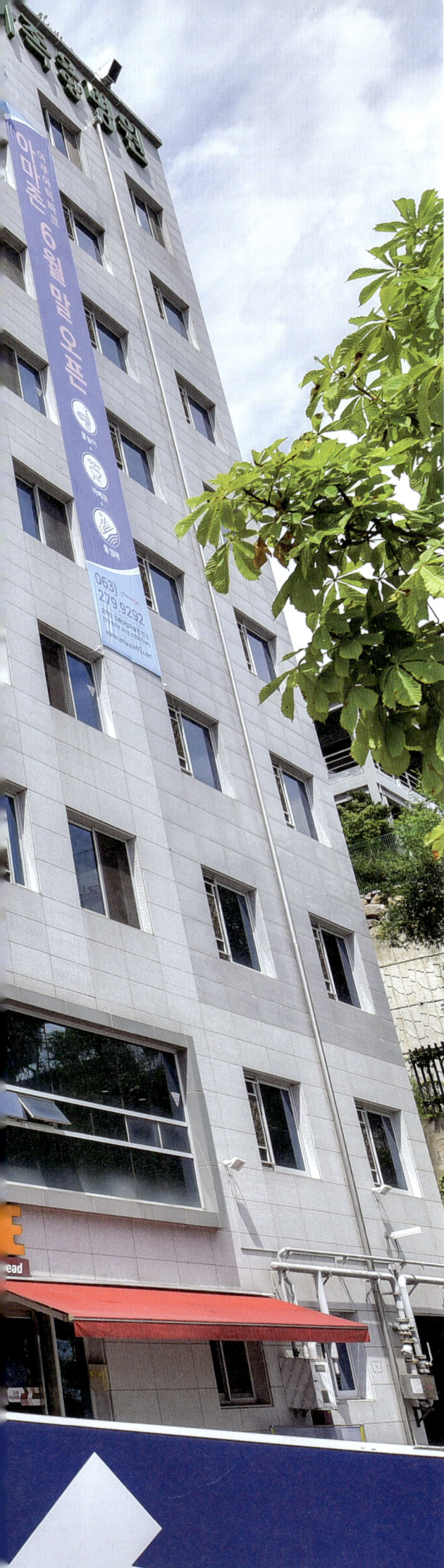

1-1. 병원 전경

| 효사랑가족요양병원 |

전주 시내 한가운데 위치한 전형적인 도심형 병원이다.

전주역에서 자동차로 19분 정도 거리에 위치하고, 지방도 716번과 용머리로에 인접하고 있어 교통이 편리한 입지 조건을 갖추고 있다.

접근성이 좋은 예식장을 용도 변경하여 사용하는 건물로 탁월한 입지 조건을 자랑한다. 1층에 카페를 두어 병원적인 분위기보다는 상업공간과 같은 색다른 분위기를 풍긴다. 또한 외관의 입면 디자인 역시 업무공간 같은 느낌을 준다.

도심형 병원임에도 불구하고 지하주차장 대신 노면 주차장과 주차타워가 있다. 특히 주차타워는 지상 7층(주차대수 300대, 장애인주차장 포함)규모를 갖추고 있으며, 병원부설 장례식장(효사랑장례문화원)과 연결되어 있다.

요양병원 공간읽기

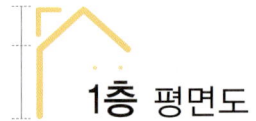
1층 평면도

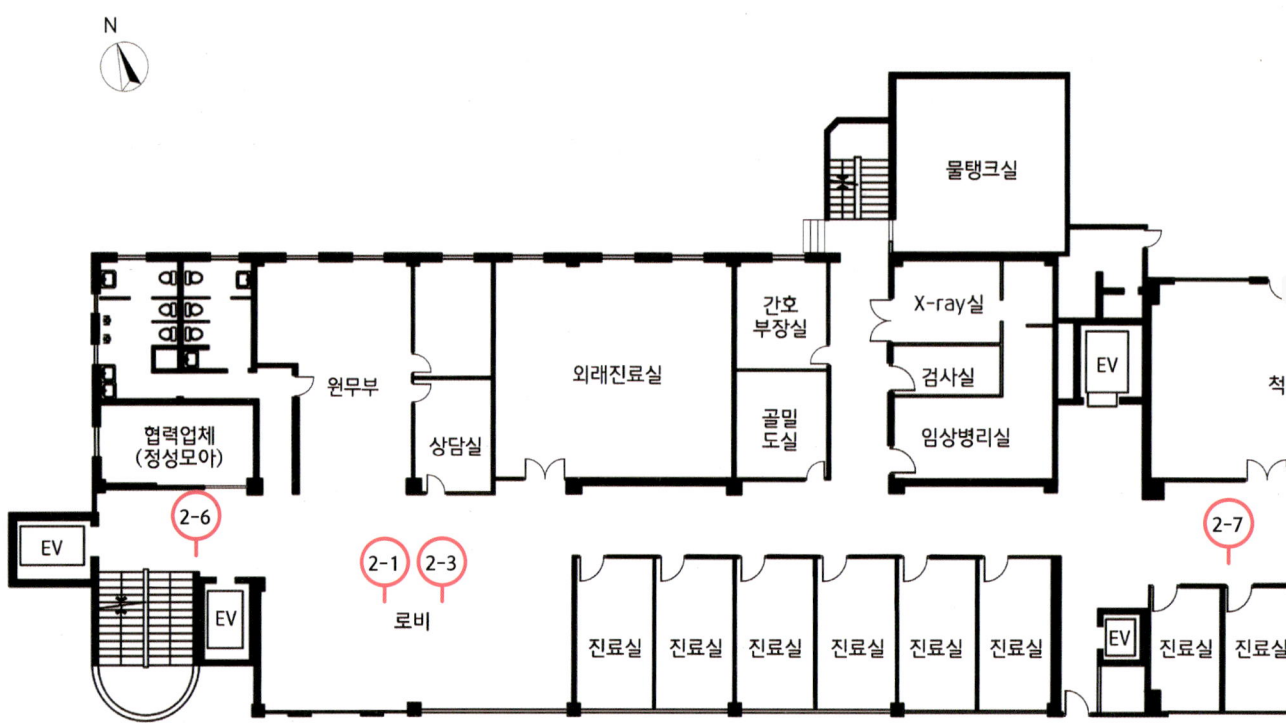

보행자와 차량의 동선을 분리시켜 이용자의 안전을 배려한다. 기존의 건물을 용도변경을 하였음에도 불구하고 병원이라는 목적에 맞게 동선을 계획하였고 짜임새 있게 재구성하여 건물의 역사를 모른다면 용도변경 건물이라고 생각되지 않는다. 홀을 양쪽에 분산하여 평온하고 안정적인 분위기를 이끌어내고 다양한 접근을 가능하게 한다.

효사랑가족요양병원

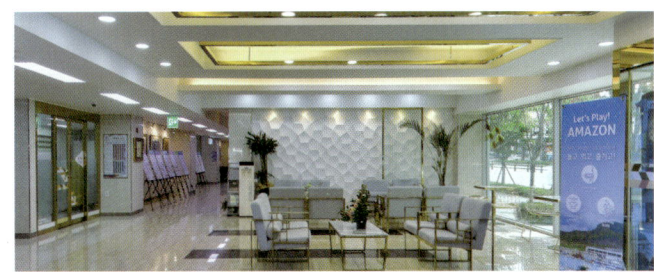

2-1. 로비 1

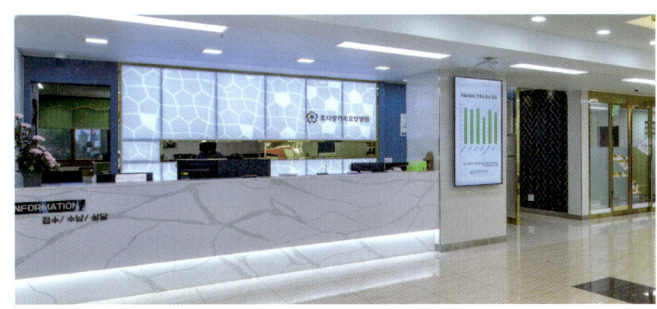

2-3. 로비 3

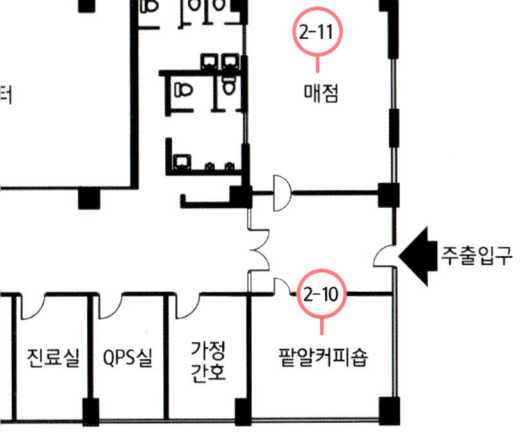

1층 평면도

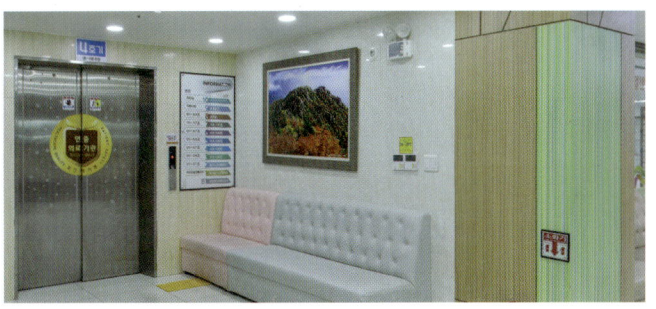

2-6. 엘리베이터 옆 휴게공간

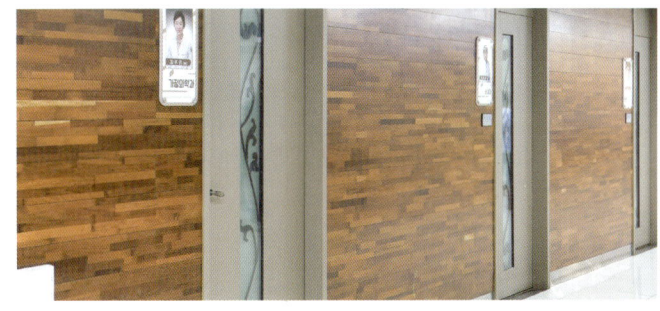

2-7. 진료실 외부

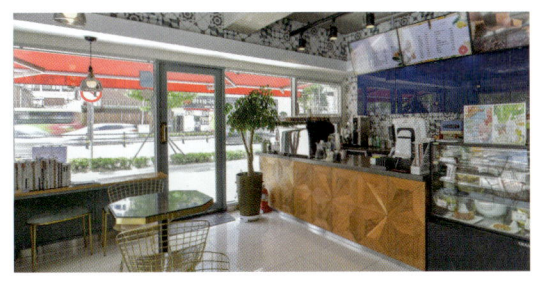

2-10. 팥알커피숍 내부 2

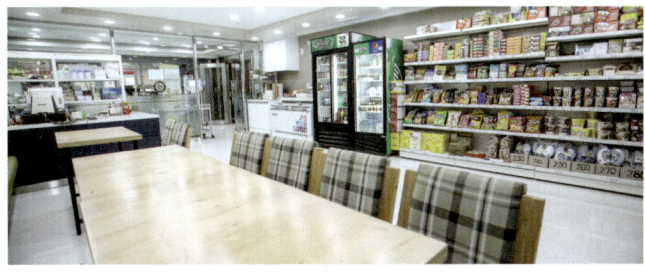

2-11. 매점

1층

요양병원
적정성평가
1
등급
건강보험심사평가원
적정성평가란?
부모님을 위해 요양병원 선택
하는데 신뢰할 수 있는 평가기준
의료인력 1인당 환자수와
환자의 일상생활 수행, 욕창관리 등
37개 세부지표로 종합점수를
통해 등급 나뉘어짐

2–2

2–3

INFORMATION
접수/수납/상담

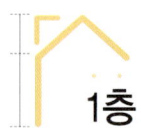

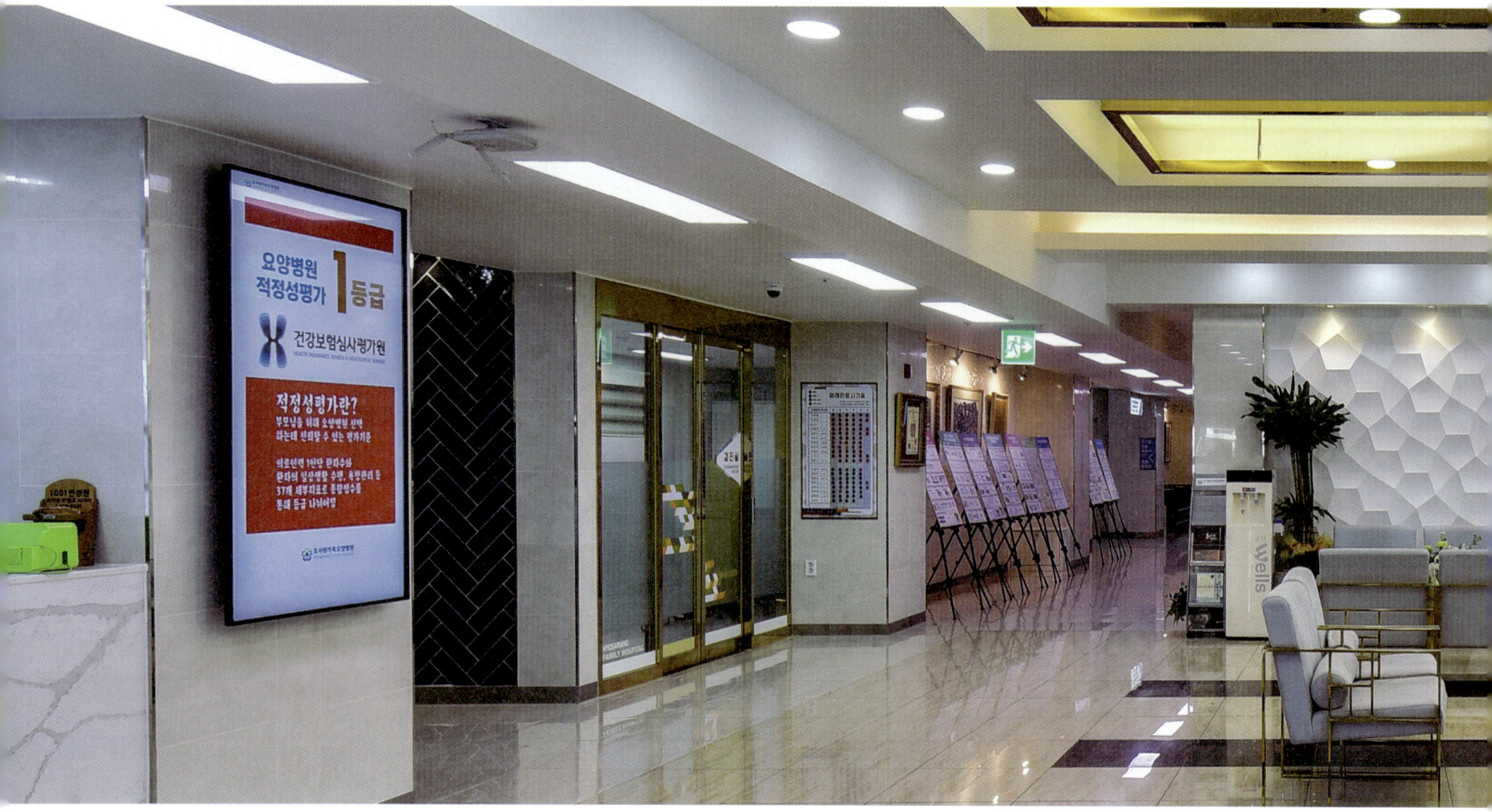

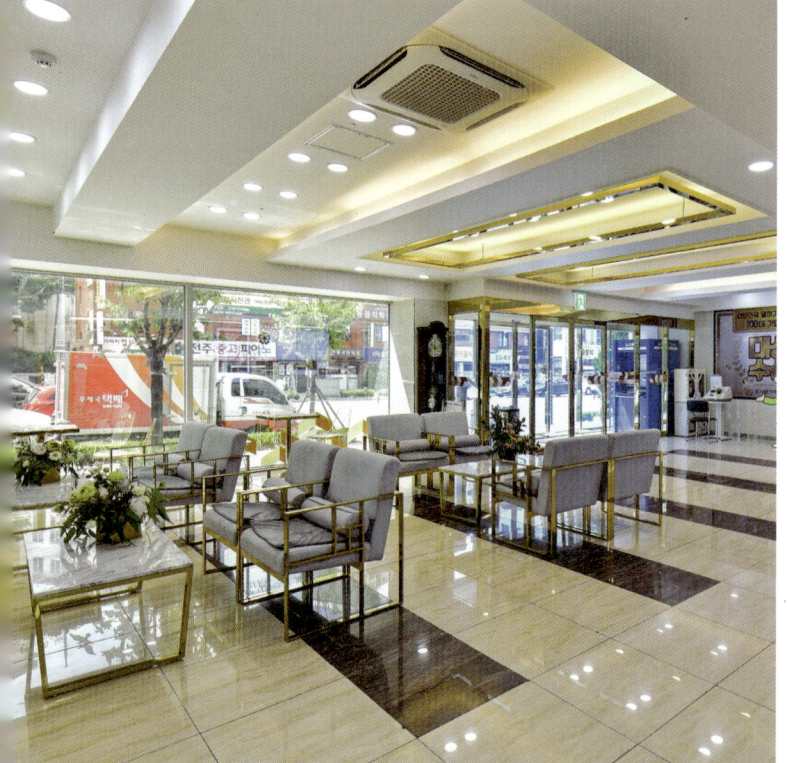

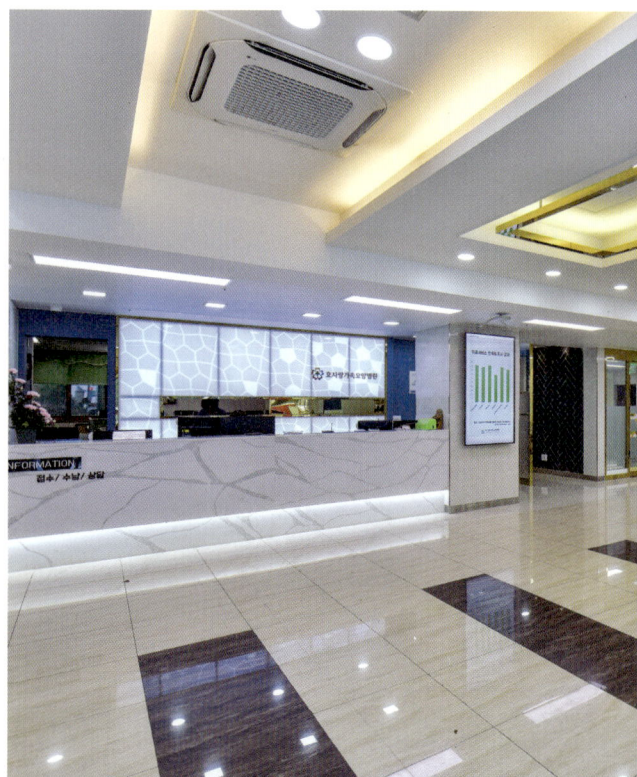

효사랑가족요양병원

2-1. 로비 1
2-2. 로비 2
2-3. 로비 3
2-4. 복도

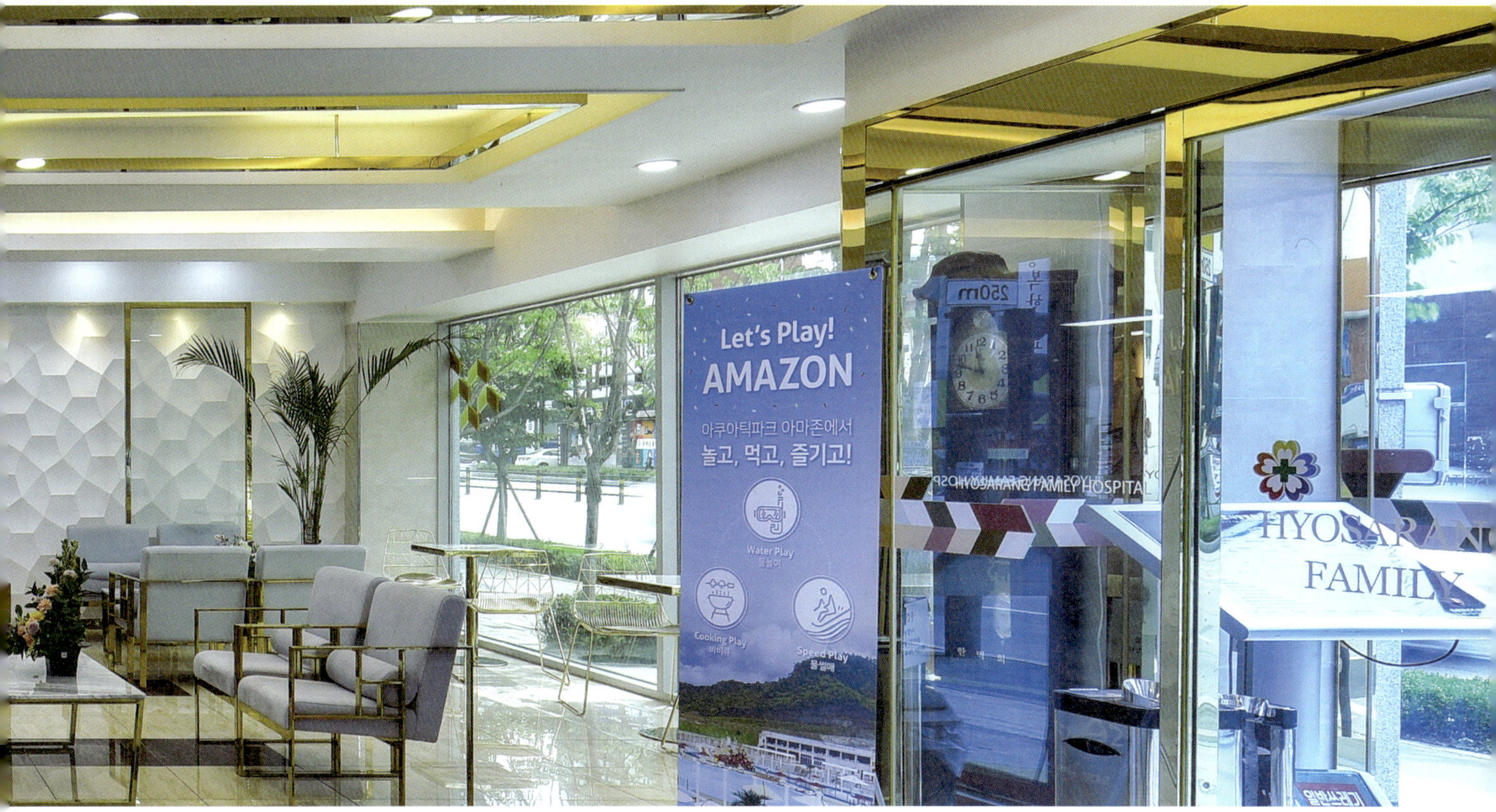

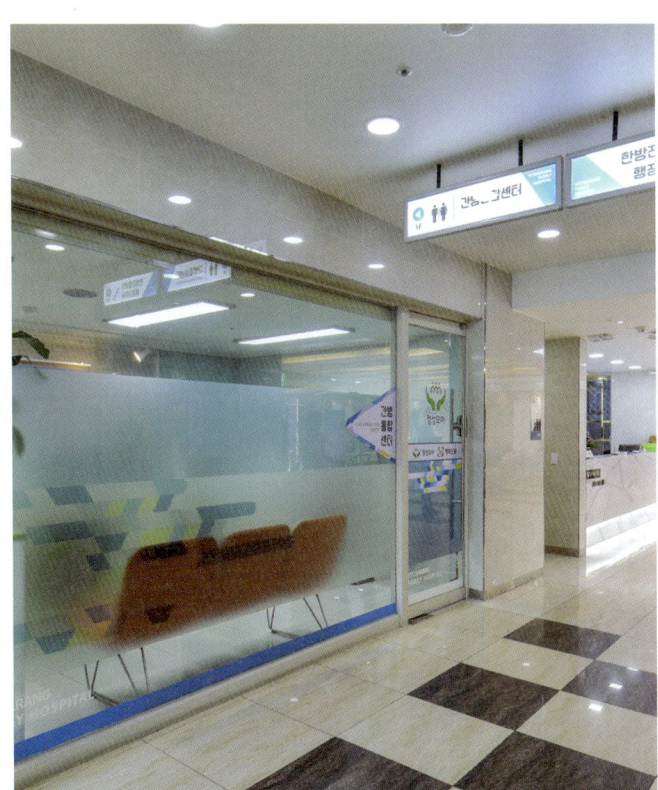

2-1

2-4

컬러 콘셉트를 골드로 하여, 모던하고 럭셔리한 분위기를 자아낸다. 공간 내에 배치된 가구와 인테리어 역시 모던한 것들로 세련된 통일성을 꾀한다. 천장, 벽체의 골드프레임을 비롯해 의자의 프레임도 골드로 하여 고급스러운 느낌을 강조하고 '병원'이 가진 중압감을 세련되게 덜어낸다.

요양병원 공간읽기

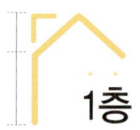
1층

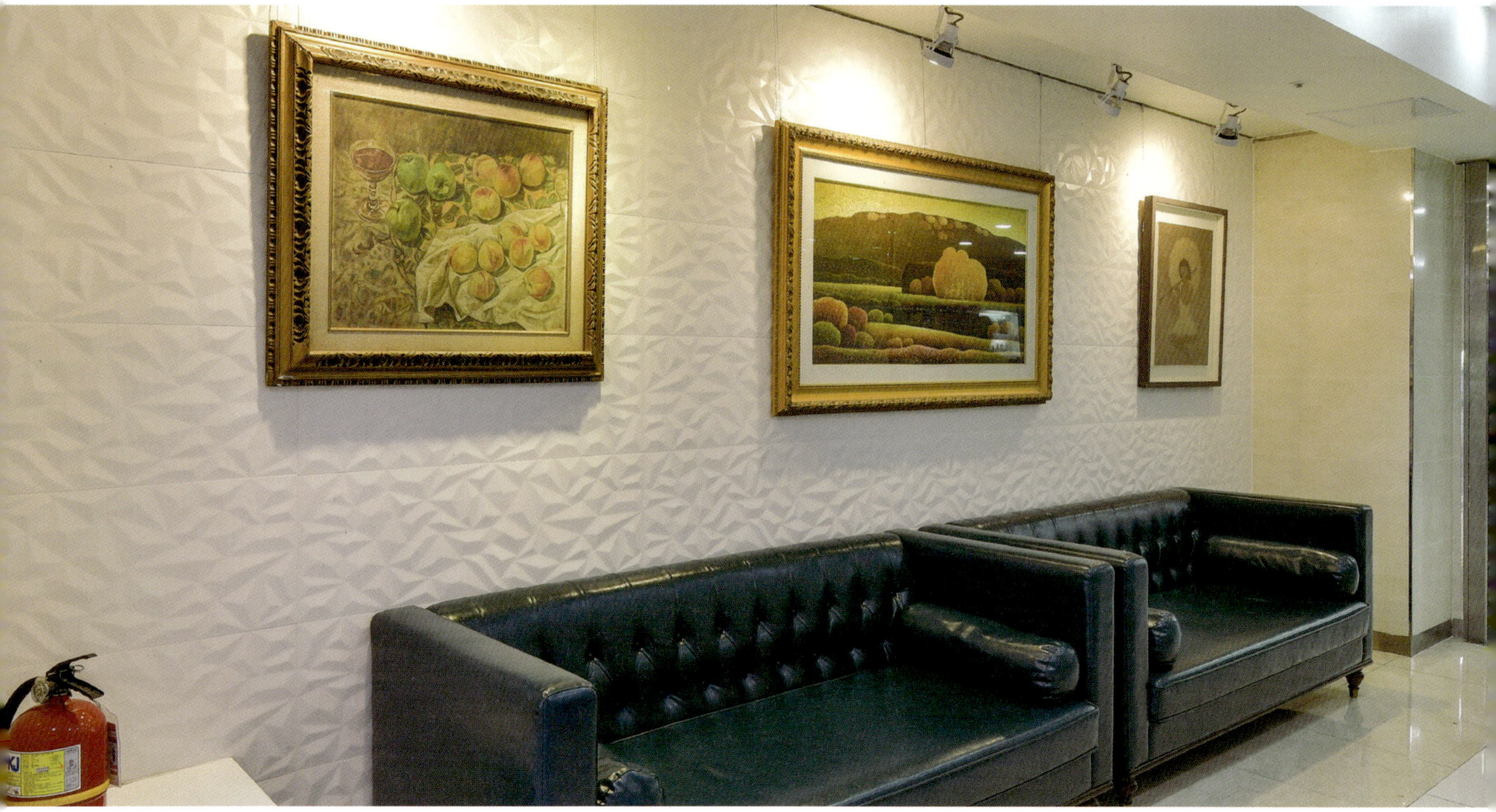

2-5

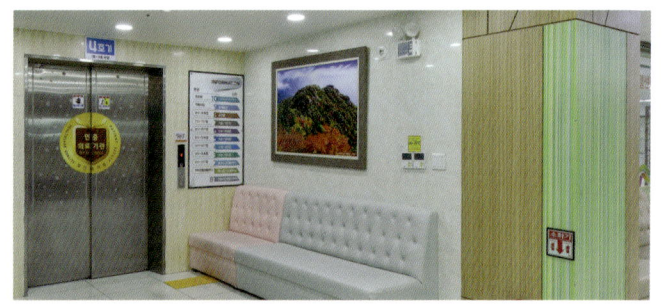

2-6 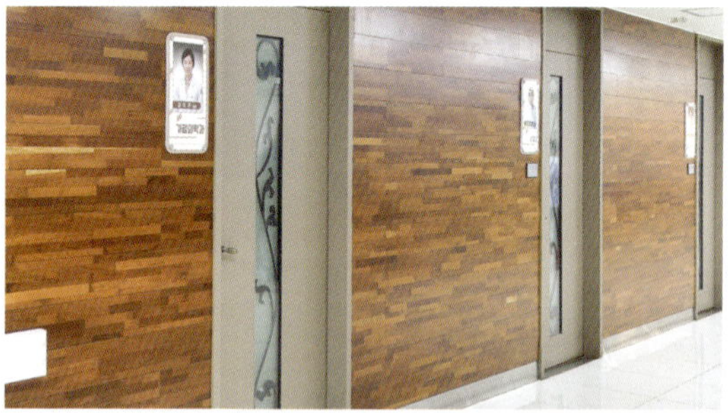 2-7

기둥의 모서리만 색을 달리하여 코너라는 암시를 준다. 공간에 신선한 분위기를 더하면서 기능적 목적을 수행한다. 복도에 연출된 작은 갤러리 같은 공간은 쉼에 격을 더한다. 벽재 마감을 목재로 하여 친근감을 주고 문에 아르누보 창살이 분위기를 이끈다. 진료실 앞에 의료진 사진을 두어 신뢰도를 높인다. 엘리베이터 앞 소파는 짧은 기다림도 배려하는 세심함이 돋보인다.

효사랑가족요양병원

2-5. 갤러리
2-6. 엘리베이터 옆 휴게공간
2-7. 진료실 외부
2-8. 팥알커피숍 내부 1
2-9. 팥알커피숍 외부

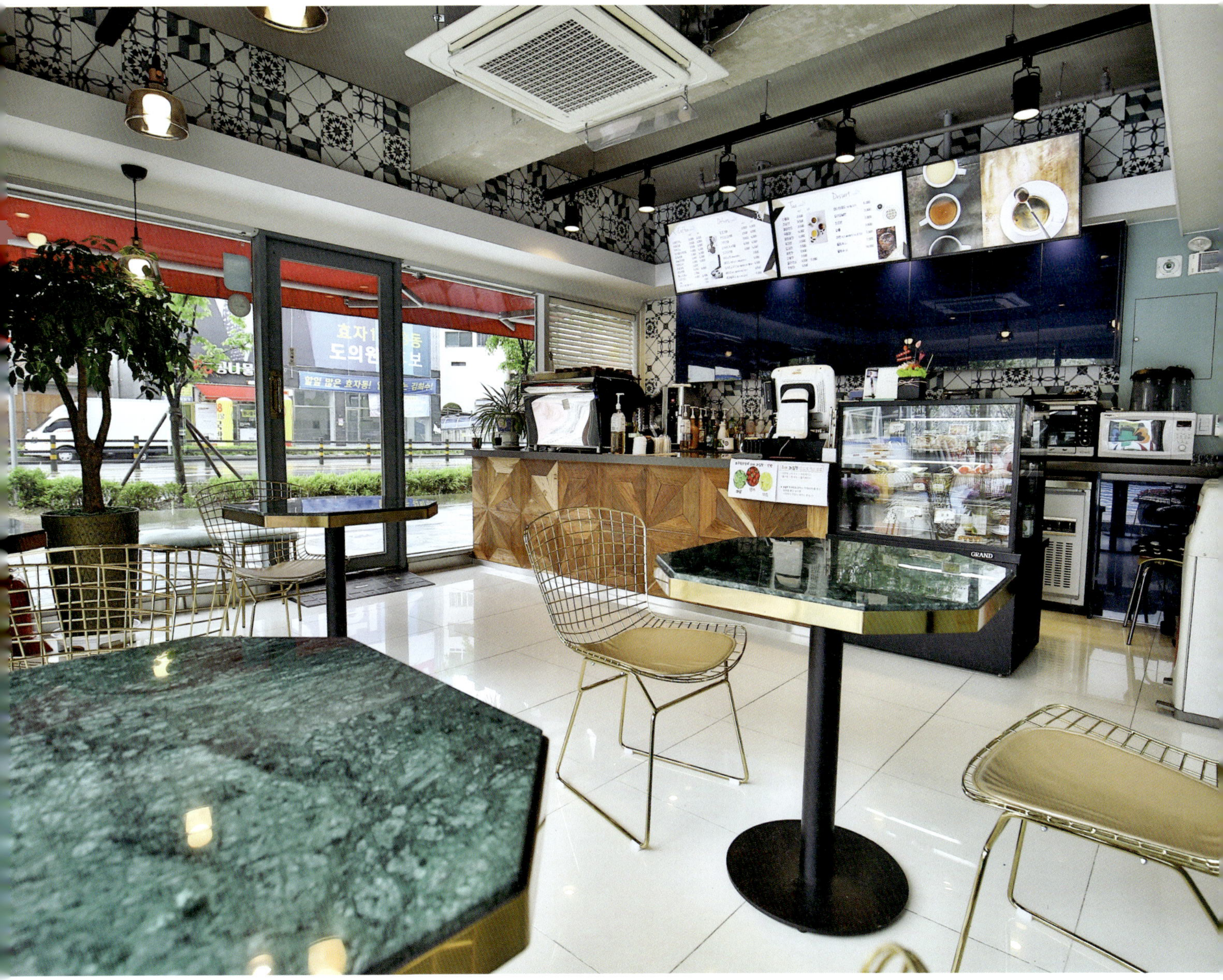

2-8

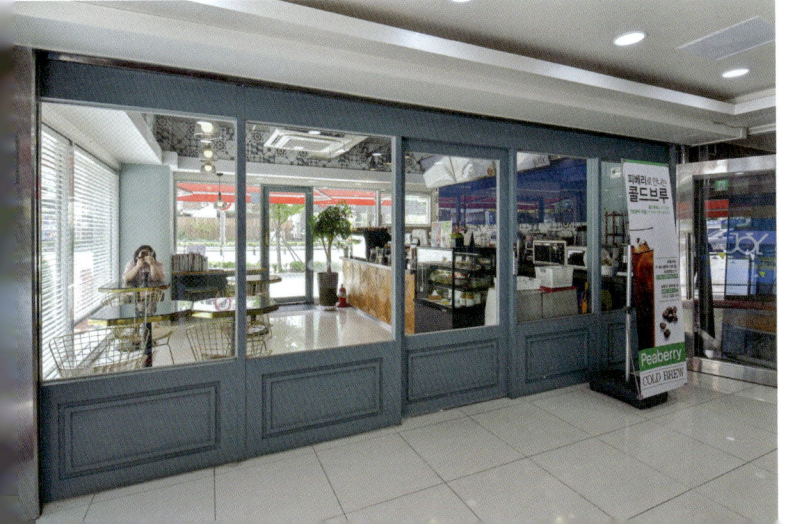

카페는 모던한 다른 공간들과 분위기를 달리하여 앤티크한 느낌이다. 차별화된 분위기로 공간을 구획하고 다양함을 연출한다.

요양병원 공간읽기

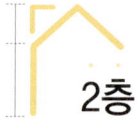
2층

3-1. 중추신경재활센터
3-2. 재활센터 장식장
3-3. 재활센터 내부

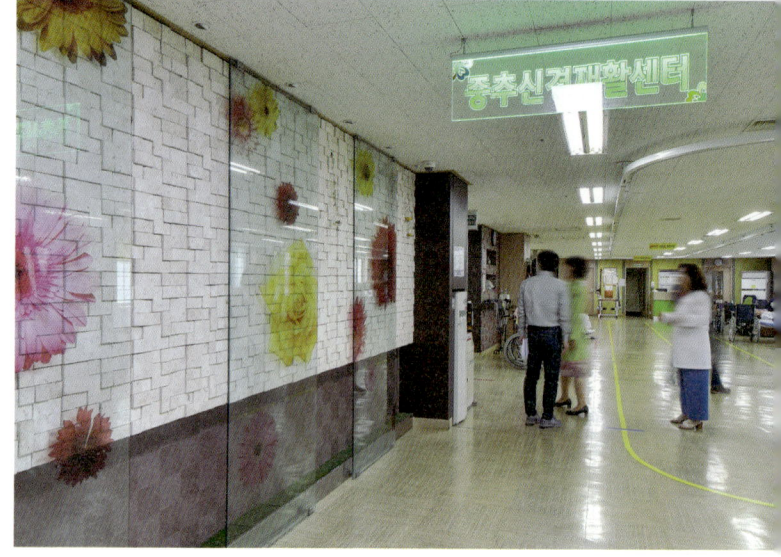

3-1

주 이용자인 어르신들의 취향을 반영하여 벽지와 인테리어용 유리벽에 꽃을 장식하였다. 모던한 느낌의 연장으로 그림 대신 유리에 꽃을 프린팅한 것이 인상적이다.

한 층의 반 이상을 재활센터로 사용하여 넓고 여유 있는 공간을 확보한다. 재활센터 앞에는 전시할 수 있는 공간도 확보하여 공용공간과 치료공간을 단계적이고 가시적으로 구분한다.

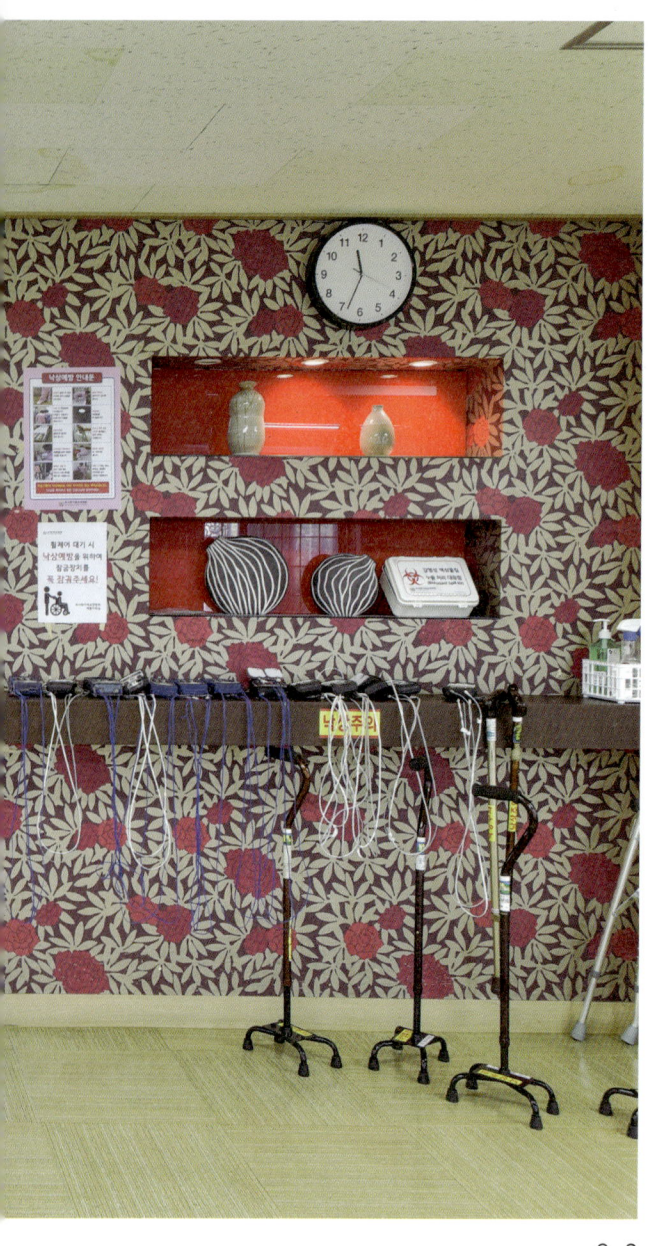

3-2

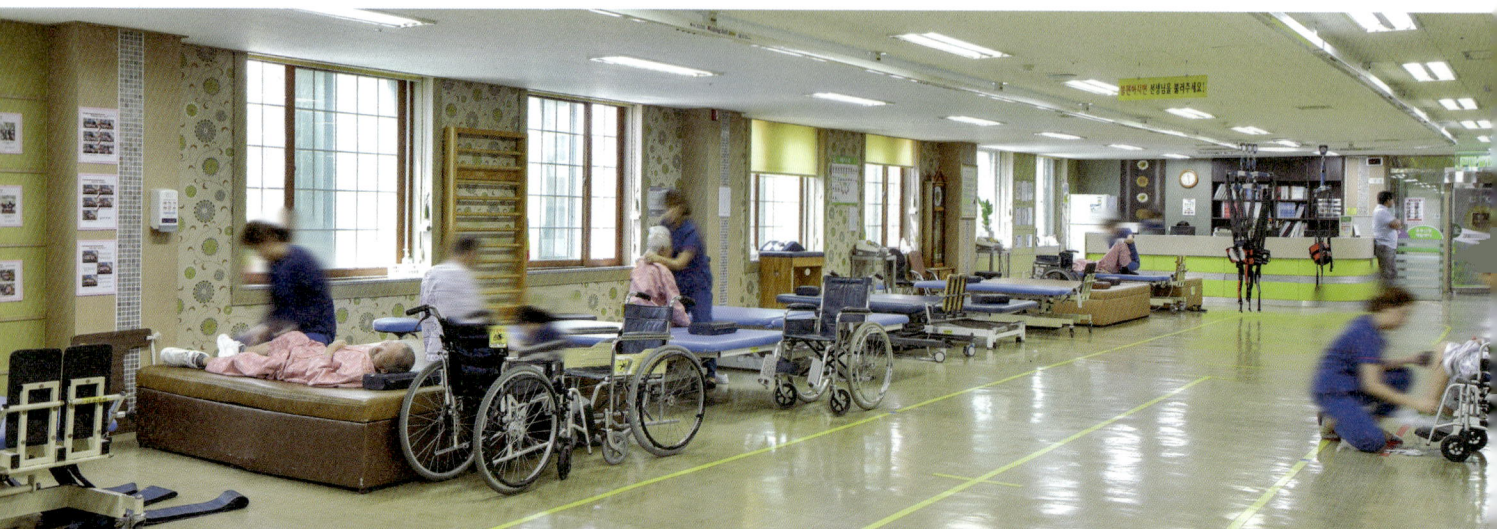

3-3

효사랑가족요양병원

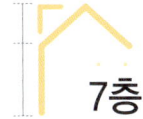

7층

4-1. 인공신장실
4-2. 병실

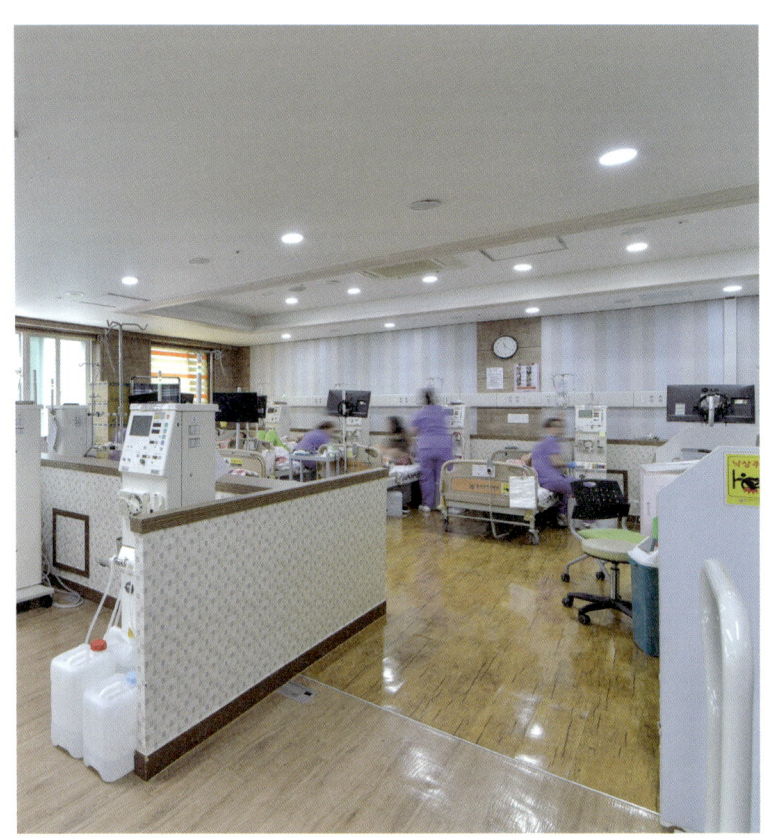
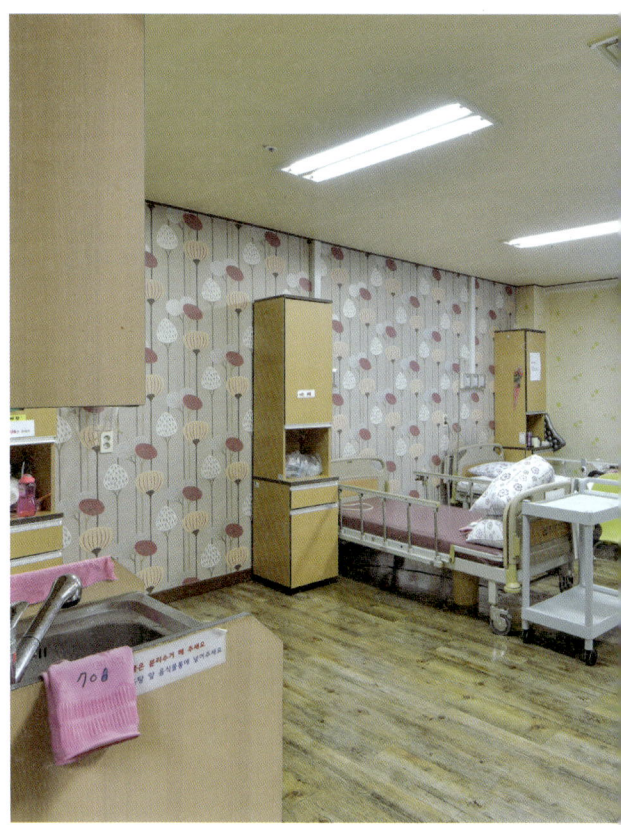

4-1　4-2

전반적으로 여유 있고 쾌적한 생활을 할 수 있도록 이용자 1인이 사용할 수 있는 전용면적이 매우 넓다. 가정집과 같은 벽 마감재와 플로어링은 이용자의 친근한 생활을 심리적으로 돕는다.

KEY PLAN

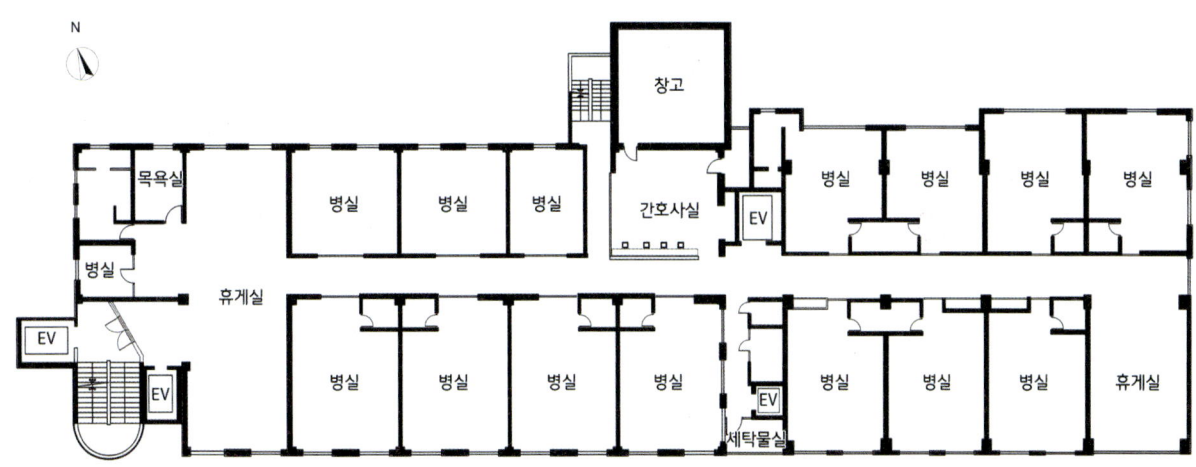

요양병원 공간읽기

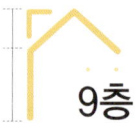
9층

5-1. 식당 내부
5-2. 식당 뷔페
5-3. 유선형 계단
5-4. 옥외공간 1
5-5. 옥외공간 2

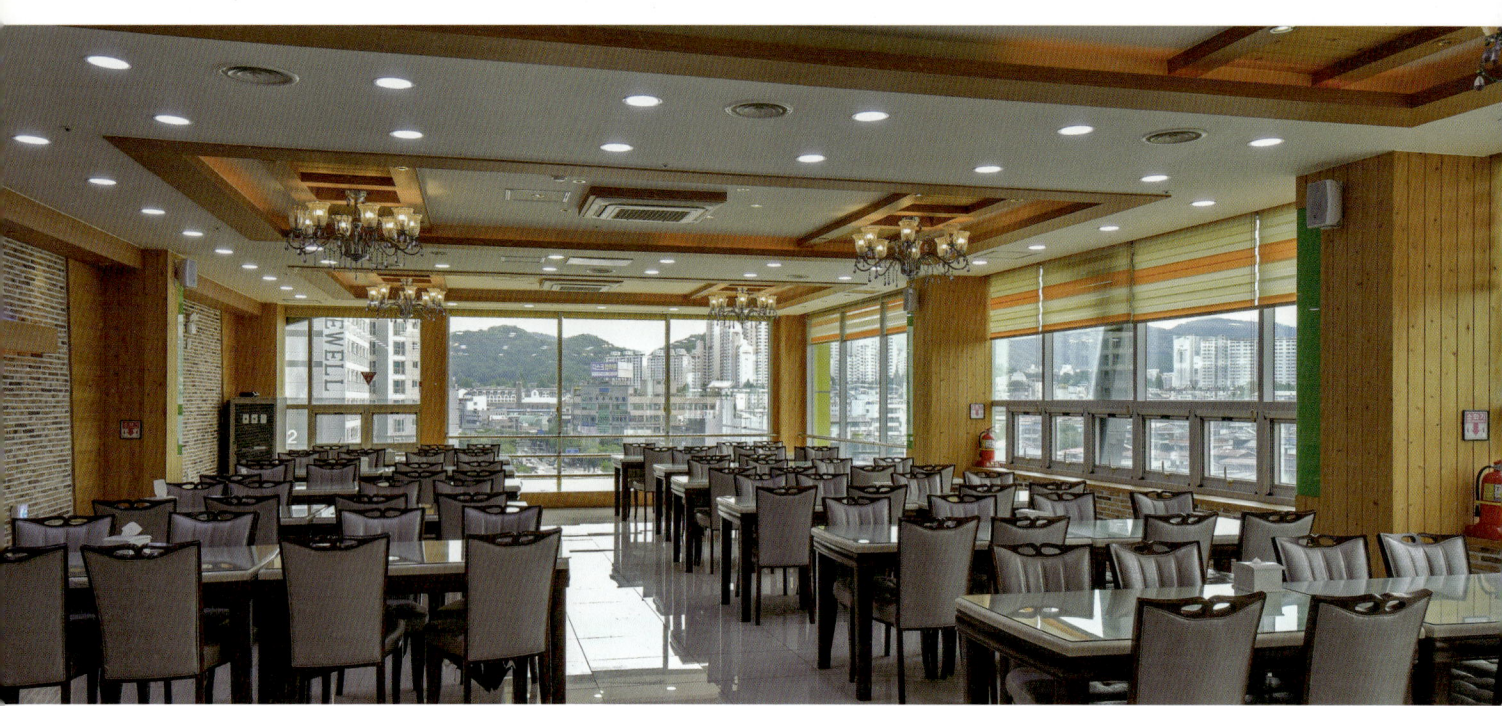

5-1

5-2

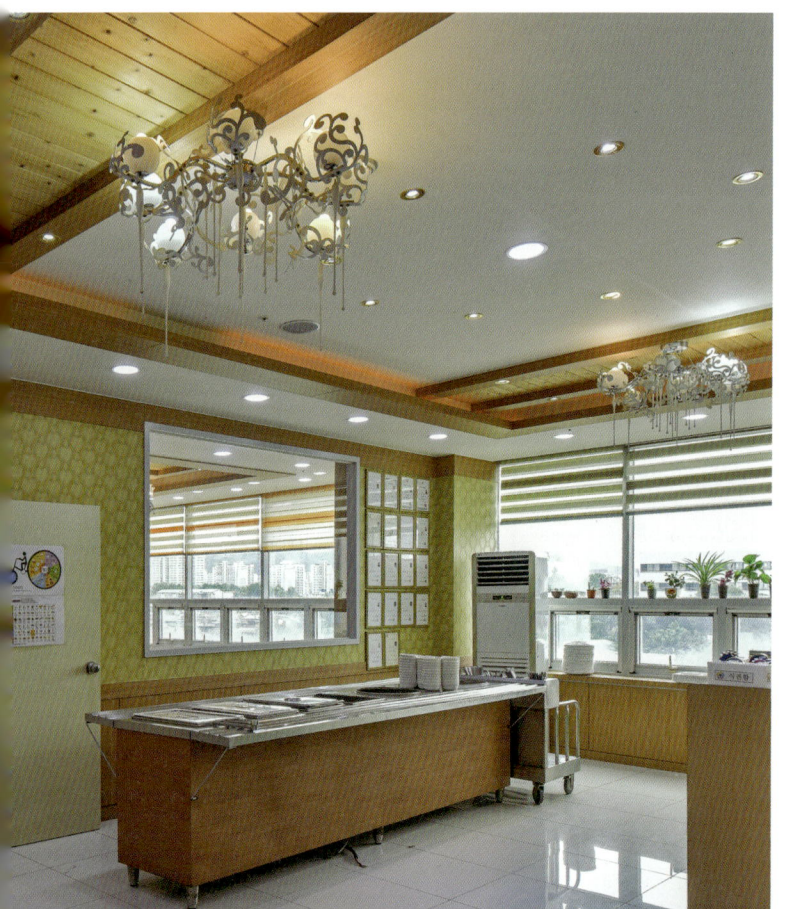

예식장의 분위기를 그대로 살려 고급스러운 피로연장과 같은 식당이다. 전면 창 너머로 도심의 스카이라인이 한눈에 들어온다. 넓고 밝은 유선형 계단을 활용하는 것이 특징이다.

5-3

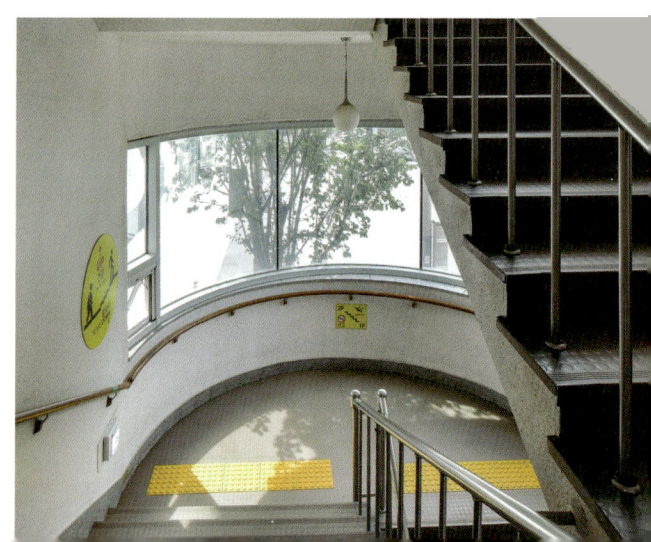

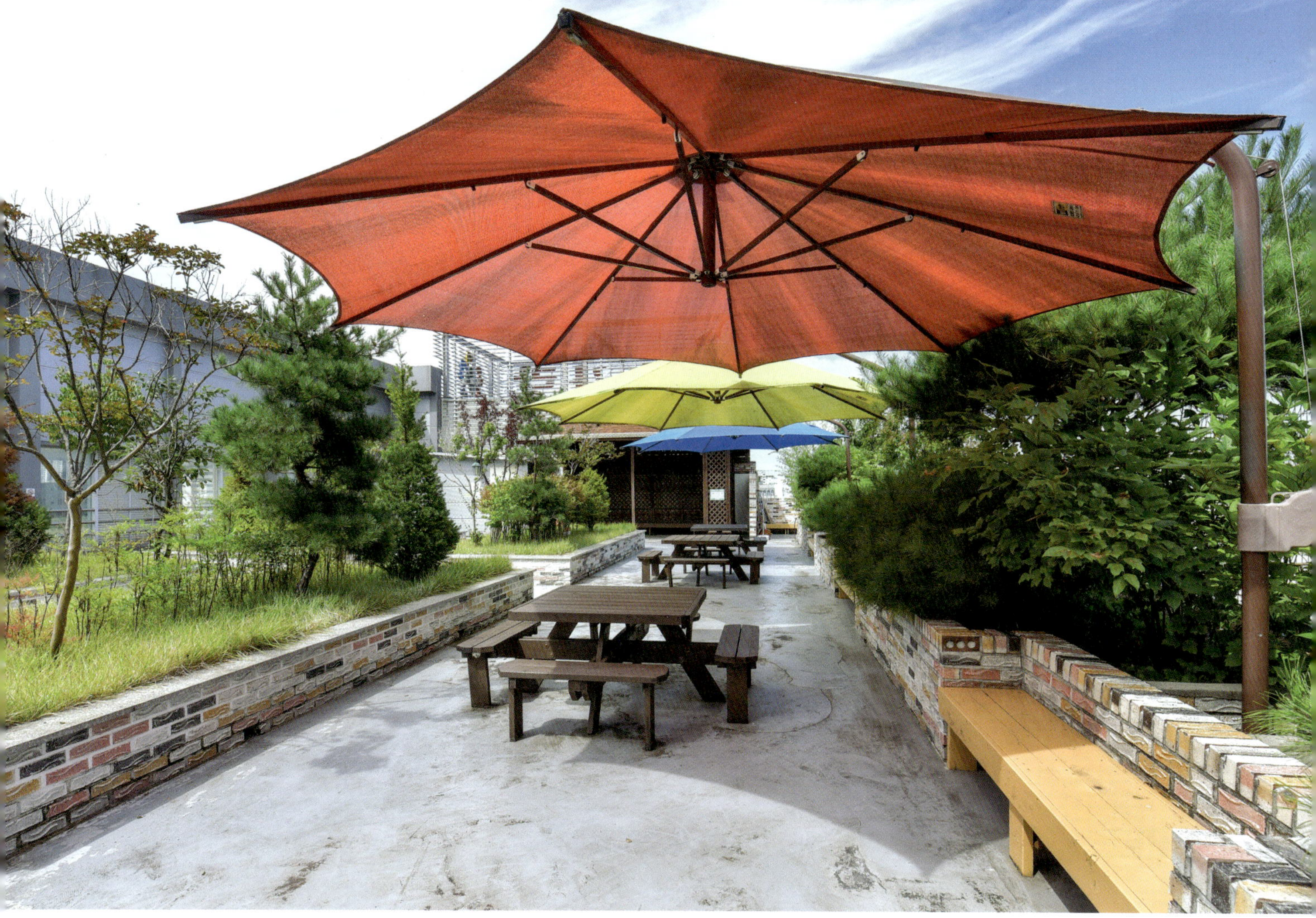

5-4

5-5

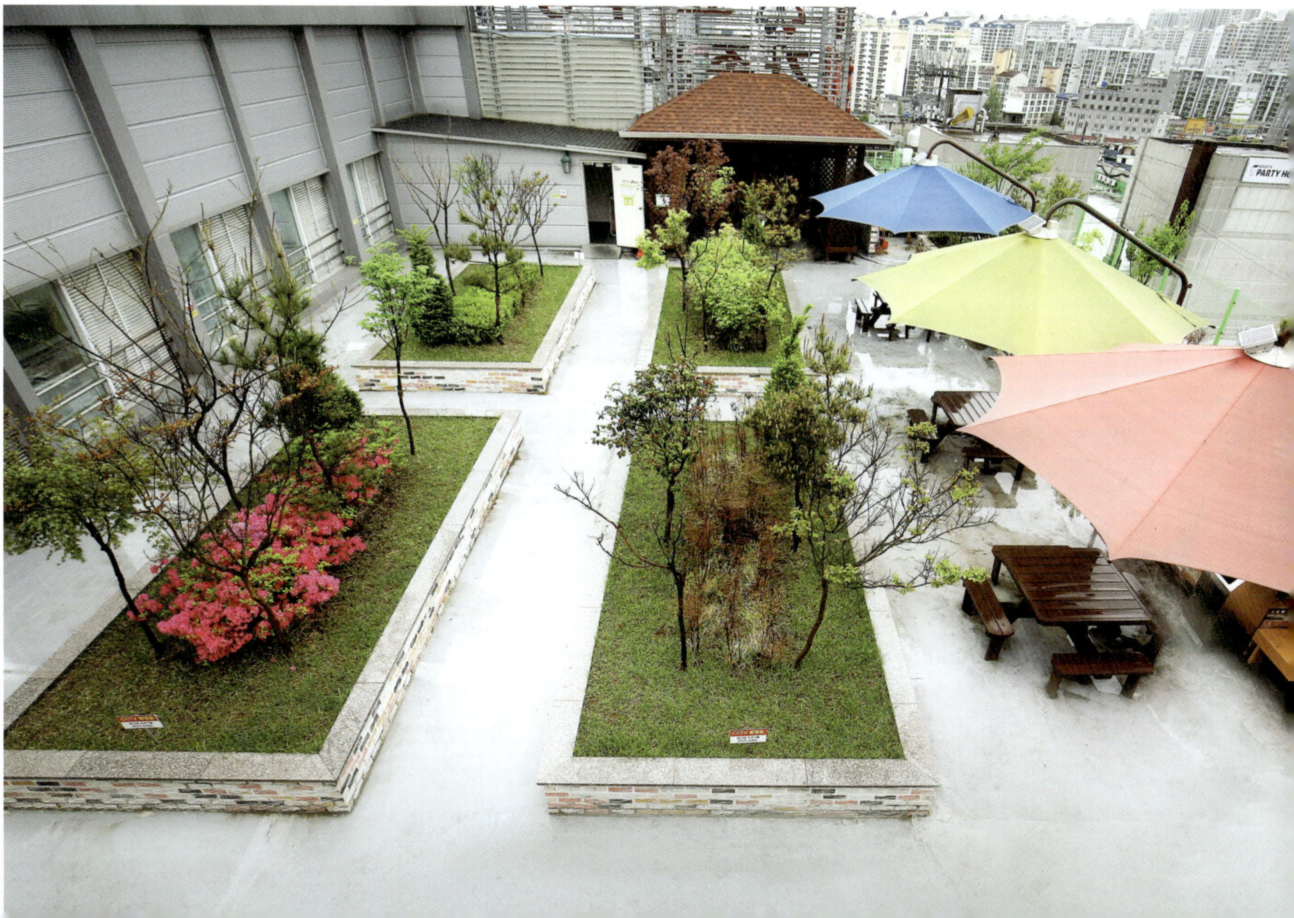

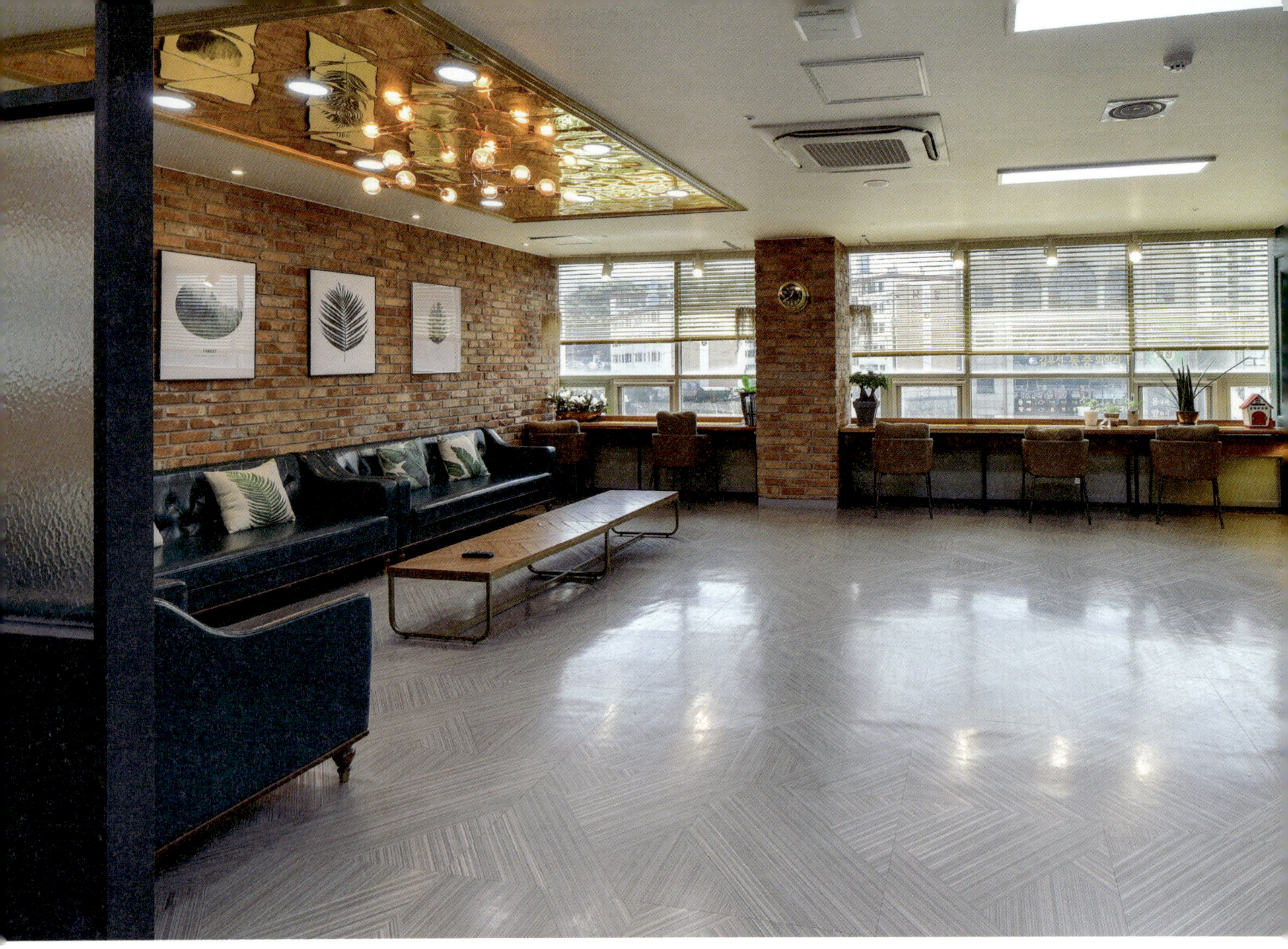

6-2

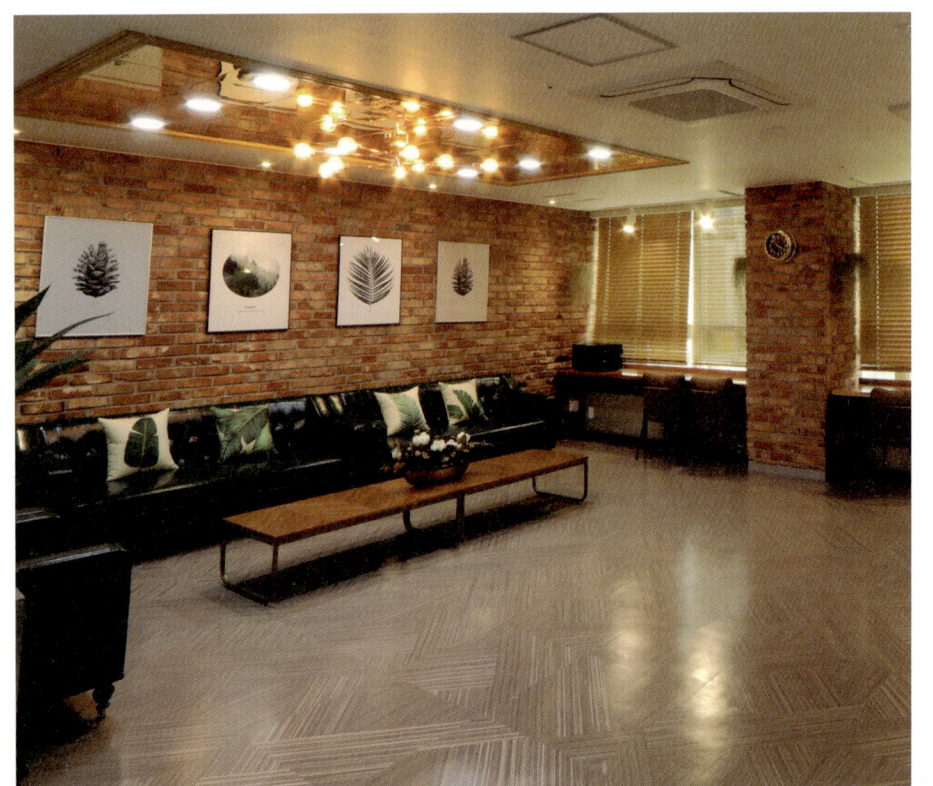

헤링본 바닥과 붉은 벽돌 그리고 웨인스코팅을 사용한 휴게공간은 또 다른 분위기를 자아낸다. 벨에포크 belle epoque적 분위기의 공간 연출은 고풍스러운 세련미를 연출한다.

별관 9병동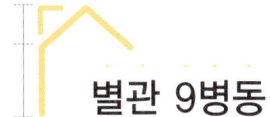

6-1. 휴게공간 1
6-2. 휴게공간 2
6-3. 복도 1
6-4. 복도 2

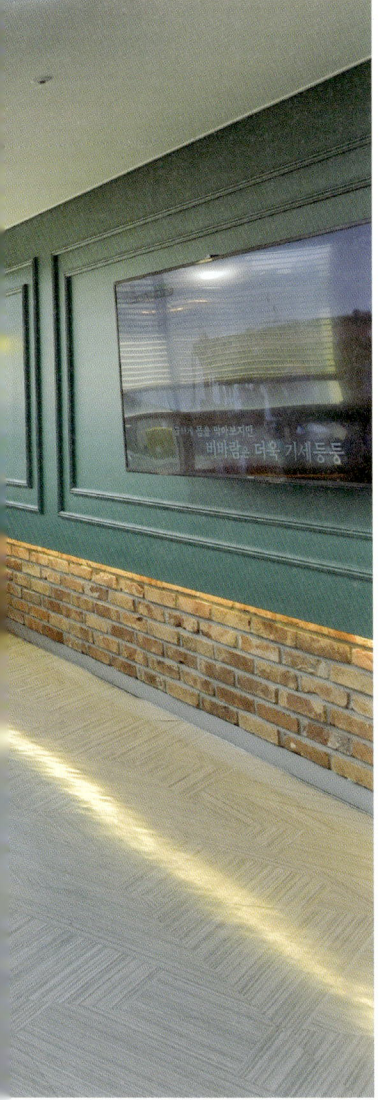

6-1

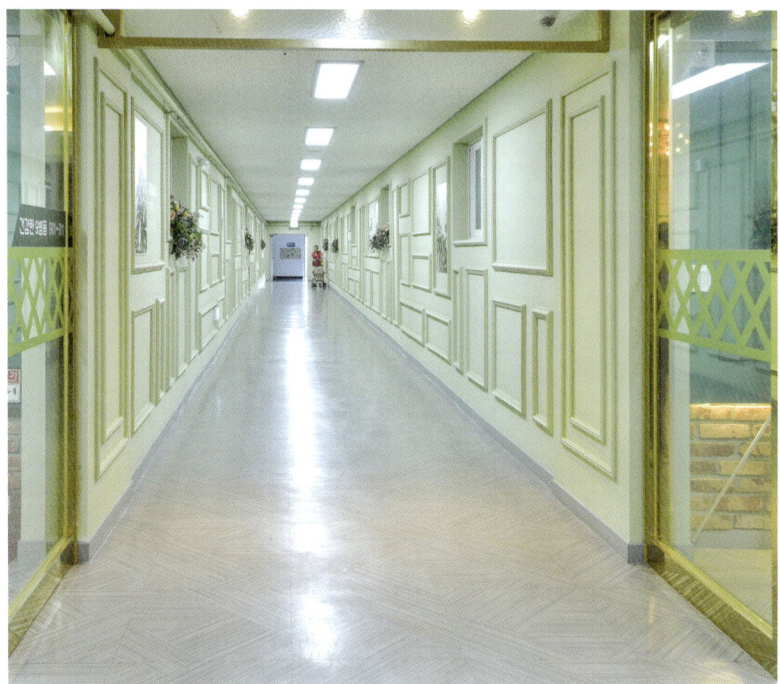

6-3

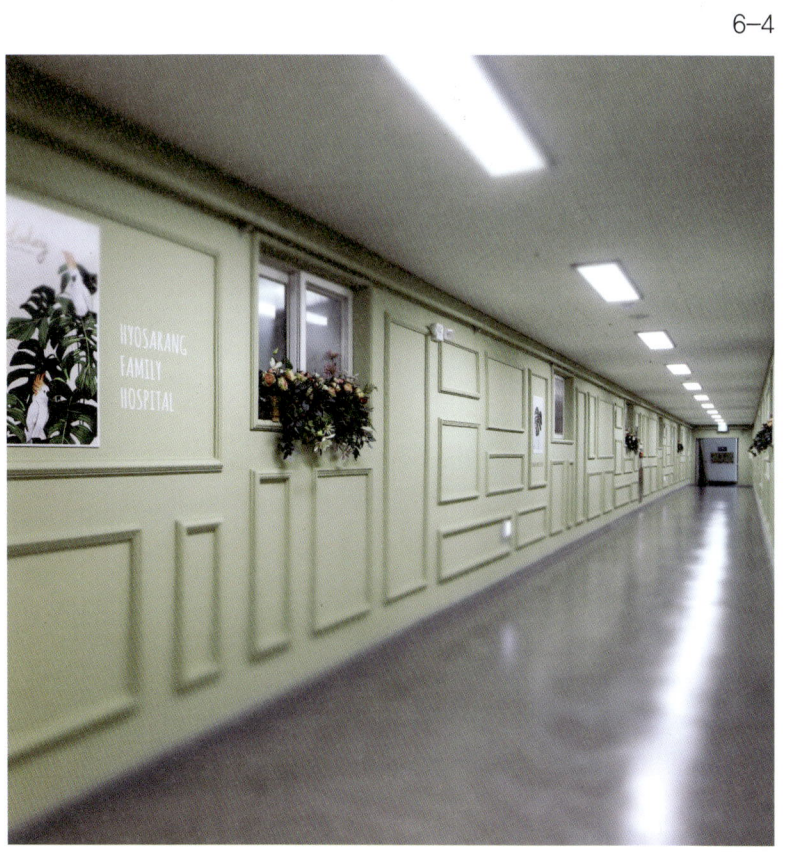

6-4

웨인스코팅으로 마감한 복도는 유럽 귀족풍의 분위기를 연출하고 싱그러운 연두빛 컬러는 공간에 발랄함을 더한다.

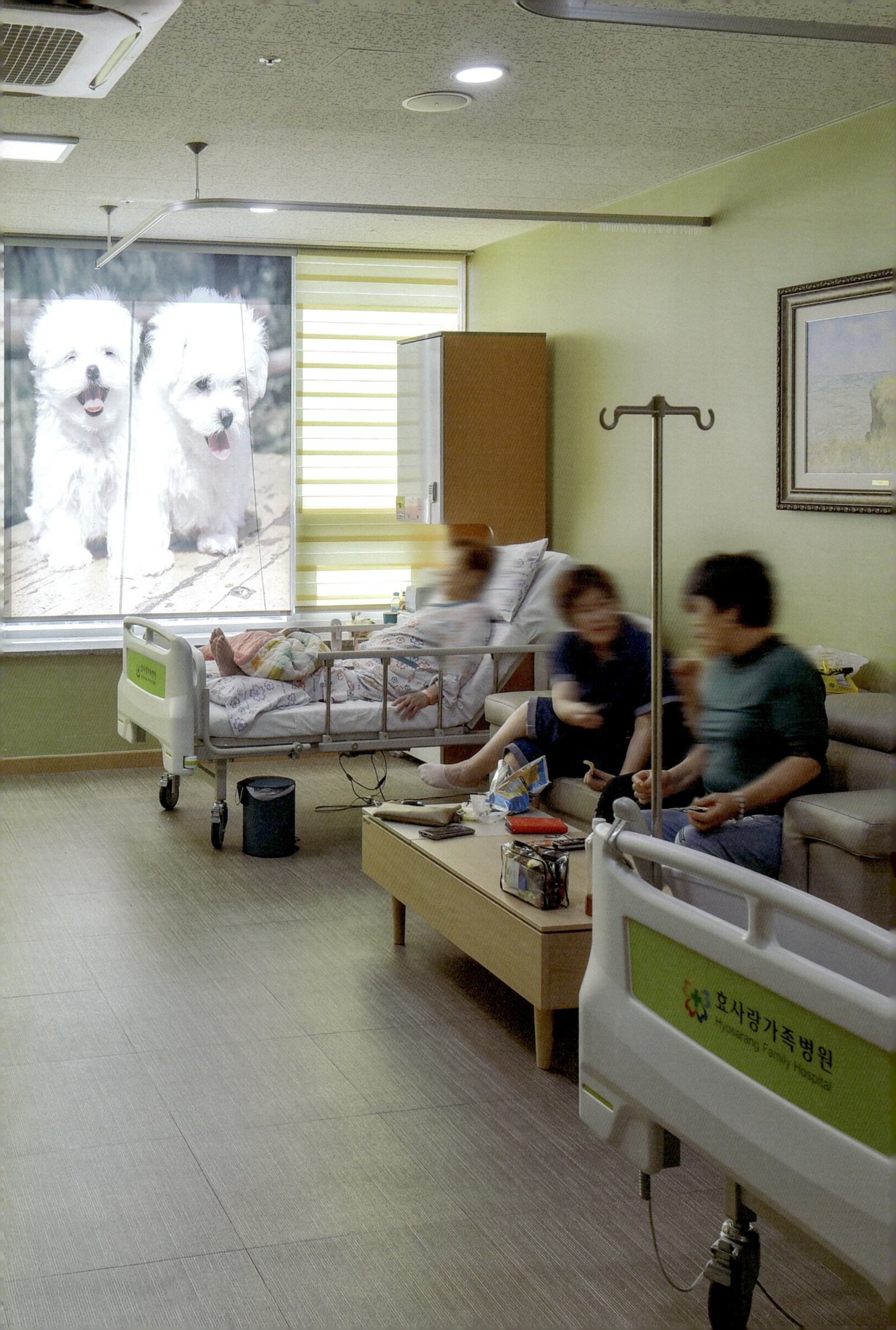

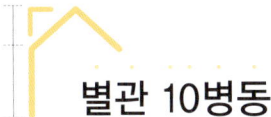
별관 10병동

7-1. 병실 1
7-2. 2인실 병실
7-3. 병실 2
7-4. 홀
8-1. 한방치료실 1
8-2. 한방치료실 2

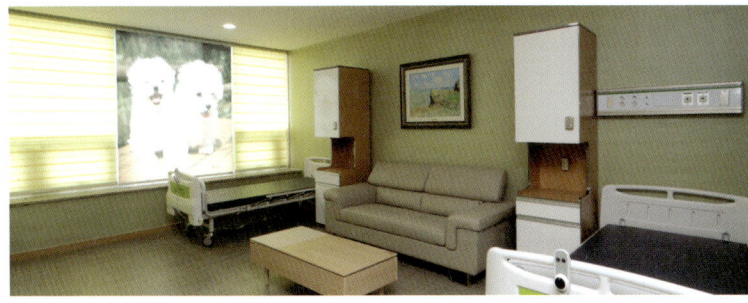

7-2

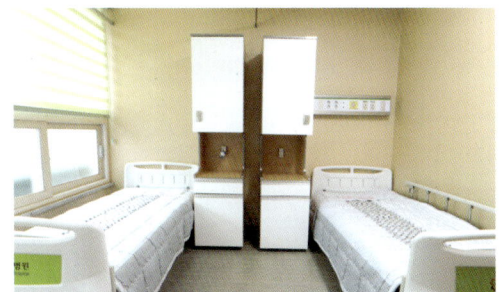

7-3

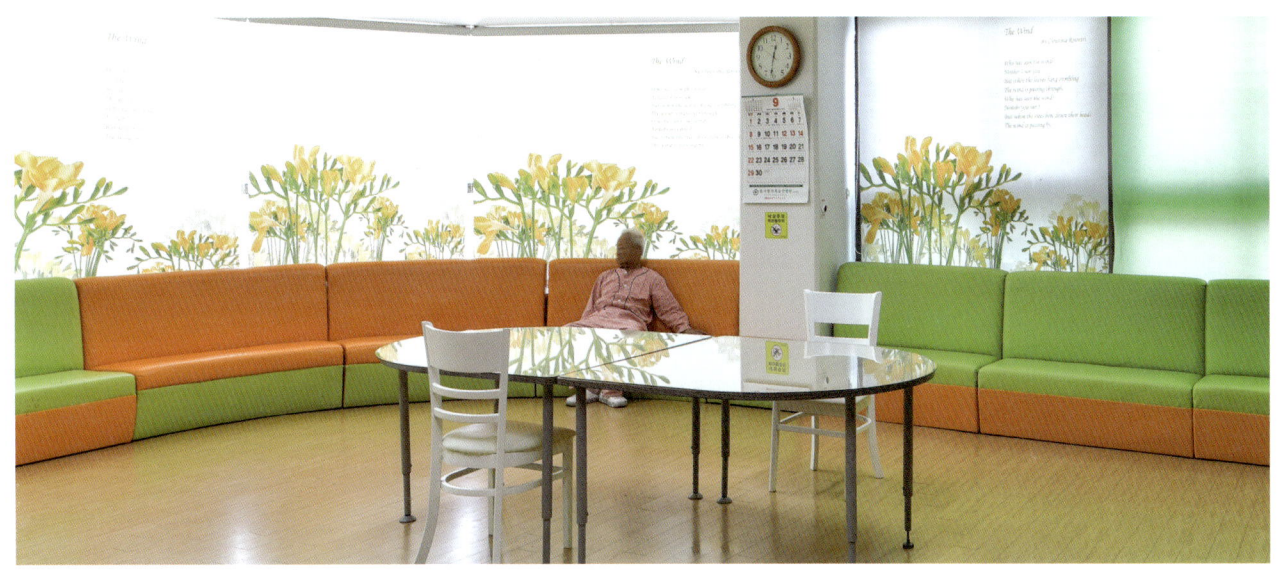

7-4

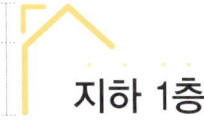
지하 1층

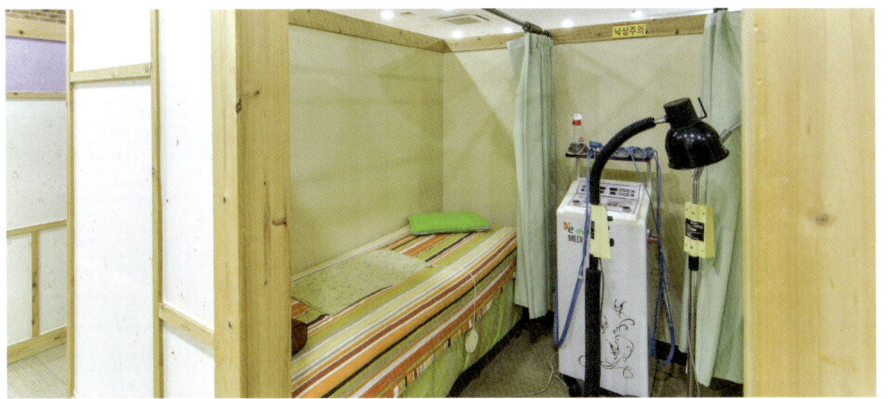

8-1

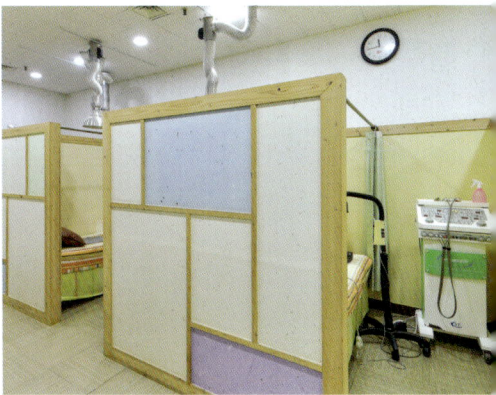

8-2

요양병원 공간읽기

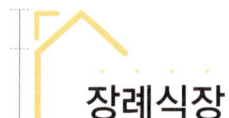
장례식장

9-1. 장례식장 출입구
9-2. 장례식당 내부 1
9-3. 장례식당 식당
9-4. 장례식당 내부 2

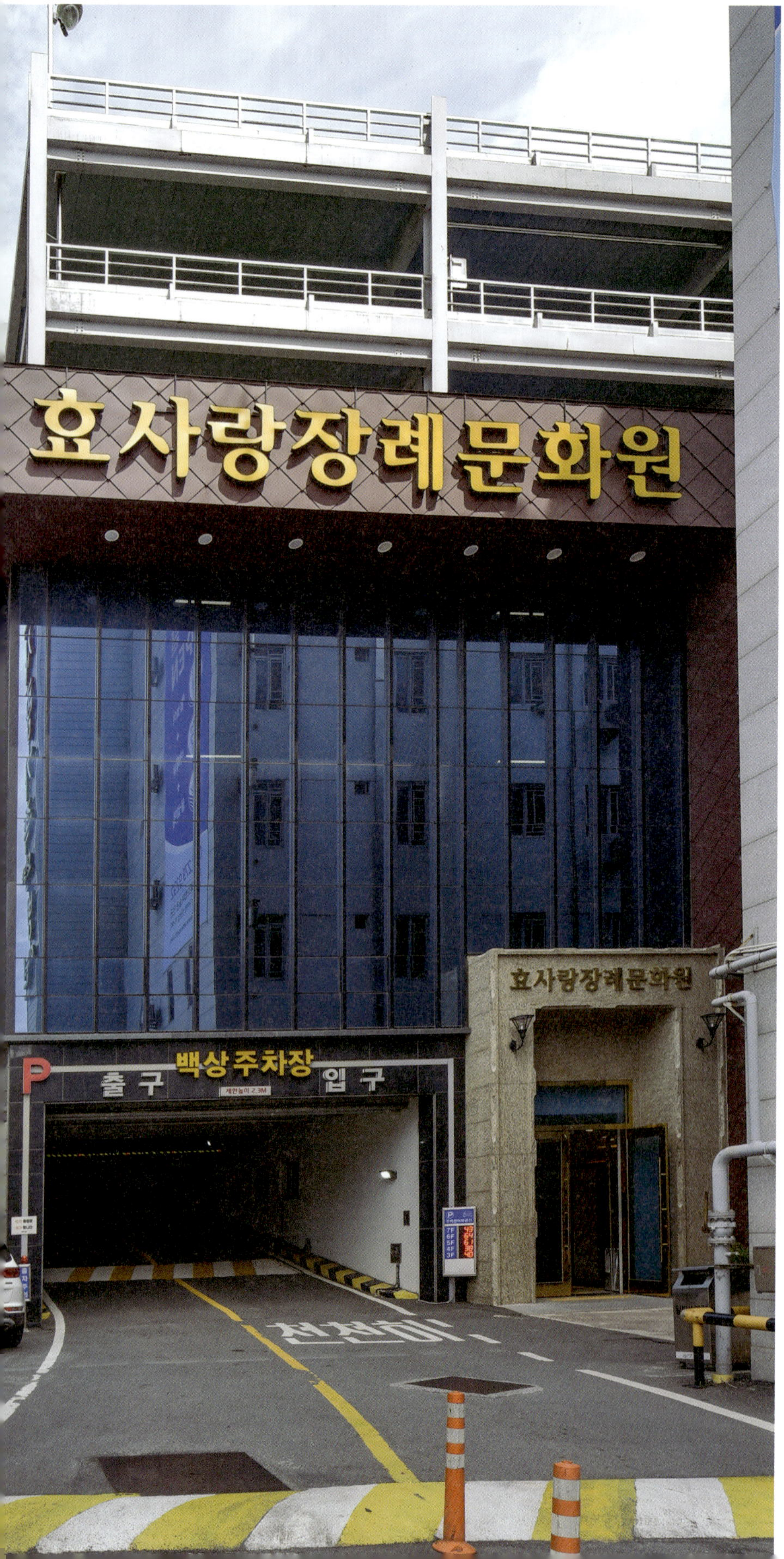

9-1

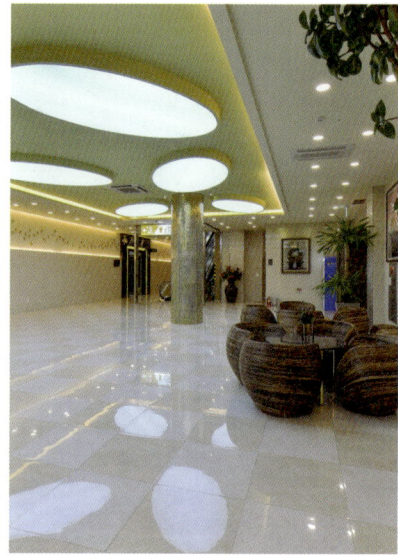

9-2

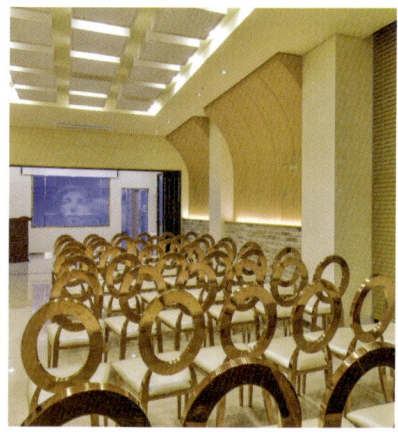

9-3

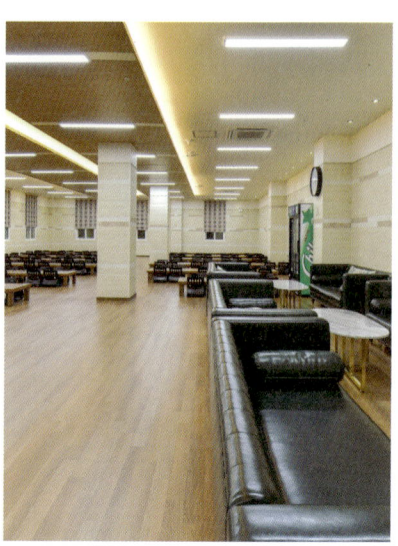

9-4

효사랑가족요양병원

ⓘ 병원 소개

부모님을 요양병원에 모신 자식의 말을 들어보면 스스로 효자라고 생각하는 경우는 거의 없습니다. 부모님의 편안한 생활을 위해 시설이 좋은 병원을 찾고 병원비를 지불하기 위해 열심히 일하고 있는 중인데도 말입니다.

어르신들도 마찬가지이십니다. 요양병원에서 지내보시는 게 어떻겠냐는 제안을 받고 나서 선뜻 그러겠다고 하는 경우를 많이 보지 못했습니다. 집보다 편한 곳이 어디 있겠냐는 생각에서이겠죠.

하지만 좋은 시설을 갖춘 병원에 모시는 것이라면 이야기가 달라진다고 생각합니다. 효사랑가족요양병원은 어르신들은 물론 보호자들까지 위하는 병원입니다.

병원이 곧 어르신들의 생활 공간이라는 사실을 인식하고 편하게 지낼 수 있도록 병실을 갖추고 건강을 살피며 어르신들의 숨은 미소를 찾아드리고 긴 병에 효자가 되어드리기 위해 항상 "웃음꽃 활짝 기쁨 만발"이라는 슬로건 아래 최선을 다하고 있습니다.

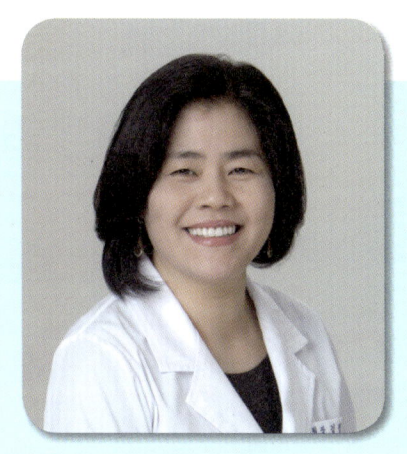

김정연 병원장

총평

기존의 예식장을 용도변경 한 것으로 기존의 공간들을 적절히 활용하여 병원의 기능에 맞도록 리모델링을 한 요양병원이다. 장례식장과 별관이 타운처럼 본관과 연결되어 있어 이용이 편리하다. 전주 도심에 위치한 탁월한 접근성으로 병원을 쉽게 찾을 수 있다.
총 700병상 이상의 대형 병원으로 시스템적인 케어동선을 확보 및 채광과 환기, 어메니티 공간까지 훌륭히 갖추고 있어서 용도변경한 병원이라고 생각이 들지 않는다. 전체적으로 현대적인 분위기 가운데 개별적 분위기를 강조하여 지루하지 않고 개성을 잘 살린 공간으로 연출하였다. 골드컬러를 포인트로 사용하였고 전체적으로 밝은 컬러를 사용하여 세련되고 현대적인 느낌이 들도록 하였다. 이러한 컬러 콘셉트는 장례식장까지 동일하게 적용하여 별동으로 구성되었지만 하나의 건물처럼 느껴지도록 하였다. 모던한 공간속에서 때로는 레트로한 감성이 드는 가구와 마감재를 일부 사용하여 어르신들이 거부감을 느끼지 않도록 공간을 연출하였다. 병실은 일반 가정집 분위기가 느껴지는 벽지를 사용하여 심리적으로 안정감이 들도록 하였다. 프리미엄 병동은 노블한 분위기로 헤링본 바닥패턴과 붉은 벽돌 등의 마감재를 통해 프리미엄의 가치를 높였다. 옥외 공간은 화단과 파라솔을 배치하여 휴식과 산책이 가능하도록 하였다. 기존 피로연장을 활용한듯한 식당은 도심의 스카이라인이 보이는 곳에 위치하며 넓은 창을 통해 전주 시내가 한 눈에 들어온다.

Chapter 12

명품요양병원

경북 영주시 반지미로 265

요양병원 건축 정보

- 총 병상 수 : 419병상
- 건축 면적 : 1,812.24㎡
- 연면적 : 9,033.45㎡
- 건축 구조 : 철근콘크리트구조
- 층 수 : 지하 1층~지상 4층

요양병원 공간 분석

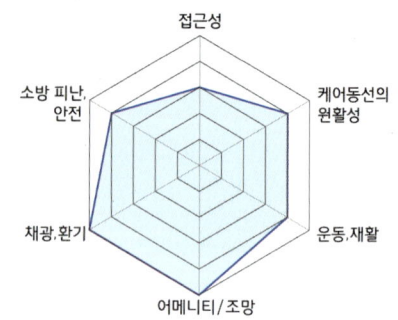

배치도

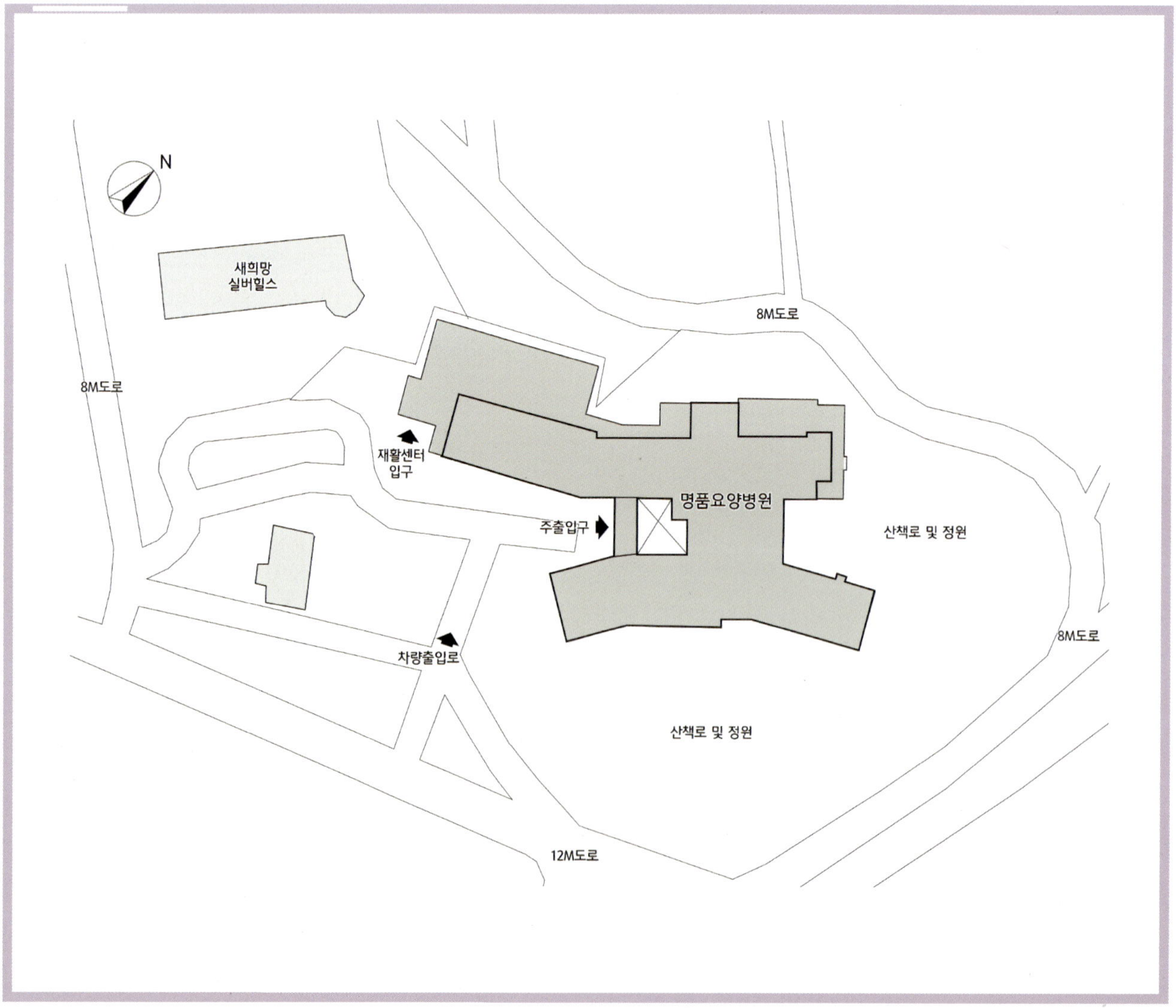

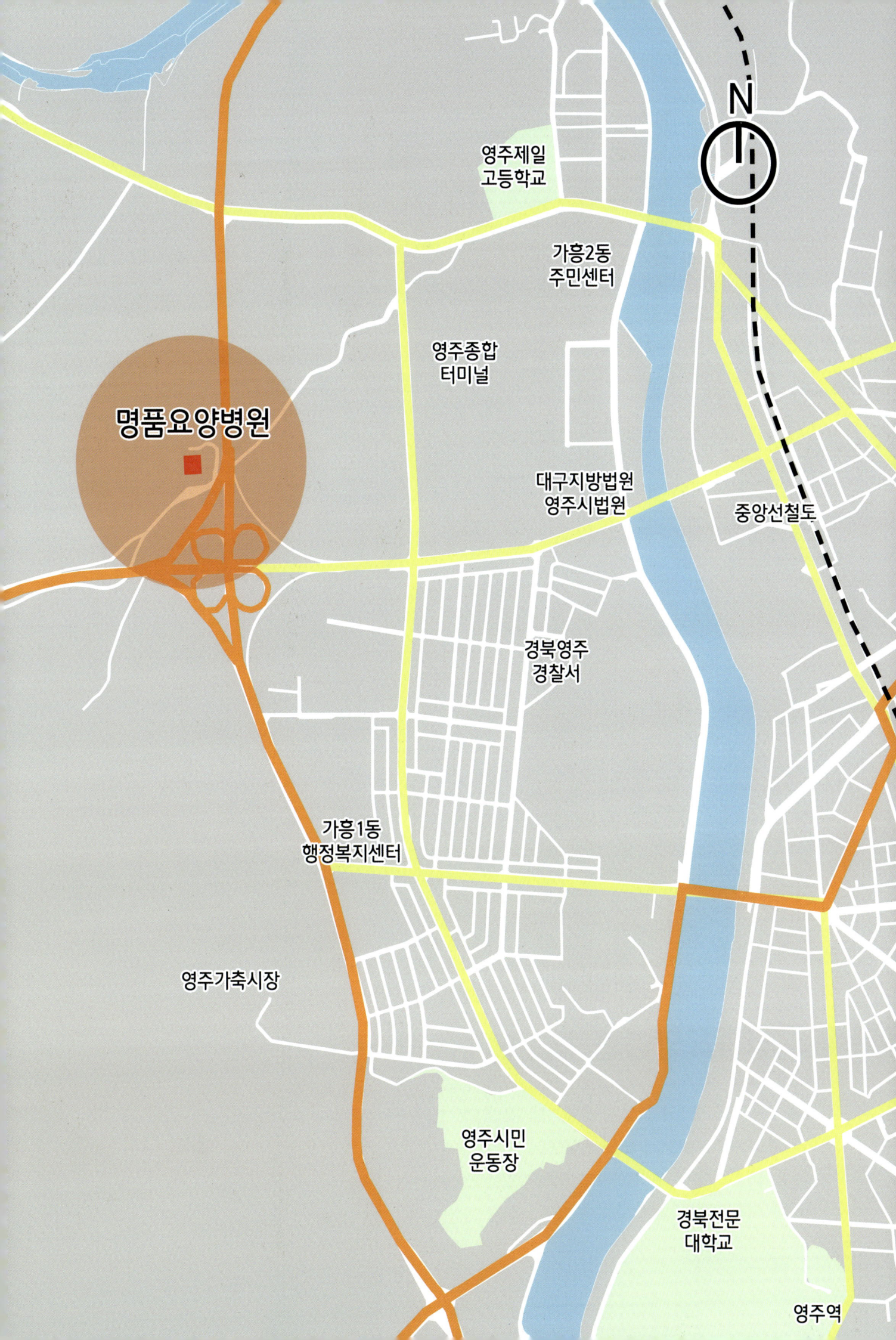

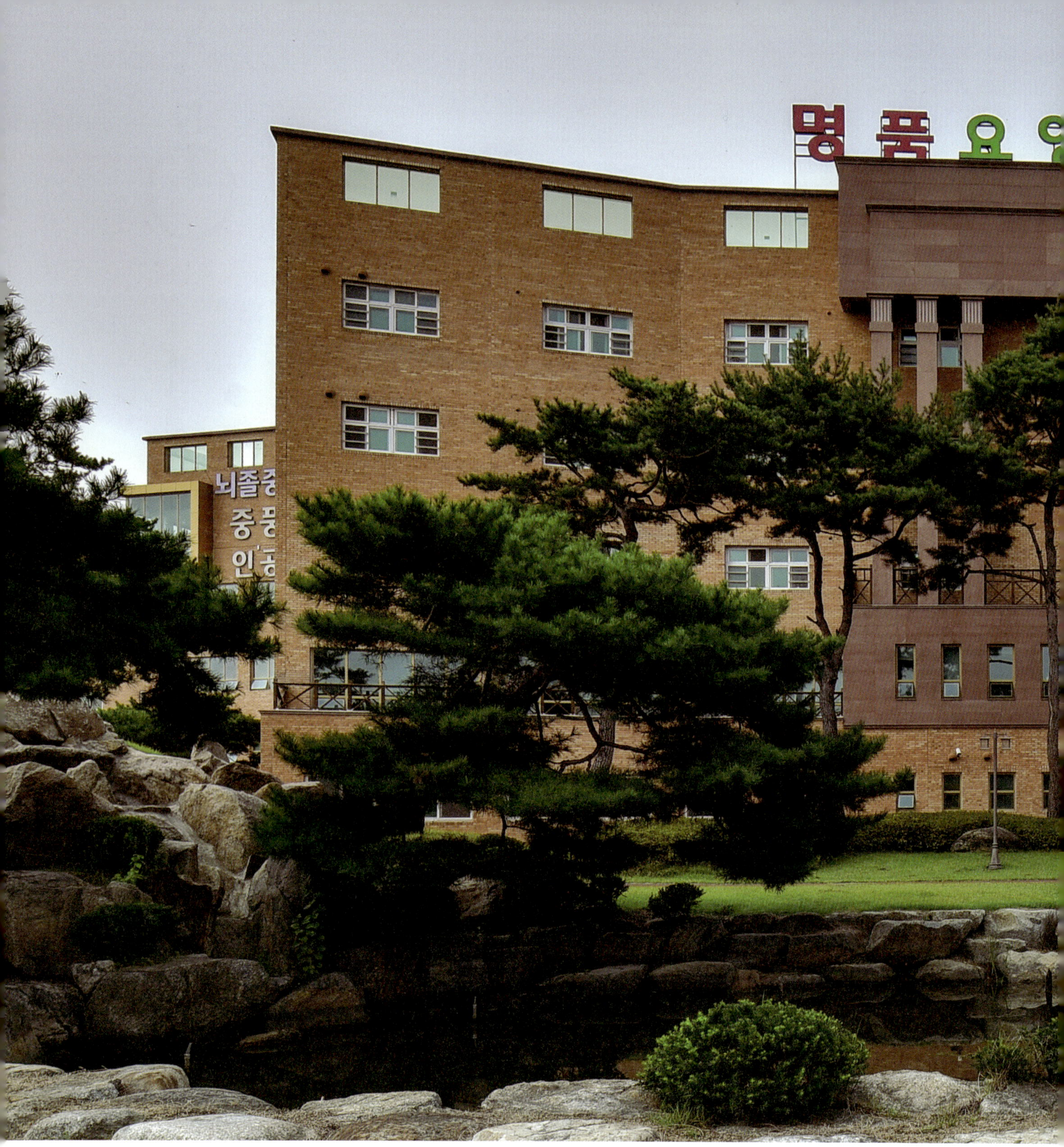

명품요양병원

넓은 부지 위에 병원과 요양원, 장례식장, 정신병원이 모여 종합 헬스타운을 형성한다. 병원을 비롯한 전체 건물을 잔디로 아우르며 연못과 조화를 이루어 큰 대학 캠퍼스를 연상시킨다.

1-2. 신관 병동

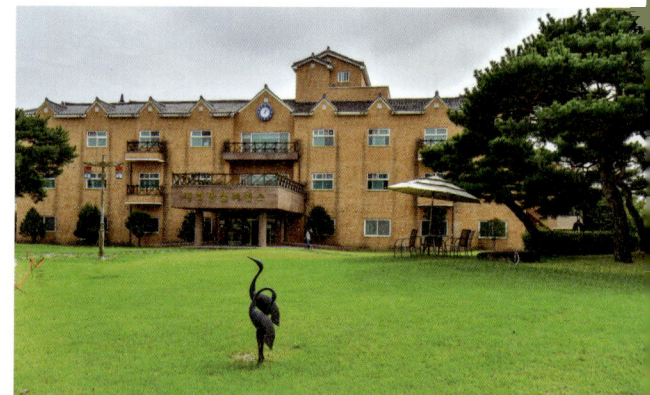

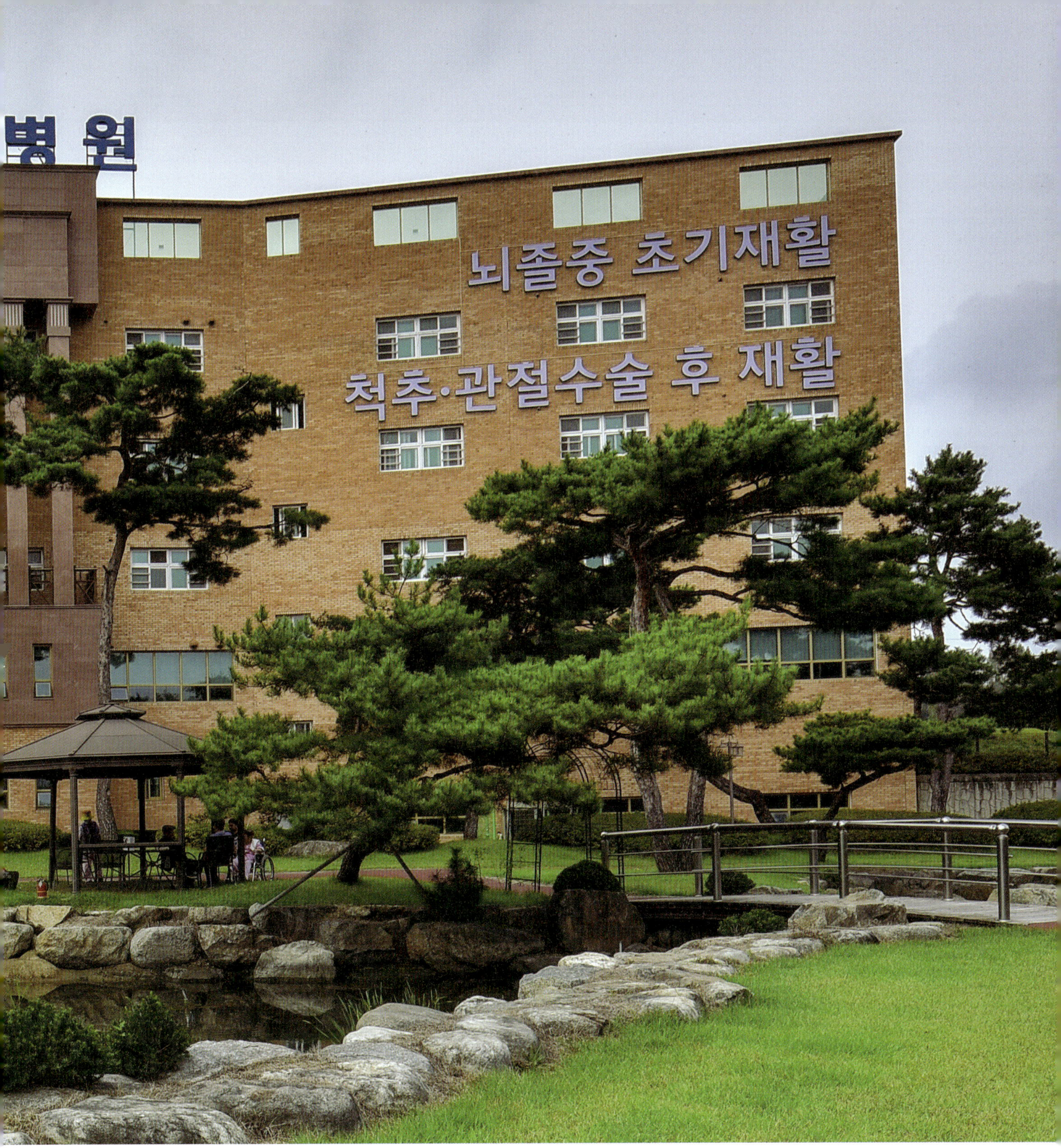

1-1. 병원 전경

1-3. 병원 원경 1

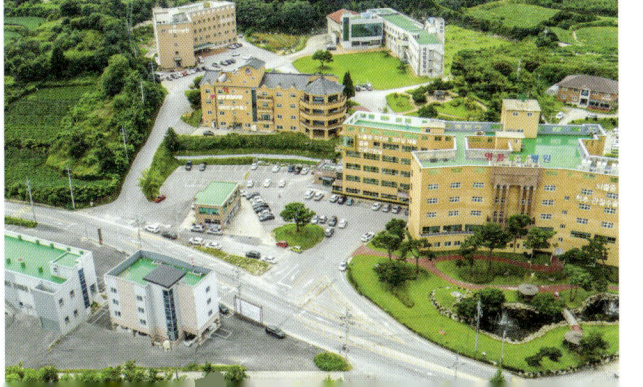

1-4. 병원 원경 2

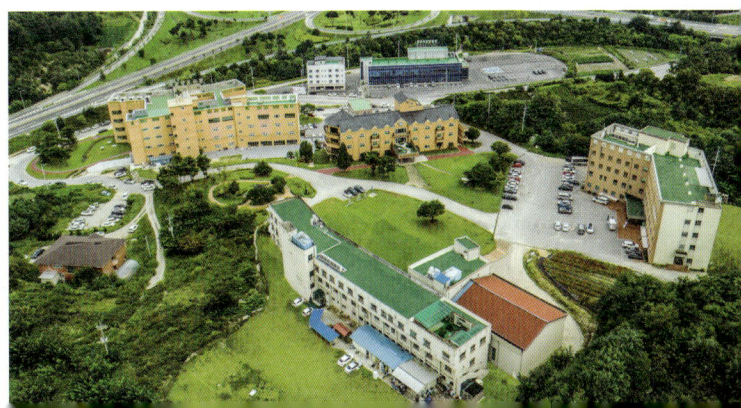

요양병원 공간읽기

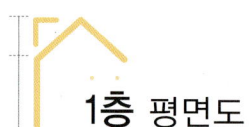
1층 평면도

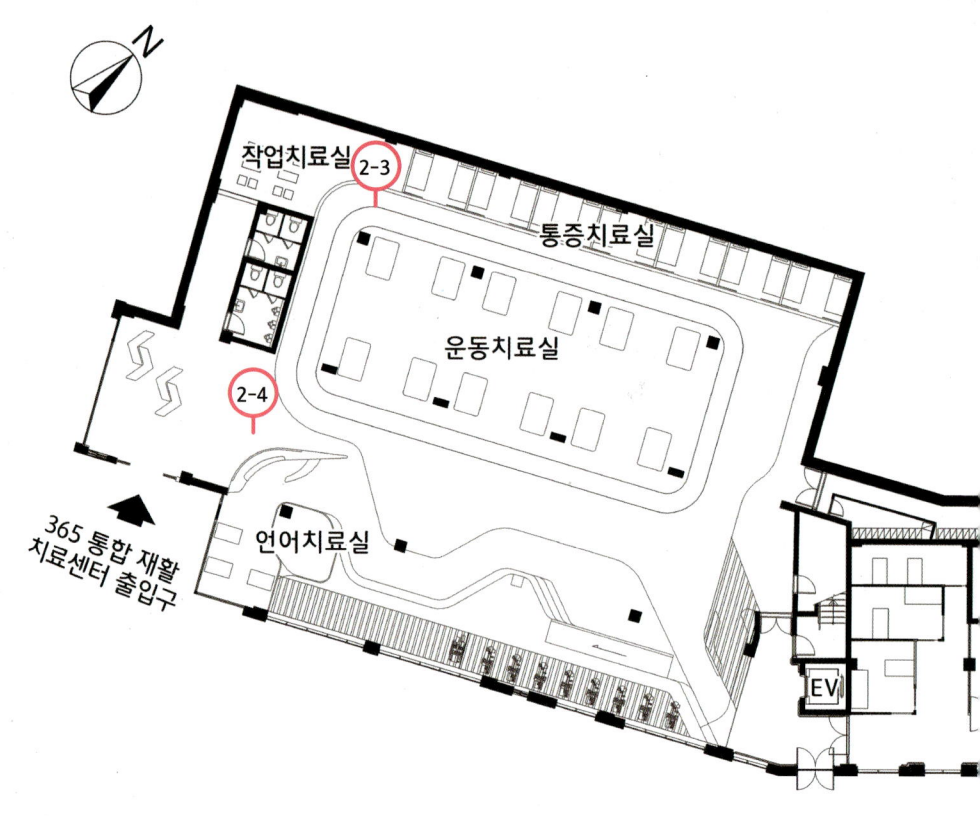

2-1. 카페테리아

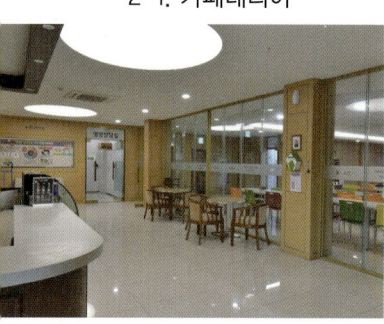

2-2. 진료실 복도

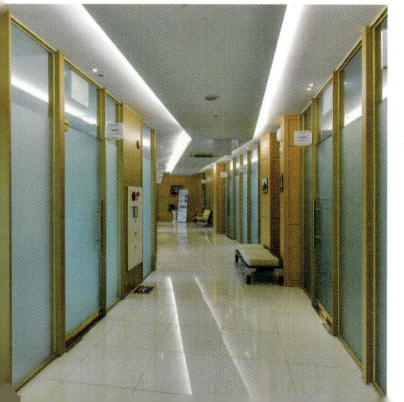

2-3. 365 통합 재활치료센터 1

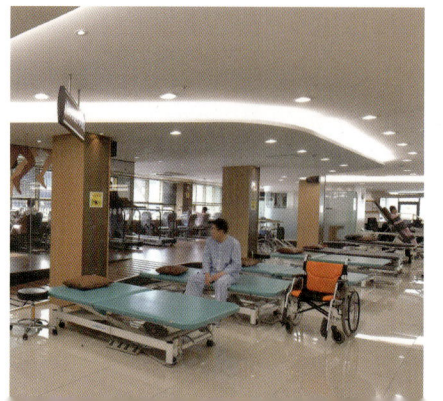

2-4. 365 통합 재활치료센터 2

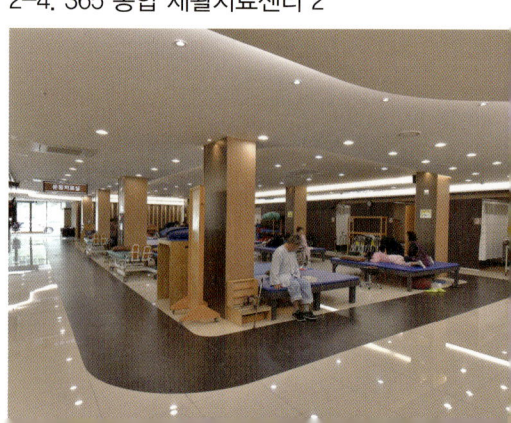

명품요양병원

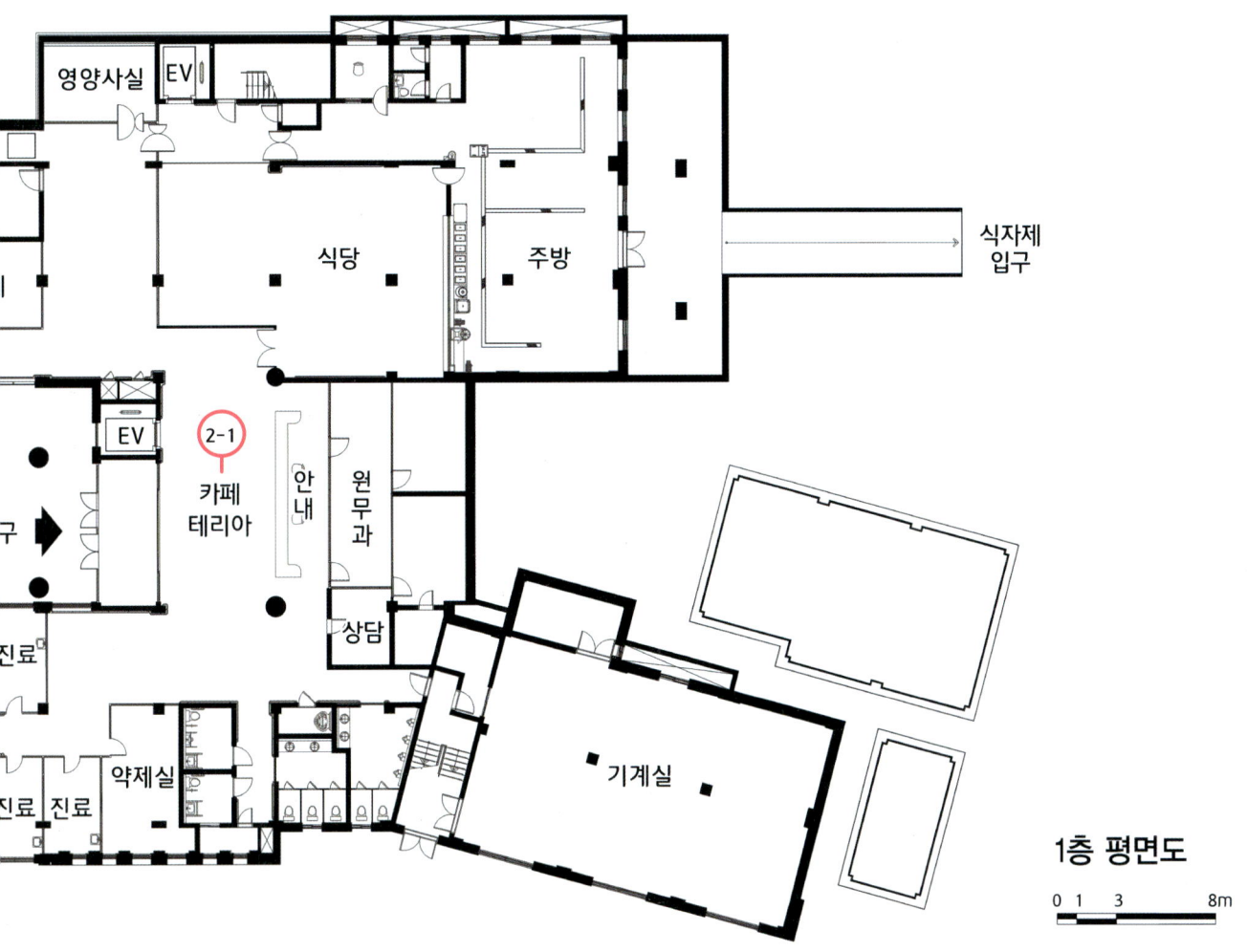

1층 평면도

H형의 건물로 두 개의 동이 연결되어 하나의 병원을 이룬다. 매개 공간으로 중앙 홀을 두어 코어를 겸한 로비 공간은 각 공간으로 쉽게 연계한다. 외래환자가 있는 재활공간은 별도의 출입구를 두어 외부인도 편히 사용할 수 있다. 경사지를 활용하여 중앙을 중심으로 양쪽 윙을 따라서 자연스러운 동선이 형성된다.

열주와 단일 재료를 사용하여 웅장한 느낌이 든다. 통일성 있는 외관과 무게감 있는 모습이 건물에 후광 효과를 준다.

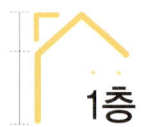
1층

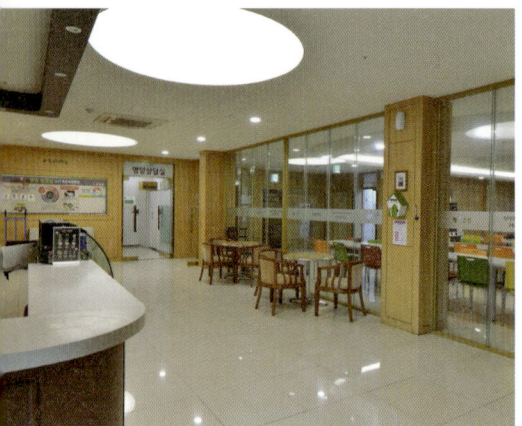

2-1

1층의 로비 공간은 식당과 매점 등의 어메니티 공간과 연계된다. 재활센터는 아이보리와 우드톤으로 따뜻하고 조화로운 분위기를 연출한다. 천장의 유선형 설치물로 동선과 공간에 구획을 암시한다.

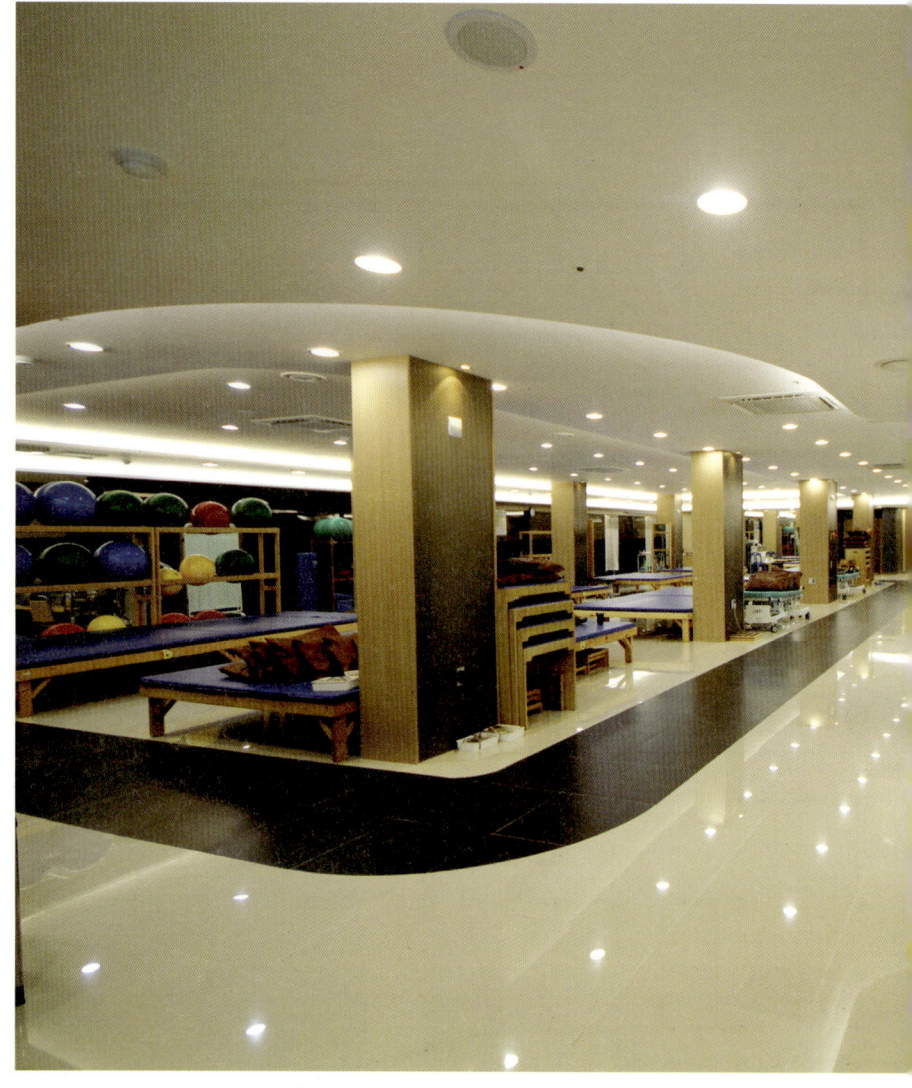

2-7

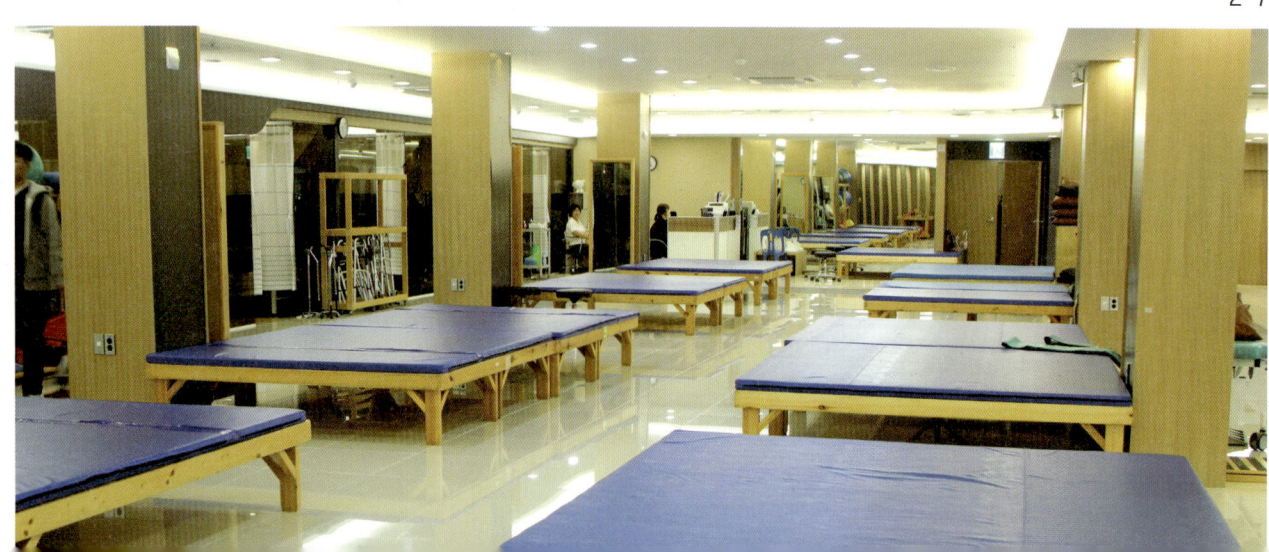

명품요양병원

2-1. 카페테리아
2-5. 365 통합 재활치료센터 3
2-6. 365 통합 재활치료센터 4
2-7. 365 통합 재활치료센터 5
2-8. 365 통합 재활치료센터 6
2-9. 365 통합 재활치료센터 7

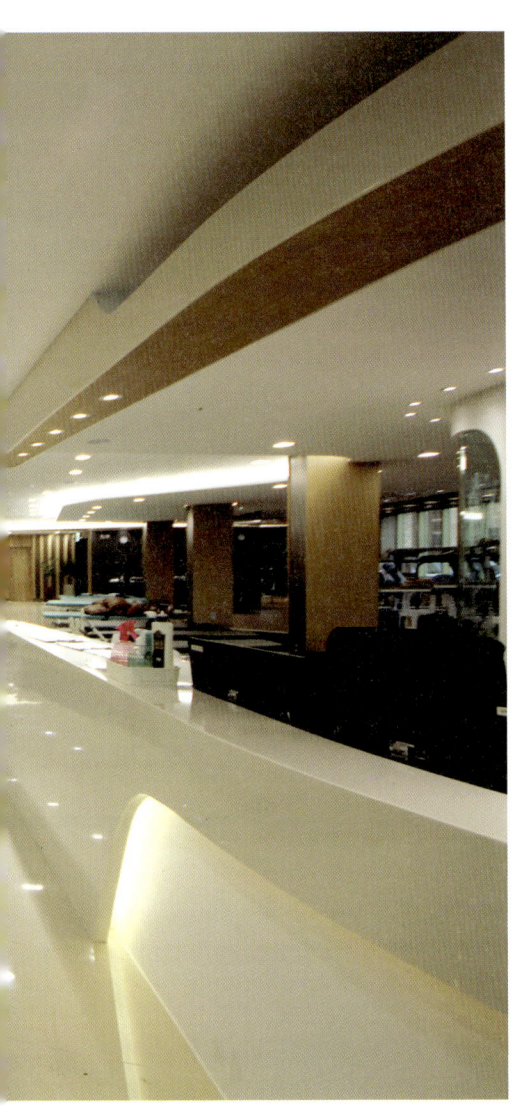

2-5

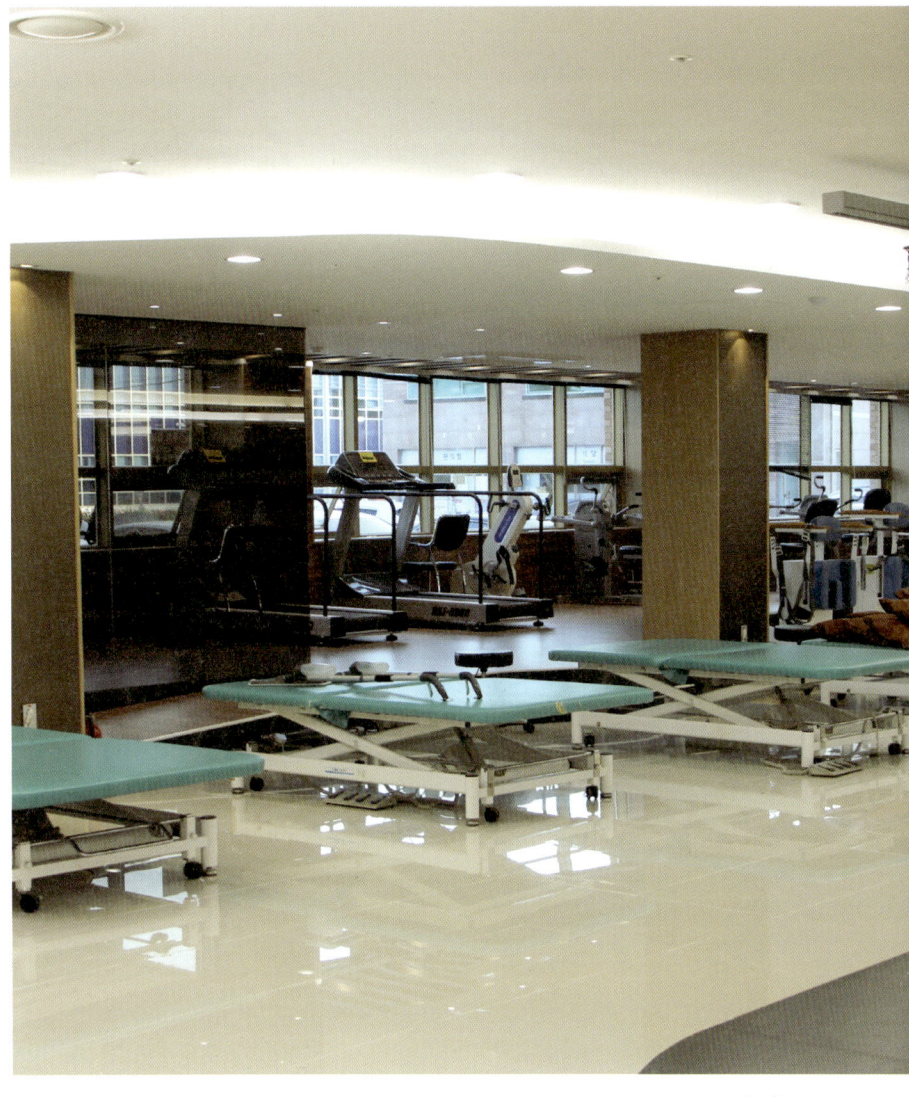

2-6

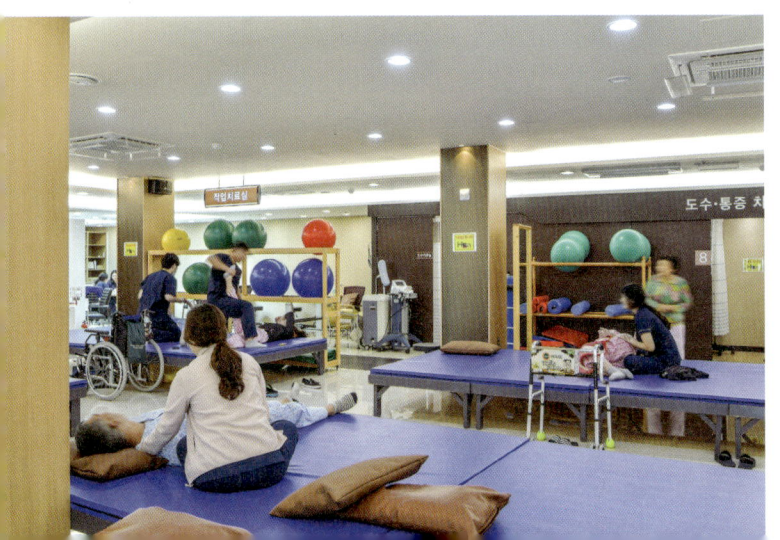

2-8　　2-9

요양병원 공간읽기

2층 평면도

인지적 구분을 위해 바닥재를 달리하여 공간을 구획하고, 천장의 유선형 설치물은 동선과 공간 구획을 암시한다.

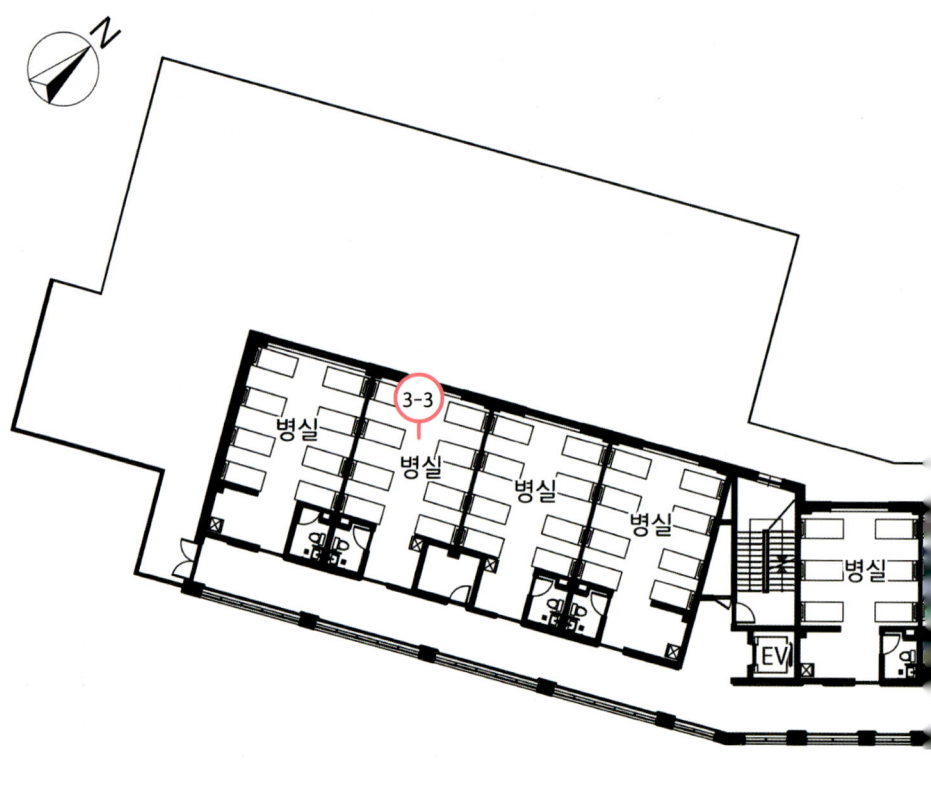

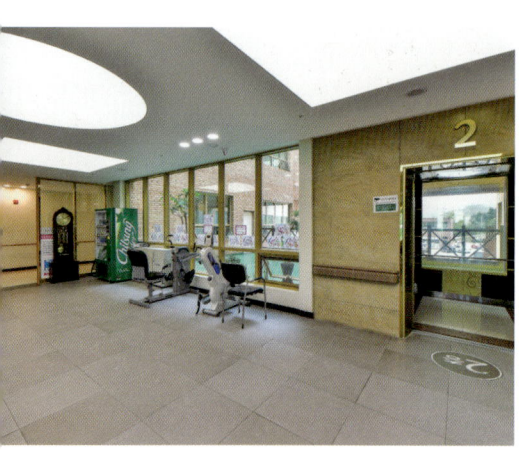

3-1. 홀

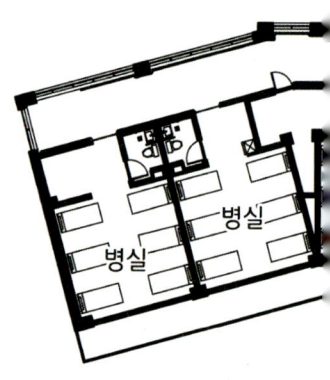

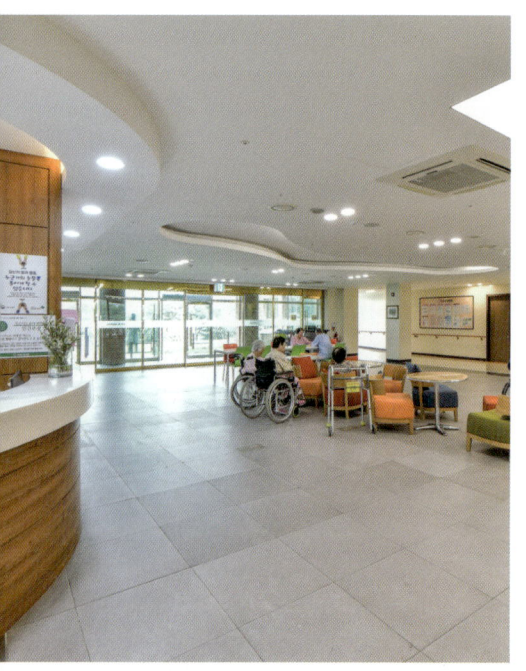

3-2. 휴게공간

명품요양병원

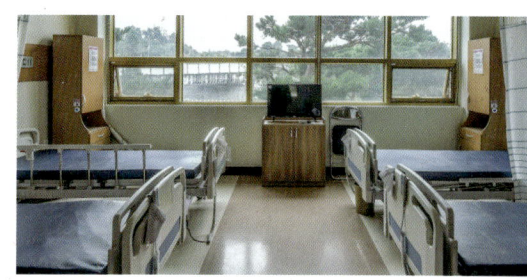

3-3. 병실

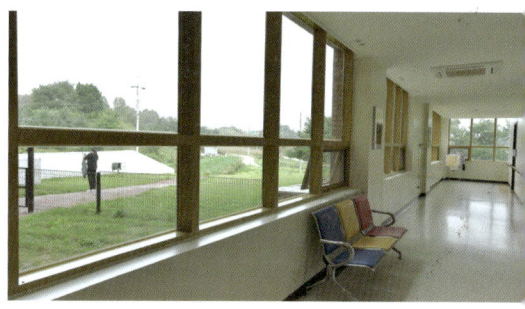

3-6. 복도

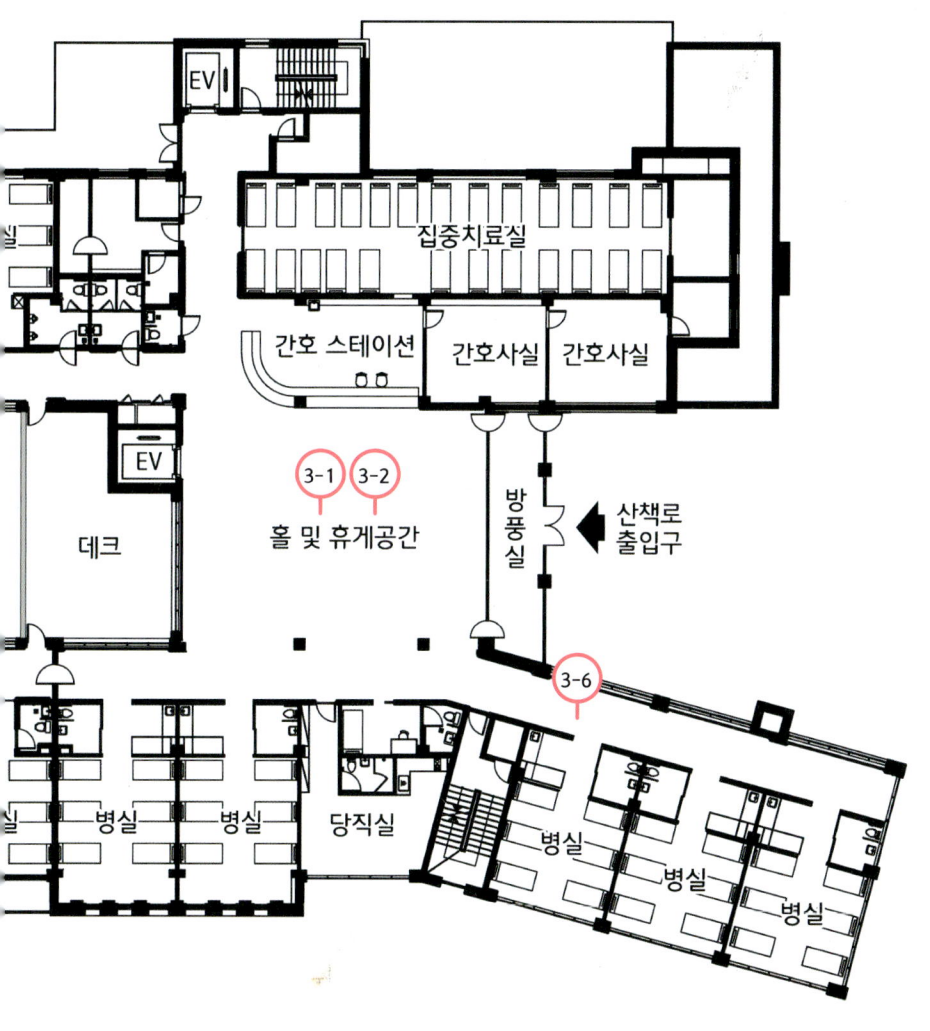

2층 평면도

1층과 2층은 피난층으로 외부와 연결되어 피난로 확보가 유리하다. 병실 앞 복도는 전부 외부공간과 접하여 병실에서뿐만 아니라 복도에서도 개방감을 확보하고, 내부의 산책 동선을 유도한다.

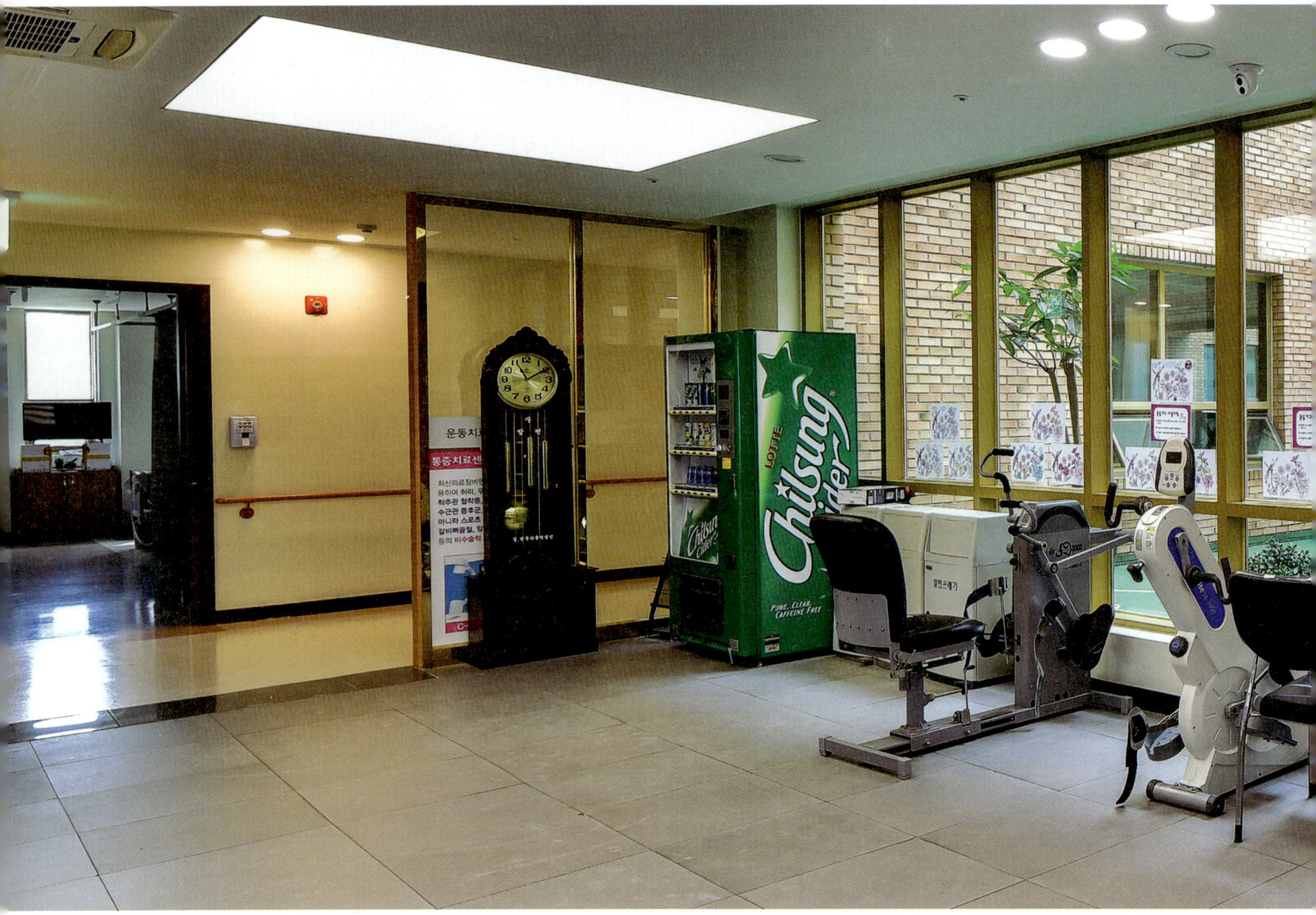

요양병원 공간읽기

3-1

3-2

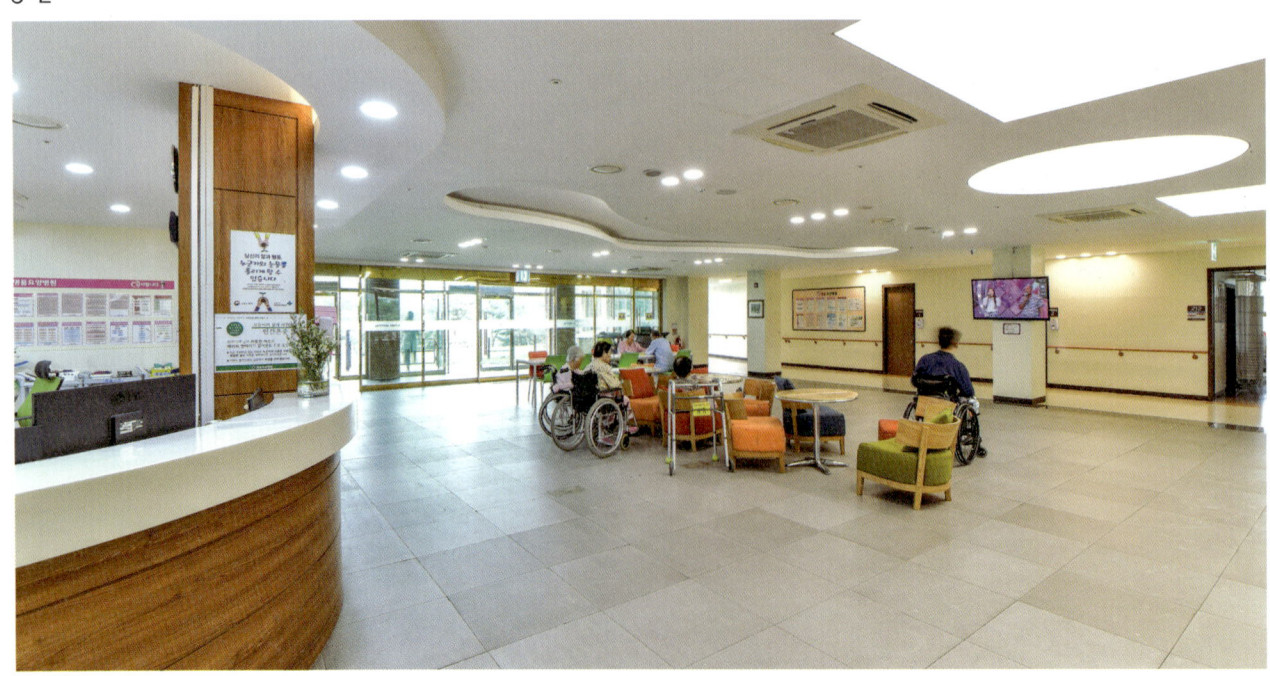

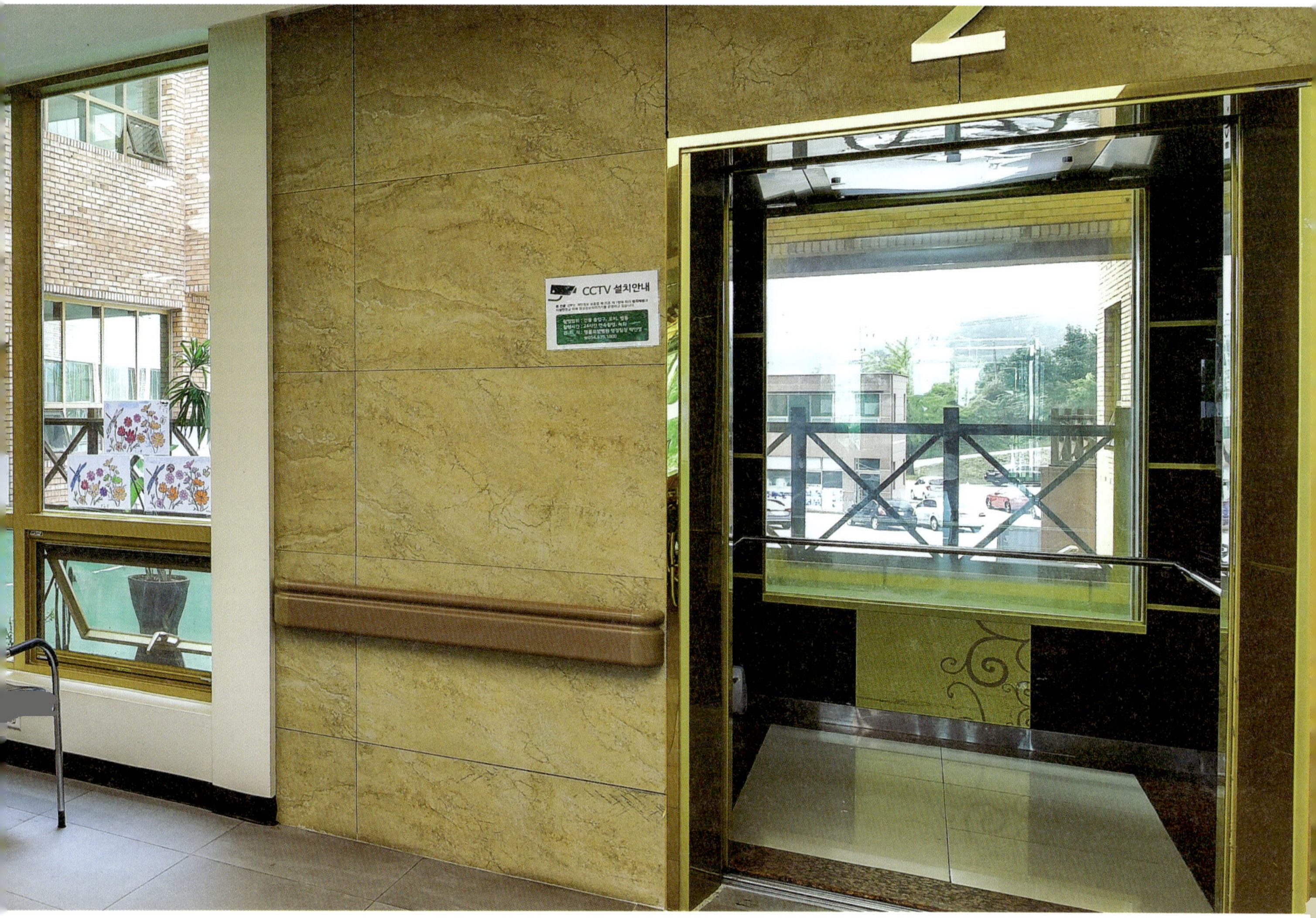

명품요양병원

3-1. 홀
3-2. 휴게공간

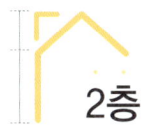
2층

2층 로비 공간은 경사지에 면하여 바로 외부로 진출입이 가능하다. 2층에서 자연스럽게 건물 뒤 산책로를 이용할 수 있다. 또한 재해시 피난로로 활용할 수 있도록 비상상황에 철저히 대비한다.
전 병실이 편복도로 되어있어 외기와 접하는 부분이 많고 자연 채광이 충분하다. 맑은 공기와 밝은 빛은 병동에 경쾌함을 불어 넣는다. 충분한 여유 공간이 확보되어 이용자들이 병실 외에도 지루하지 않게 다양한 공간에서 시간을 보내고 생활한다.

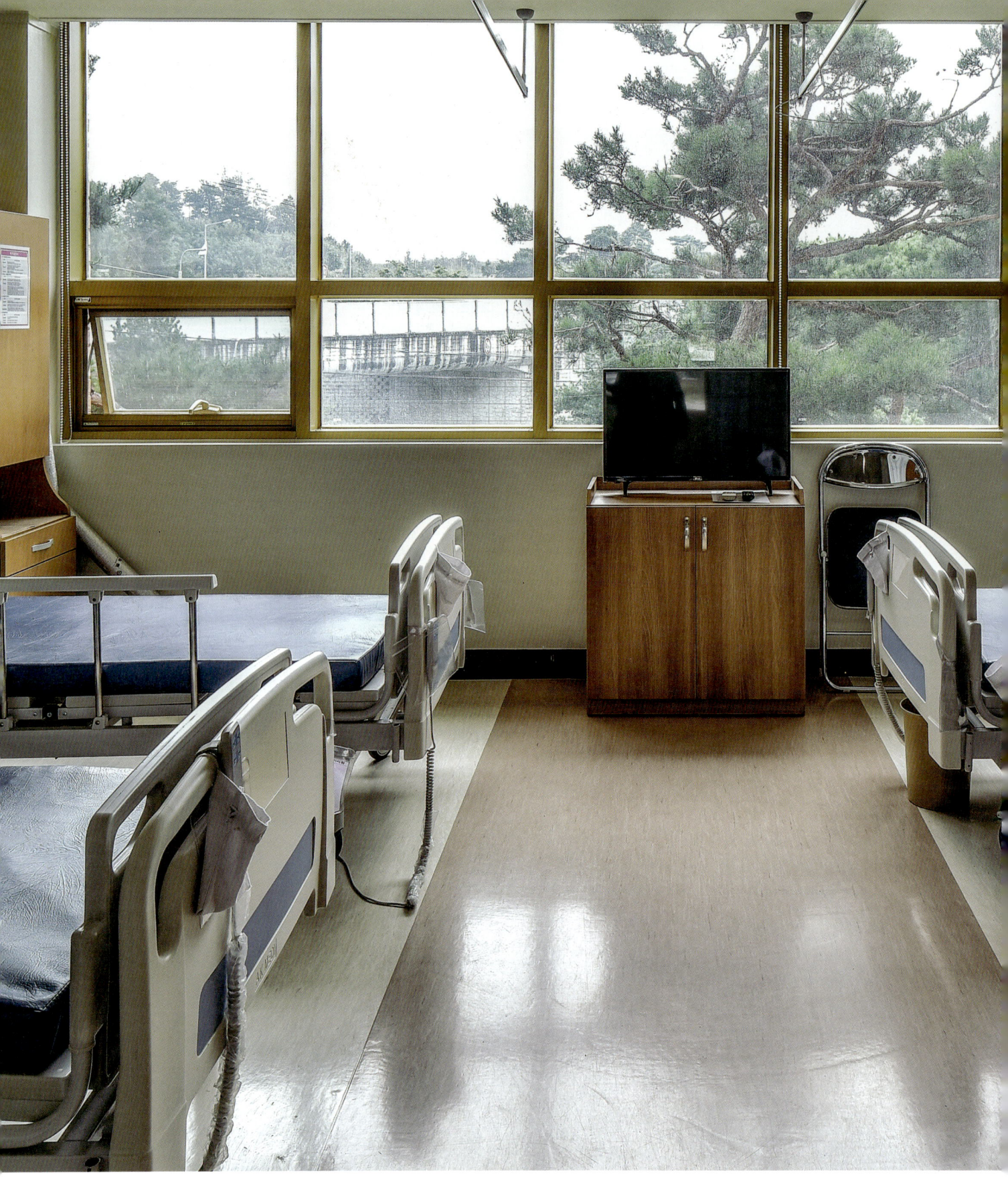

병실의 넓은 창은 채광을 확보하고 개방감을 준다.
간병인을 위한 공간을 전실처럼 마련하여 간병인의 편의를 배려하고, 단계적으로 공간을 구분한다.
수납형 접이식 침대를 활용하여 공간 활용도가 높다.

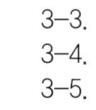 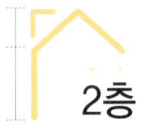 2층

3-3. 병실
3-4. 화장실
3-5. 간병인 침대

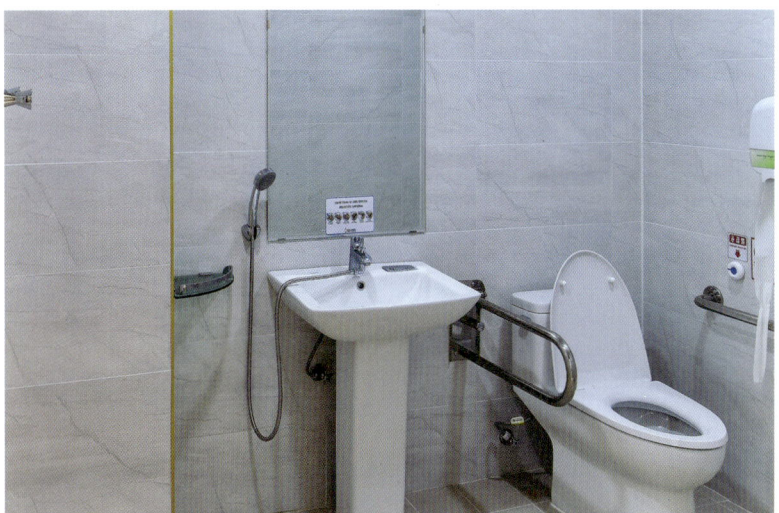

3-4

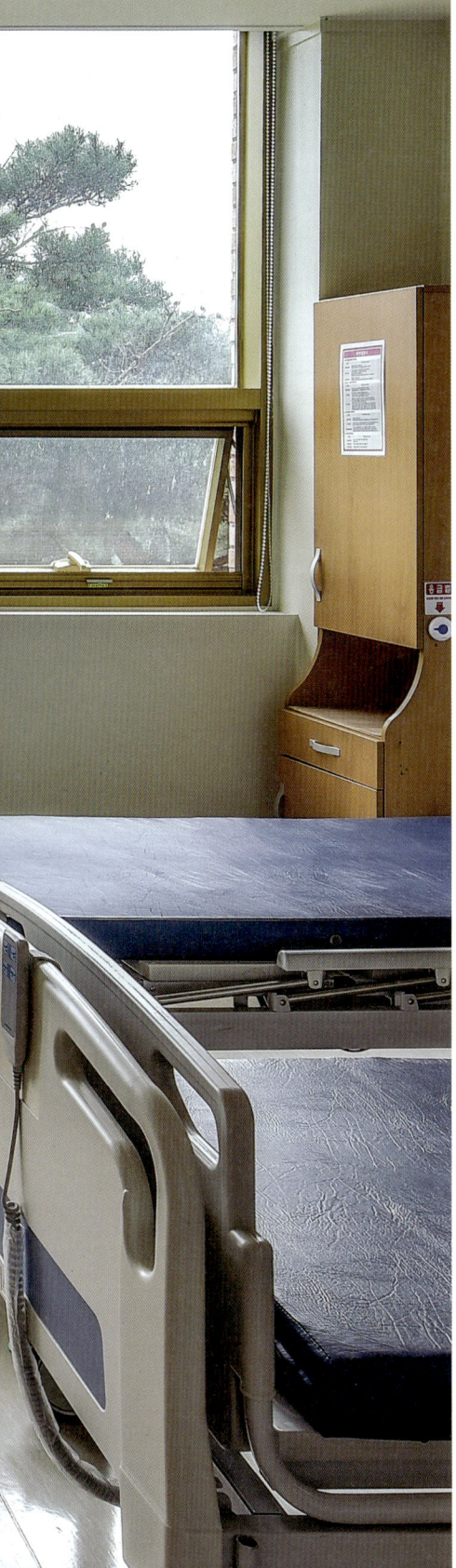

3-3

3-5

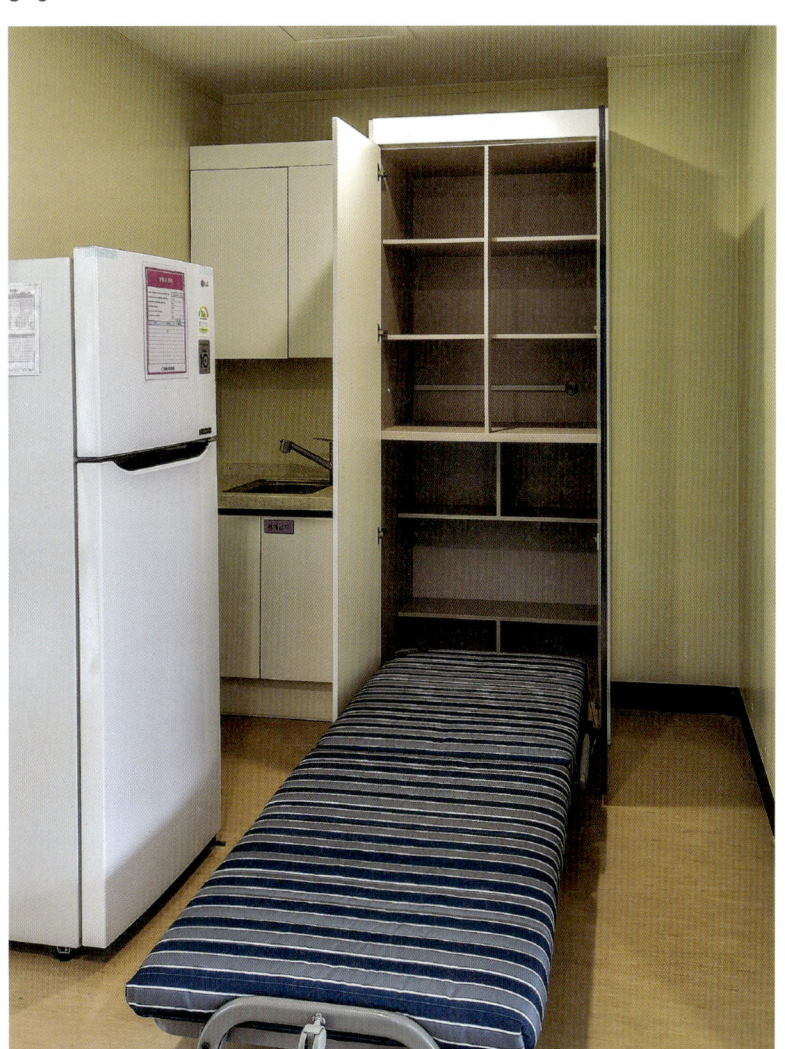

요양병원 공간읽기

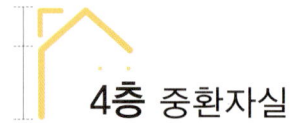
4층 중환자실

4-1. 안심병실

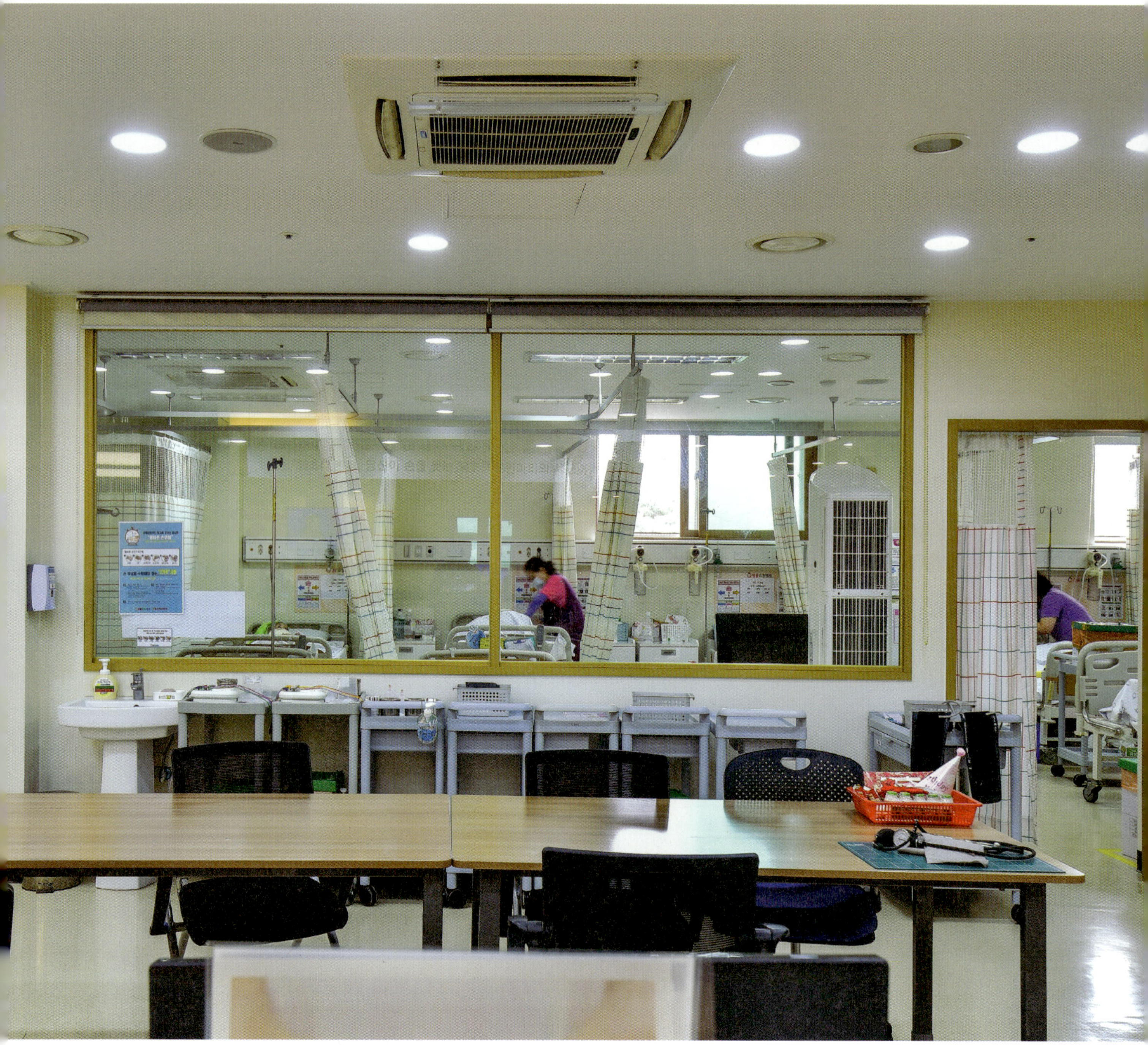

중간에 설치된 통창을 이용하여 간호사실에서 어렵지 않게 집중치료실을 관찰할 수 있어 응급 대응과 환자케어에 용이하다.

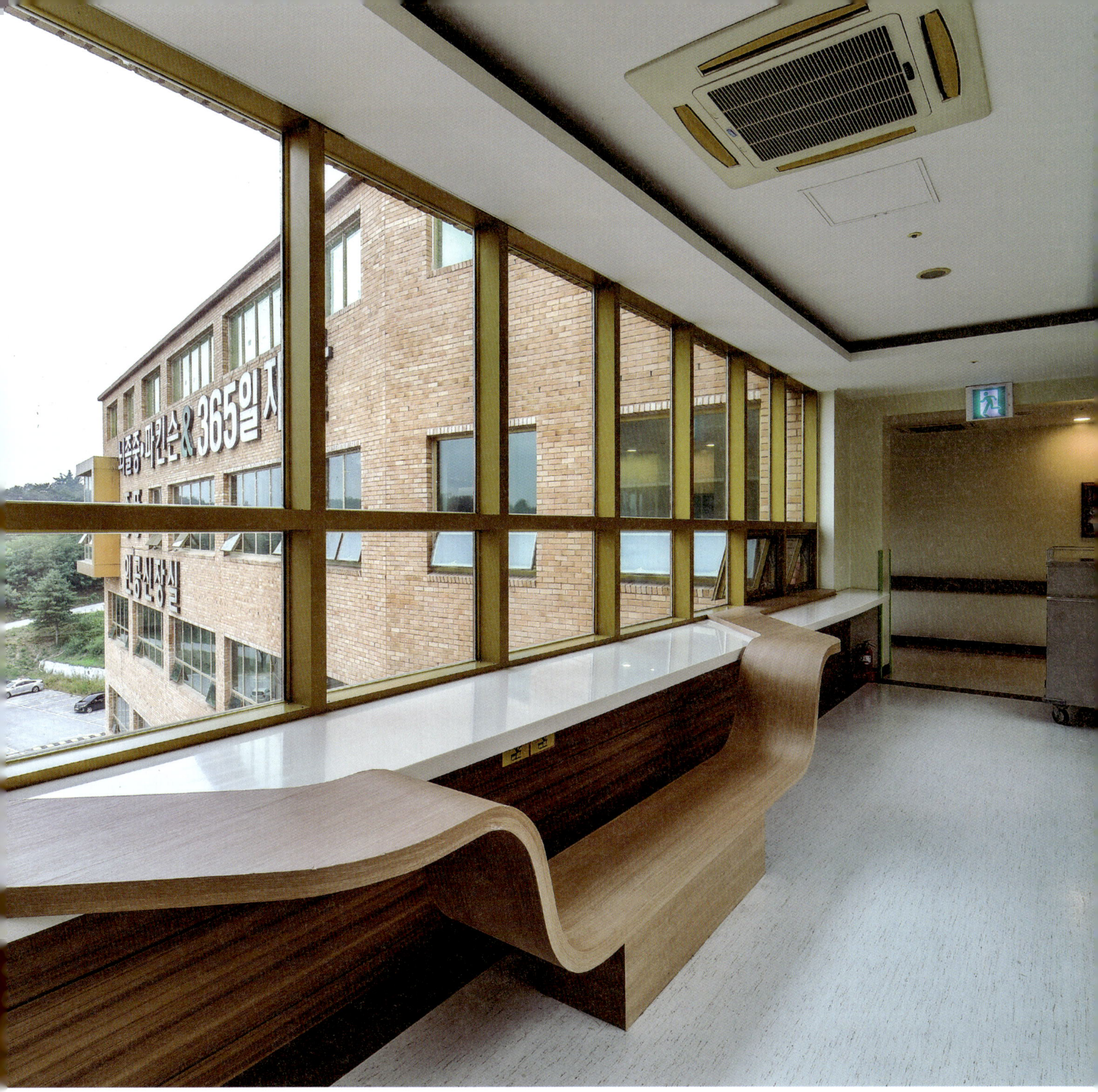

5-1. 전망라운지

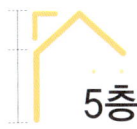
5층

전망라운지(연결통로)는 지나다니는 공간으로 한정된 복도에 가구를 설치하여 중간에 앉아서 쉬거나 머물 수 있는 다용도 공간으로 전환을 꾀한다. 복도의 기능을 저해하지 않도록 친근한 재질인 나무로 된 유려한 곡선의 일체형 가구를 사용하여 거부감을 줄인다.

요양병원 공간읽기

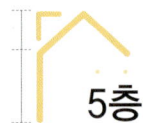
5층

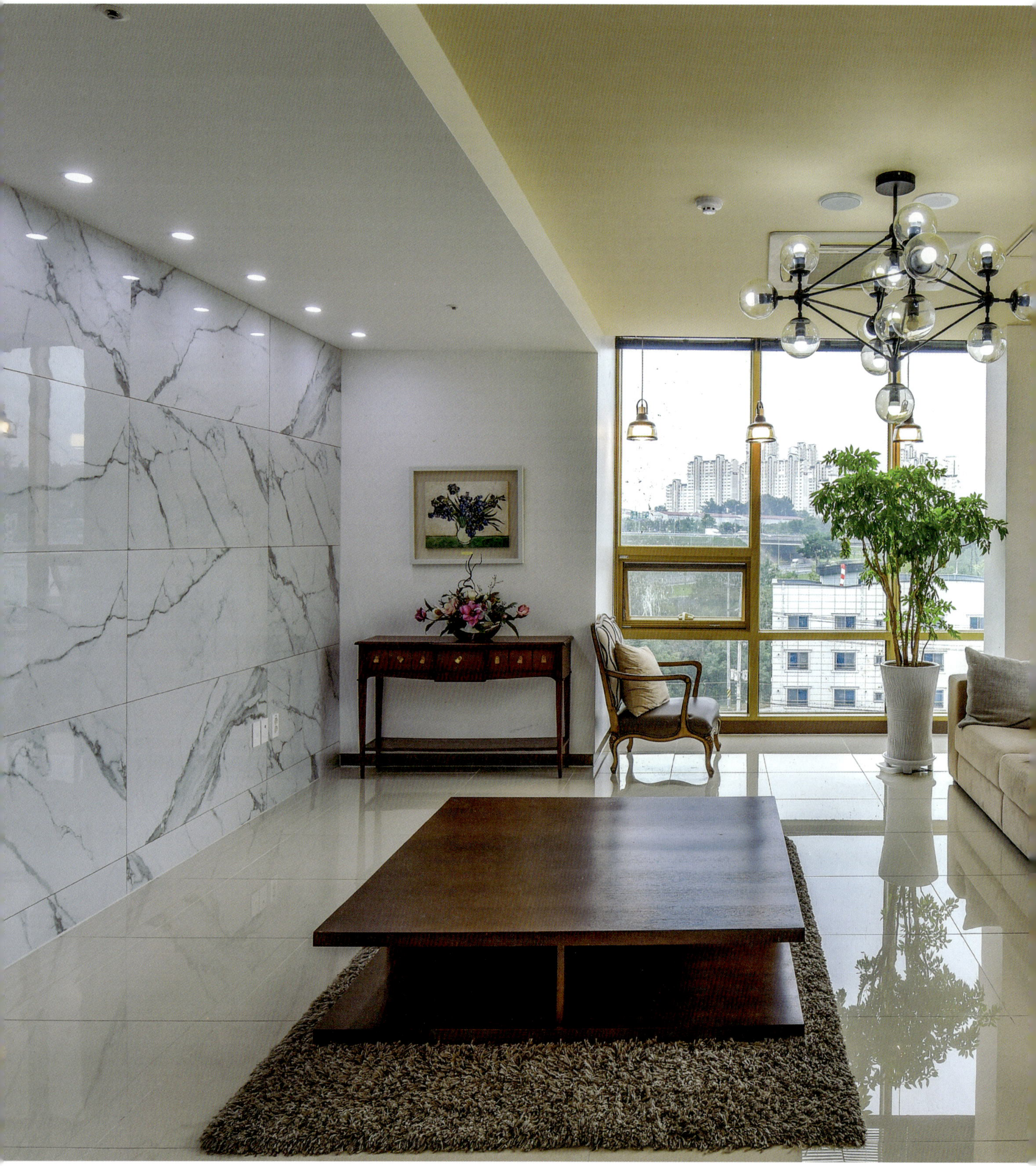

명품요양병원

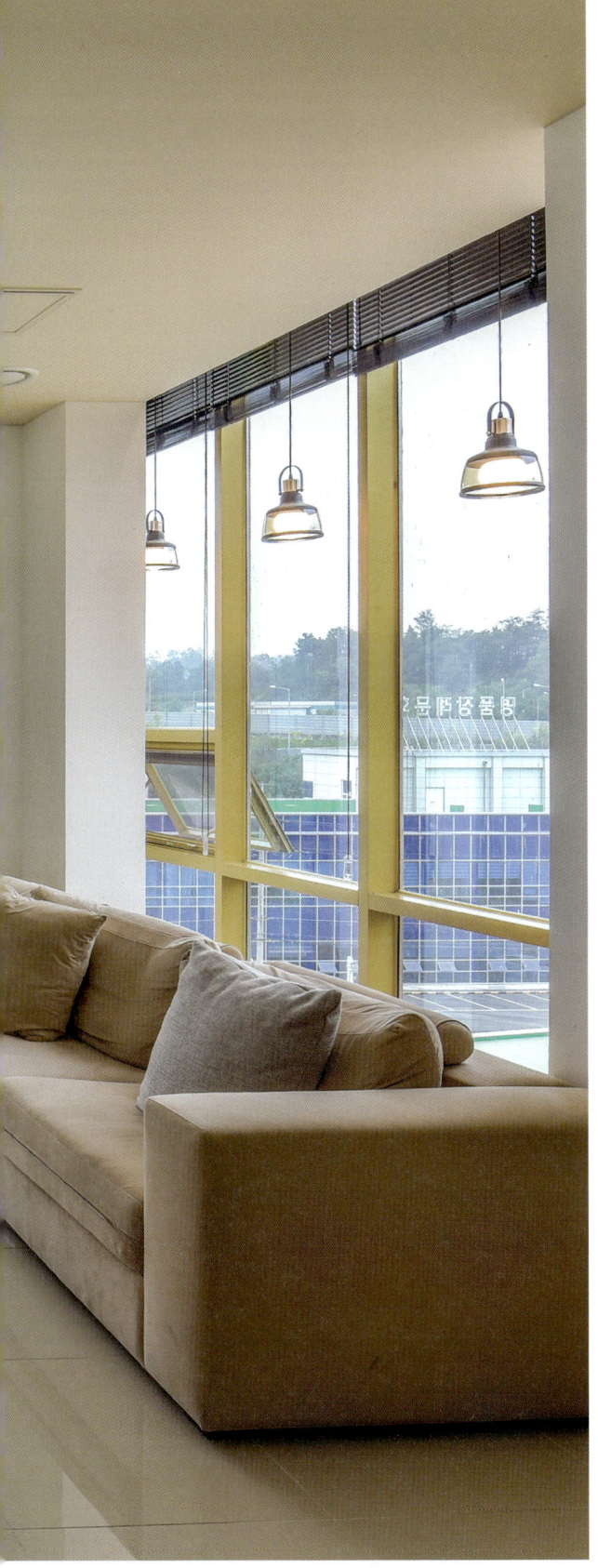

5-2. VIP 휴게실

전용 로비를 갖춘 VIP 병동은 고급스러운 인테리어 소재를 사용하여 호텔 같은 느낌이 난다. 병실 내부는 간접조명으로 하여 눈부심을 방지한다.

KEY PLAN

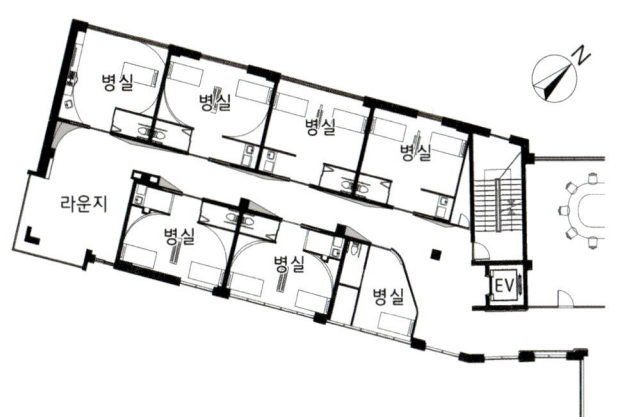

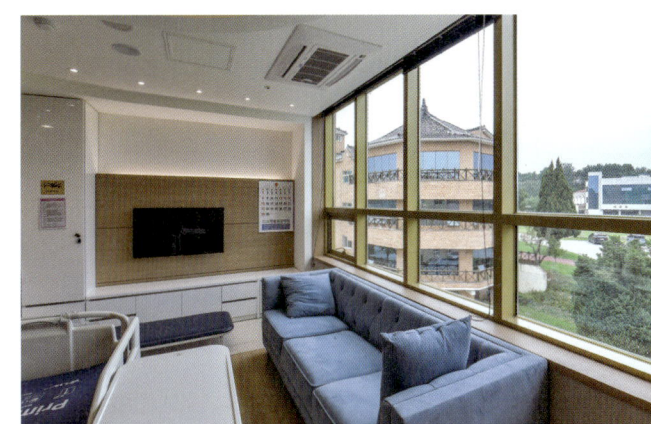

5-3. VIP 병실

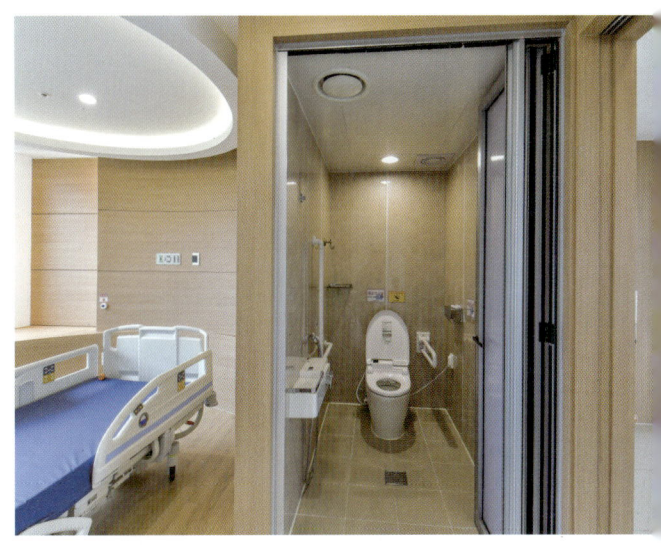

5-4. VIP 화장실

요양병원 공간읽기

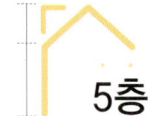
5층

5-5. VIP 복도 1
5-6. VIP 복도 2

5-5

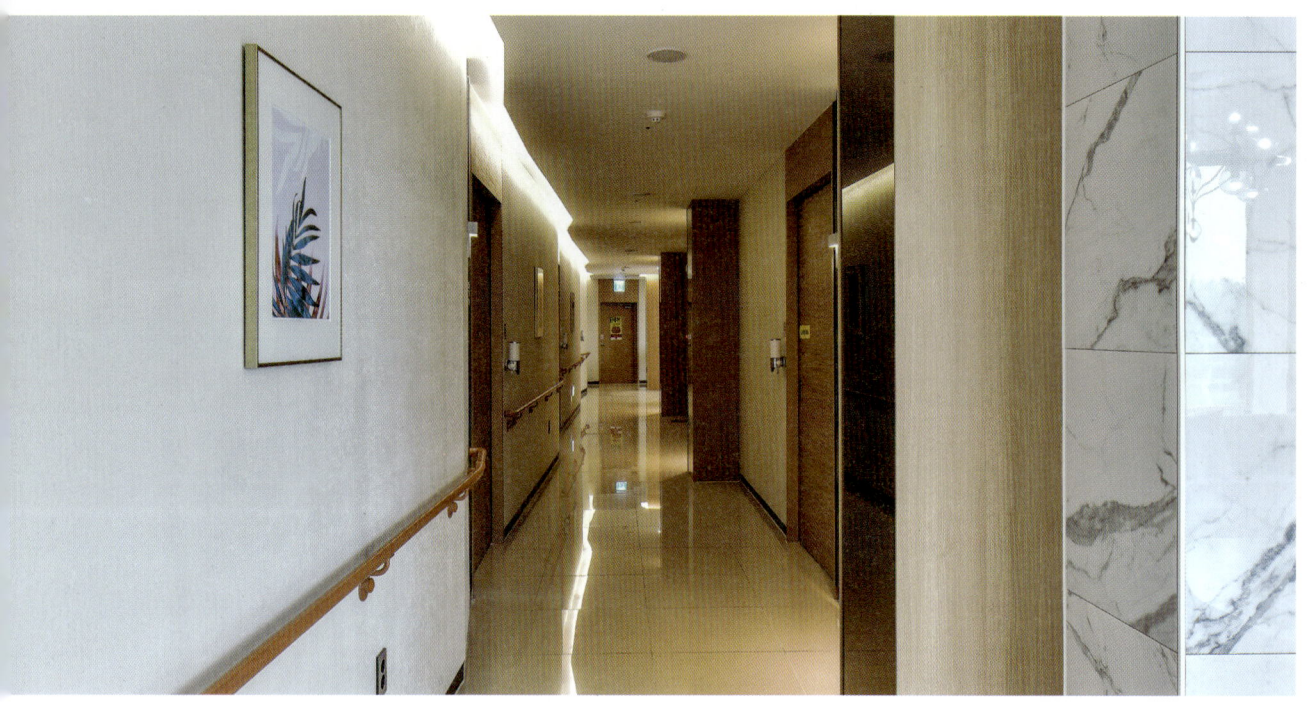

곧게 뻗은 직선이 아닌 지그재그식의 복도는 입구의 시인성을 높이고 벽면의 연결 통로를 통해 병동간의 이동을 편리하게 한다. 지그재그식 복도에는 간접조명을 활용하여 눈부시지 않게 동선을 유도한다.

5-6

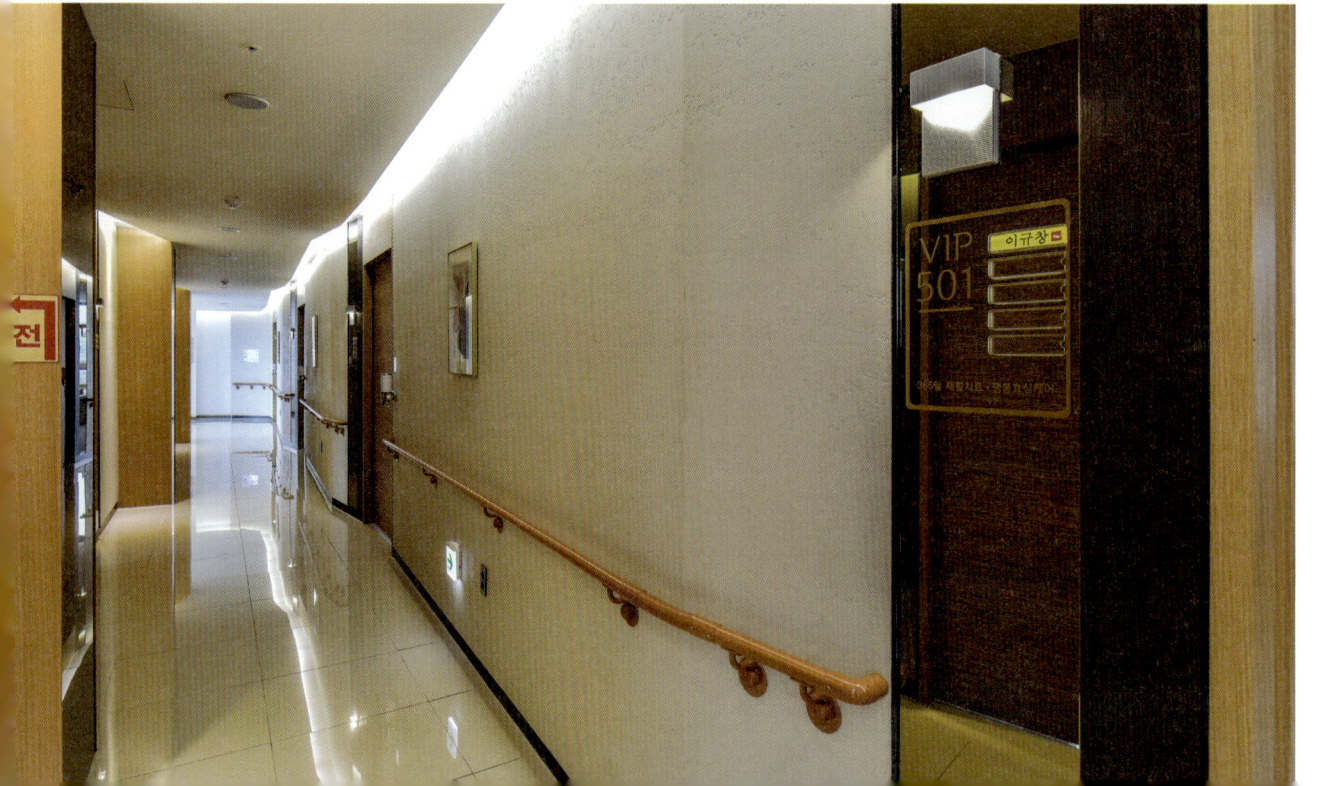

명품요양병원

ⓘ 병원 소개

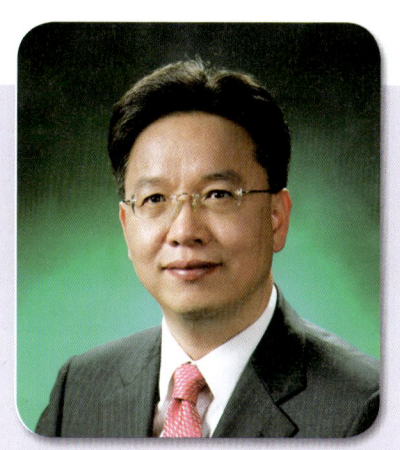

김필묵 이사장

안녕하십니까, 명품요양병원 이사장 김필묵입니다.
명품요양병원은 시내에 근접한 생활 근린형 병원으로서 양·한방 협진 프로그램을 포함한 수준 높은 진료 서비스를 누구나 쉽고 편리하게 이용할 수 있는 최신식 시설의 명품병원입니다.

앞으로 명품요양병원은 심화되는 고령화에 필요한 서비스를 중심으로 세계 수준의 노인전문병원이 되도록 노력하겠습니다.

또한 재활전문병원으로서도 장애를 가진 분들의 재활을 위해 대한민국 재활 치료의 메카로 자리매김할 수 있도록 끊임없이 투자하여 양질의 발전을 도모하겠습니다.

저희 병원 임직원들은 고객과의 약속을 "고객은 신이다"라고 표현하고 있습니다. 이는 병원을 찾아오시는 모든 고객을 신으로 받들어 모시어, 획일적인 서비스가 아닌 한 분 한 분을 위한 서비스에 최선을 다해 집중한다는 의미이기도 합니다. 이 약속을 얼마나 지킬 수 있을 것인가가 우리 성공의 잣대가 될 것이며, 병원의 발전도 그에 따라 자연히 따라올 것이라 확신합니다.

명품요양병원을 사랑해 주신 많은 분들께 항상 감사드리며, 그 사랑이 더 큰 사랑이 되어 돌아갈 수 있도록 저희 병원 임직원들은 최선을 다해 일하겠습니다. 감사합니다.

총 평

종합 헬스타운의 입지로 요양병원, 재활치료센터, 인공신장센터, 정신병원, 요양원, 장례문화원까지 구비하고 있다. 각각의 건물이 넓은 잔디 조경으로 연계되 있어 대학 캠퍼스와 같은 인상을 준다. 영주 터미널에서 멀지 않은 곳에 있어 (차량 10분 거리 내) 접근성도 탁월하다.
넓은 부지에 잘 꾸며진 정원을 갖추고 유럽풍의 웅장한 입면을 가진 전원형 요양병원이다.
모든 병실에서 채광과 통풍이 잘 이루어지도록 대부분의 병실이 외기에 면하는 분관식의 평면이며, 그에 따라 건축면적도 상대적으로 넓은 편이다. 분관을 연결하는 홀과 휴게공간에서의 조망에 대한 배려를 통해 침울하기 쉬운 병원 전체의 분위기를 밝게 하고 있다.
외부 환경을 최대한 들이기 위한 H 형태의 평면구성으로 3갈래의 윙을 만들어 전 병동을 편복도로하여 채광과 소방에 힘쓰고 효율적인 동선 계획을 보인다. 이용자들은 병실에서 나와 어디를 가도 외부조망이 가능하다. 지상 2층의 출입구를 통해서 자유롭게 산책로를 이용할 수 있도록 더욱 쾌적한 요양환경을 제공한다.
병실은 다인실임에도 불구하고 큰 창을 두어 쾌적한 요양환경을 위해 힘쓰고 있다. 전실 공간에는 간병인 공간을 두어 케어환경에 더욱 배려하면서 병실 환자들의 프라이버시도 확보한다. 간접조명을 통해 동선을 유도하는 것들을 확인할 수 있으며, 특실의 경우 벽면을 사선으로 계획하여 입구에 대한 인지성을 돋보이도록 디자인하였다.

Chapter 13

세민에스요양병원

울산 중구 내황4길 11

요양병원 건축 정보

- 총 병상 수 : 333병상
- 건축 면적 : 2,988㎡
- 연면적 : 16,252.62㎡
- 건축 구조 : 철근콘크리트구조
- 층 수 : 지하 5층~지상 7층

요양병원 공간 분석

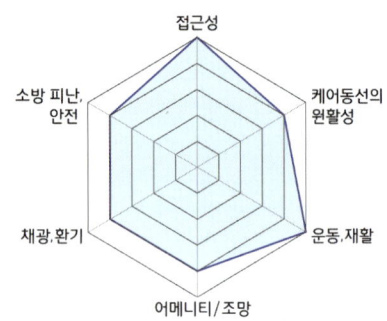

배치도

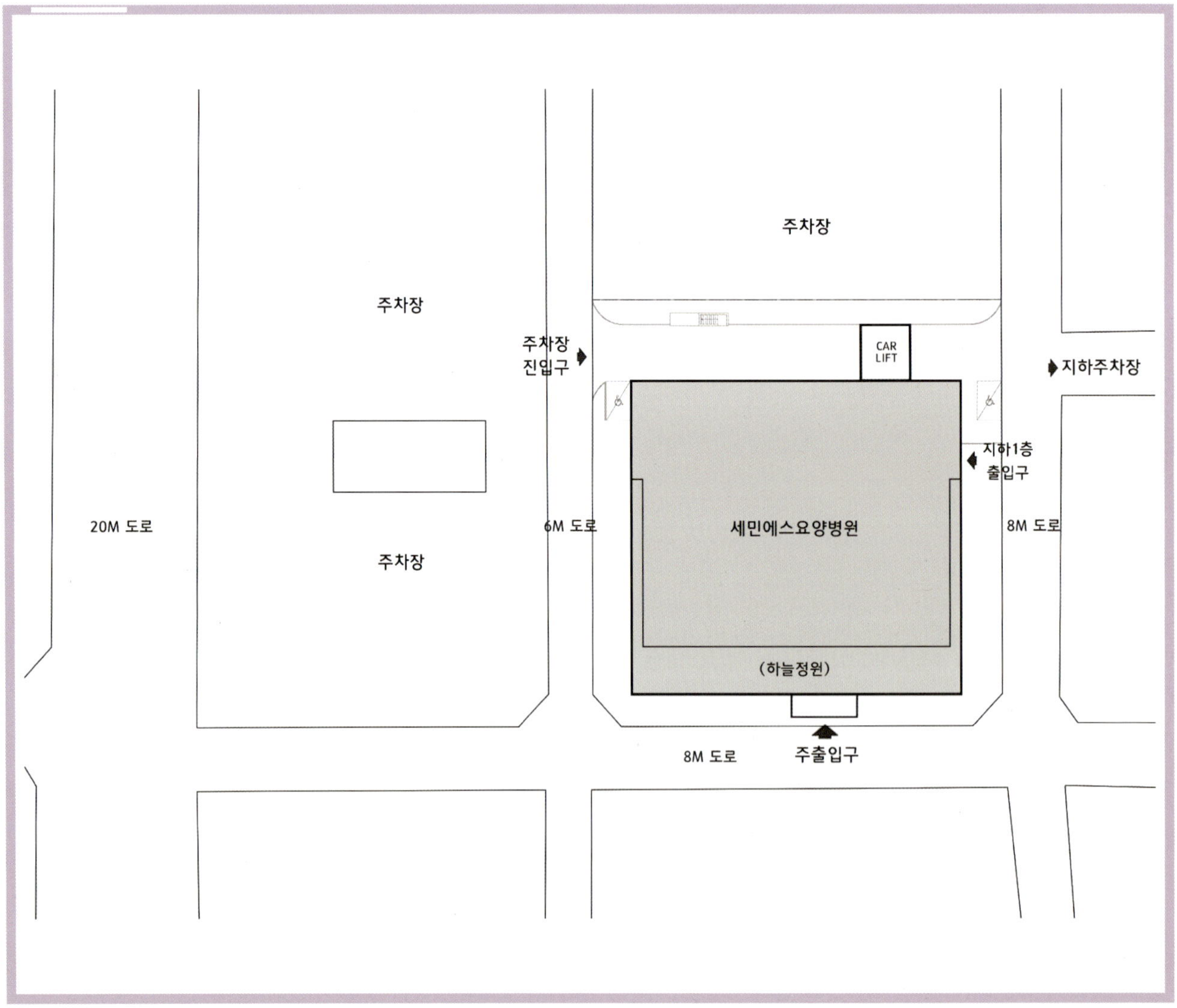

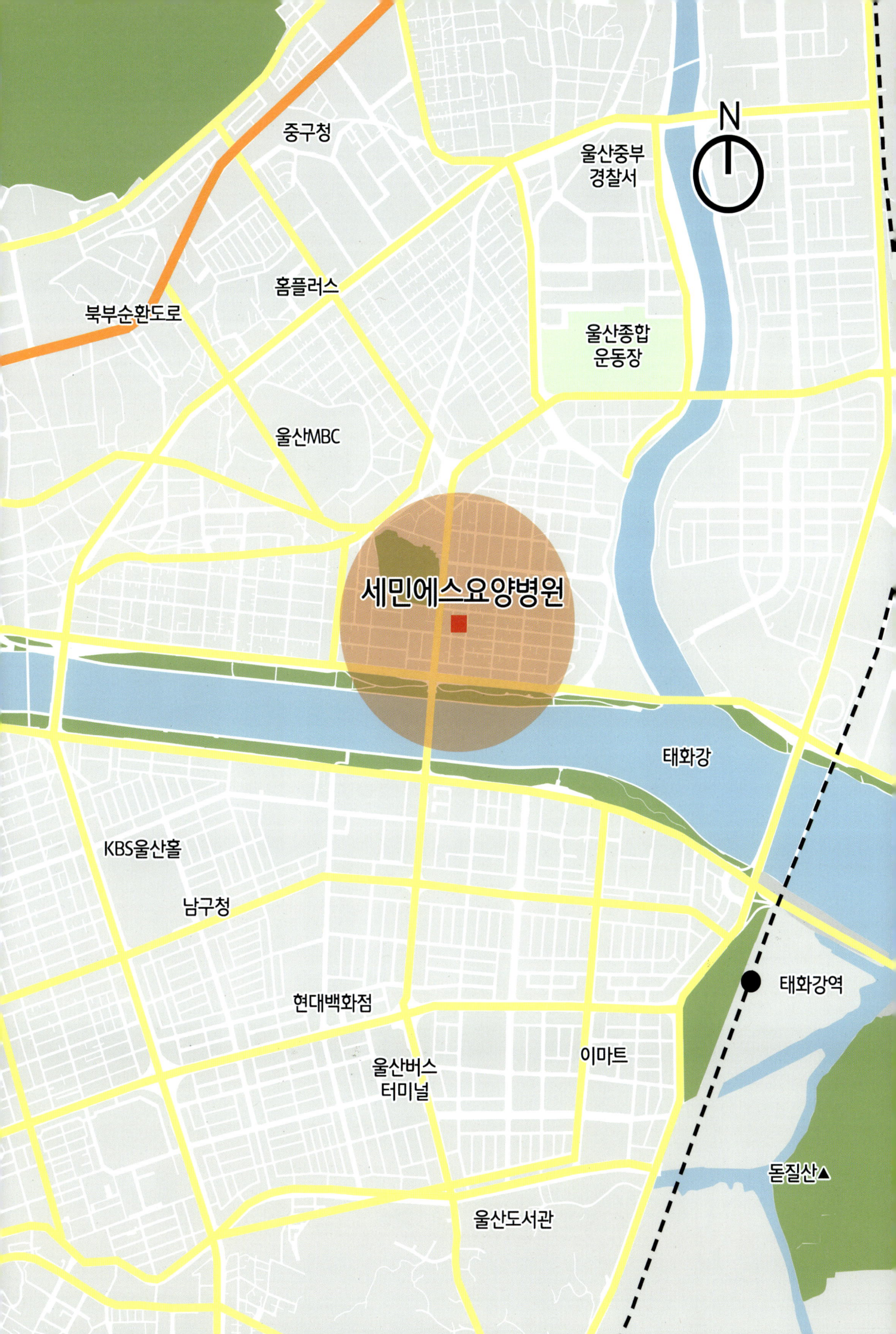

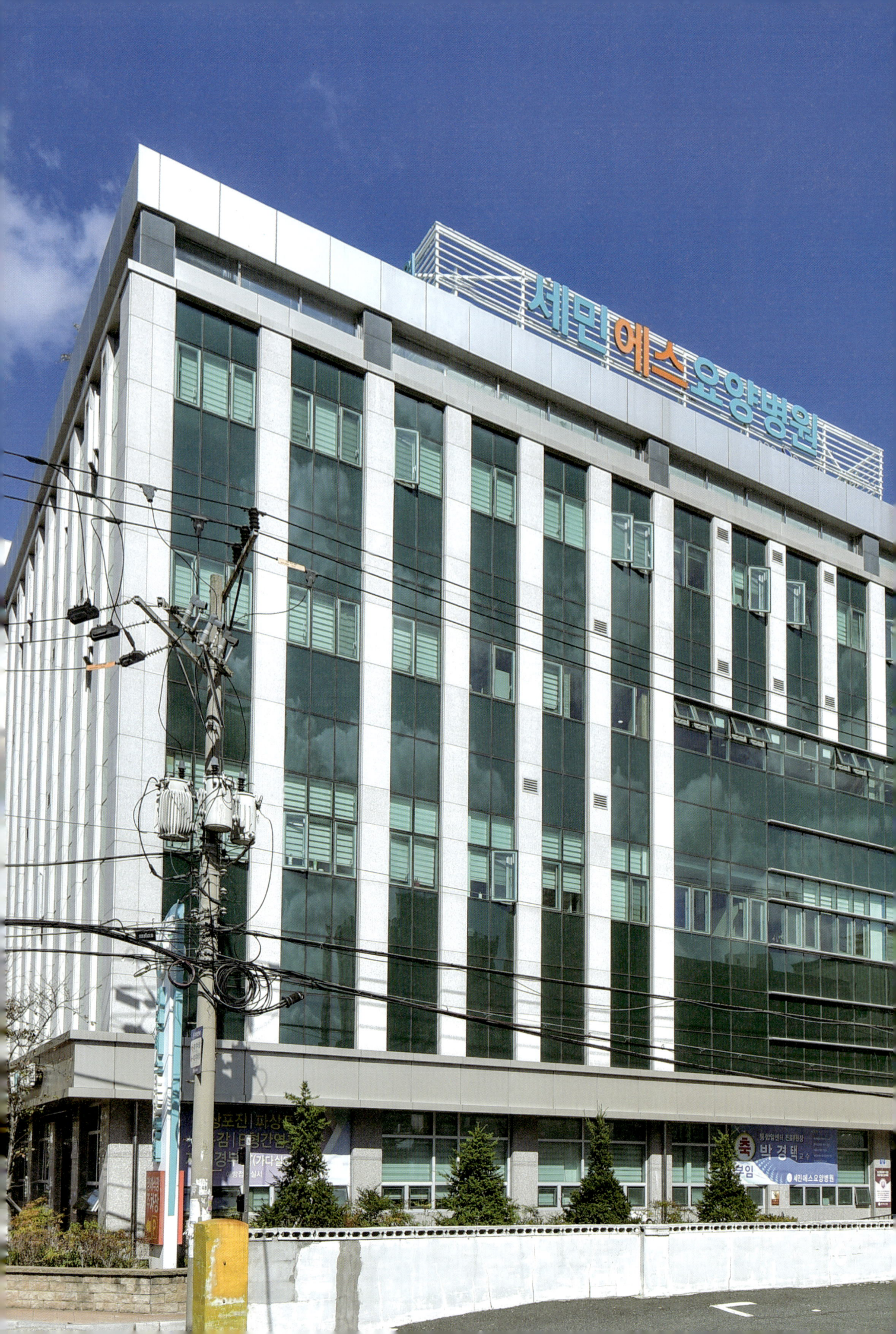

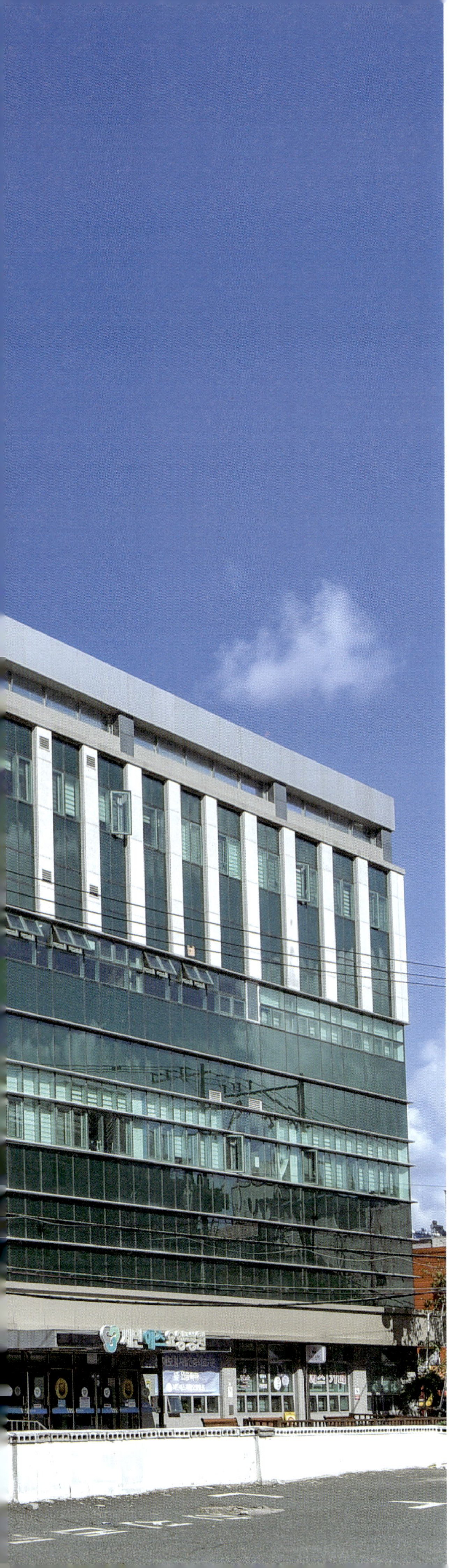

| 세민에스요양병원 |

울산광역시의 중심부, 중구에 위치한다. 울산 중구의 인구는 약 24만으로 동천강을 경계로 북구, 태화강을 경계로 남구, 서쪽으로는 울주군과 접해있다.
태화강역에서 7분, 울산 고속, 시외버스터미널에서 5분, 교통의 중심지에 위치한다.
보행자와 차량 동선을 명확히 구분하여 이용자들의 안전성을 확보한다. 도로변에서 메인 공간으로 진입할 수 있게 하여 출입구의 인지성이 높다.
건물의 외관은 수직 라인을 강조하여, 신뢰감 있는 디자인콘셉트를 적용하였다. 전체적인 입면 디자인은 수직적 패턴 속에 수평적인 패턴을 가미하여 내부의 기능에 대해 암시를 한다.

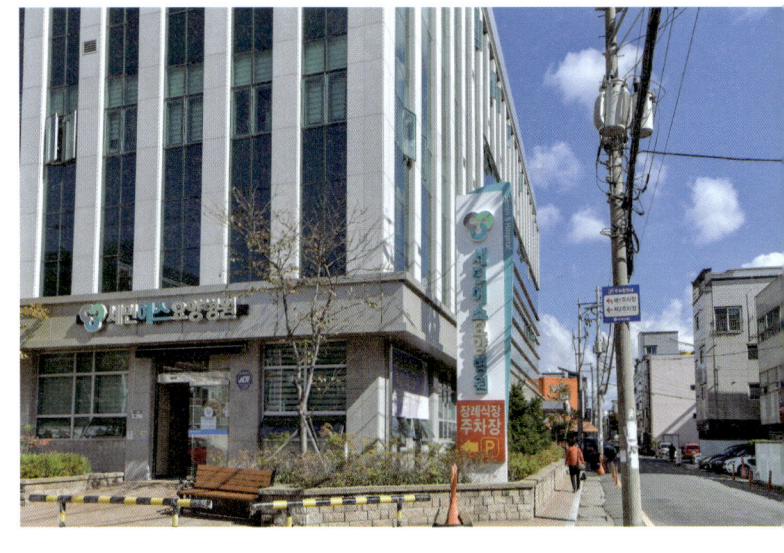

1-2. 병원 측면

1-1. 병원 전경

요양병원 공간읽기

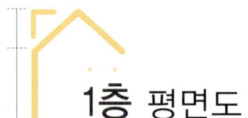 **1층** 평면도

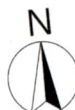

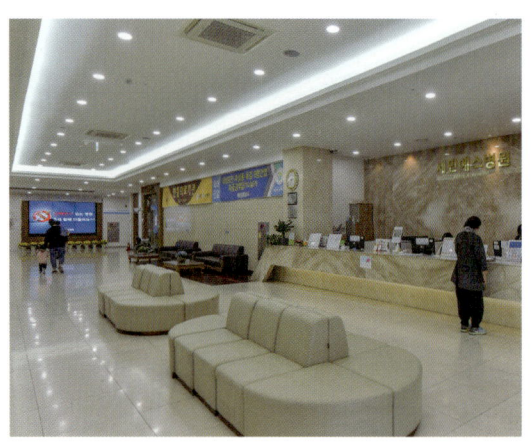

2-1. 로비

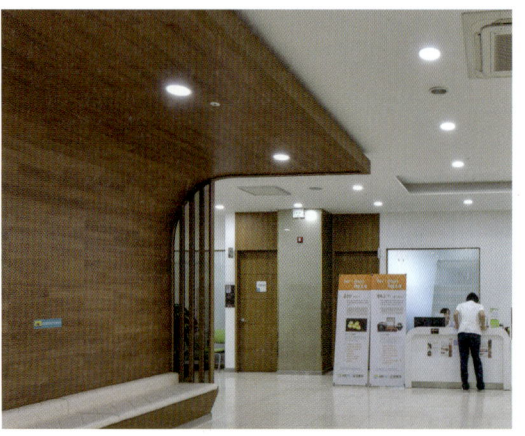

2-2. 엘리베이터 대기공간

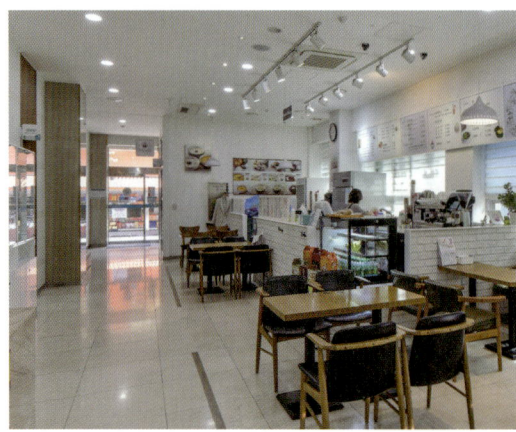

2-3. 카페테리아

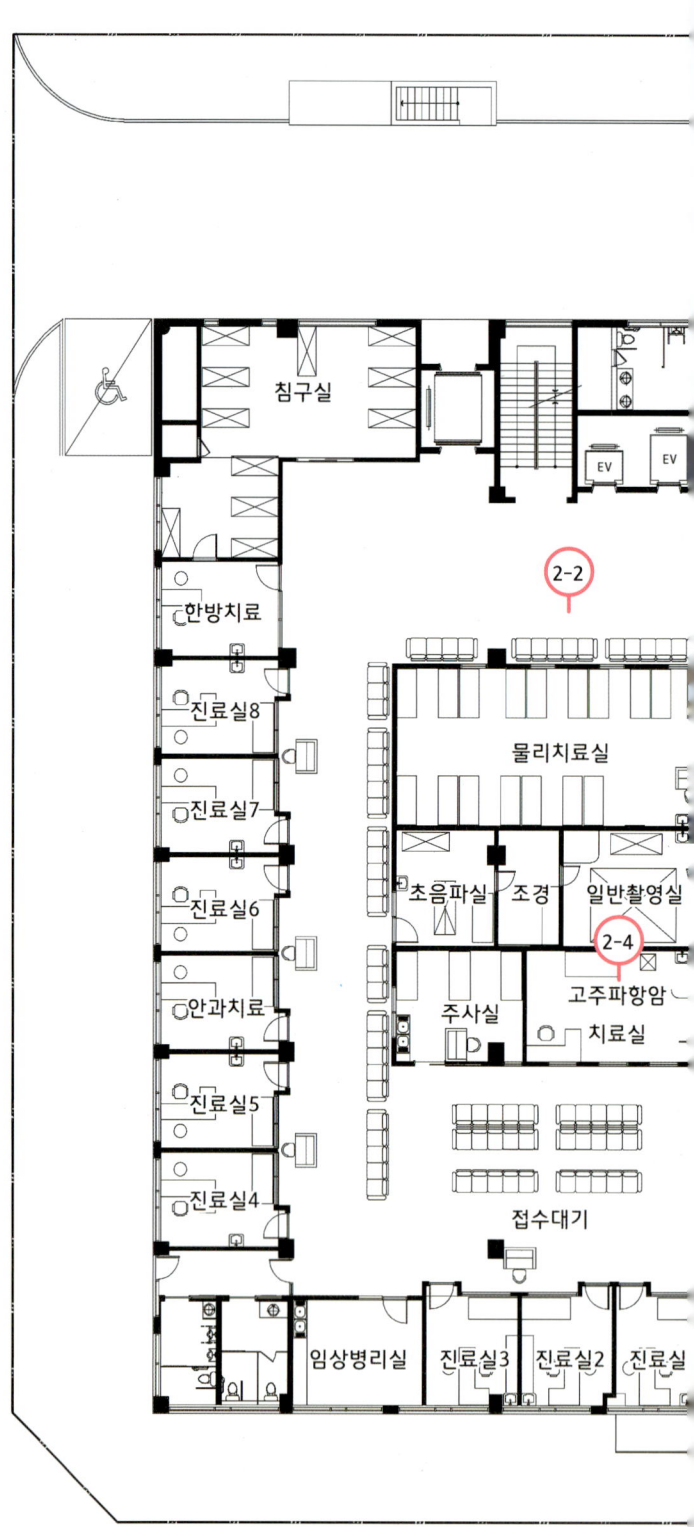

세민에스요양병원

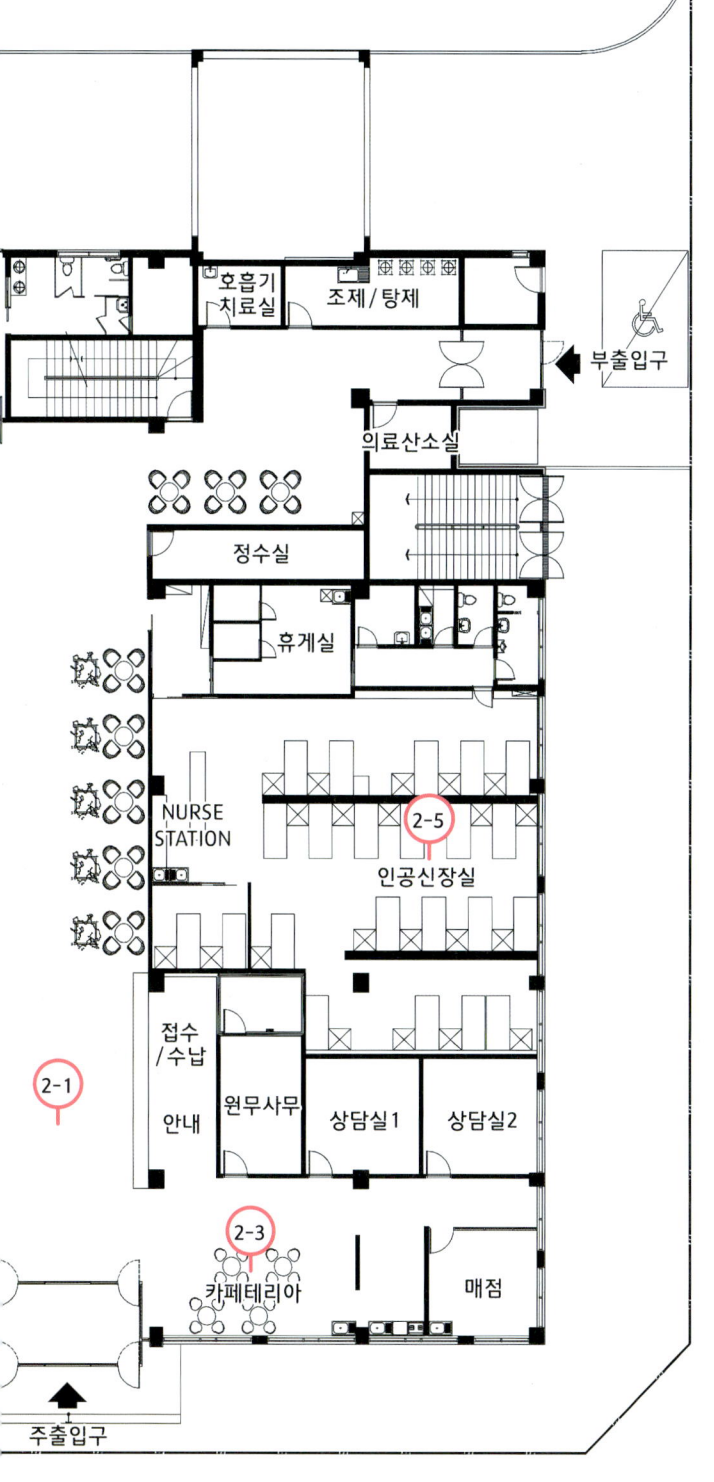

1층 평면도

0 1 4   8(m)

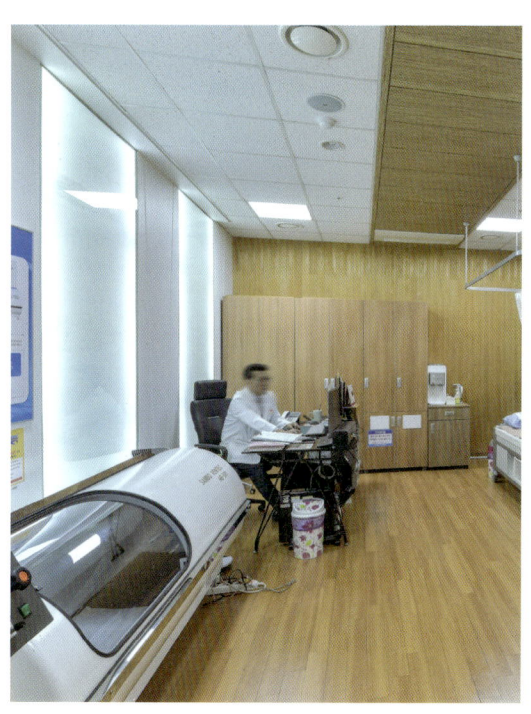

2-4. 고주파항암치료실

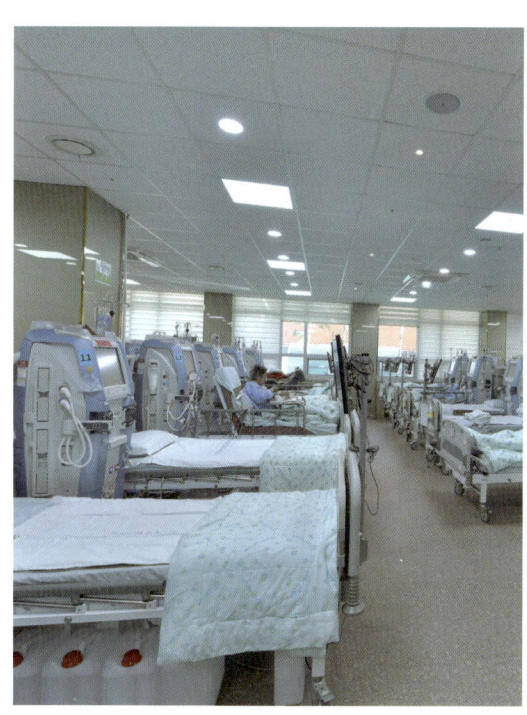

2-5. 인공신장실

요양병원 공간읽기

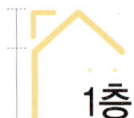 1층

2-1

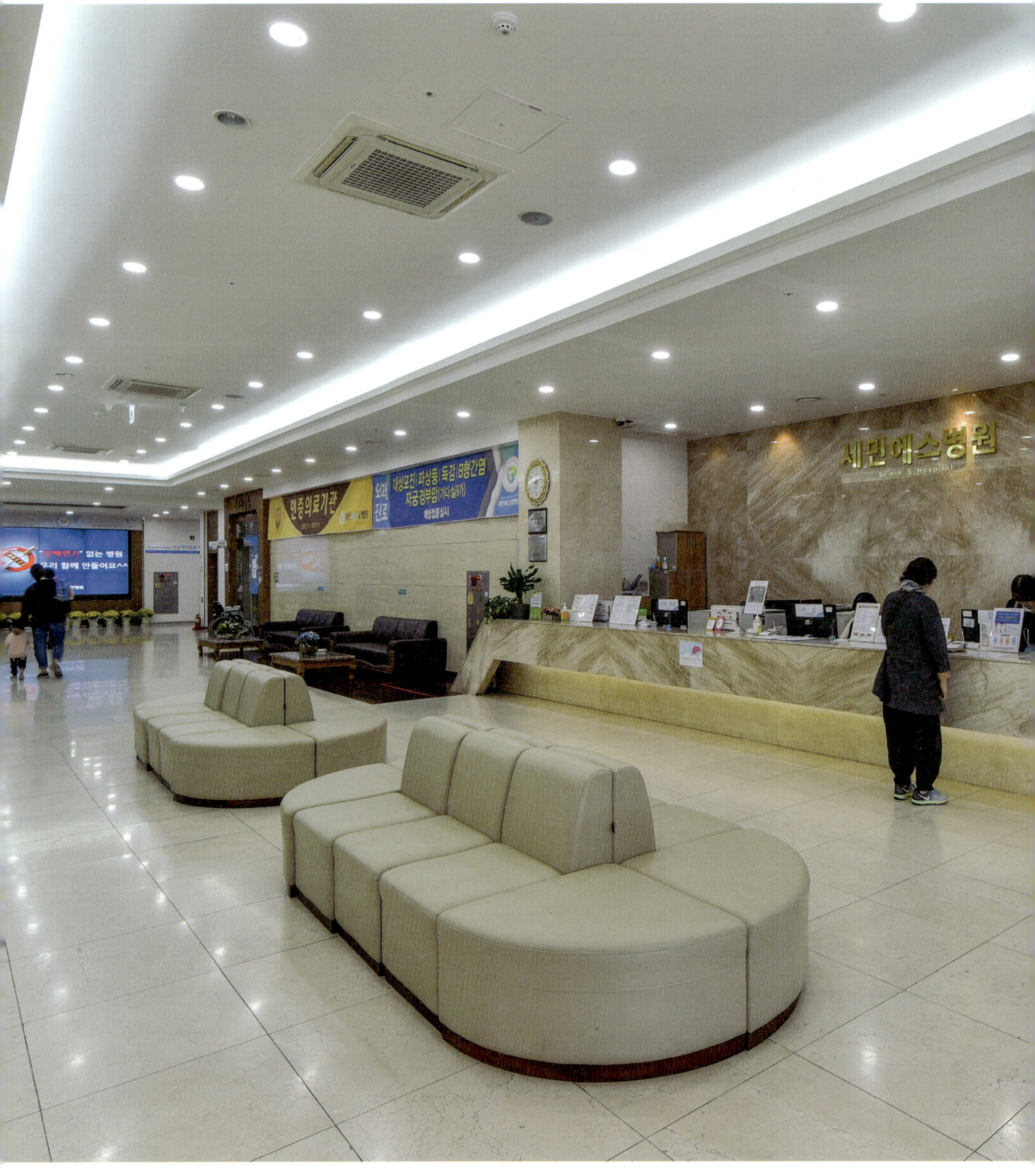

세민에스요양병원

2-1. 로비
2-2. 엘리베이터 대기공간
2-3. 카페테리아
2-4. 고주파항암치료실

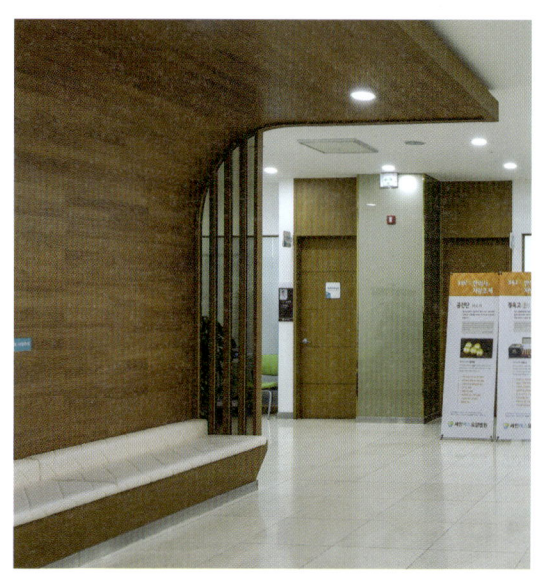

로비는 많은 사람이 드나드는 곳으로 로비에 등을 마주하는 타원식 의자를 배치하여 서로의 시선이 마주치는 것을 차단한다. 일종의 기다림을 위한 장소에 대한 배려다. 홀(엘리베이터 대기공간)은 데코레이션으로 트렌디한 천연 대리석 소재와 아이보리-브라운 톤의 컬러조합은 분위기에 진정효과를 준다.

2-2

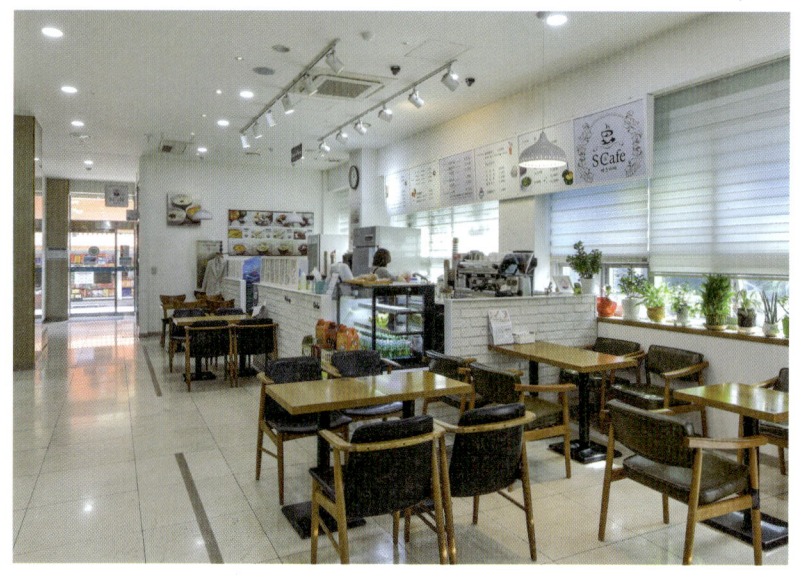

로비와 연결된 입구 한 쪽에 배치한 카페는 정적인 분위기에 작은 역동성을 더한다. 로비는 기다림과 휴식을 함께 할 수 있는 전용 공간에 갤러리식 레일 조명으로 분위기를 더하고, 화분과 같은 소품으로 활력을 준다.

2-3

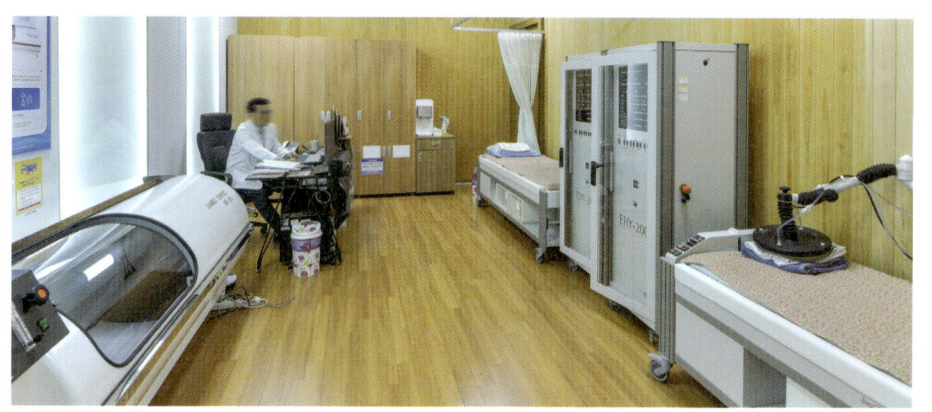

고주파항암치료실 내부 공간 전체에 편백나무를 활용하여 암환자들의 항암, 면역력 강화를 꾀한다.

2-4

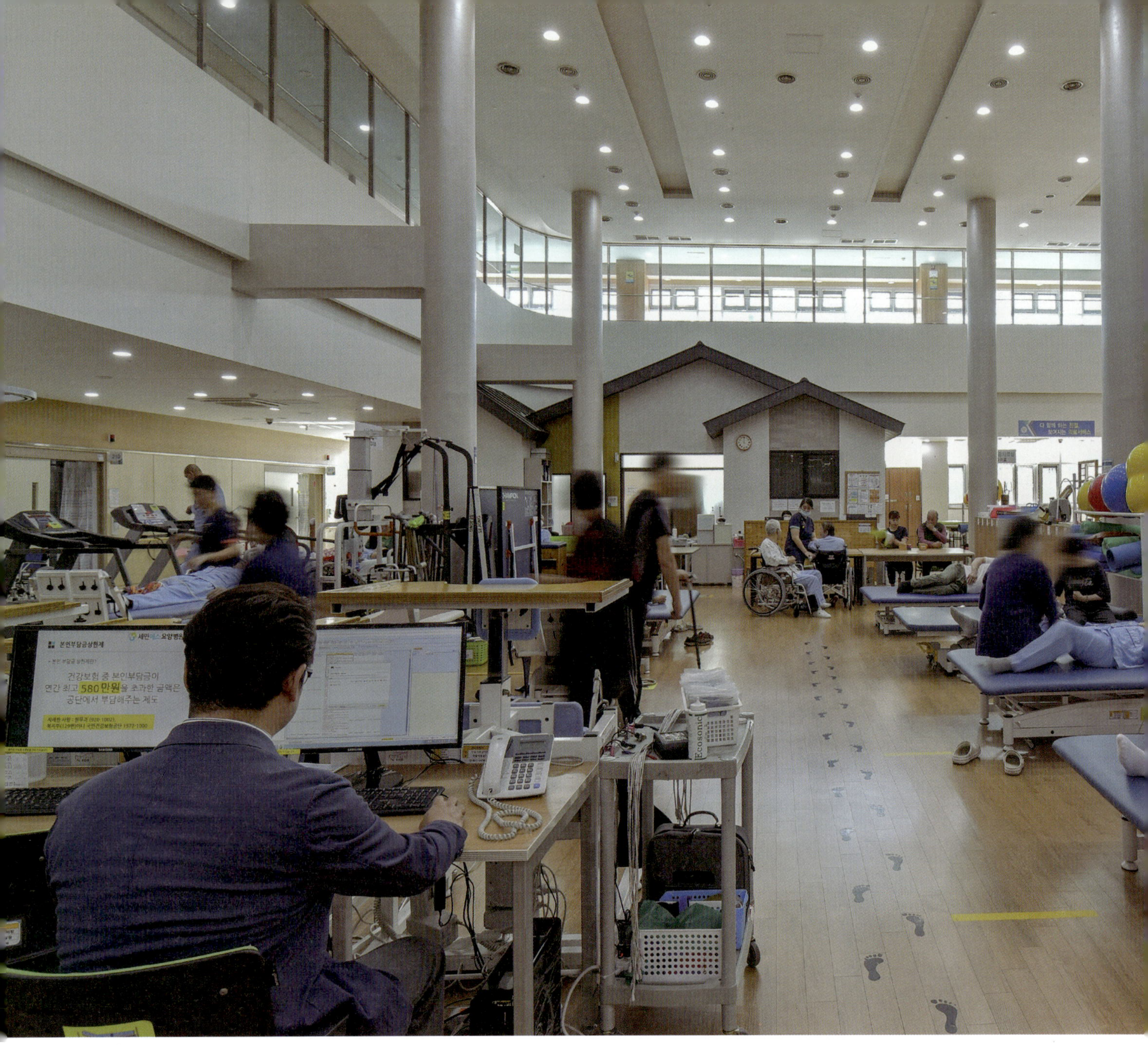

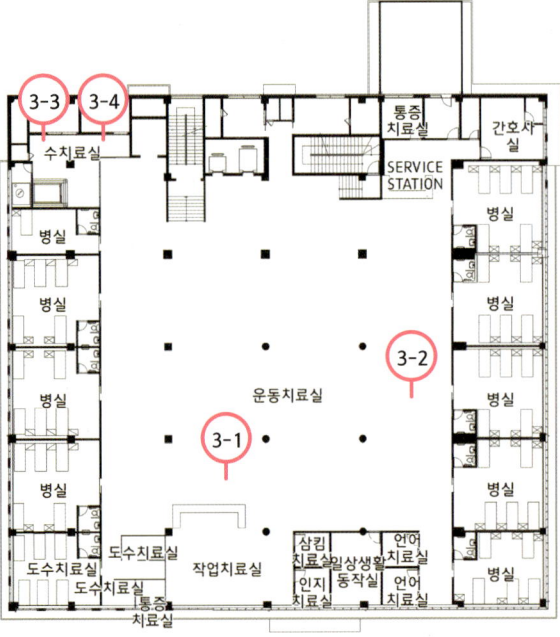

2층

2층 평면도

3-1. 재활치료센터 정면
3-2. 재활치료센터
3-3. 수치료기 1
3-4. 수치료기 2

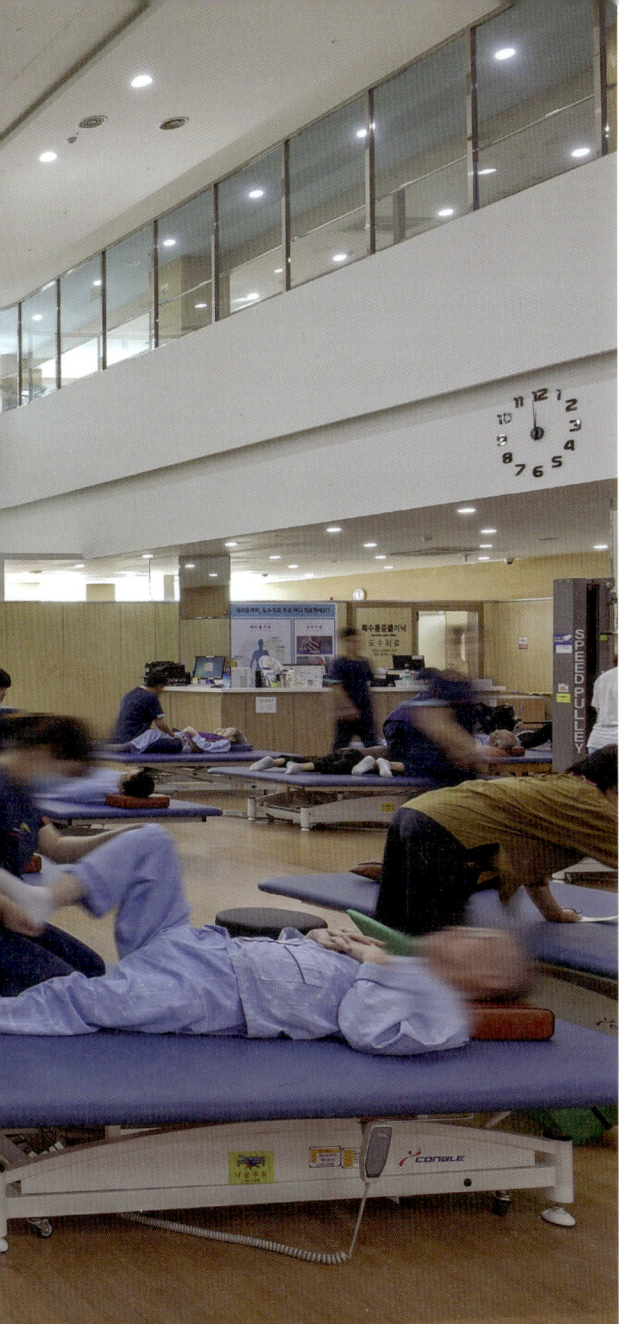

3-1

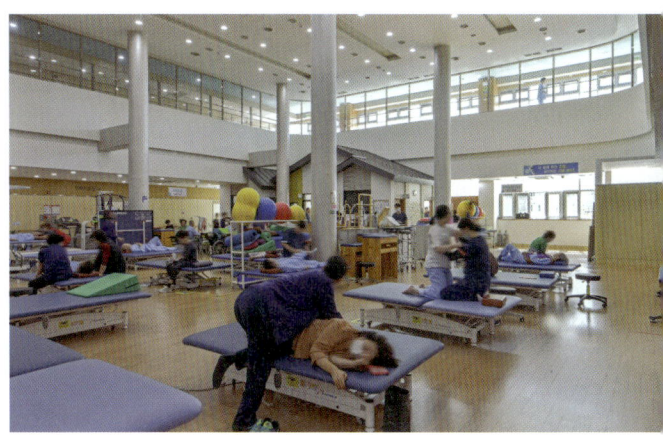

3-2

재활치료센터의 공간은 두 개의 층을 하나로 합하여 높은 층높이가 개방성을 높인다. 중앙에 치료공간을 두고 주위에 산책로를 배치하여, 건물의 기존 용도였던 스포츠센터의 장점이 고스란히 반영되었다. 박공지붕형 구조물도 기존 것을 활용한 것으로, 가운데 위치한 주택형태의 구조물은 이용자들의 심리적 안정감을 더한다.

3-3

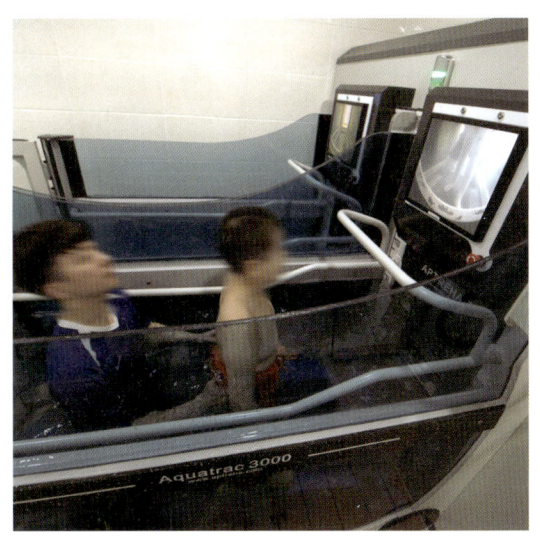

3-4

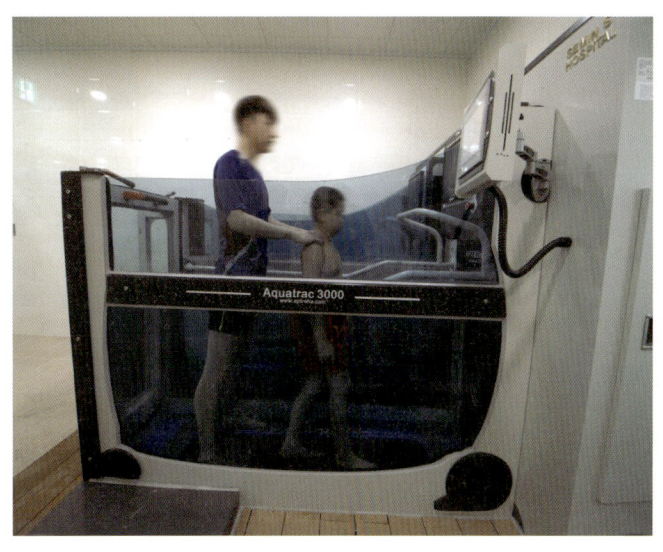

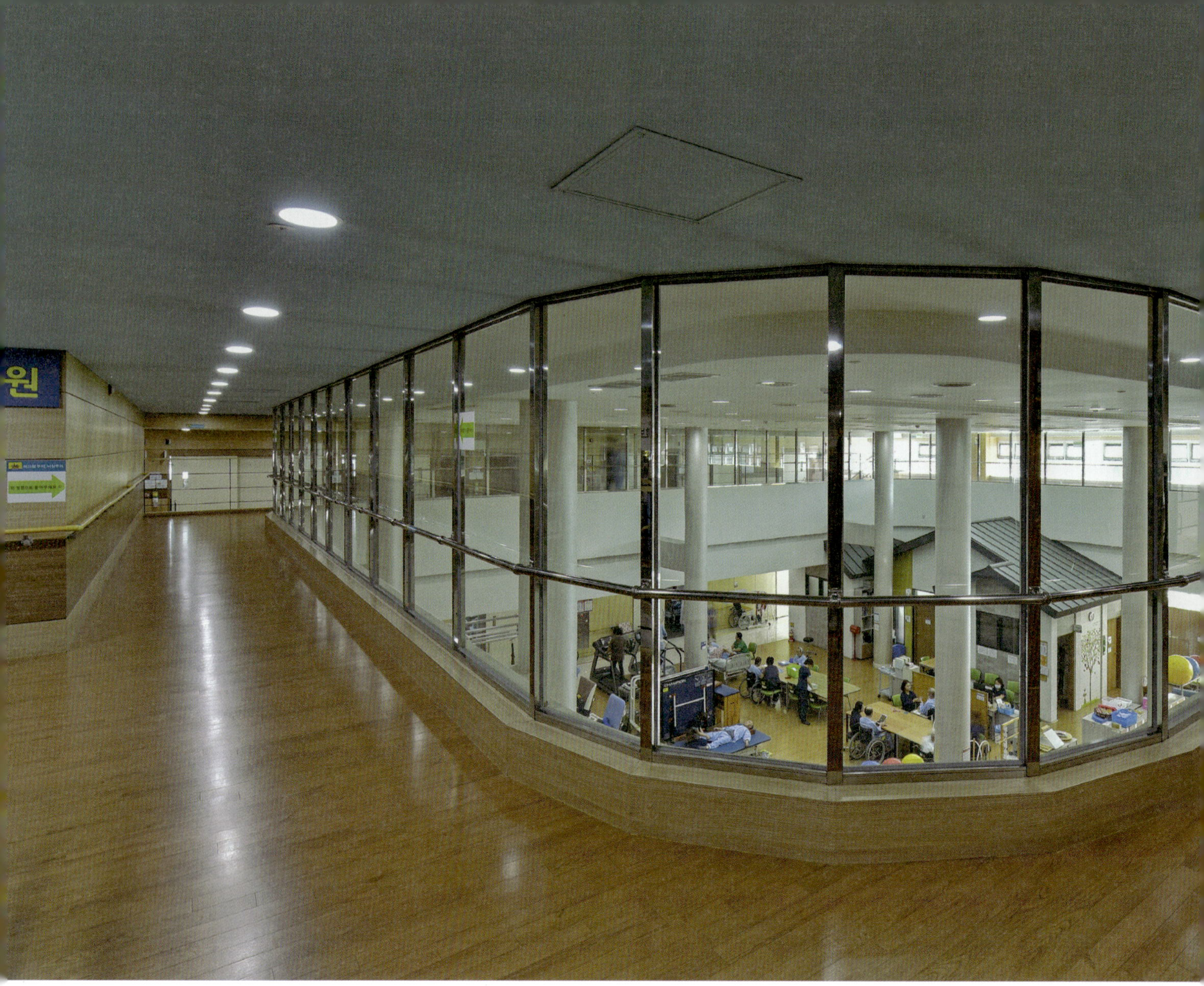

3층 산책로

4-2

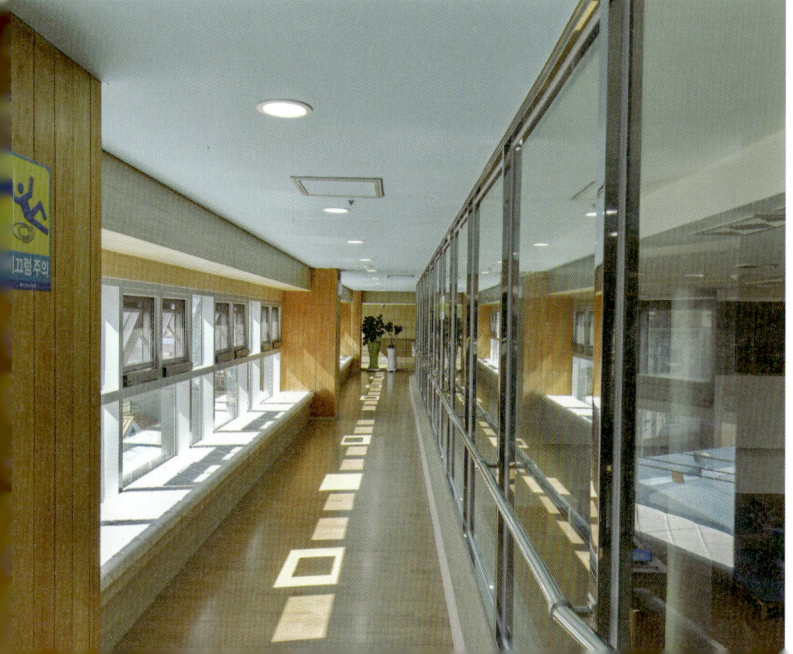
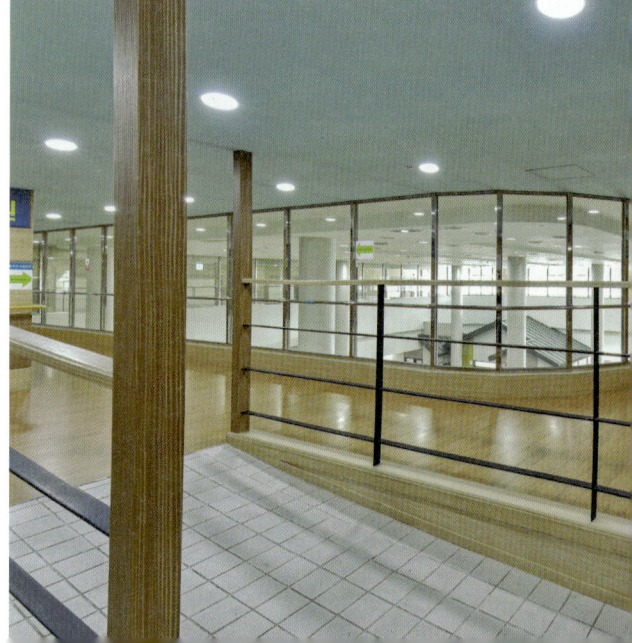

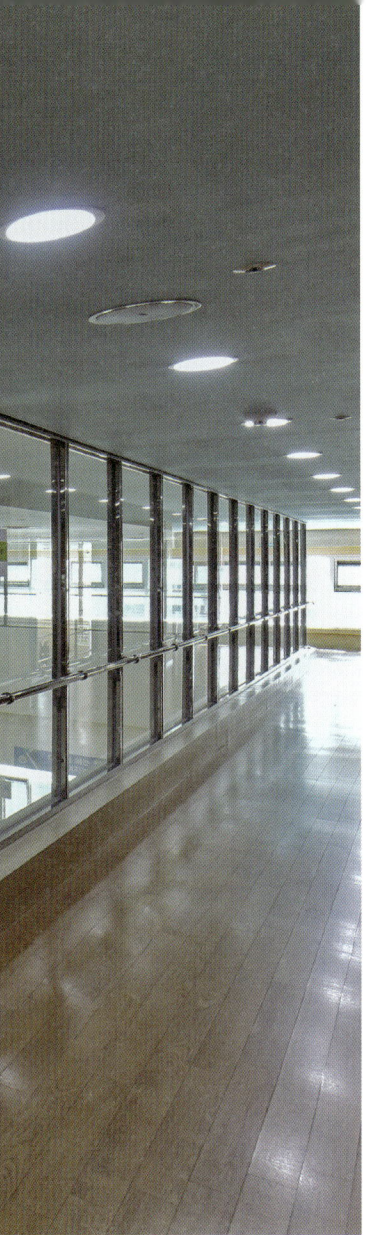

4-1

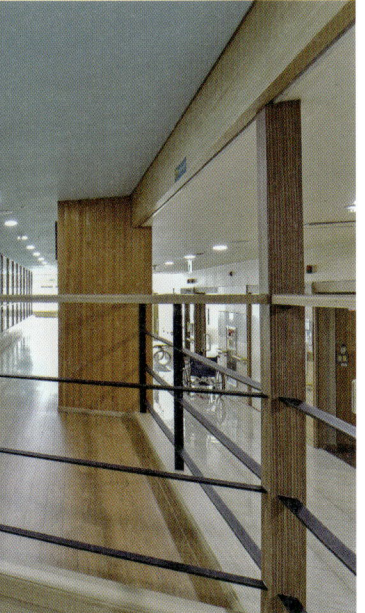

4-3

4-1. 실내 산책로 1
4-2. 실내 산책로 2
4-3. 산책로 입구

중앙의 공간을 둘러싼 산책로는 시설 내의 막다른 곳을 없애고, 회랑에서 중앙의 치료실을 바라볼 수 있게 하여 식별력 장애가 있는 이용자도 자신의 위치와 현재의 장소를 파악하기 쉽다. 전체 전면 유리를 사용하여 안전성을 확보하고, 내부 공간을 훤히 관찰할 수 있어, 재활치료실 이용자를 보면서 스스로의 활동을 촉진할 수 있다. 복도의 이층 창은 자연 채광으로 산책로 공간에 시간에 대한 지남력과 따스한 분위기를 높인다. 넓은 창턱은 산책 도중 휴게 공간으로도 활용할 수 있다. 바닥재와 마감재를 항균 작용과 스트레스 해소를 돕는 편백나무소재로 통일하여 공간의 일체감을 높였다.

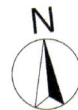

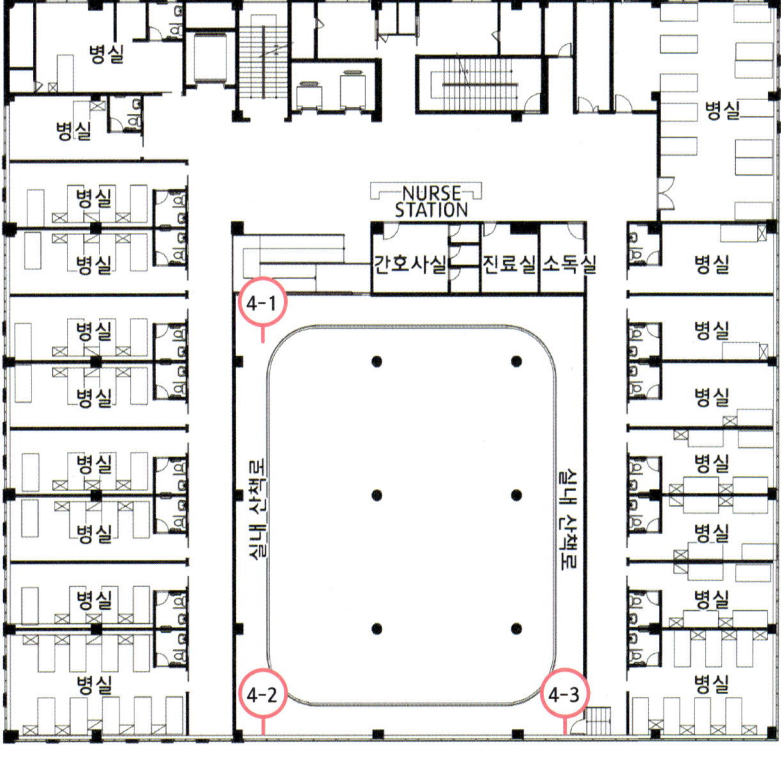

3층 평면도

요양병원 공간읽기

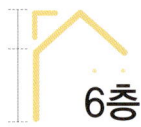
6층

5-1

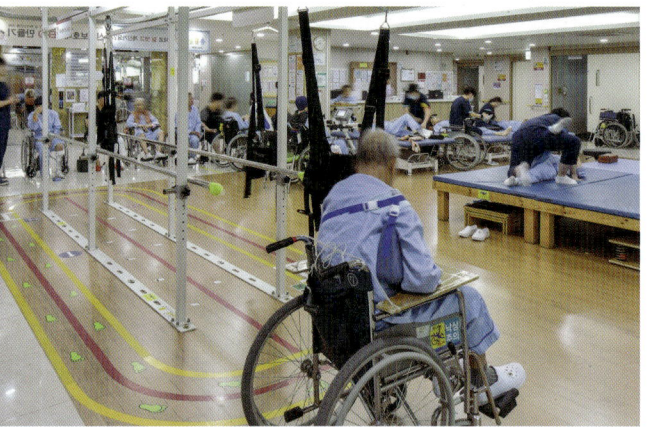

중앙 재활치료센터까지 가야하는 이용자의 번거로움을 해소하기 위해 각 층마다 재활치료센터을 따로 두어 입원 및 외래 환자들의 편의를 도모한다.

5-2

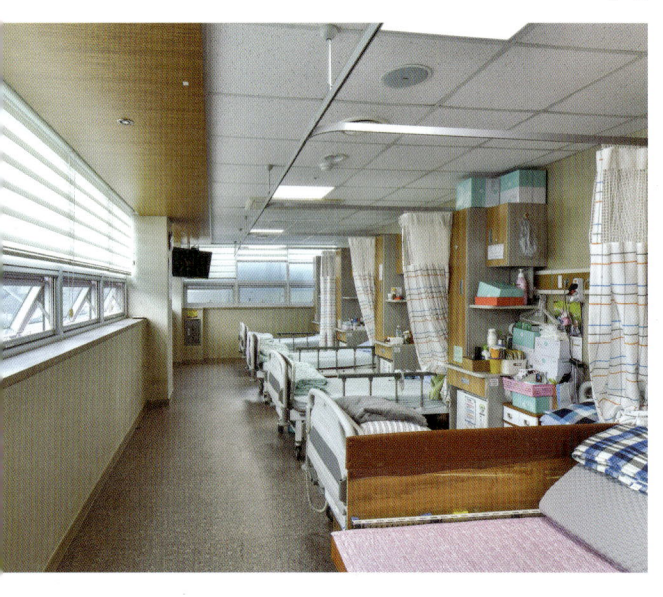

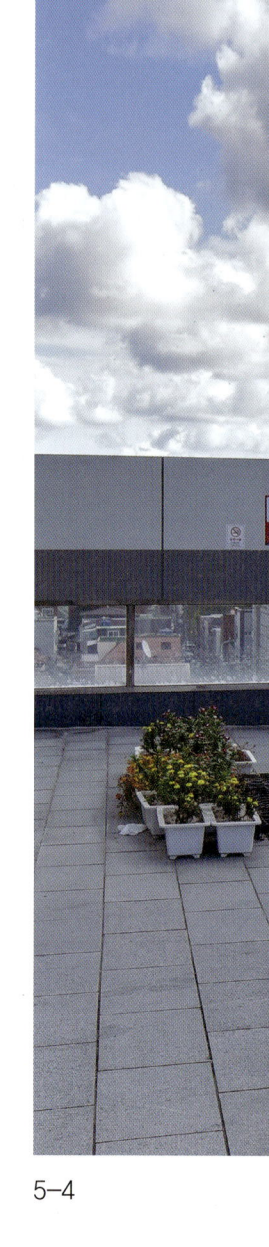

5-4

5-3

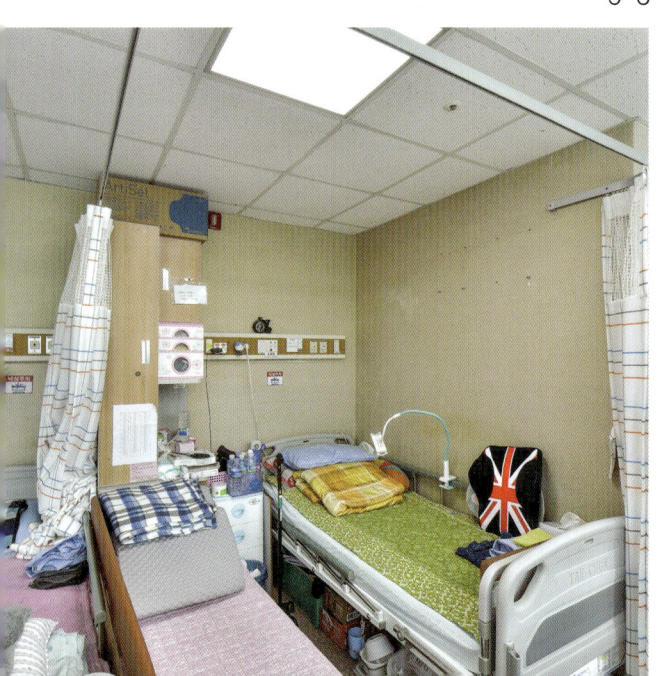

병실마다 간병인을 위한 공간과 침대가 병실 입구 쪽에 배치되어 있다. 병실이라는 프라이빗한 공간과 복도라는 퍼블릭한 공간 사이에서 완충적인 역할을 할 뿐만 아니라 환와 보호자 모두를 배려한다.

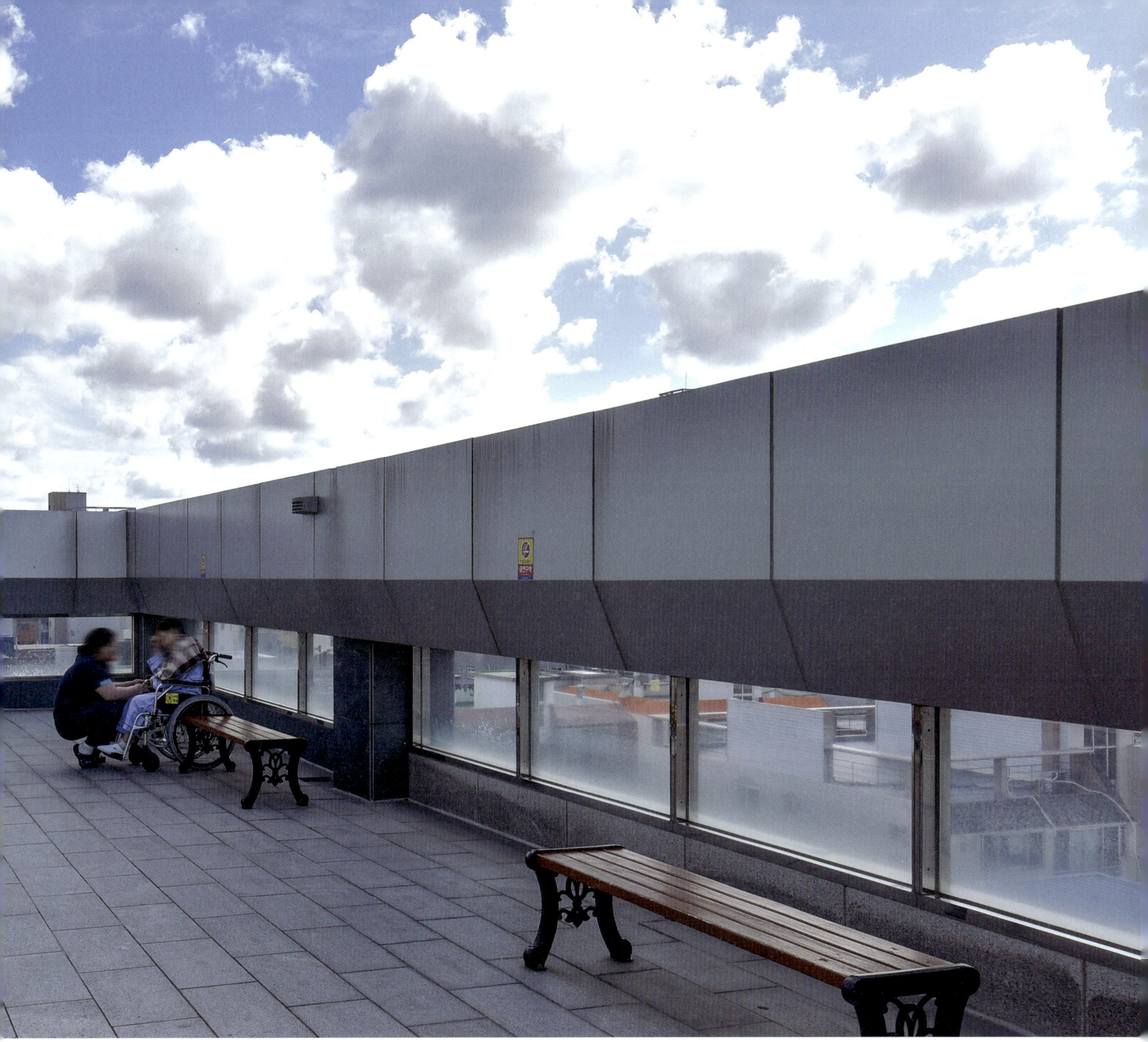

5-1. 중앙재활치료실
5-2. 병실 내부
5-3. 간병인 침대
5-4. 야외공간
5-5. 야외공간 출입구

5-5

파라페트 parapet* 하부를 유리로 하여 이용자들이 앉아서 조망할 수 있는 공간을 확보한다. 하부를 창문처럼 디자인한 독특한 입면을 통해 실내외 공간에 대한 경계를 완화시키고 다채로운 경험을 가능하게 한다.

* 파라페트: 사전적 의미로 난간을 가리키지만, 건축에서는 난간보다는 난간을 지지해주기 위한 구조물이라고 본다.

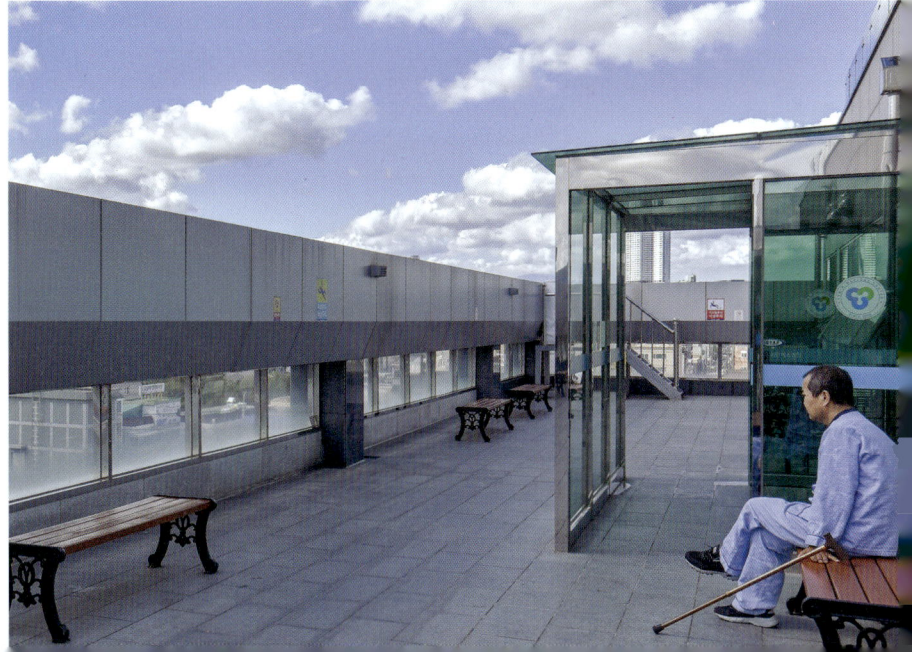

요양병원 공간읽기

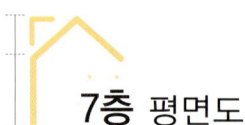
7층 평면도

6-1. 하늘 정원 출입구

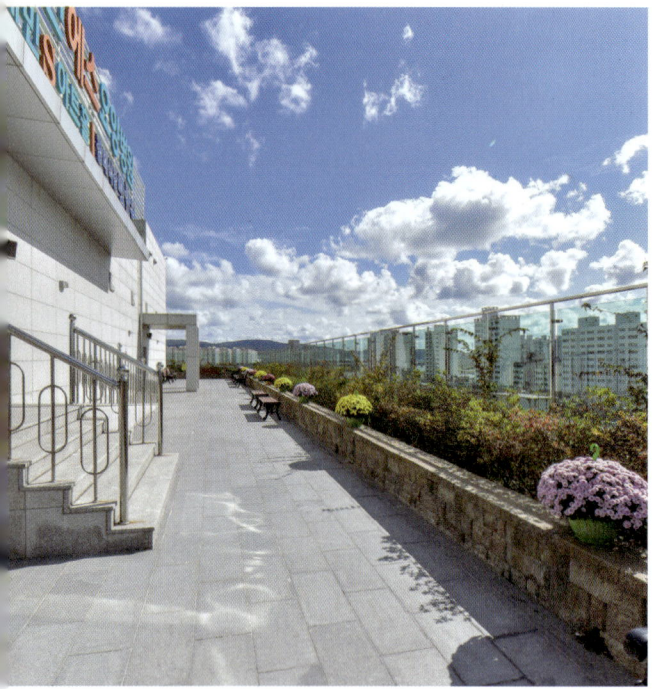

6-2. 하늘 정원

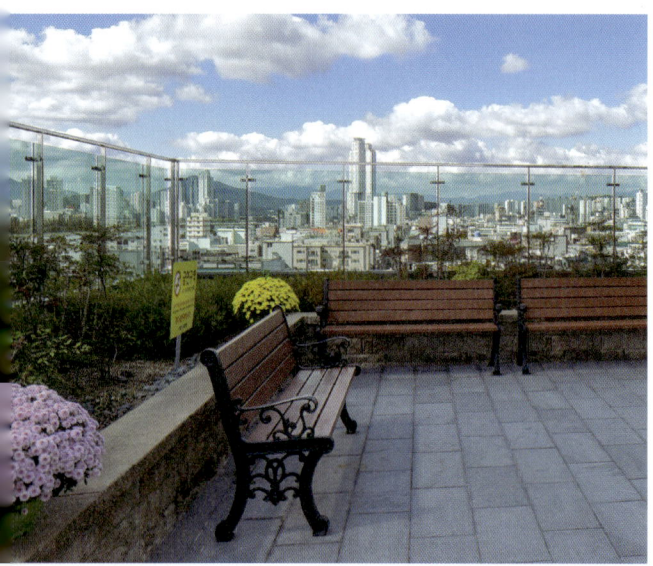

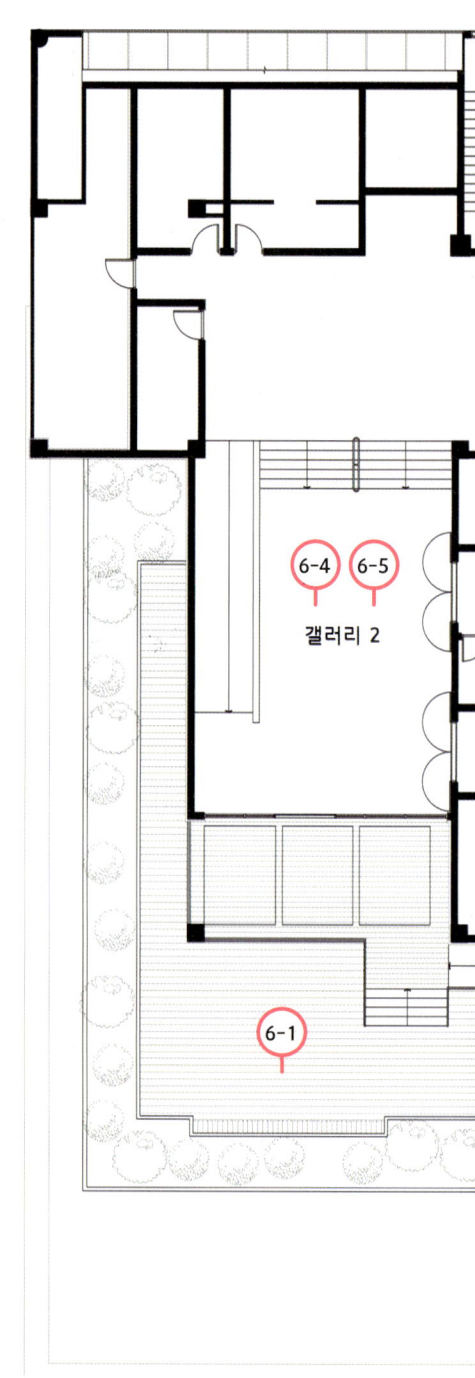

6-3. 갤러리 1

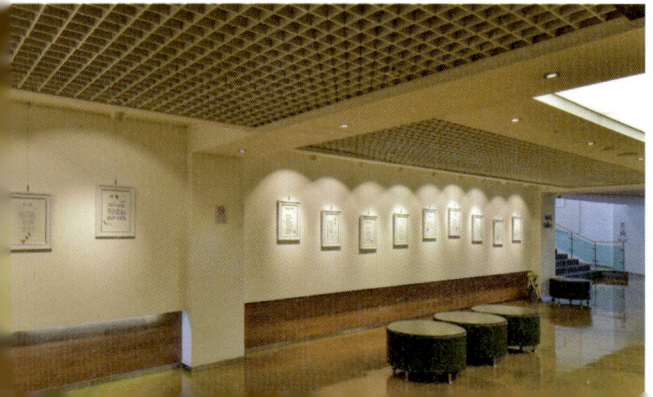

6-4. 갤러리 2

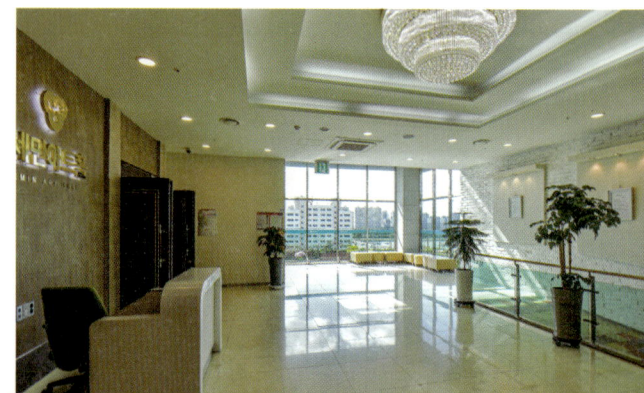

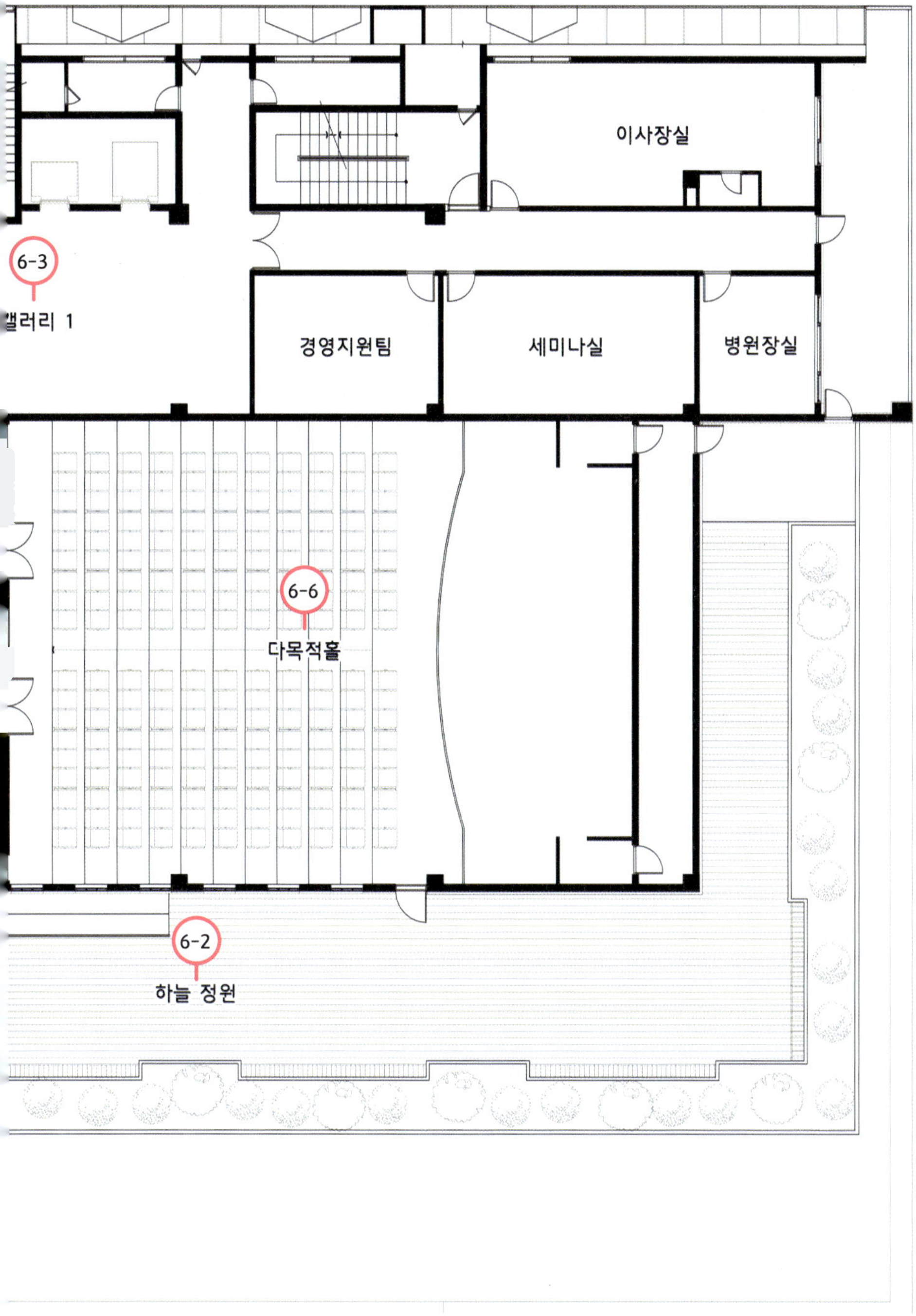

세민에스요양병원

7층 평면도

- 6-3 갤러리 1
- 이사장실
- 경영지원팀
- 세미나실
- 병원장실
- 6-6 다목적홀
- 6-2 하늘 정원

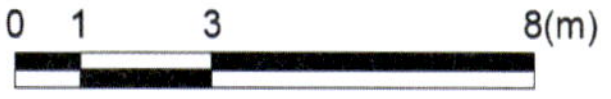

6-5. 갤러리 3

6-6. 다목적홀

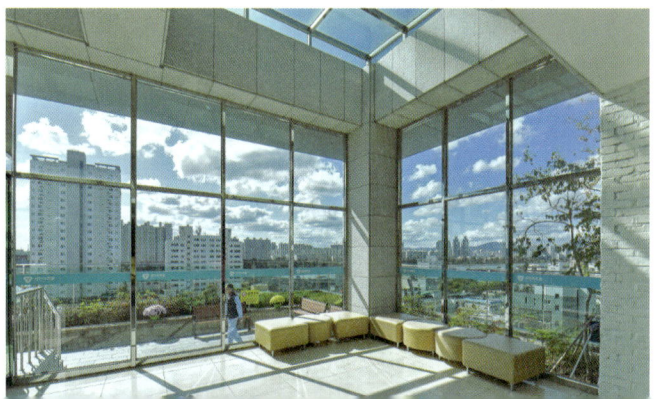
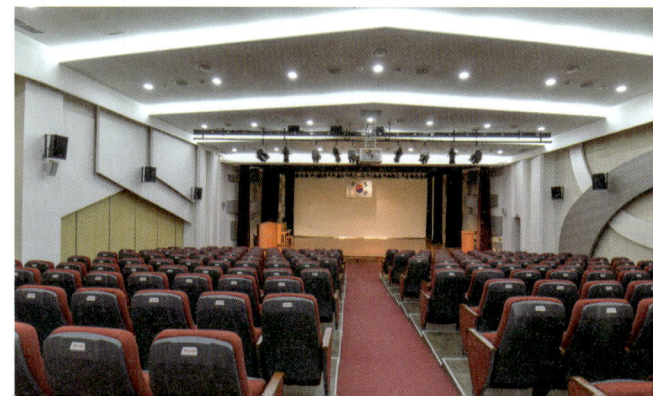

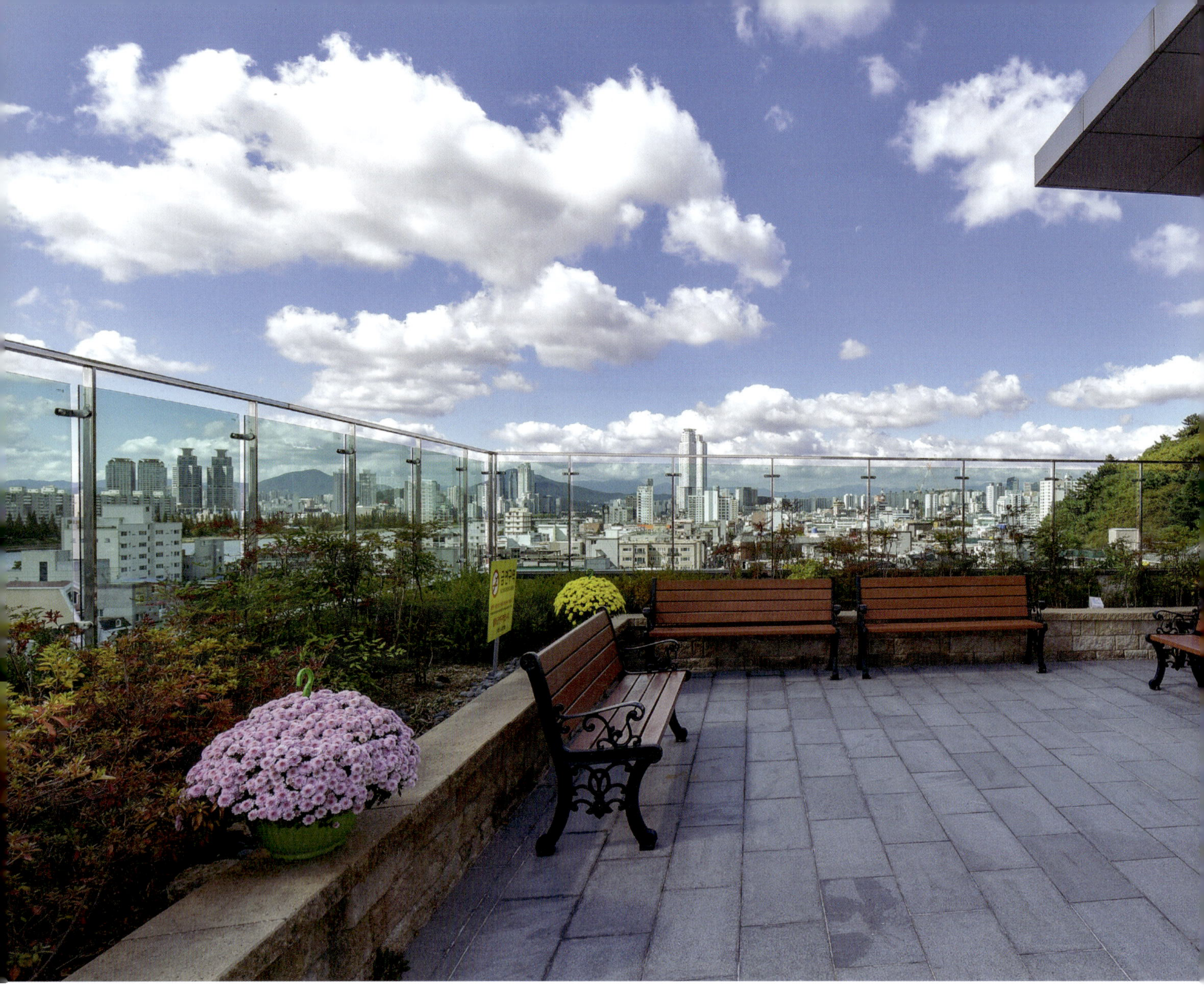

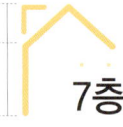 **7층**

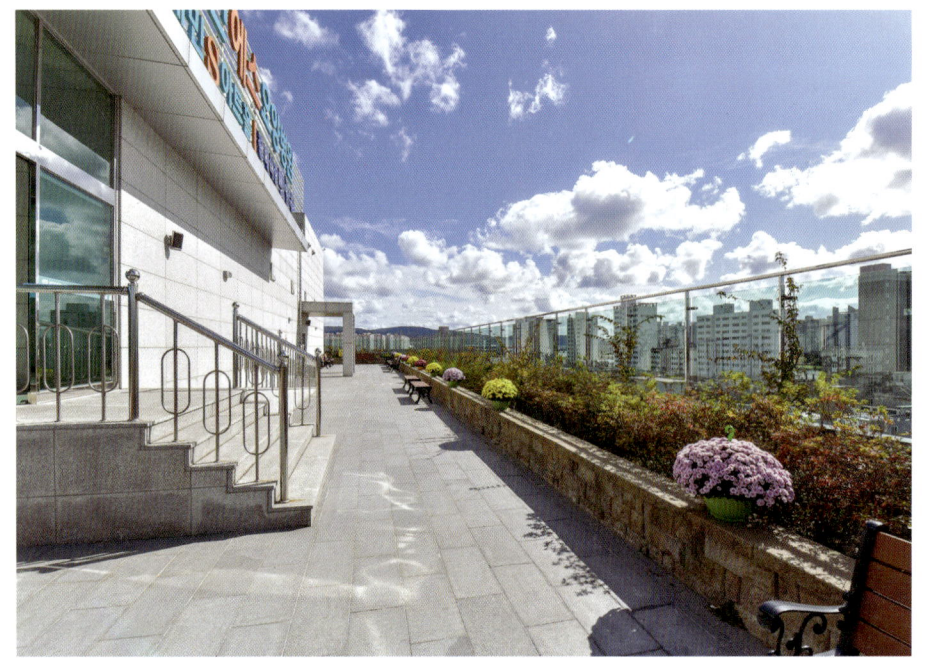

태화강과 시내 전경이 전체 통유리 너머로 한폭의 그림처럼 보인다. 화단을 조성하여 유리 너머의 풍경과 조화를 이루고, 산책과 휴식을 겸하는 모든 이에게 자유롭게 호흡할 여유를 주는 열린 공간이다.

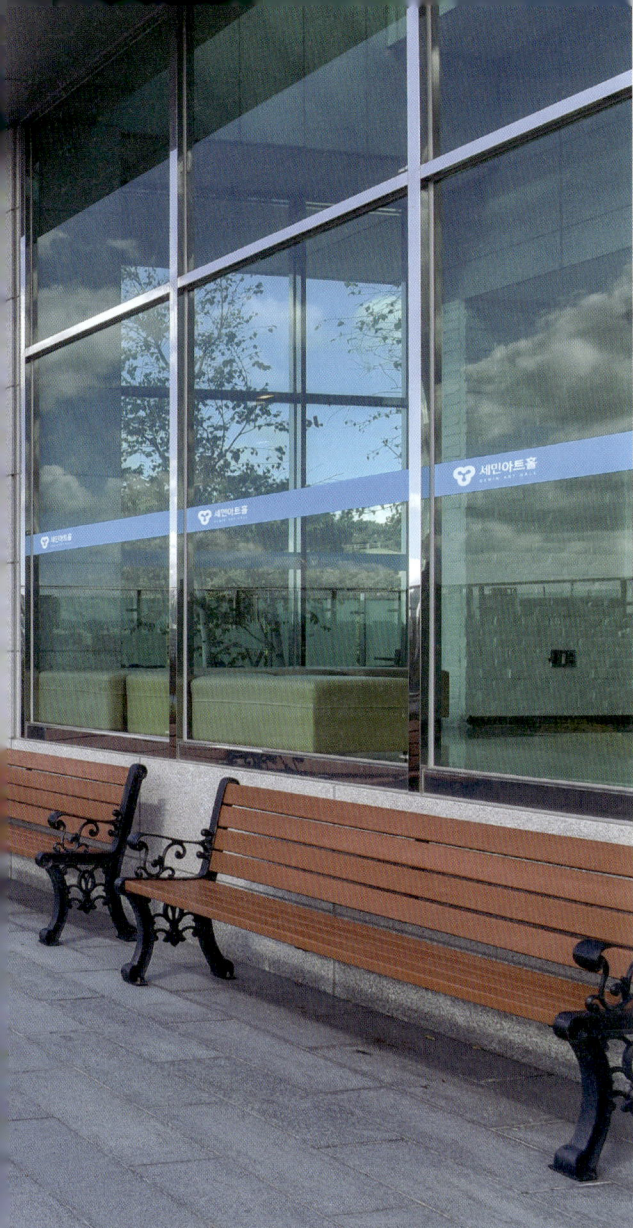

6-1. 하늘 정원 출입구
6-2. 하늘 정원
6-3. 갤러리 1
6-5. 갤러리 3
6-6. 다목적홀

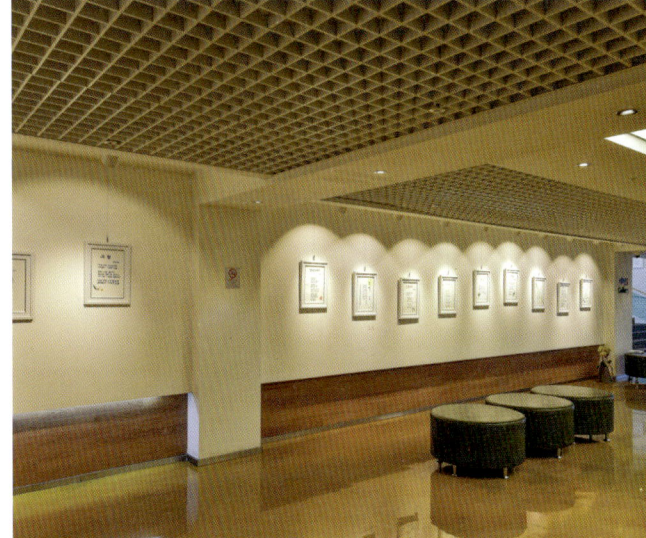

6-3

6-1

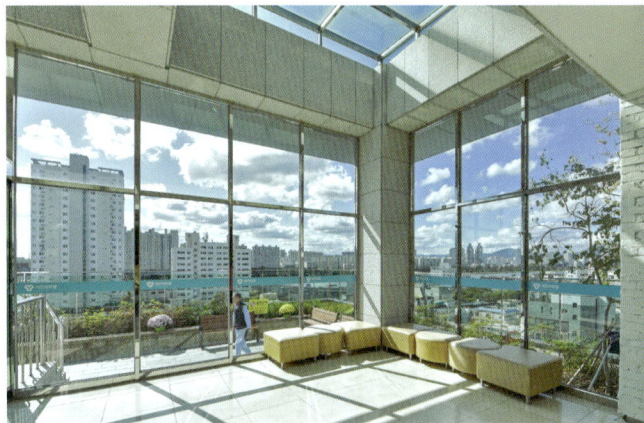

6-5

전용 갤러리를 두어 심리적 안정감을 돕는다. 이어지는 공간에 전면과 천정에 유리를 사용하여 확보된 채광과 개방성이 내외부의 경계를 허무는 극적인 공간을 연출한다. 대공연장은 이용자뿐만 아니라 지역민들에게도 개방하며 환자분들을 위한 공연, 영화 상영 등 지역에 기여하는 어메니티amenity 공간이다.

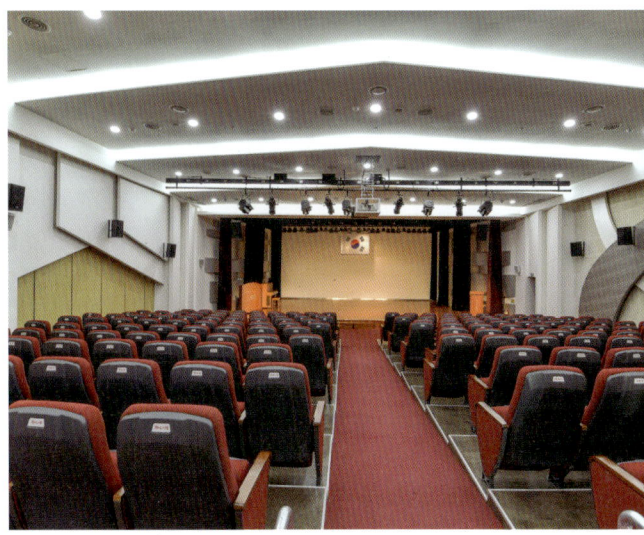

6-6

요양병원 공간읽기

지하 2층 소아 재활치료센터

7-1. 소아 재활
　　 치료센터내부
8-1. 장례식장 내부
8-2. 장례식장 외부

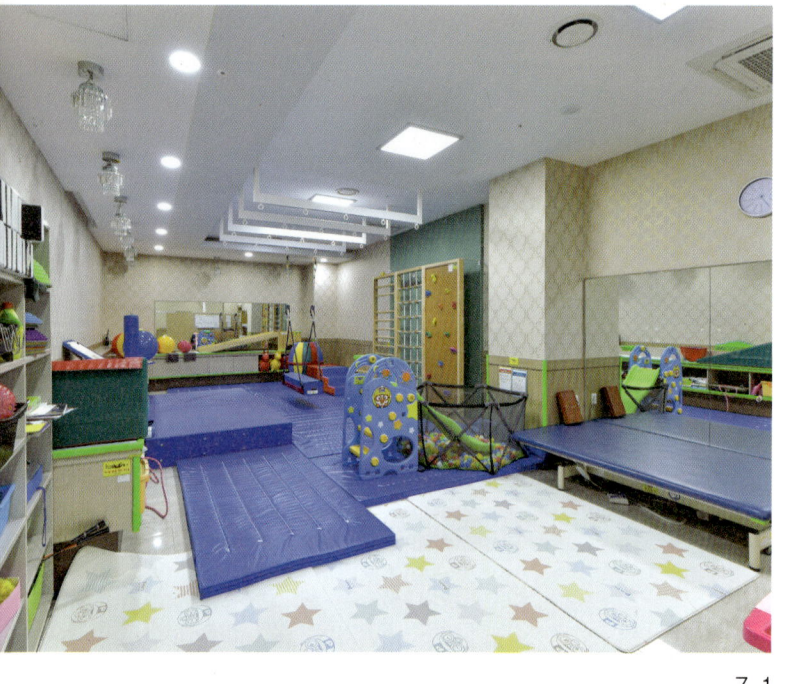

7-1

지역 내의 유일한 소아 재활치료센터는 지하2층에 자리하여 아이들을 위한 전용치료공간으로 안전하면서 다양한 재활치료공간을 제공한다. 주차장에서 바로 연결되어 편의성을 높인다.

지하 1층 장례식장

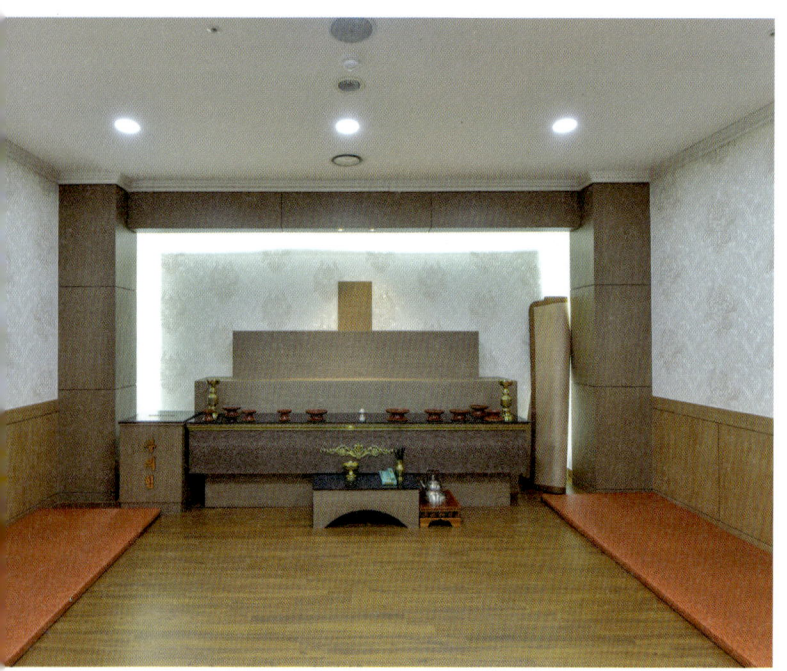

8-1

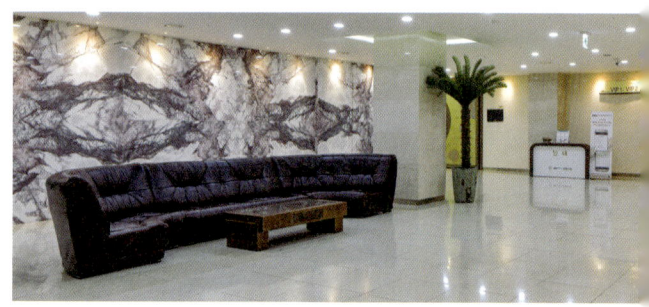

8-2

지하 1층에 위치한 장례식장은 전용출입구를 두어 다른 이용자와 구분되고 접근성이 용이하며 1,650㎡ 크기의 호텔식 시설을 자랑한다.

세민에스요양병원

ⓘ 병원 소개

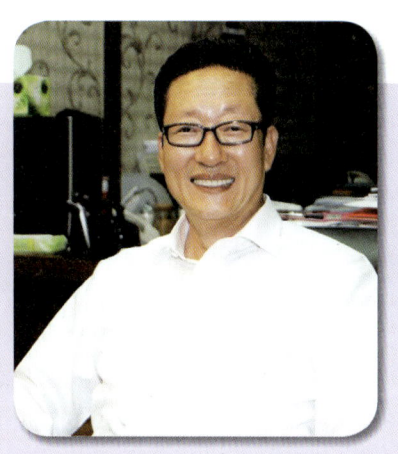

심성택 이사장

도심의 태화강변에 위치하여 뛰어난 경관을 갖추고 있으며, 최고의 시설과 규모를 완비하여 환우분들의 재활을 위해 최선의 노력을 다하고 있는 세민에스재활요양병원입니다.

저희 병원은 최상의 의료서비스로 각 분야 전문가 260여 명의 직원들이 환우분들을 가정과 사회로 복귀시키기 위하여 최선을 다하여 노력하고 있습니다.

울산 유일의 수중치료센터를 보유하고 있고, 울산 최대 규모의 재활전문센터, 소아 재활치료센터를 별도 운영 중입니다. 또, 암치료센터에서는 온열 암 치료기, 의료용 초고압산소치료기를 최초로 도입하고, 첨단 인공신장실, 호텔급 시설의 장례식장 등을 운영하고 있습니다.

환자, 보호자의 정서적 지지를 위해 전문 갤러리 및 200여 관람석을 가진 대공연장을 보유하여 각종 전시회, 영화, 콘서트, 학술 세미나, 심포지엄 등을 개최하여 의료와 문화가 공존하는 최고의 재활병원이 되며, 요양병원의 격을 높일 수 있도록 최선을 다해 노력하겠습니다.

총 평

분석 지표상으로 울산광역시의 중심지에 위치해 접근성이 탁월하고, 태화강에 인접하여 좋은 조망까지 갖추고 있는 요양병원이다. 기존 스포츠 센터 용도로 건축된 건물을 용도변경 한 것으로 기존 공간요소의 장점을 살려 재활 전문 요양병원으로써의 역할을 전문성 있게 수행하고 있다. 케어동선을 위하여 각층마다 재활센터를 운영 중인 것도 특징이다. 1층에 외래진료와 진단검사 기능을 일반병원과 비교해서 손색없을 정도로 많이 할애하고 있다. 이로 인해 일상의 생활을 유지하는 것에 주력하는 요양병원과는 차별화된 재활형의 요양병원이라는 특성을 강조하고 있으며, 이외에도 암 치료센터나 인공신장실 등의 의료상의 처치를 행하고 있어 의료특화형의 요양병원으로서도 손색이 없을 특성을 갖추고 있다.

2층의 전문 재활공간은 두 개 층을 오픈한 대규모 공간으로 개방감은 스케일면에서도 압도한다. 병동에는 회랑형 산책로를 두어 실내에서도 외부와 같은 재활 환경을 조성하여 이용자들의 심리적 측면까지 세심하게 배려하고 있다. 복도 폭, 병실의 크기, 전문 재활공간이 매우 넓은 편으로 이용자의 안전과 요양환경에 쾌적한 편의를 배려하였다. 도심형으로 많지 않은 외부 공간을 갖고 있지만, 옥상층을 훌륭한 조망을 갖춘 어메니티 공간으로 적극적으로 활용하고 있다.

또한, 지역주민들에게 개방되고 지역민들과 함께하는 병원으로 여러모로 병원의 공공성을 실천하고 있다.

Chapter 14

양지요양병원

경북 경산시 경산로 174

요양병원 건축 정보

- 건축 면적 : 1,691㎡

본관
- 총 병상 수 : 294병상
- 연면적 : 2,931.94㎡
- 건축 구조 : 경량철골구조, 철근콘크리트구조
- 층 수 : 1층~5층

신관
- 총 병상 수 : 72병상
- 연면적 : 8,479.48㎡
- 건축 구조 : 철근콘크리트구조
- 층 수 : 1층~7층

요양병원 공간 분석

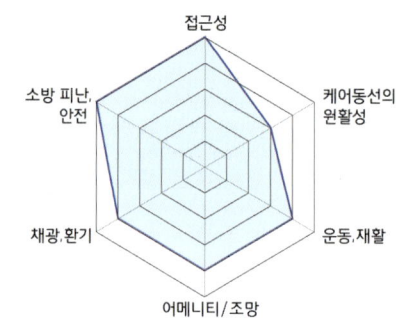

배치도

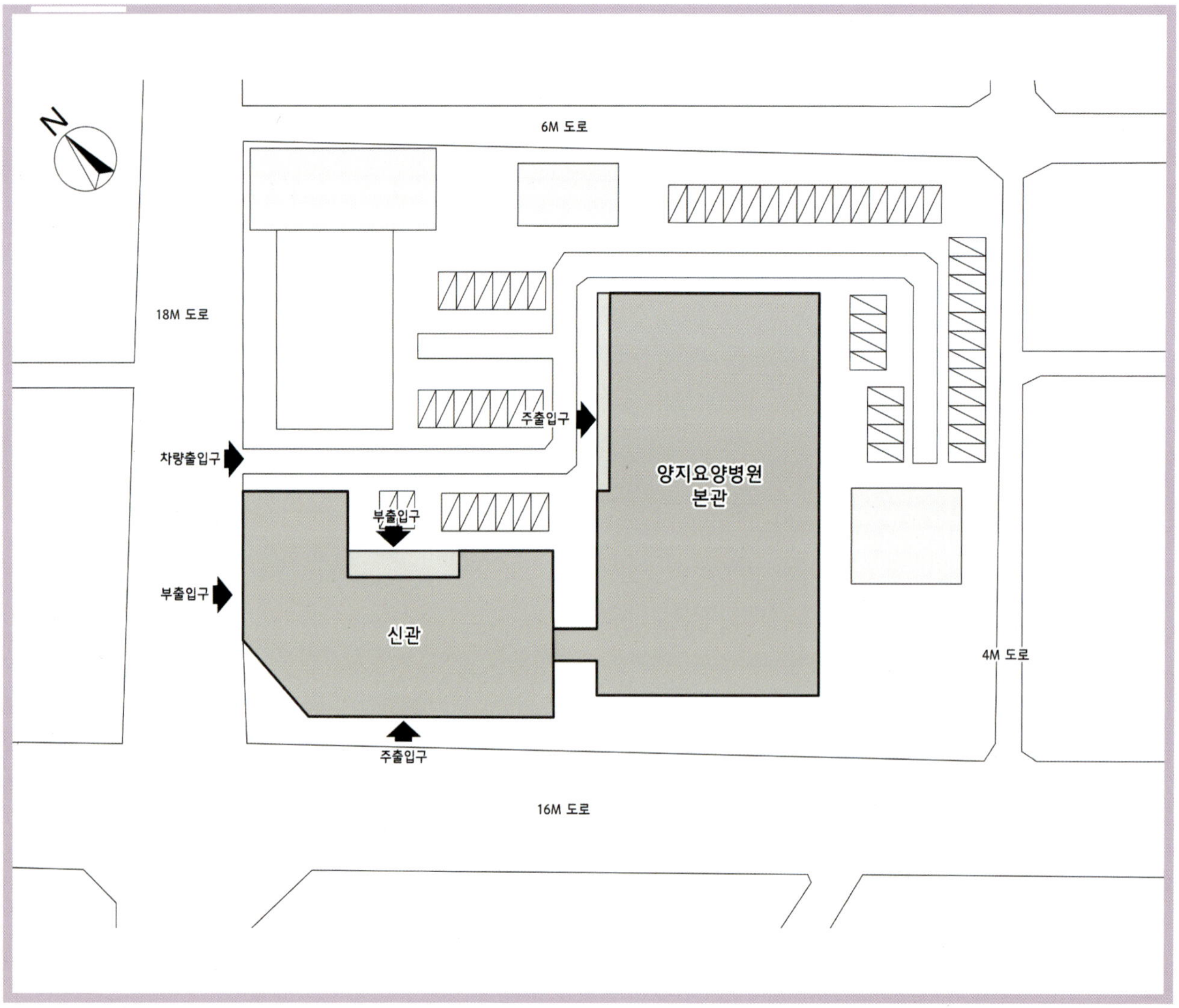

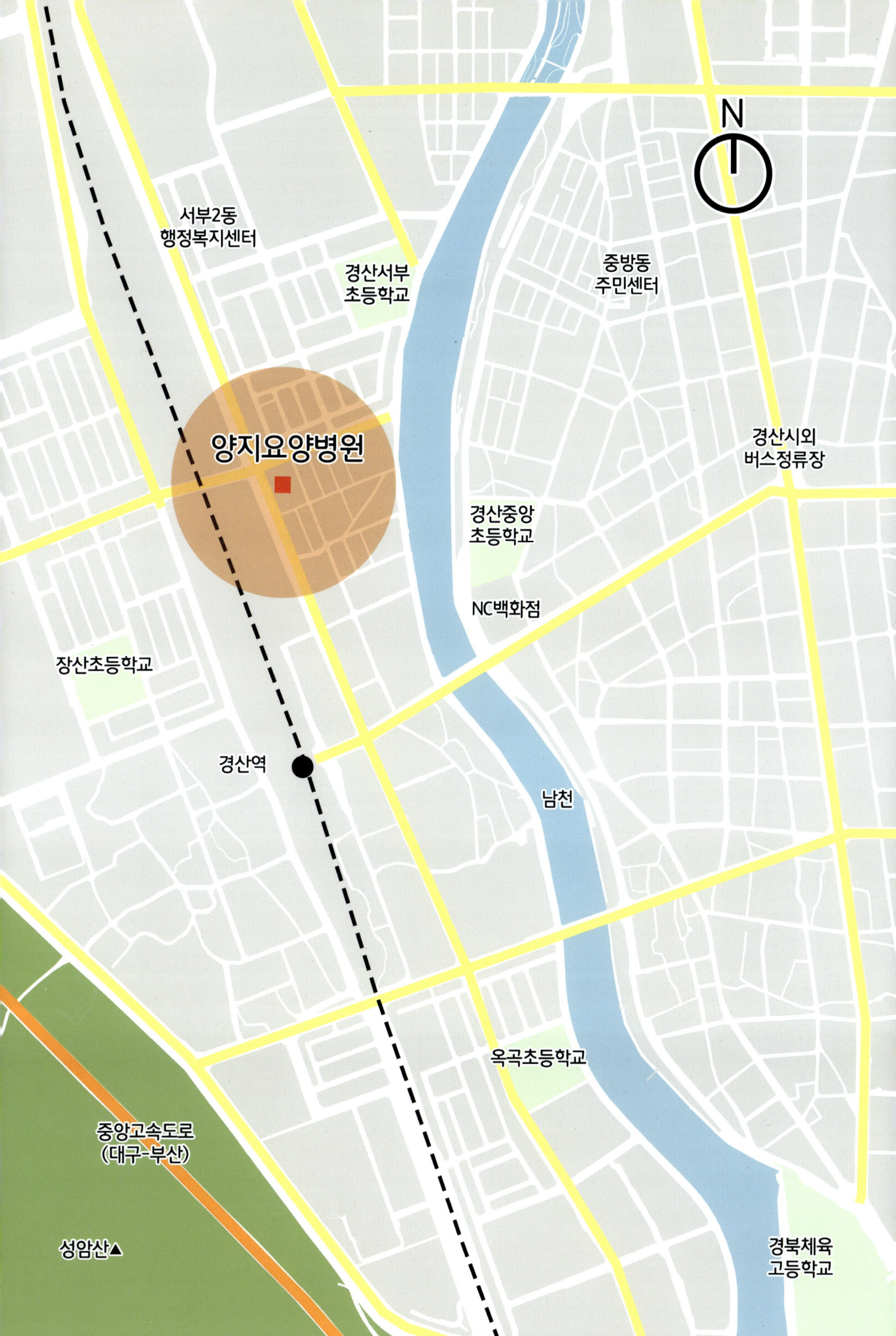

요양병원 공간읽기

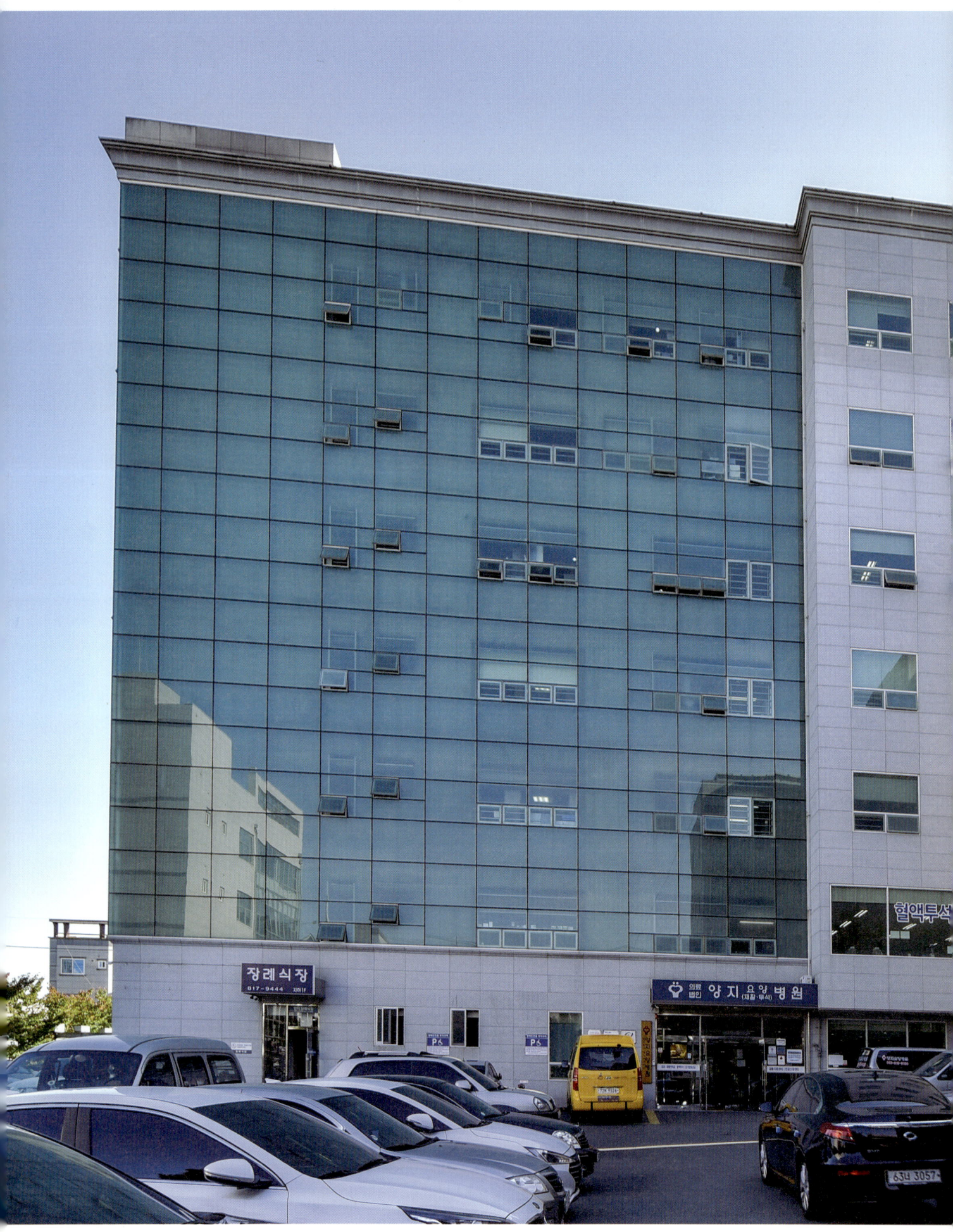

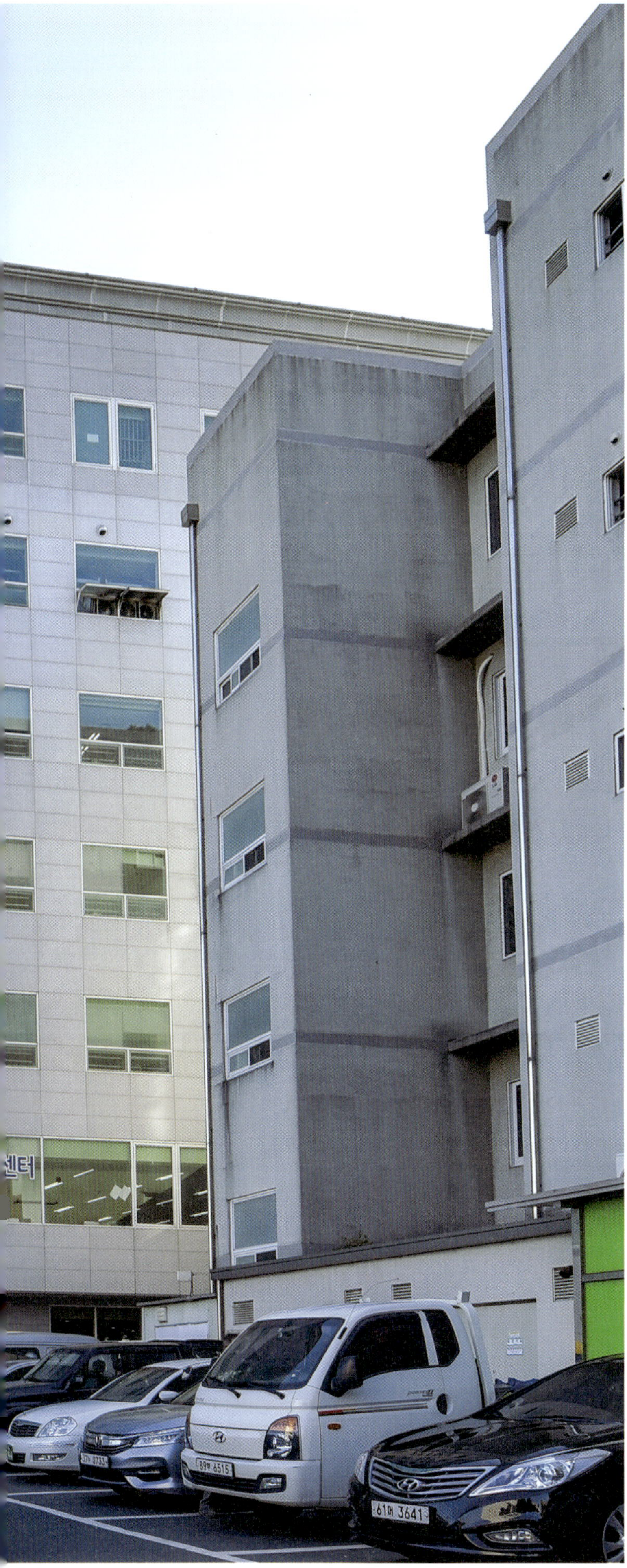

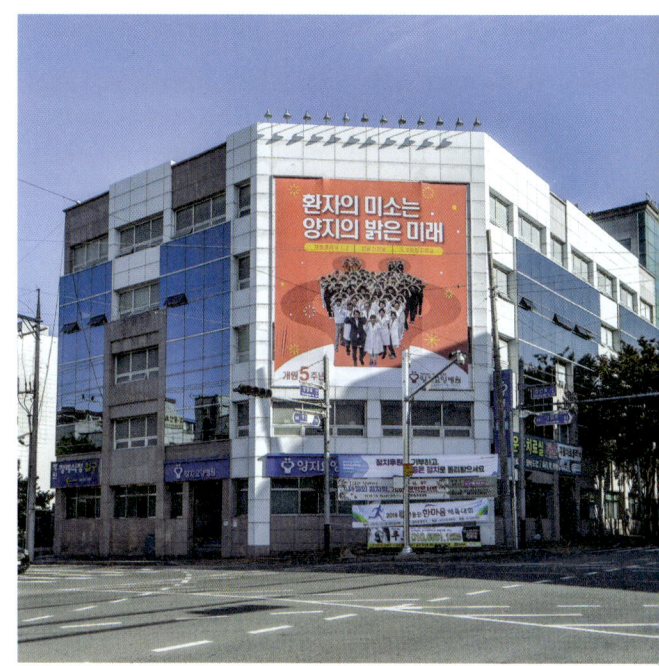

1-2. 병원 원경

양지요양병원

경산역에서 자동차로 2분 내에 도착하고 경산로 대로변에 입지하여 접근이 편리한 병원이다.

경산 시내에서 접근성이 좋은 대로변에 위치하여 찾기 쉽고 쉽게 눈에 띈다.

돌로 된 매스와 유리로 된 보이드의 대비를 통하여 기능적 공간 분할을 가시화한다. 병동 부분은 석재로 솔리드 매스 형태를 갖고 있고, 공용부분은 유리를 사용하여 보이드한 입면 디자인을 보인다.

1-1. 병원 정경

요양병원 공간읽기

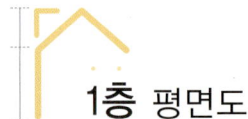
1층 평면도

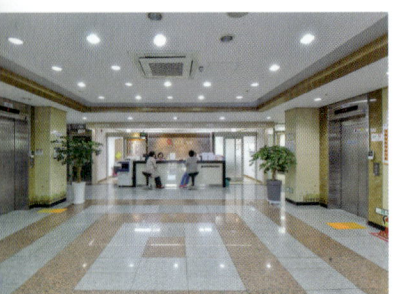
2-1. 원무과

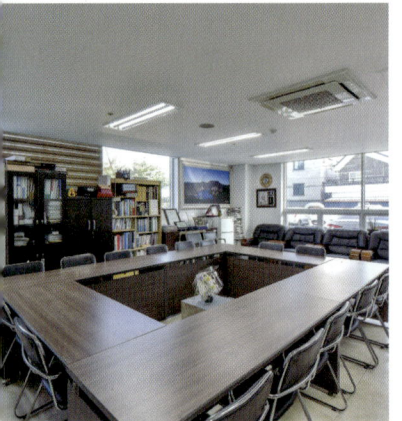
2-2. 회의실 및 원장실

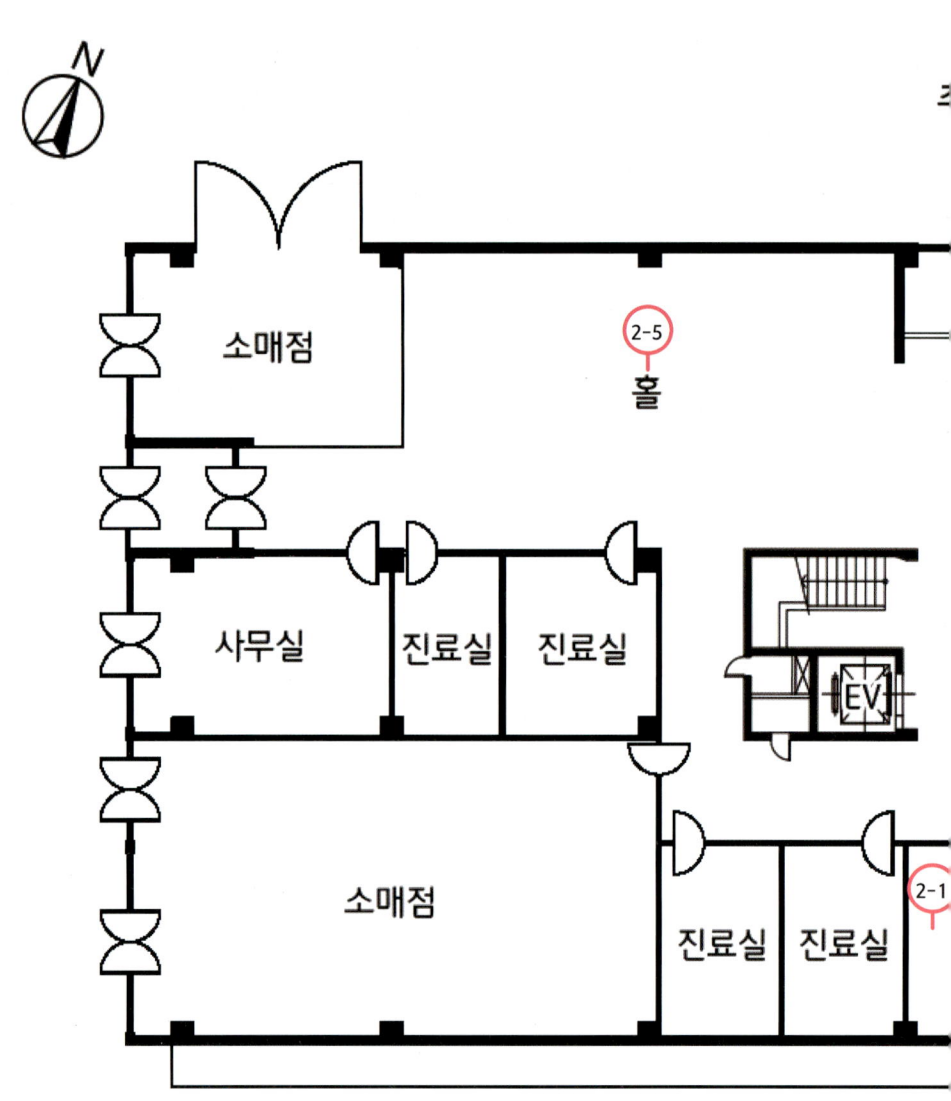

중앙에 코어가 위치하여 수직 수평의 이동을 최단 거리로 확보하고 있고, 양단에 전용실을 배치하여 효율성을 높인 콤팩트한 형태의 전형적인 병원 평면을 보인다.

양지요양병원

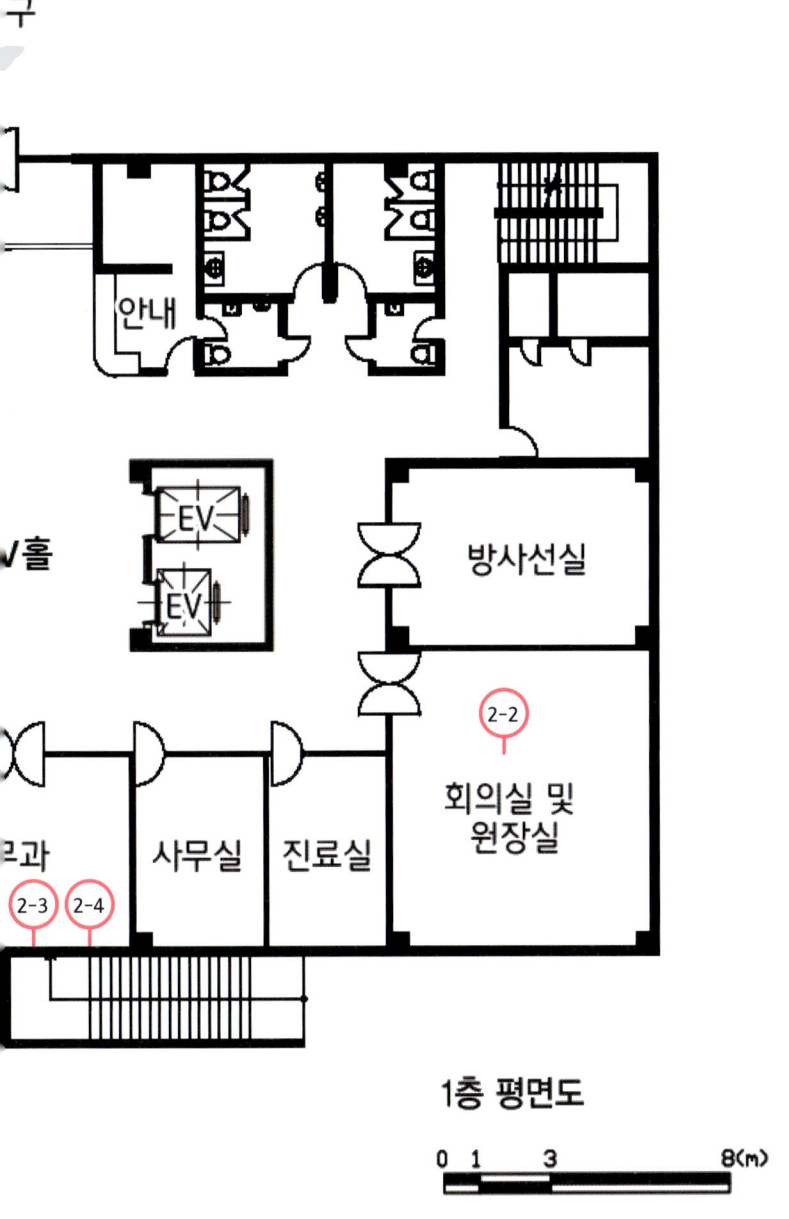

1층 평면도

0 1   3   8(m)

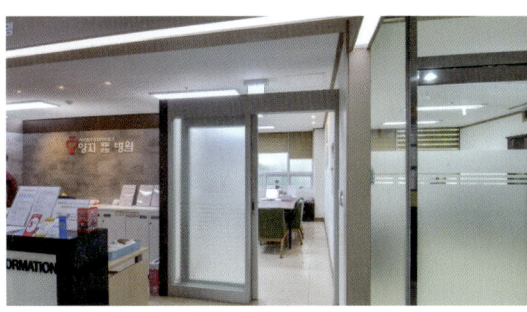

2-3. 상담실 출입구

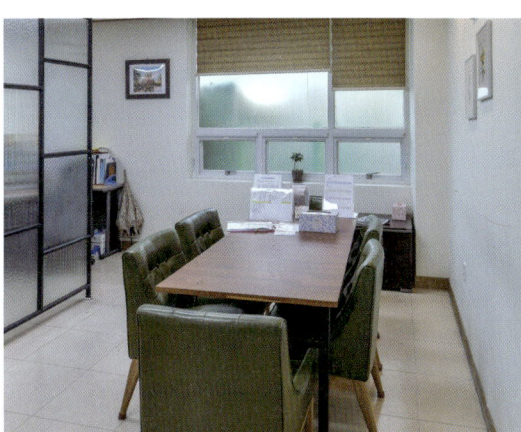

2-4. 상담실

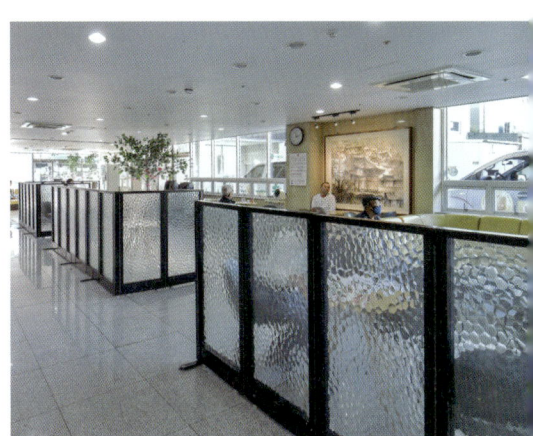

2-5. 홀

1층은 소매점 및 공용공간, 원무과, 진료실 등의 근린생활 공간으로 활용된다.

요양병원 공간읽기

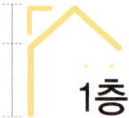
1층

2-1

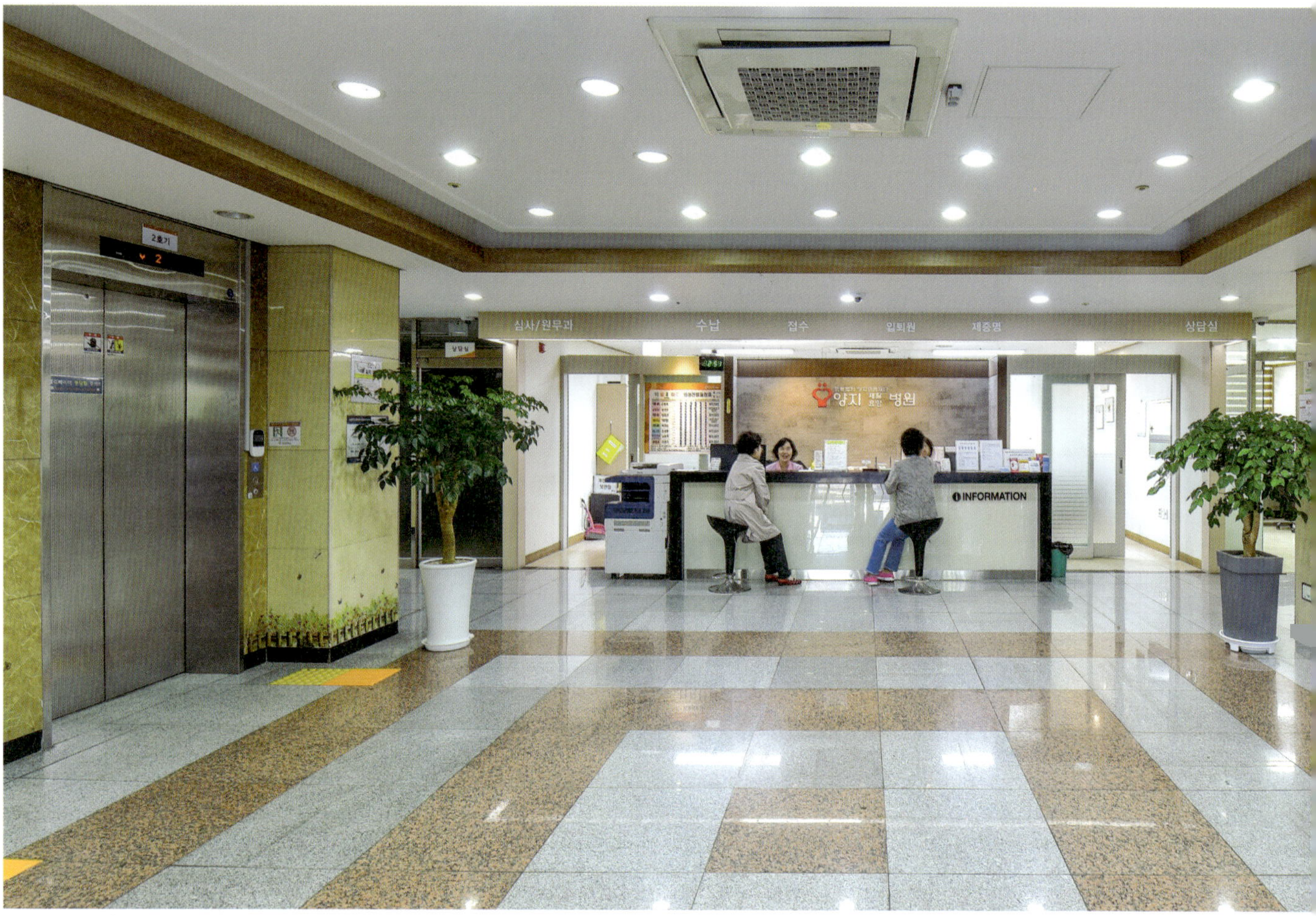

2-4

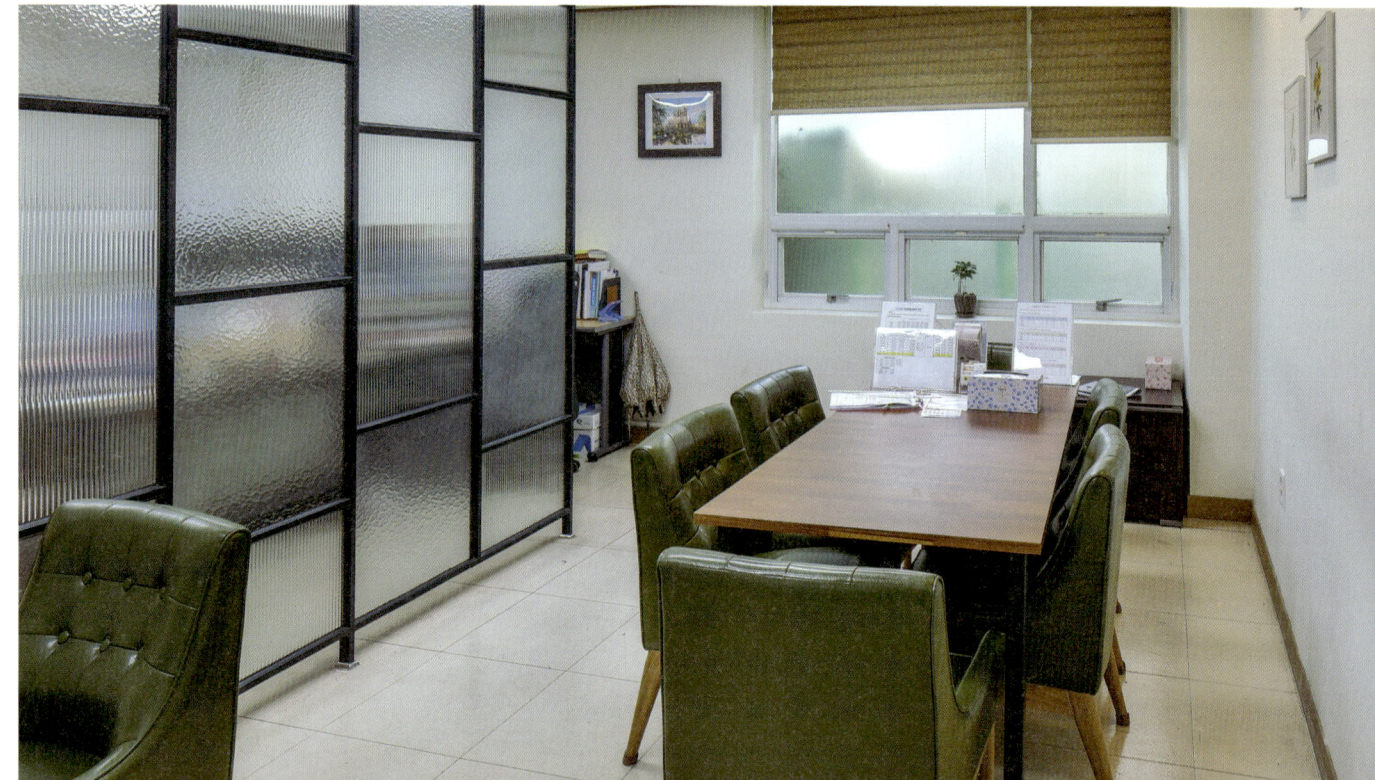

양지요양병원

2-1. 원무과
2-2. 회의실 및 원장실
2-4. 상담실
2-5. 홀

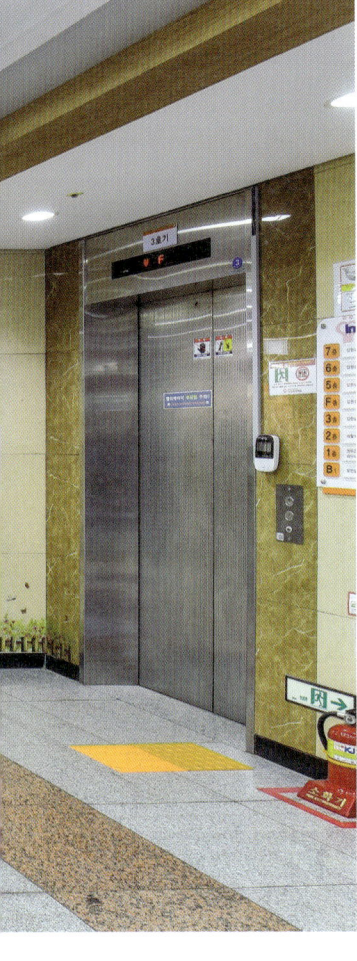

2-2

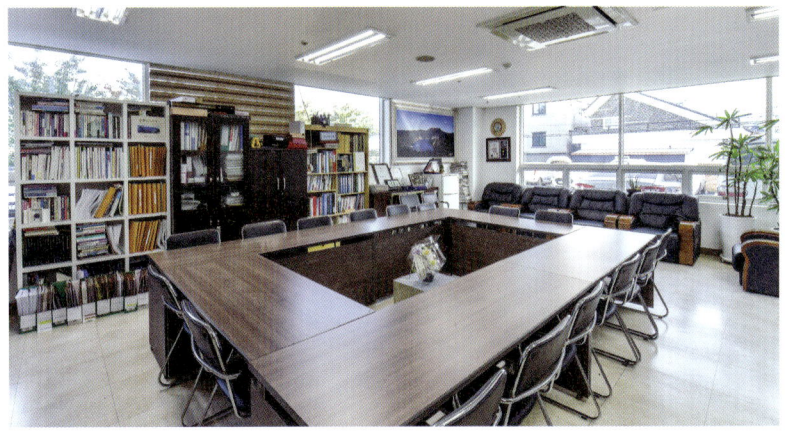

2-5

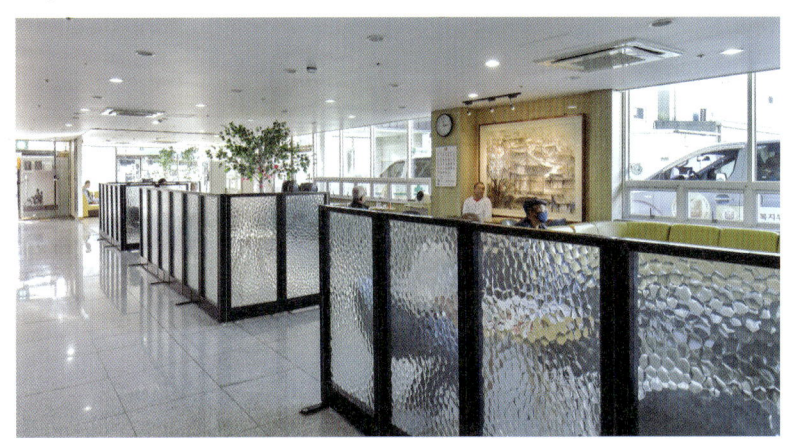

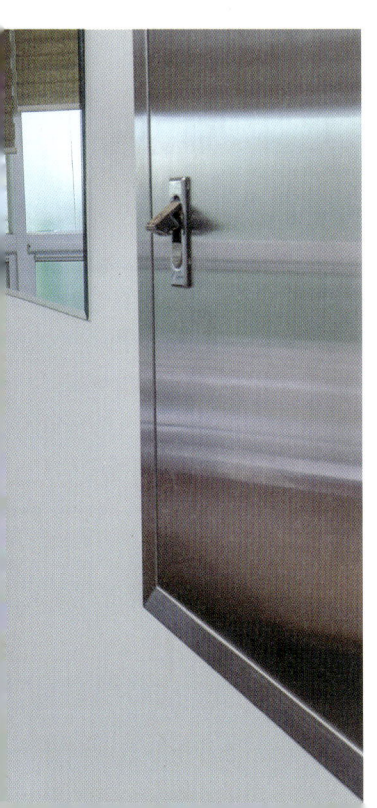

출입구로 진입하면 원무과가 바로 앞에 있어 쉽게 접근할 수 있고, 원무과 안에 상담실을 두어 이용이 편리하다. 낮고 반투명으로 되어 있는 홀 공간은 개방성을 강조하면서도 프라이버시를 확보한다. 다양한 그림들로 휴식을 돕는다.

전형적인 병원의 형태로 병실 내부와 복도 사이에 화장실을 배치하여 단계적 공간 구획의 전환을 통해 이용자의 프라이버시를 존중한다.

갤러리 식의 카페테리아는 낮은 높이의 불투명 유리 파티션으로 공간과 시선을 분리하지만 큰 틀에서 개방감을 지속한다.

요양병원 공간읽기

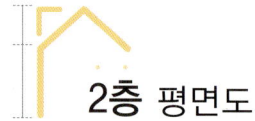
2층 평면도

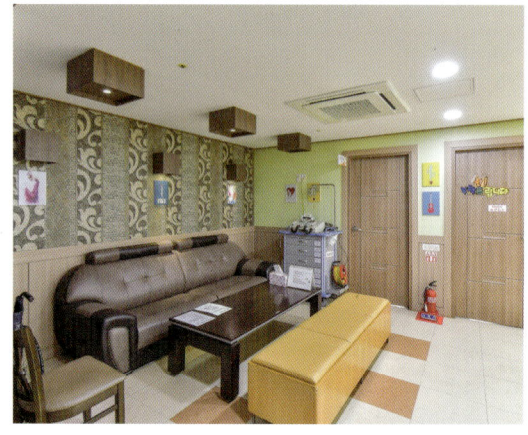

3-1. 인공신장센터 휴게공간

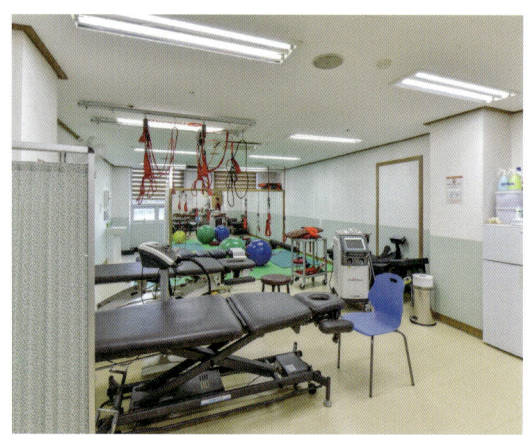

3-4. 도수치료실

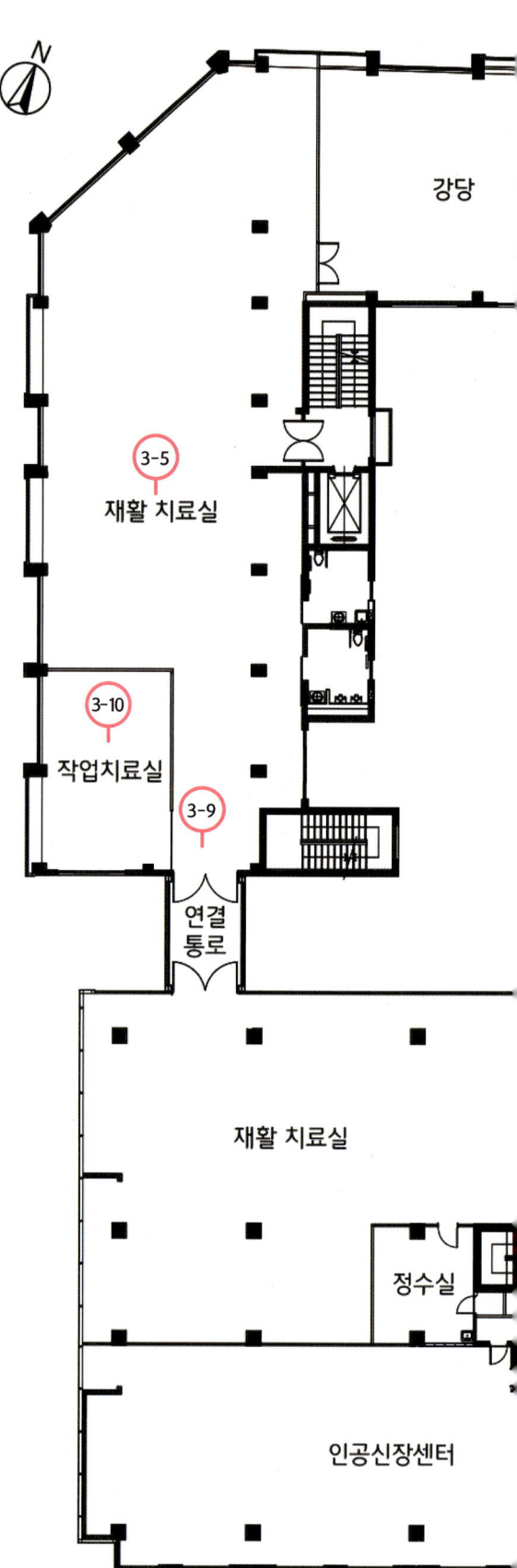

양지요양병원

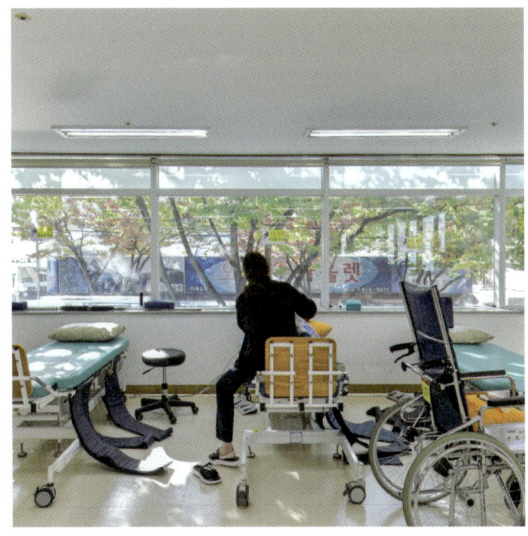

3-5. 재활치료실

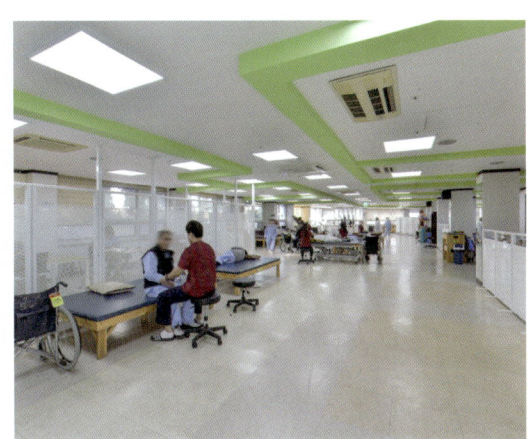

3-9. 재활치료실 내부 2

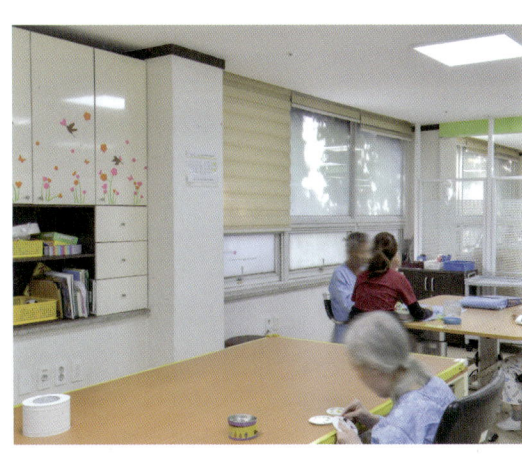

3-10. 작업치료실

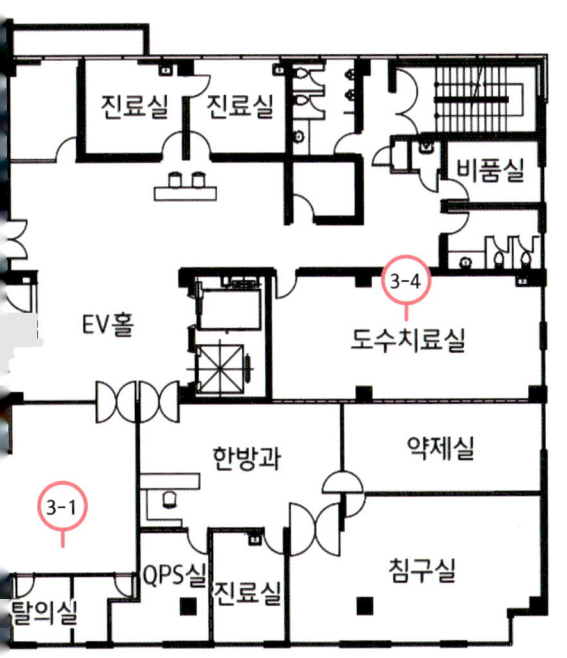

2층 평면도

요양병원 공간읽기

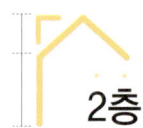
2층

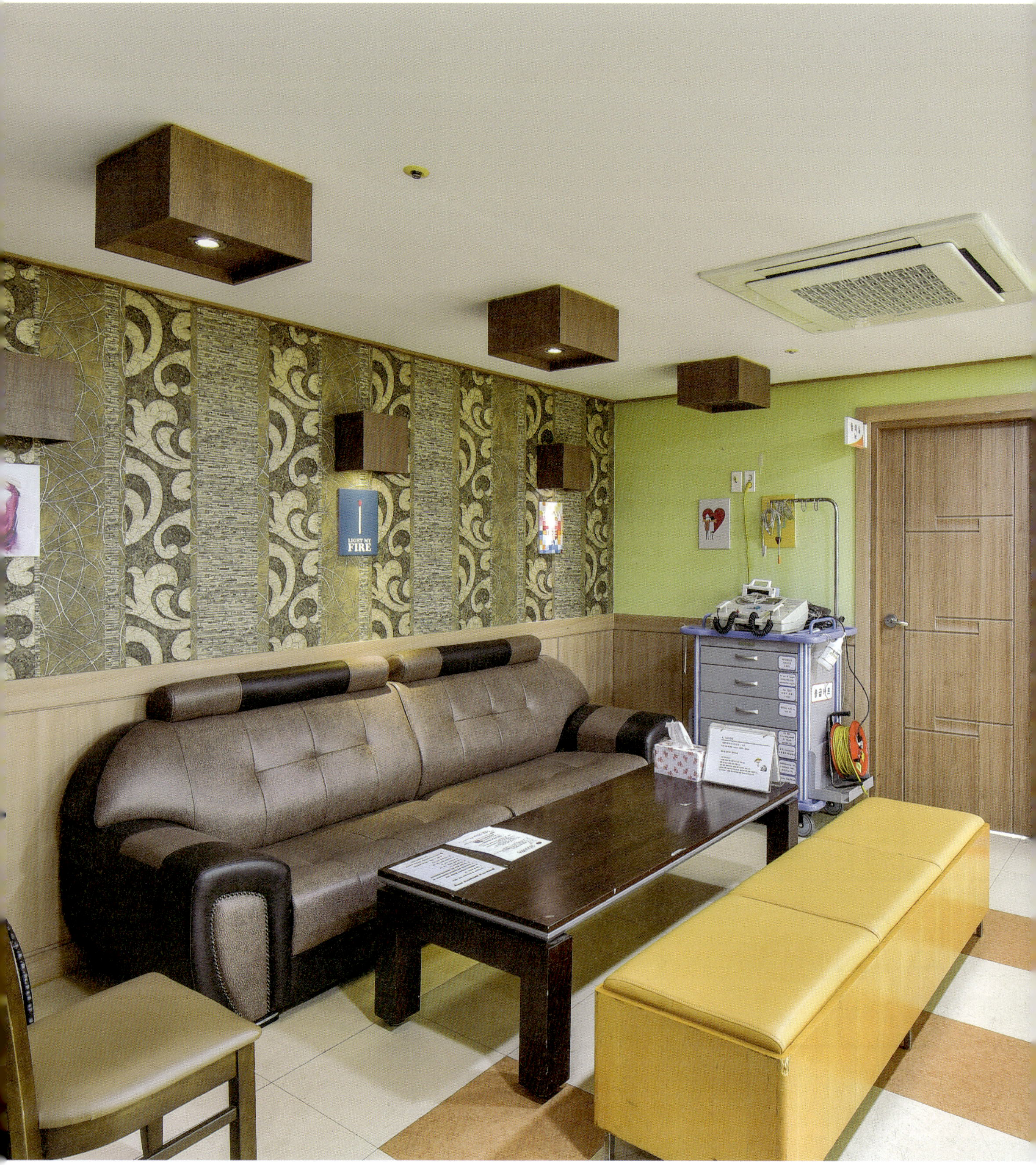

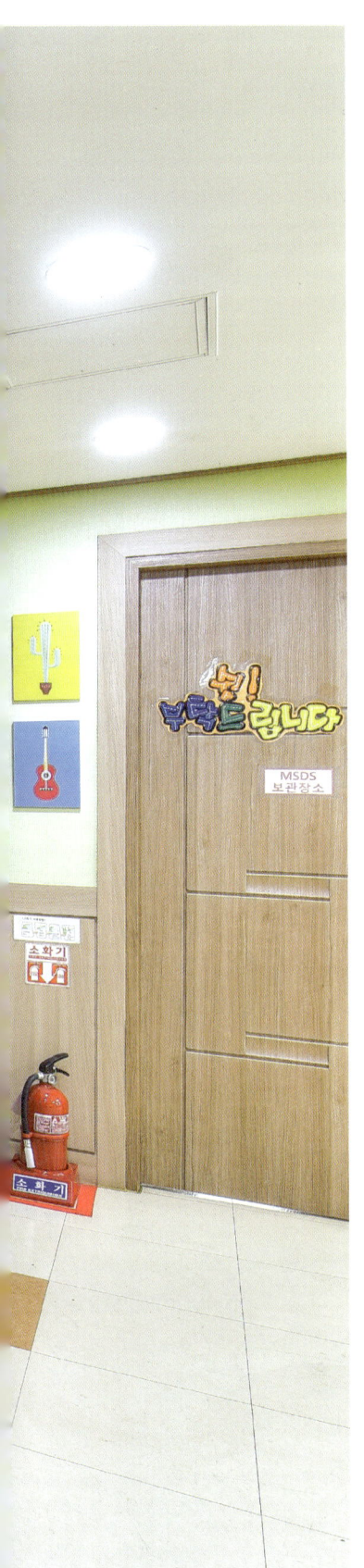

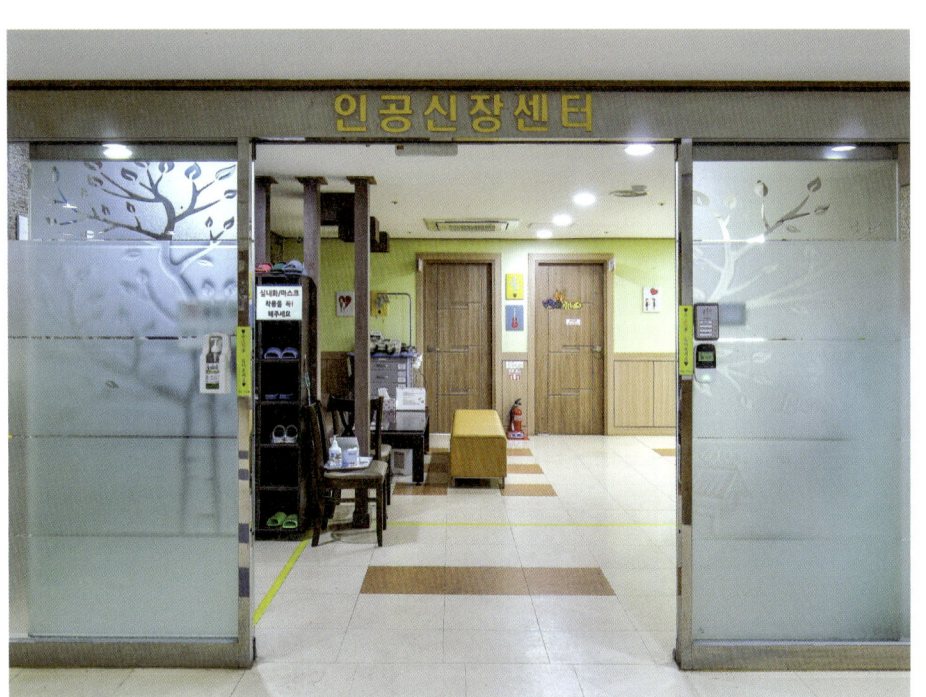

3-1. 인공신장센터 휴게공간
3-2. 인공신장센터 출입구
3-3. 인공신장센터 내부

인공신장센터 앞에 대기 공간을 마련하여 상황에 대한 준비와 긴장감을 해소할 수 있는 전용공간으로서 이용자를 배려한다. 앤티크한 가구를 배치하여 고급스러운 느낌을 연출한다.

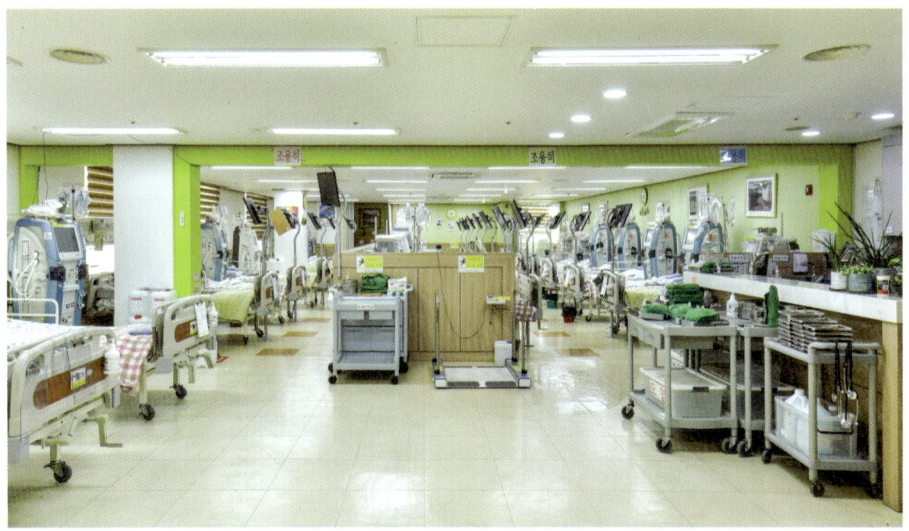

3-1

3-2

3-3

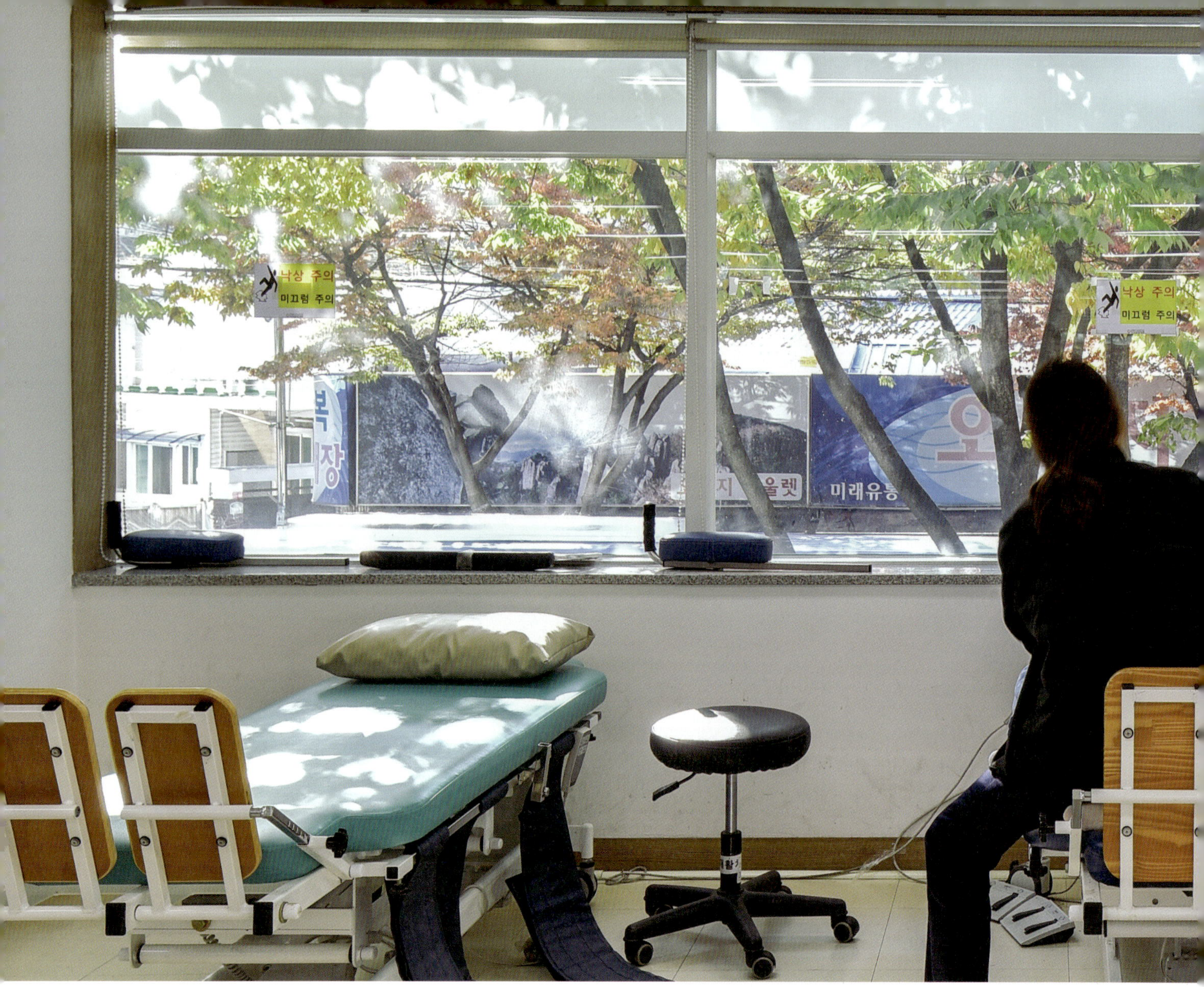

2층 재활치료실

각 건물마다 재활치료실을 두어 이용자들의 동선을 최소화한다. 두 재활치료실은 구름다리로 연결하여 치료의 연계성을 획득하고

3-5

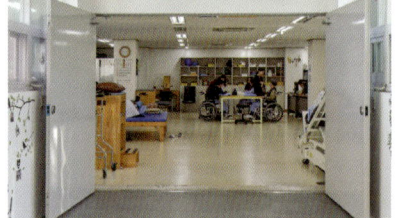

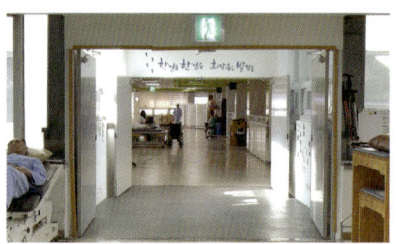

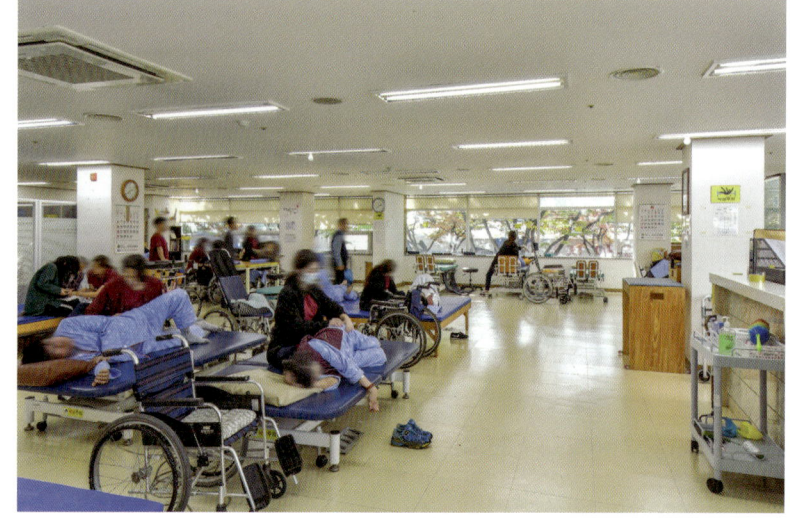

3-6

3-7

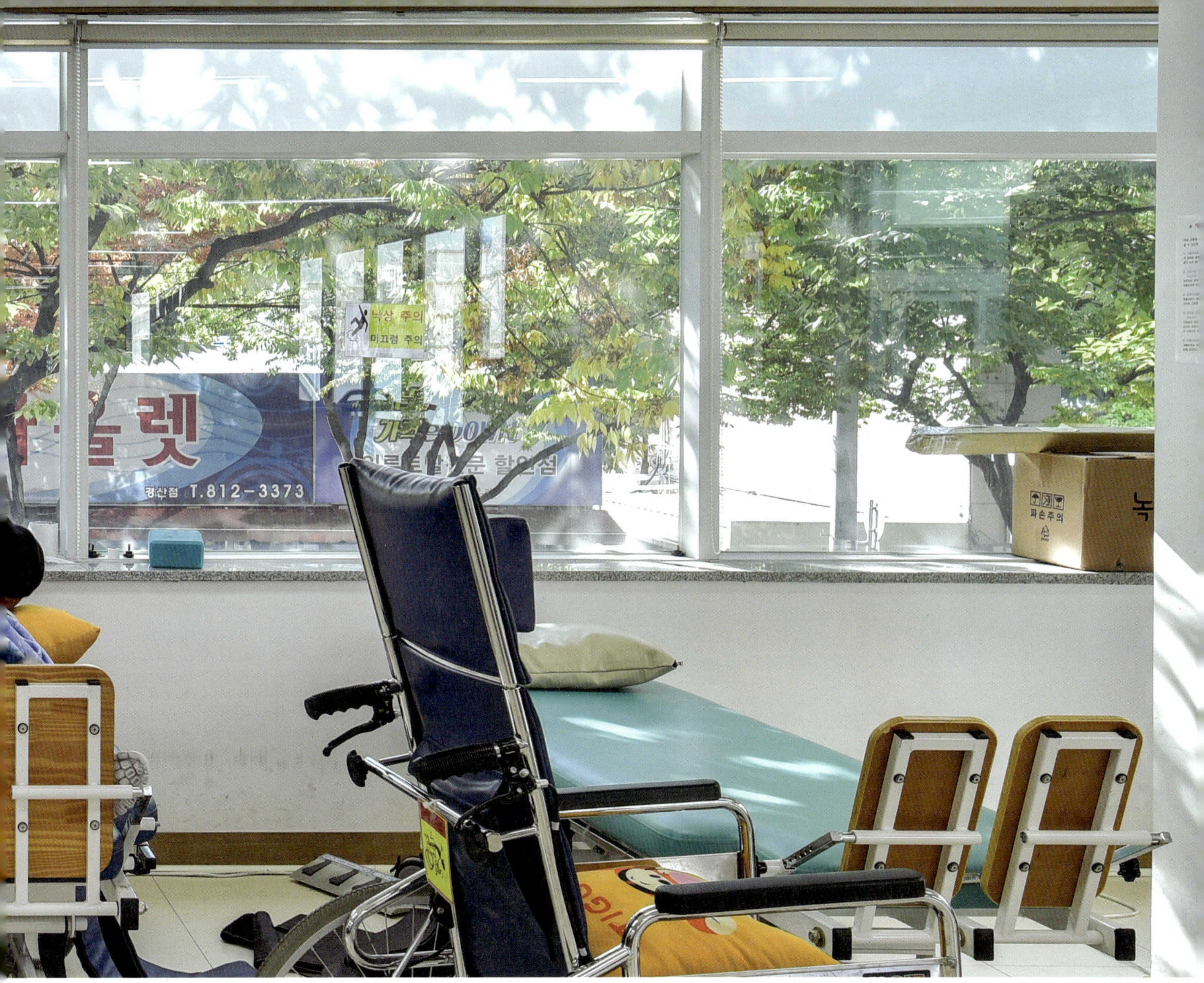

3-4

다이나믹한 공간 구성을 기획한다. 긴 수평 창을 통해 들어오는 바깥 풍경은 파노라마 풍경 사진을 보는듯 한 기분이 들게 한다

3-4. 재활치료실 1
3-5. 연결통로 1
3-6. 연결통로 2
3-7. 재활치료실 내부 1
3-8. 재활치료실 내부 2
3-9. 작업치료실

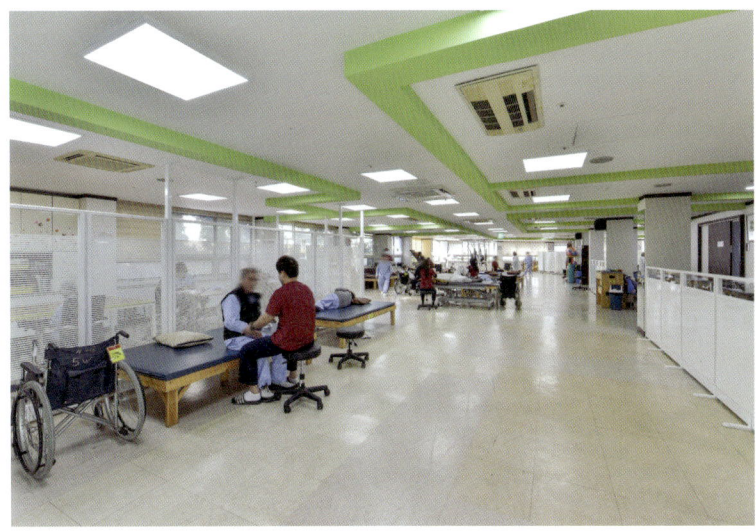

3-8

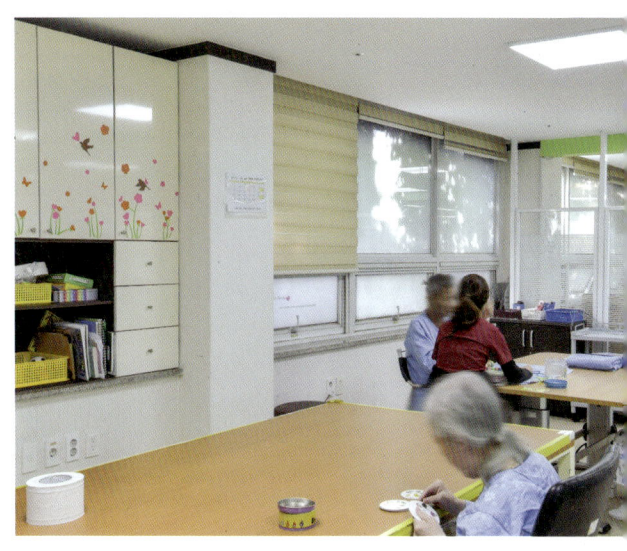

3-9

요양병원 공간읽기

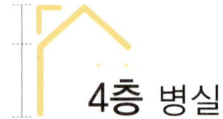

4층 병실

4-1

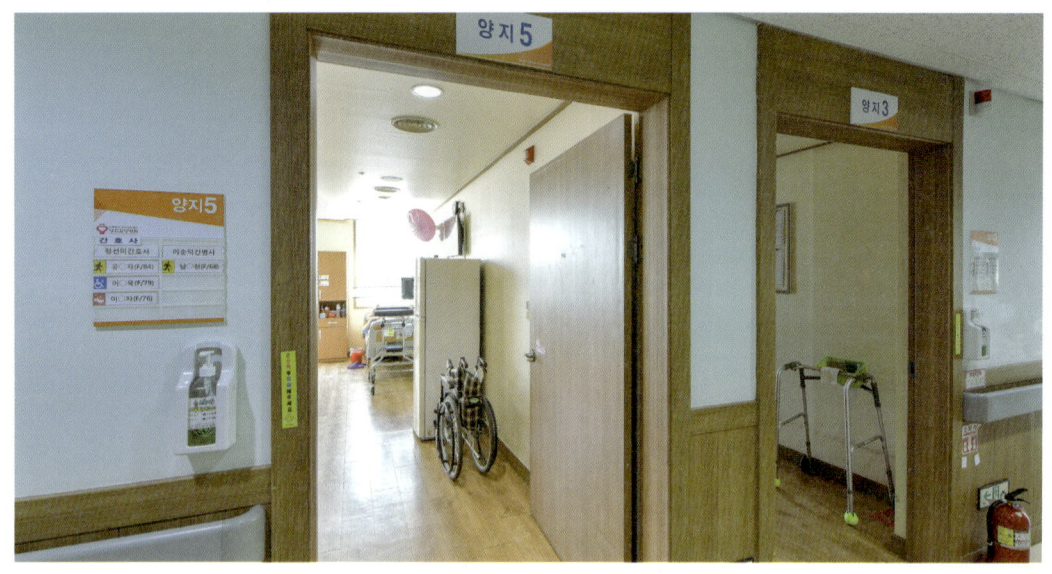

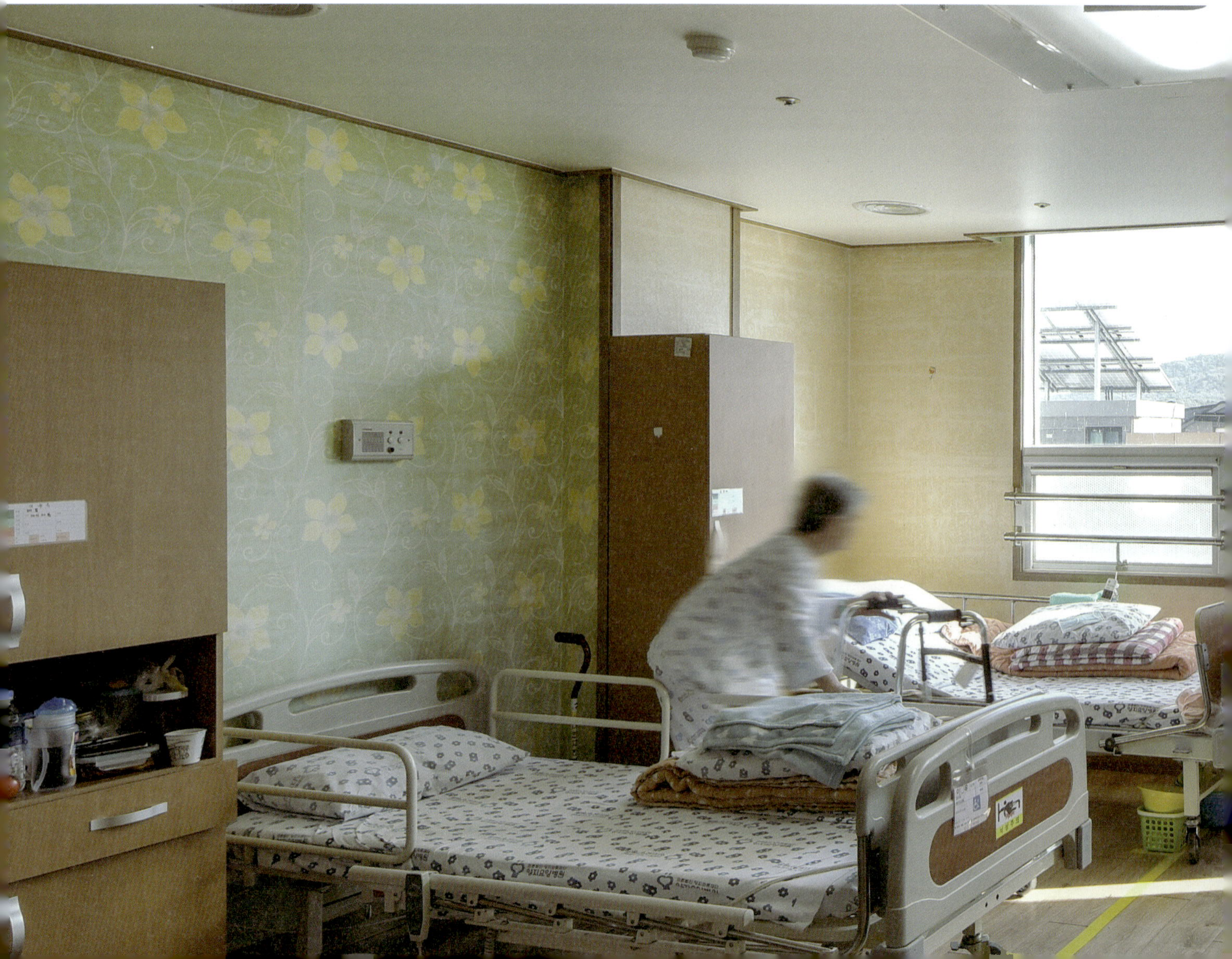

양지요양병원

4-1. 병실 출입구
4-2. 병실 내부

 KEYPLAN : 4층 평면도

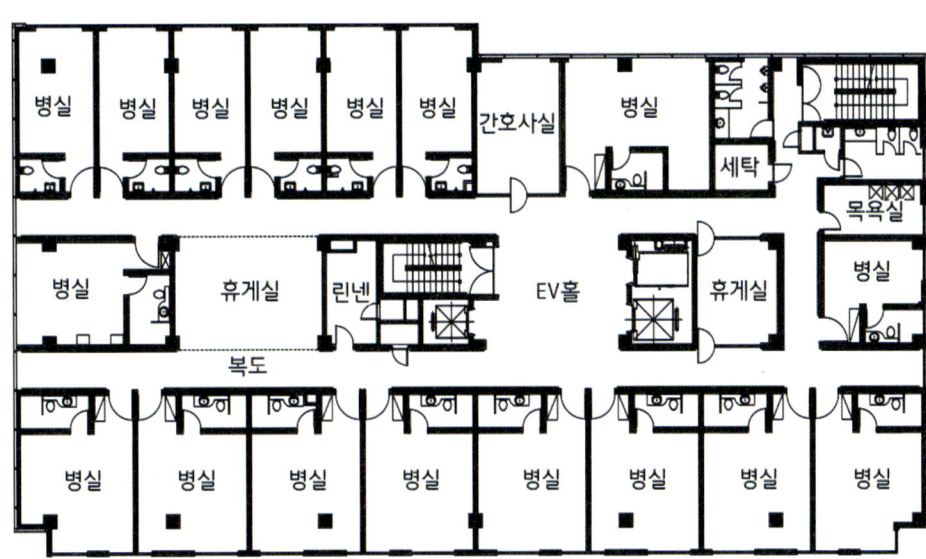

4-2

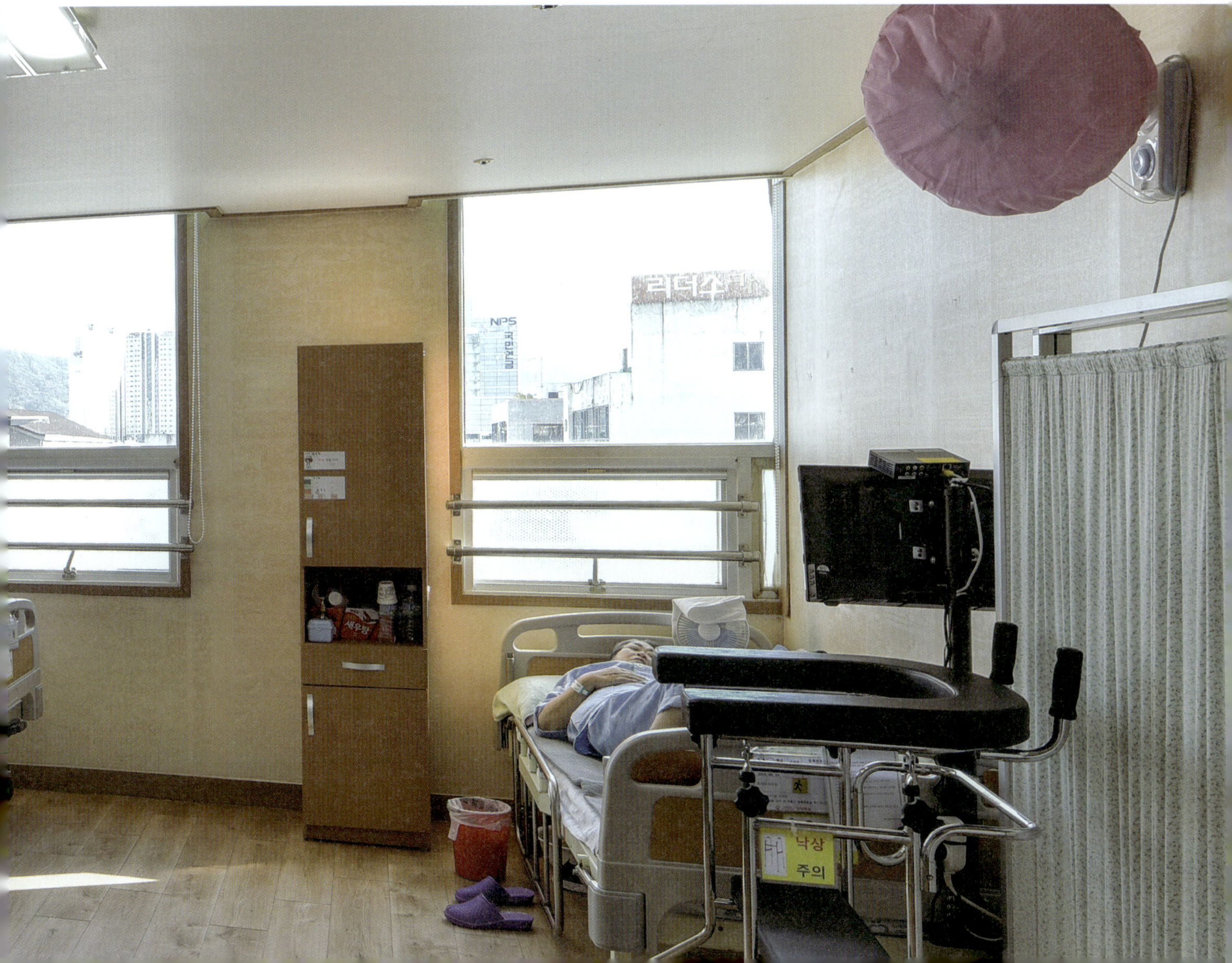

요양병원 공간읽기

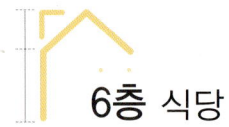 **6층** 식당

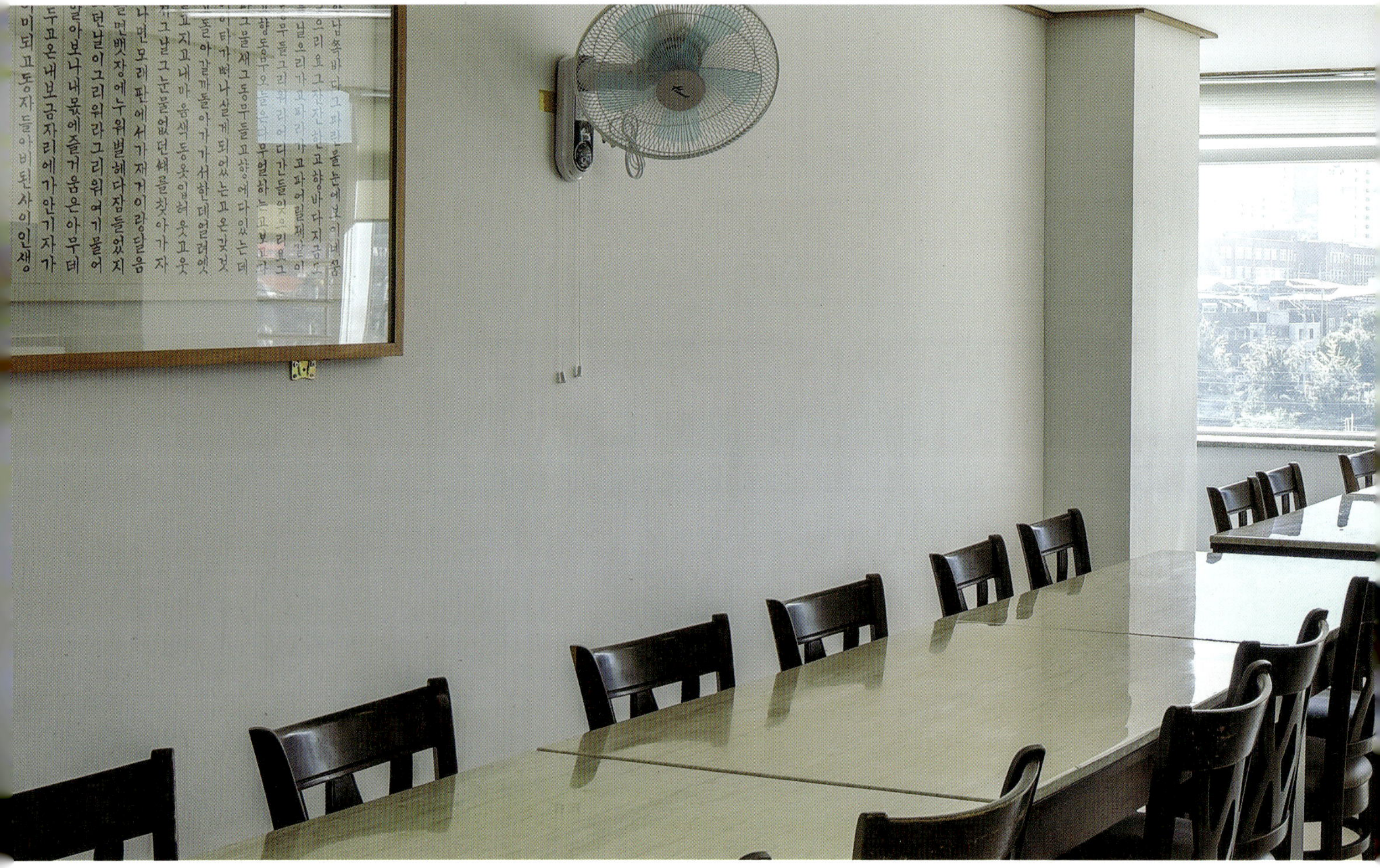

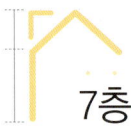 **7층**

7-1

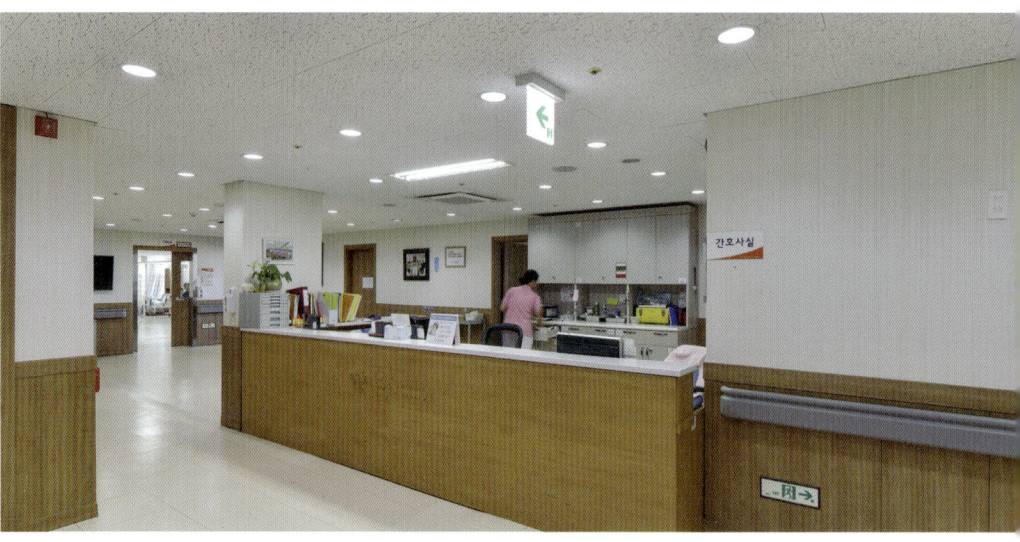

6-1. 6층 식당
7-1. 7층 간호스테이션
7-2. 7층 집중치료실

상층부에 위치한 식당은 주위 경관을 조망하면서 식사할 수 있다.

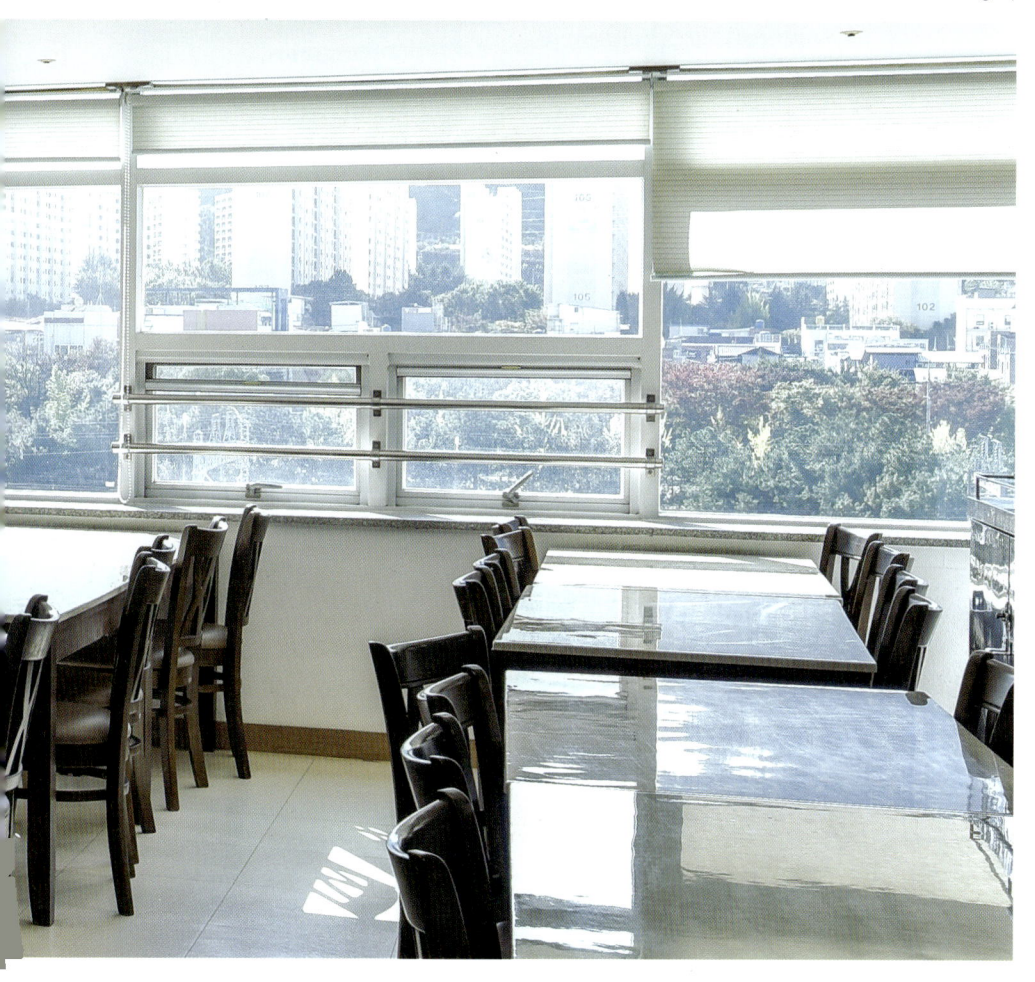

6-1

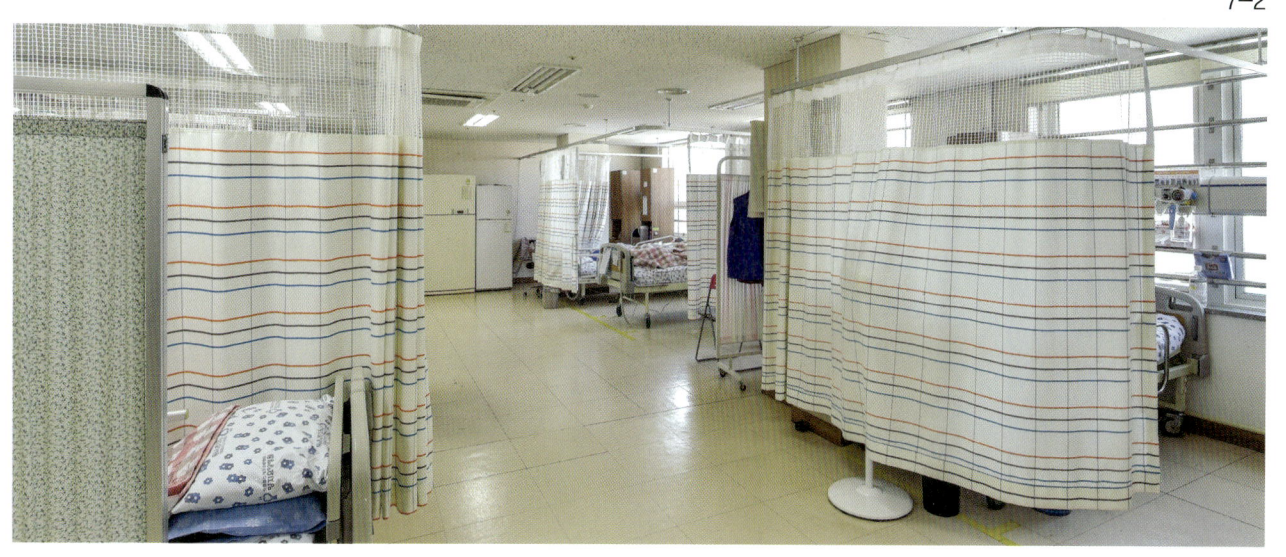

7-2

요양병원 공간읽기

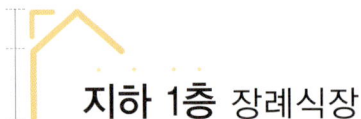

지하 1층 장례식장

8-1. 장례식장 외부 1
8-2. 장례식장 외부 2
8-3. 장례식장 내부
8-4. 입석 식당

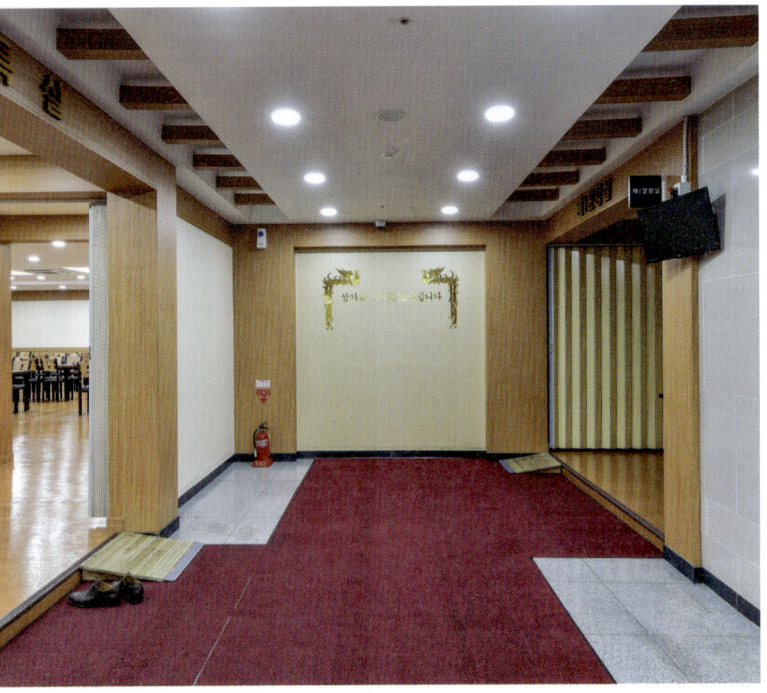

8-1

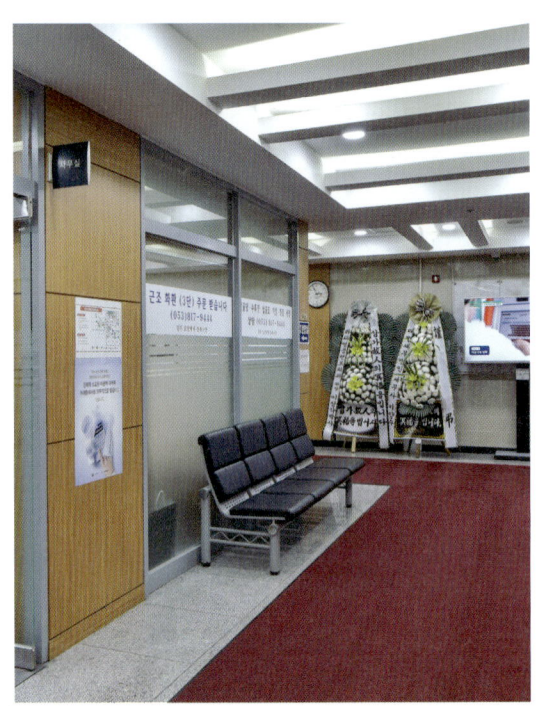

8-2

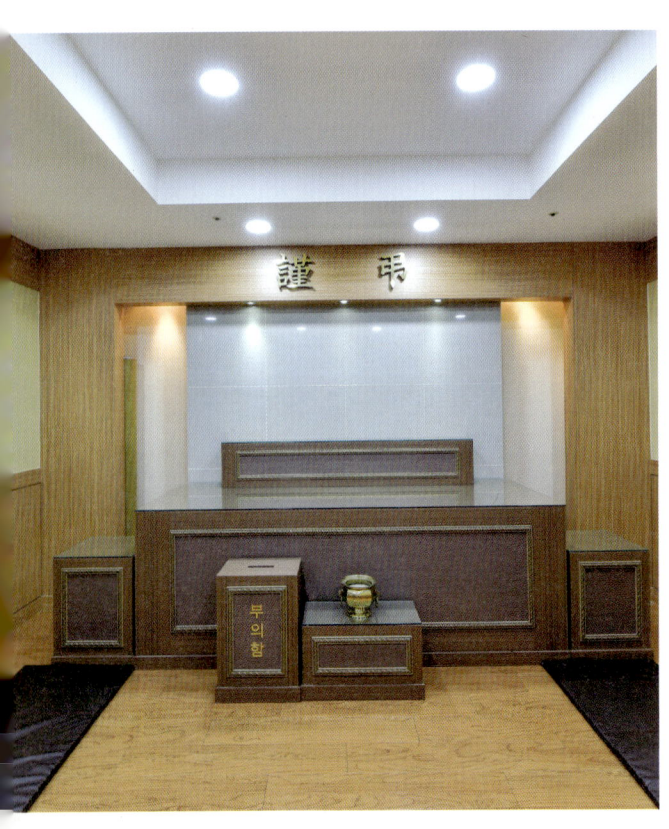

8-3

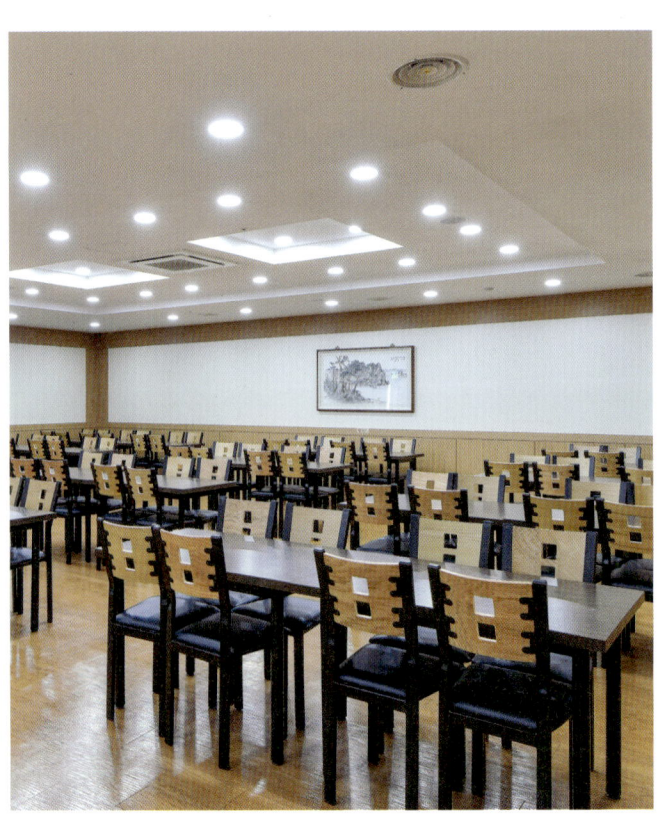

8-4

양지요양병원

ⓘ 병원 소개

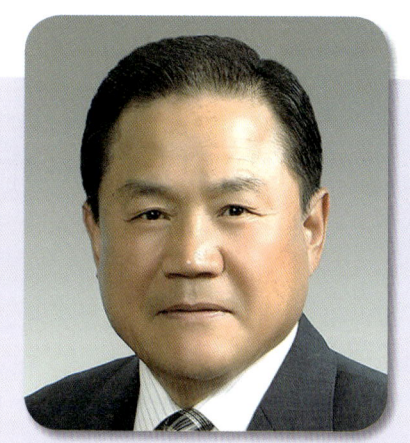

양석승 이사장

우리 양지요양병원은 고령화시대를 맞아 우리사회의 산업화와 민주화시대를 통과해 오면서 수 많은 굴곡을 견디며 살아오신 어르신 세대가 존경받을 수 있는 곳, 그분들의 삶에 미소가 머물 수 있는 곳, '환자의 미소는 양지의 밝은 미래'라는 슬로건을 가지고, 양지병원을 시작하여 한 사람의 삶에 대한 존경과 믿음을 가지고 치료와 돌봄이 이뤄지는 병원이 되도록 노력해 오고 있습니다.

요양병원이면 모두 다가 지향하는 목표가 있겠지만 특별하게 우리 양지병원은 노인들만이 가지고 있는 만성기 종합병원의 치료에 대한 전문성(인공투석센터, 재활전문센터, 전문도수치료와 치매전담병동제)과 집에 거주하시면서 거동이 불편하며 누군가의 부축을 받아야만 진료를 위해 병원 왕래하실 수 있는 어르신들의 불편을 덜어드리기 위해서 찾아가는 가정간호서비스를 열심히 하여 지역사회를 지켜주시는 어르신을 위하는 병원으로 거듭나고자 하는 것이 저희 병원 임직원들의 소망입니다. 또한, 양지병원이 지향하는 따뜻한 의료서비스의 일환으로 환자분들의 일대기를 엮어서 자서전으로 출판해 드리는 작업을 하고 있습니다. 어려운 시절을 살아오신 한 분, 한 분의 일생을 담아내고 글로 엮다보면 잔잔한 감동과 삶의 귀중함에 대해서 다시 한 번 생각하게 되는 기회가 되기도 합니다.

앞으로도 우리 양지병원은 노인성 만성기 질환의 치료중심병원으로 지역사회 어르신들의 삶을 건강하게 지켜내고자, 의료와 복지, 지역을 연계하는 구체적인 계획을 세워서 지역과 함께, 시니어 세대와 함께 그분들의 미소와 건강을 지켜가는 병원이 되도록 최선을 다하겠습니다.

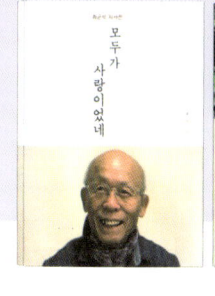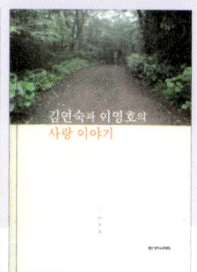

총 평

분석지표상 안전과 재활에 강점을 나타내고 있으며 재활과 의료처치에 특화된 요양병원이다. 1층에 외래진료를 배치하고 2층에 검사처치의 중앙진료부를 배치하였고, 3~5층에 2중도형의 평면으로 병동부를 배치하고 있다. 이는 도심형의 집중식 병원과 동일한 방식의 공간간구성으로 좁은 부지를 최대한 활용하기 위한 방법으로 해석된다.

대부분 3인실로 운영되는 병동부는 좁은 복도에서 느끼게 되는 협소함과 폐쇄성을 병실내부의 넓은 공간으로 상쇄시키고 있다. 또한 각 병실마다 전용의 화장실이 있어 개인들의 프라이버시 확보와 함께 생활상의 편의성도 제공하고 있다. 도심지에 위치하여 접근성이 좋은 도심형 요양병원으로써 중앙코어의 콤팩트한 평면으로 이용자와 간호 동선이 간결하여 이용이 편리하고, 요양환경에서 안전하다. 지하층의 장례식장부터 2층 재활치료센터, 인공신장센터, 7층의 식당 및 집중치료실까지 갖추고 있어 전체적으로 짜임새 있는 건물 전체구성을 보인다.

특히, 2층의 전층(본관, 신관)을 활용한 재활치료센터는 여유롭고 개방적인 공간을 갖춰서 재활환경의 중요성을 강조한다. 또, 병동은 중앙에 효율적인 공용공간 배치로 하여, 병실이 모두 외기와 면하도록 구성하여 병실의 채광과 환기에 집중하였고, 병실 면적은 4인실이 약 50㎡ 면적의 여유로운 요양환경을 제공한다.

Chapter 15

영도참편한요양병원

부산 영도구 동삼서로 21

요양병원 건축 정보

- 총 병상 수 : 260병상
- 건축 면적 : 1,252.19m²
- 연면적 : 6,866.46m²
- 건축 구조 : 철근콘크리트구조
- 층 수 : 지하 1층~ 지상 6층

요양병원 공간 분석

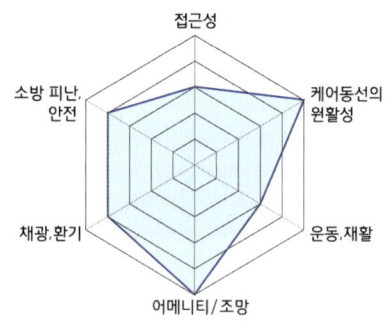

배치도

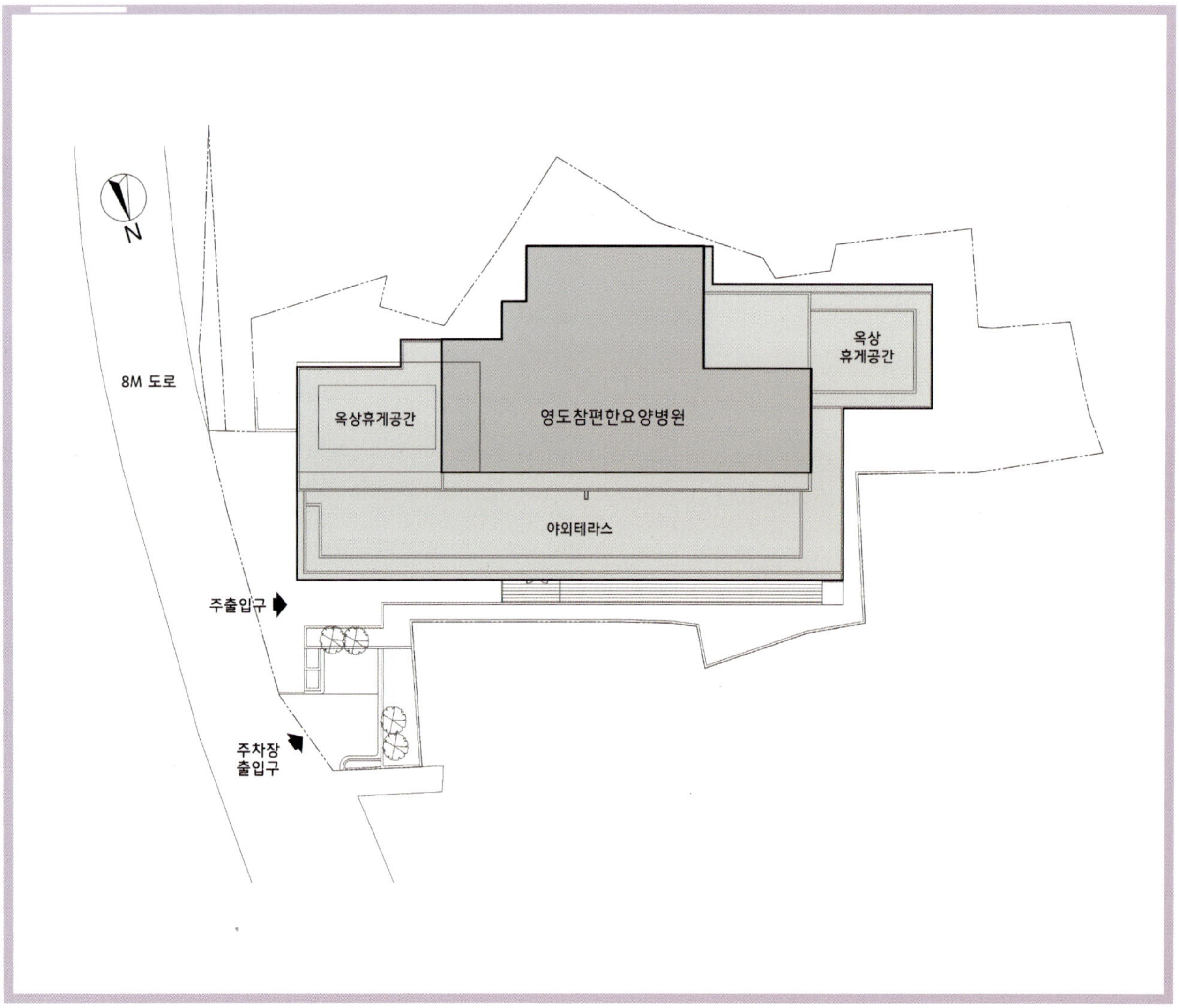

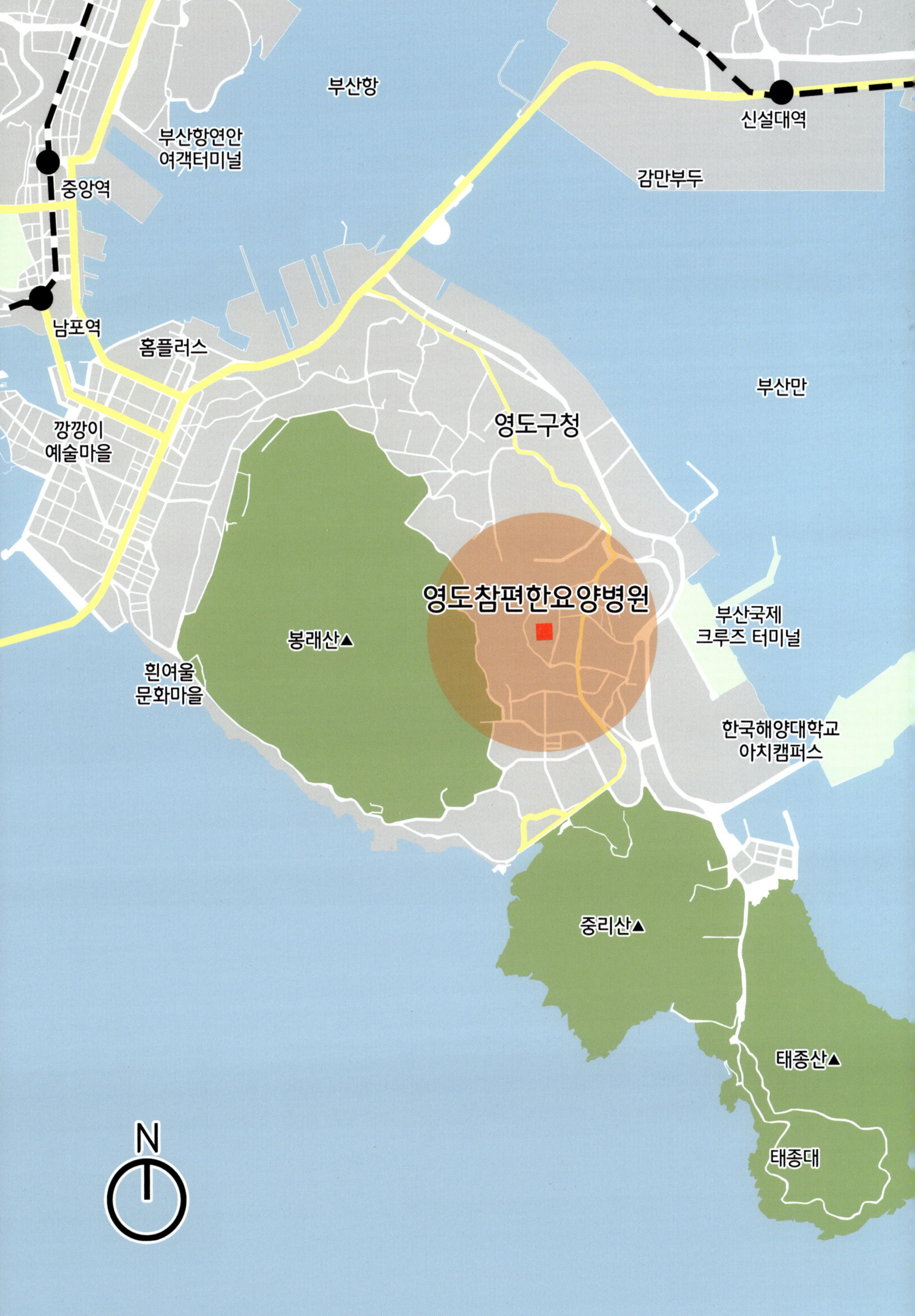

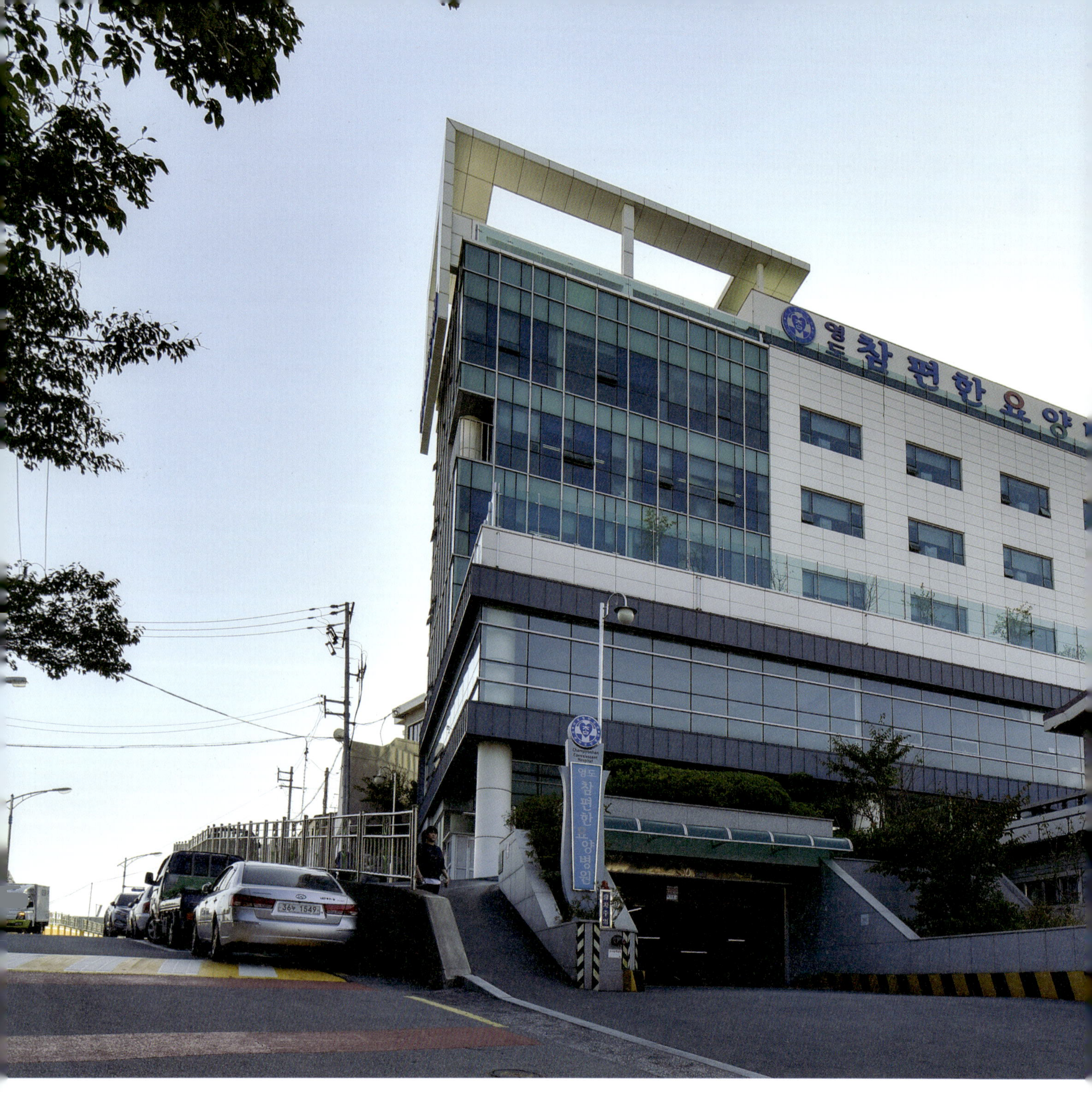

1-2. 외부 휴식공간

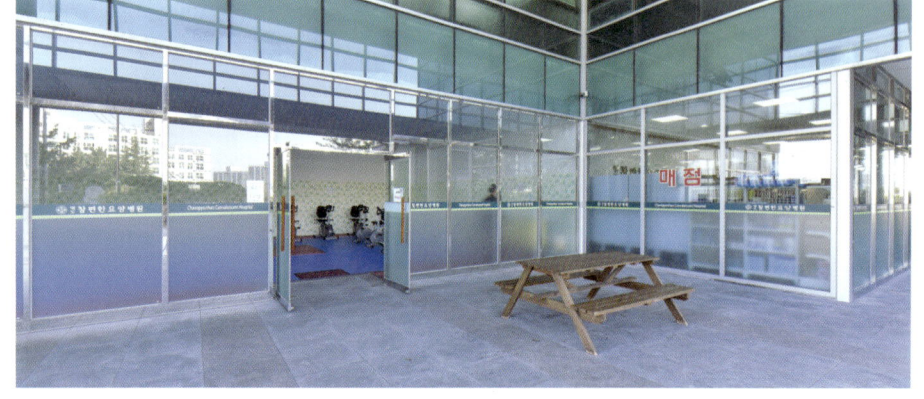
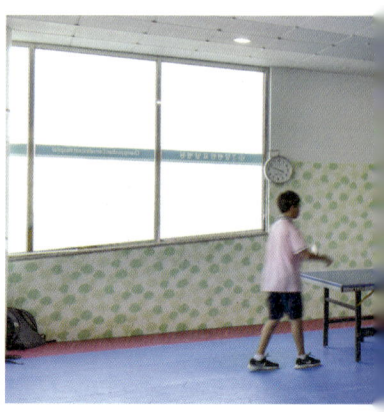

영도참편한요양병원

부산 영도구의 남동쪽에 위치한 동삼동은 영도구에서 전망을 갖고있다. 영도참편한요양병원은 남포역(부산지하철1호선)에서 자동차로 13분정도에 접근이 가능하고, 병원은 조용한 주택가에 위치한다.
영도의 언덕 위에 위치하여 바다가 내려다 보이는 곳에 위치한다.
병원입구에는 지역주민 누구나 이용할 수 있는 체육시설을 두어 지역과 연계한다. 외관은 공용공간과 사적 공간을 재료로 구분한 입면 디자인이다. 주목할만한 점은 와상 노인을 위한 병실에 전면창을 두어 영도 앞 바다를 즐길 수 있게 한 것이다. 평생을 살아온 바다를 보며 남은 날을 정리할 수 있도록 한 세심한 배려가 인상 깊다. 이를 위해 투명성 있는 재료를 활용하여 건축 외장재를 사용하였다.

1-1. 병원 전경

1-3. 운동공간

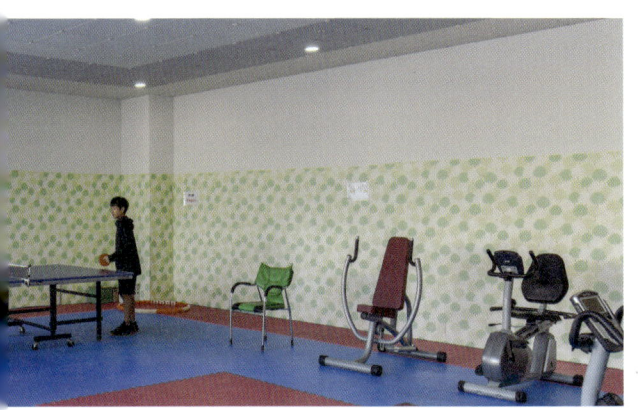

지하 1층 평면도

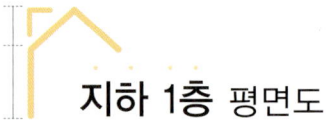

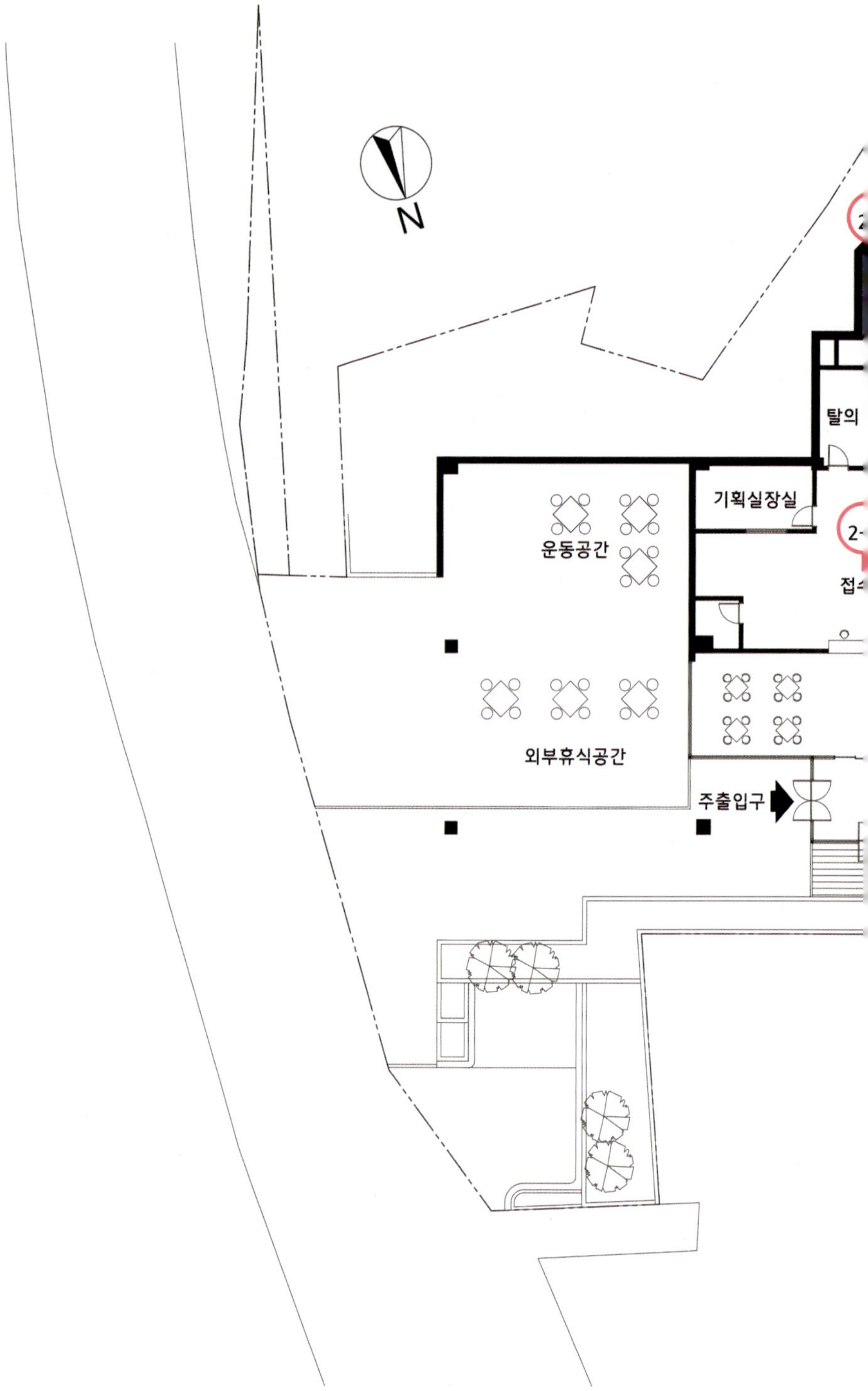
N
탈의
기획실장실
운동공간
외부휴식공간
주출입구

2-1. 접수대

INFORMATION

2-2. 대기실

MATION

2-3. 계단

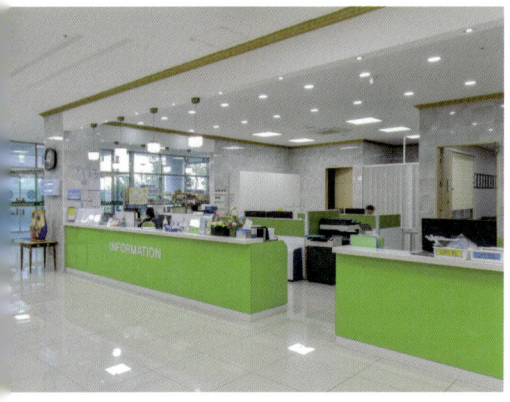

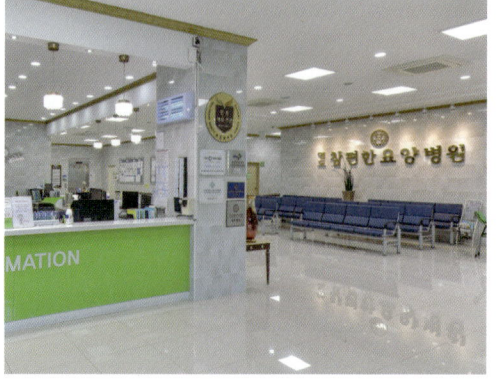

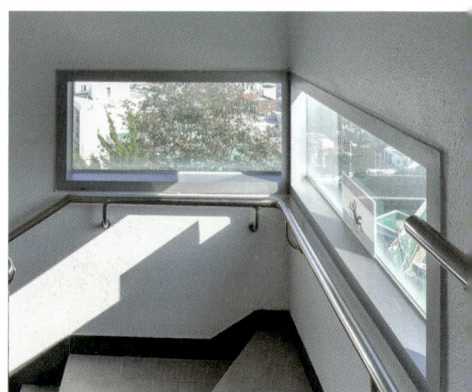

영도참편한요양병원

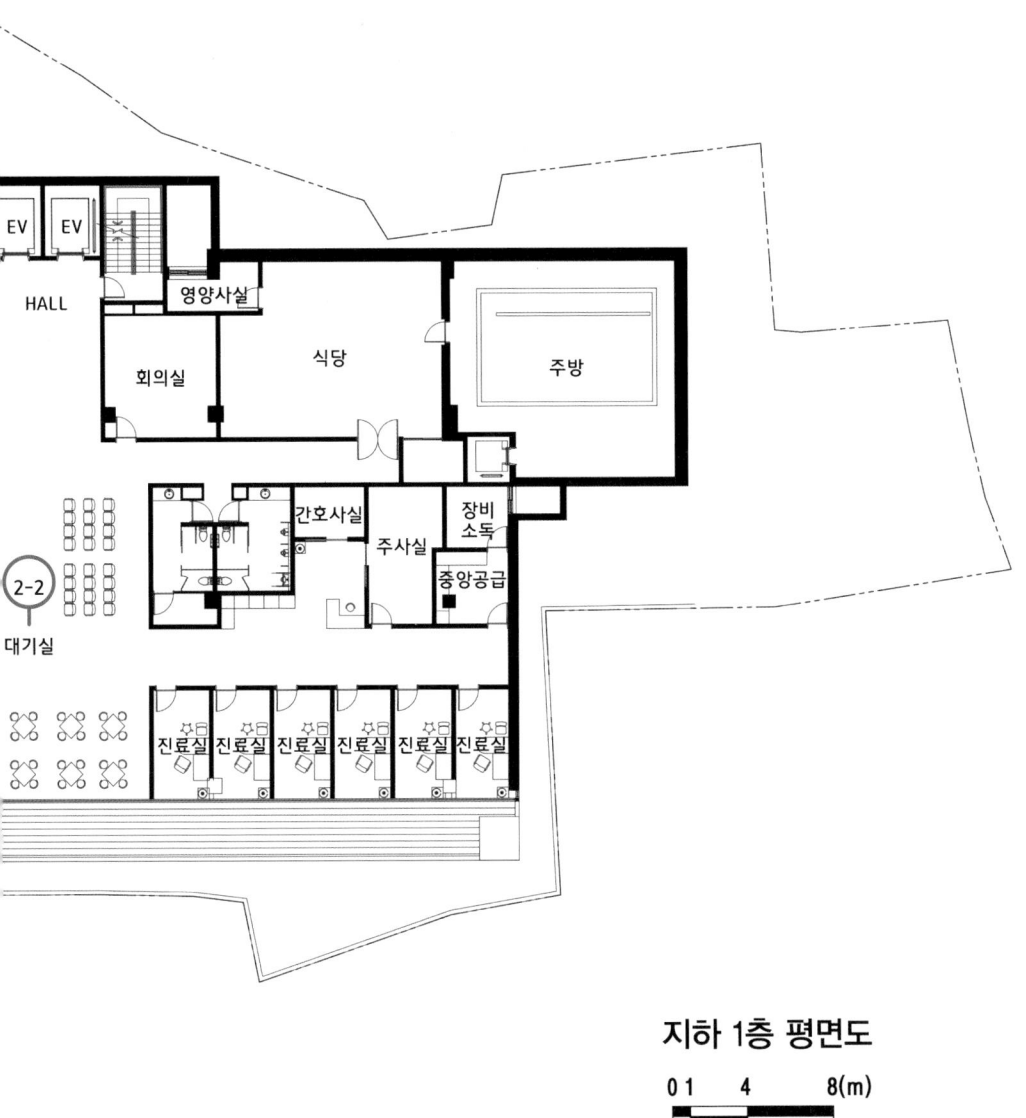

지하 1층 평면도

코어가 건물 안쪽에 배치되어 있다. 출입구의 좌측에는 공용 홀 우측에는 진료실을 두었고, 식당을 깊은 곳에 배치하여 세미프라이빗한 느낌을 준다.

데스크의 높이를 낮추어 개방성을 얻고 신뢰와 투명도를 높인다. 연두색을 포인트 컬러로 선택하여 상큼한 분위기를 연출한다.

계단의 마주하는 모서리 양측에 창문을 설치하여 숨은 공간에도 자연 채광을 준다. 계단을 이용하여 이동 중에도 뛰어난 조망을 감상할 수 있다.

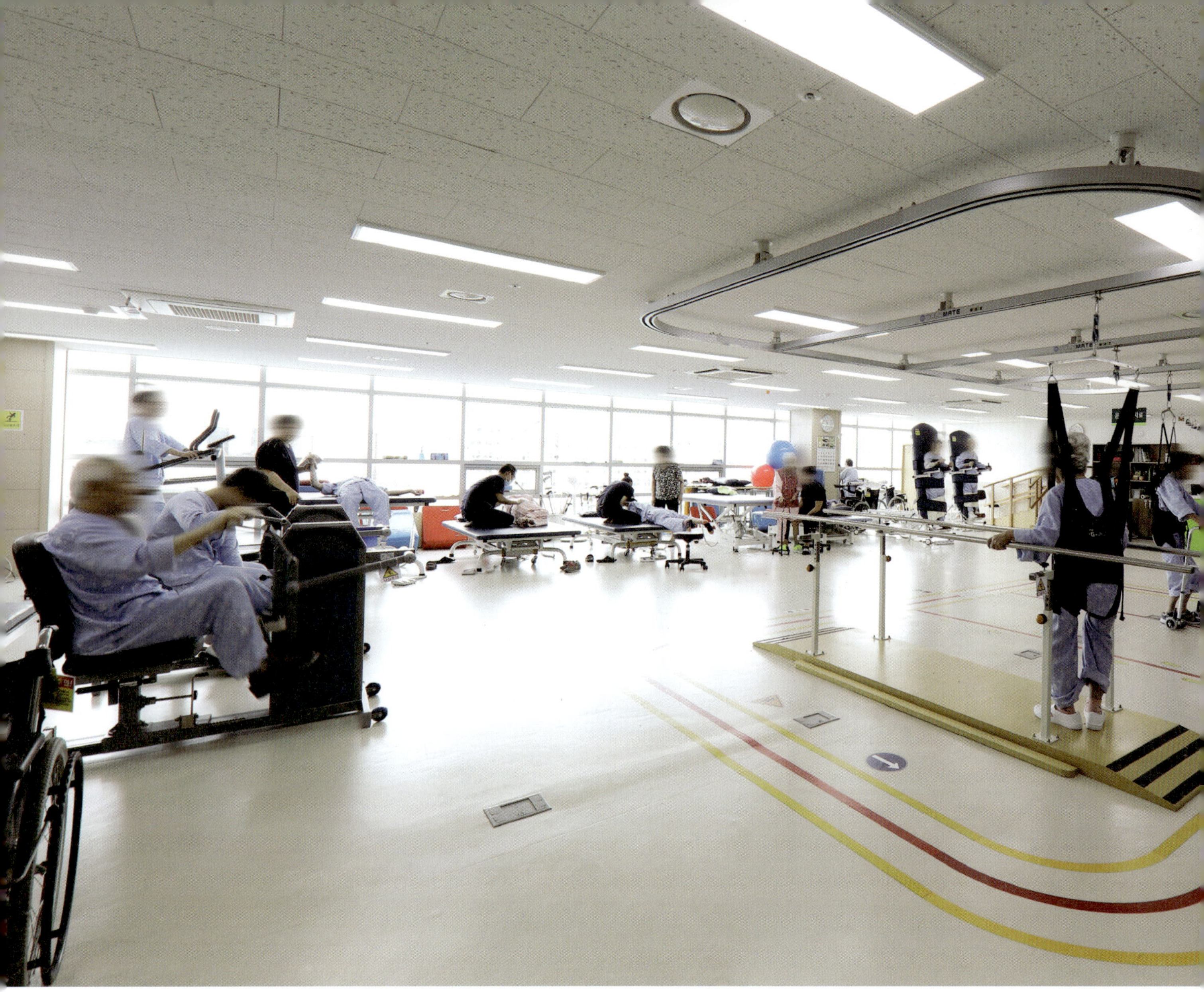

3-1

3-3

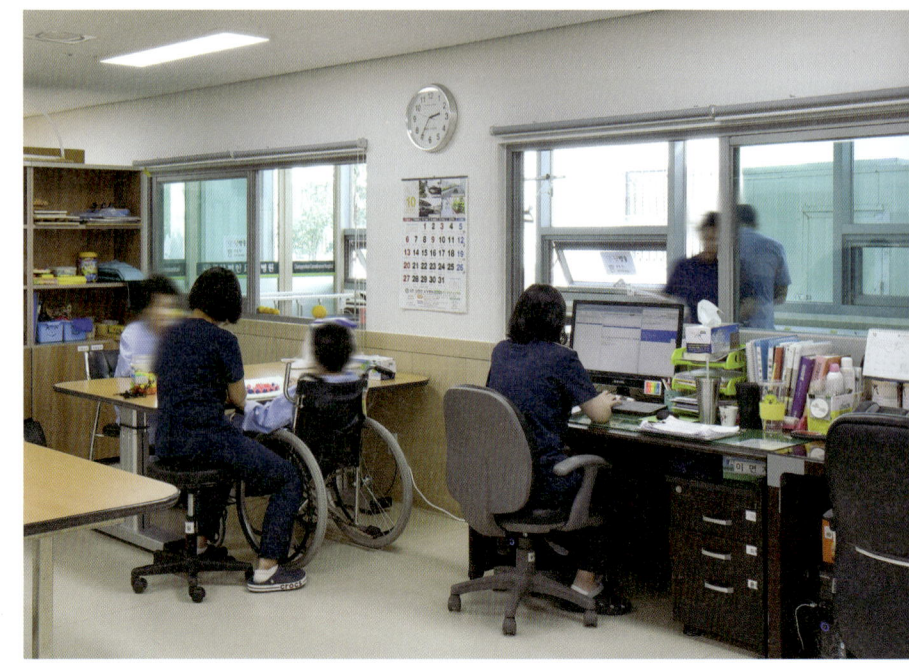

넓게 트인 시야를 확보한 운동재활치료실은 큰 창을 활용하여 자연 채광에 유리하고 개방감을 준다.

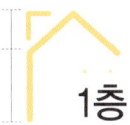

1층

3-1. 운동재활치료실
3-2. 작업치료실
3-3. 간호스테이션
3-4. 이동침대

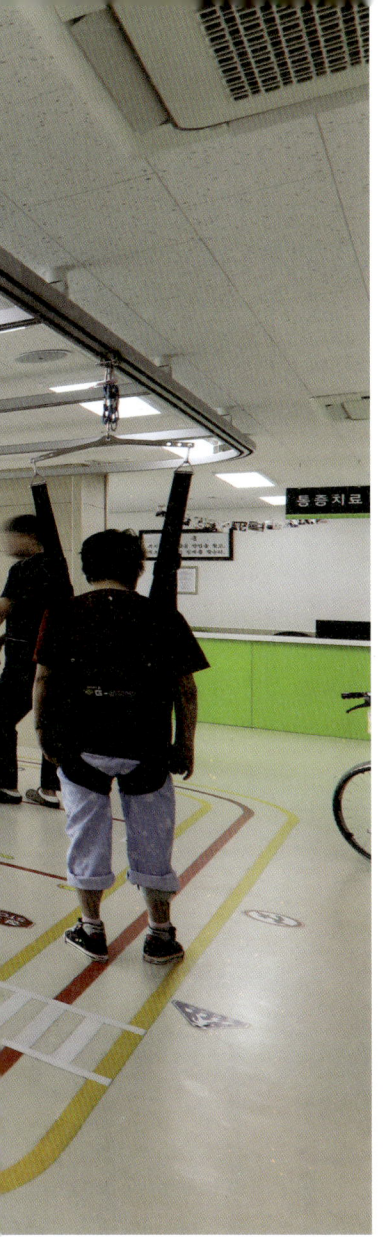

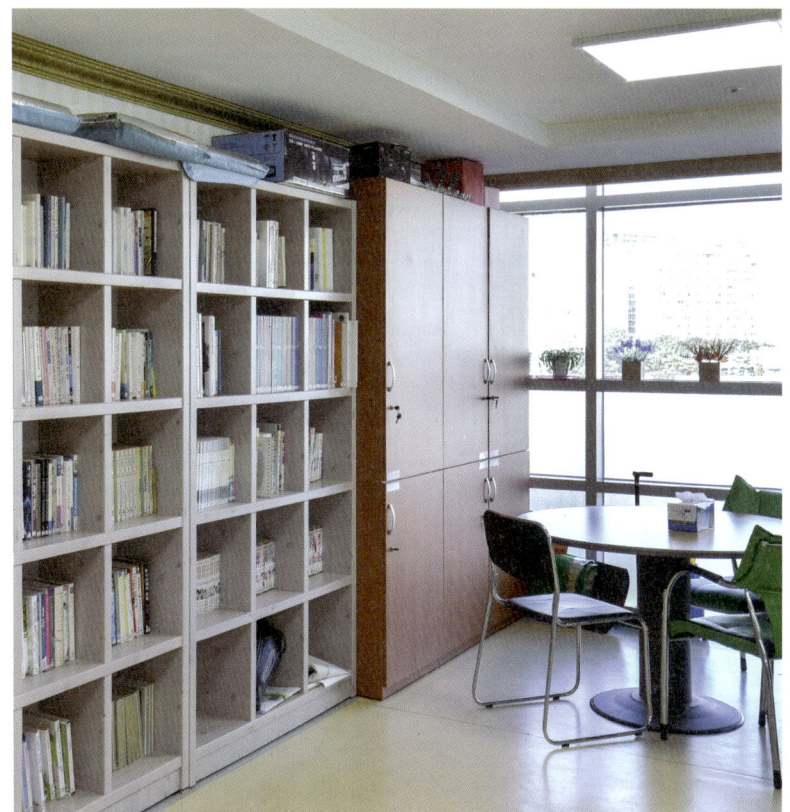

3-2

3-4

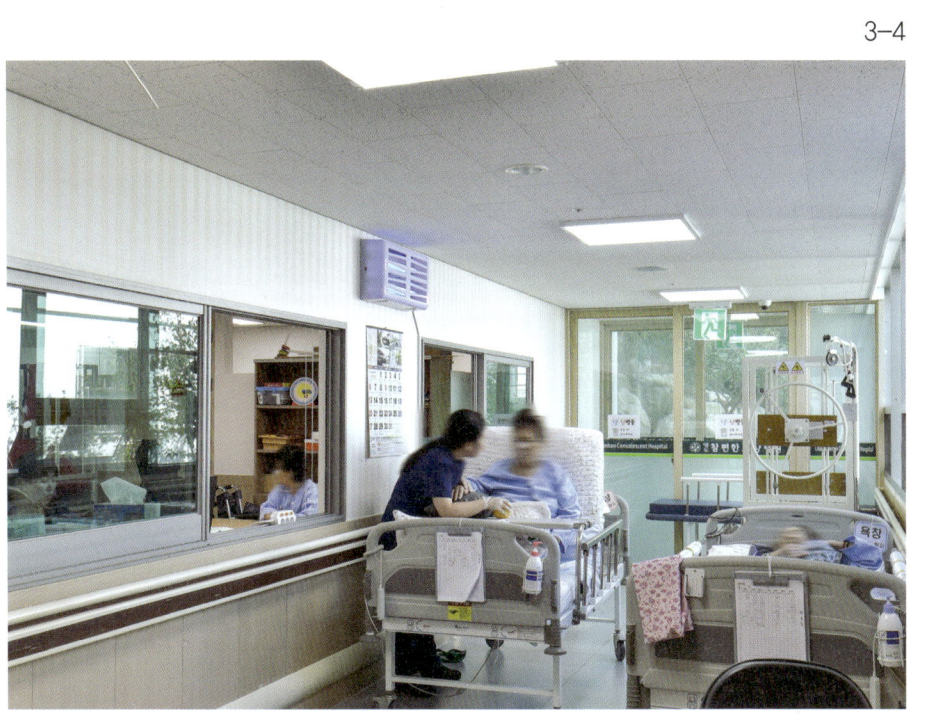

침대로 이동할 수 있을 정도의 복도 공간을 확보하여 이용자의 편의를 돕는다. 또한 데스크의 높이를 침대 높이에 맞추어 환자의 눈높이까지 배려한다.

요양병원 공간읽기

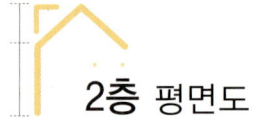
2층 평면도

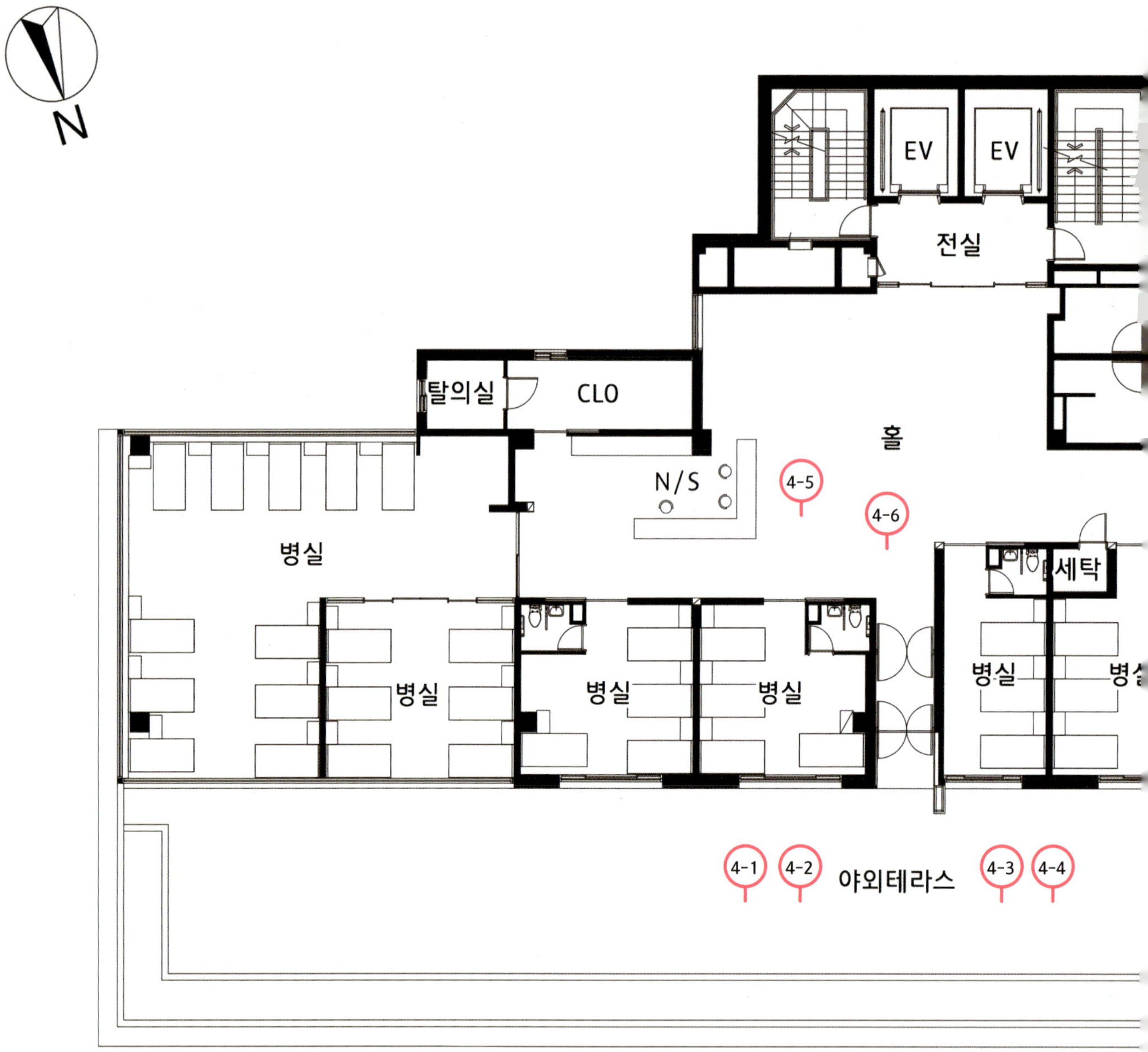

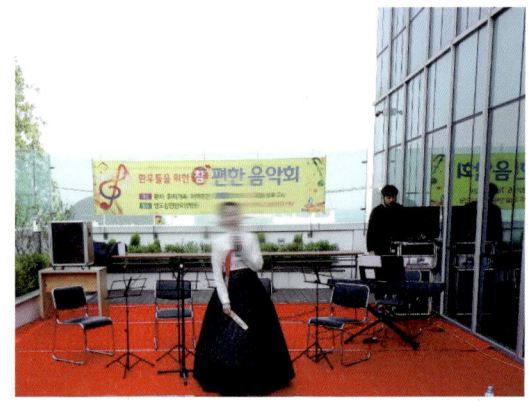

4-3. 참편한 음악회 1

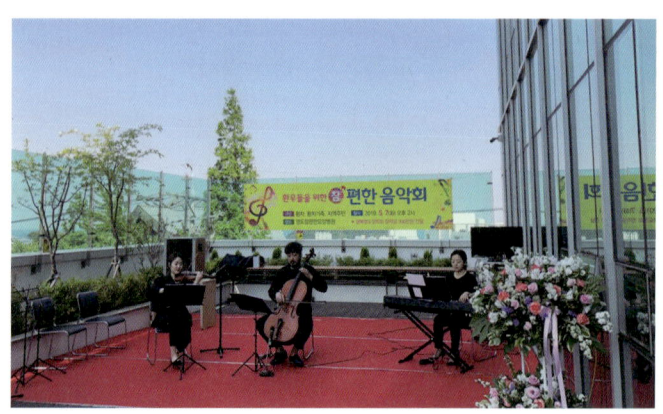

4-4. 참편한 음악회 2

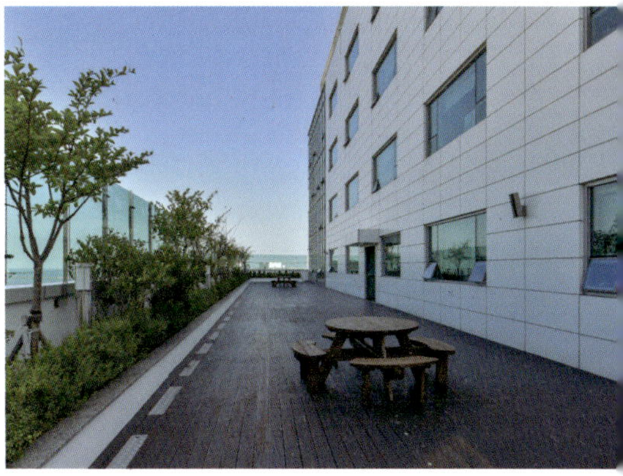

영도참편한요양병원

4-1. 야외 테라스 1

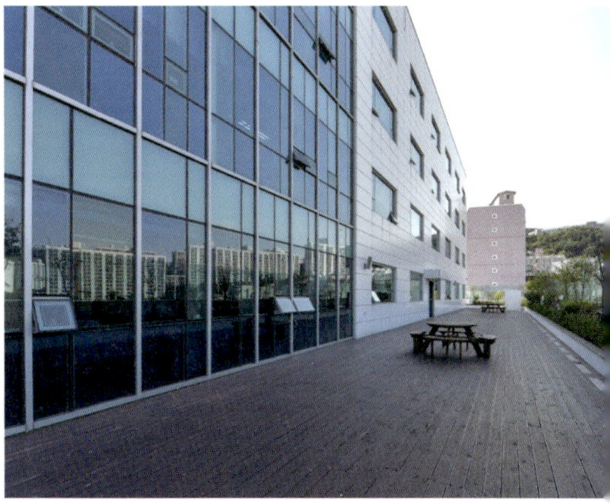

4-2. 야외 테라스 2

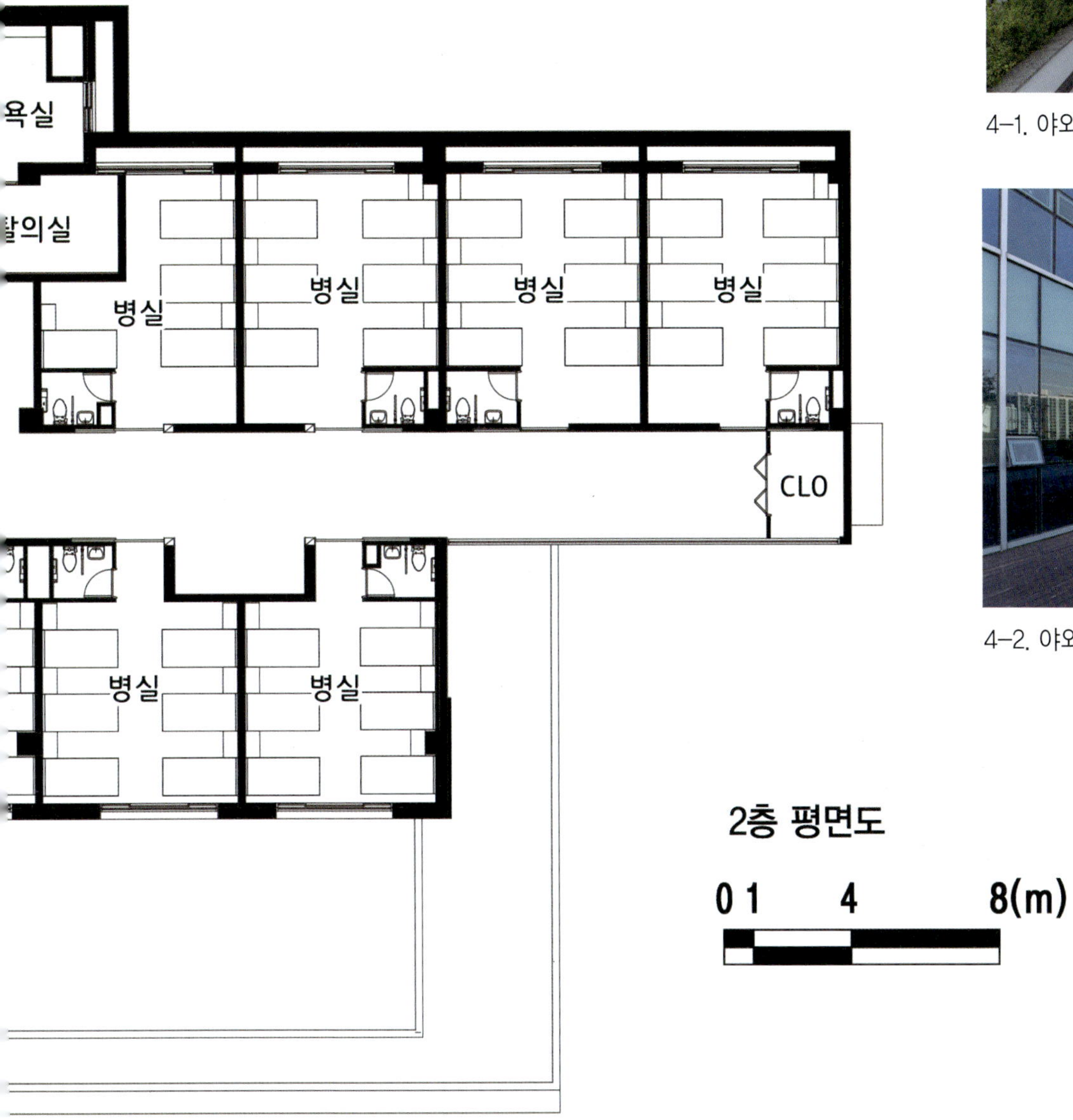

2층 평면도

0 1   4   8(m)

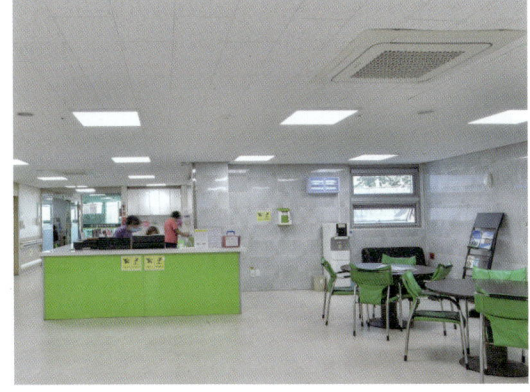

4-5. 홀 정면

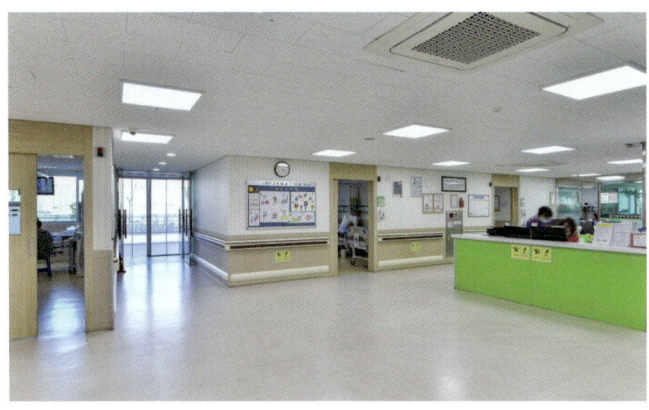

4-6. 홀 좌측

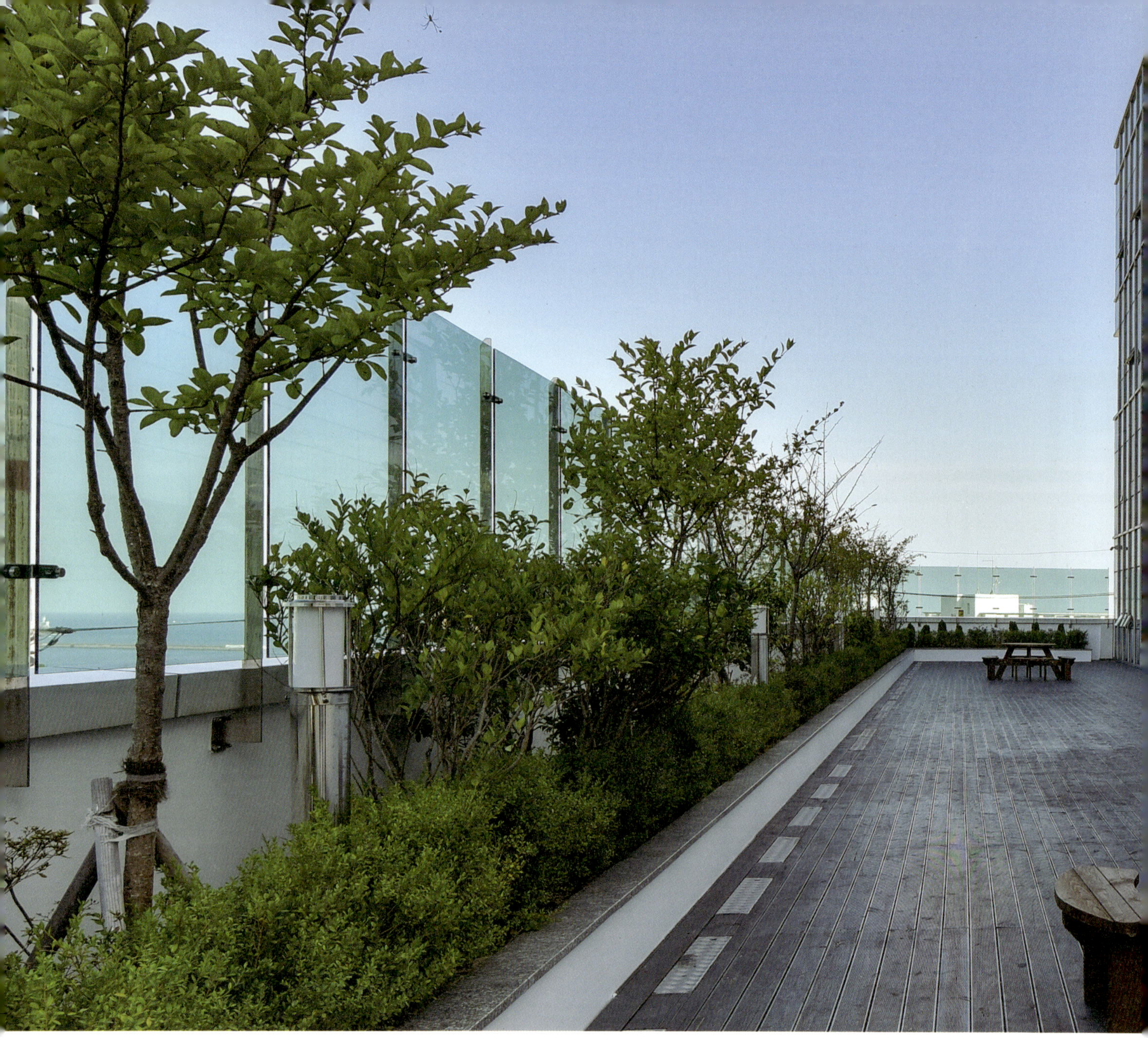

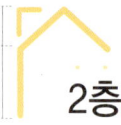
2층

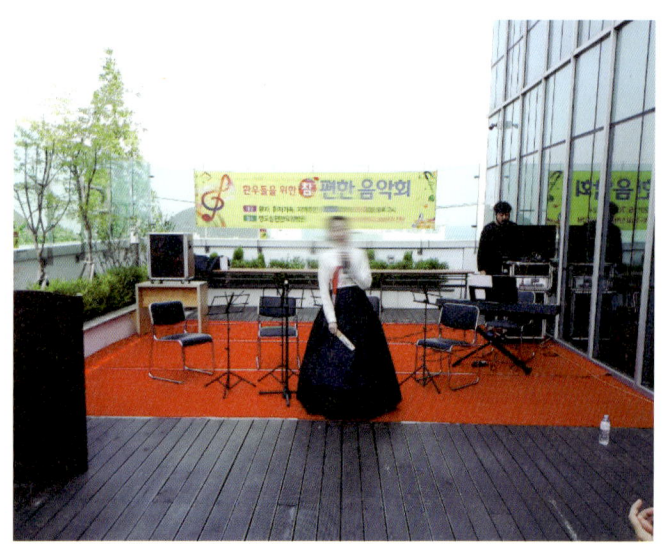

야외 테라스에서는 음악회 등의 이벤트를 열 수 있도록 꾸며져 있다. 대기를 따라 음악 소리가 위로 올라가면 프로젝트 창을 통해 병실 안에서도 산뜻한 공기와 함께 음악을 들을 수 있다.

4-1

4-1. 야외 테라스 1
4-3. 참편한 음악회 1
4-5. 홀 정면
4-7. 복도(핸드레일)

4-5

4-7

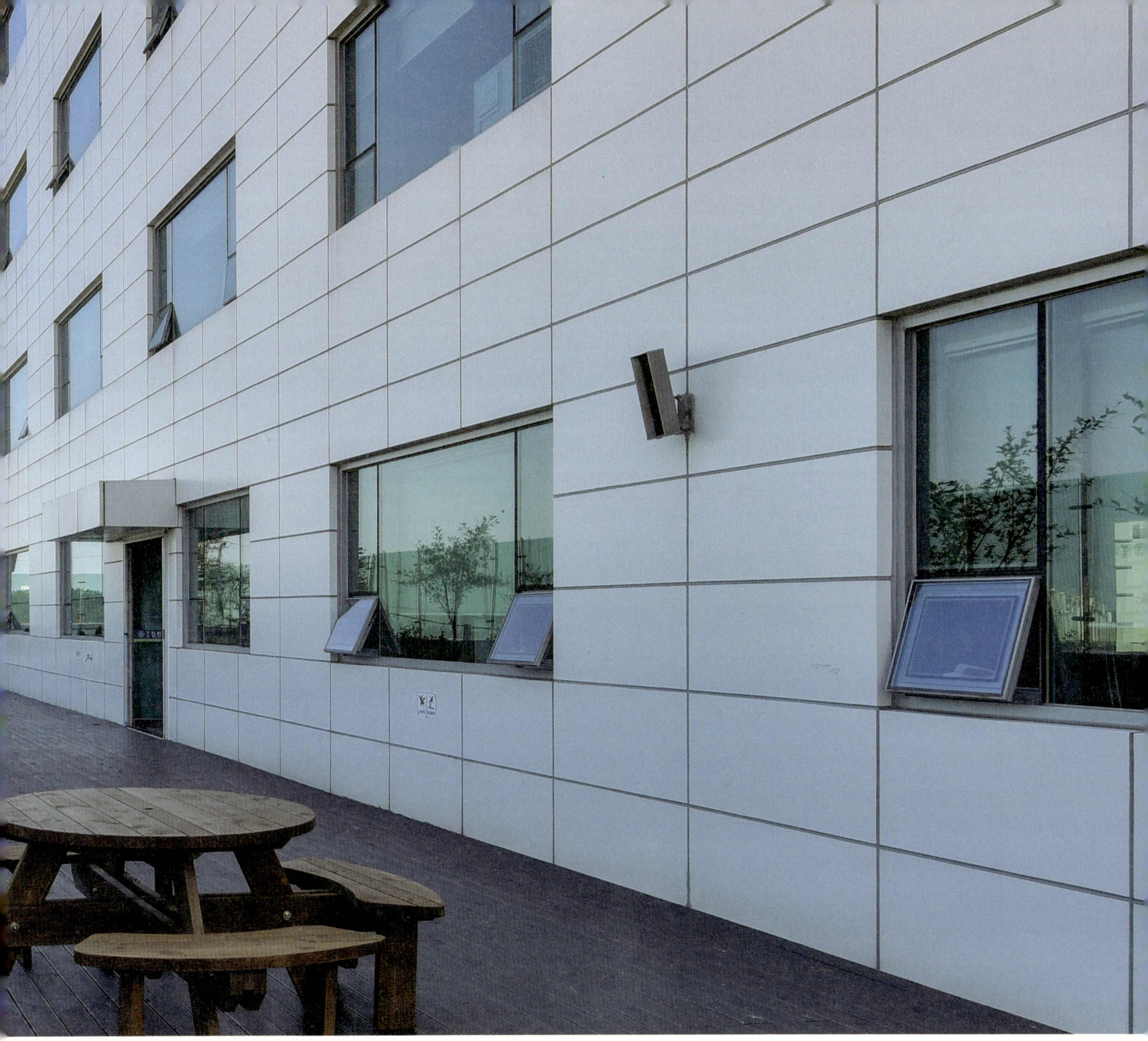

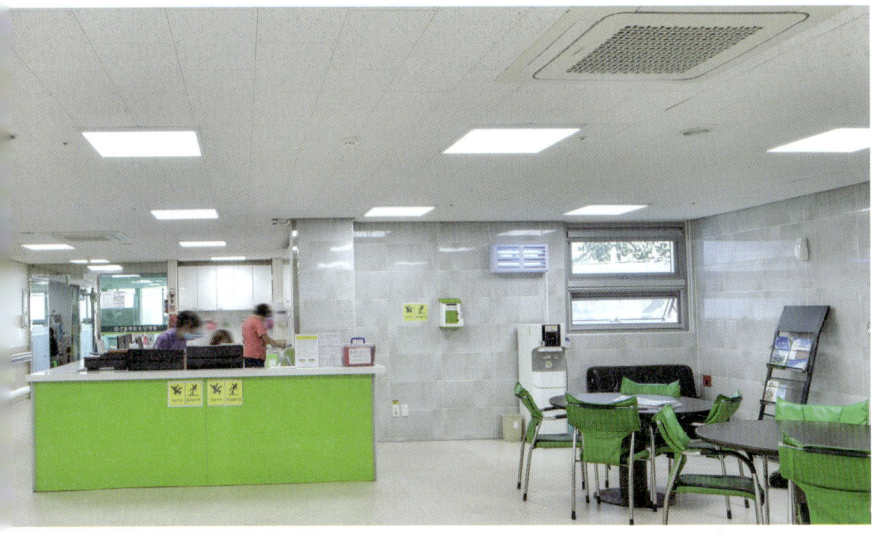

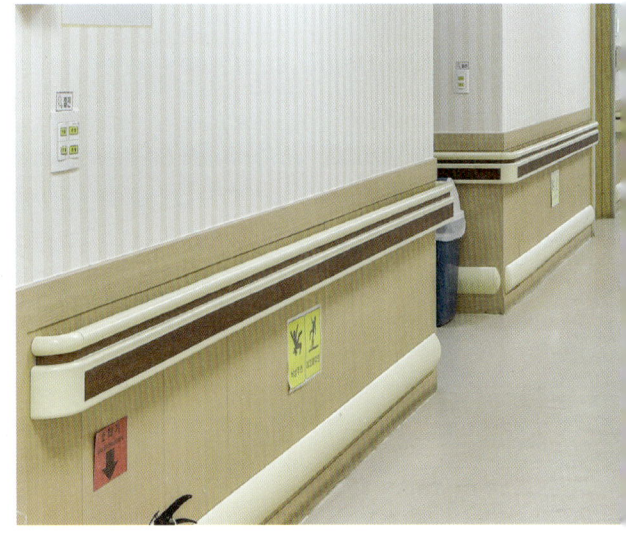

요양병원 공간읽기

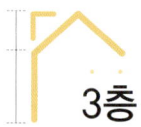
3층

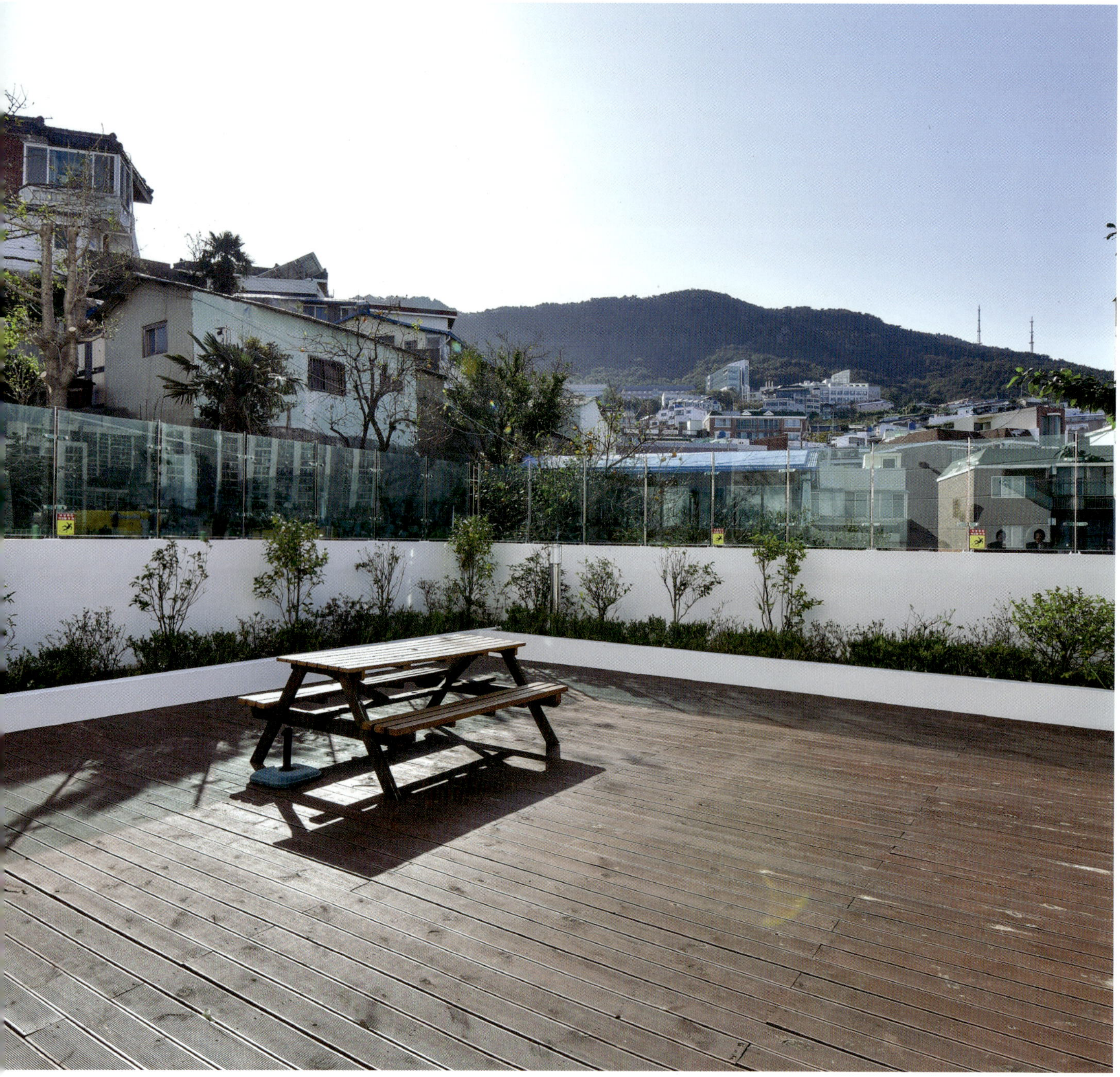

5-1

옥외 데크에서 마을 풍경을 감상할 수 있다. 앞뒤로 보이는 동네 풍경 속에서 마치 동네 속에 거주하는 기분이 들게 하는 옥외 공간이다.

영도참편한요양병원

5-1. 외부 휴게공간
5-2. 3층 로비
5-3. 직원휴게실

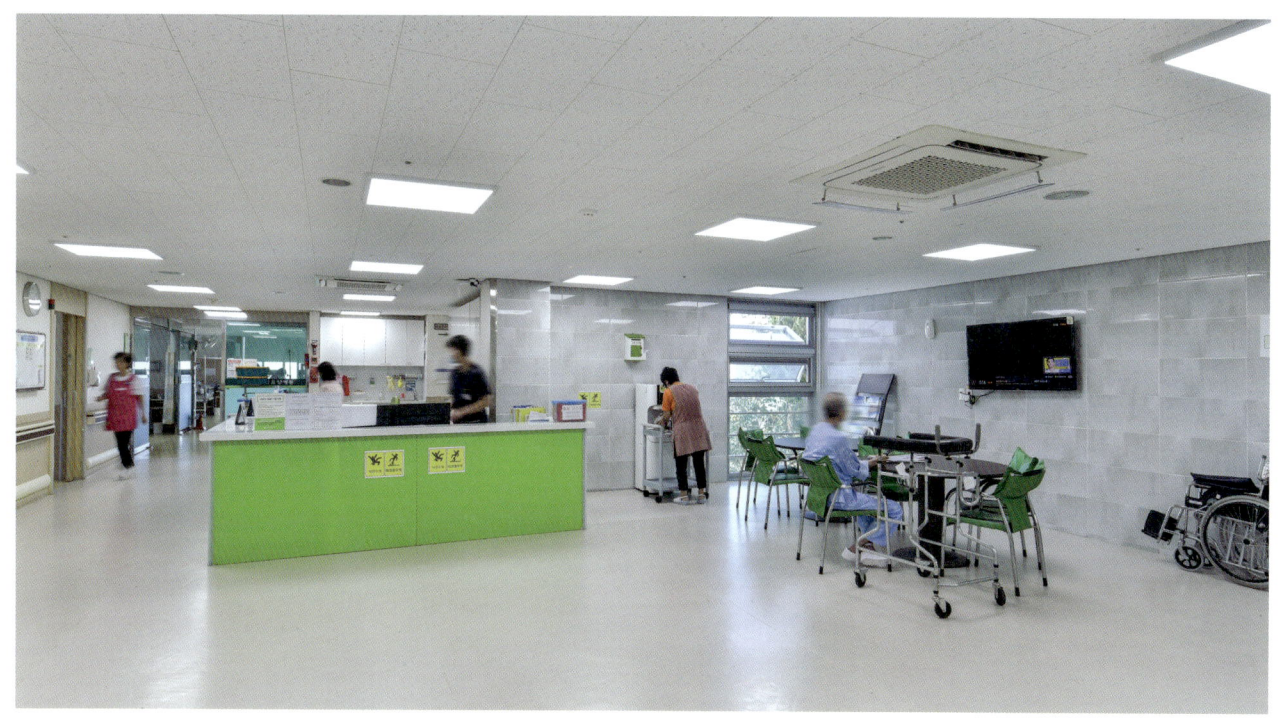

5-2

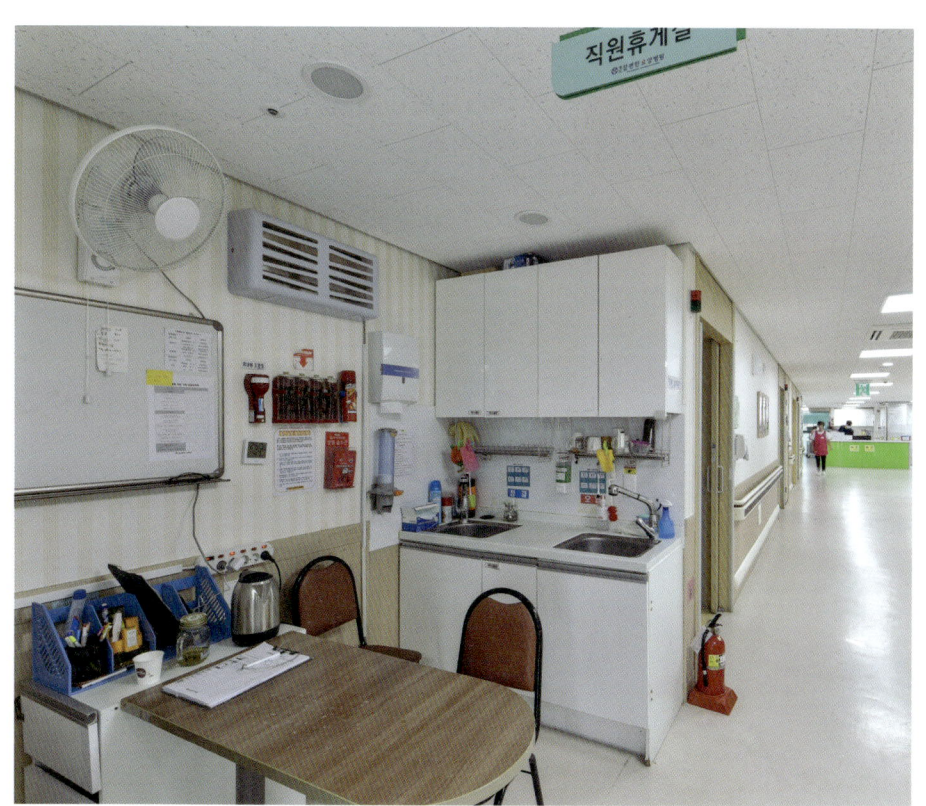

복도 한쪽에 테이블과 싱크대 등이 설치된 직원 전용 휴식 공간을 마련했다. 사무겸 휴게가 가능한 공간이다.

5-3

요양병원 공간읽기

5층 VIP실

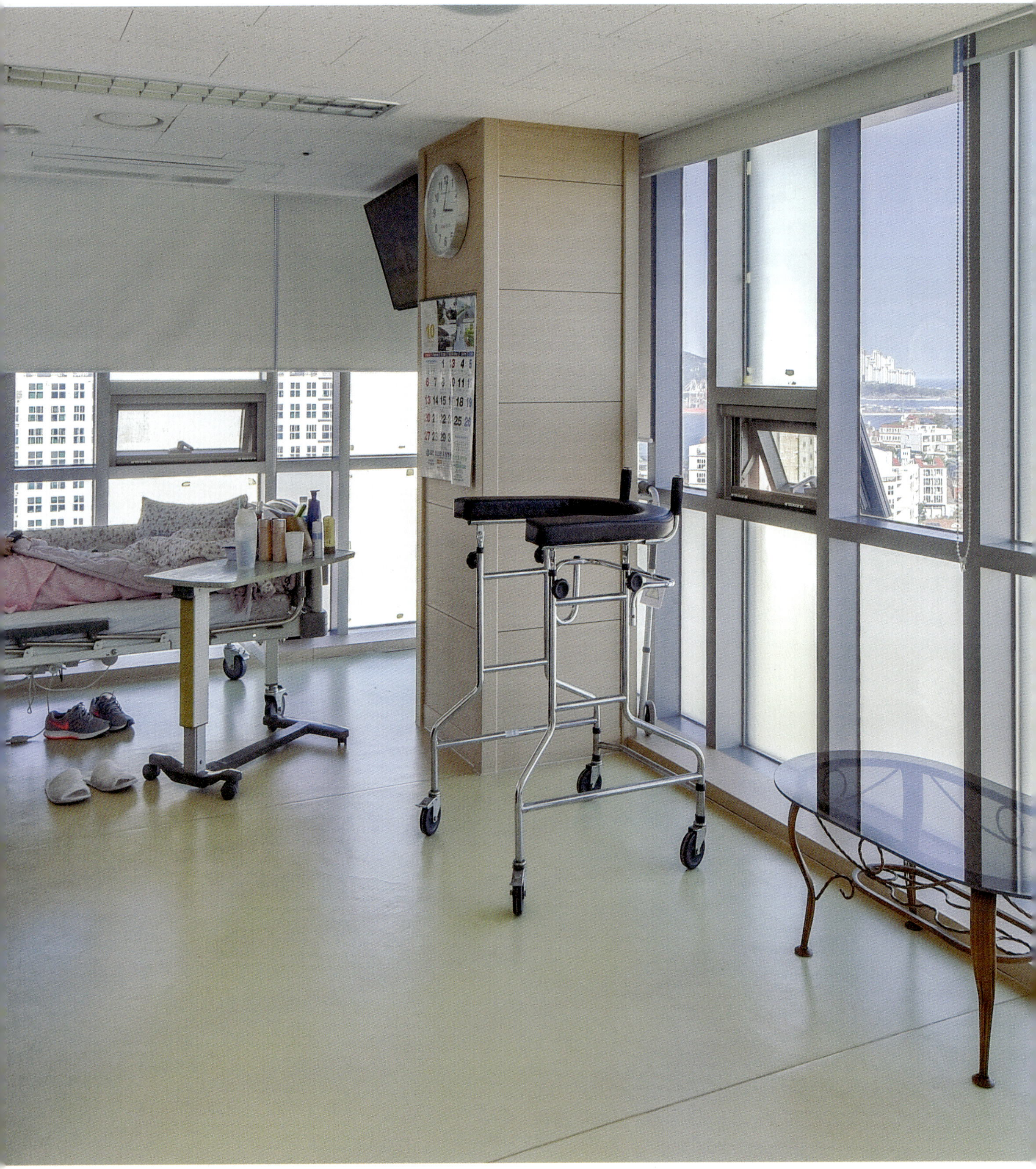

영도참편한요양병원

6-1. 병실 내부
6-2. 개인공간

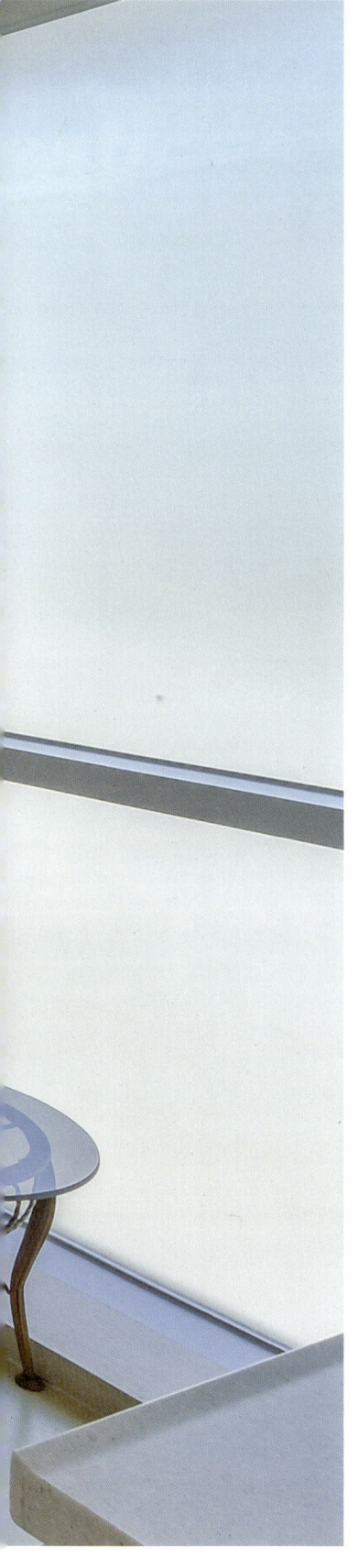

KEY PLAN : 5층 평면도

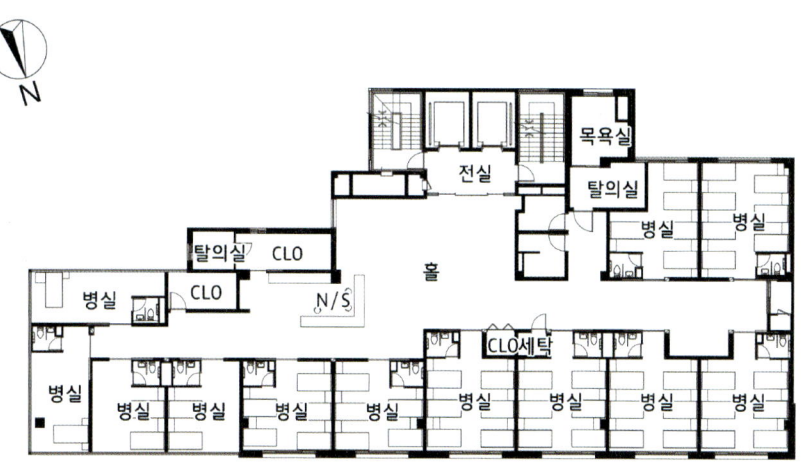

투명한 두 면의 전면 창을 통해 바다 풍경을 감상할 수 있다. 환기에 용이한 프로젝트 창을 넣어 안전성과 환기에 신경 썼다. 평생의 삶의 터전을 마지막까지 지켜보고 즐길 수 있는 진정한 와유臥遊 실천의 공간으로 느껴진다.

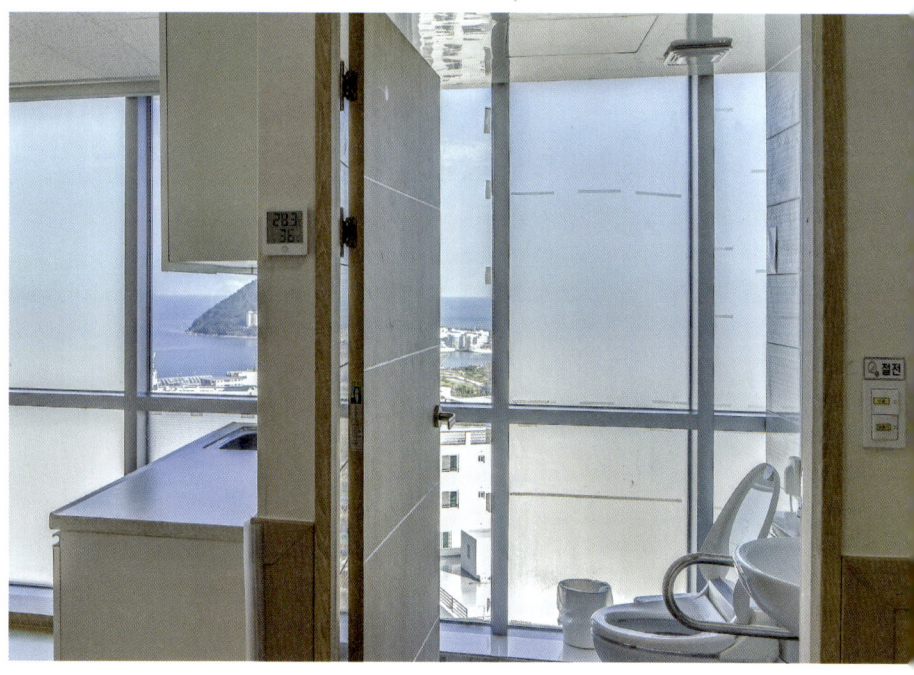

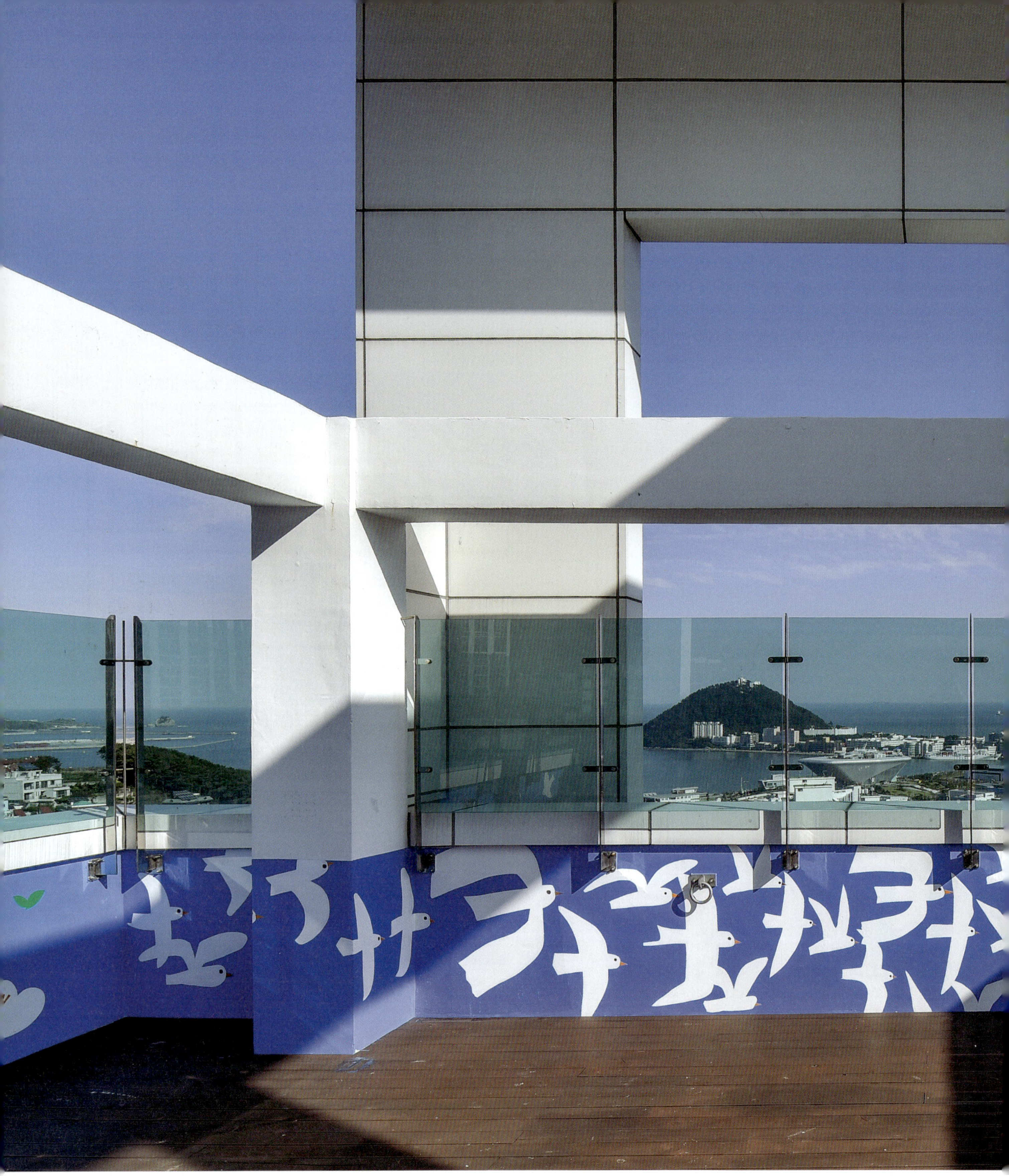

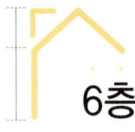
6층

바다 위를 부유하는 갈매기를 유명 화가의 그림으로 그려 넣어 바다 풍경을 완성한다. 뒤로는 산이 보이고 앞으로는 바다가 보여 완연히 자연을 즐길 수 있는 공간이다. 푸른색과 하얀색의 적절한 조화가 산토

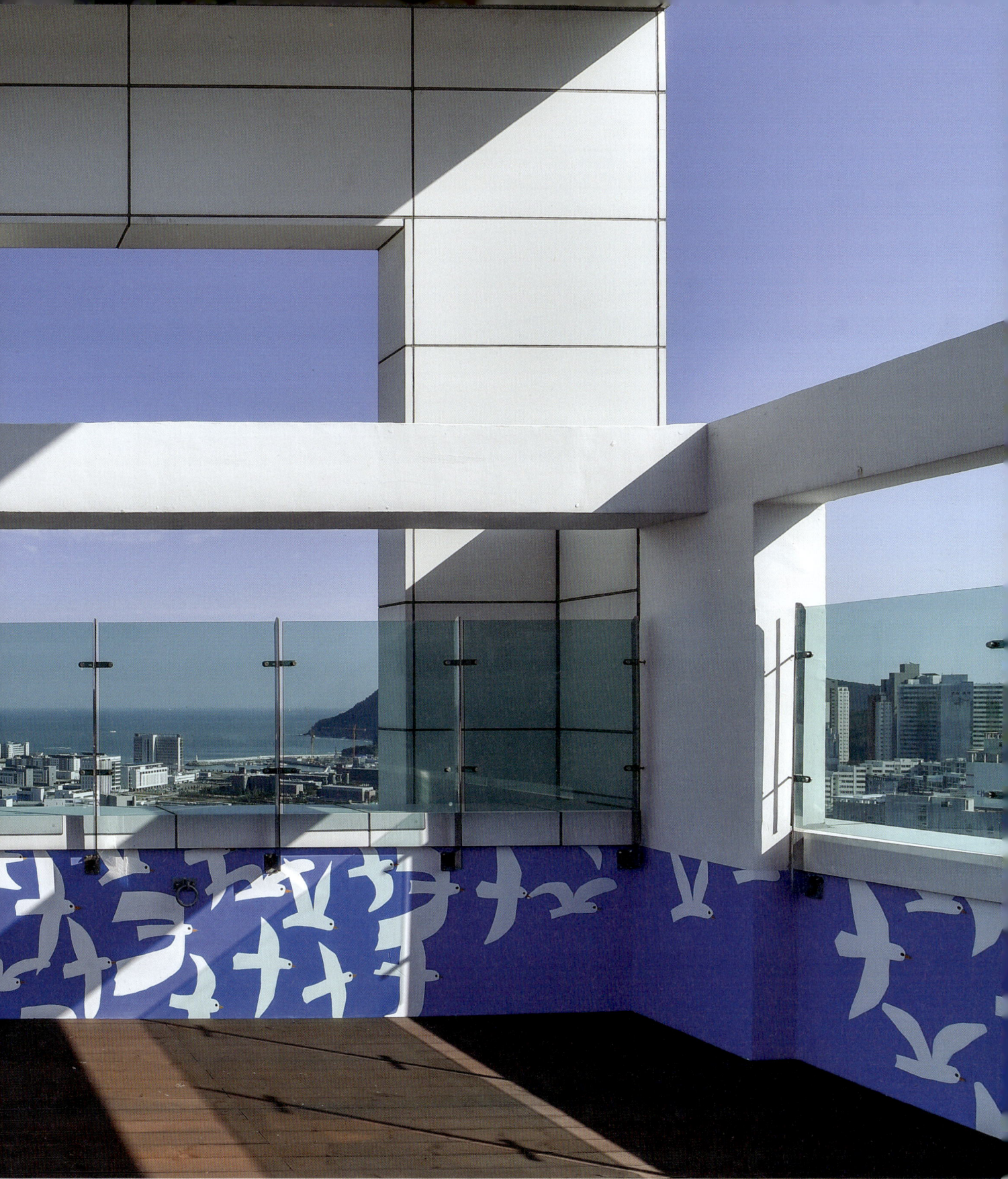

7-1. 야외 테라스 1

리니를 연상케 하며, 병으로 지친 이용자들의 마음을 달래는 공간이다. 또한 거대한 프레임은 바람이 많이 부는 옥상 공간에서 심리적 안정감을 준다. 프레임 사이로 오륙도가 보이면서 그림 같은 풍경을 연출한다.

요양병원 공간읽기

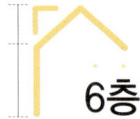 **6층**

7-2. 야외 테라스 2
7-3. 야외 테라스 3

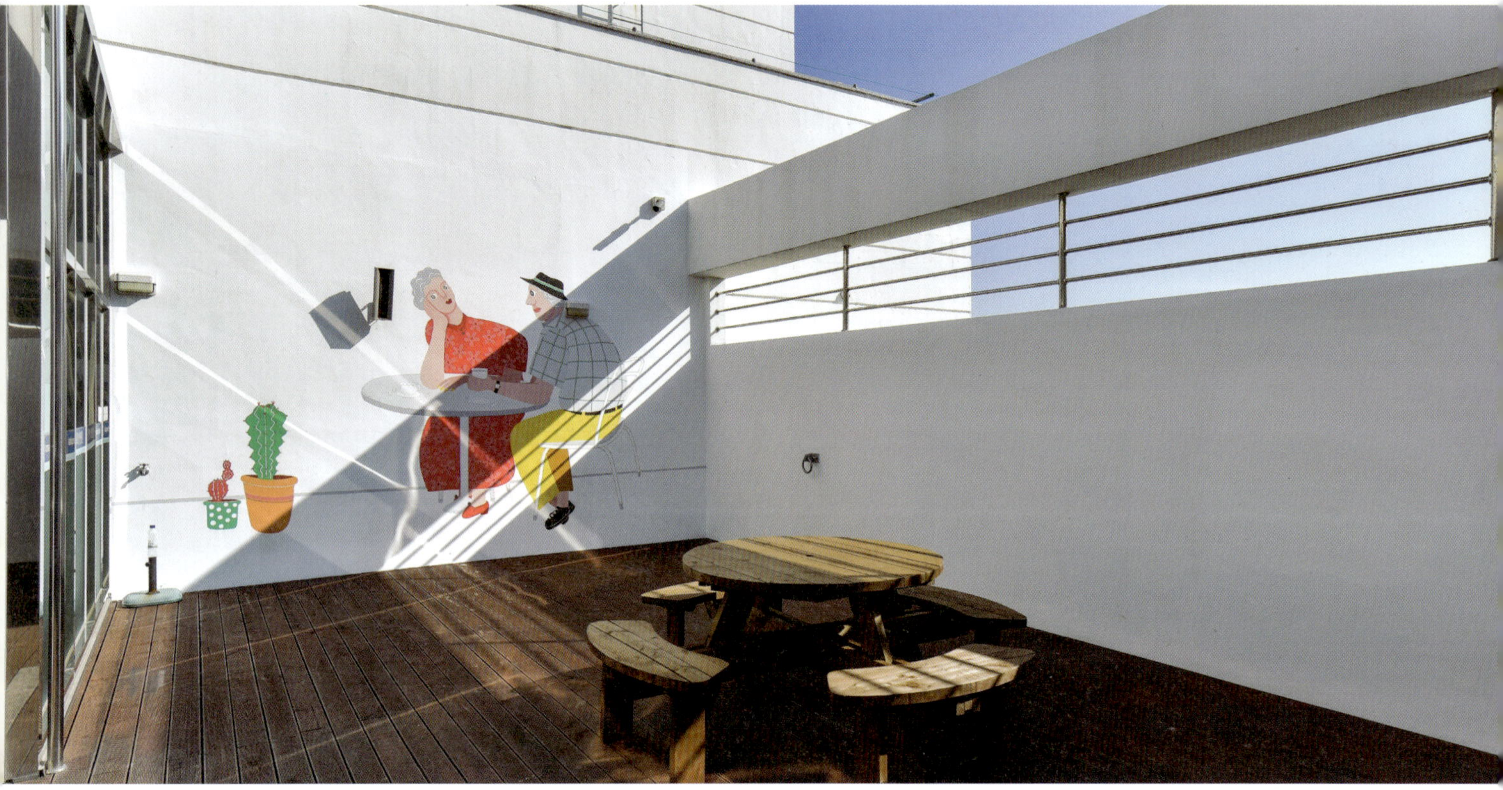

7-2

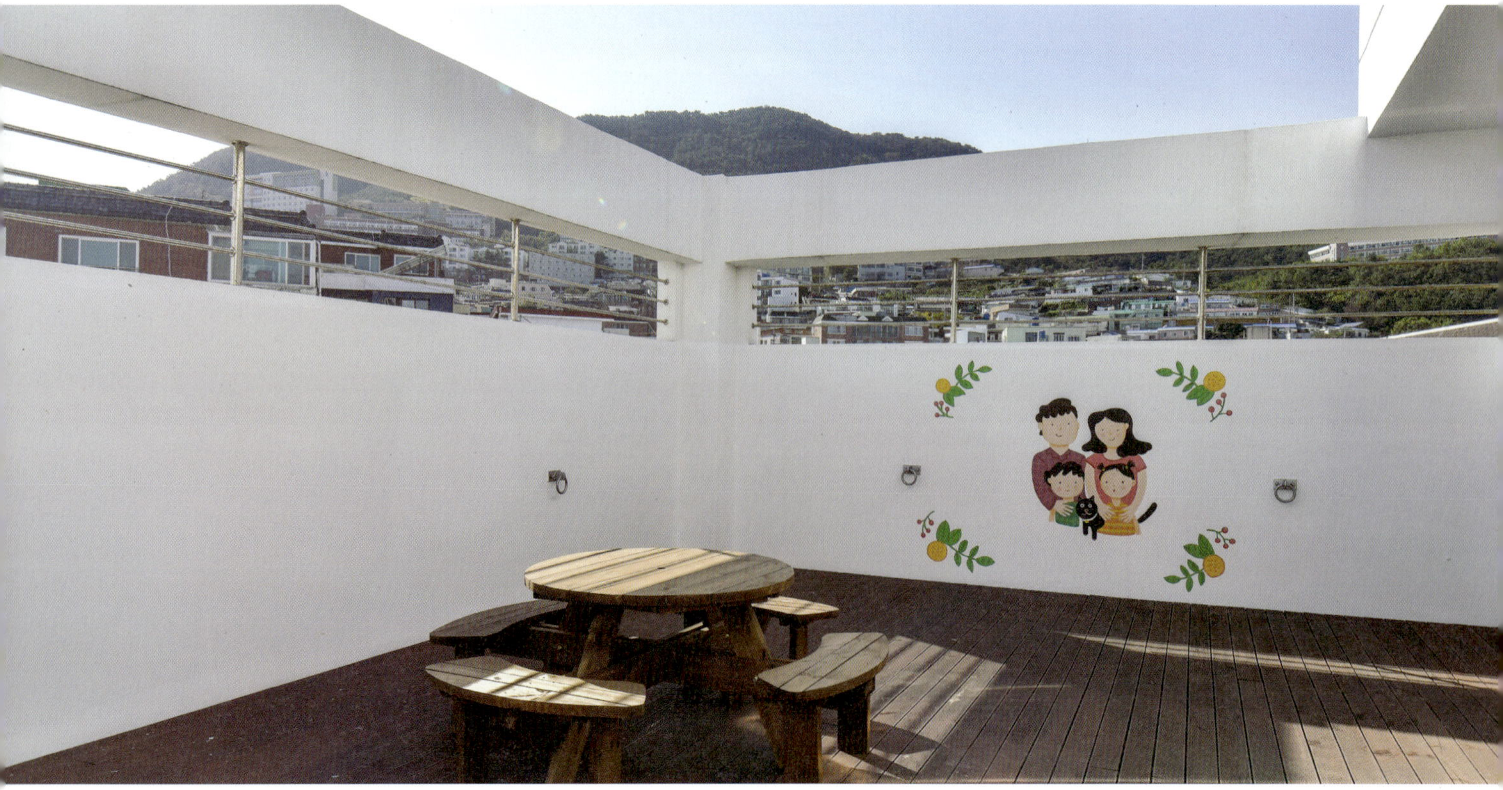

7-3

영도참편한요양병원

ⓘ 병원 소개

현 21세기는 과학, 문명, 경제의 급속한 성장 및 세분화가 이루어지고 있으며, 따라서 사회적으로 개인주의 팽배 및 효도 사상의 퇴조 등 여러 사회현상으로 인해 오늘날 우리 사회를 풍요롭게 만들어준 노인 세대의 소외감 및 박탈감 문제가 발생하고 있습니다.

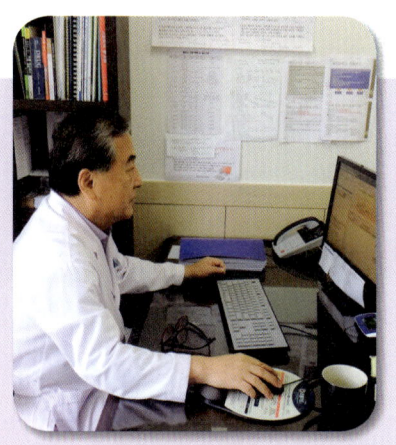

강천수 병원장

이를 해결하기 위해 본원은 질 높은 노인 의료의 구현과 노인 복지의 선진국형 복지 시스템을 구축하였습니다. 또한 도심 속 중증 노인환자와 재활 환자를 위한 재활 전문 요양병원으로서 환자의 치료뿐만 아니라 환자 및 보호자의 심리적 사회적 욕구에 맞는 서비스 제공을 위해 상담, 의료진 협의, 자원연결 등의 의료사회 사업 서비스를 시행하고 있습니다.

본원의 미션 또한 환자 중심 및 고객 중심의 가치를 내세우고 있으며 고객에게 감동을 주는 비전 또한 지니고 있어, 끊임없이 노력하고 연구할 것입니다.

총 평

분석 지표상 케어동선의 원활성과 외부조망에 의한 어메니티에 강점을 지닌 것으로 나타내고 있다. 경사지 건축의 특성상 출입부의 불편함이 건축물의 배치에 제약을 주고 있지만, 내부공간에서의 조망에는 매우 큰 강점으로 충분히 활용하고 있다.
1층에 외래진료부를 두고 2~5층에 홀과 복도를 가진 병동부를 두고 있어 재활에 치중하는 생활형의 요양병원으로 운영되고 있다. 6인실로 구성된 병동부의 전면에 해당하는 바다 쪽에는 확 트인 조망을 제공하는 넓은 야외테라스를 배치하고, 병실에서는 넓은 창을 설치하여 채광과 환기를 확보하고 있다. 부산 영도의 조용한 주택가에 있는 영도참편한요양병원은 서쪽으로는 봉래산이 보이고, 동쪽으로는 부산만이 보이는 조망환경의 최적의 입지 조건을 가지고 있다.
주택지에 입지하기 때문에 주 출입구 주변 공간은 주민들을 위한 운동과 휴식공간을 두어 지역사회 내에서 커뮤니티를 활용할 수 있는 공간을 제공하고 있다. 1층 뿐만 아니라 상부층의 야외테라스 및 데크를 활용하여 요양하기 좋은 공간, 힐링하기 좋은 공간, 다양한 내외부 공간에 힐링의 요소 배치하여 배려하였다. 또한, 침상의 중증환자들을 위해서 조망 및 각종 이벤트를 즐길 수 있도록 배려하고 있다.
북향임에도 불구하고, 조망을 극대화하기 위한 병실의 배치가 눈에 띈다. 또한 전면 창으로 채광을 보정하고 있다. 6층 야외테라스에서 바라보는 영도 앞바다의 풍경은 요양 그 이상을 안겨준다.

Chapter 16

이손요양병원

울산 울주군 삼남면 하방로 39

요양병원 건축 정보

• 총 병상 수 : 423병상

본관
• 건축 면적 : 852.11㎡
• 연면적 : 4,178.34㎡
• 건축 구조 : 철근콘크리트구조
• 층 수 : 지하 1층~지상 5층

신관
• 건축 면적 : 678.93㎡
• 연면적 : 5,884.89㎡
• 건축 구조 : 철근콘크리트구조
• 층 수 : 지하 2층~지상 4층

요양병원 공간 분석

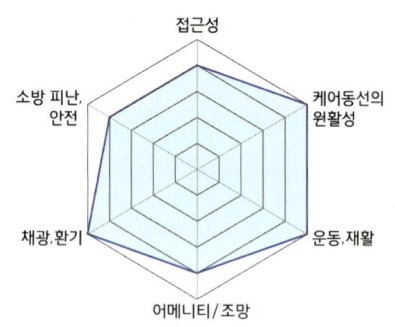

배치도

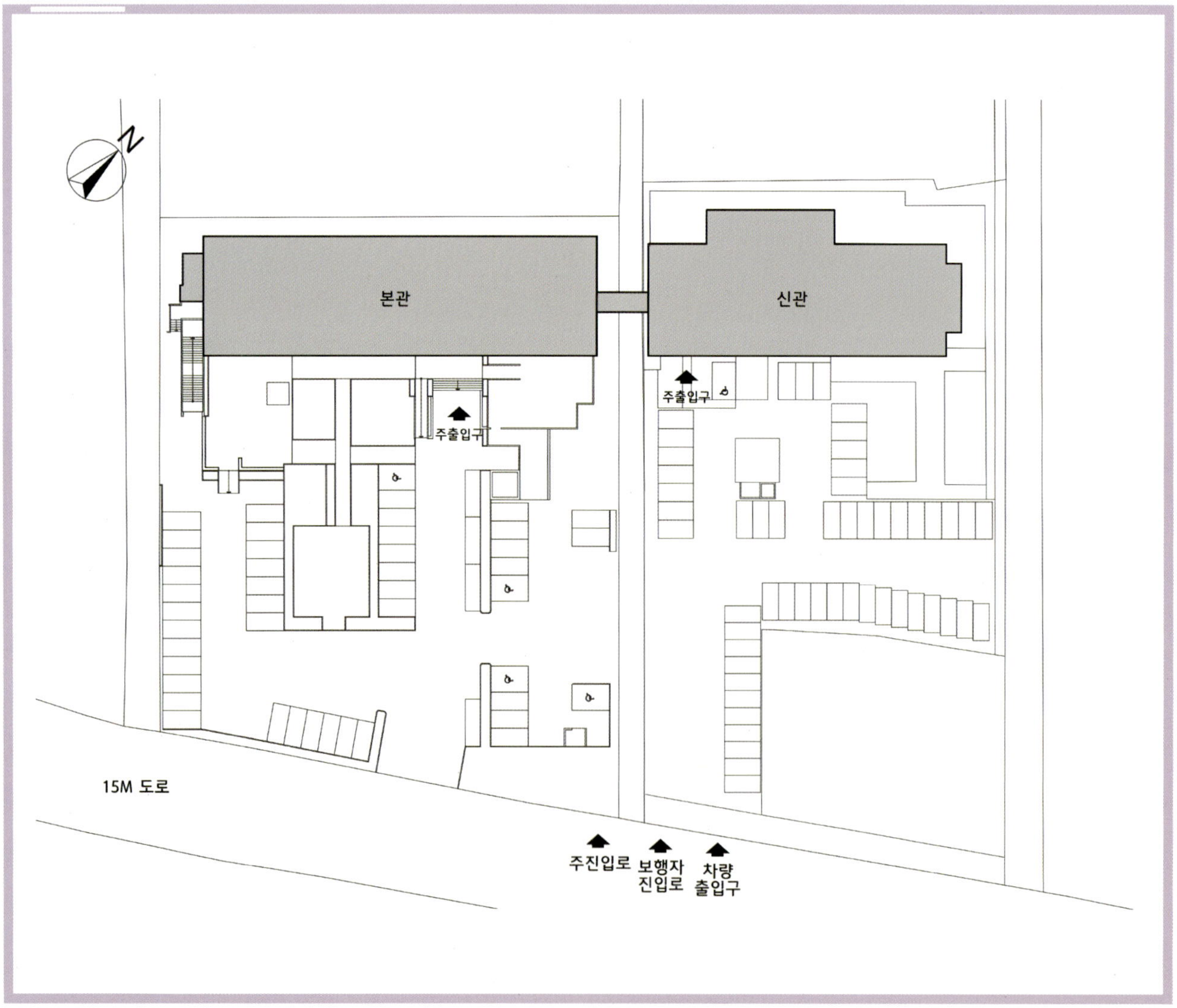

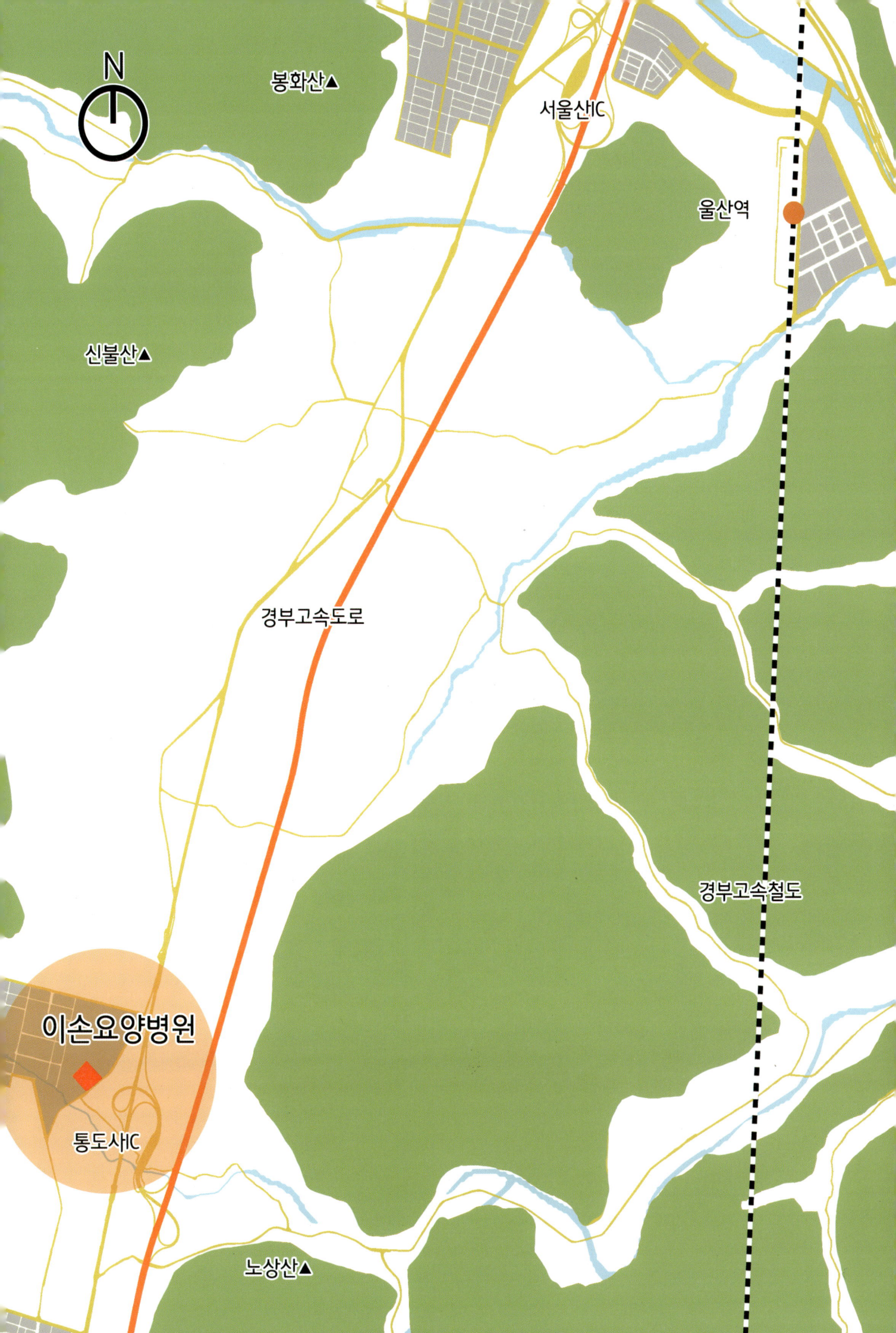

요양병원 공간읽기

| 이손요양병원 |

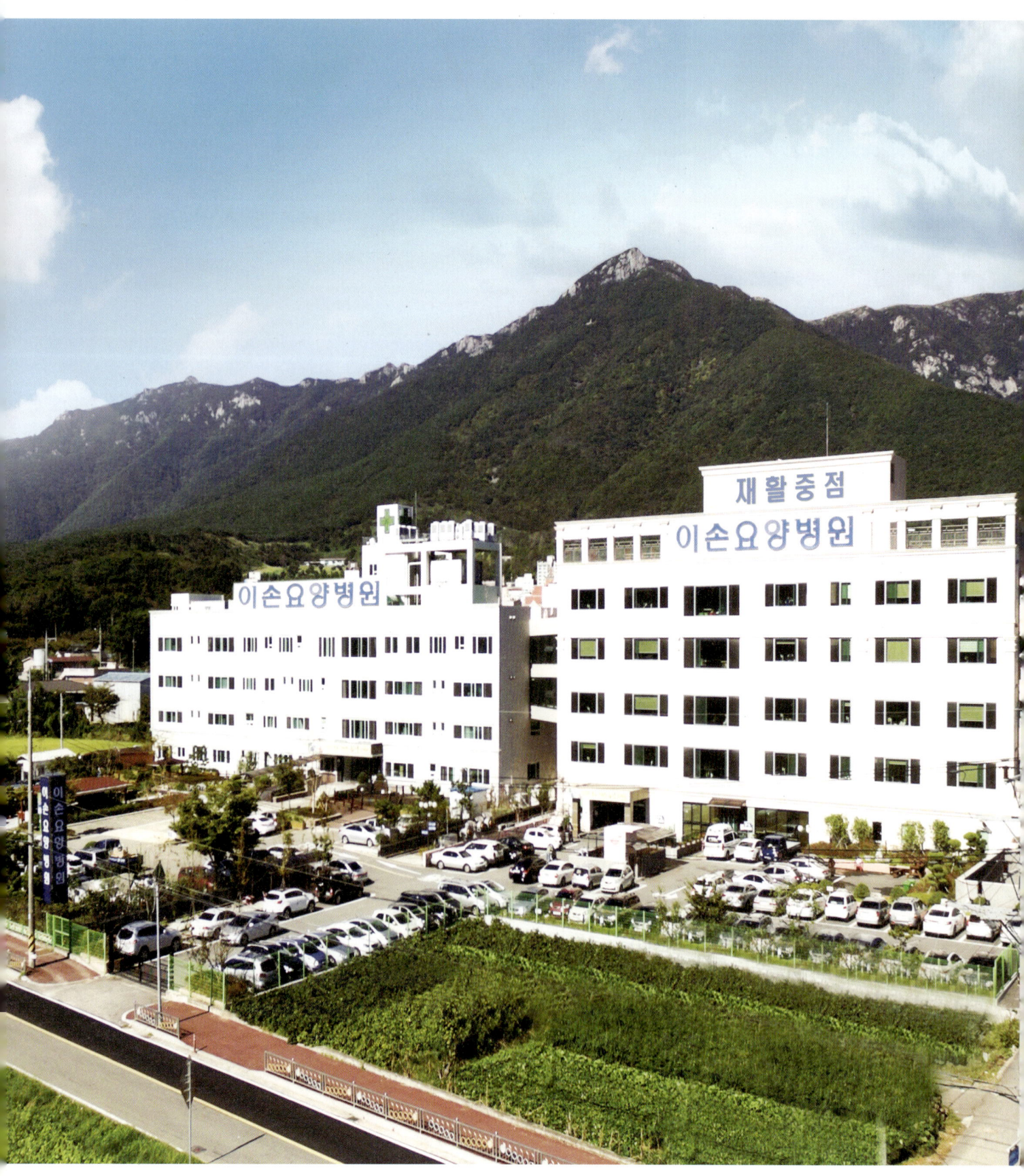

이손요양병원

1-1. 병원 전경

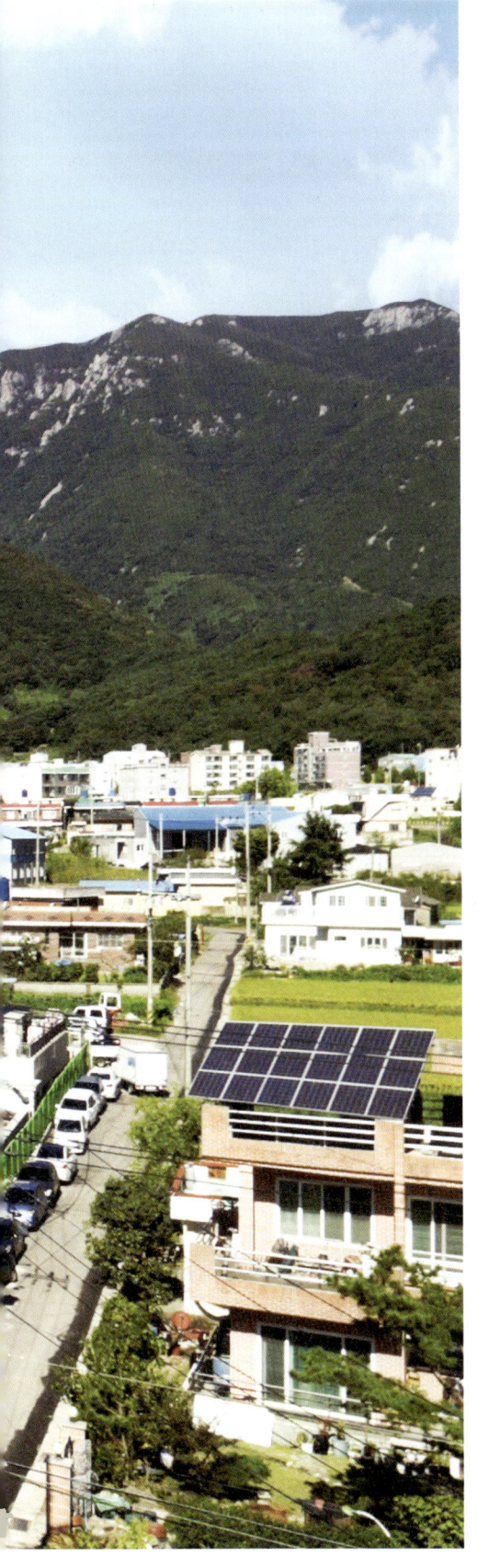

1-2. 병원 원경

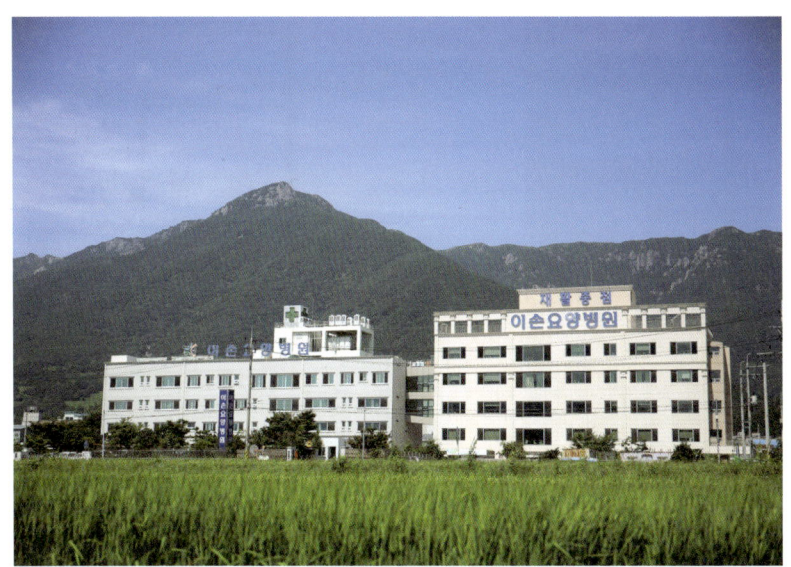

1-3. 병원 산책로

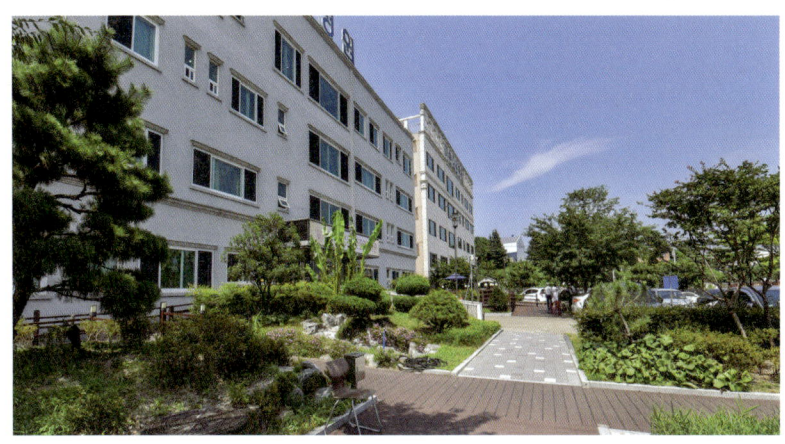

울산광역시 울주군 삼남면에 위치한 이손요양병원은 서쪽으로는 경상남도 밀양시와 경상남도 양산시, 북쪽으로는 경상북도 경주시, 동쪽으로는 울산 시내와 동해, 남쪽으로는 부산 시내와 기장군이 인접하여 도심 외곽지대의 전원형임에도 불구하고 시내로의 접근성이 좋은 편이다.

병원은 신관과 본관 2개의 동으로 이루어져 있고, 병원 앞 도로인 하방로에 나란히 배치되어 있다.

본관은 2005년에 80병상으로 개관되어 1년 뒤에는 160병상, 이후 2013년에는 신관이 건축되어 현재는 423병상을 운영 중이다.

요양병원 공간읽기

신관 지하 2층 평면도

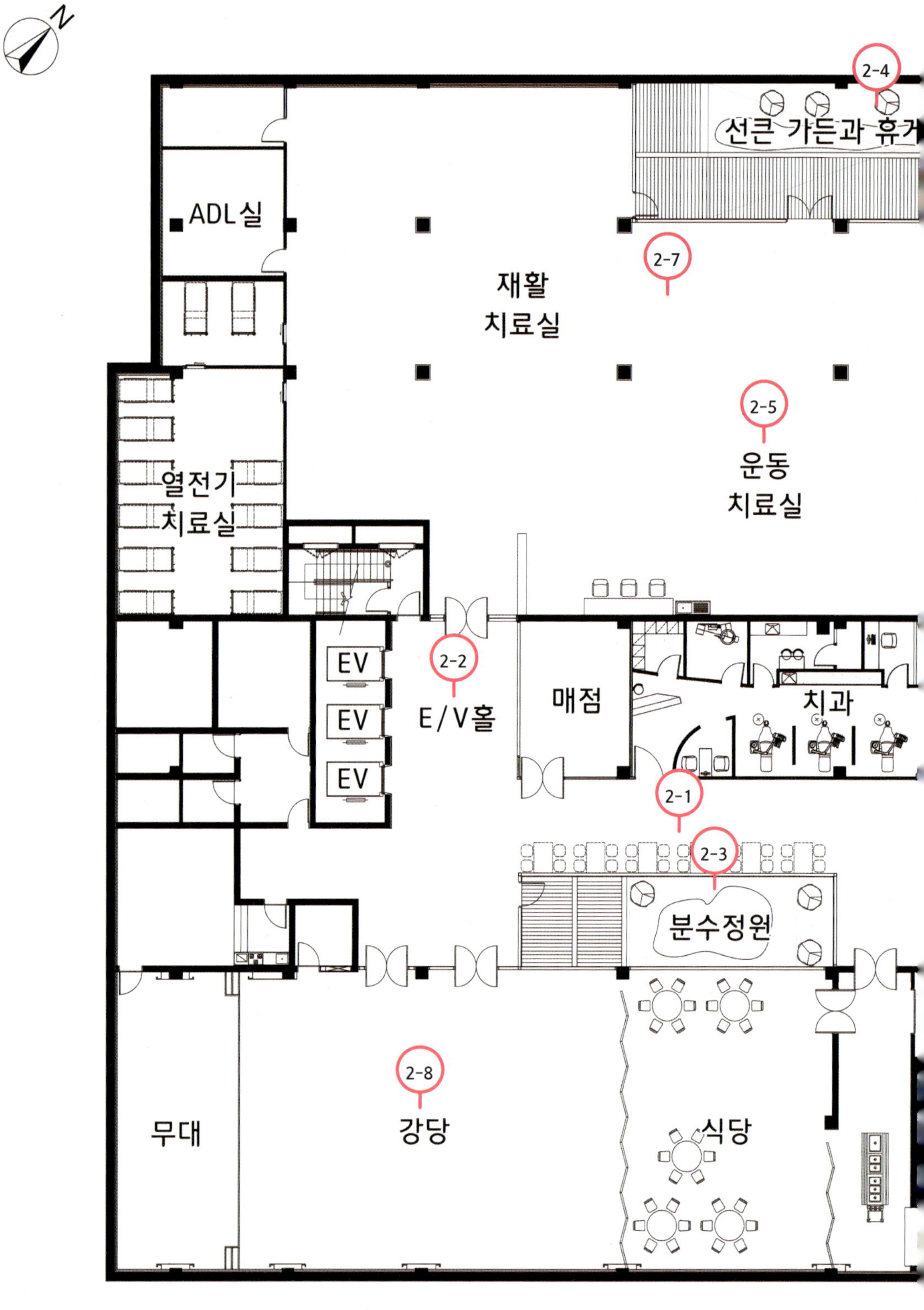

2-1 분수정원 옆 복도

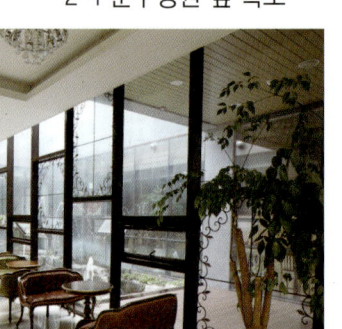

2-2. 엘리베이터 홀

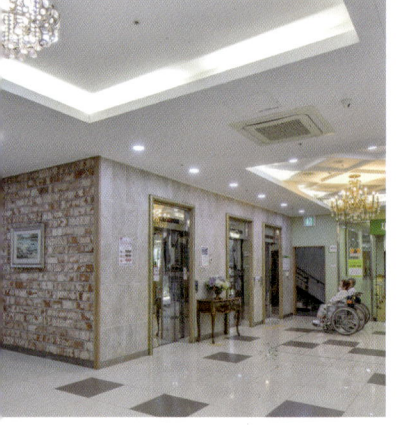

2-3. 분수정원

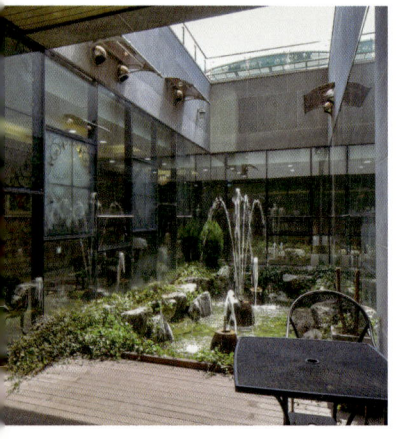

2-4. 선큰 가든과 휴게데크

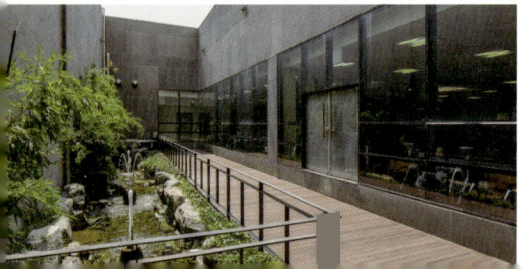

이손요양병원

2-5. 운동치료실 1

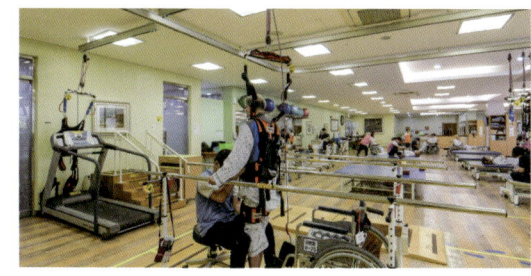

2-7. 재활치료실에서 바라본 선큰 가든

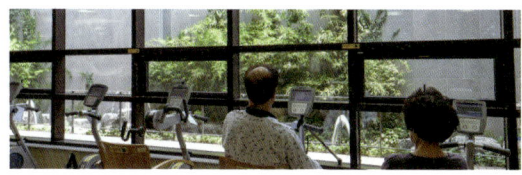

2-8. 강당 1

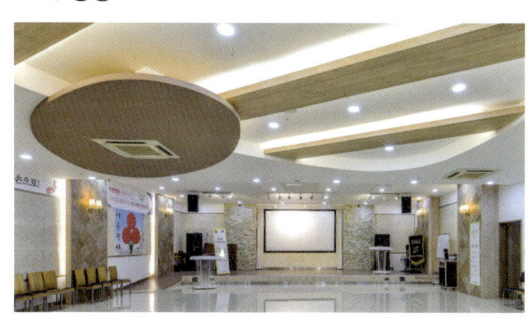

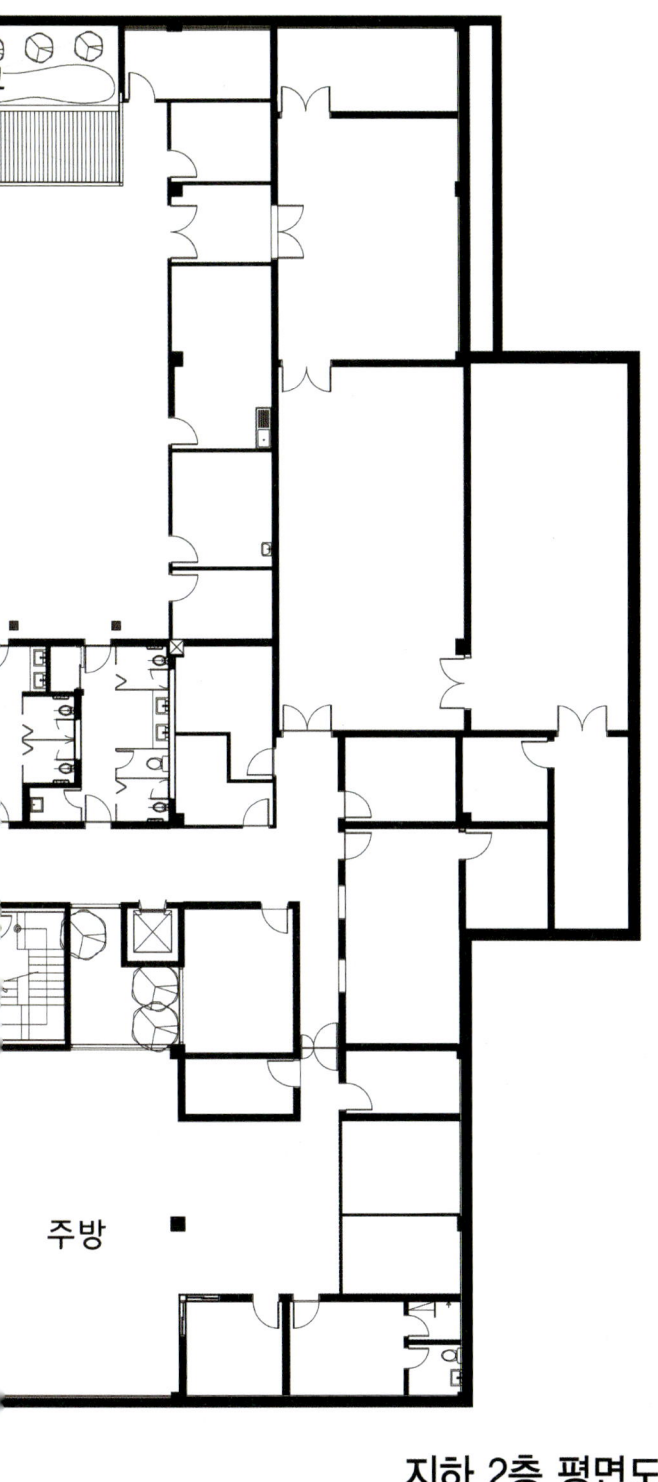

지하 2층 평면도

0 1 3 8(m)

병원의 지하 공간은 환경적 특수성으로 인해 전기실, 기계실, 발전기실, 의료가스실 등 특수한 내부 시설들을 필요로 한다.

지하 공간은 지상과 차단되어 있어 쉽게 노출되지 않고 소리, 진동, 공해로부터 보호를 받을 수 있는 장점이 있는 반면에 채광과 환기가 원활치 않아 습하고 어두울 수밖에 없는 단점도 지니고 있다. 이러한 특성을 지닌 지하 공간에 자연과 햇빛을 더하여 지상과 지하의 강점을 모두 갖추게 해주는 것이 바로 선큰 가든 Sunken Garden*이다.

코어를 센터에 배치하여 공간을 나누고, 각각이 나뉜 공간에 선큰 가든과 분수 정원을 두어 정원과 같은 자연 환경을 실내로 끌어들여 채광과 환기 부족을 극복한다. 도심 외곽지대의 넓은 대지를 확보한 장점으로 인해 공간의 효율성이 극대화되었다.

* 선큰 가든 : 지하공간에 상부가 열려있는 공원 등의 공간을 조성하여 자연의 채광이나 환기 및 개방성을 확보하기 위해 만든 정원이다. 상부가 열려있는 구조로 지상층이 없이 지하에만 존재한다.

요양병원 공간읽기

신관 지하 2층

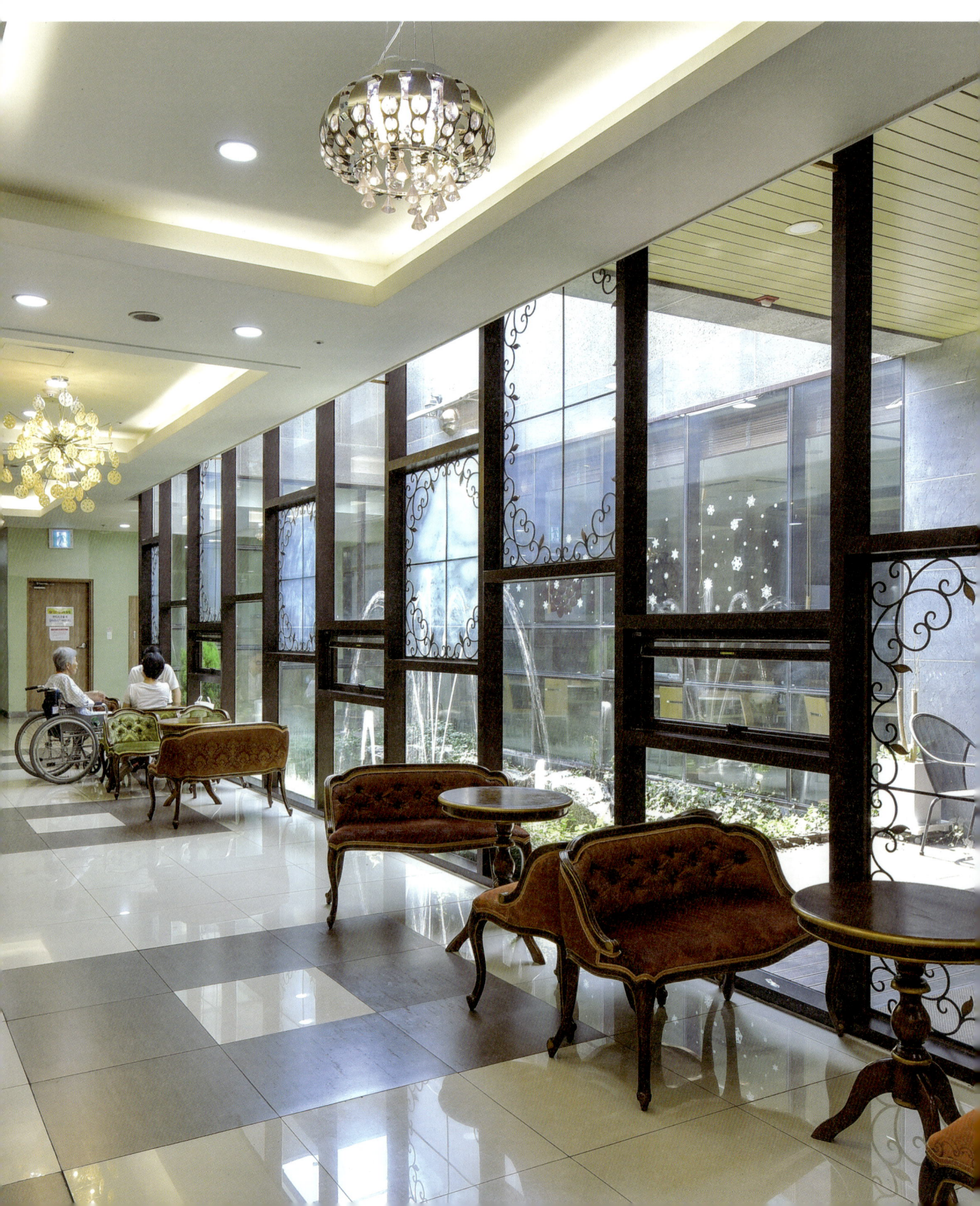

이손요양병원

2-1. 분수정원 옆 복도
2-2. 엘리베이터 홀
2-3. 분수정원

2-1

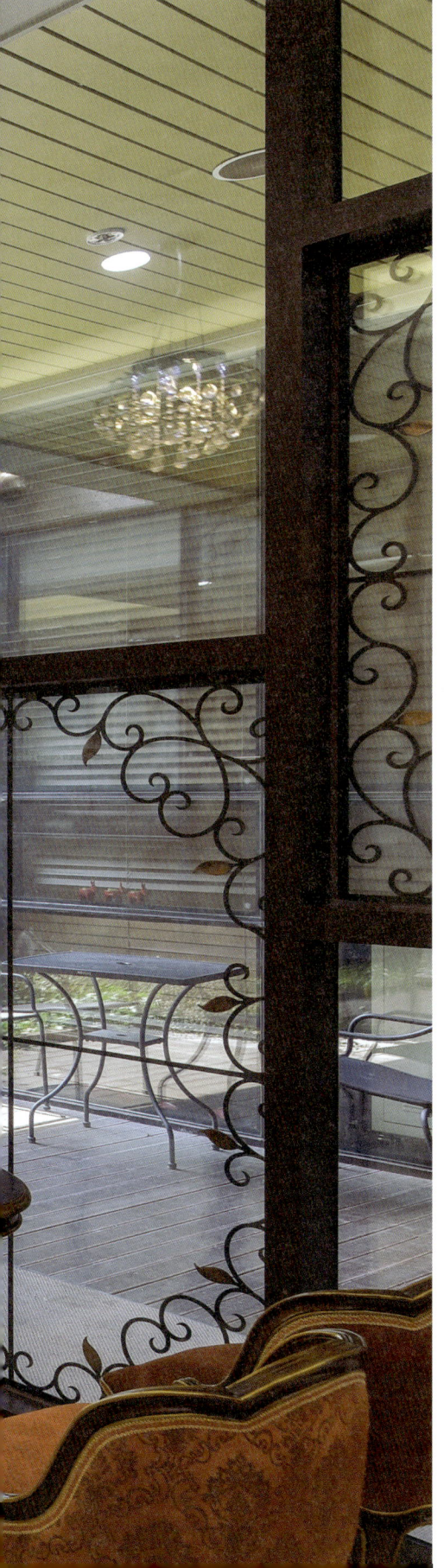

2-2

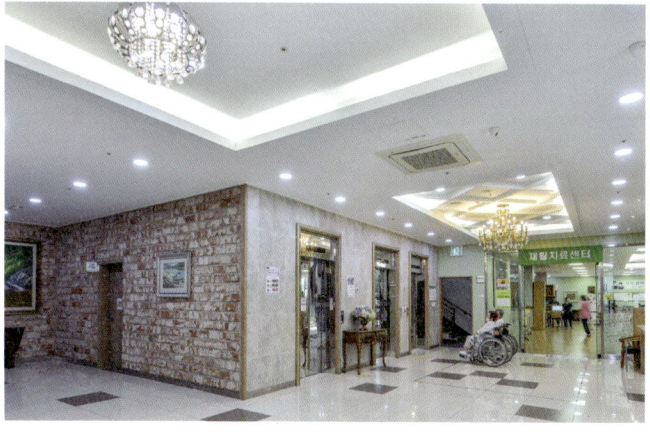

2-3

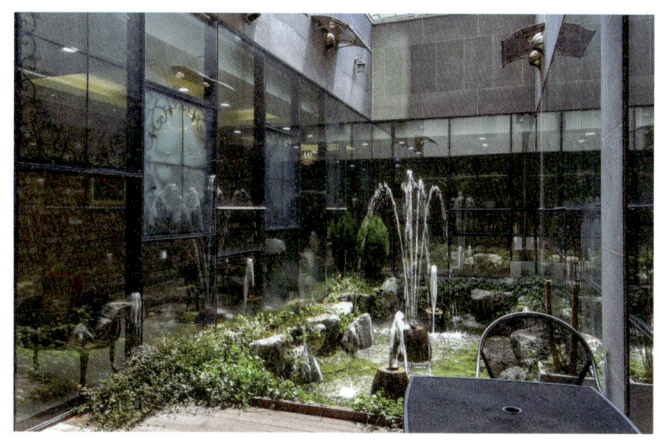

건물 내부·외부에 존재하는 통로인 복도는 단순히 지나가는 곳 이상의 의미를 갖는다.
통행에 필요한 공간 이상의 넓이를 확보하여 본래의 용도에 쉼의 기능이 더하여졌다. 선큰과 분수대가 복도 옆에 있음으로 자연적 요소인 물과 햇빛이 있기에 그 쉼의 질을 한 층 높일 수 있어 잠시 지나가는 곳이 아닌 머무를 수 있겠다 싶은 생각이 드는 장소로 공간을 재창조한다.
창호와 바닥 패턴을 이용하여 모던한 공간을 창출하고 그 속에 앤티크한 조명과 가구들을 채워 새로운 밸런스를 추구한다. 오픈된 공간의 데크정원은 바라보는 대상으로서, 또한 몸으로 체험할 수 있는 대상으로서 자연으로 다가가는 공간이다.

요양병원 공간읽기

신관 지하 2층

2-4

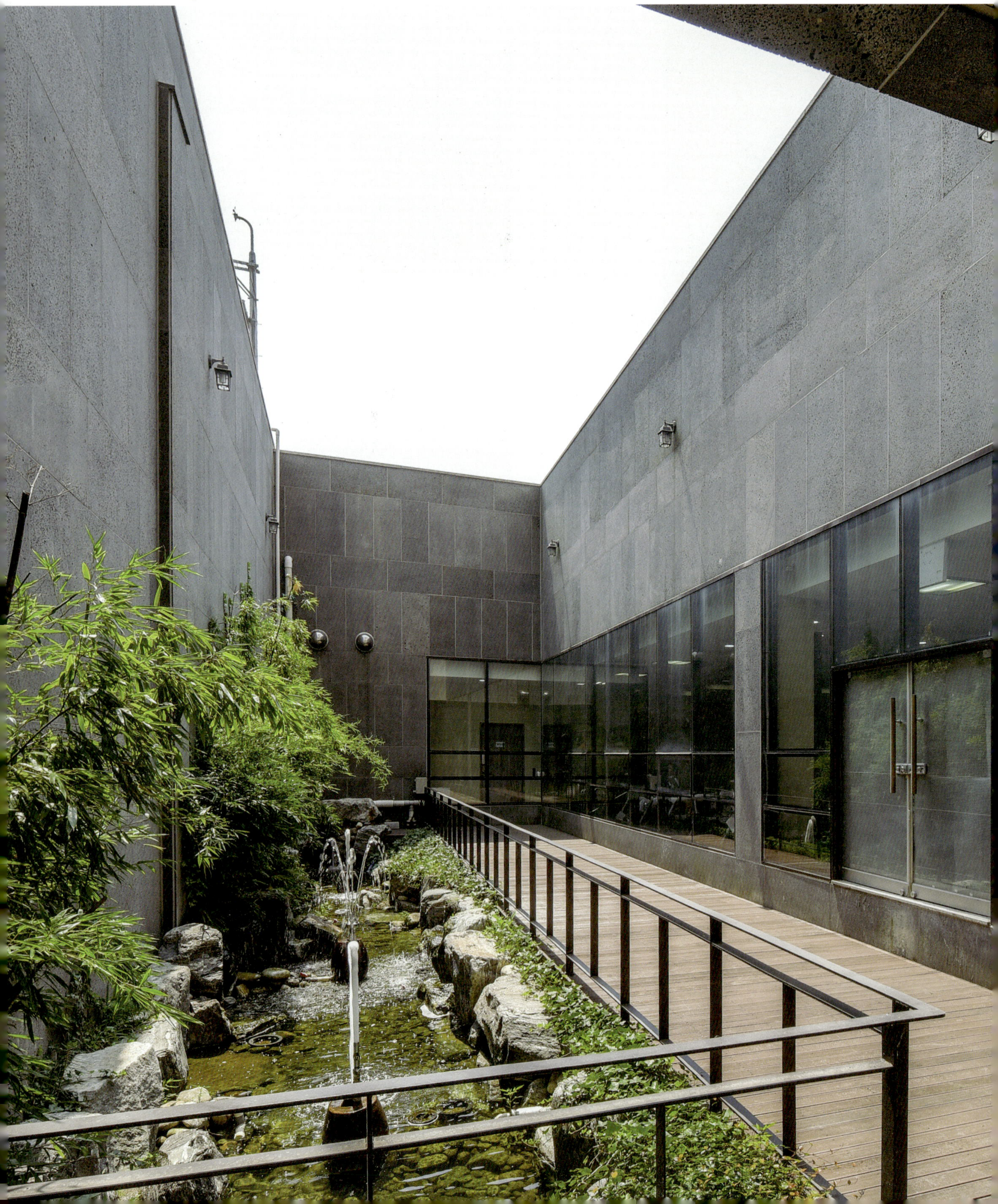

2-4. 선큰 가든과 휴게데크
2-6. 운동치료실 2
2-7. 재활치료실에서
　　　바라본 선큰 가든

2-6

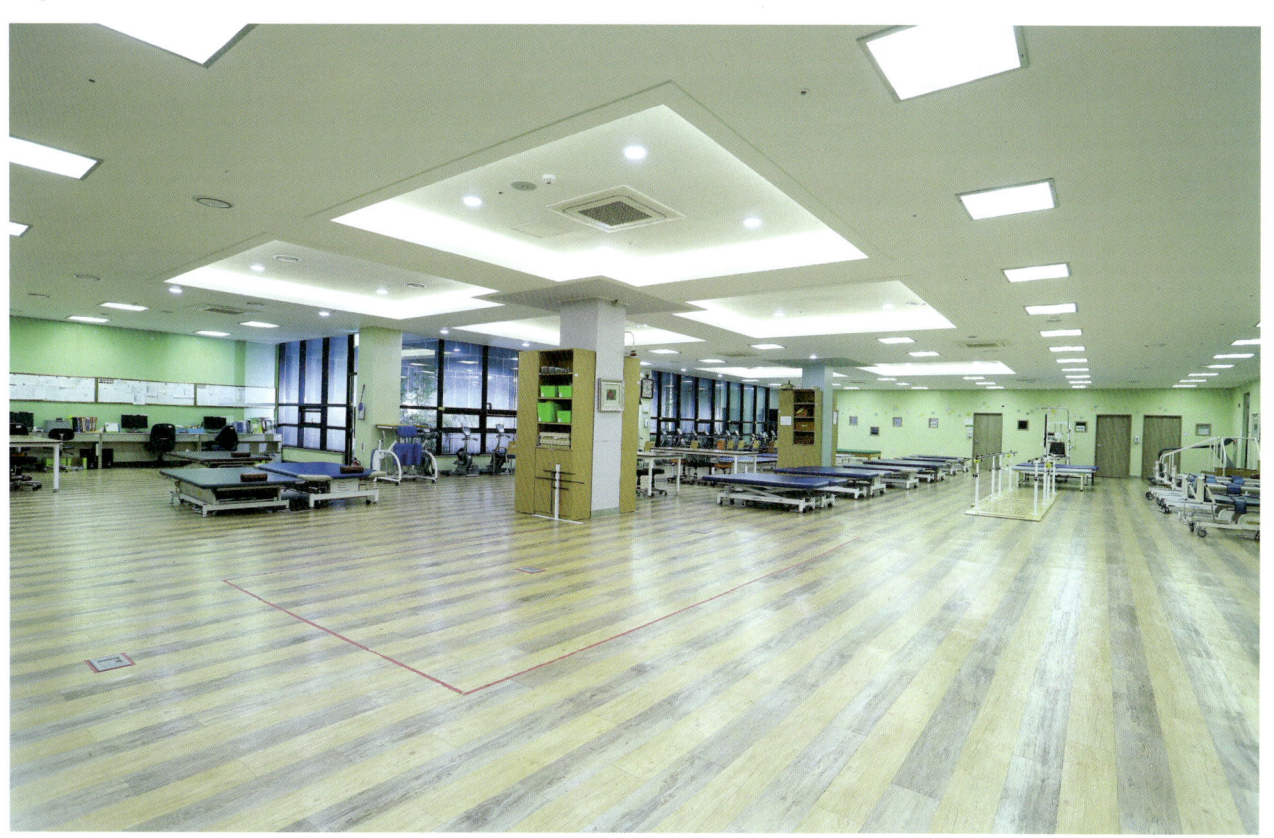

2-7

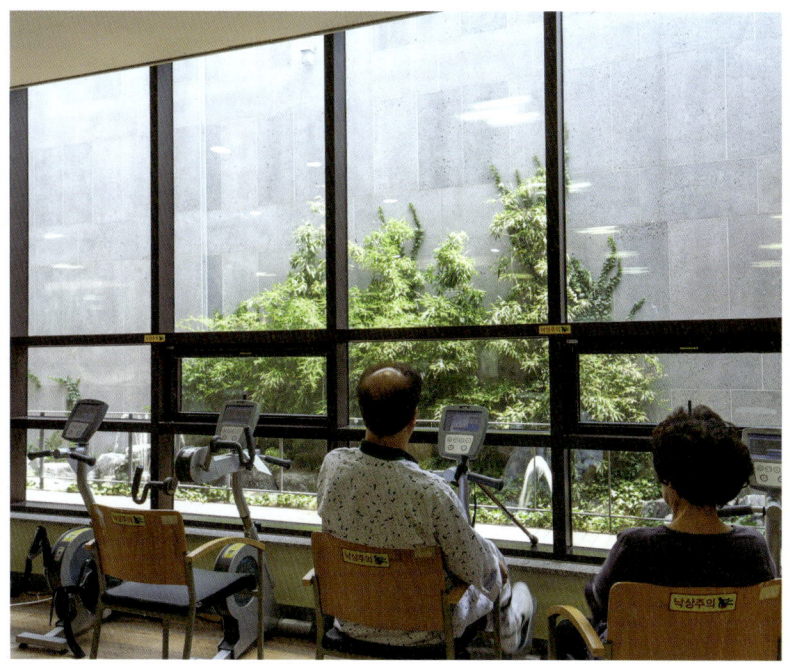

보가 있는 라인보다 위로 올려진 재활치료실의 큰 창은 지루하지 않게 자연을 감상하며 실내 운동을 할 수 있다.

또한 오픈된 공간의 데크정원은 실내에서 시각적 풍경을 주기도 하지만 밖으로 나갈 수도 있어 산책도 가능하다.

동시에 재난 시 확보된 피난로로 유용성과 활용성을 다 함께 갖추고 있다.

신관 지하 2층 강당

지하라는 공간의 특수성은 대규모의 개방적 공간을 가능하게 한다. 다목적실인 에벤에셀 홀(강당)은 이벤트 시에는 훌륭한 공연장으로 탈바꿈하여 지역민과 함께 관람하기도하며, 직원들끼리는 서로 소통하고 토론하는 교육공간이 되기도 한다. 그뿐만 아니라 재난 시 피난 장소로도 활용 가능한 넓은 공간이다. 넓은 공간이 가져올 수 있는 황망함을 인테리어적 요소로 상쇄하여 훨씬 부드럽고 따스한 분위기로 바뀐다. 개방적인 공간에 화려함을 더하는 인테리어와 음향의 울림까지 고려한 벽면 소재는 공연장으로도 부족하지 않을 정도의 충분한 요소를 갖추고 있다. 천장의 서까래 분위기의 나무구조는 화려함에 전통적 요소를 더하여 친근감을 더욱 강조한다. 은은한 간접 조명으로 눈부심을 방지하고, 따뜻한 톤의 빛을 활용하여 분위기를 더욱더 부드럽게 만들고 있다.

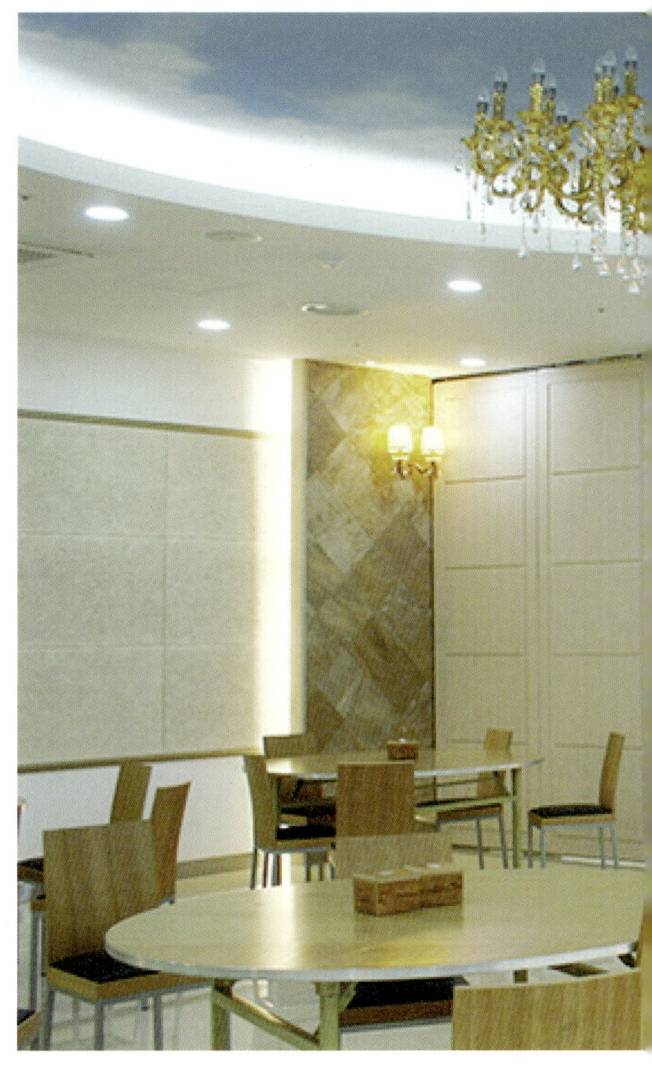

2-9

2-10

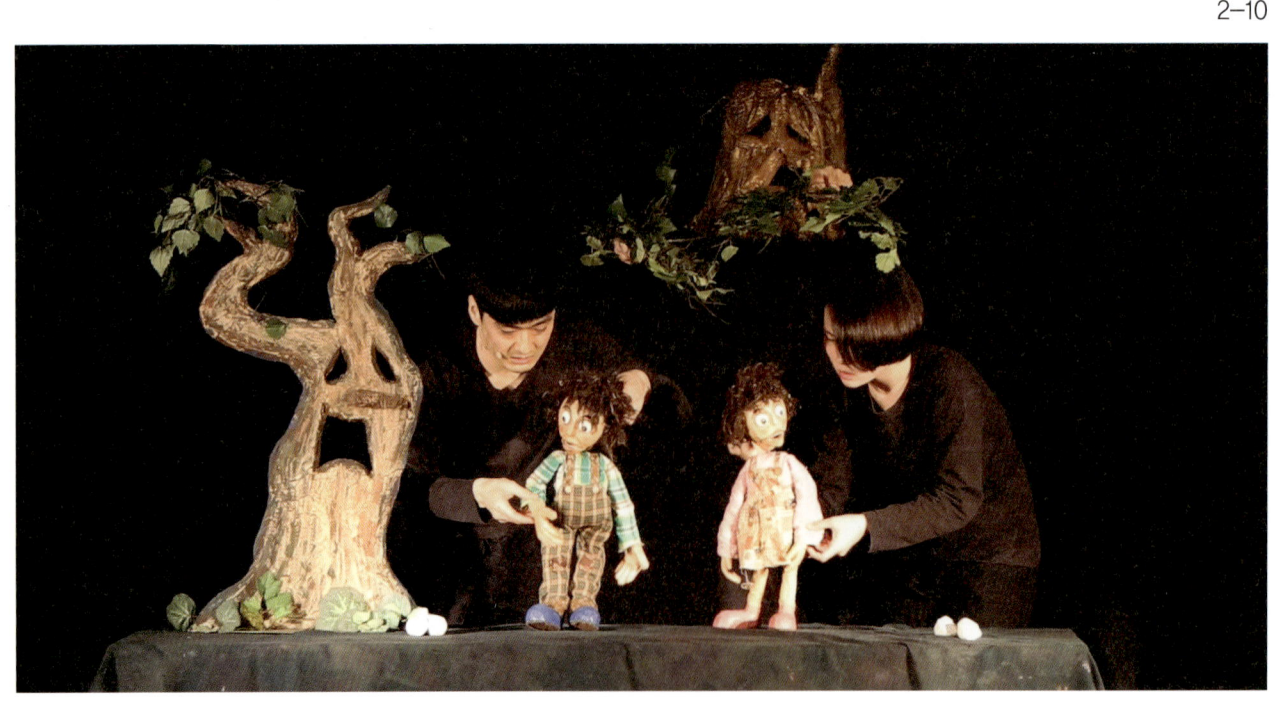

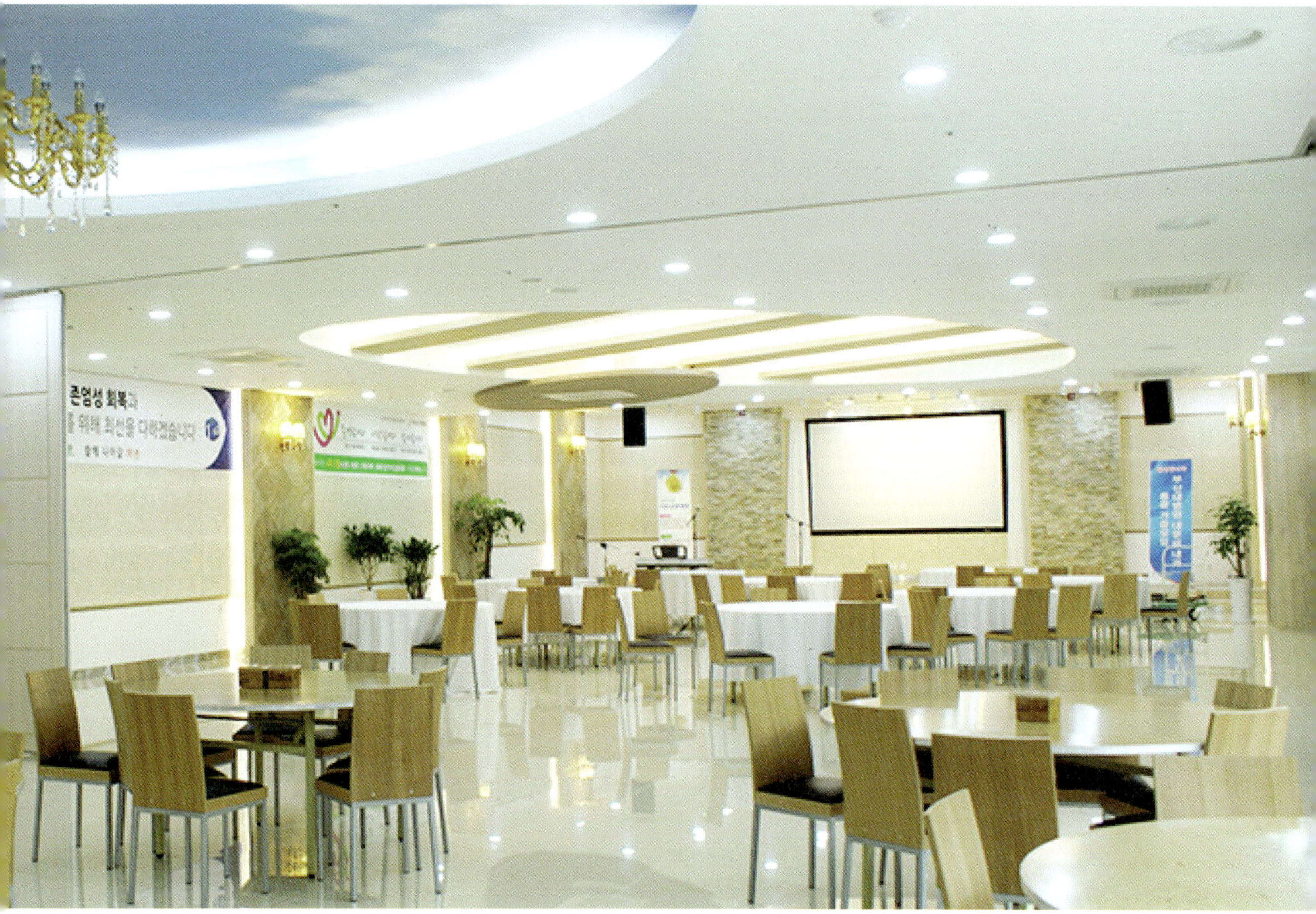

2-9. 강당 2
2-10. 지역주민 초청 공연
 (강당)
2-11. 치과

2-11

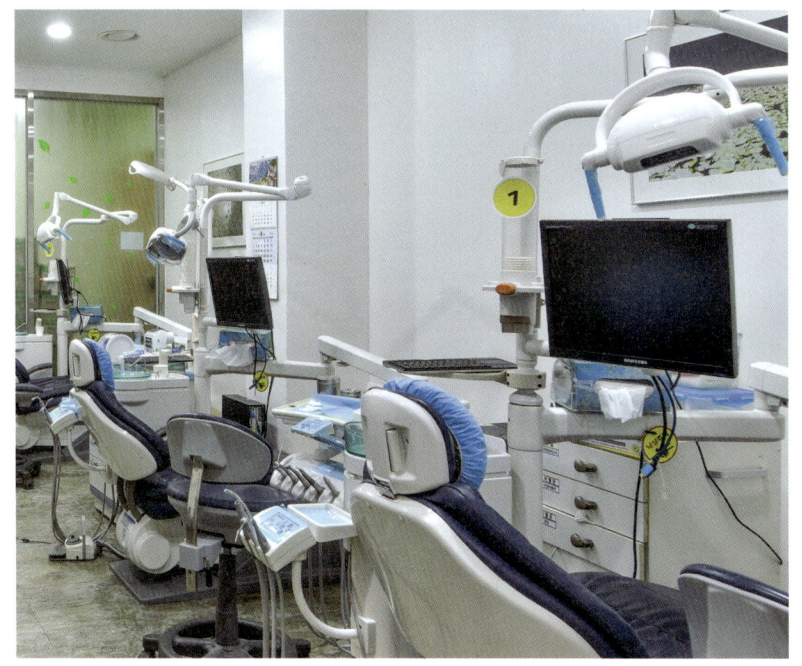

또한 지하에 자리 잡은 치과의 유선형 카운터는 공간과 잘 어우러져 집중도를 높이고 환자와 직원들 간의 자연스러운 동선으로 이어지게 한다.

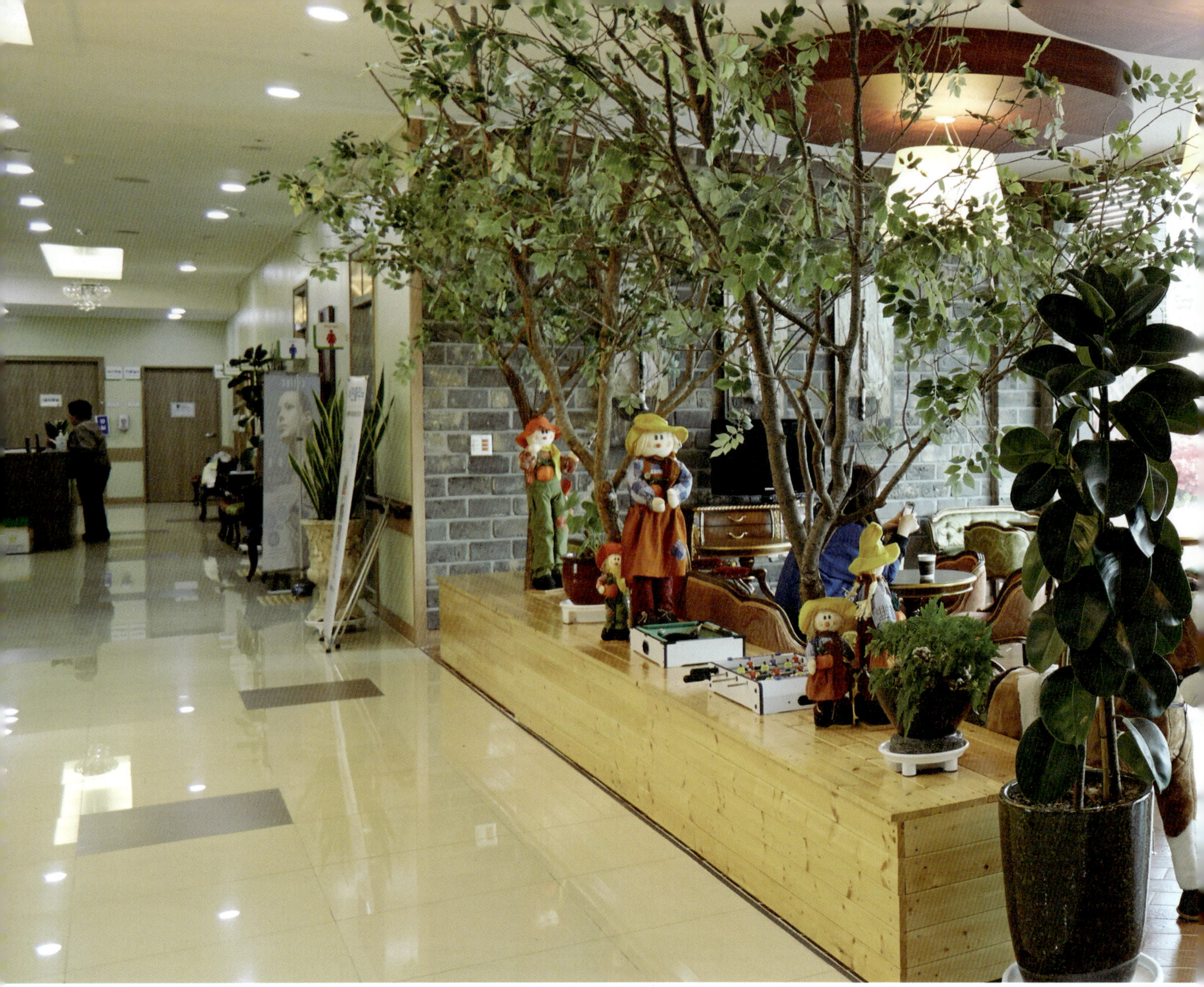

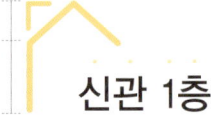
신관 1층

로비 입구에는 다양한 테마가 있는 공간을 연출하여 병원이라는 상황이 주는 긴박함을 해소한다. 소리와 시선이 통하는 열린 공간임에도 바닥재를 달리하고 낮은 가구를 배치하여 확연히 구분되는 공간을 창출한다. 화분과 나무 등의 자연적 소재를 많이 활용하여 안식처가 되는 공간으로 따뜻한 분위기를 강조하며, 만남의 장소인 만큼 다채로운 색감의 소품이 시각적 인지성을 높인다.

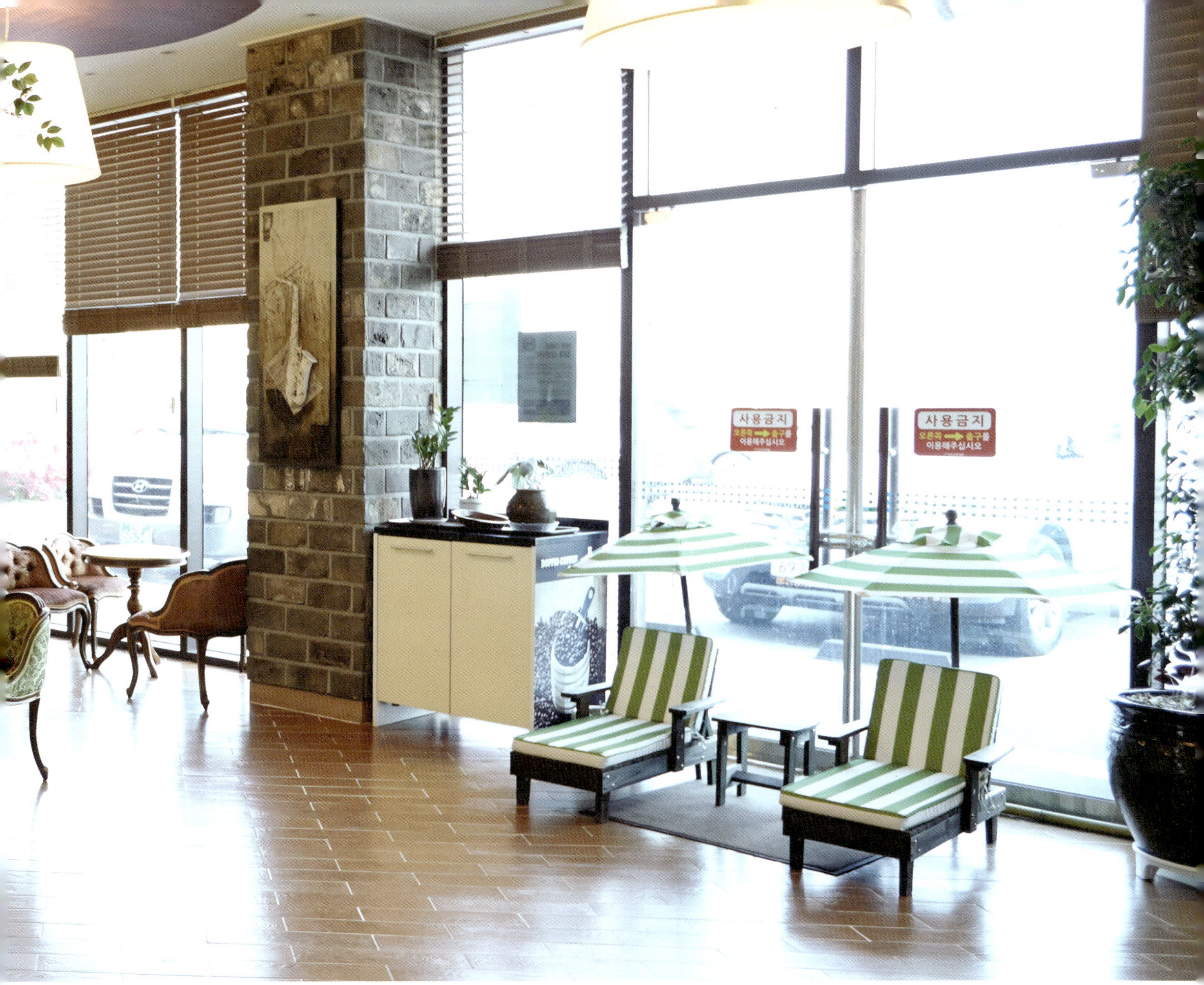

3-1

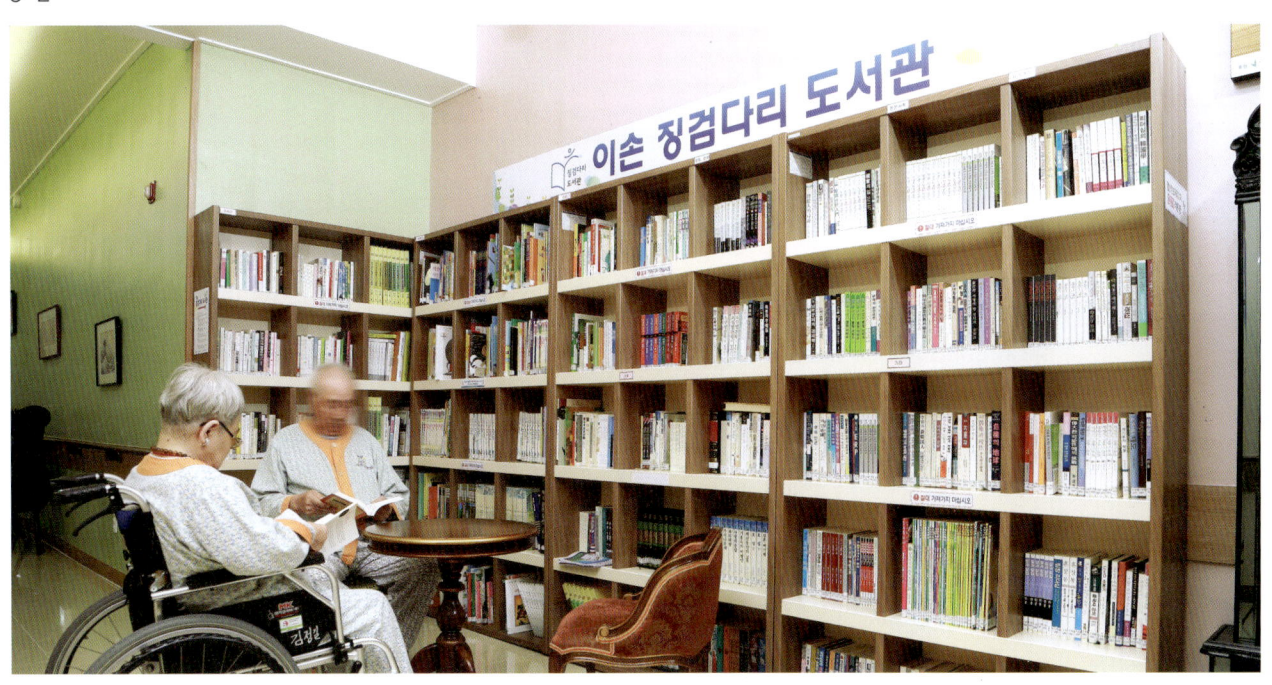

3-1. 카페
3-2. 도서관

3-2

요양병원 공간읽기

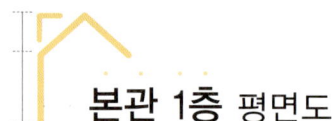
본관 1층 평면도

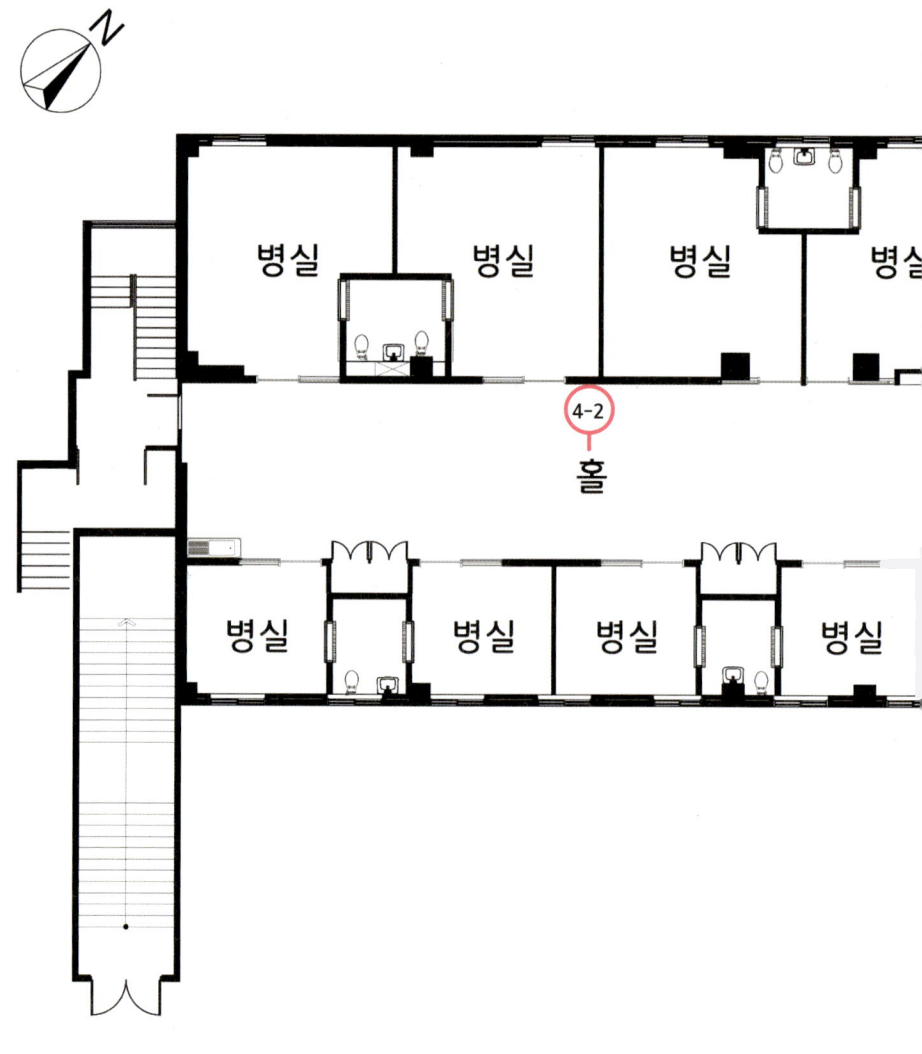

4-1. 완화의료병동 전용 로비

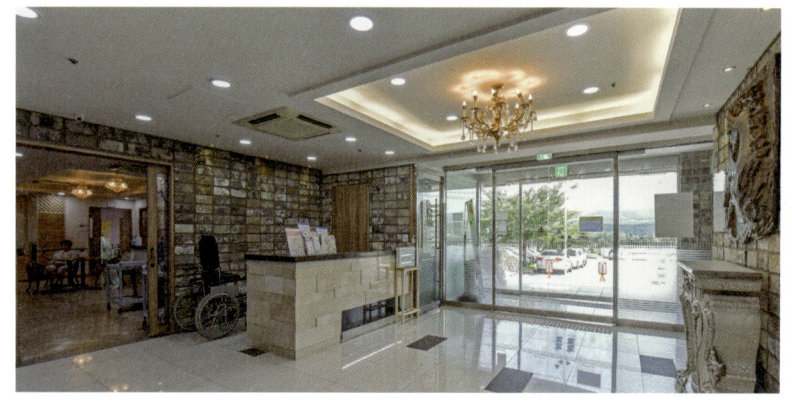

4-2. 완화의료병동내 홀

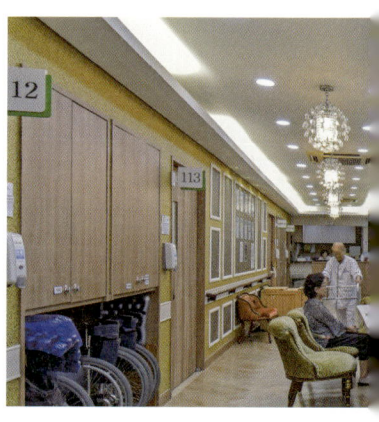

이손요양병원

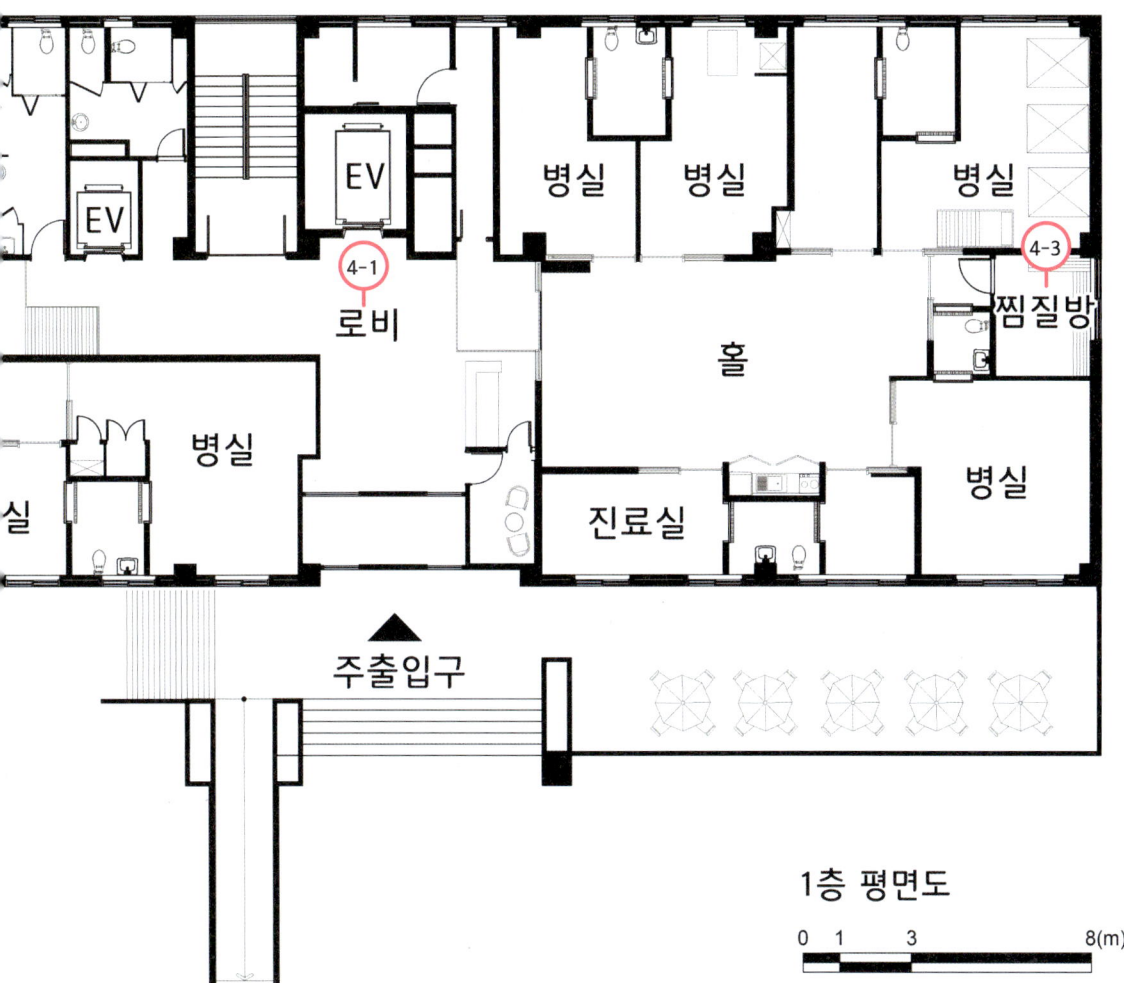

1층 평면도

0　1　　3　　　　8(m)

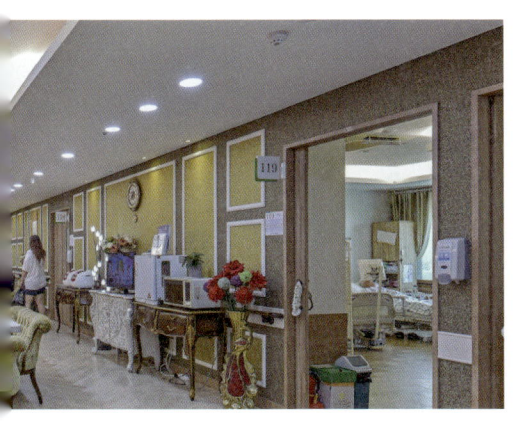

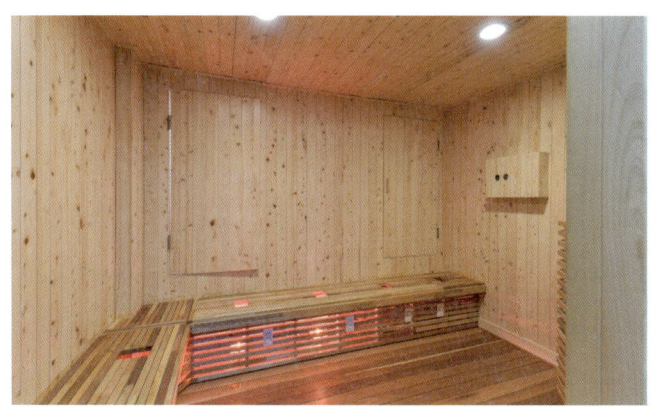

4-3. 찜질방

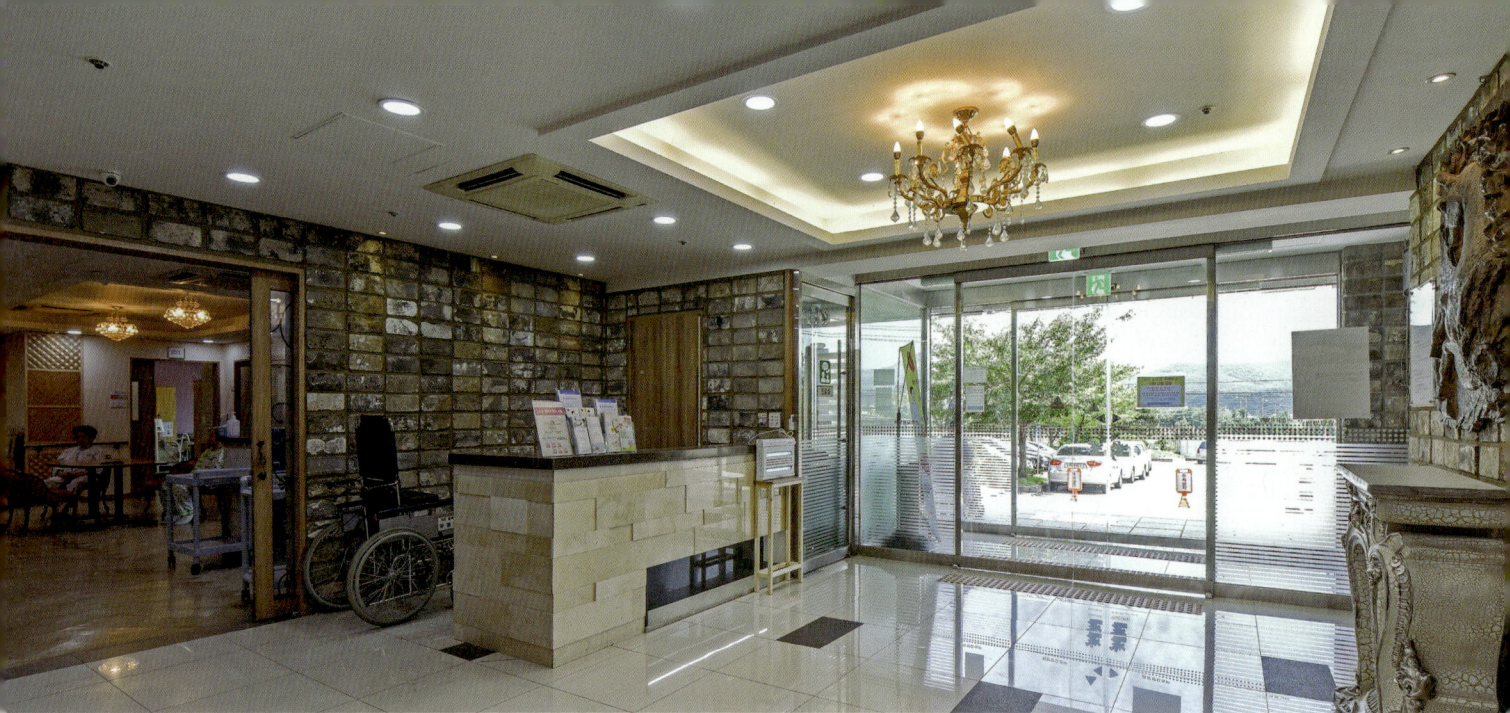

4-1

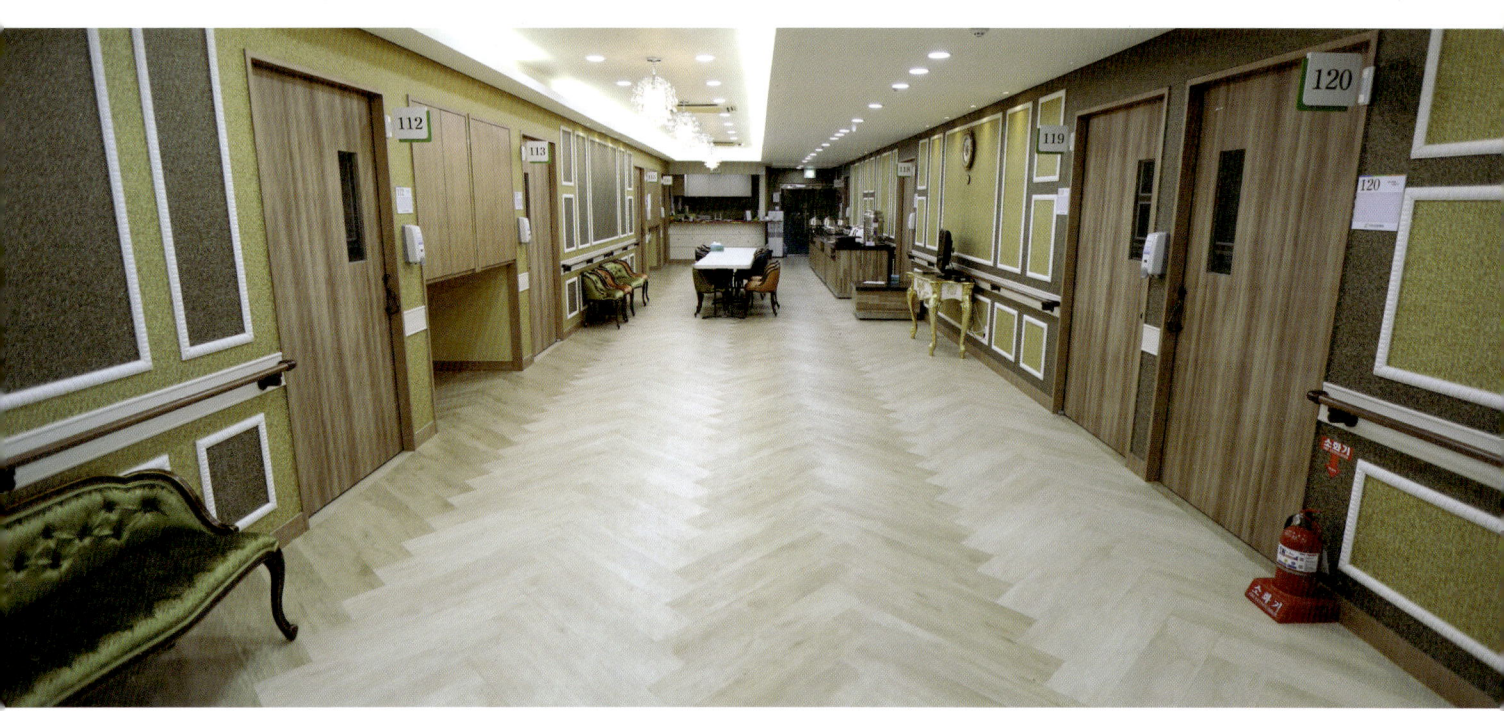

4-2

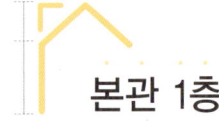

본관 1층

4-1. 완화의료병동 전용 로비
4-2. 완화의료병동내 홀

본관 1층에 있는 완화의료병동은 독립된 현관을 두어서 외부의 접근성을 높이고, 전용 카운터까지 배치하여 일반 환자와 호스피스 관계자들을 분리한다. 고급스러운 공간 창출을 위해 헤링본herringbone마루를 사용하였고, 벽에 웨인스코팅wainscoting으로 장식하였다. 또한 간접 조명을 사용하여 눈부심 방지 및 소규모 단위의 생활 공간으로 표현하여 심리적 안정감을 높였으며, 휠체어 수납공간을 활용하여 공간 효율성을 최대한 높였다.

이손요양병원

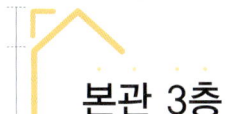
본관 3층

5-1. 3층 간호사실
6-1. 5층 휴게실

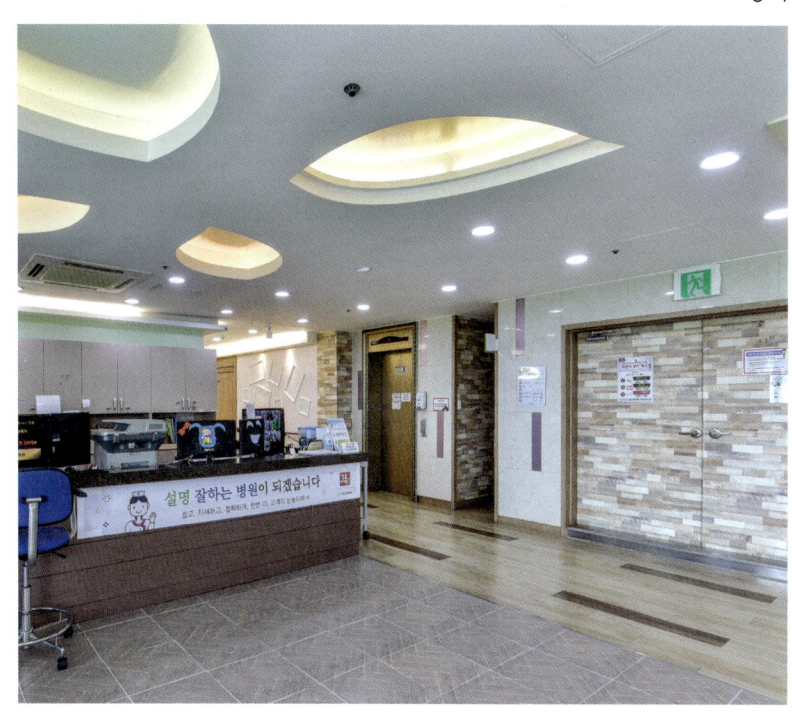
5-1

콘셉트를 달리하여 공간에 개성을 부여하고 공간지각인지도를 높였다. 이손요양병원 이전 개인병원이었을 때의 병원의 로고를 그대로 살려 꽃잎과 같은 모양의 자연적 형태를 모티브로한 데코는 간접 조명을 활용하여 평정심과 진정효과를 주는 공간의 분위기를 창출한다. 또한 바닥 패턴의 변주는 공간적 구분을 유도하고 방향성을 준다.

본관 5층

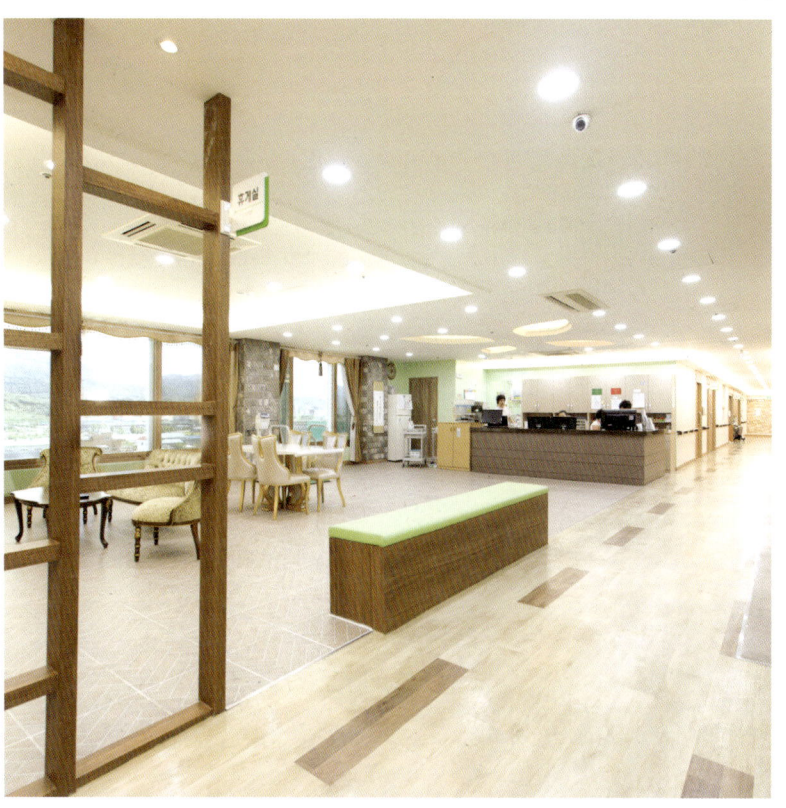
6-1

열린 공간이 가져다주는 자유로운 분위기는 낮은 가구와 오픈된 파티션이 답답하지 않으면서 복도와 휴게공간을 자연스레 구분한다.
층마다 다른 아트홀은 공간에 각기 다른 개성을 부여하고 층별 인지도를 높인다.

요양병원 공간읽기

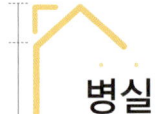
병실

7-1. 병실 내부
7-2. 개인 침대

KEY PLAN

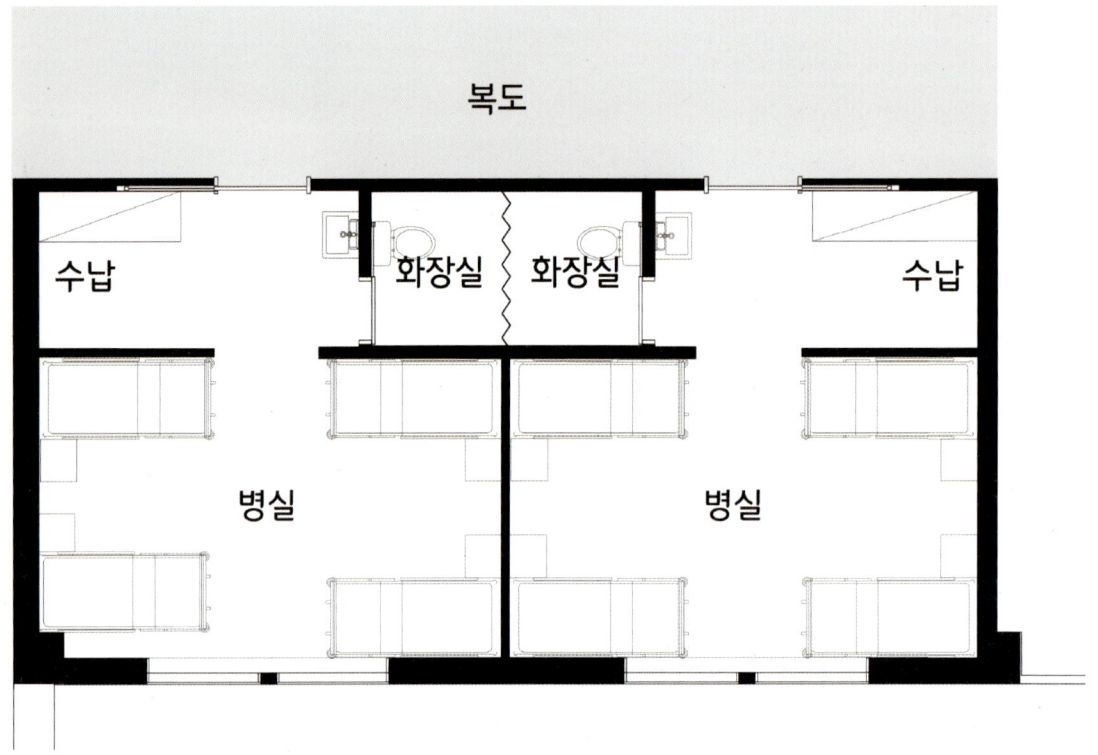

병실 크기는 21㎡이고, 이용자 이용 크기는 1인당 5.25㎡ 정도 되며, 공용공간은 7.4㎡ 정도 된다. 복도 Public Space와 병실 사이Private Space에 화장실과 수납공간Semi-public을 두어 병실 내에서도 프라이버시를 확보하고 있다.

7-1　　　　　　　　　　　　　　　　　　　　　　　　　　　7-2

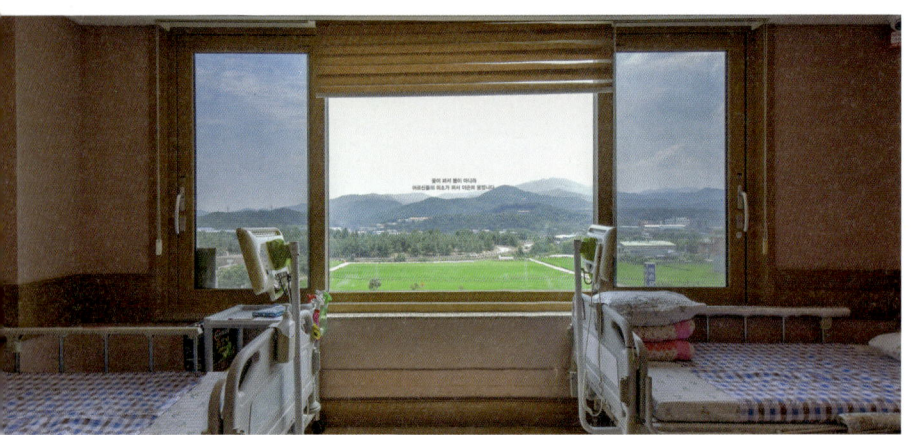 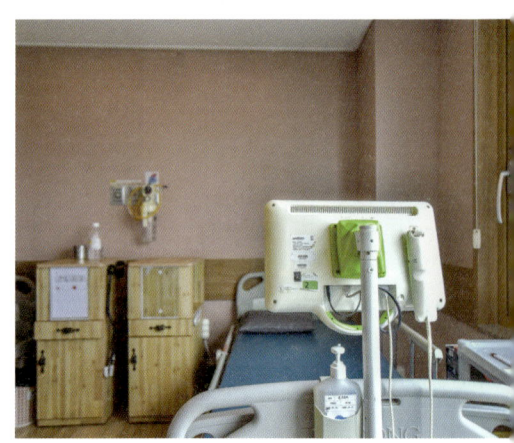

통창을 이용하고 창턱을 낮춘 픽쳐레스크(Picturesque: 창문의 풍경이 그림처럼 보이는) 기법으로 분절되지 않는 자연 환경을 접할 수 있게 하였다. 추락에 대비하여 안전 방충망을 설치하여, 안정성과 탁 트인 조망을 확보한다.

이손요양병원

ⓘ 병원 소개

우리 어르신들은 한국의 어려운 역사의 과정을 겪어 오셨습니다.

오늘날 대한민국의 기적을 만드셨습니다.

그러나 세월 앞에는 장사(壯士)가 없습니다.
자식을 위한 희생으로, 정작 자신을 위한 인생을 준비하지 못하고 가정과 사회로부터의 소외로 인한 고독, 그리고 아픔과 질병만 남았습니다.

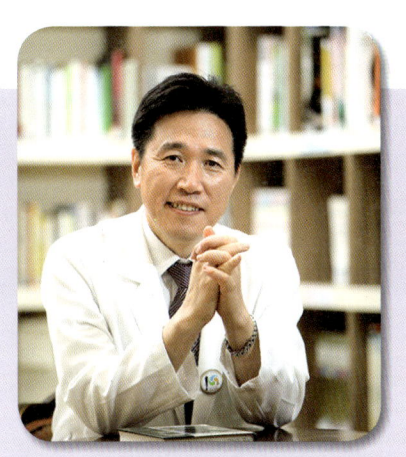

손덕현 병원장

그분들을 섬기고 인간으로서의 존엄성을 지켜 마지막 남은 삶을 아름답게 하고,
가정으로 복귀하여 아름다운 노년을 만들기 위해 이손병원의 4무 2탈(無: 냄새, 낙상, 욕창, 신체구속),
(脫: 탈 침대, 탈기저귀) 존엄성 케어가 시작되었습니다.

이손병원은 자택이 아닌 재택의 개념으로 새로운 '삶의 공간'이 되도록 노력하고 있으며
한국의 노인의료복지복합체의 대표 모델로 성장하고 발전하기 위해 최선의 노력을 다하고 있습니다.

총평

배치 형식상 남측에 넓은 여유 공간을 확보하고 일자형으로 건물을 배치하는 전형적인 병원 배치방식과 단순하고 명료한 외관을 보인다. 하지만, 자연 친화적인 요소의 도입과 시각적인 환경요소를 배려한 인테리어로 인해 내부공간에서 이미지가 완전히 역전된다. 1층은 개방적인 공용공간을 확보하여 고급스러운 인테리어로 마감하였다. 외부로부터 접근하여 건물 내부로 들어오기 전까지의 병원 이미지는 생활공간으로서의 아기자기함을 느끼게 하며 완전히 상반된 공간으로 탈바꿈된다. 특히, 지하층의 선큰에 의한 채광과 외기의 확보로 지하의 재활센터는 지상과 같은 쾌적성을 갖추고 있다. 본관과 신관 모두 재활공간을 확보하고 있어 재활에 특화된 요양병원이다. 신관의 1층은 기본적으로 외래를 포함하여 환자뿐만 아니라 지역주민까지 포괄할 수 있는 공간으로 이루어진다. 2층부터 이어지는 병동은 그 기능에 충실한 공간구성을 가지며, 동선상의 중심부에는 넓은 공용공간과 간호스테이션을 배치하여 원활하고 안전한 요양 환경을 조성한다. 병동부는 6인실과 4인실을 양측에 둔 복도식의 평면구조이지만 복도의 폭을 넓게 확보하고 다양한 생활상의 활동들이 있도록 함으로써 복도식 병동부라는 이미지를 불식시키고 있다.
전원형에 가까운 자연 친화적인 주변 환경이지만, 울산역과 통도사IC등 교통이 편리한 곳에 입지하고 있고, 넓은 주차공간도 확보하고 있어 접근성이 좋다.

Chapter 17

인창요양병원

부산 동구 중앙대로 281

요양병원 건축 정보

- 총 병상 수 : 580병상

본관
- 건축 면적 : 2,300㎡
- 연면적 : 16,474㎡
- 건축 구조 : 철근콘크리트구조
- 층 수 : 지상 1층~지상 9층

별관
- 건축 면적 : 358㎡
- 연면적 : 4,480㎡
- 건축 구조 : 철근콘크리트구조
- 층 수 : 지하 3층~지상 10층

요양병원 공간 분석

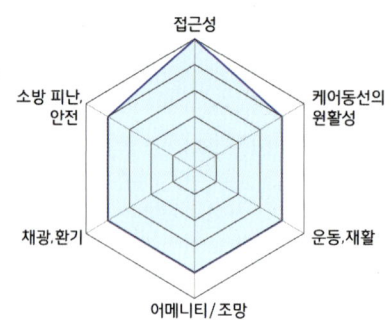

배치도

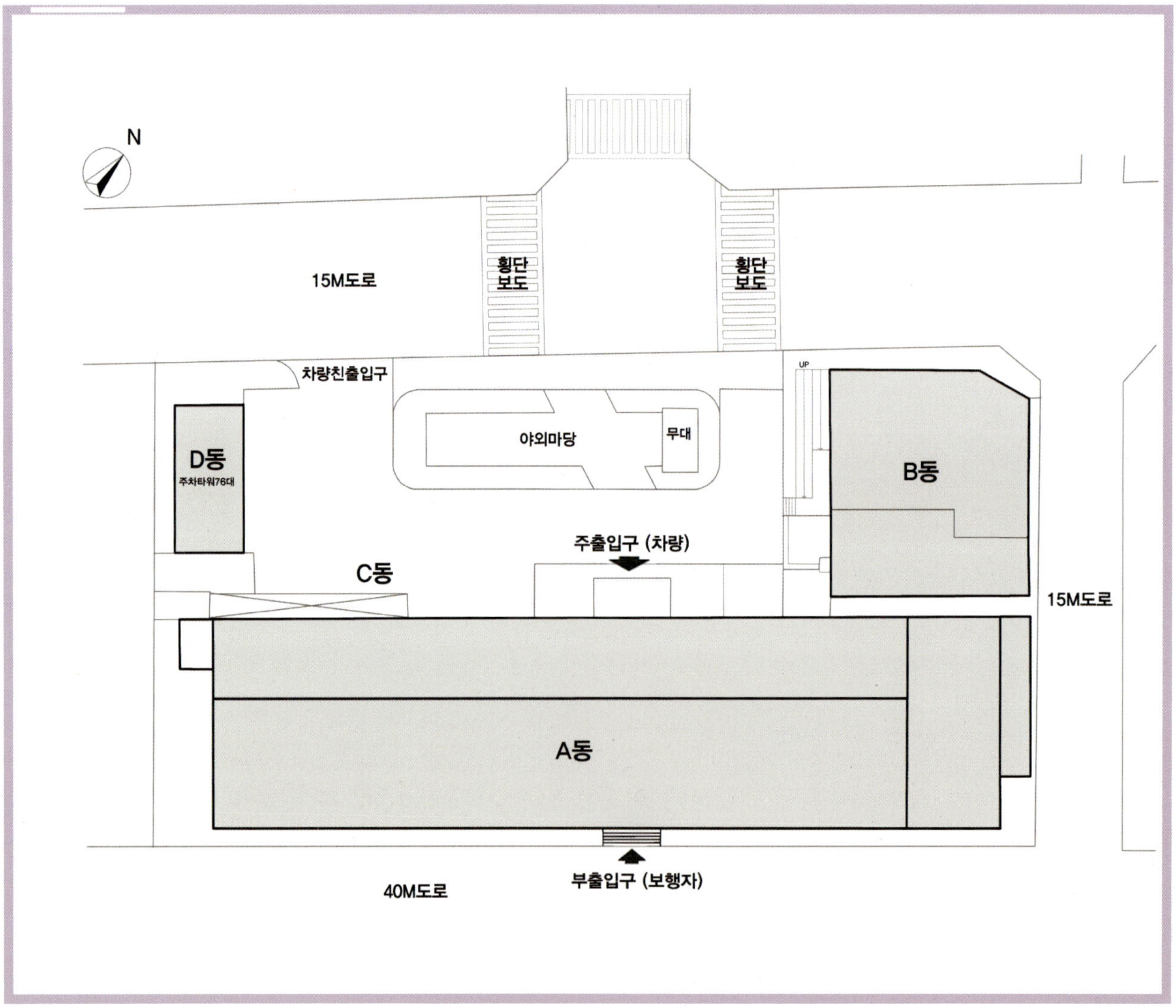

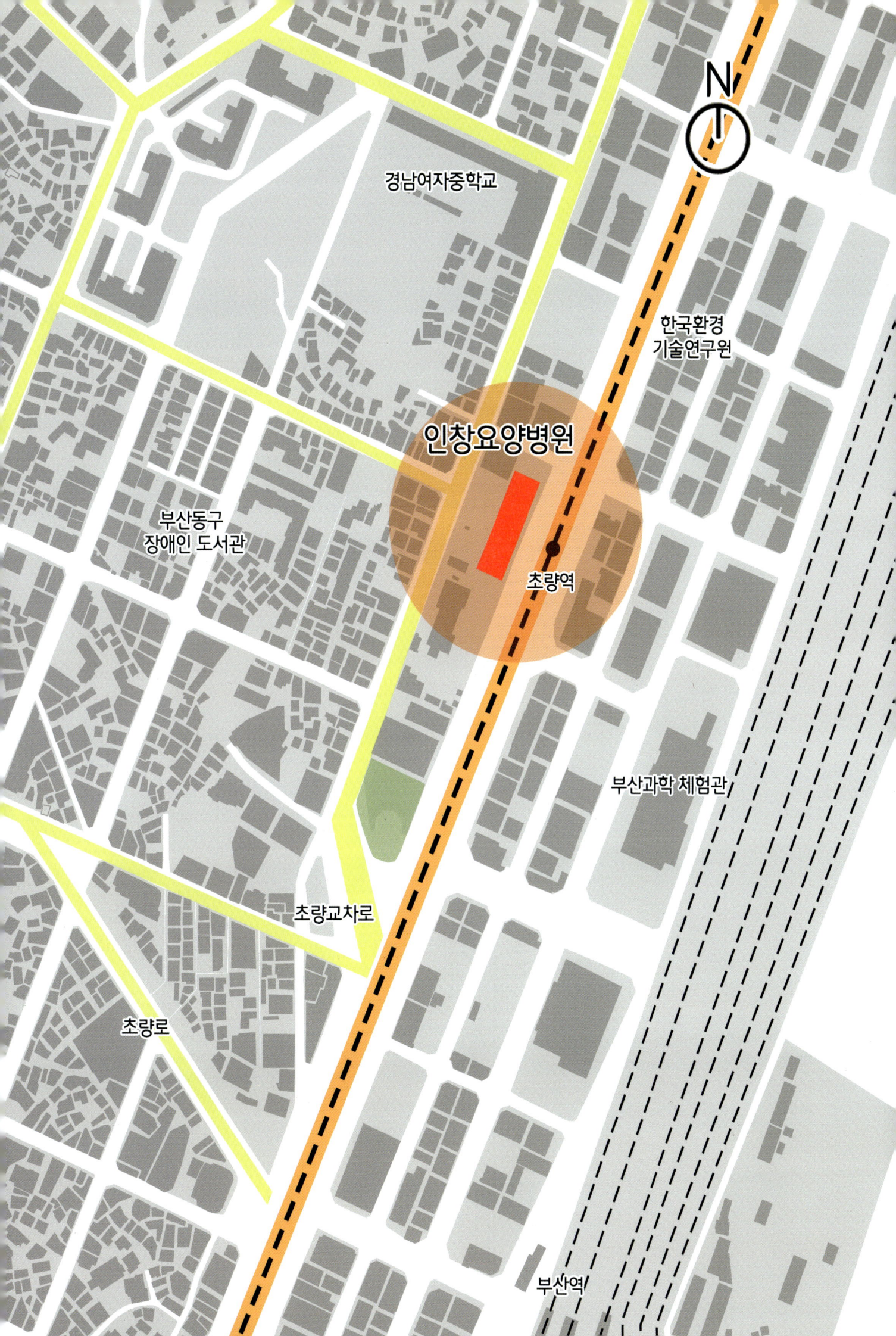

요양병원 공간읽기

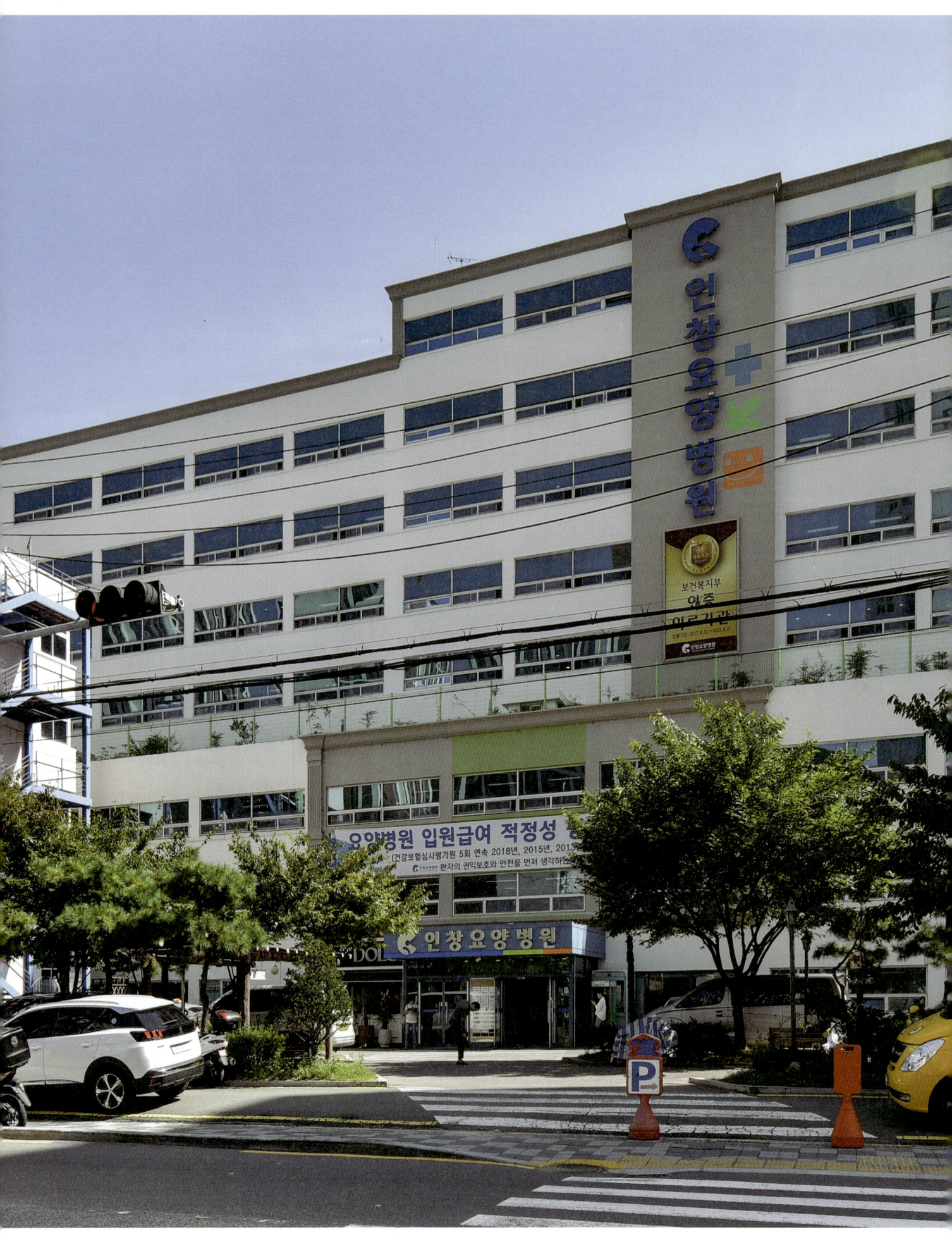

인창요양병원

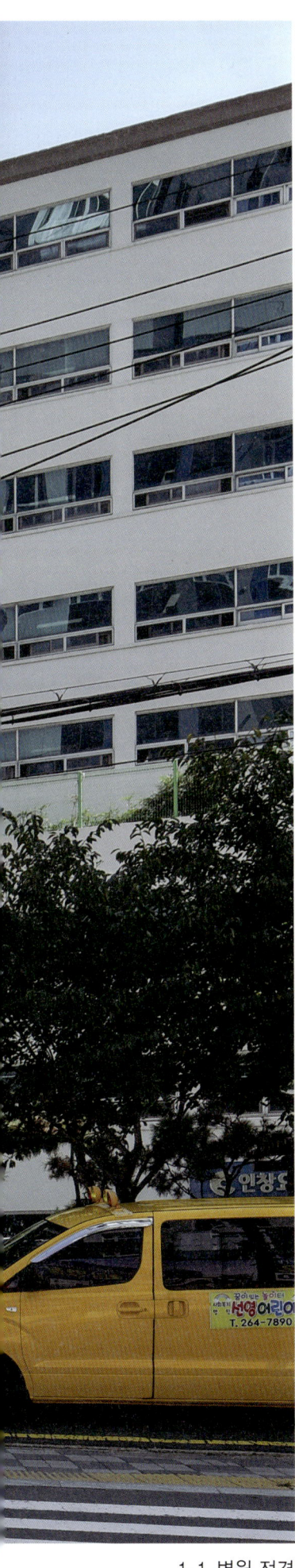

1-1. 병원 전경

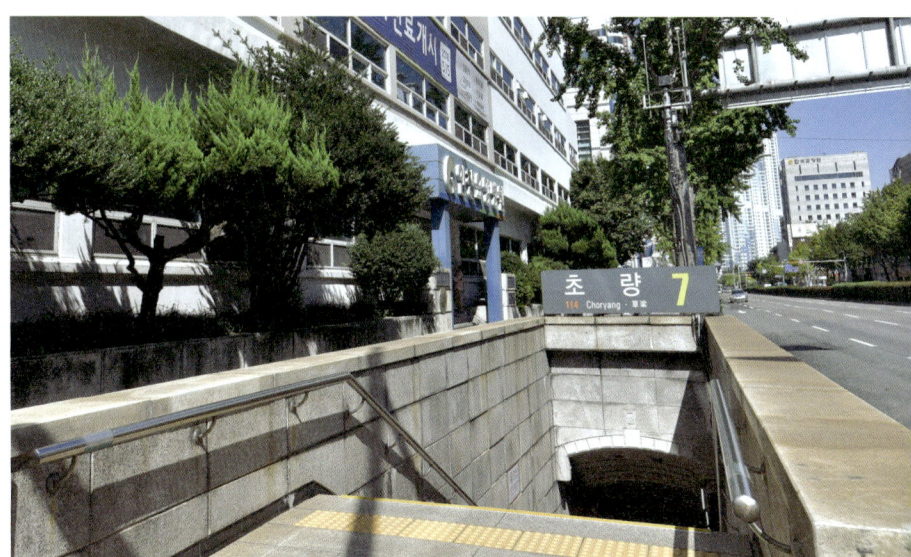

1-2. 병원 앞 지하철 입구

부산 1호선 초량역 7, 9번 출구와 바로 연결되어 있고, 중앙대로와 인접해 있어 접근성이 탁월하다. 전형적인 도심형 병원으로 출입구는 동서 방향으로 전면과 후면에 각각 있어 보차분리를 실현한다. 지형적 고저차를 이용하여 전면부는 2층으로 진입하고 후면부는 초량역과 연계되어 1층으로 바로 진입이 가능하다.

요양병원 공간읽기

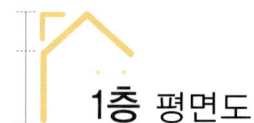
1층 평면도

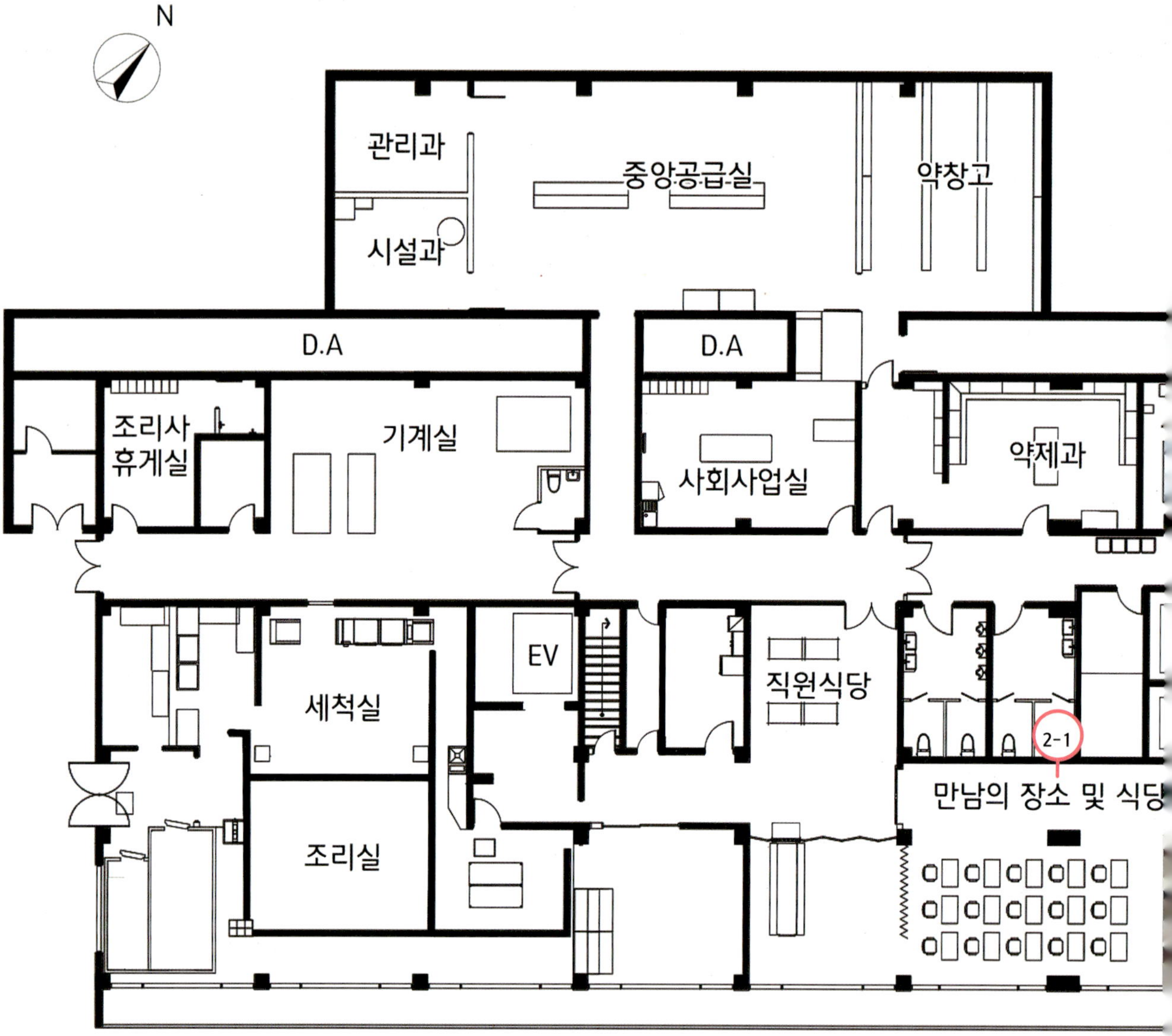

2-1. 만남의 장소 및 식당

2-2. 치과 대기실

2-3. 치과 내부

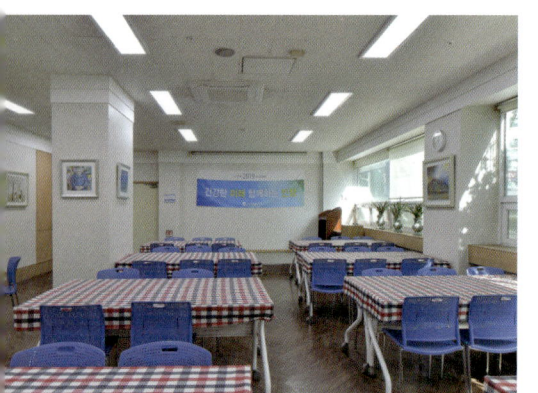
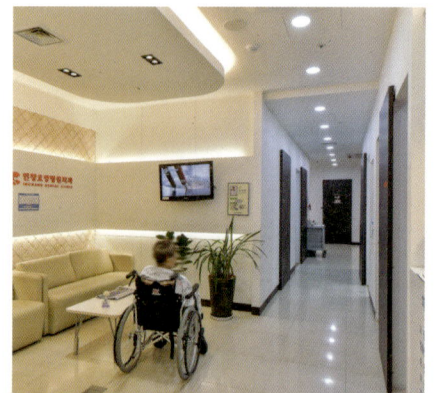
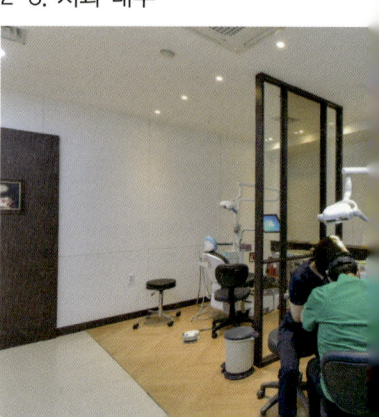

인창요양병원

1층은 보행자용 출입구로 지하철과 바로 연계된다. 공용 공간인 서비스존을 가운데에 배치하고, 창 쪽에 병실을 배치하여 요양 환경을 높인다. 자연채광이 넉넉한 만남의 장소는 지역 주민과 공유하기도 한다.

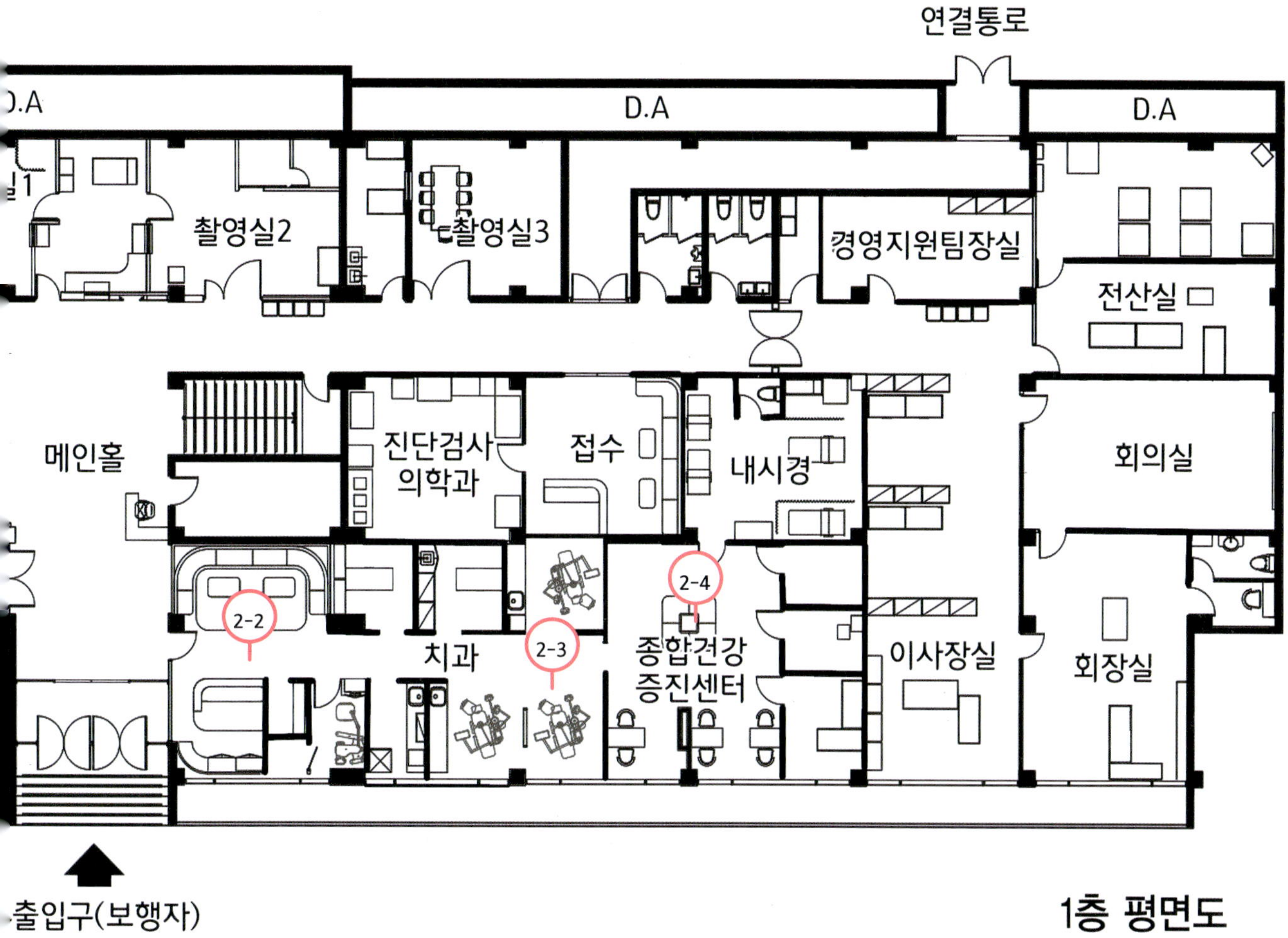

1층 평면도

2-4. 종합건강증진센터

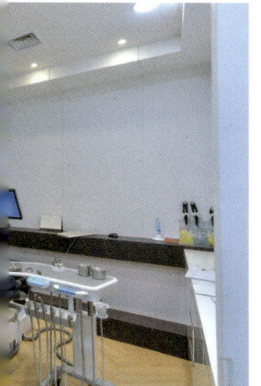
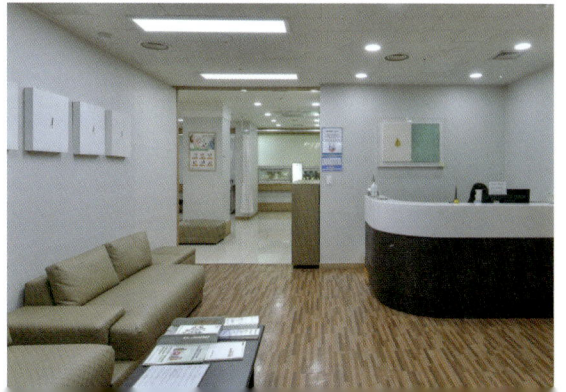

요양병원 공간읽기

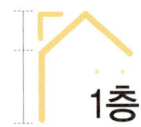
1층

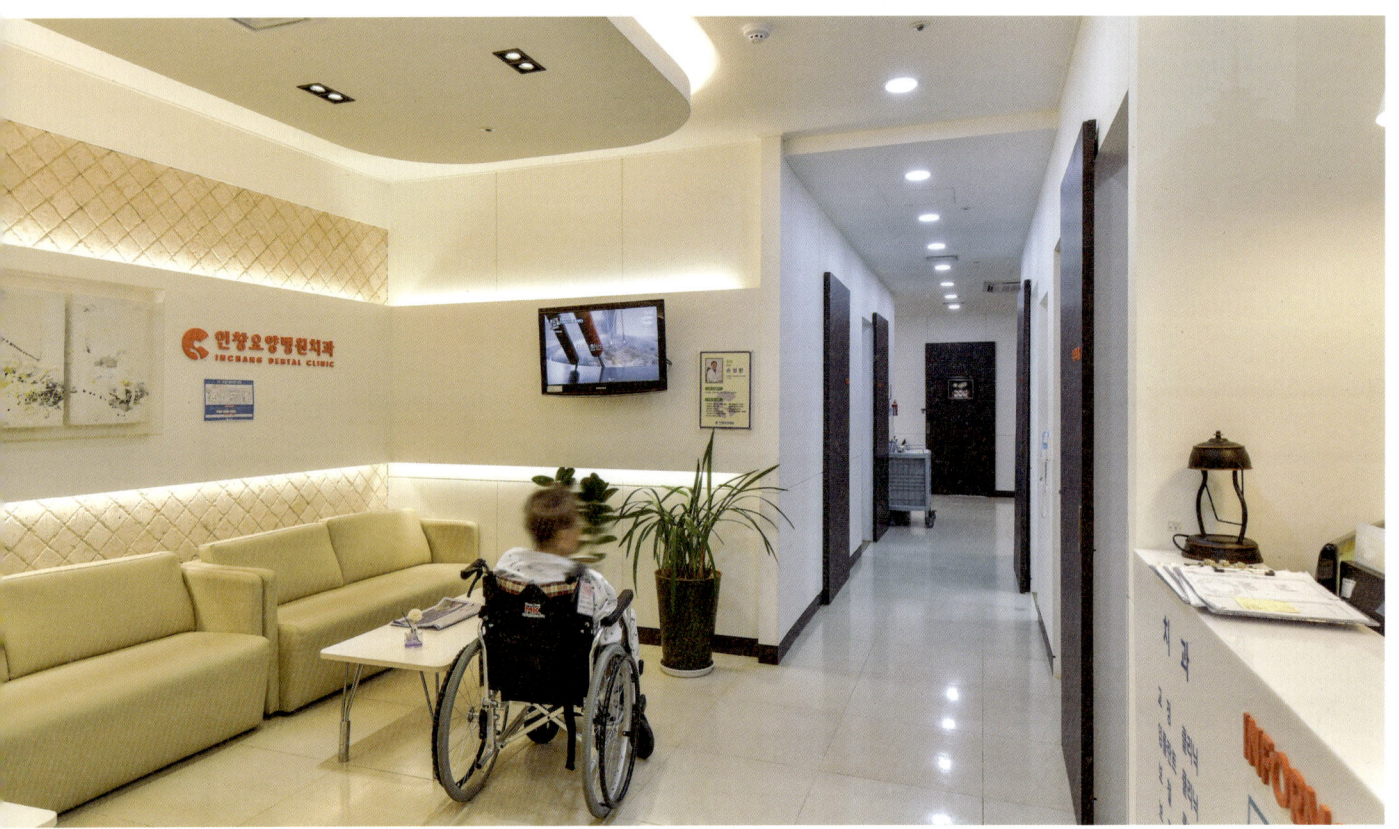

2-2

인포메이션 근처에 치과가 있다. 대기실은 간접조명으로 이용자의 눈부심을 방지하고 전체적으로 차분한 아이보리 톤을 유지하며 안정적 분위기로 이끈다.

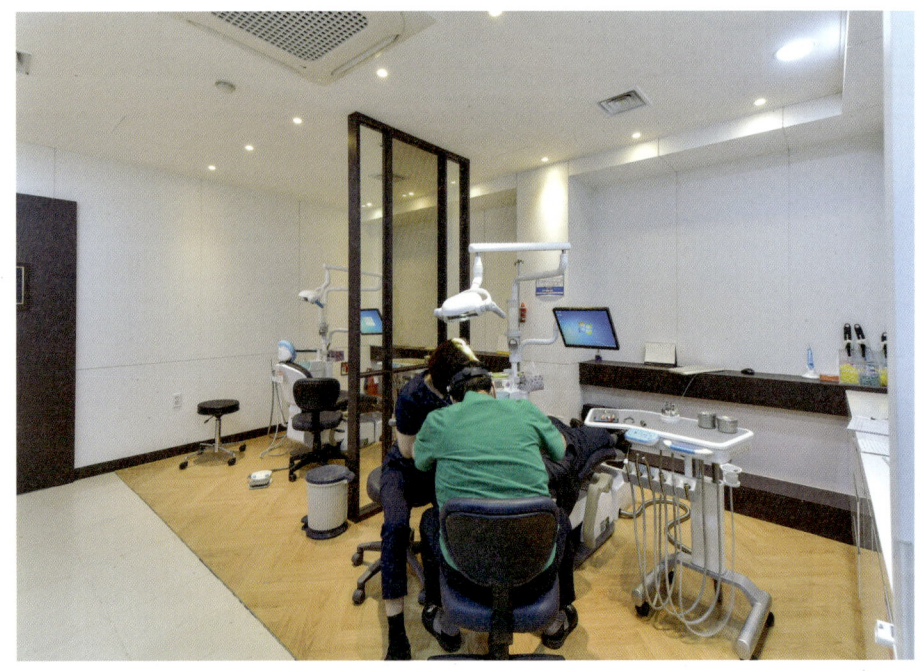

2-3

2-2. 치과 대기실
2-3. 치과 내부
2-4. 종합건강증진센터
2-5. 계단 1
2-6. 계단 2

공용 공간에 디자인을 가미하여 갤러리 같은 느낌을 준다. 넓은 계단과 문은 비상 이동 시에도 안전성을 확보한다.

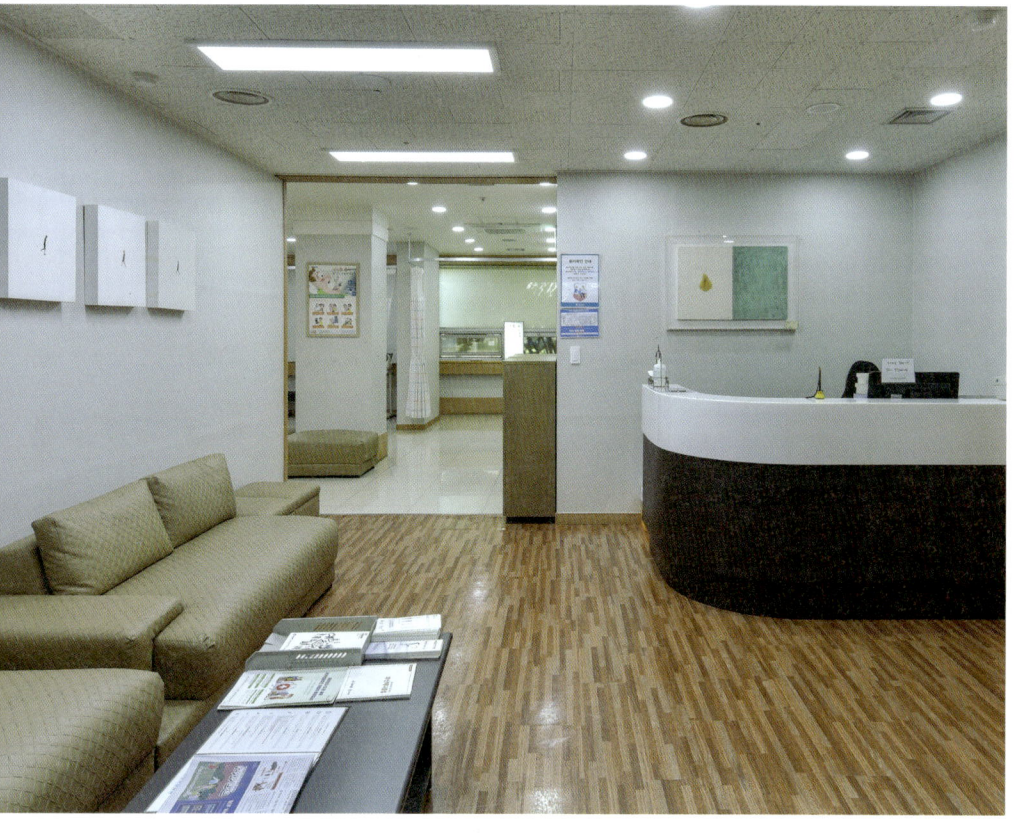
2-4

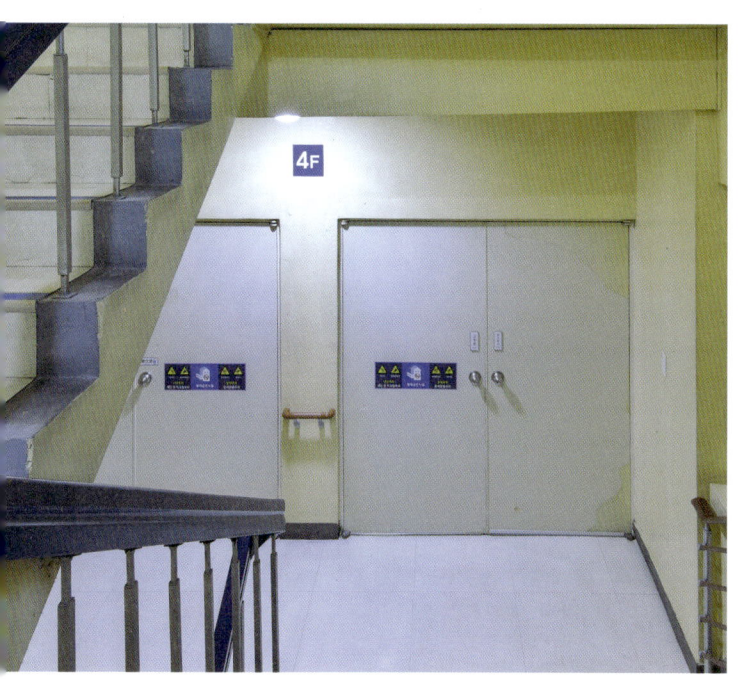
2-5

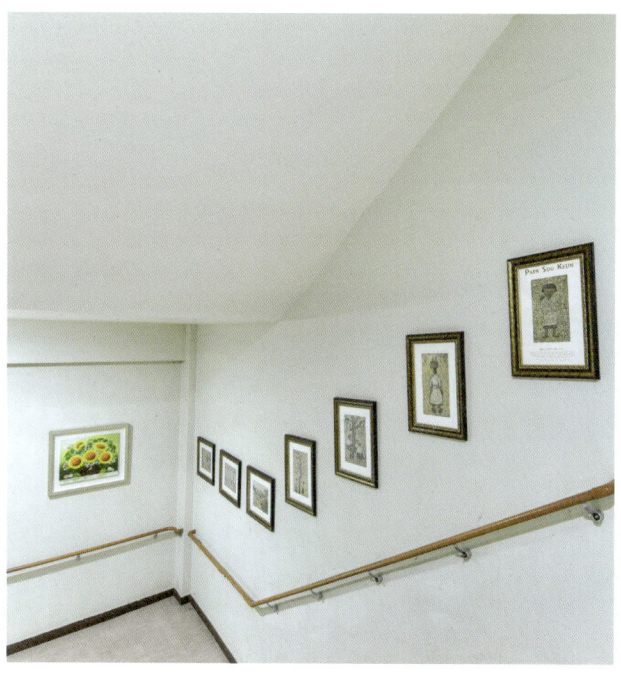
2-6

요양병원 공간읽기

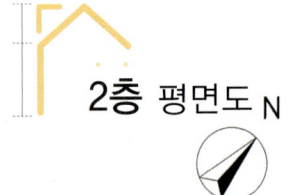

2층 평면도 N

주출

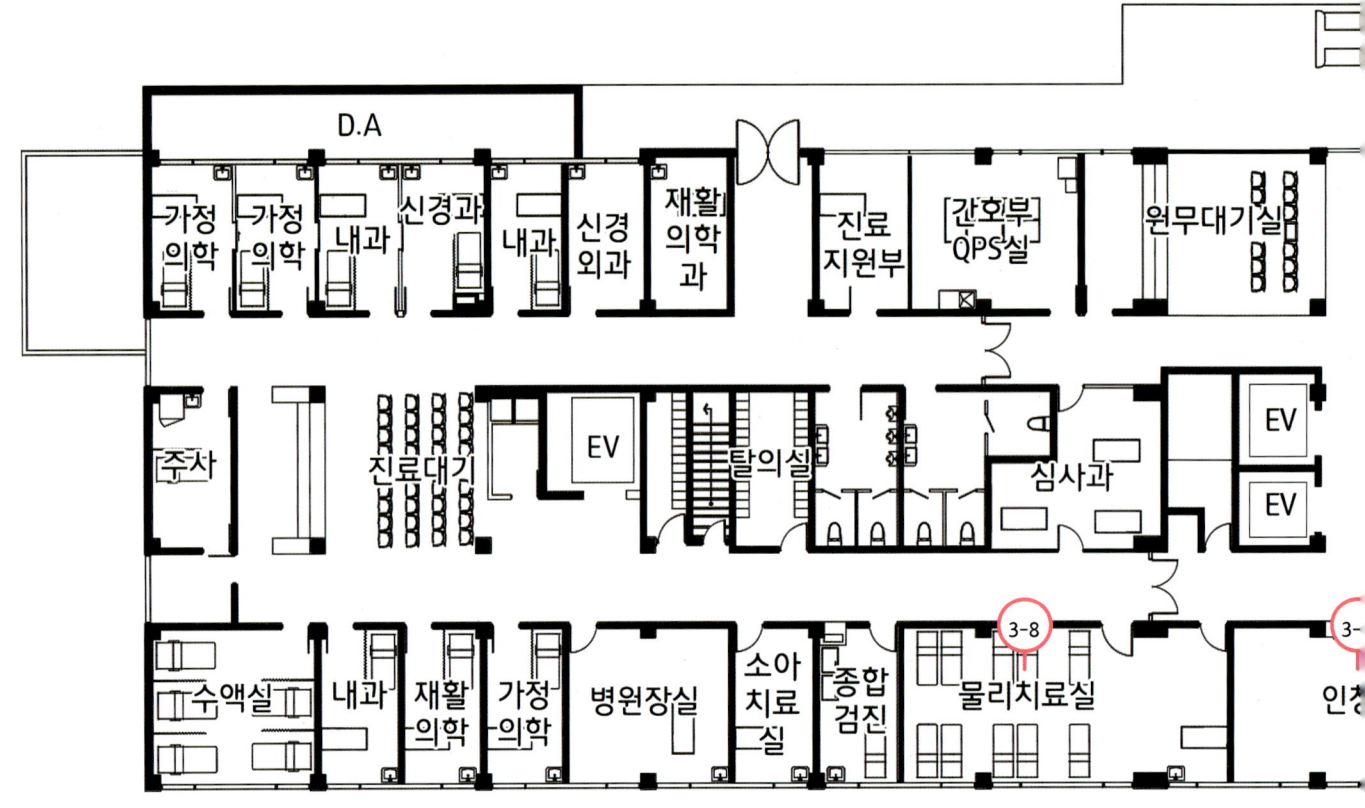

3-1. 인창홀

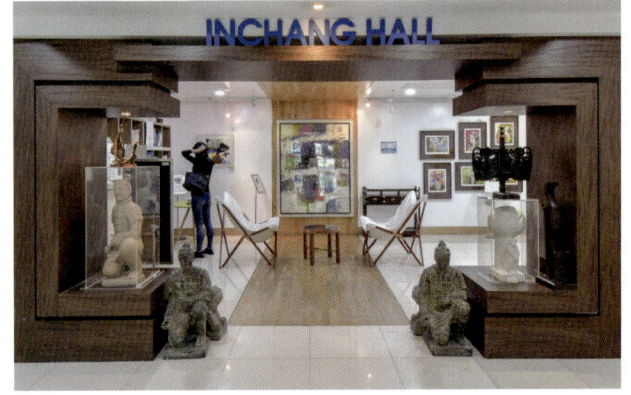

3-5. 카페

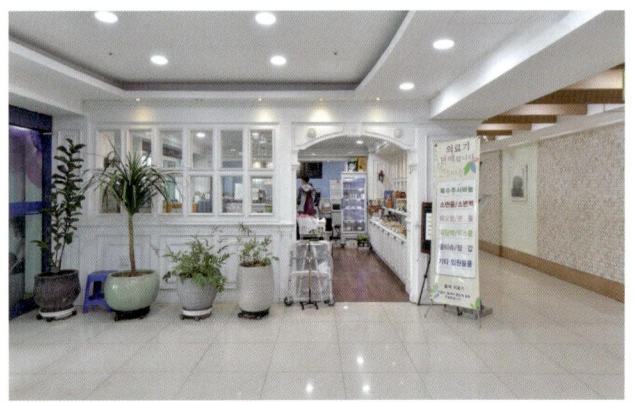

인창요양병원

차량)

2층 출입구는 차량용으로 고저차를 이용한 보차분리로 계획되었다.

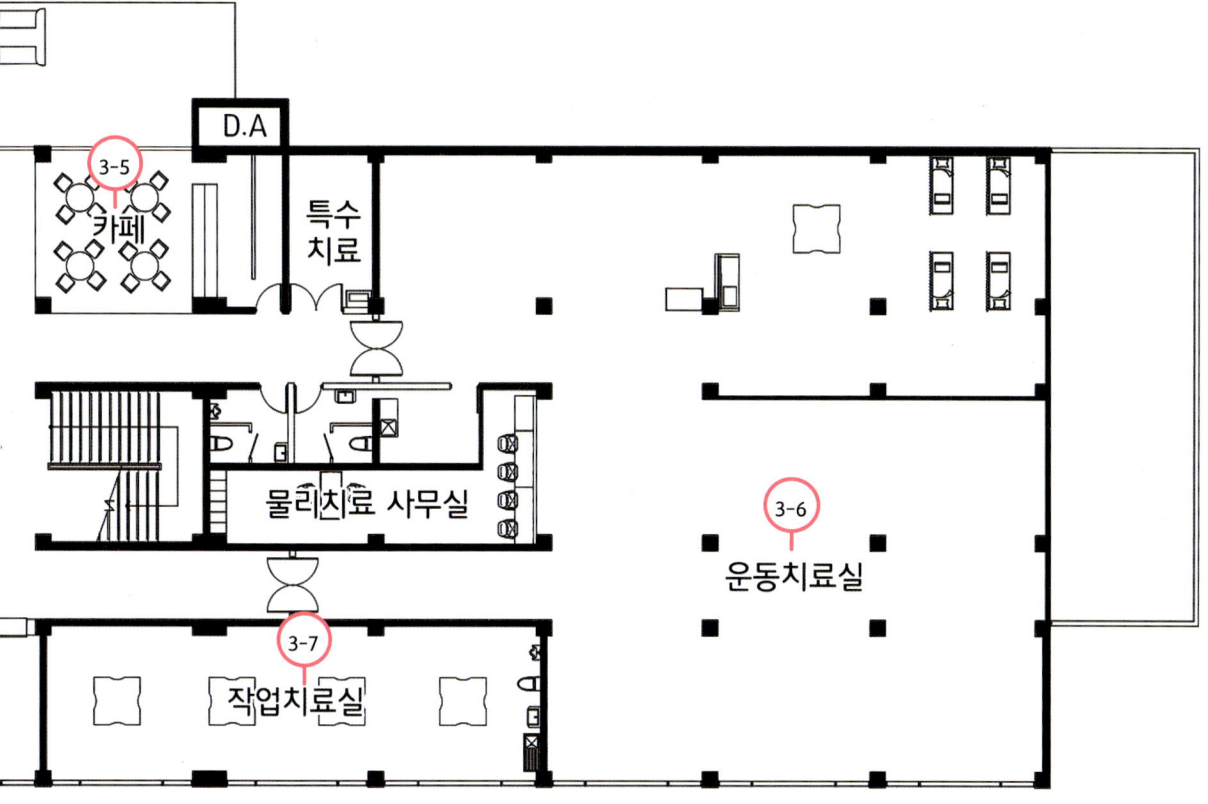

2층 평면도

3-6. 운동치료실

3-7. 작업치료실

3-8. 물리치료실

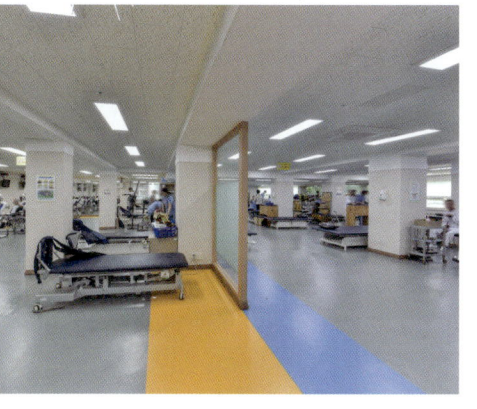
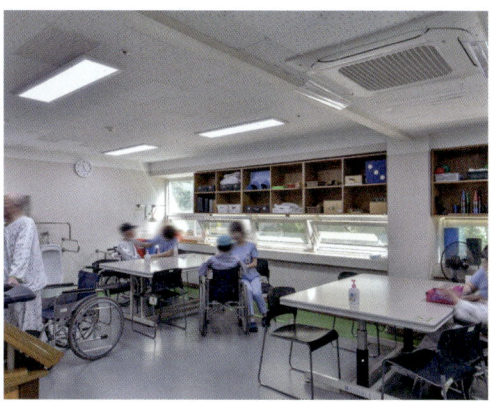
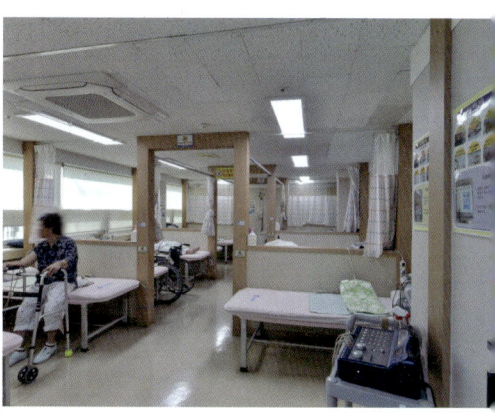

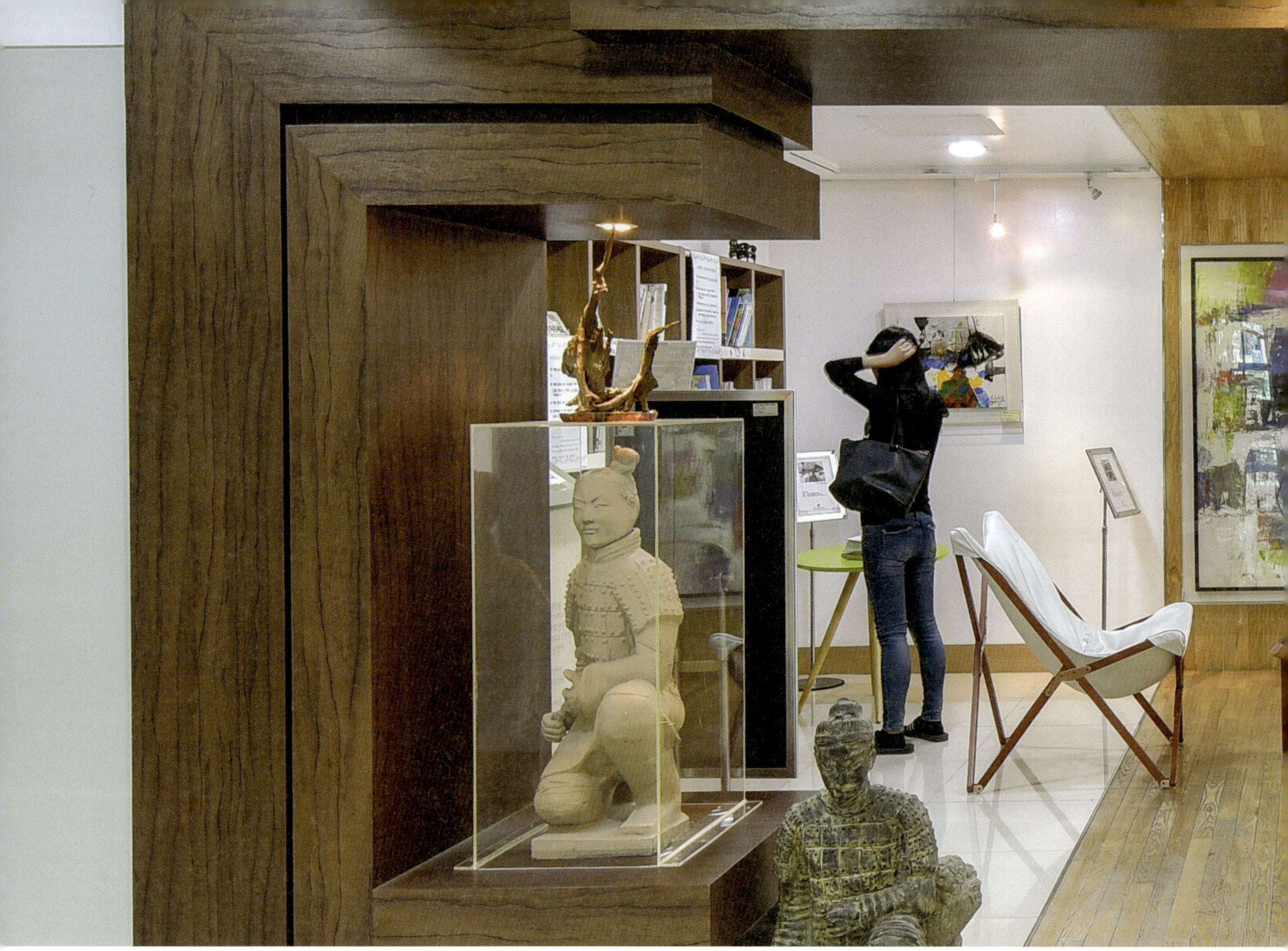

3-1

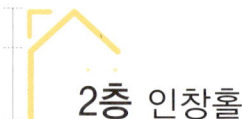
2층 인창홀

주 출입구에서 들어서면 정면에 인창홀을 마주한다. 갤러리로 꾸며놓은 인창홀은 모든 이가 부담 없이 감상할 수 있어 공간을 매혹적인 분위기로 바꾼다.

3-2

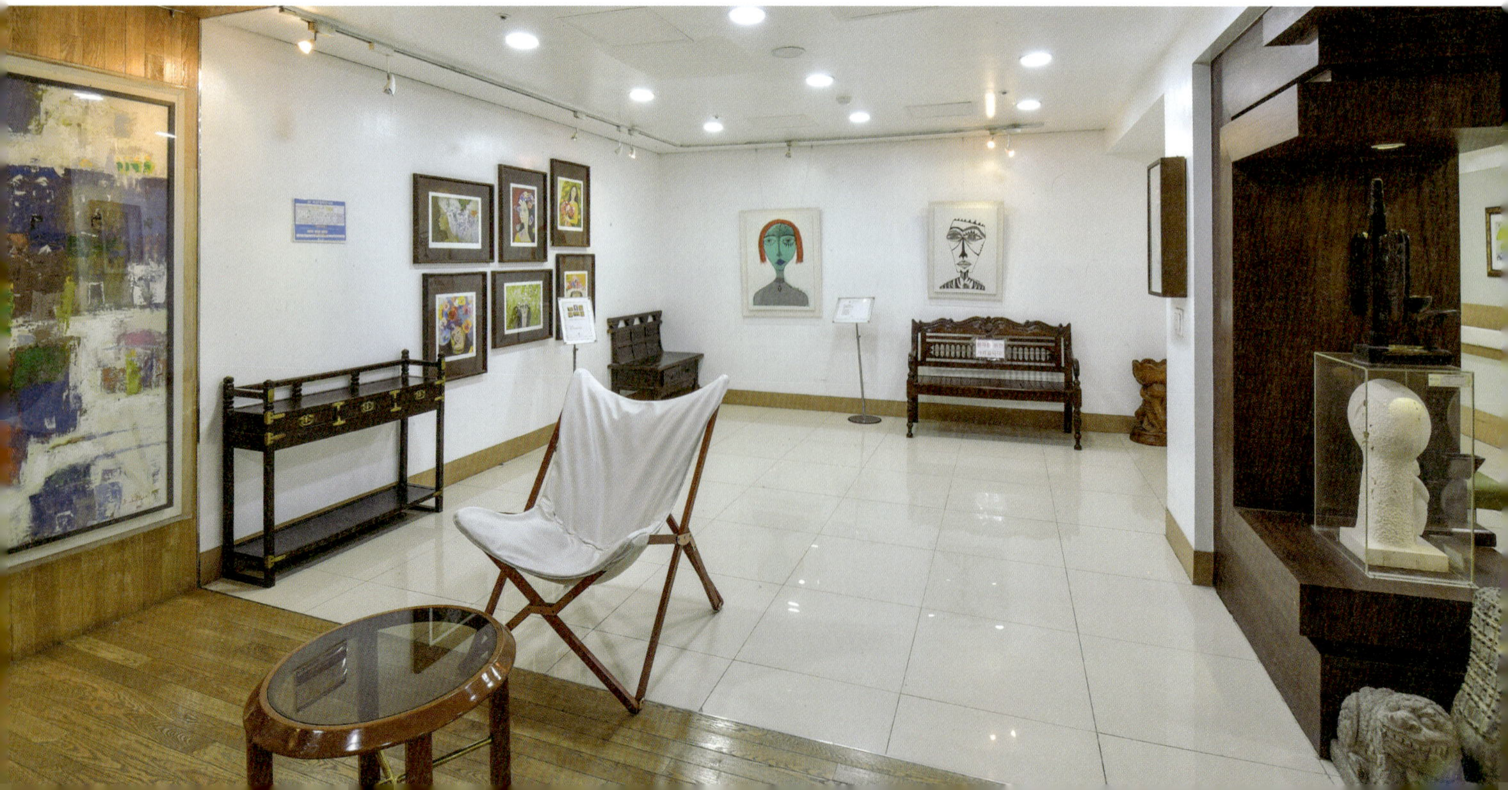

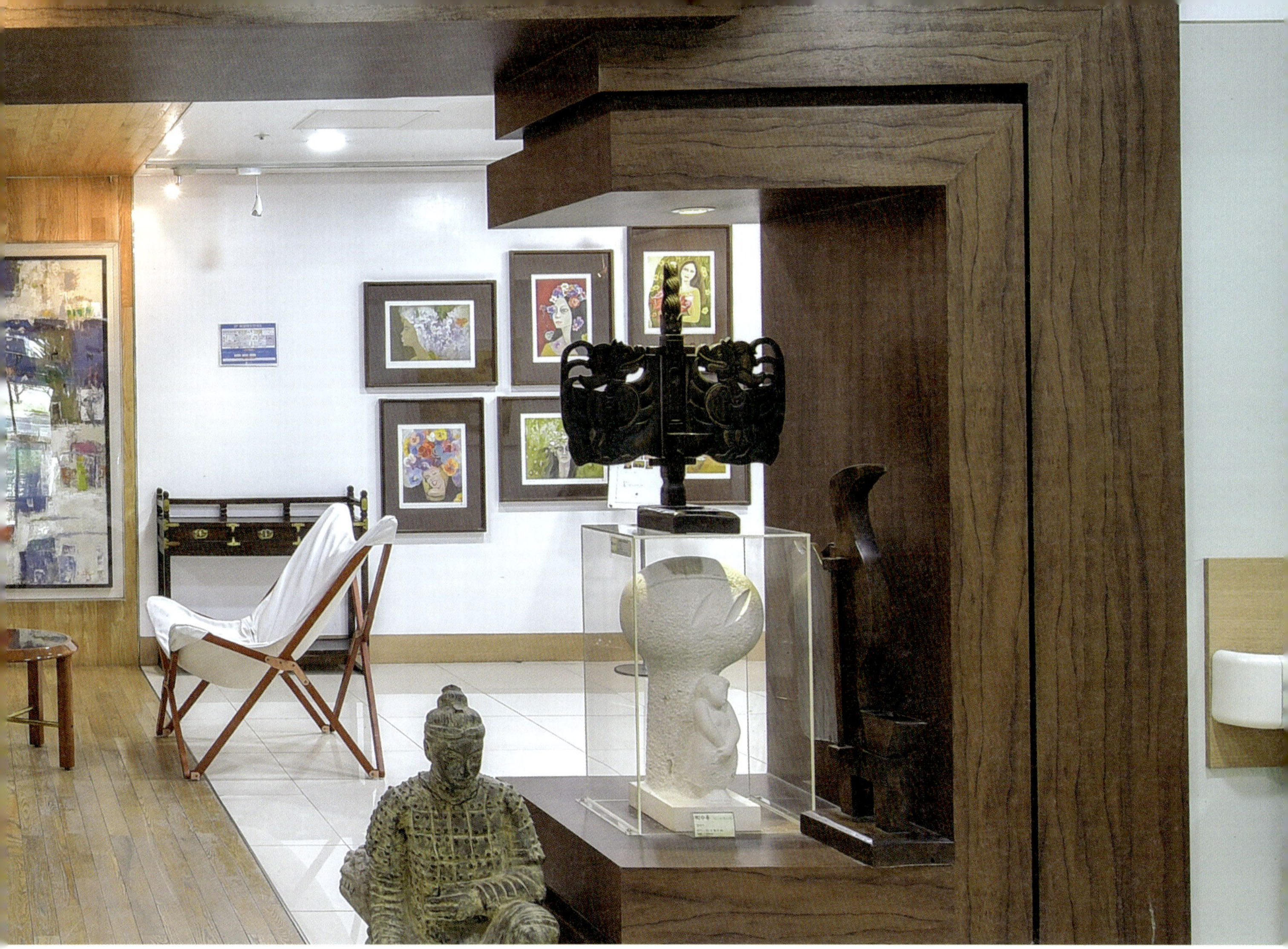

인창홀과 연계되는 복도에도 그림을 걸어 갤러리적 분위기를 이어나간다. 다정한 우드톤과 단정한 브라운 컬러가 조화를 이루며 평정심과 진정효과를 주는 공간으로 거듭난다.

3-1. 인창홀
3-2. 인창홀 내부
3-3. 안에서 바라본 외부
3-4. 복도

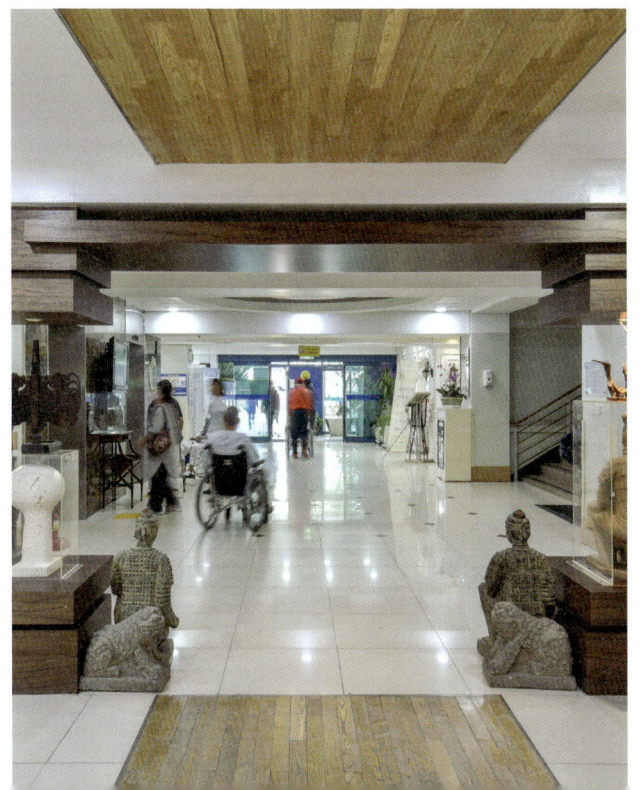

3-3

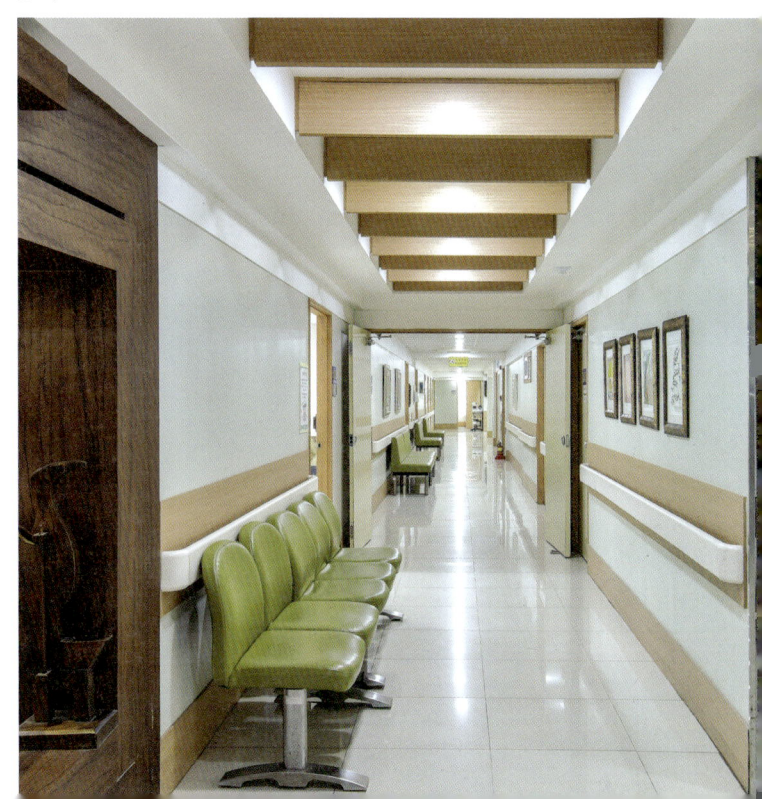

3-4

요양병원 공간읽기

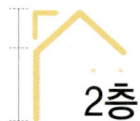
2층

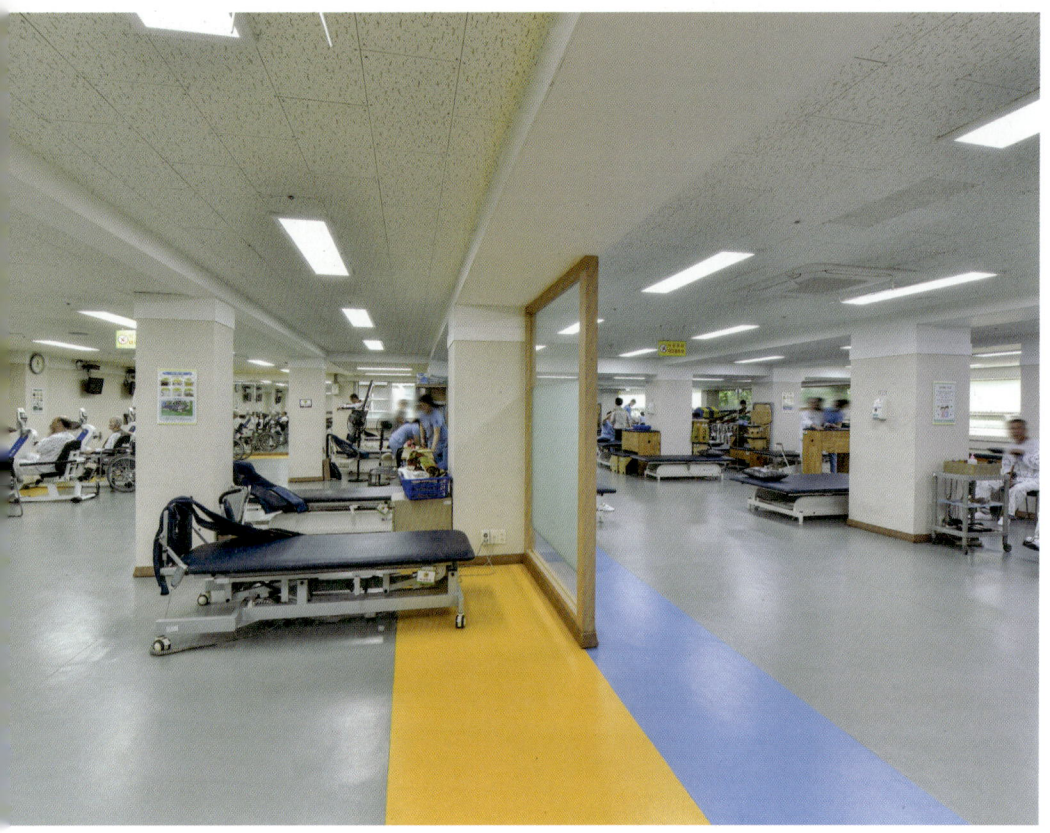

기둥과 기둥사이에 치료공간을 두어서 시선이 마주치지 않도록하였고, 유리파티션을 두어서 프라이버시를높였다. 독립적 치료공간을 창출하였다

3-6

3-7 3-8

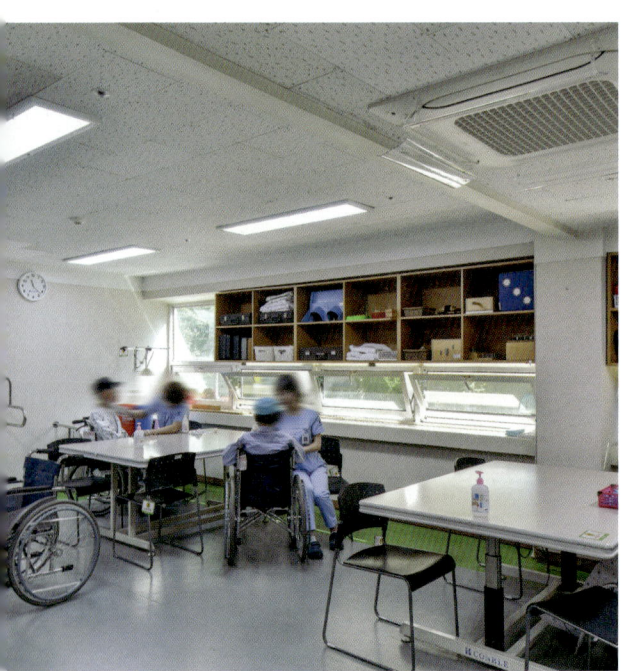
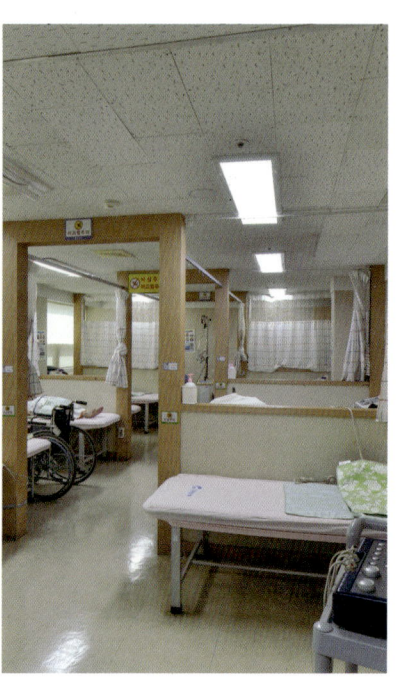

넓은 공간을 낮은 파티션으로 구획 지어 빛이 통하게 하고 개방감을 준다. 게이트 형식으로 구분된 공간들은 시선은 차단하면서 여전히 개방감을 유지하며, 탁월한 공간 구획을 보여준다.

인창요양병원

3층

3-6. 운동치료실
3-7. 작업치료실
3-8. 물리치료실
4-1. 집중치료실
4-2. 집중치료실 복도
4-3. 멸균실

집중 치료실은 유리벽으로 마감하여 창을 접하고 있지 않아도 자연 채광을 가능하게 한다. 이용자의 프라이버시를 위해 일부 벽면은 상단부만 유리로 하여 시선은 차단시킨다.

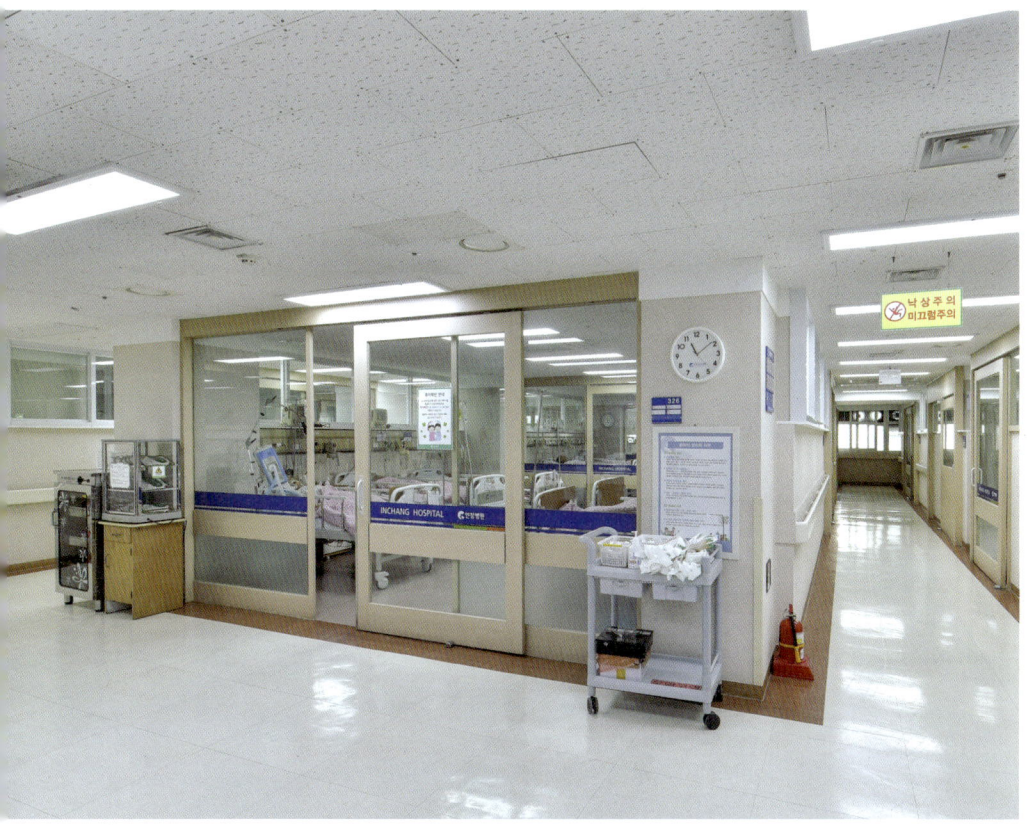

4-1

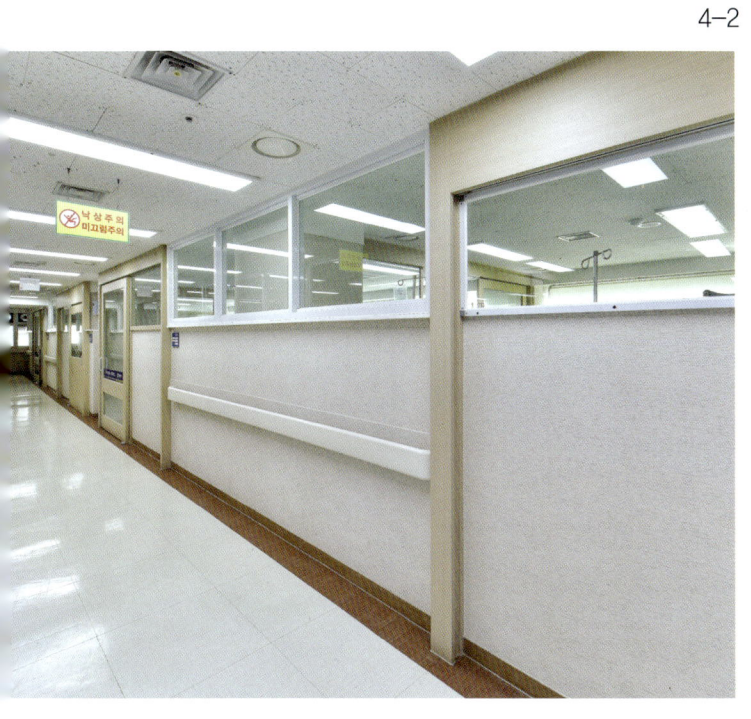

4-2

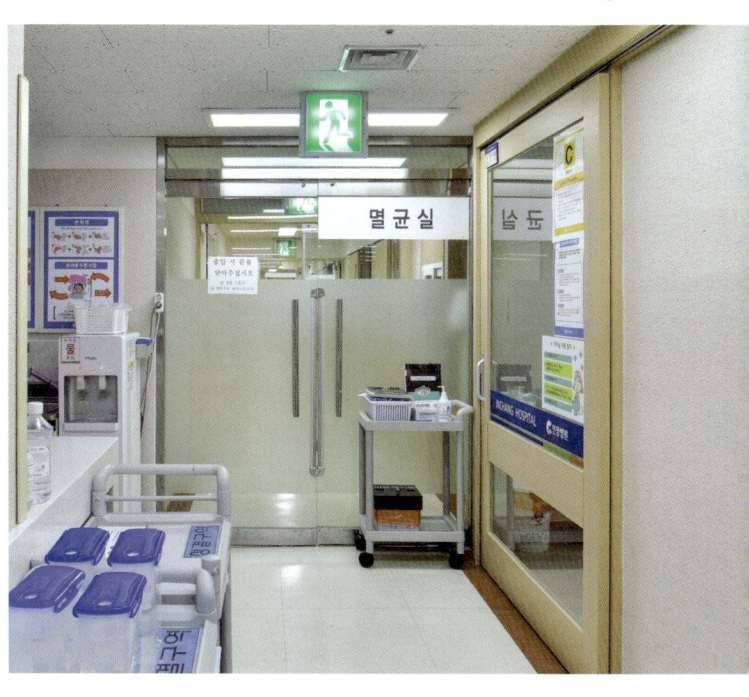

4-3

요양병원 공간읽기

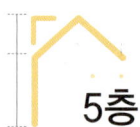
5층

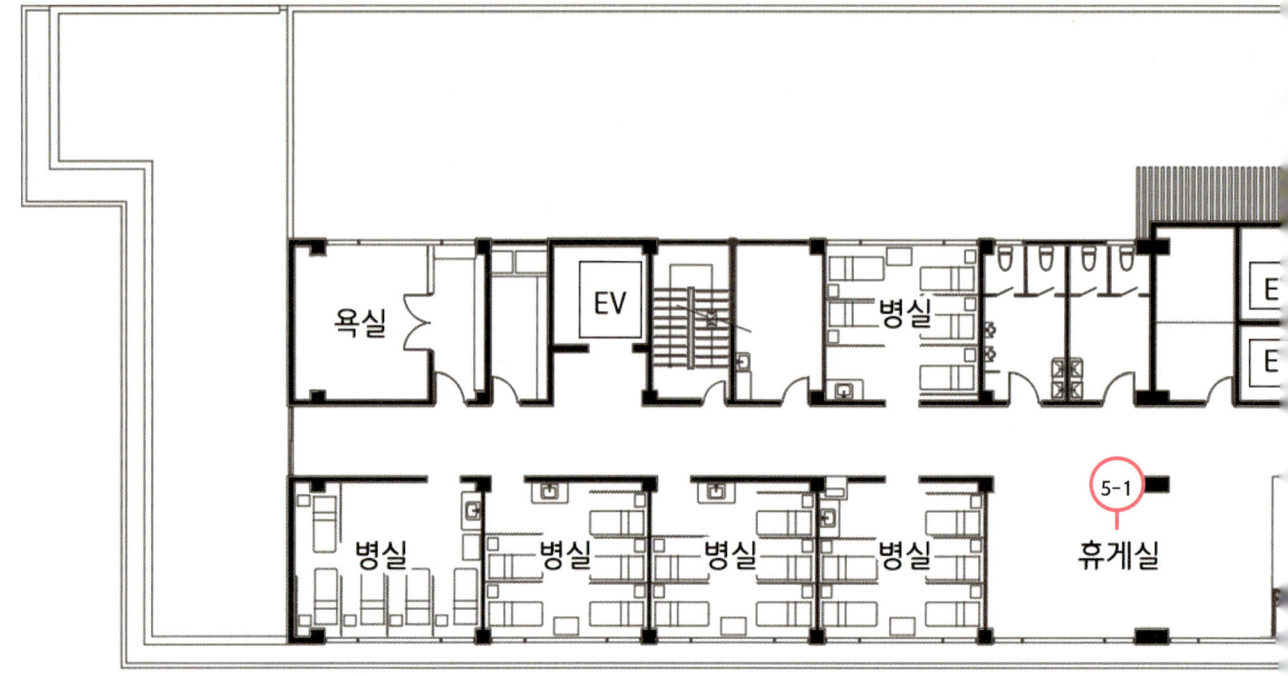

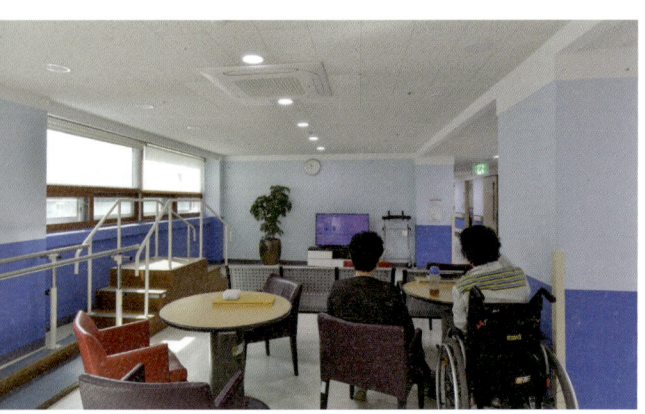

5-1. 휴게홀

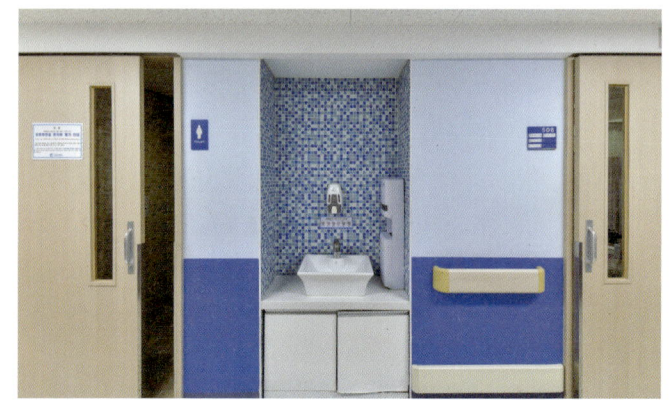

5-2. 매립형 세면대

인창요양병원

5층부터는 중앙의 공용 공간을 없애고 병실 중심의 공간으로 구성한다. 고층 건물이지만, 중간층에 옥외 정원을 두어 이용자들의 휴식 공간으로 활용한다. 메인 컬러에 포인트 컬러로 변주를 주어 층별 개성을 드러내고 공간 변화의 인지를 돕는다. 복도 중간 중간에 메인 컬러를 활용한 매립형 세면대를 두어 미적 센스와 철저한 위생 관리를 보여준다.

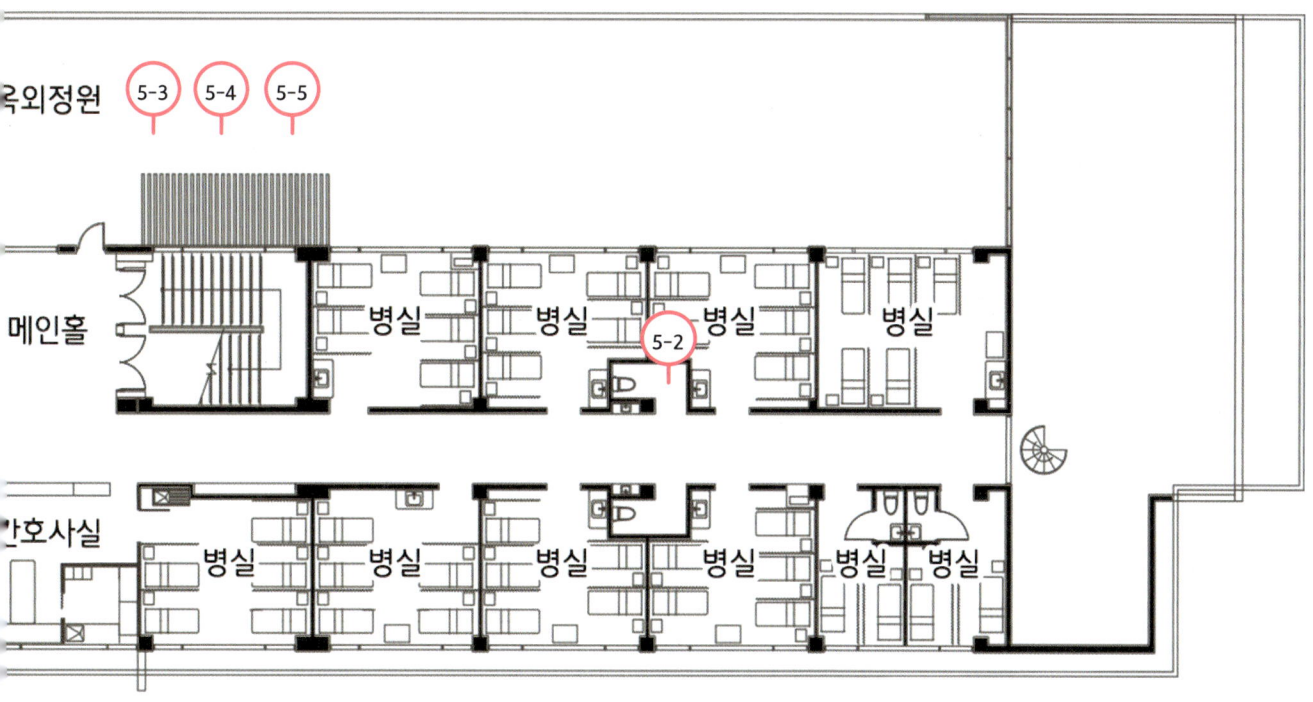

5층 평면도

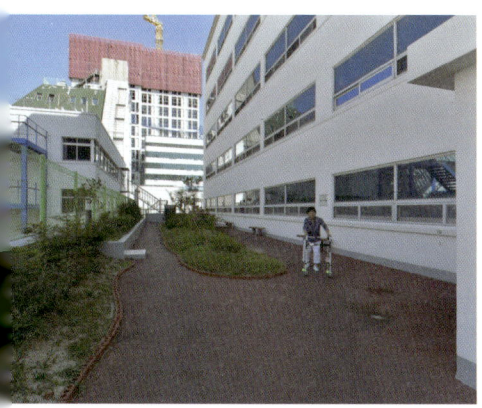

5-3. 옥외정원 1

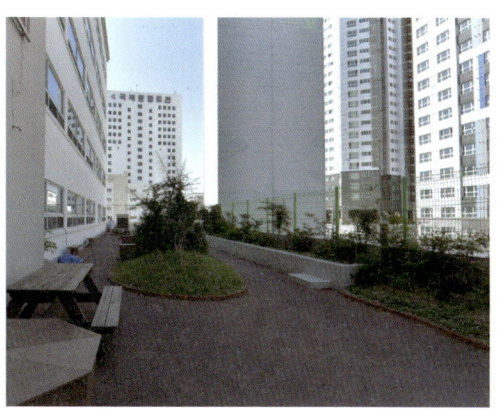

5-4. 옥외정원 2

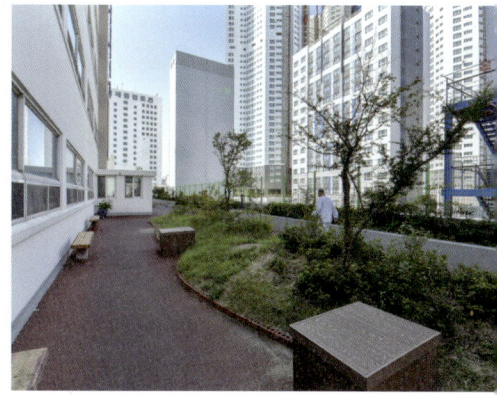

5-5. 옥외정원 3

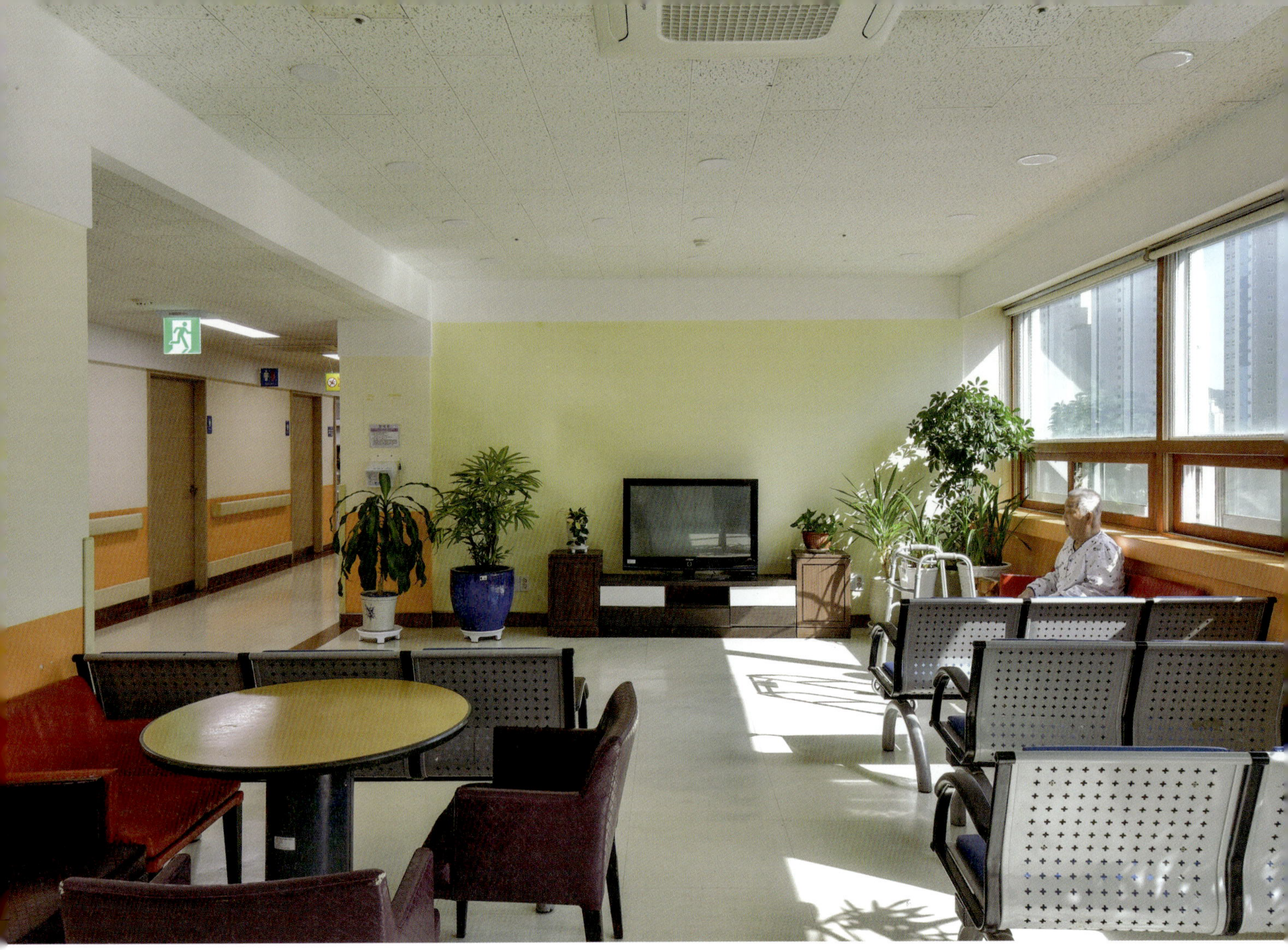

6-1

6-2

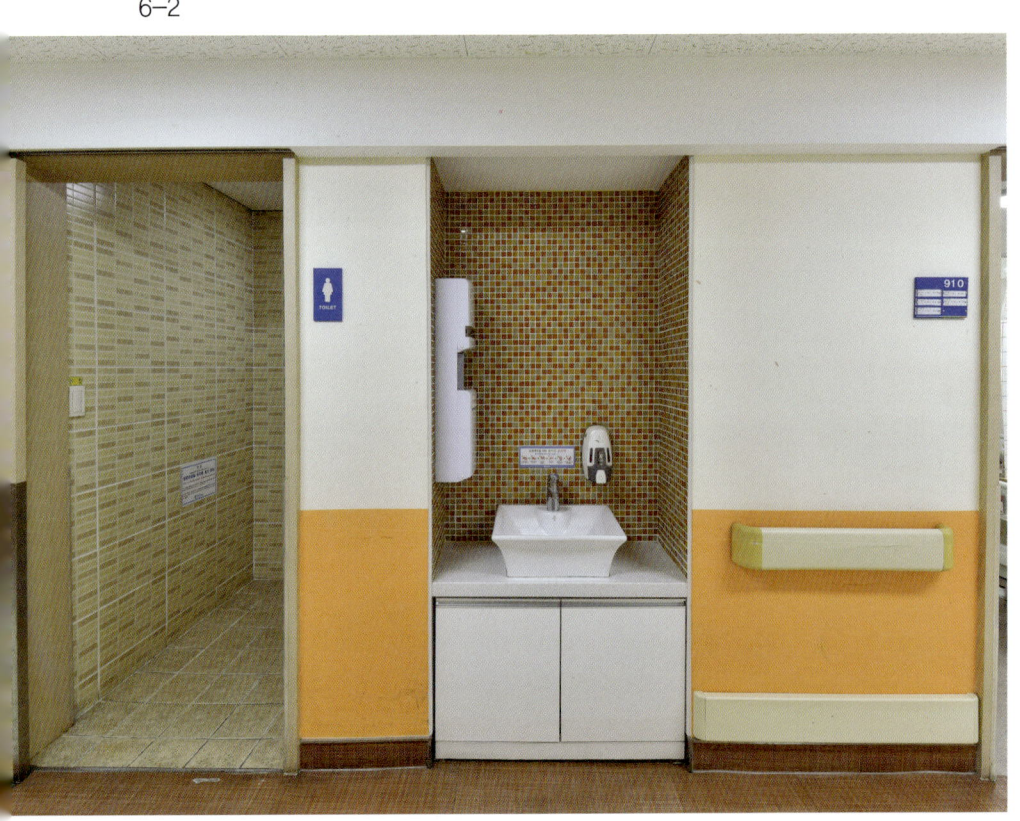

6-3

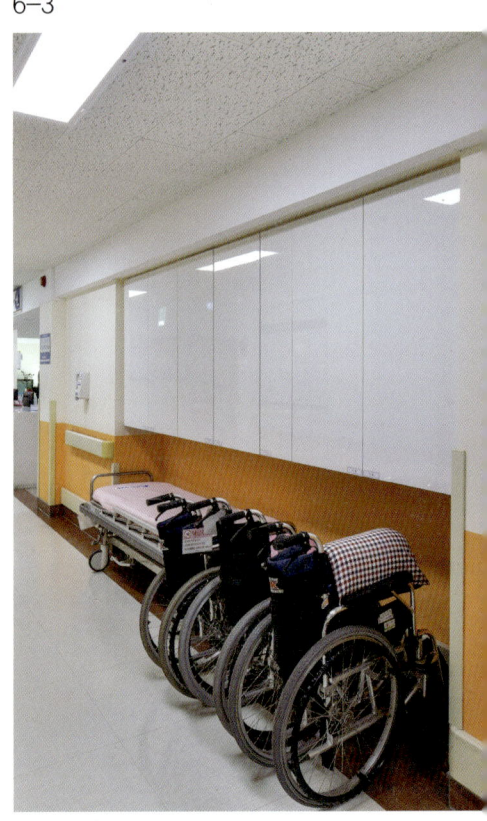

인창요양병원

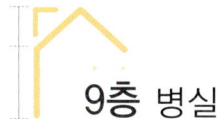
9층 병실

6-1. 휴게공간
6-2. 매립형 세면대
6-3. 다용도 수납공간
6-4. 병실
6-5. 4인 병실

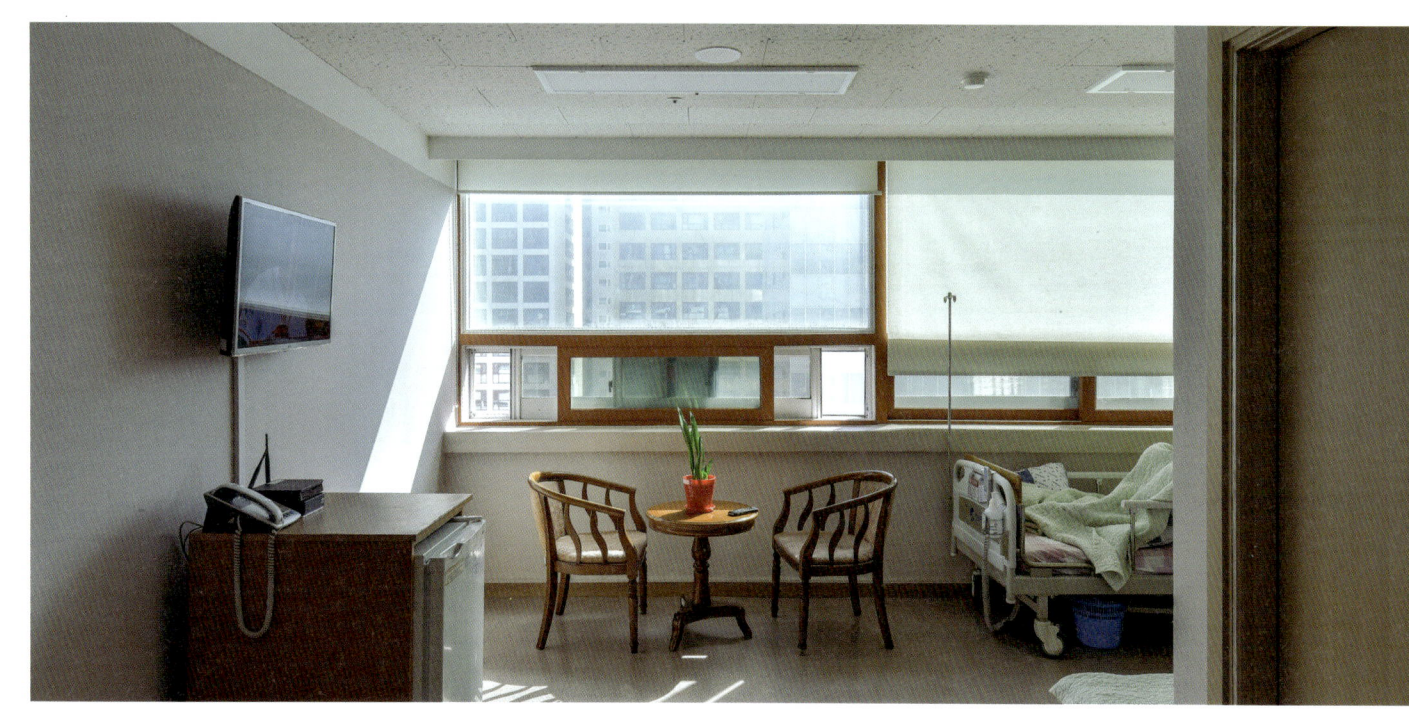

6-4

6-5

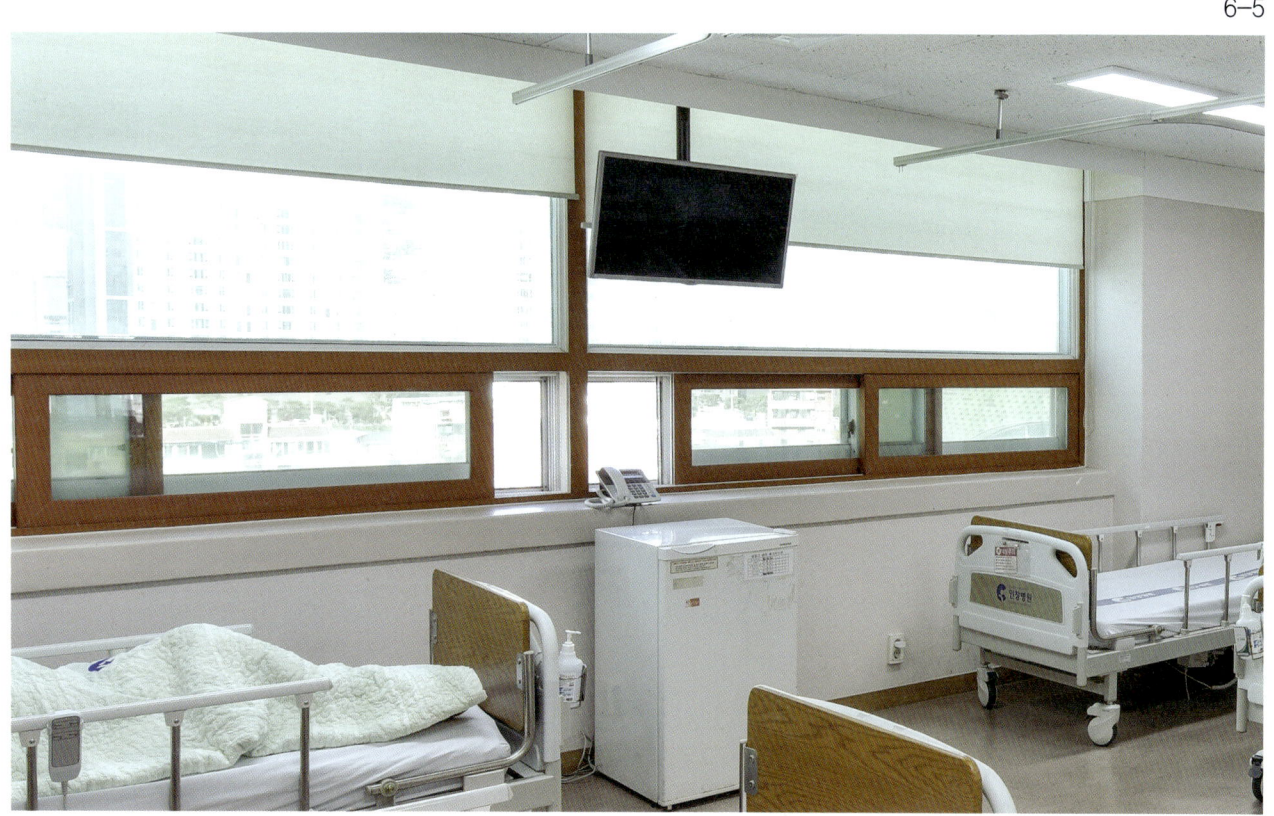

요양병원 공간읽기

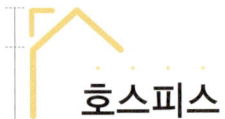 호스피스

7-1. 호스피스 병실
7-2. 휴게공간
8-1. 장례식장 내부
8-2. 장례식장 입구
8-3. 휴게공간

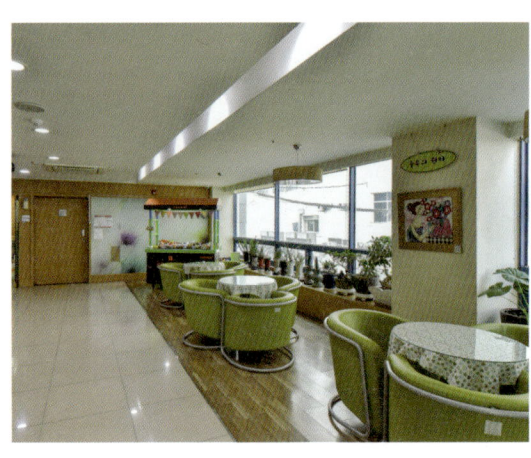

7-2

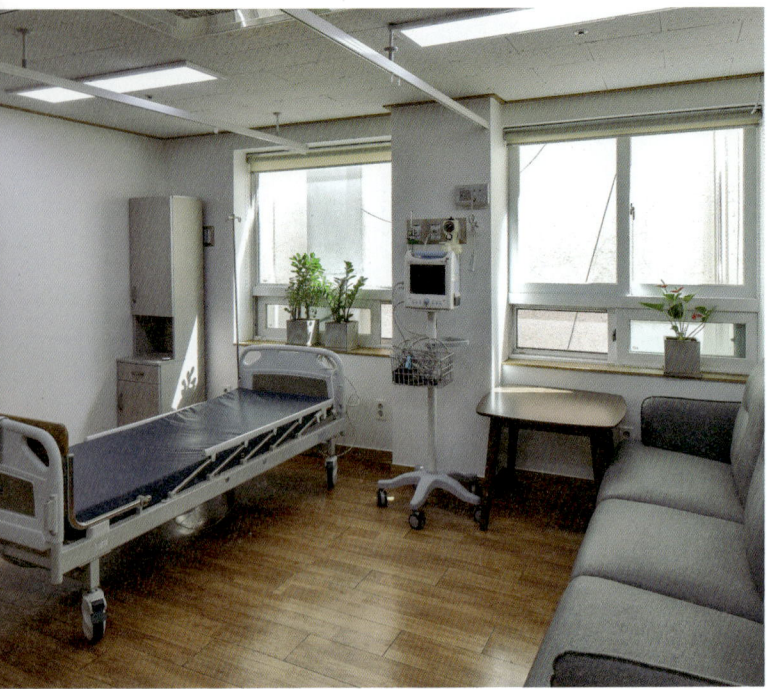

7-1

본관에서 5분 거리에 별도로 호스피스 병동이 독립적으로 관리되고 있다. 스트레스 완화를 위하여 조용한 공간을 제공한다.

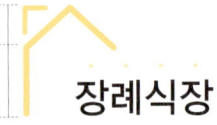 장례식장

8-1

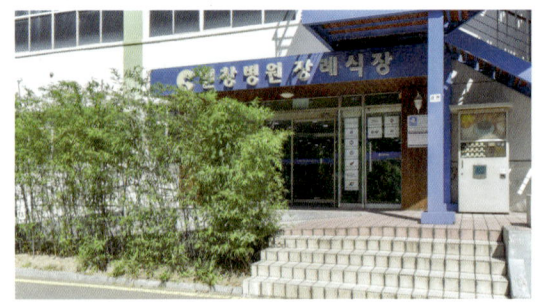

8-2

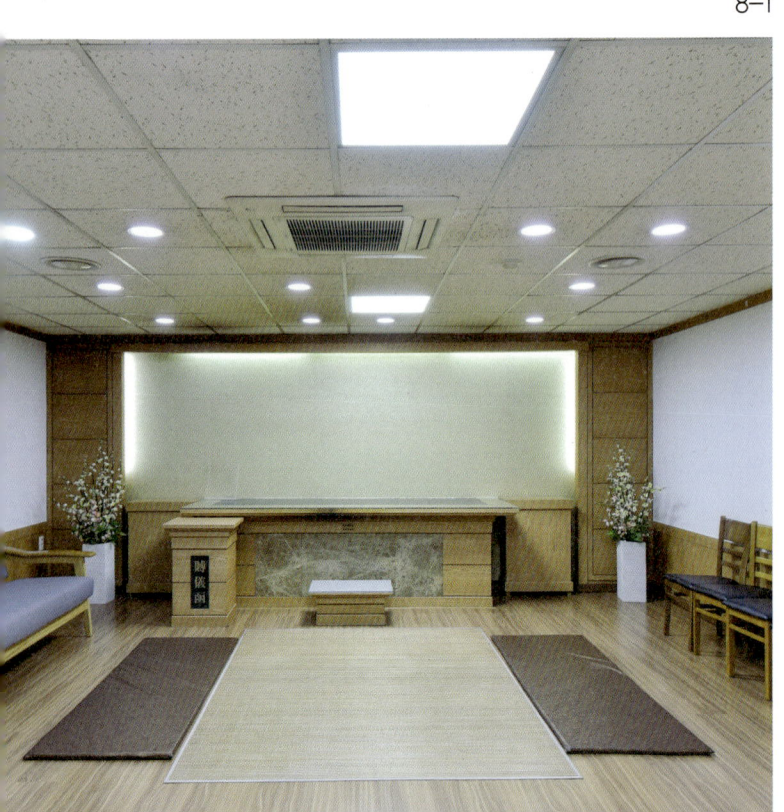

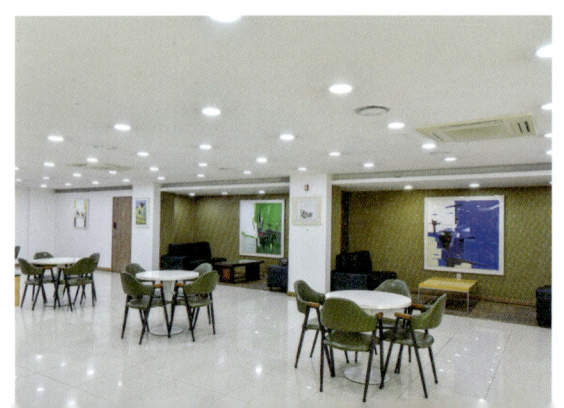

8-3

병원 소개

- 580병상 도심속 친환경 힐링요양병원
- 우수한 의료진의 양한방 협진체계 구축
- 1:1 개별맞춤 체계적·전문적인 재활치료
- 2회 연속 보건복지부 인증의료기관
- 5회 연속 입원급여 적정성 평가 결과 1등급
- 근로복지공단 산재보험 재활인증 의료기관
- 지역사회에 봉사하는 요양병원

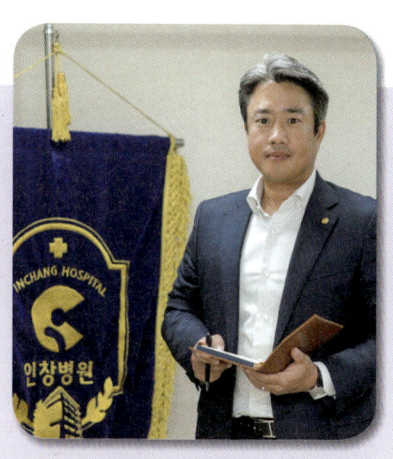

염순원 이사장

쾌적한 진료 환경과 최신 장비 도입을 통해 의료 전문화를 추구하고 있는 의료법인 은경의료재단 인창요양병원은 생명의 소중함과 빛나는 인류를 위해 '의료·복지·생명'이란 3대 이념을 바탕으로 2004년 설립돼 호스피스, 격리실, 치매 병동 등 요양병원 진료 노하우를 축적하고 있다. 100세 시대를 맞아 노인 의료의 질 향상과 노인 복지 증진을 위해 역량을 발휘하고 있다.

총평

도심의 역세권에 위치한 접근성에 강점을 지니고 있으며, 도심형답게 9층의 집중형 매스를 지닌 병원이다. 대지의 단차를 이용하여 큰 도로에서의 진입부에서는 1층으로 이어지므로 주로 보행자들을 위한 진입으로 활용하고, 2층에서 차량을 통한 내원자들의 진입이 가능하도록 계획하고 있다.

따라서 1층에서는 검사기능 위주의 중앙진료부를 배치하고, 2층에 외래진료부를 배치하였으며, 3~9층까지 중복도형으로 5인실의 병실들이 배치된 병동부가 있다.

1, 2층을 진료과로 활용하고, 580병상의 종합병원 규모의 도심형 요양병원으로 심플하지만 병원 기능에 특화된 명쾌한 동선과 효율성을 중시한 평면구조로 되어 있어 '케어 동선의 원활성'과 '소방 피난, 안전' 등에서 전반적으로 안정적이고 양호하다. 공간의 다양한 연계를 통해 치료, 휴게공간이 잘 조화되도록 배치하였다. 외관에서도 알 수 있듯이 수평으로 긴 창이 병실 하나의 단위로써 병실 외벽의 대부분을 넓은 창으로 하여, 채광과 환기가 우수하다.

1층에 만남의 장소를 통해 지역주민의 공유장소로 활용되며, 2층의 주 출입구를 통해 들어오면 정면에 보이는 '인창홀'이라는 갤러리를 운영하는 것이 특징이다.

Chapter 18

창원요양병원

경남 창원시 마산합포구 가포로652

요양병원 건축 정보

- 총 병상 수 : 509병상
- 건축 면적 : 3,319.15m²
- 연면적 : 12,745.96m²
- 건축 구조 : 철근콘크리트구조
- 층 수 : 지하 1층 ~ 지상 4층

요양병원 공간 분석

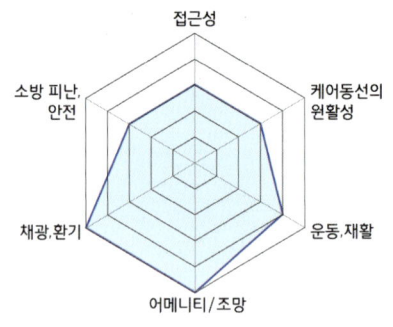

배치도

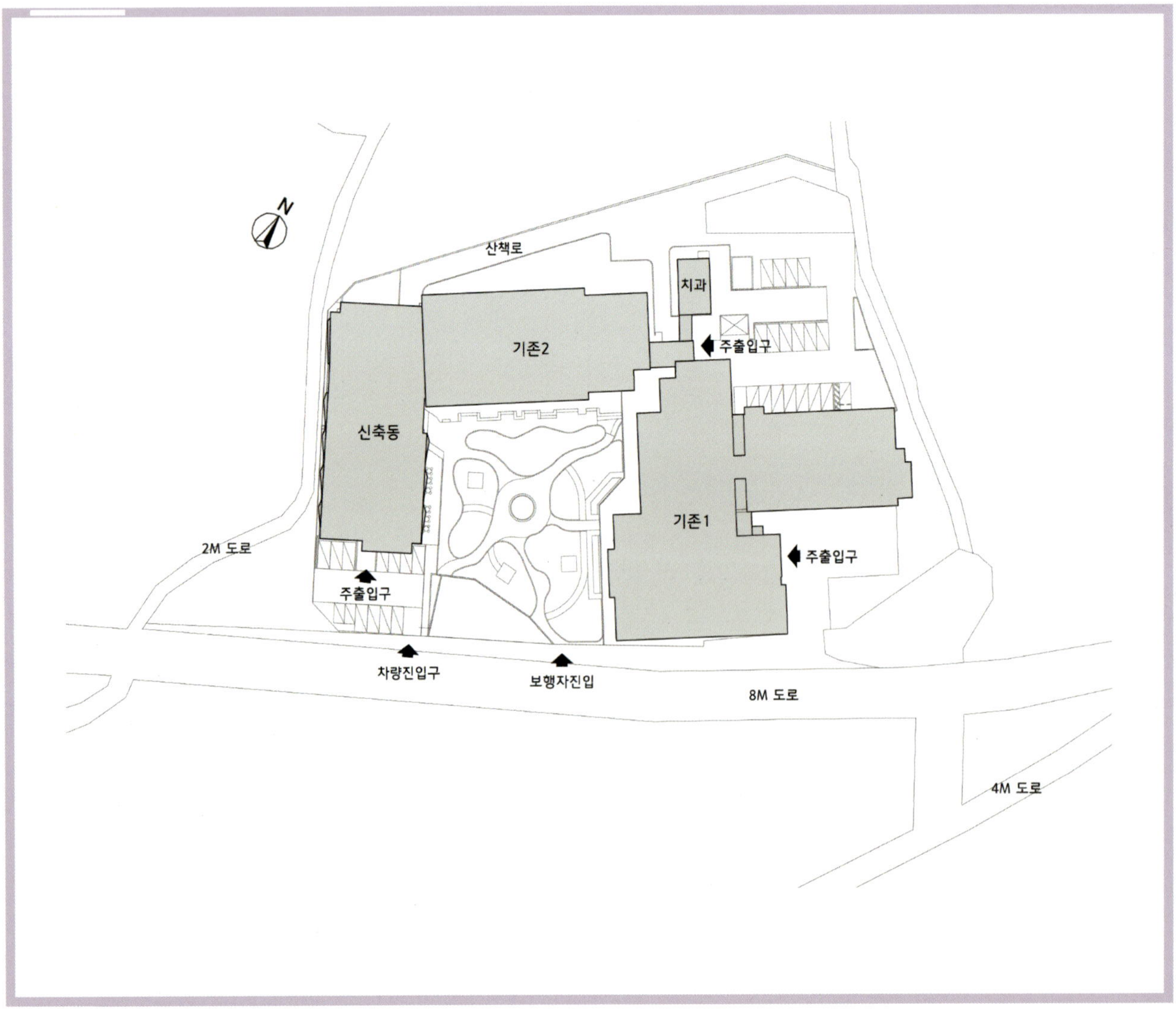

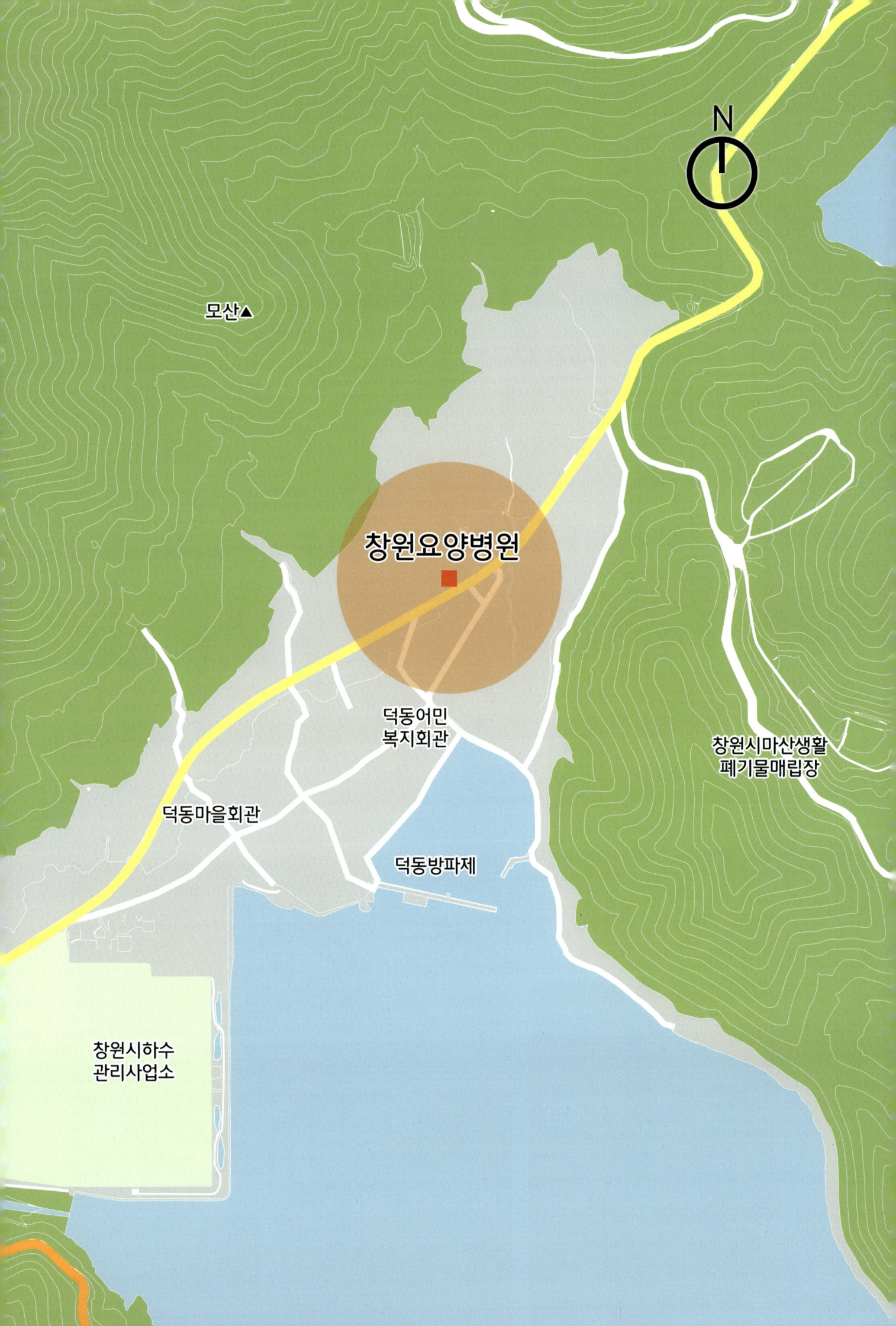

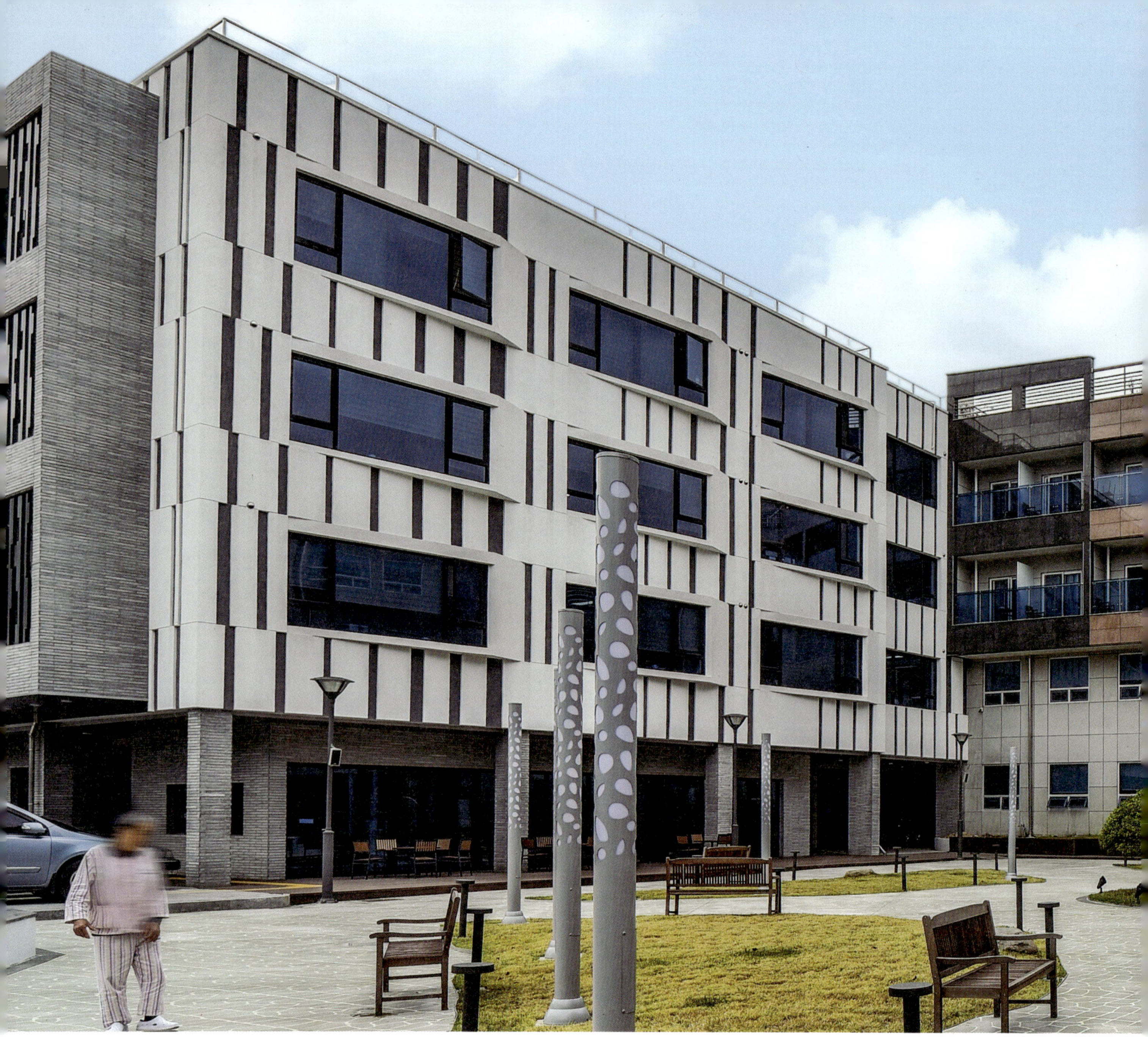

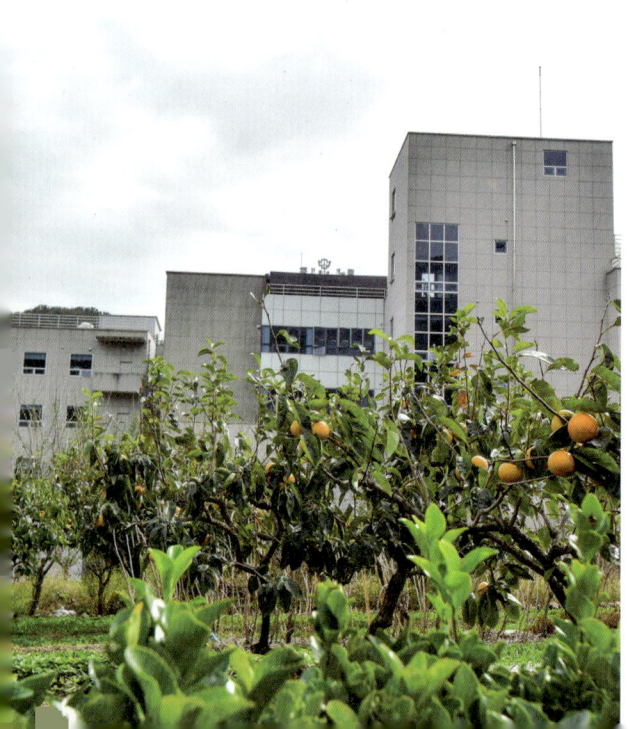

1-2. 병원 텃밭

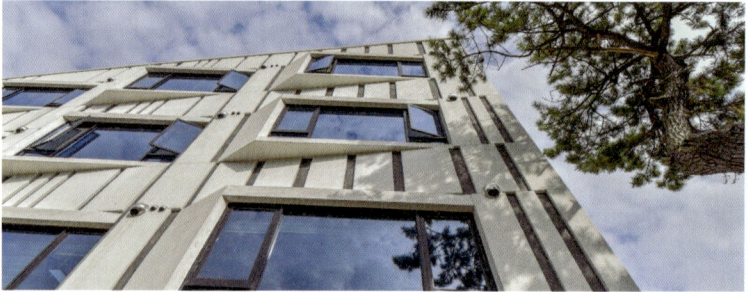

1-3. 병원 창문

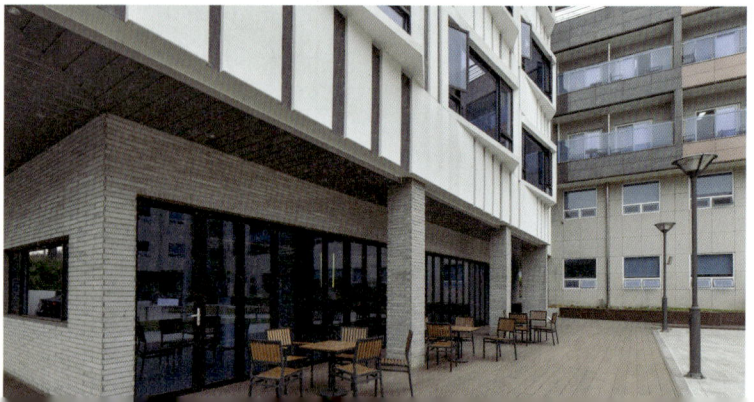

1-4. 야외공간

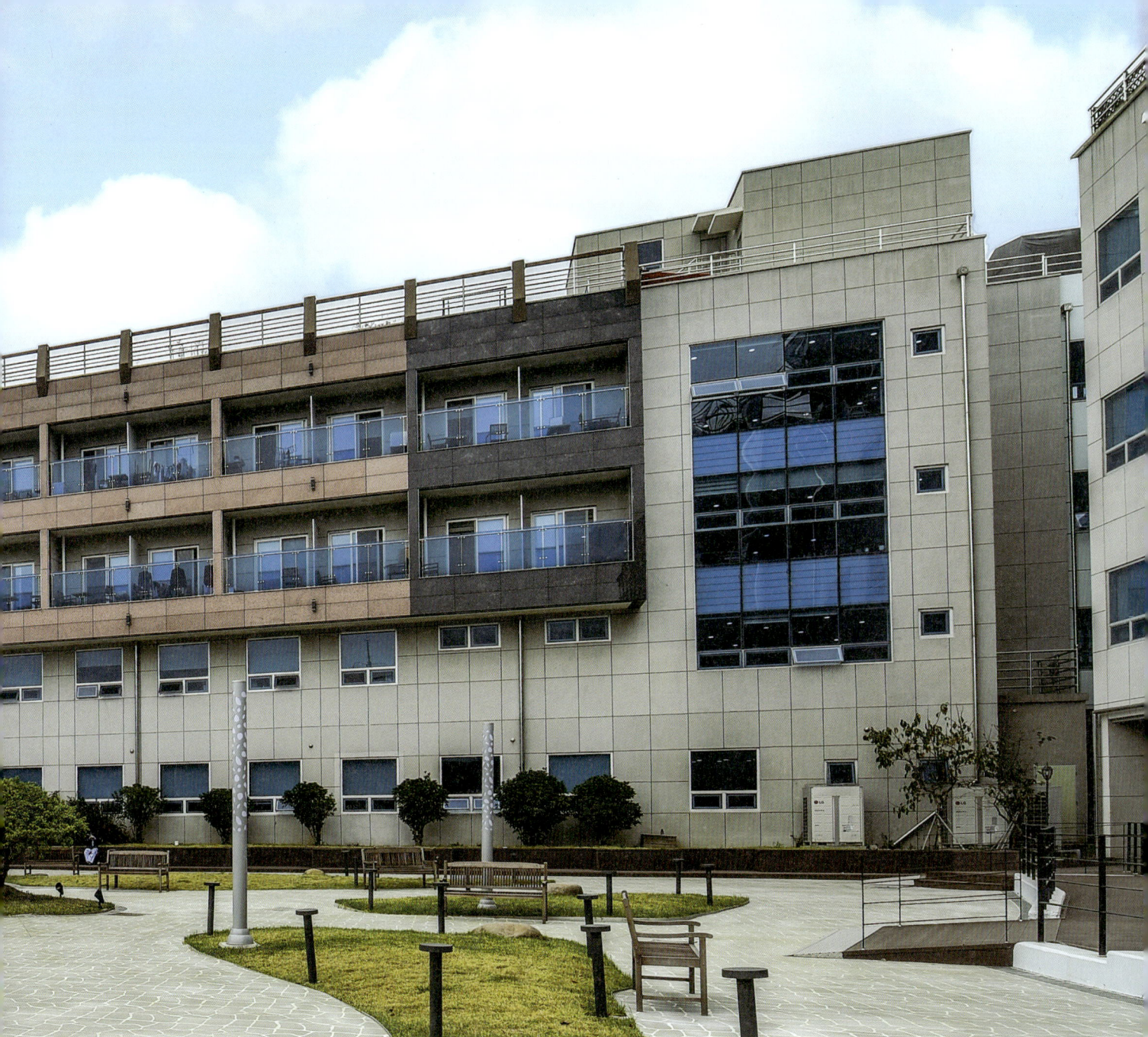

1-1. 병원 전경

창원요양병원

마산시외버스터미널에서 자동차로 30분 정도의 위치한 창원요양병원은 북쪽으로는 청량산과 남쪽으로는 해안가가 보이는 자연 친화적인 전원형 요양병원이다.

기존의 건축물에 새 건물을 증축하여 ㄷ자 형태를 보인다. 도로를 따라 건물이 길게 배치되어 있다. 큰길에 접하는 면 안쪽으로 정원이 있고 신관 건물의 진입로가 별도로 되어있다. 각각의 건물이 매스처럼 보이고 중정 공간을 보호하는 듯 감싸고 있어 공간의 아늑함을 주도한다. 입구의 디투어detour를 통해 드라마틱함을 연출한다. 가포 IC에서 3Km 정도 떨어져 있어 창원과 마산을 아우른다.

요양병원 공간읽기

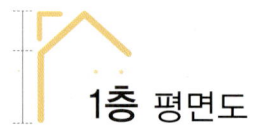
1층 평면도

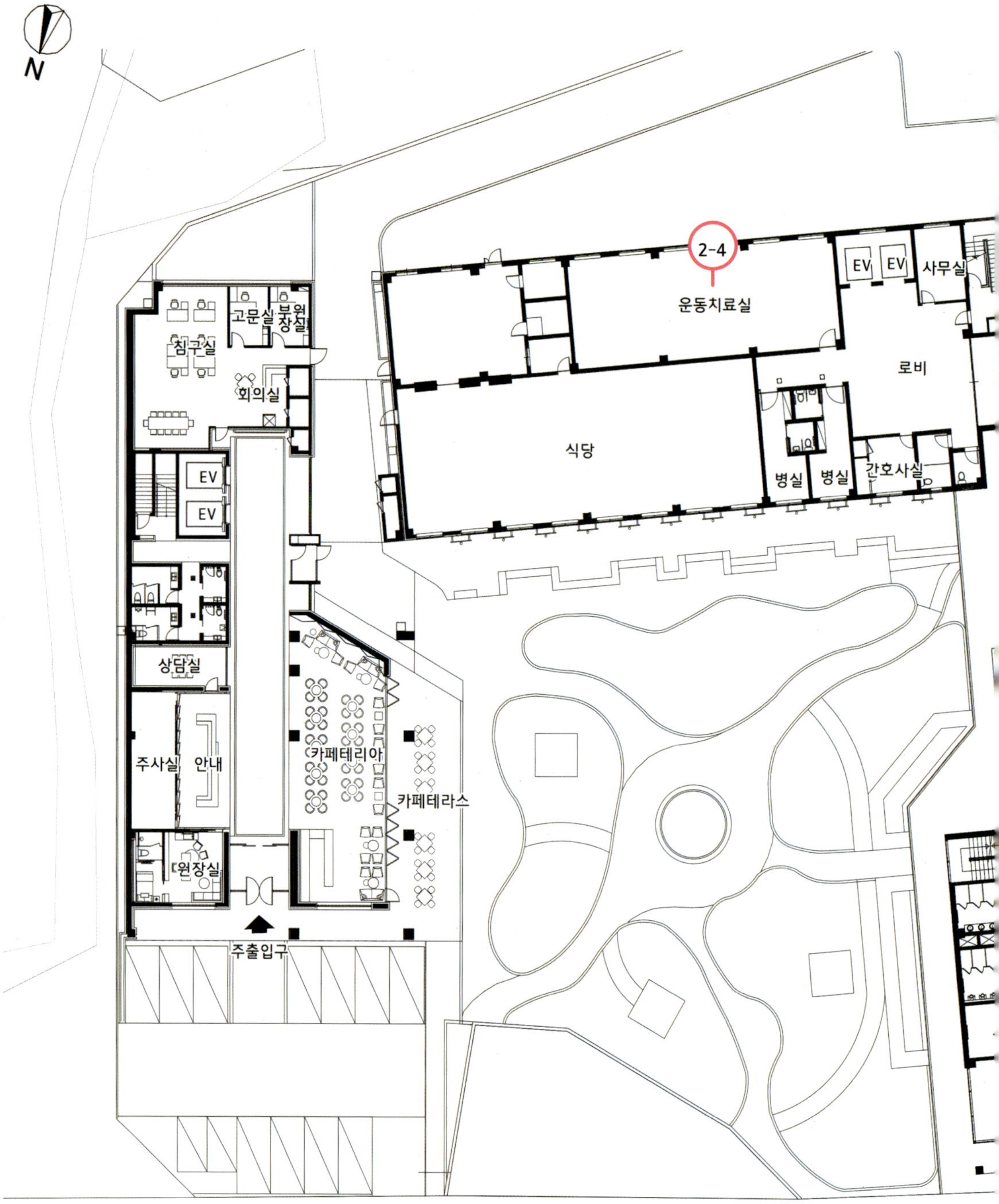

중정 부분이 메인 파사드 façade*임에도 불구하고, 진입 어프로치를 우회 시켜 드라마틱한 첫인상을 연출한다. 가운데 수목을 중심으로 조성된 아일랜드식 5개의 잔디 정원은 자연환경과 건물이 주고받는 일종의 상호 교류로서 정교하게 설계하여 창출한 정제된 느낌으로 외부 발코니를 통해 전경과 아울러 감상할 수 있다. 또한 절묘하게 외부와 차단된 내부 정원은 이용자들의 프라이빗한 외부활동을 가능하게 하며, 내외부의 미묘한 전환을 꾀한다. 잔디 패턴과 기둥, 조명을 이용하여 절묘하게 균형 잡힌 공간을 구성한다.

창원요양병원

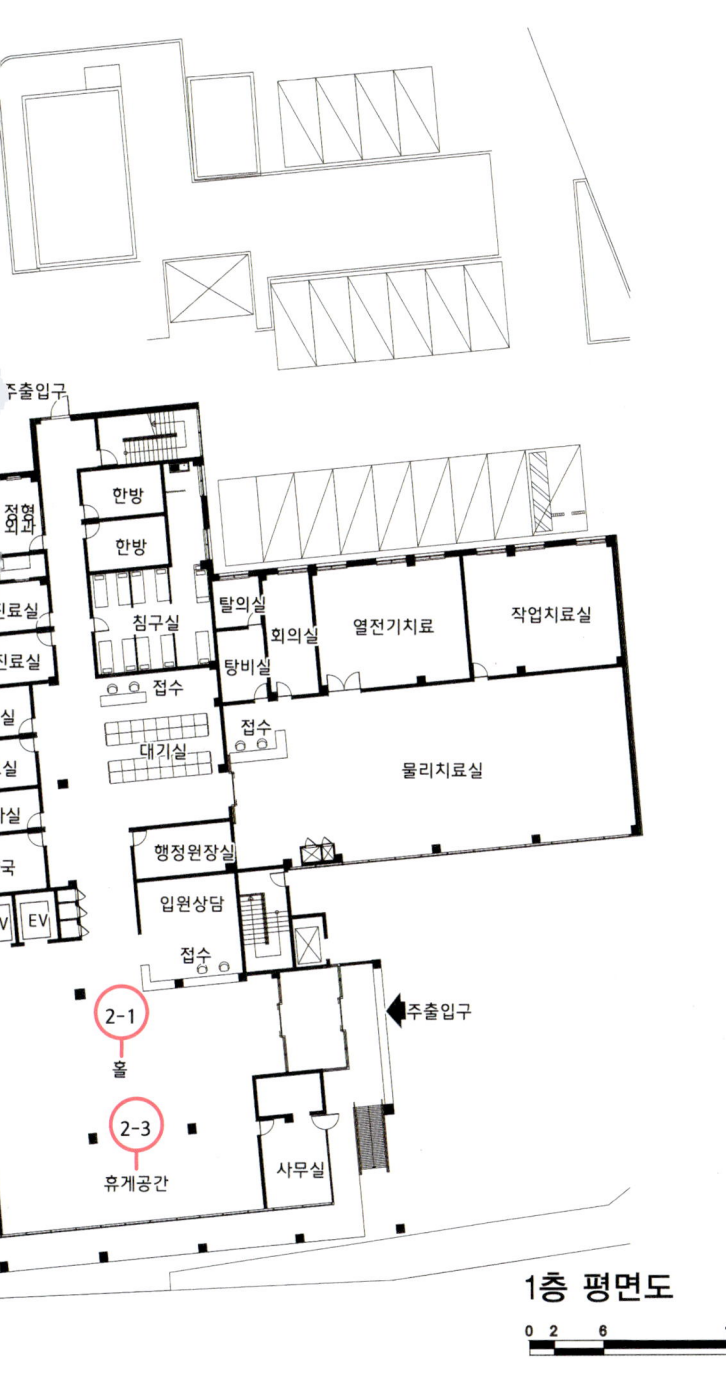

1층 평면도

2-1. 원무과 및 복도

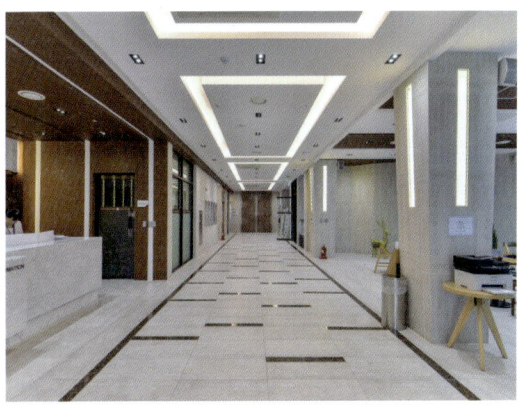

2-3. 휴게공간

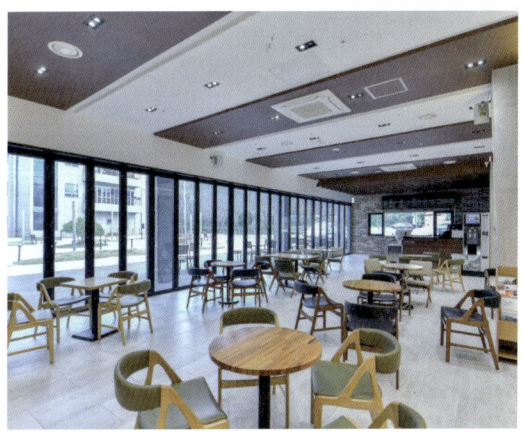

2-4. 운동치료실

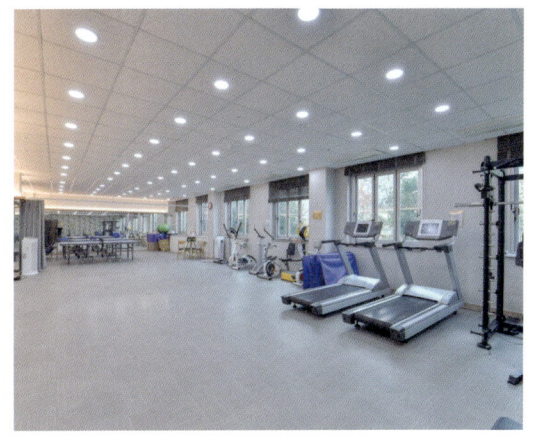

신관 1층 카페테리아와 카페테라스 그리고 야외 정원이 단계적으로 자연스럽게 연결되어 시각적 동시성을 부여한다.

* 파사드 : 건축물의 주된 출입구가 있는 정면부이다.

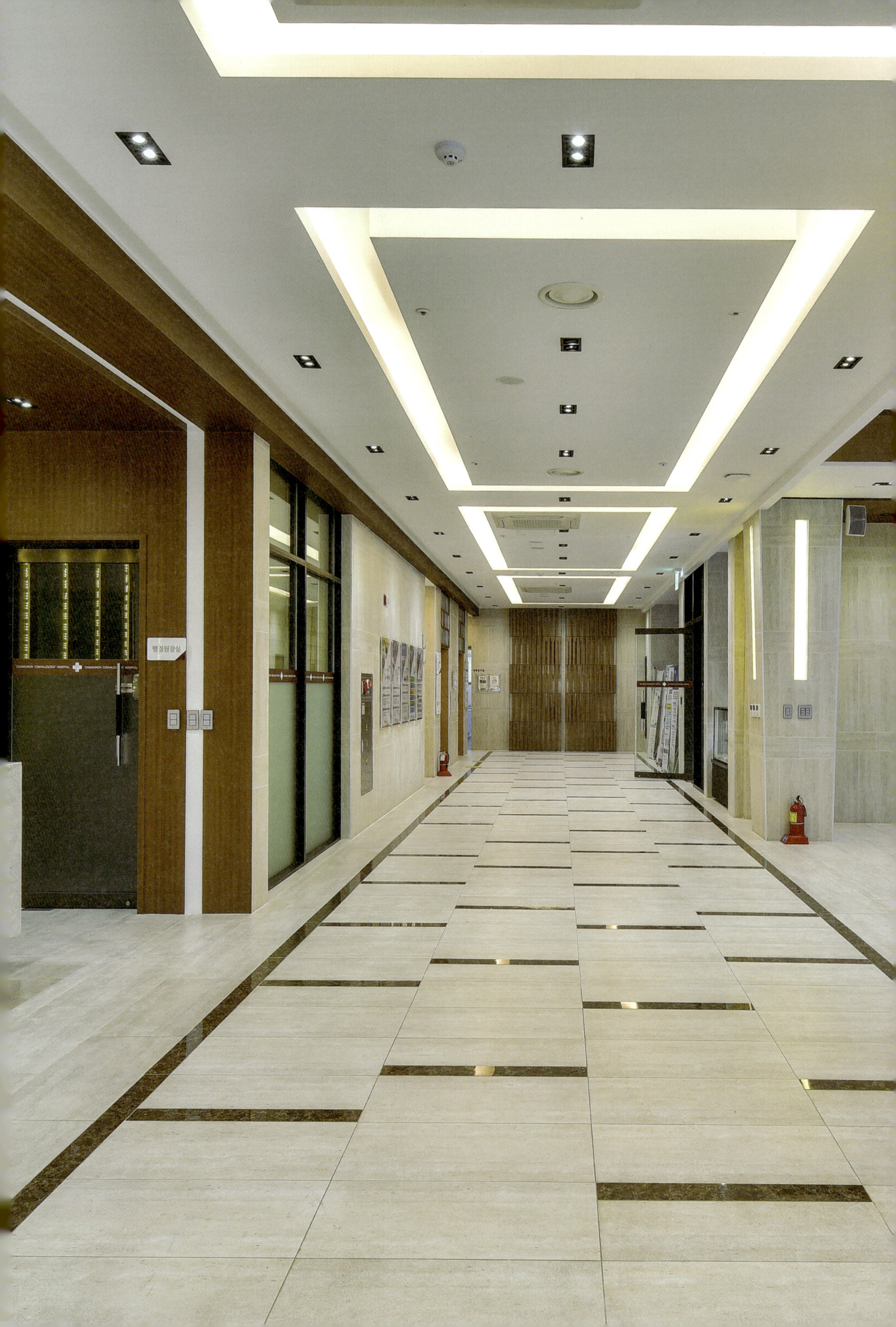

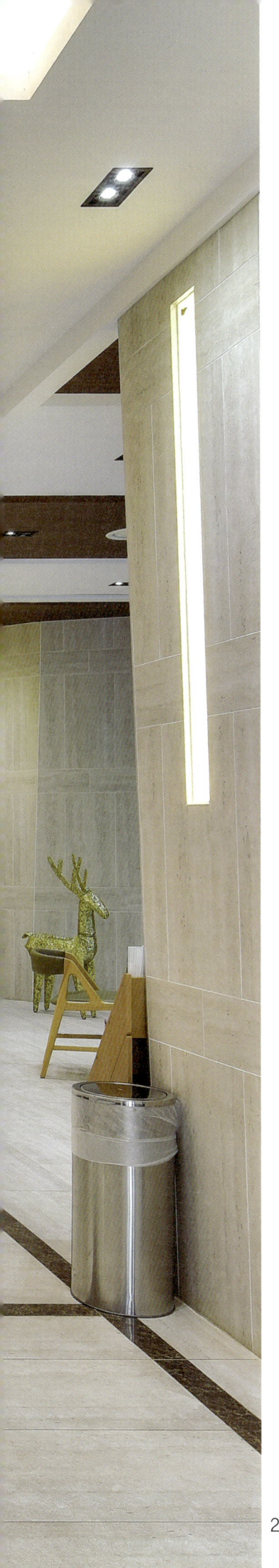

2-1.

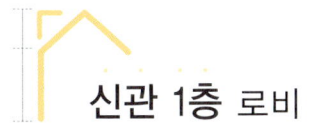
신관 1층 로비

2-1. 원무과 및 복도
2-2. 복도 옆 휴게공간
2-3. 휴게공간

로비의 바닥에 패턴을 넣어 연속적인 느낌을 주고 '길'이라는 암시를 준다. 리조트 호텔 등의 인테리어에서 발견할 수 있는 자연스러운 동선 유도 효과 장치이다.

통유리 폴딩 도어를 카페테리아 전면에 배치하여 정원의 아름다움을 내부로 끌어들인다. 넓은 공간을 더 넓게 보이는 효과를 덤으로 누리며, 다양한 시퀀스를 만들어 낸다.

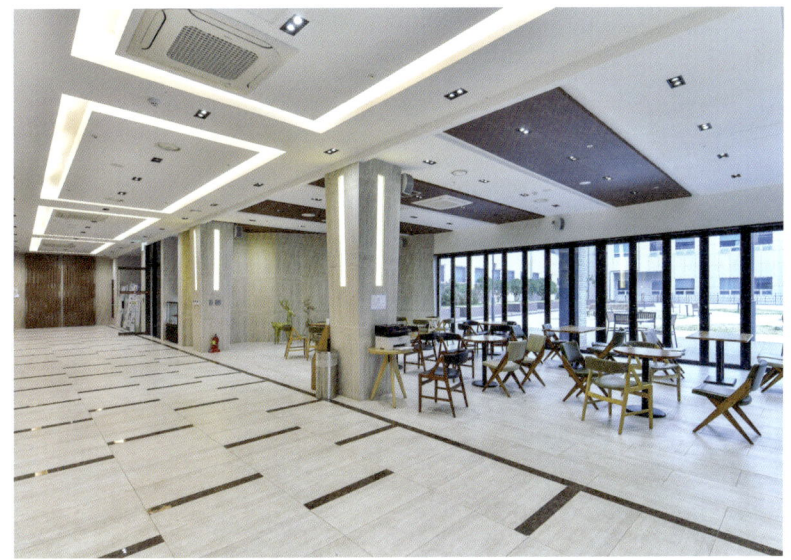

2-2

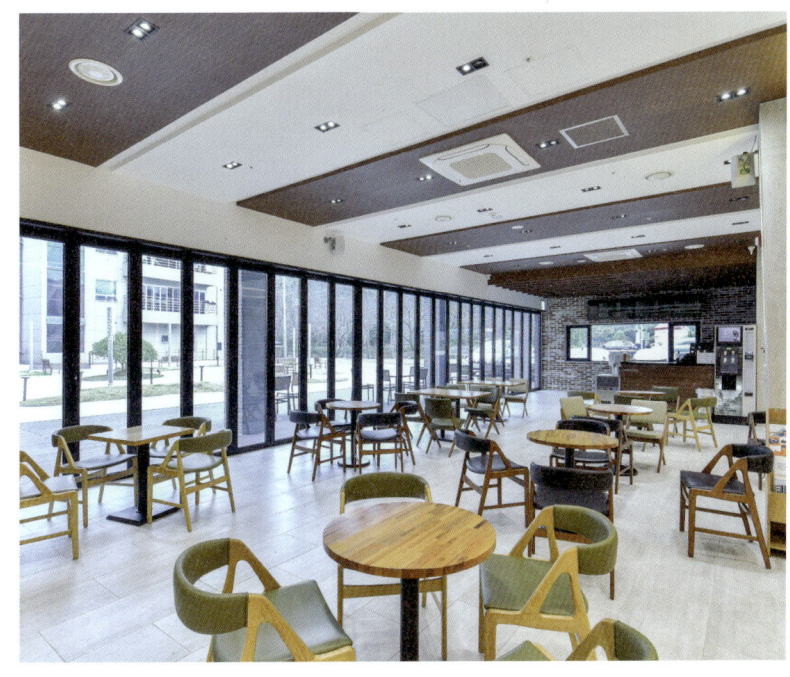

2-3

요양병원 공간읽기

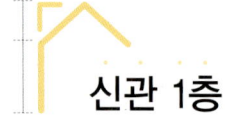
신관 1층

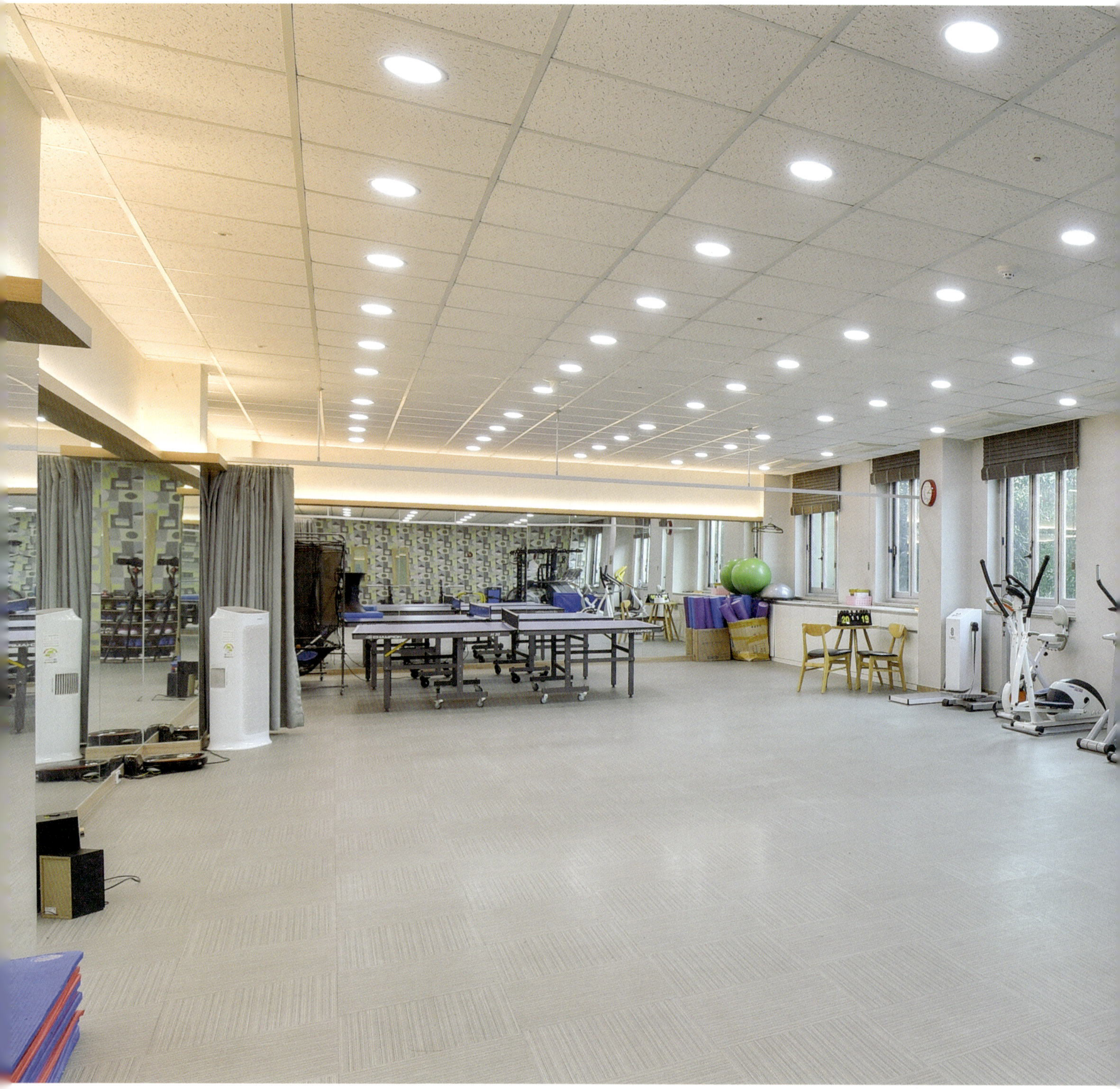

운동치료실에서도 외부의 자연경관을 즐기며 지루하지 않도록 많은 창을 내었다. 또한 벽면에 거울을 설치하여 더 넓은 공간처럼 보이는 확장 효과를 누린다.

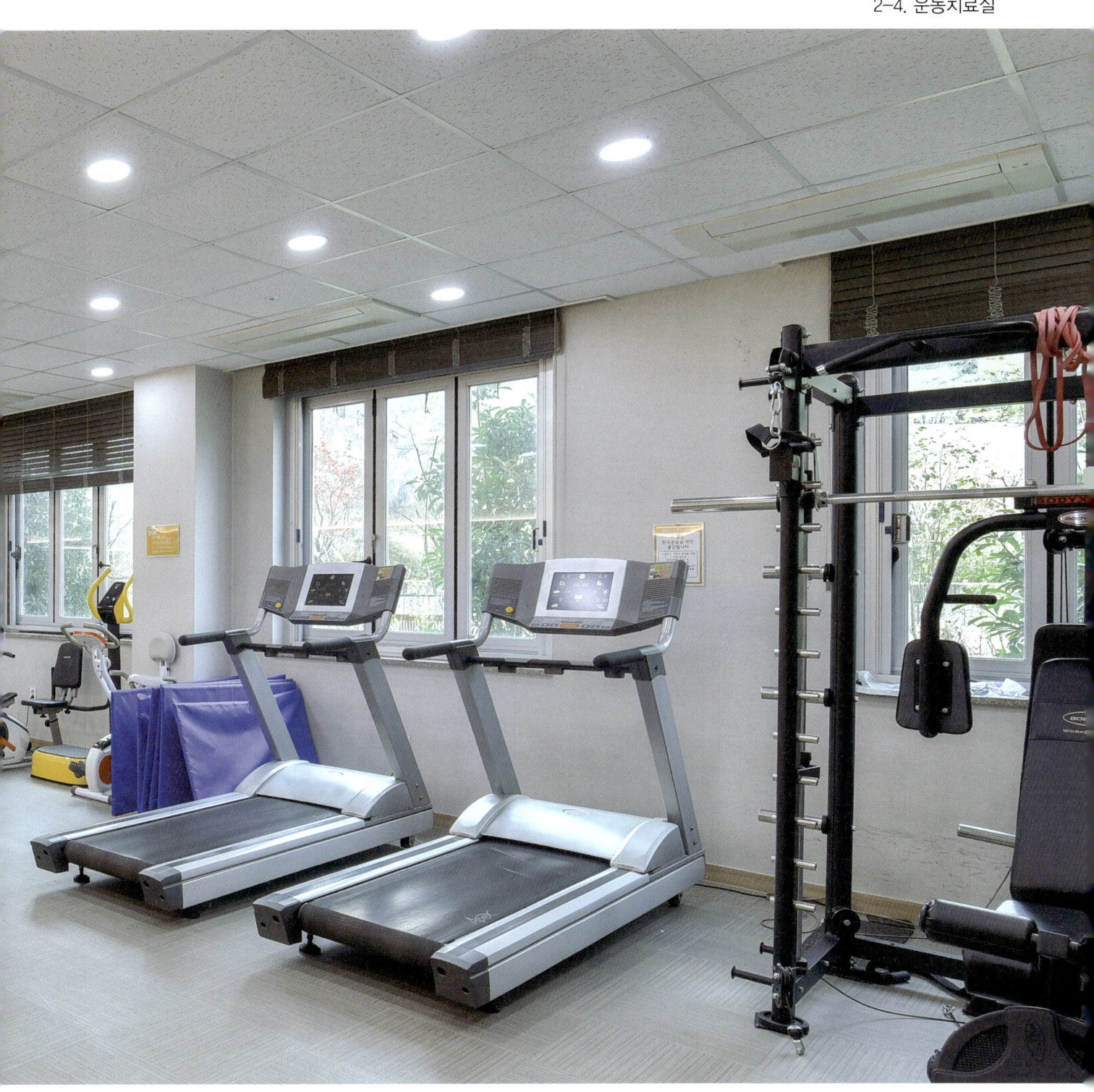

2-4. 운동치료실

요양병원 공간읽기

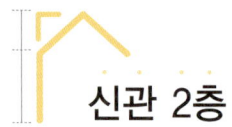
신관 2층

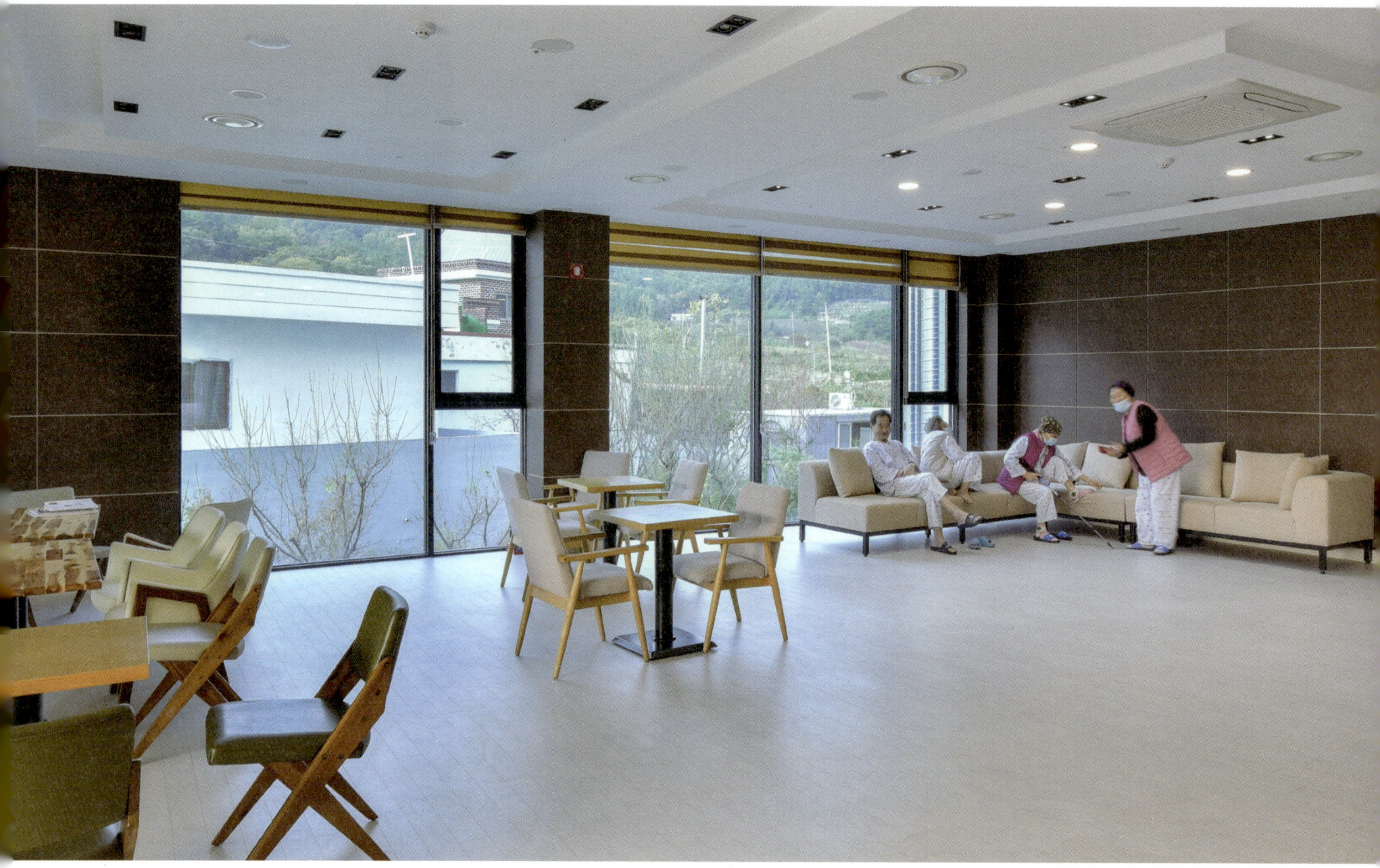

3-1

KEY PLAN : 2층 평면도

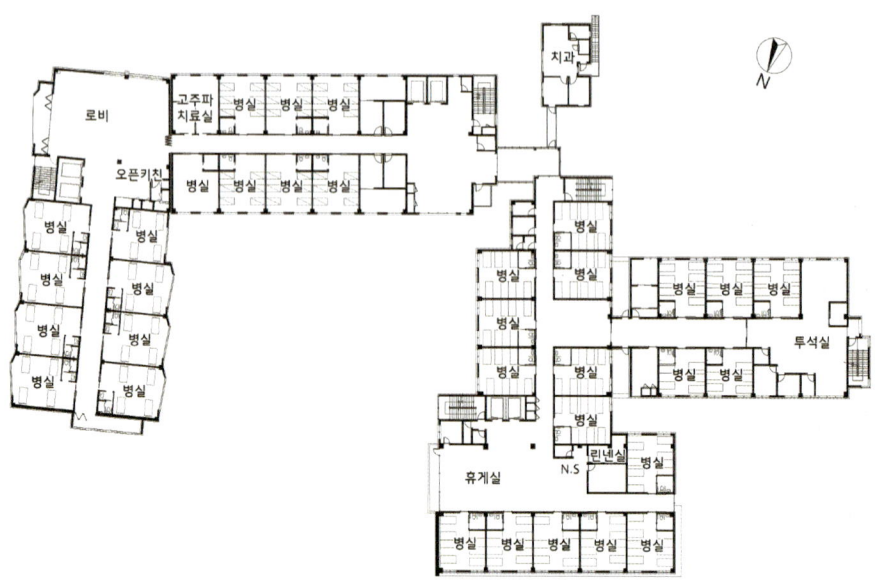

창원요양병원

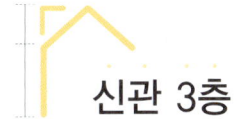
신관 3층

3-1. 2층 휴게공간
4-1. 3층 휴게공간
4-2. 간호스테이션

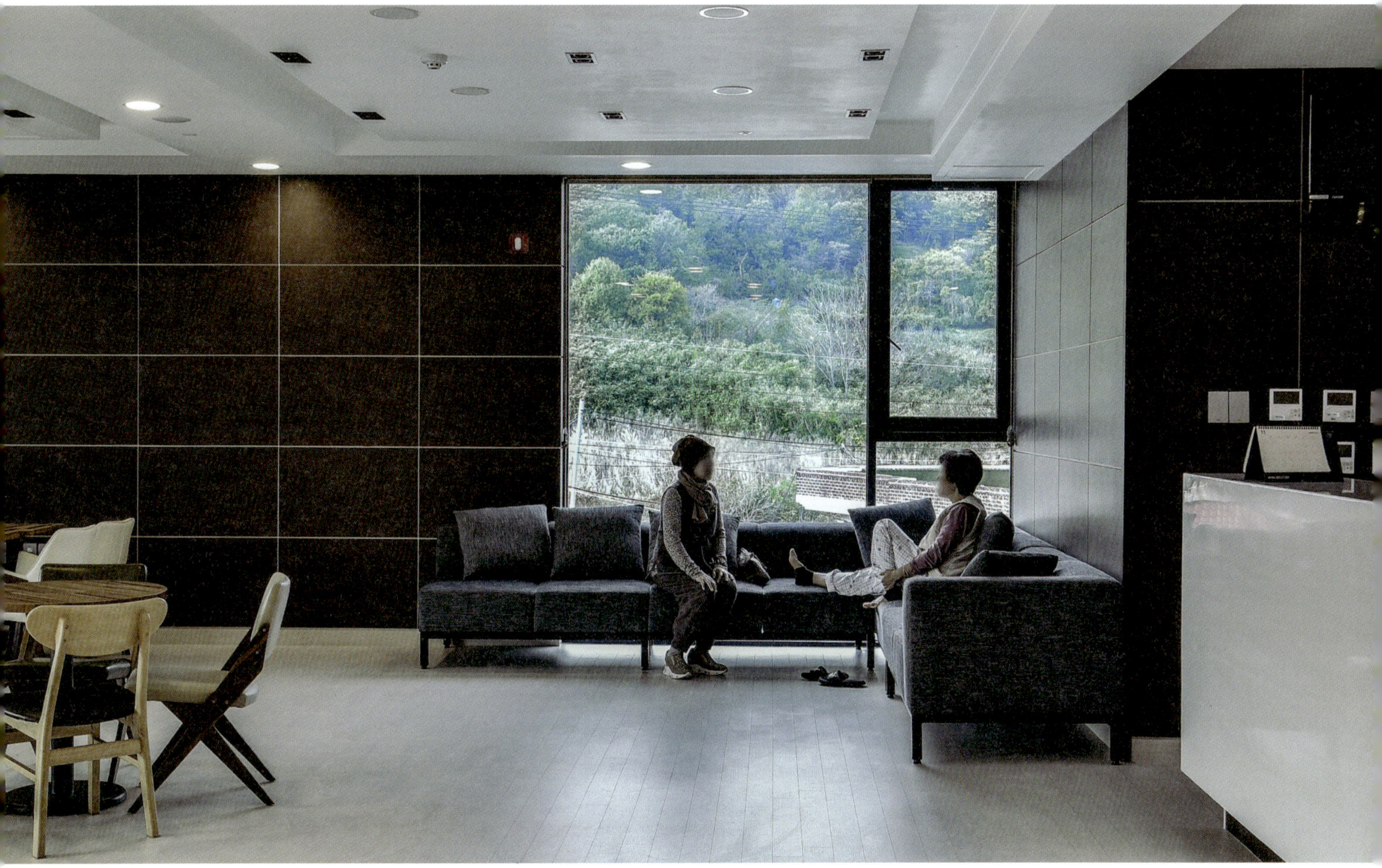

4-1

4-2

건물과 건물이 이어지는 이음새에 넓은 홀을 두어 개방감 있는 휴게 공간을 조성한다. 층마다 조성된 휴게 공간은 넓고 쾌적한 분위기에 은은한 광택이 도는 수평재horizontal 레이아웃의 타일 벽재로 여유있고 고즈넉한 기품을 더한다. 오가는 한담閑談마저 설계한 것 같은 여유로움이 묻어나는 공간이다.
가구도 창문과 하나의 그림처럼 보이도록 배치한 세심함이 돋보인다.

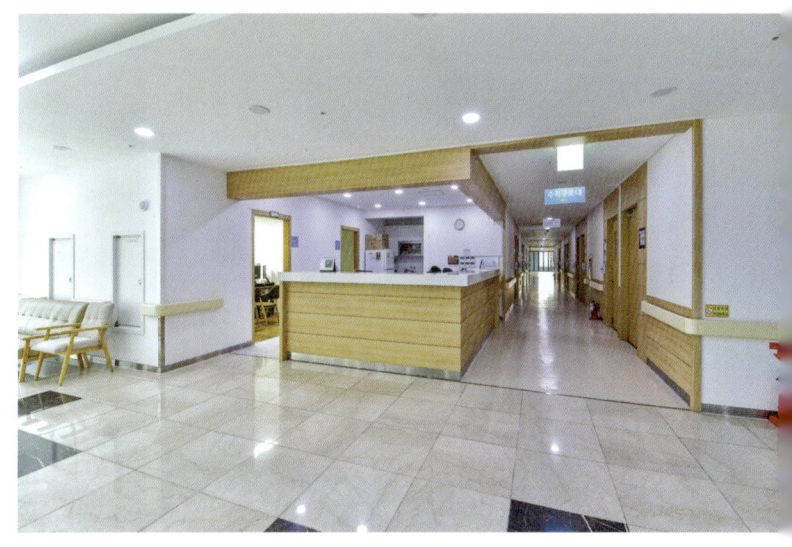

요양병원 공간읽기

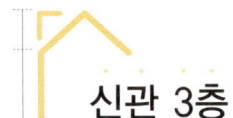
신관 3층

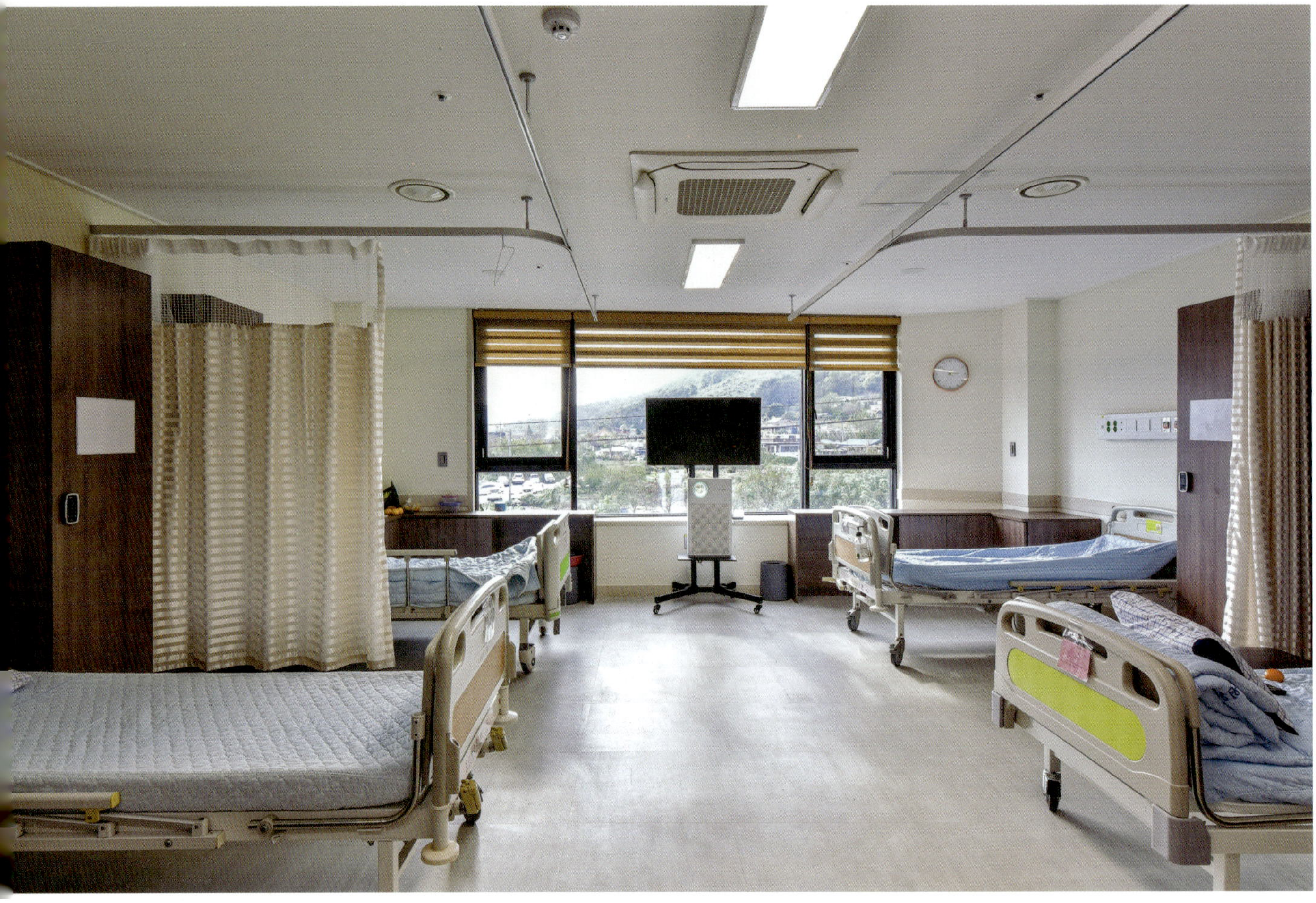

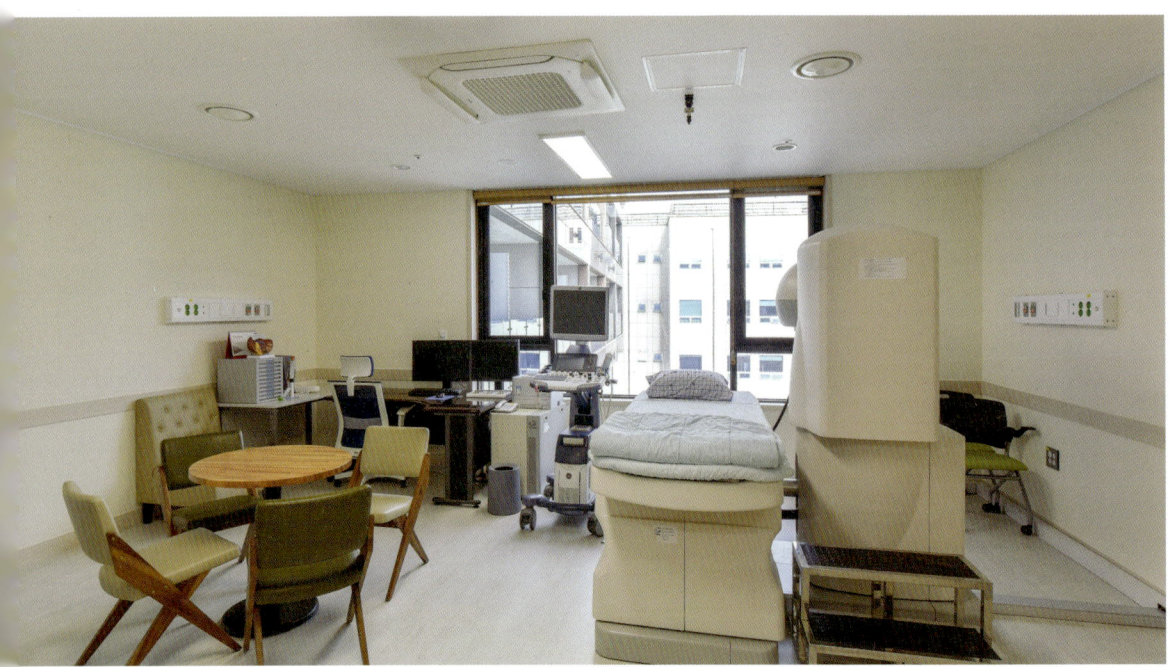

창원요양병원

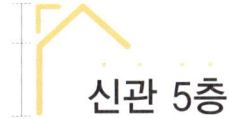
신관 5층

4-3. 3층 4인 병실
4-4. 3층 하이푸센터
5-1. 5층 병실
5-2. 5층 휴게공간

넉넉한 개인 공간을 확보하여 이용자의 프라이버시와 쾌적함을 동시에 꾀한다. 픽처레스크 기법이 적용된 창문의 위치와 디자인이 돋보인다.

공용공간 한쪽은 전면창을 폴딩도어로 하여 계절에 따라 개방감을 극대화 할 수 있다.

5-1
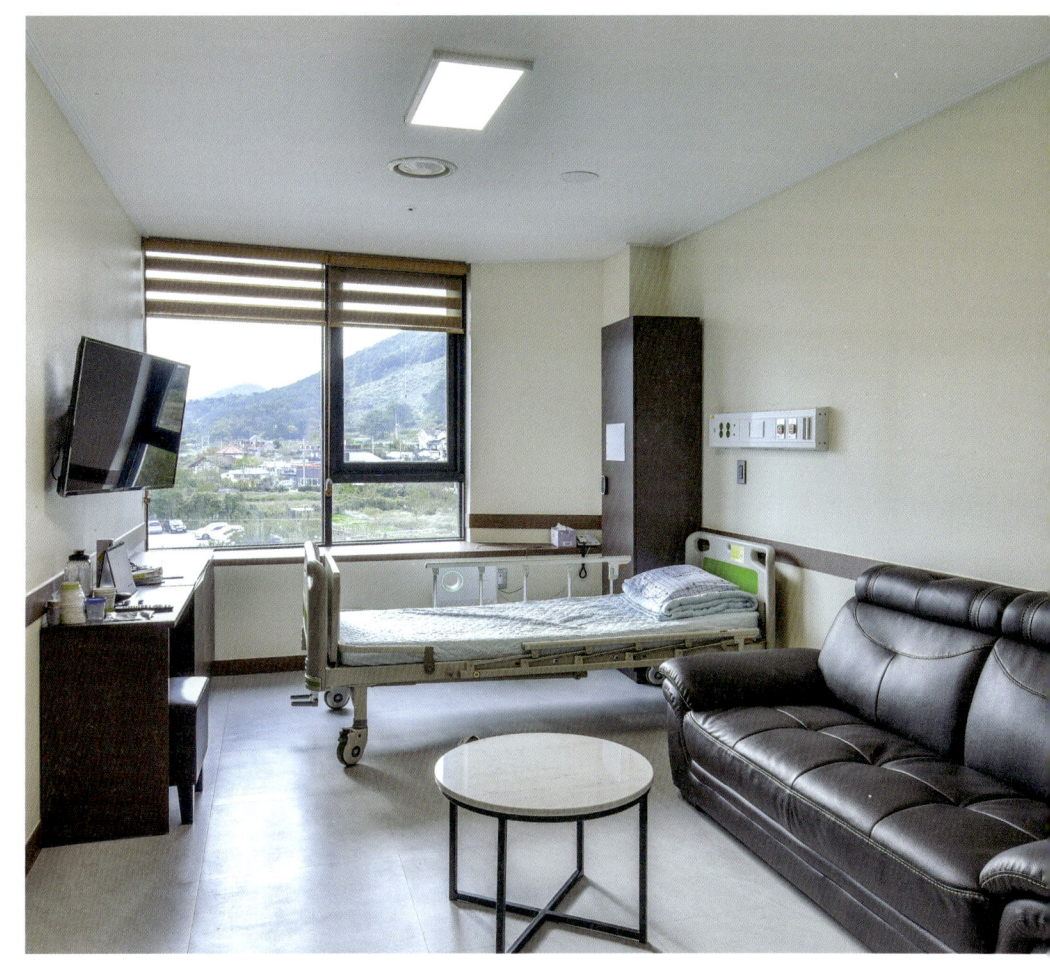

5-2
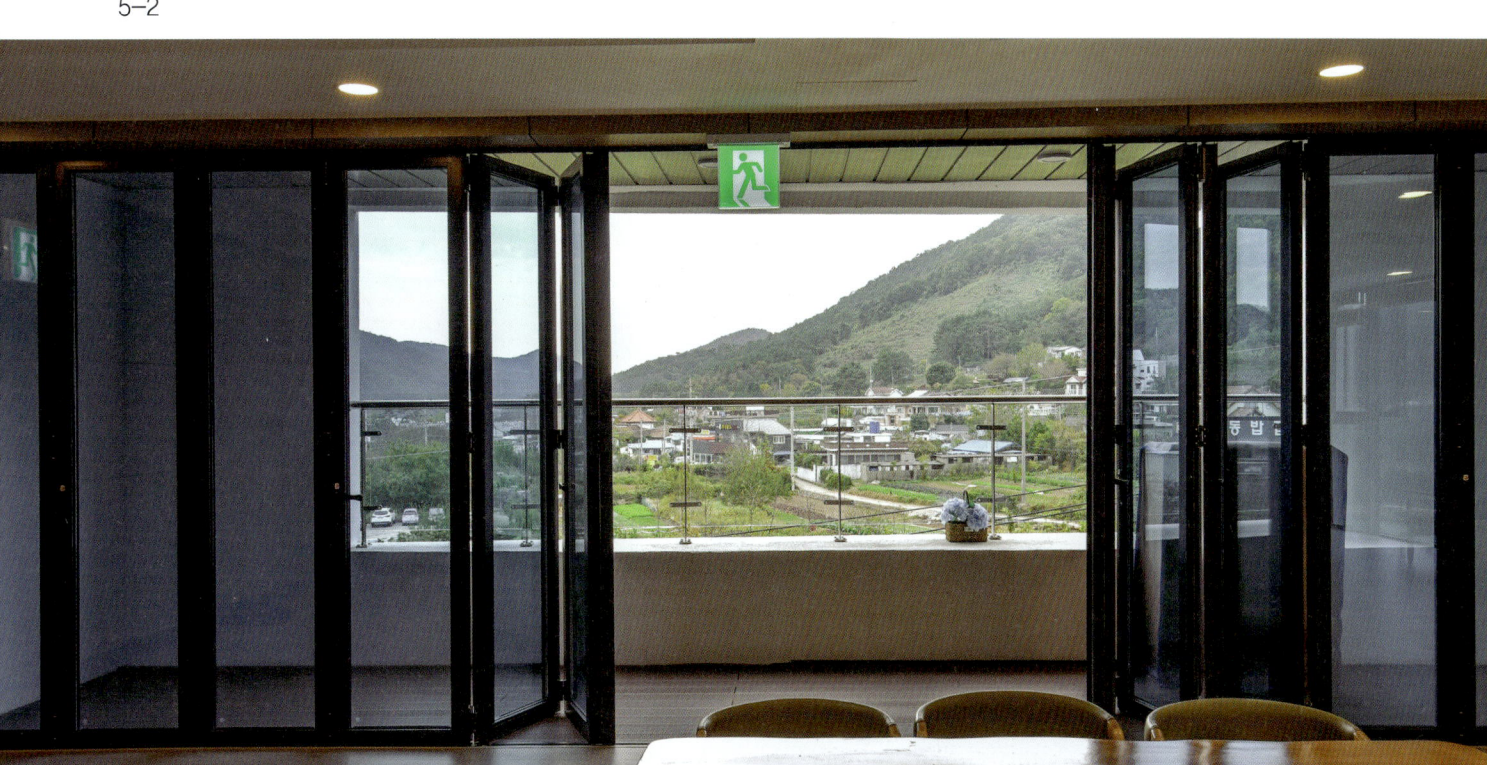

요양병원 공간읽기

신관 5층 휴게공간

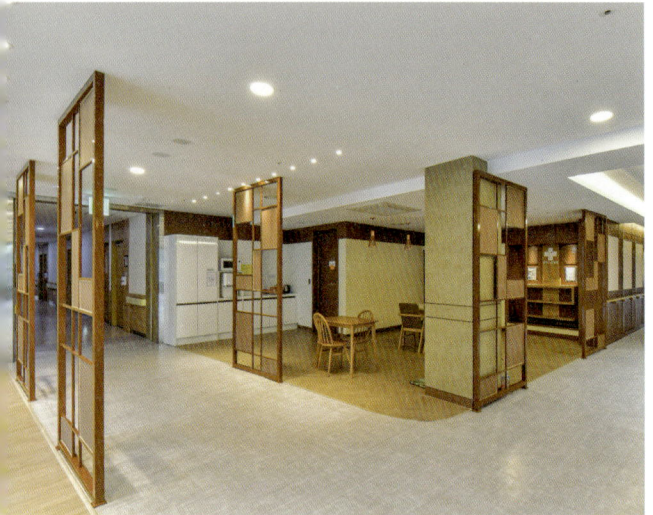
5-3

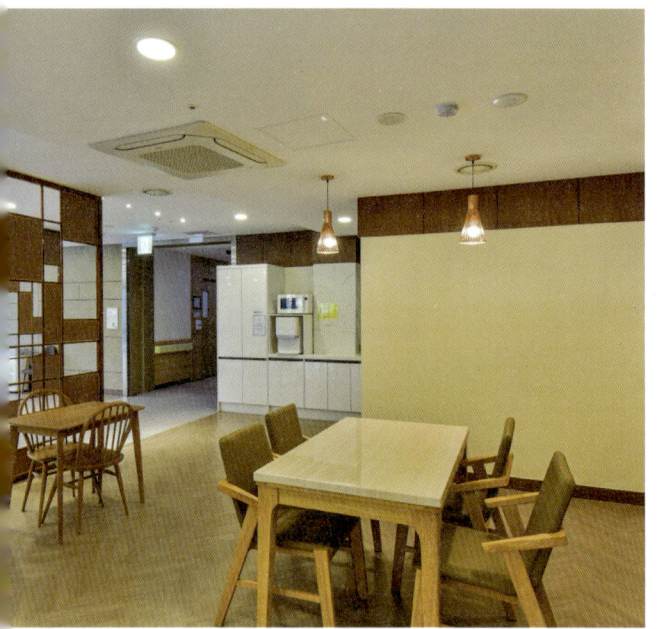
5-4

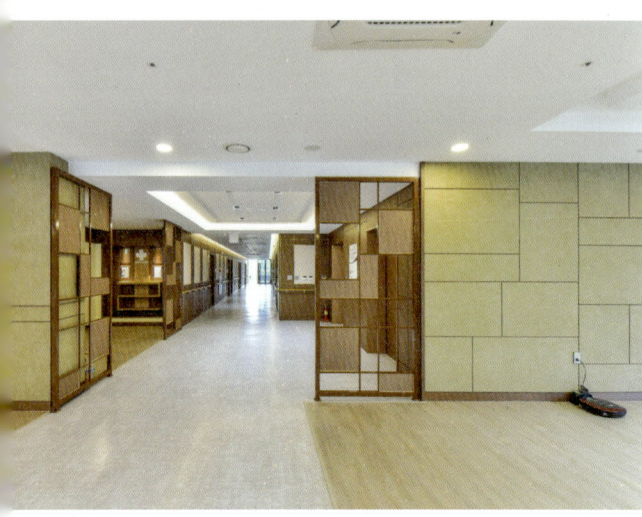
5-5

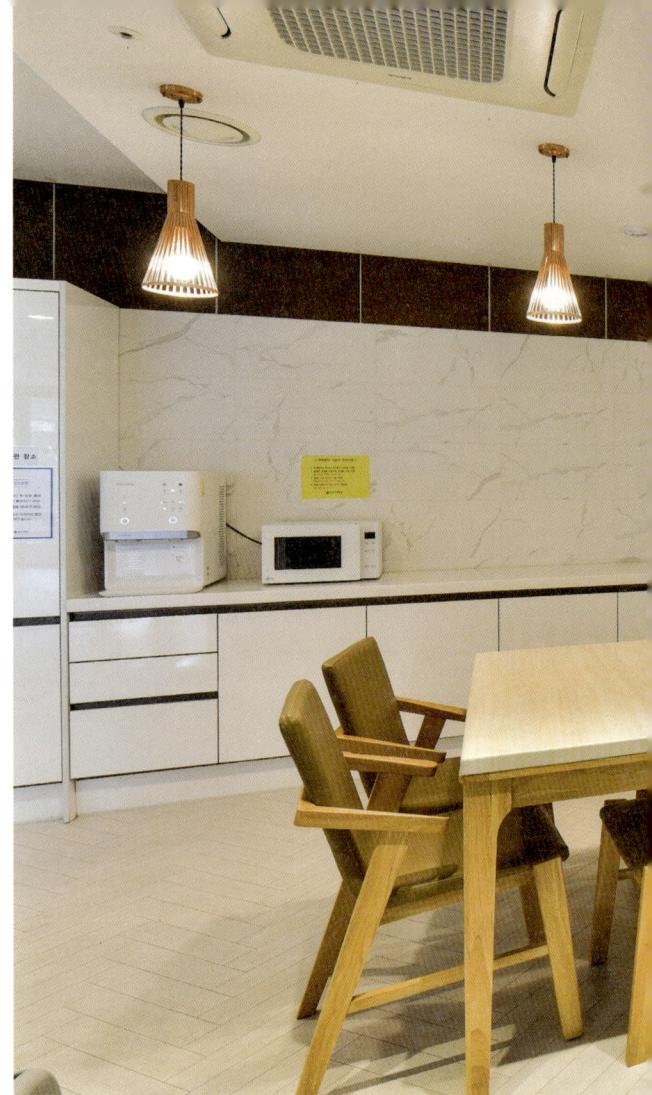

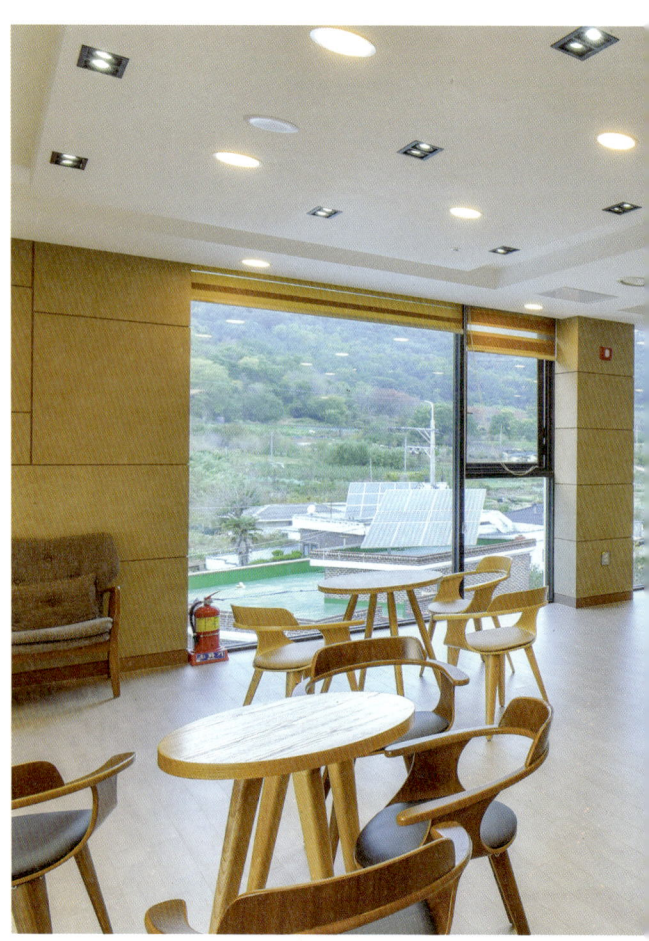

5-3. 휴게공간 1
5-4. 휴게공간 2
5-5. 휴게공간 3
5-6. 휴게공간 4
5-7. 휴게공간 5

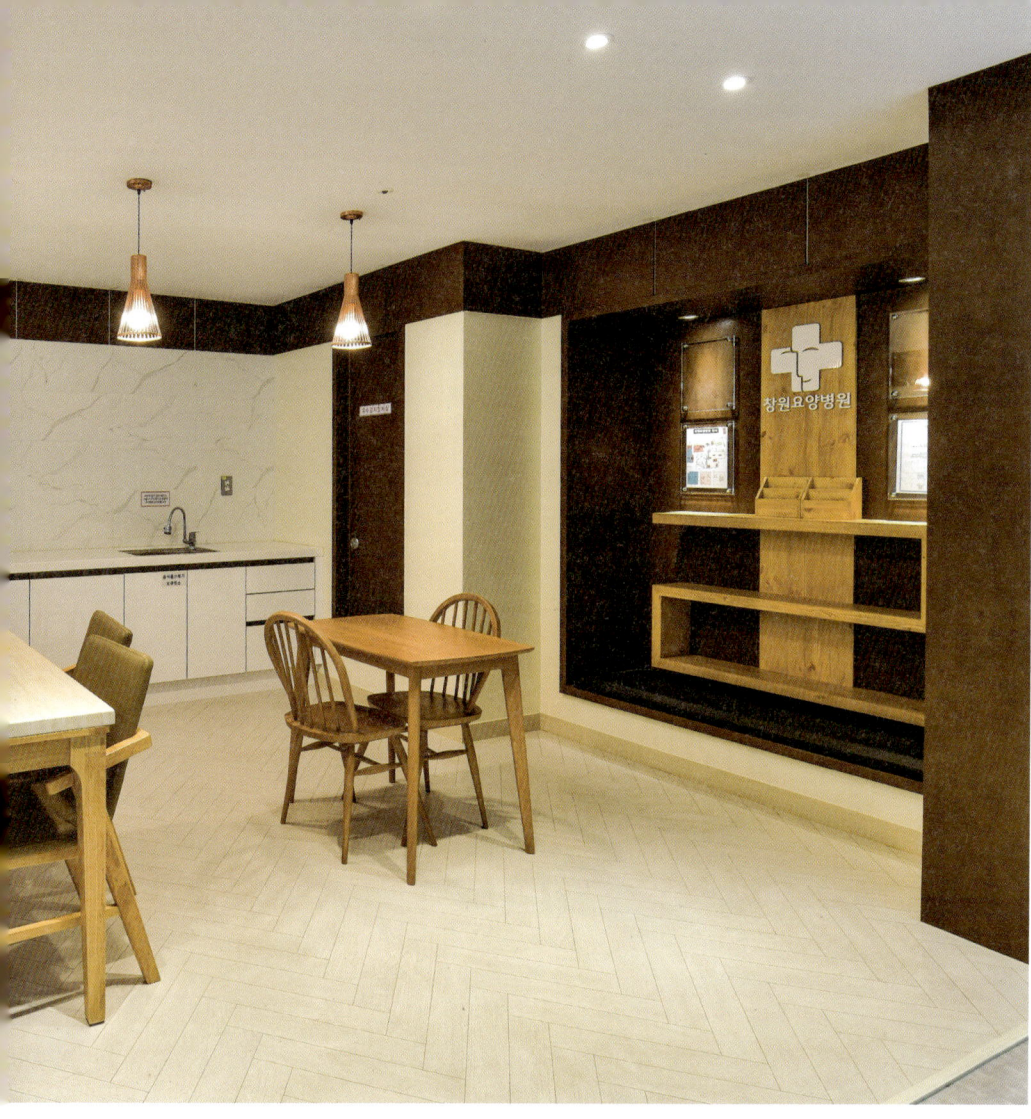

5-6

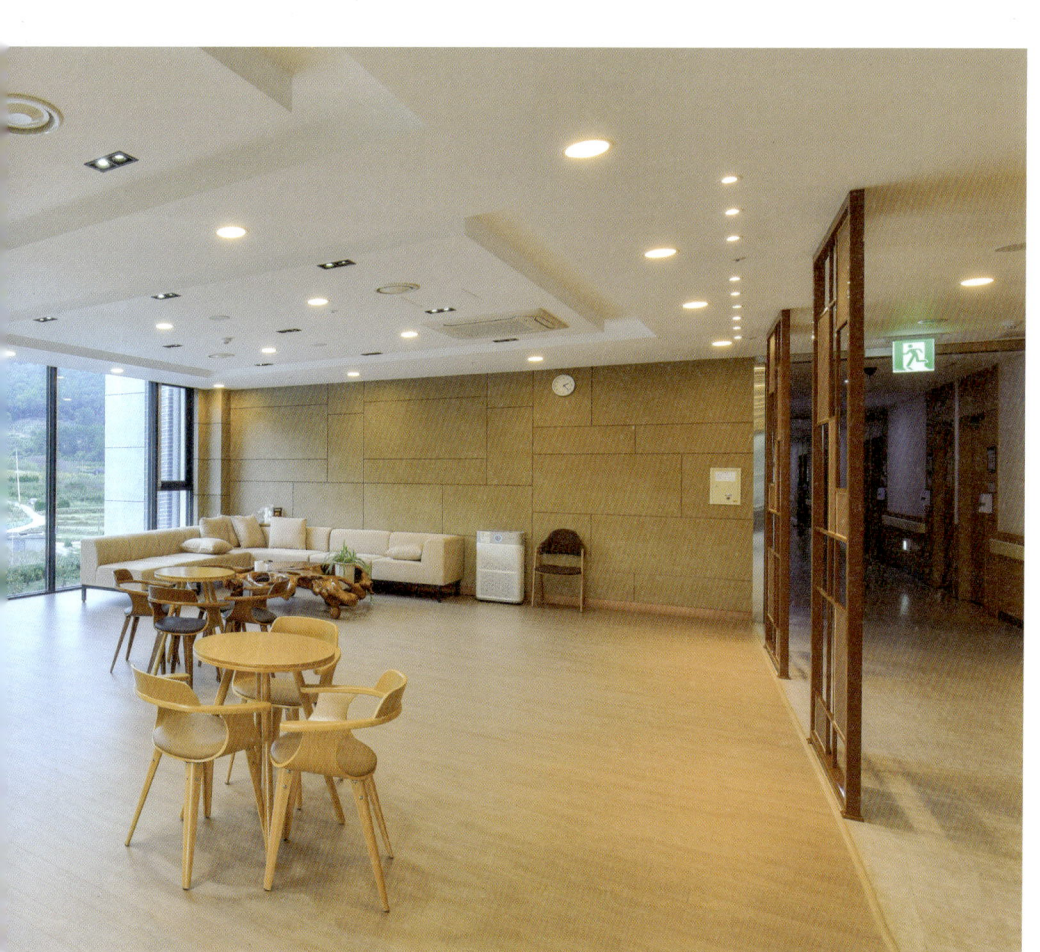

5-7

공간 경계의 구분을 위하여 사용한 반 열린 가벽체는 개방성을 갖고, 전체적인 공간구성에 몬드리안식 패턴을 적용하여 모던한 분위기를 창출한다. 파티션 또한 반 열린 구조로 하여, 공간의 경계를 인지할 수 있도록 함과 동시에 공간 내의 안정감을 느끼면서 접근을 쉽게 한다. 모듈화 되어 있는 공간들이 인지적 결합과 분리를 이루며 전체 공간에 민감한 변화를 만든다.

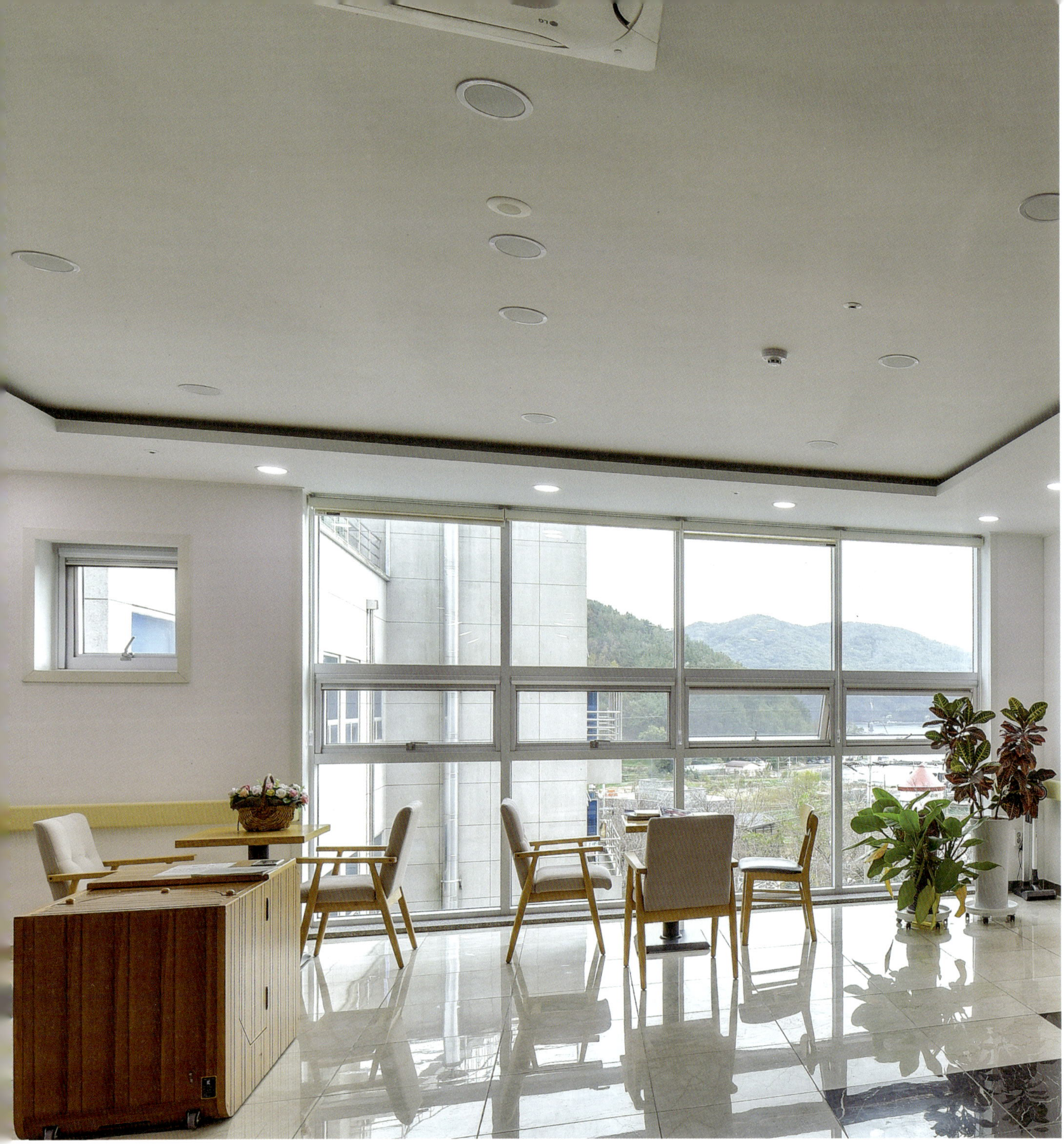

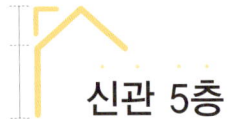 신관 5층

원내의 거의 모든 창이 픽처레스크 기법을 차용하여 자연경관을 하나의 새로운 매스로 계획하여 넣은 듯하다. 걸음이 닿는 곳마다 테이블과 의자를 두어 쉼이 있는 요양 공간을 만들어낸다.

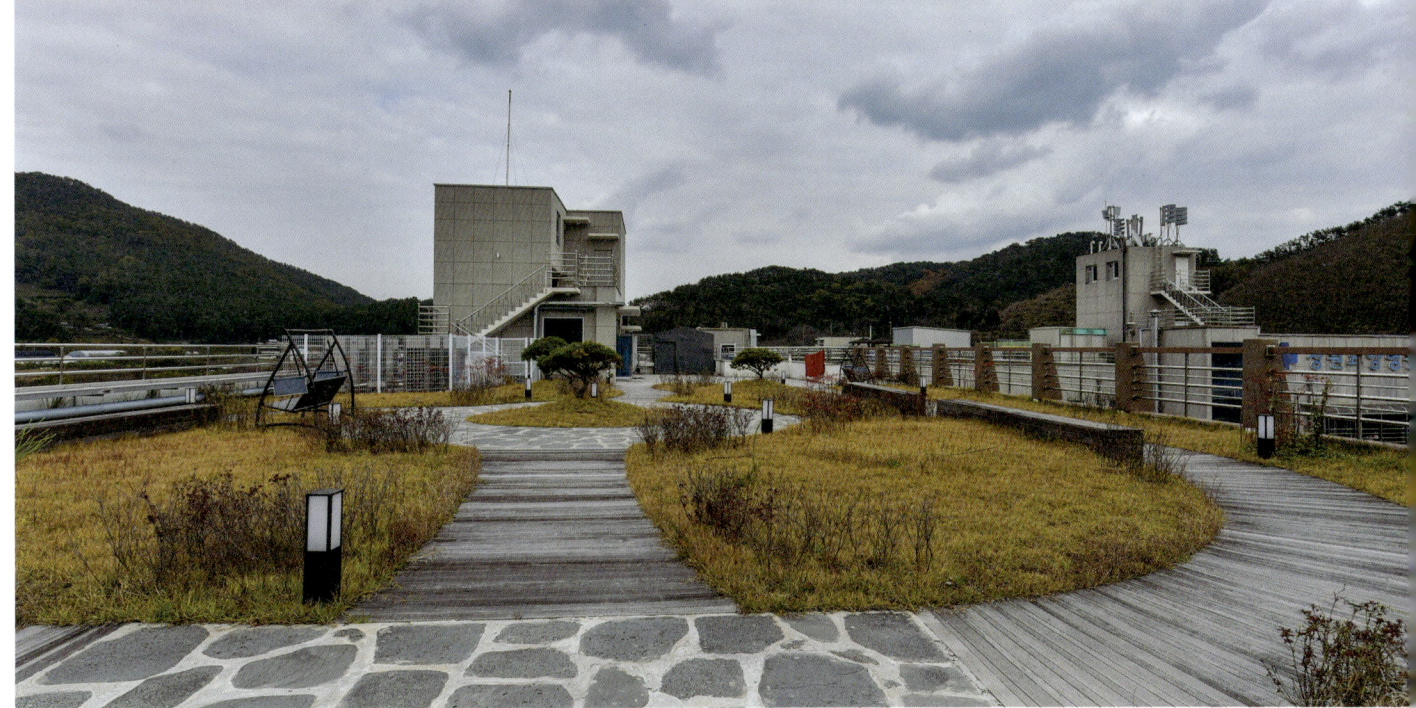

6-1

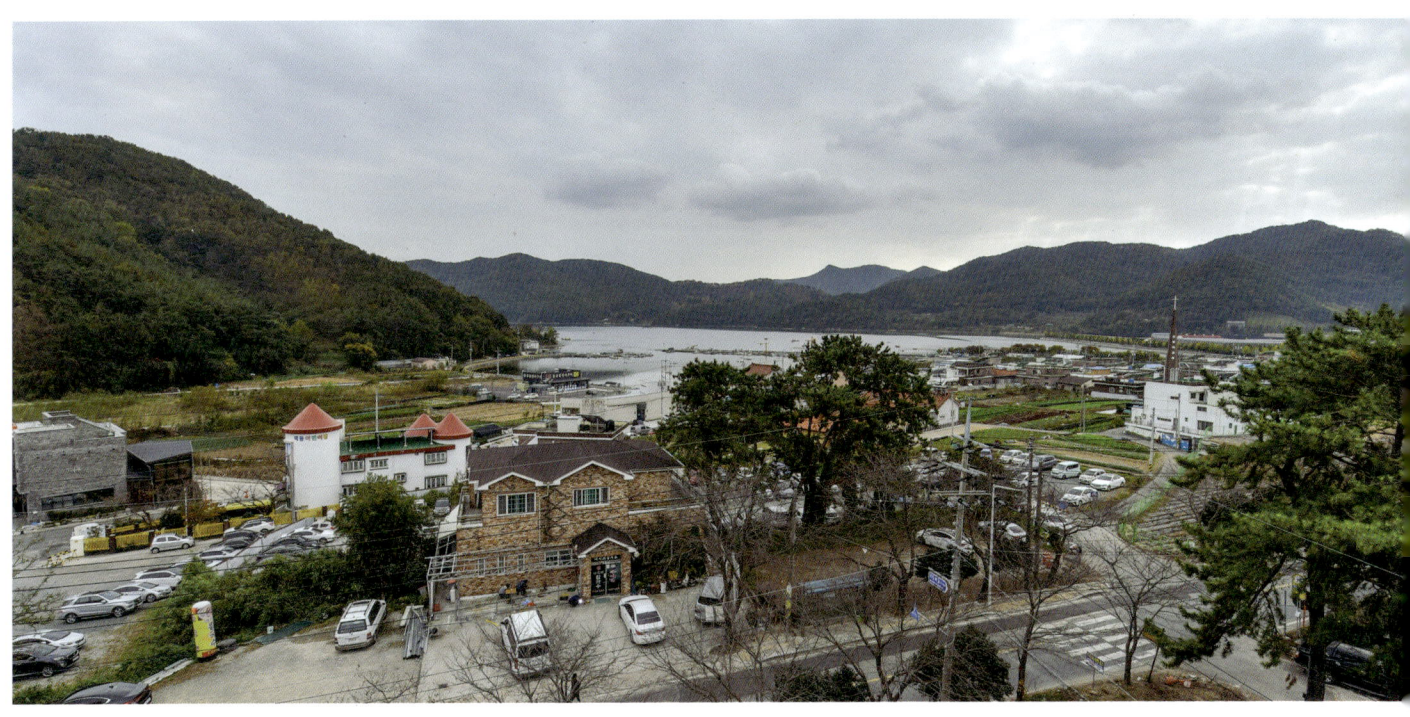

6-2

5-8. 5층 병실
6-1. 옥상정원
6-2. 옥상에서 바라본 조망

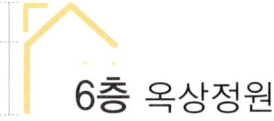

6층 옥상정원

남쪽으로는 바다가 보이고 북쪽으로는 산이 보이는 탁월한 자연 경관은 원내의 모든 창을 액자처럼 만들 만큼 아름다움을 자랑한다. 옥상 정원도 내부 정원과 비슷한 패턴으로 꾸며 통일성을 꾀한다.

요양병원 공간읽기

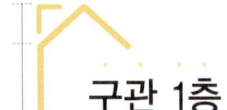
구관 1층

7-1. 구관 외부
7-2. 치과

별도의 분리된 동에 치과가 있다. 치과 내부는 정갈한 화이트 톤에 화이트 오크로 포인트를 주어 모던한 감각이 느껴진다.

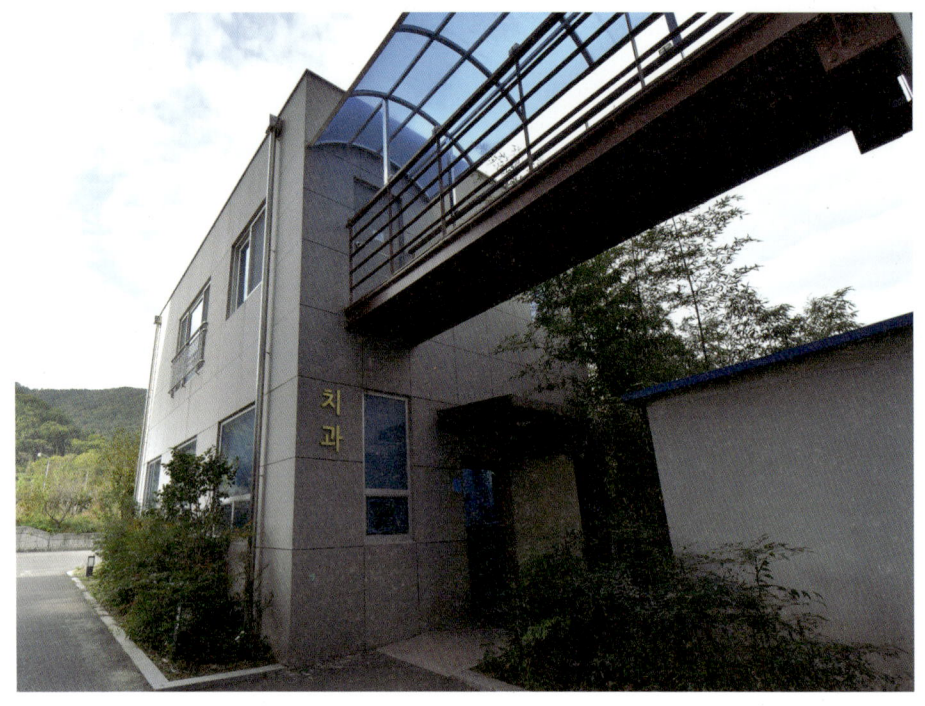

7-1

7-2

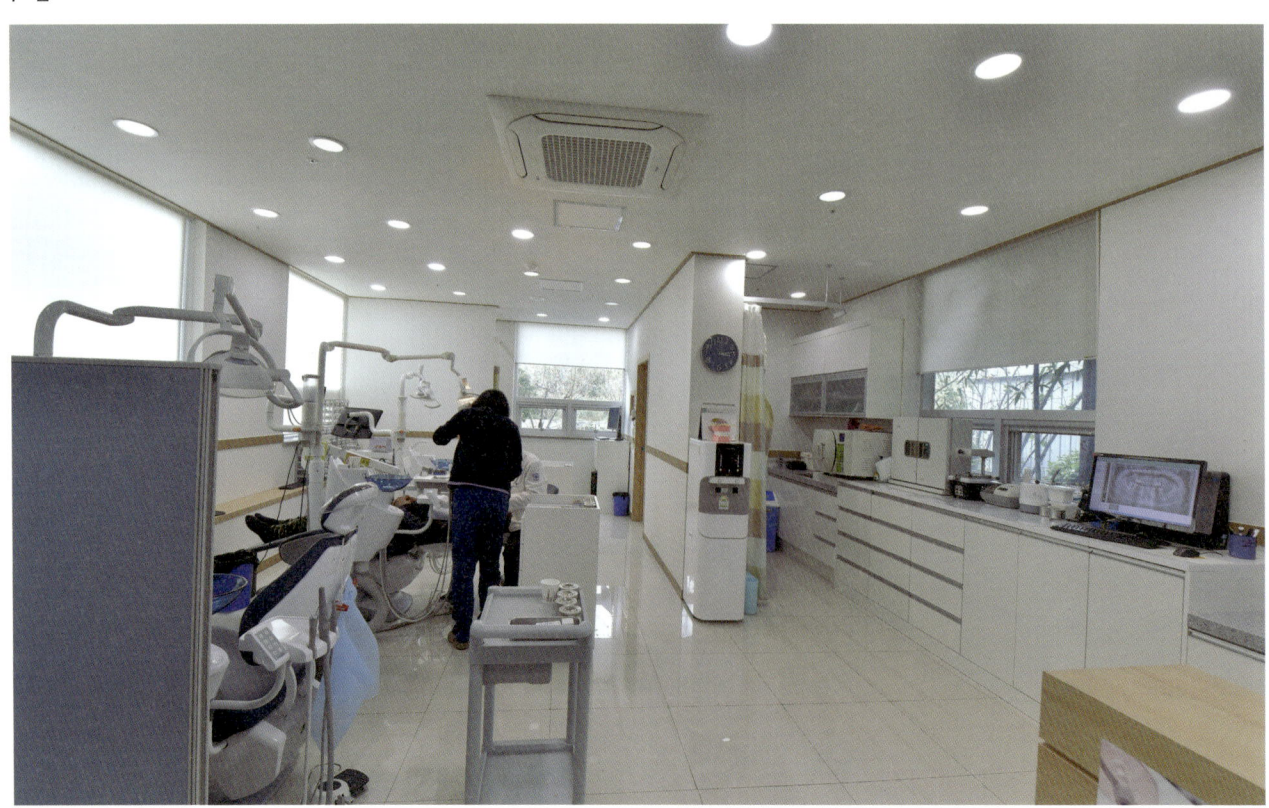

창원요양병원

ⓘ 병원 소개

배산임수의 수려한 경관을 자랑하는 곳에 위치해 있어
맑은 공기와 바다 풍경을 감상하실 수 있으며
최고급 호텔 수준의 인테리어로 단장하였습니다.

둘레 길, 삼림욕장, 찜질방, 반신욕실, 도서관, 텃밭과 같은
자연 친화적 복합 휴양 시설도 갖추고 있습니다.

4대 전문센터(암 재활센터, 재활 전문센터, 인공신장센터, 치매 전문센터)와 고품격 물리치료실을 갖추고 있으며, 창원시에 설립된 요양병원 중
유일하게 정신건강의학과가 개설되어 있어
환자의 정서적, 인지적 치료에서도 차별화가 되고 있습니다.

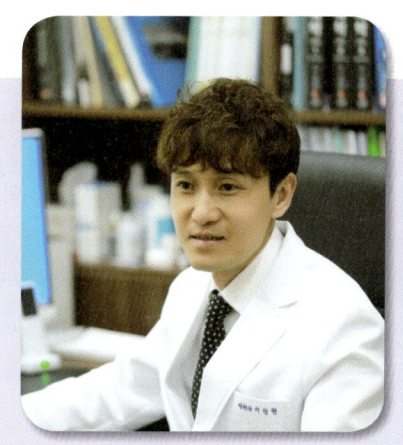

이창현 원장님

총 평

주변의 산과 바다의 아름다운 풍경을 실내로 끌어들인 창원요양병원은 실내 곳곳에 픽처레스크 기법이 적용된 창문의 위치와 디자인이 돋보이는 공간구조를 보인다. 건물 내부의 가구 인테리어도 창문과 하나의 그림처럼 보이도록 레이아웃한 세심함이 돋보인다.

정원에서 바라보는 모던한 이미지의 입면 처리가 인상적이며, 기존 건축물 1개 동에서 증축을 거듭하여 전면 정원을 감싸는 ㄷ자형의 건물배치를 이루고 있다. 건물로 둘러싸여 절묘하게 외부와 차단된 내부 정원은 이용자들의 프라이빗한 외부활동을 가능하게 하며, 세미 퍼블릭공간으로써 내외부의 미묘한 전환을 꾀한다. 잔디 패턴과 기둥, 조명을 이용하여 균형 잡힌 공간을 연출한다. 각 병동에서 7~8개의 병실 단위로 분절하여 간호단위를 구성하여, 각 간호단위마다 서로 다른 이미지의 개성적인 공용공간을 배치함으로써 병동 간의 연결의 필요성이 그리 크지 않도록 배려하고 있다.

증축된 동마다, 층마다 개성 있는 홀 공간을 두어서 공간에 대한 이미지화를 꾀하여 완결체적인 독립성이 강한 것이 특징이다. 전원형 리조트 호텔의 분위기를 주어 탈병원적 분위기를 주도하고 있다. 공간별로 전문성을 따로 확보하여 독립성을 확보하였다. 각각의 개성을 중앙 정원을 통해서 이질감을 적절하게 융화 시켜 조화로움을 연출하고 있다.

Chapter 19

한서재활요양병원

경남 김해시 진영읍 진영로 454번길 102-10

요양병원 건축 정보

- 총 병상 수 : 292병상
- 건축 면적 : 2,264㎡
- 연면적 : 6,054㎡
- 건축 구조 : 철근콘크리트구조
- 층 수 : 지상 1층~지상 4층

요양병원 공간 분석

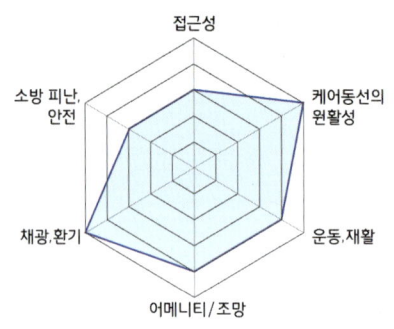

배치도

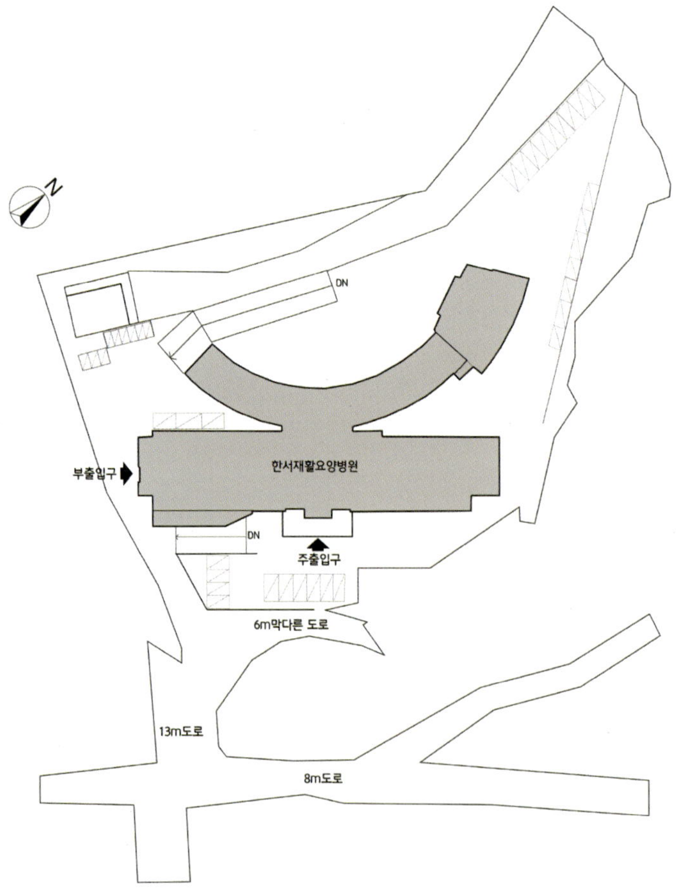

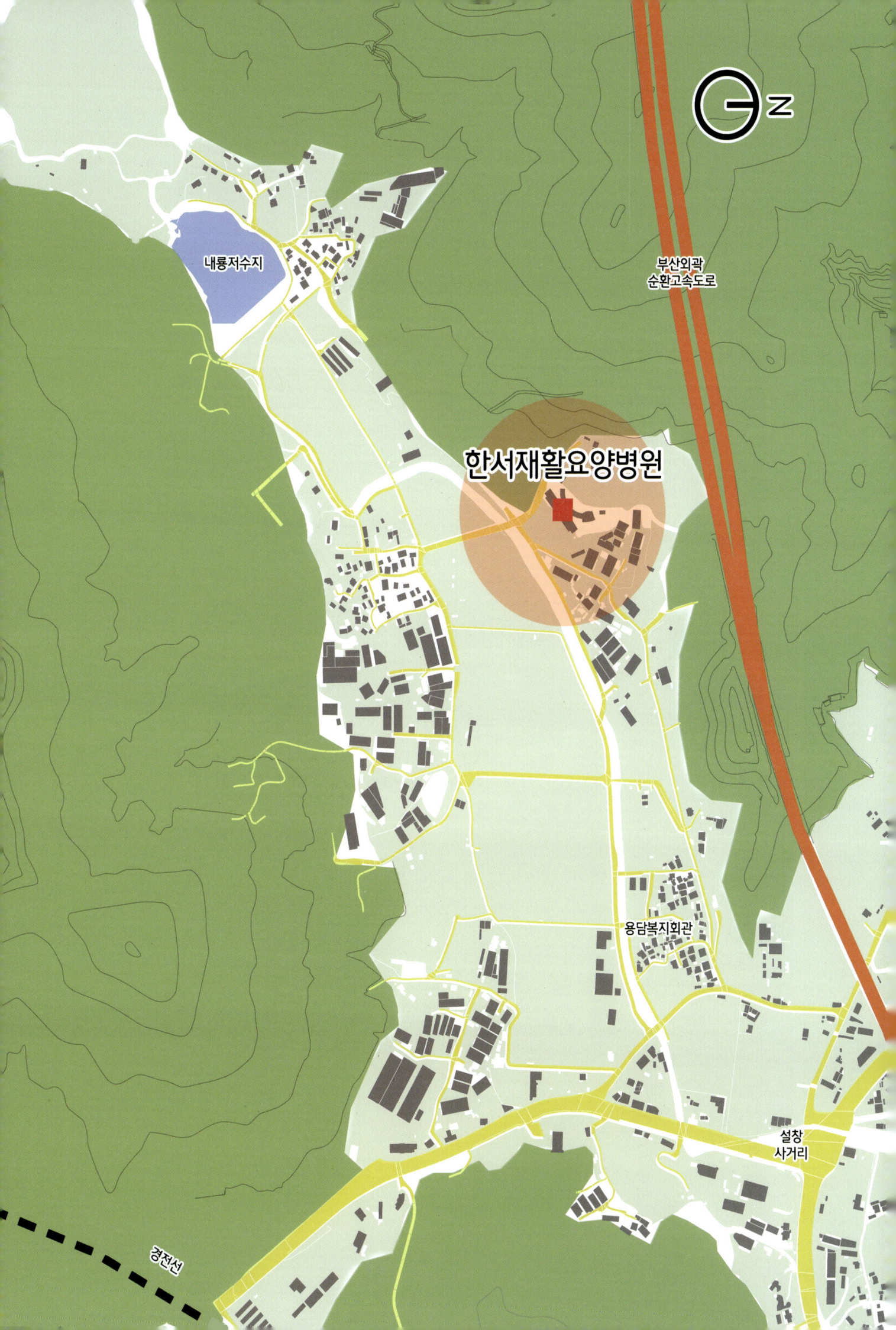

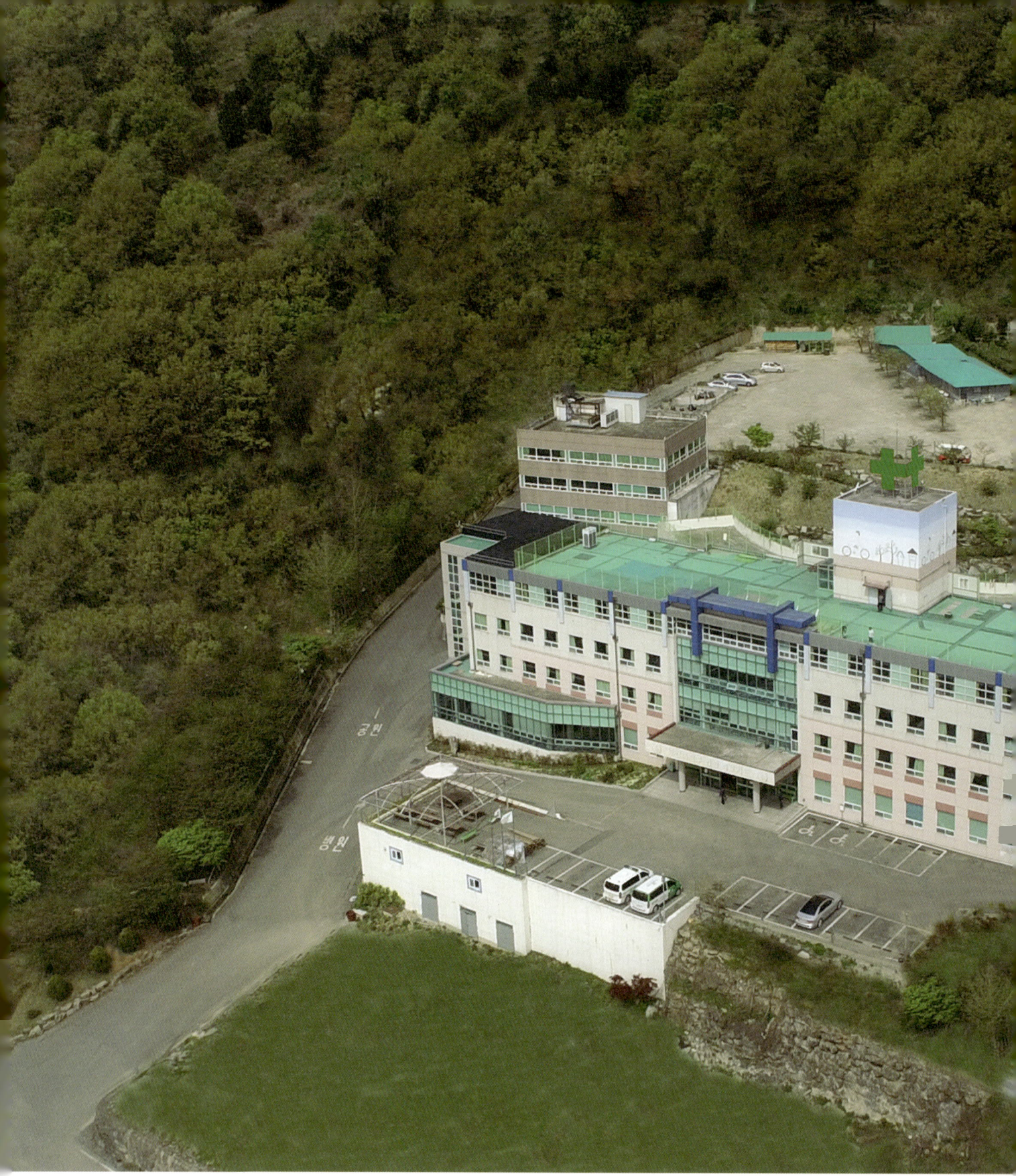

| 한서재활요양병원 |

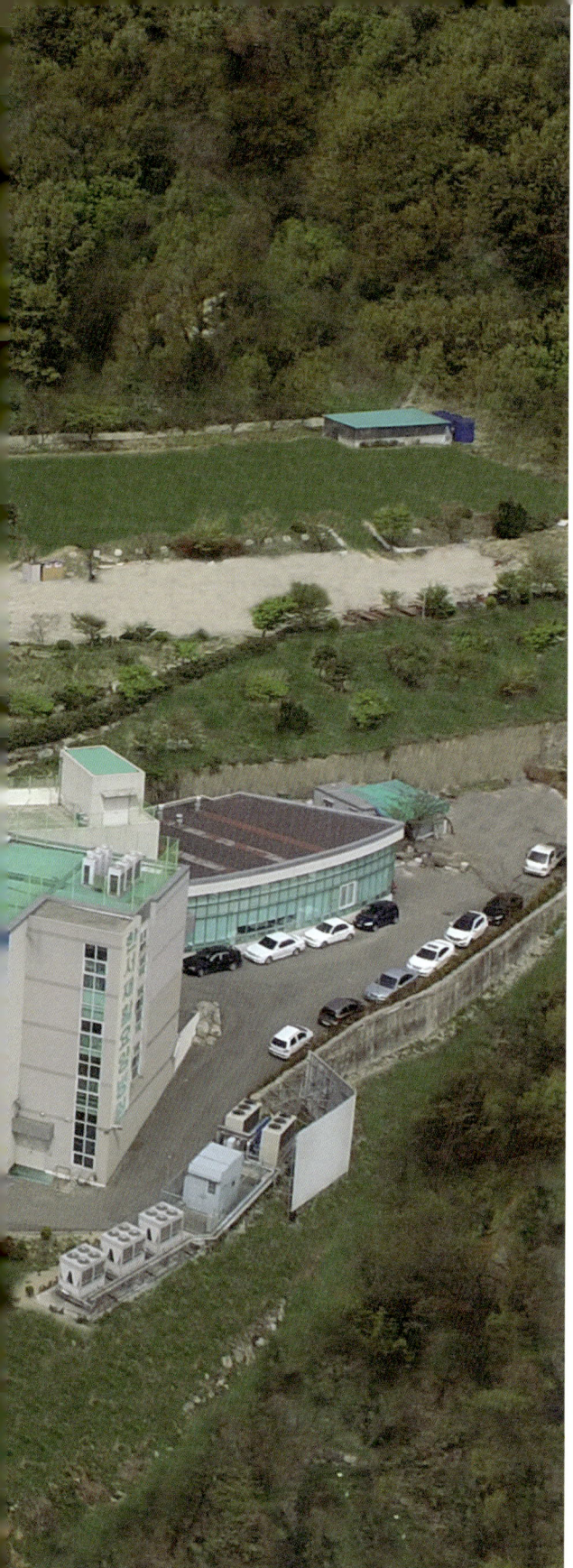
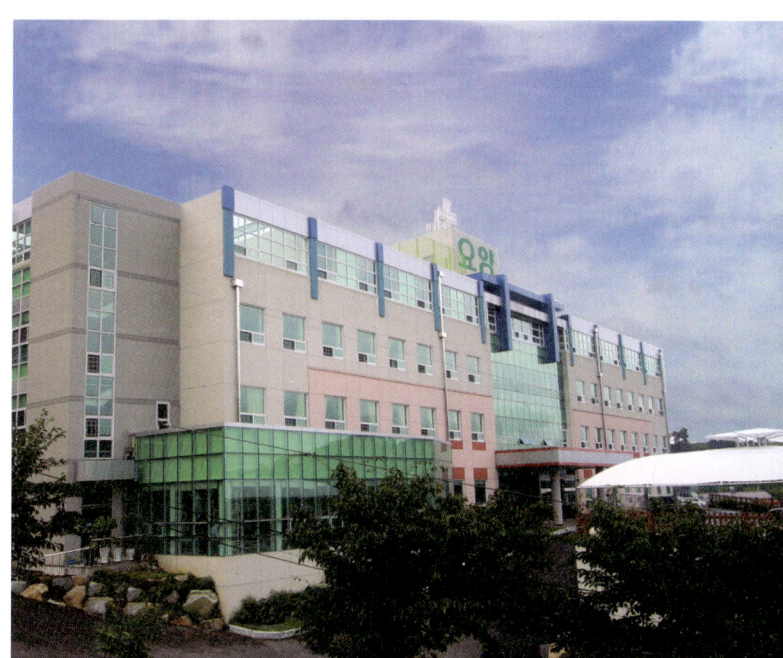

1-2. 병원 측면

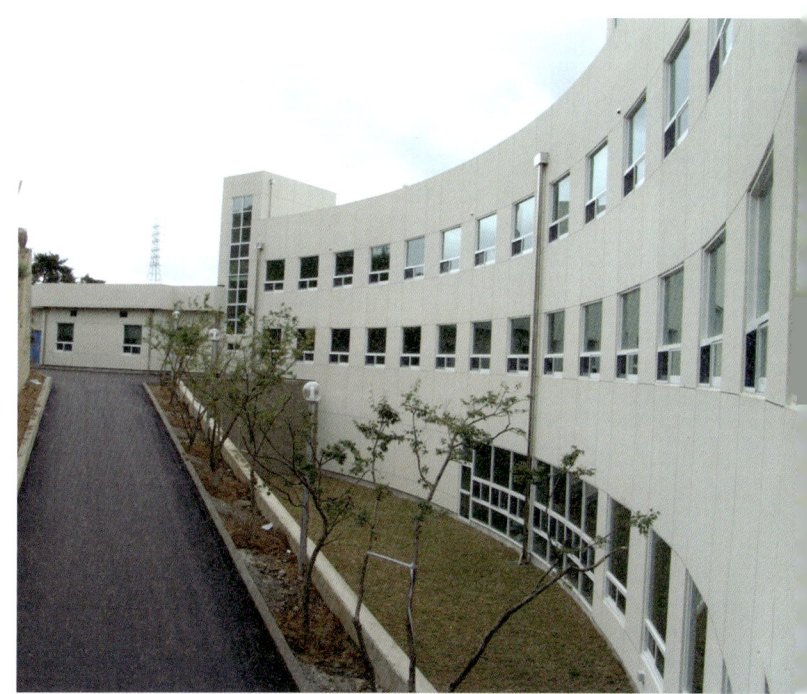

1-1. 병원 원경   1-3. 병원 뒤 도로

산자락 중간에 위치한 전원형 모델이다. 산을 배경으로 도로에 접하고 있어 대지 아래에 있는 도로에서 인지하기 쉽다.

경사 지를 평탄하게 조성하여 고저차를 없애고 건물의 활용도를 높인다. 전면은 안정적인 파사드를 구현하고, 후면은 라운드 형태로 디자인하여 산을 조망할 수 있다.

요양병원 공간읽기

1층 평면도

회의실
병리검사실
2-9 카페 2-6
원무과
2-4
2-2
로비
2-10 재활치료실
진료
주출입구

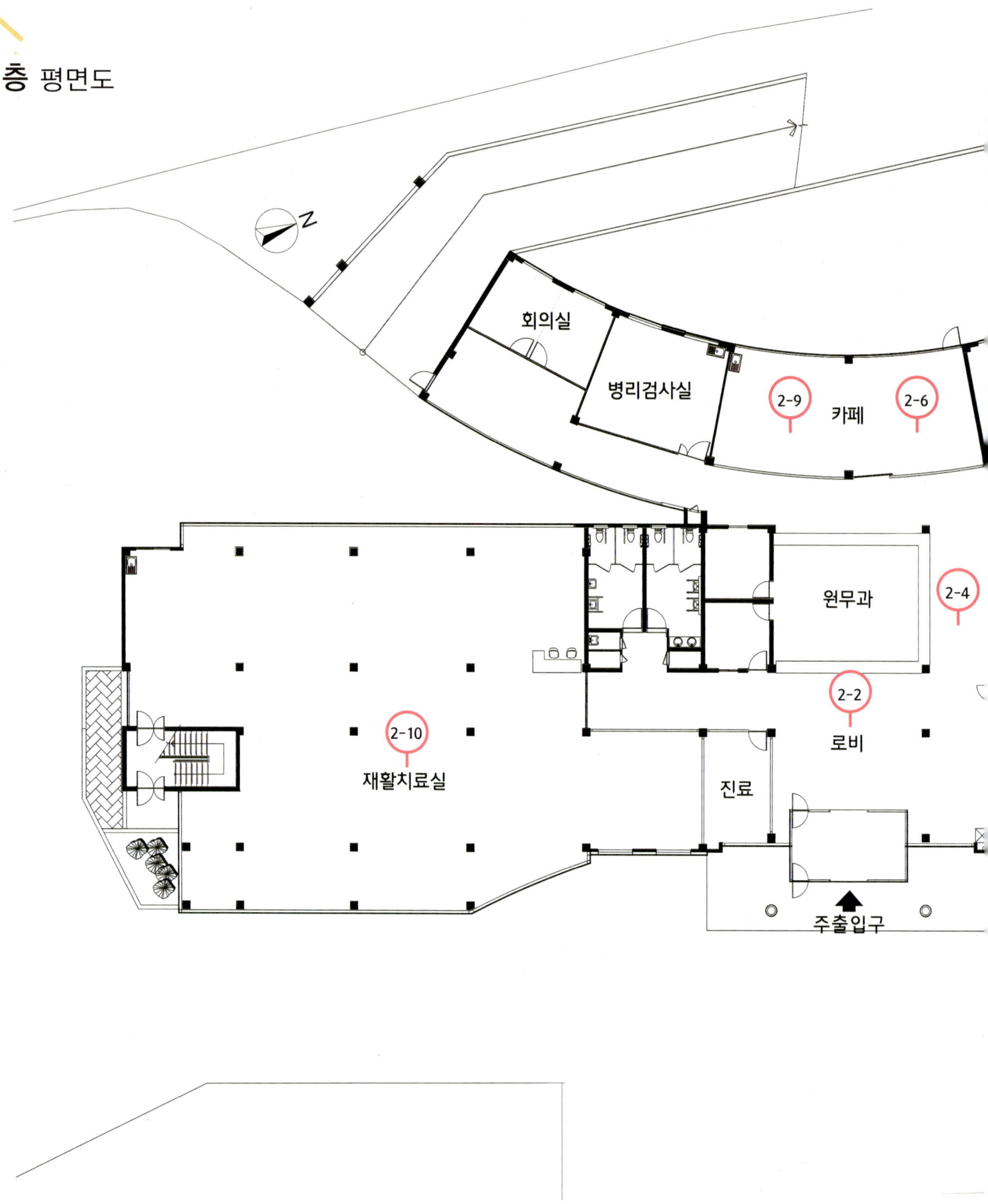

2-1. 로비 장식
2-2. 로비
2-4. 복도 1

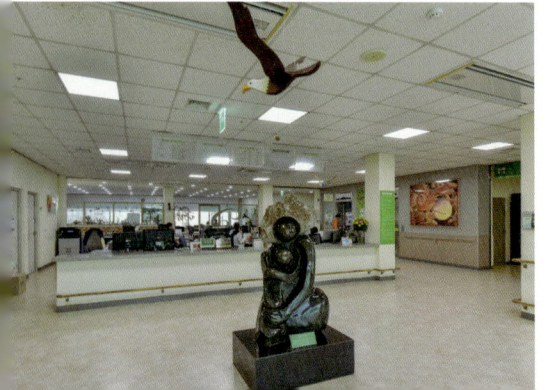
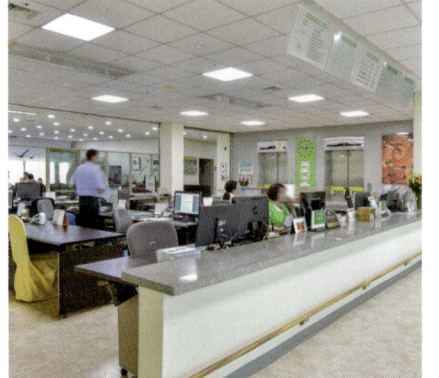
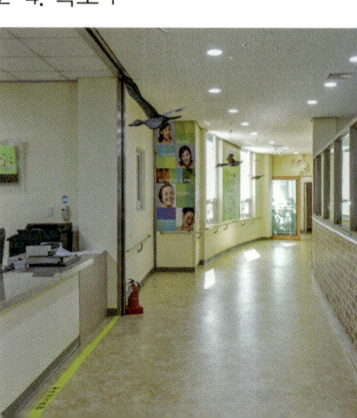

한서재활요양병원

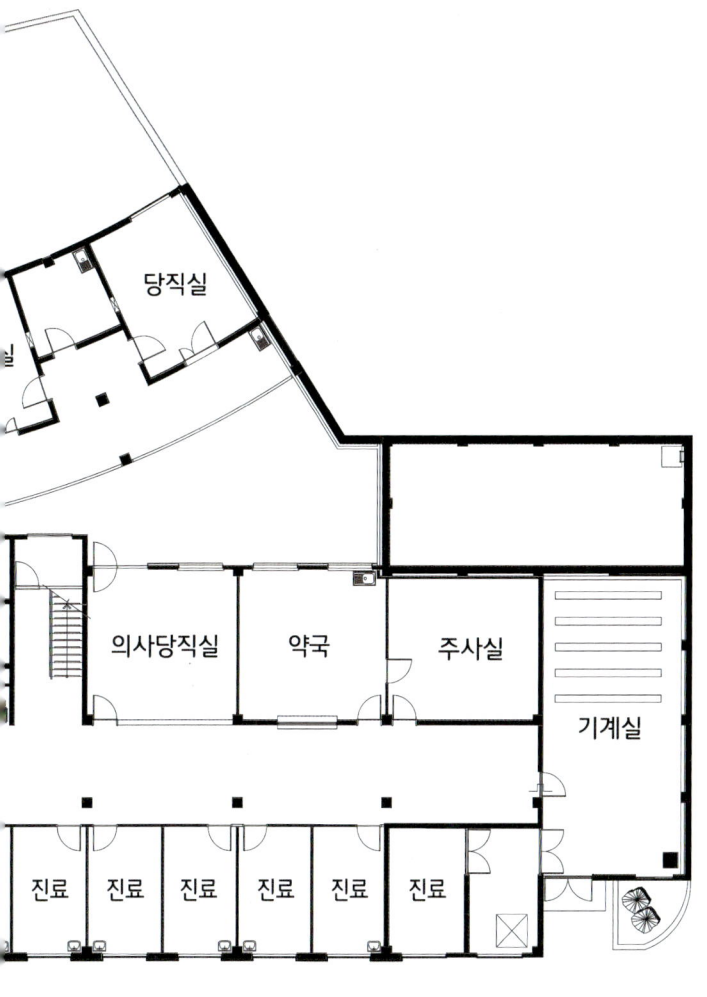

1층 평면도

가운데 홀 공간을 중심으로 균형 힌 대칭형 건물로 안정감 있는 파사드를 보인다. 아치 형태 부분에 전문적 기능 공간을 배치하고 중앙에 간호사실을 배치하여 단계적 공간 구획을 꾀한다. 앞의 큰 홀은 다목적홀로 사용하는 어메니티 공간이다.

어느 위치에서도 시선에 걸리는 것 없이 직선으로 시야가 확보된다. 특히 중앙의 간호사실에서 모든 시야를 확보할 수 있어 케어에 편리함을 더한다.

2-10. 재활치료실 1

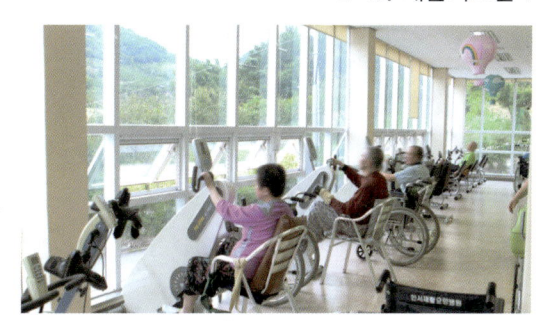

2-6. 휴게공간

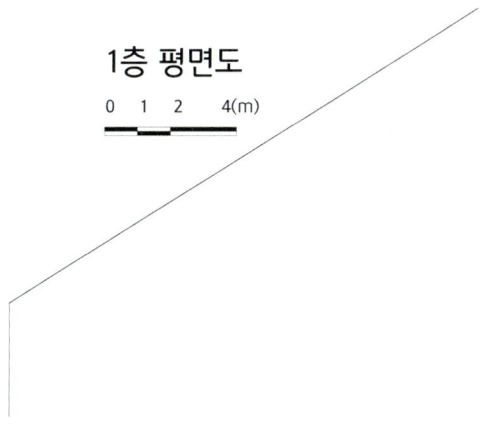

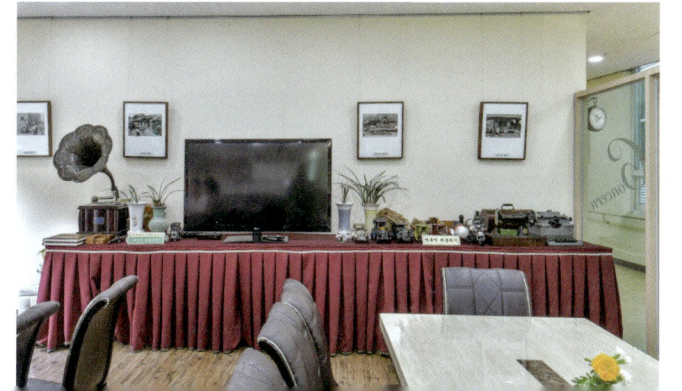

2-9. 카페

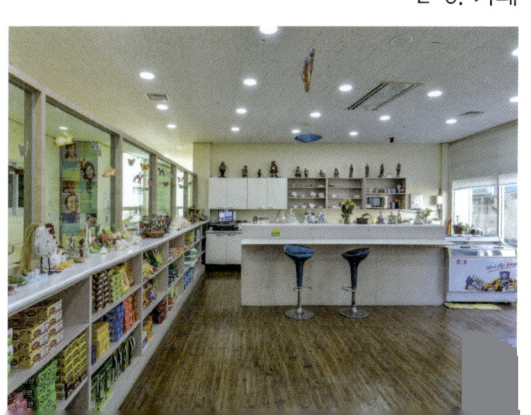

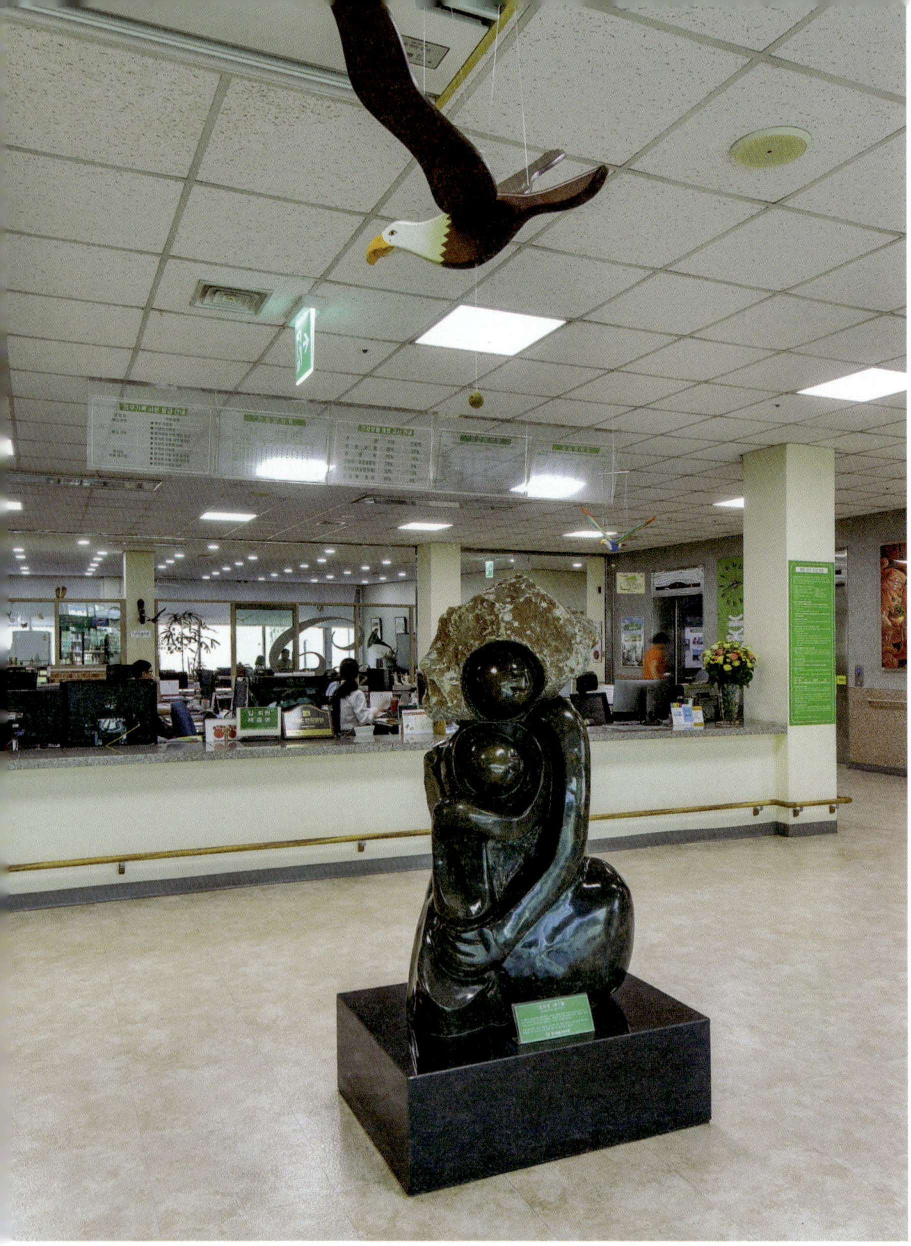

1층

전면에 원무과를 배치하여 효율적인 동선을 이끈다. 가구 및 파티션의 높이를 낮추어 업무의 투명성과 신뢰도를 높인다. 하단부에 난간을 두어 휠체어 이용자의 안전을 배려하고 데스크 자체를 손잡이로 활용할 수 있도록 세심하게 배려한다.

2-1

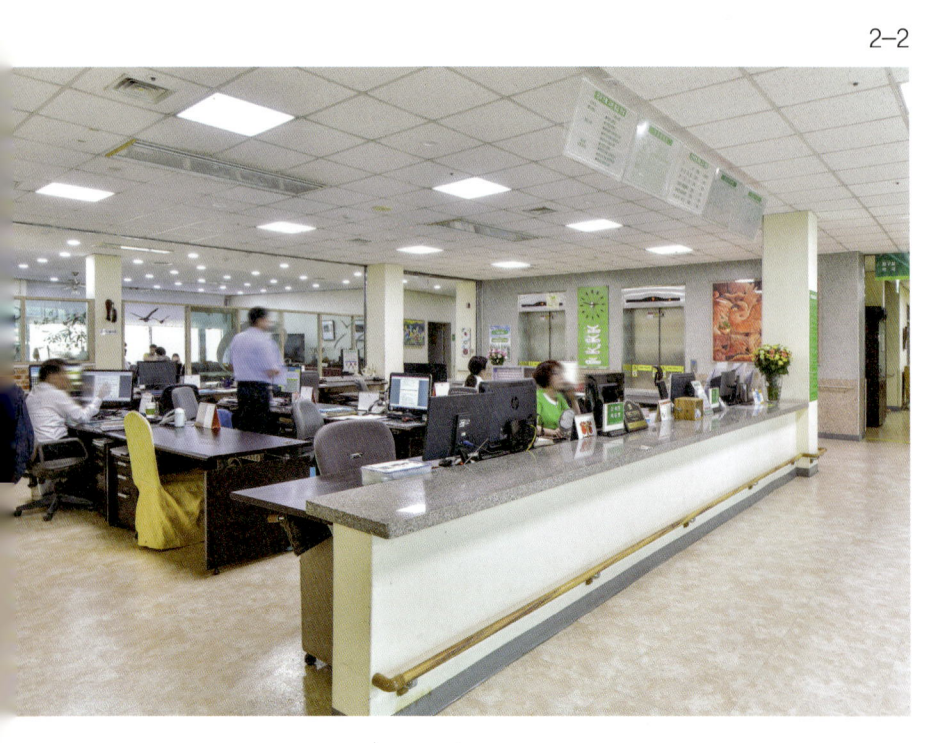

2-2

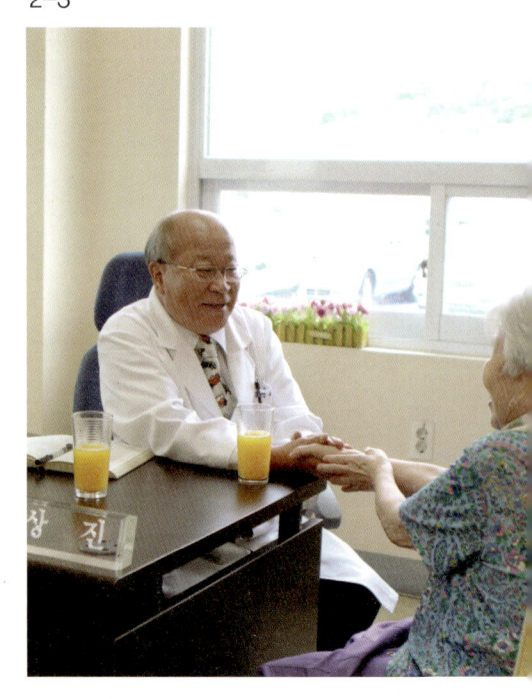

2-3

한서재활요양병원

2-1. 로비 장식
2-2. 로비
2-3. 진료실
2-5. 복도 2

2-5

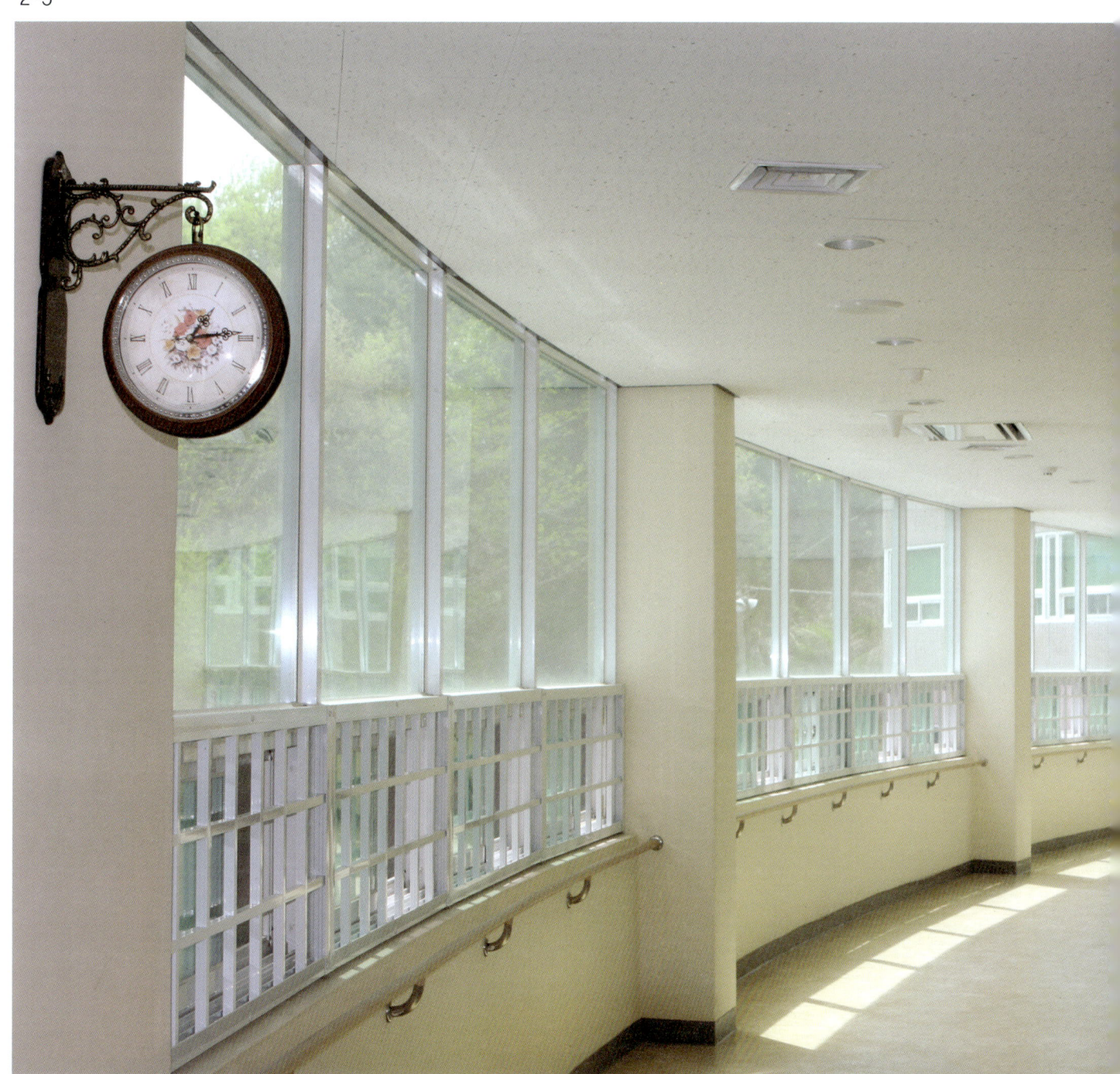

아치형 복도를 만들어 공간을 추측 가능한 집약적인 형태로 만든다. 아치형 모양이 불필요한 공용공간을 활용할 수 있게 한다. 완만하게 이루어진 곡선은 동선을 편리하게 하고, 공간에 재미를 더한다. 편복도에서 유입되는 많은 양의 자연채광은 공간을 더욱 밝고 경쾌하게 한다.

공간마다 모빌을 설치하여 정체되어 있는 분위기에 역동성을 강조한다.

요양병원 공간읽기

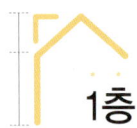
1층

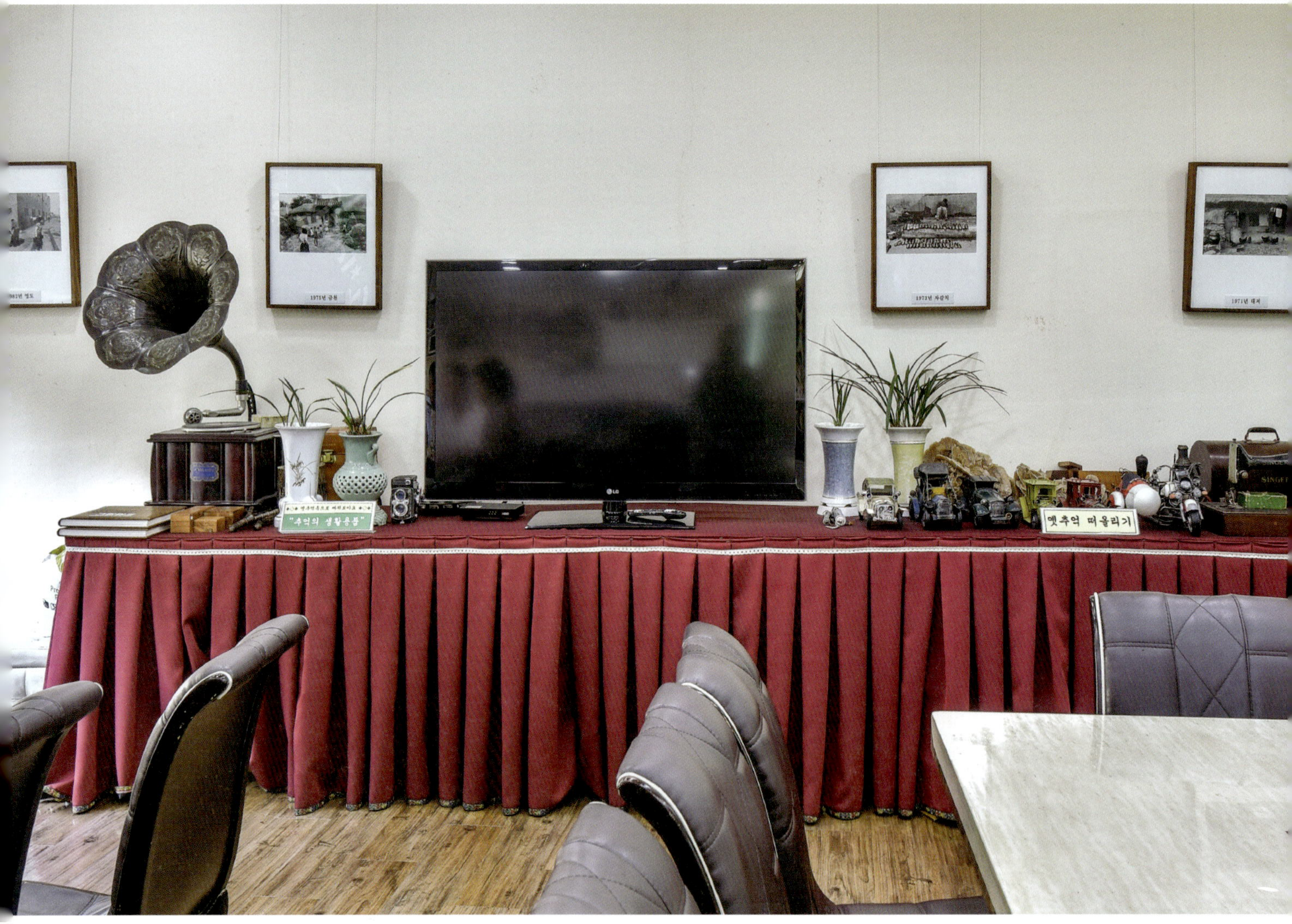

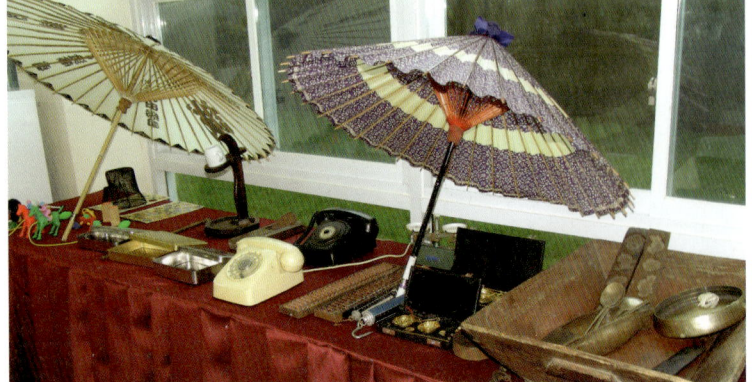

2-7

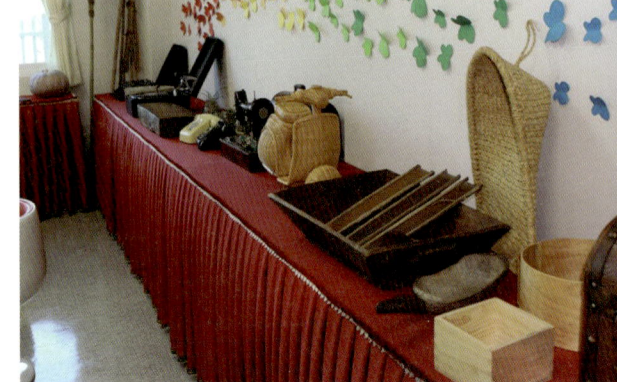

2-8

한서재활요양병원

2-6. 휴게공간
2-7. 장식품 1
2-8. 장식품 2
2-9. 카페

2-6   2-9

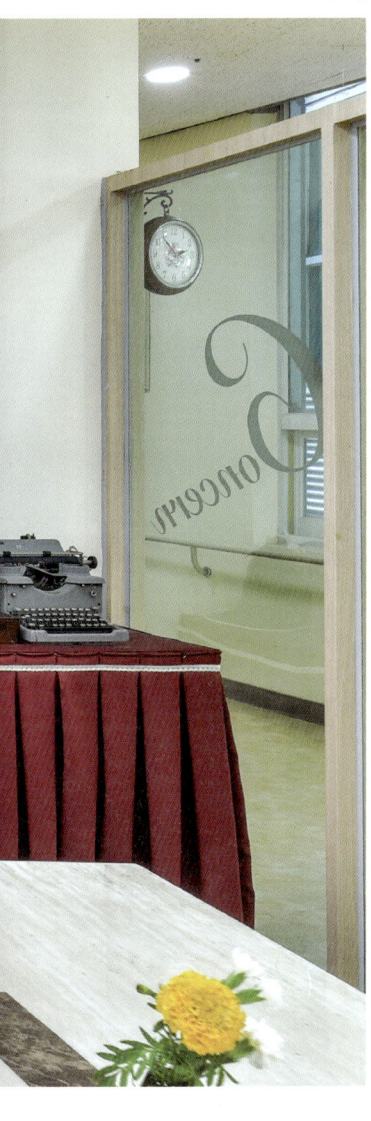

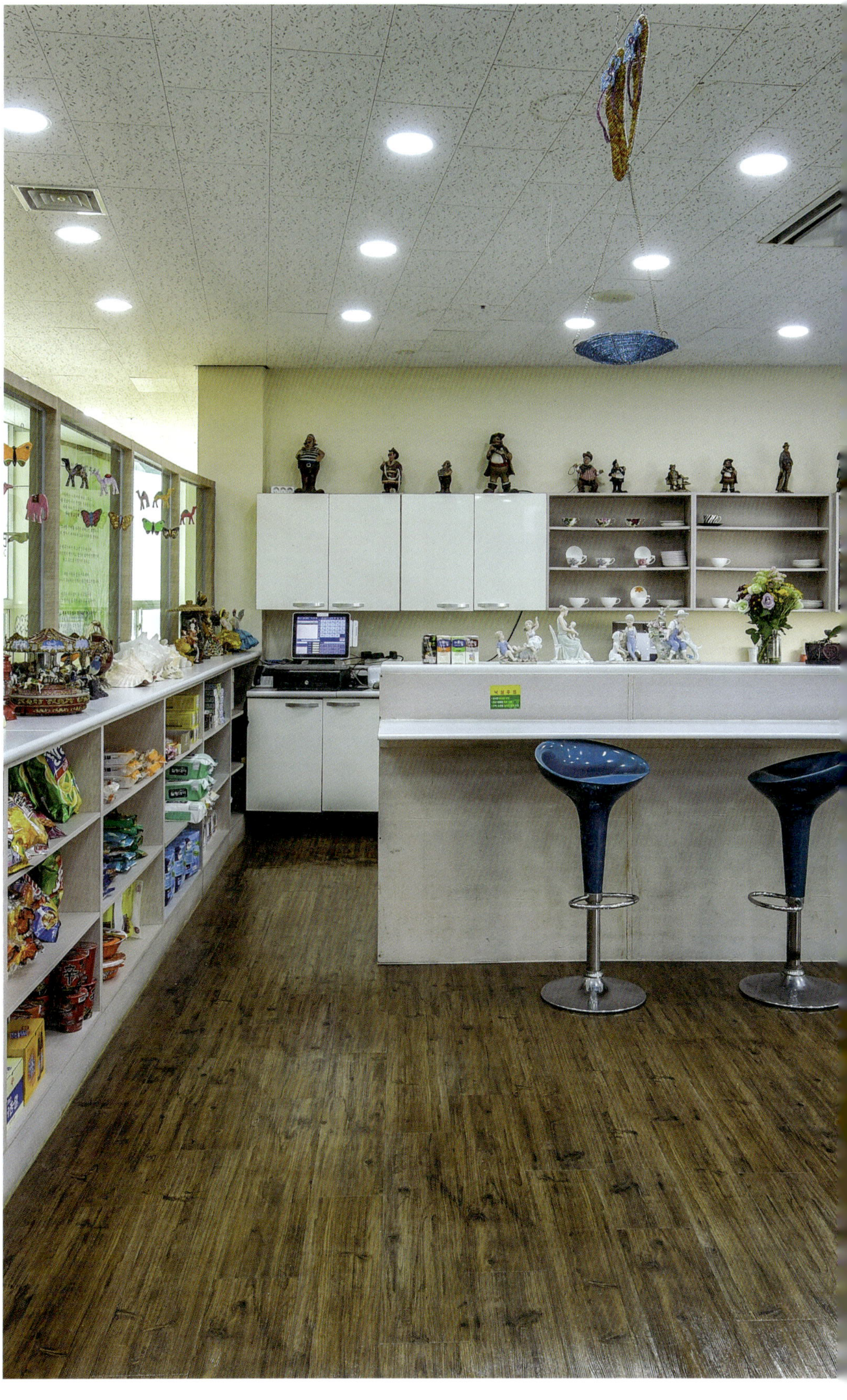

오래된 물건들을 소품으로 배치하여 친근한 분위기를 연출하고 인지장애가 있는 이용자를 포함하여 모든 이용자가 소소하게 회상하며 나눌 이야깃거리를 자아낸다.

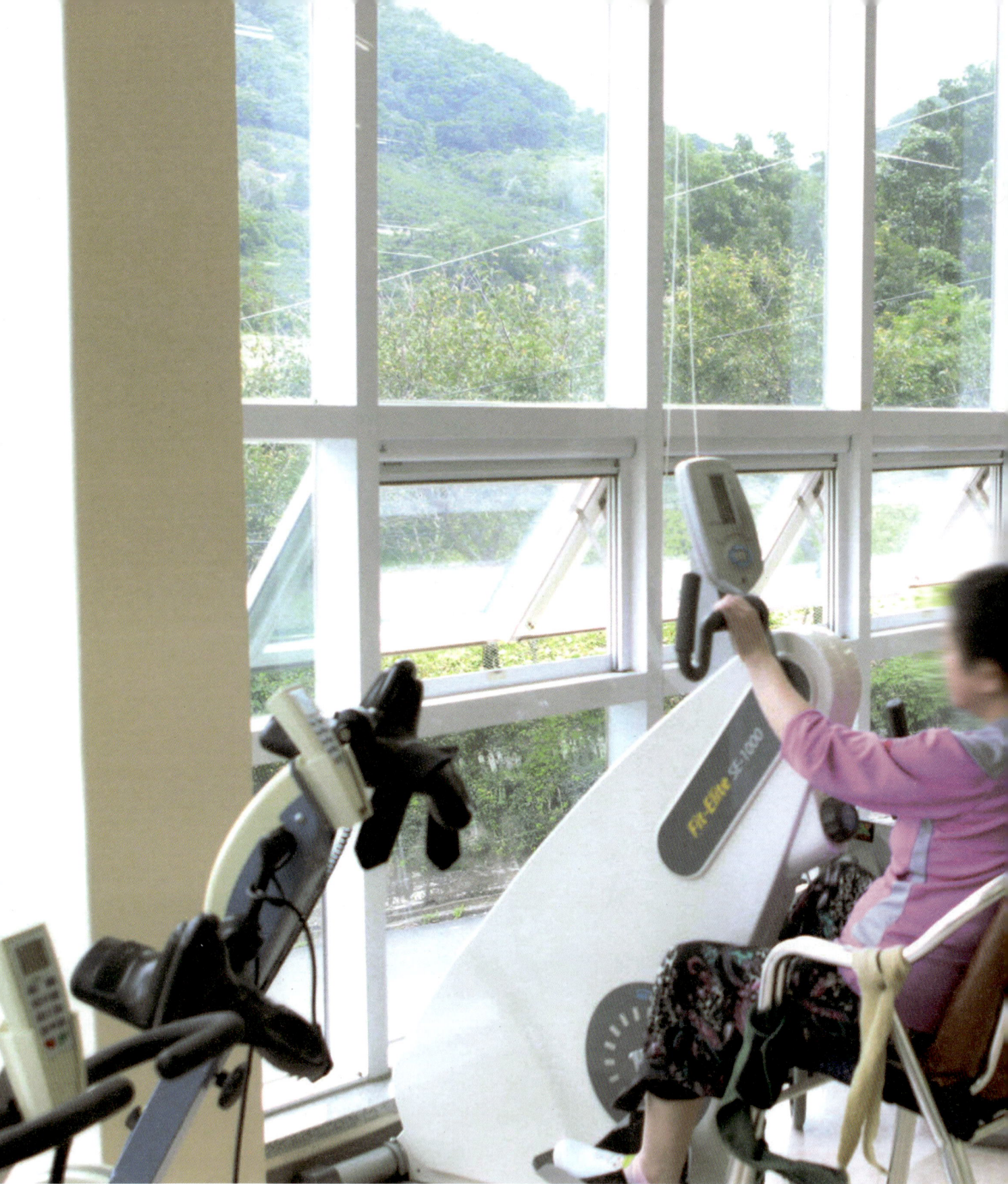

1층 재활치료실

전면을 유리창으로 하여 채광과 조명이 뛰어나다. 밝은 공간은 넓은 공간을 더 넓게 보이게 하고, 자연을 주시하며 운동을 지속적으로 할 수 있는 환경을 조성한다.

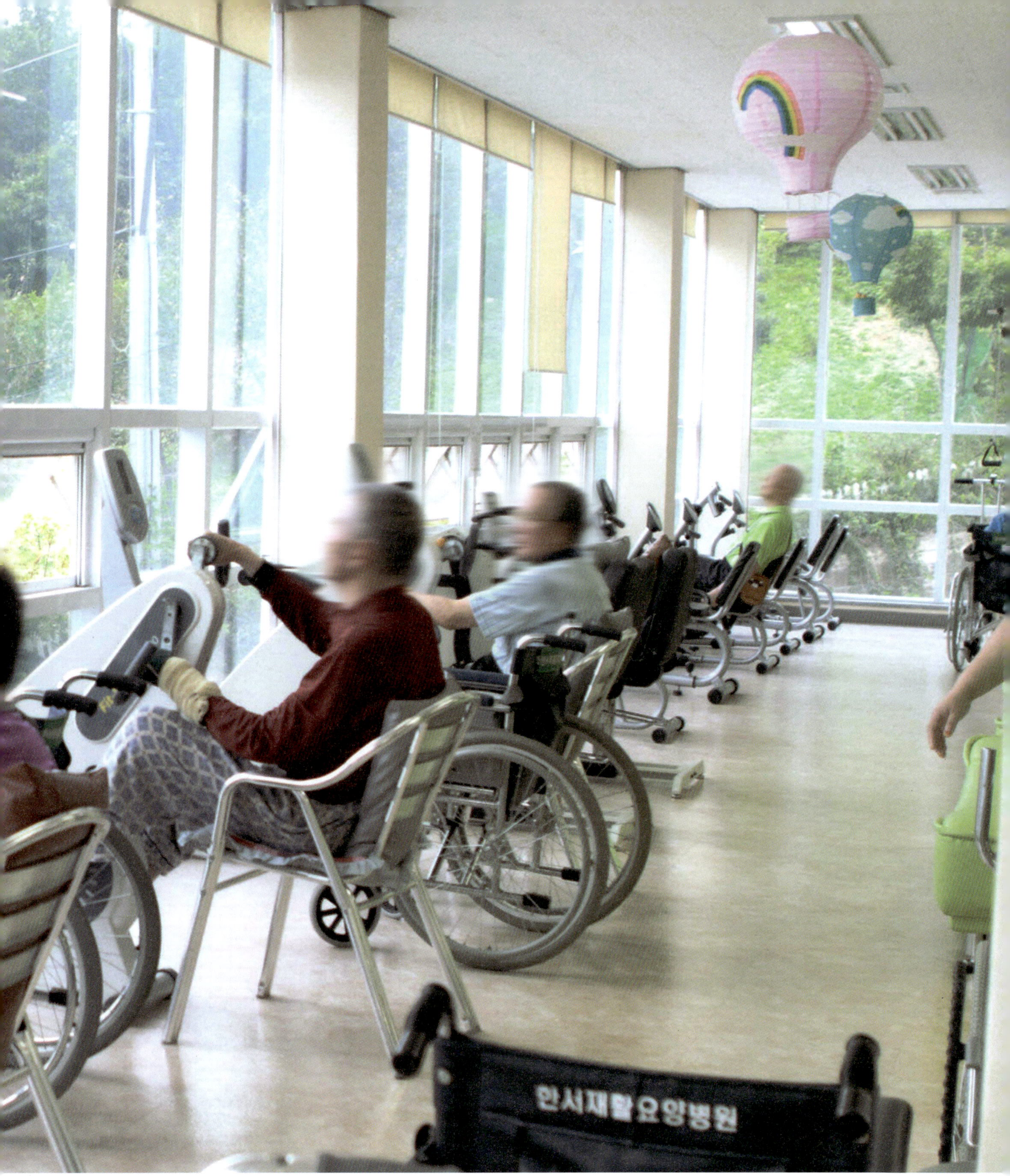

2-10. 재활치료실 1

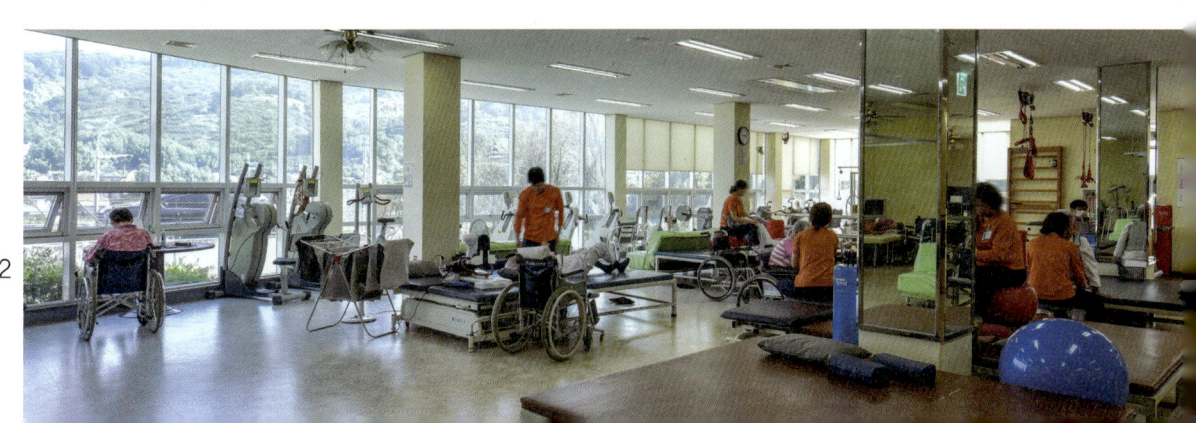
2-11. 재활치료실 2

요양병원 공간읽기

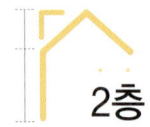
2층

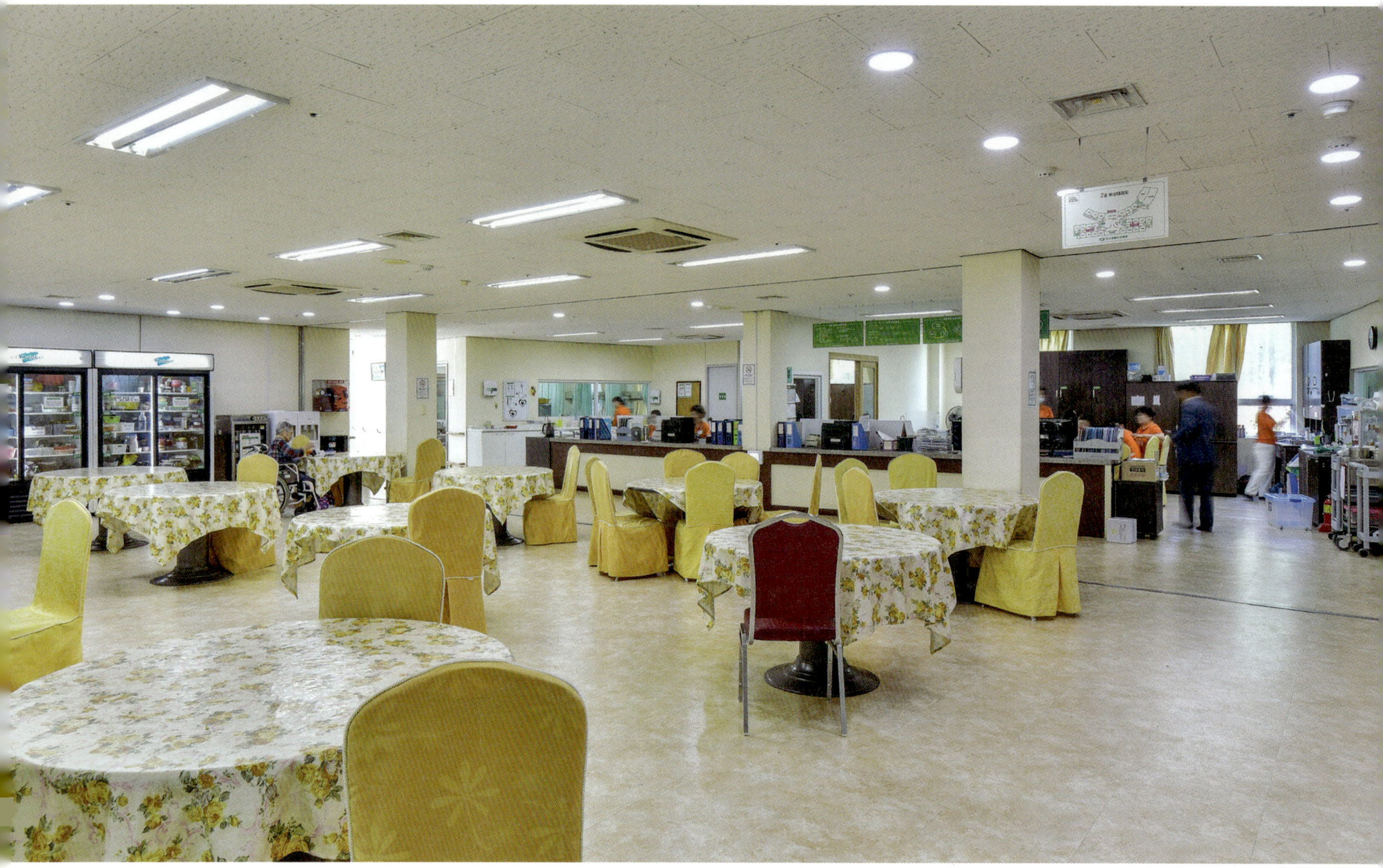

3-1

3-2

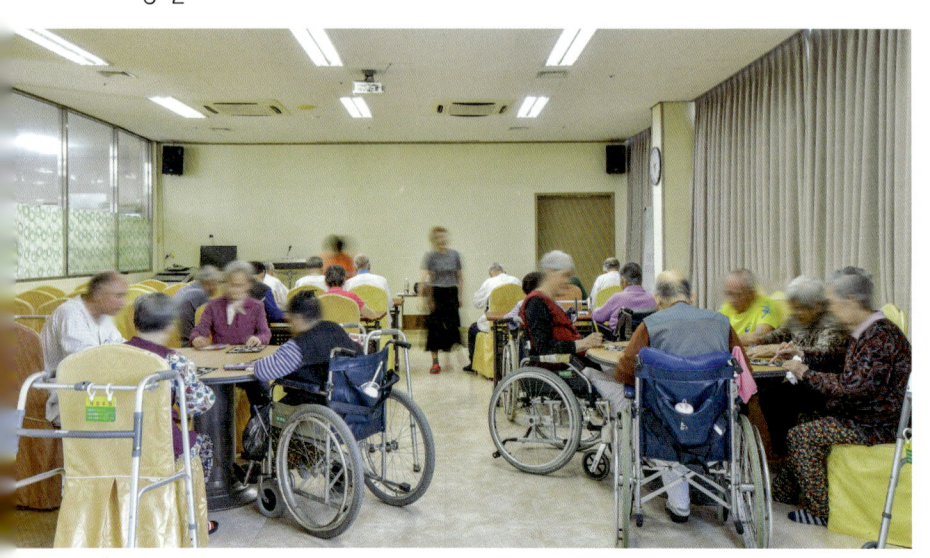

층별로 콘셉트 컬러를 달리하여 인지적 공간 구분을 돕는다. 또한 각 층마다 간호사실 앞에 차별화한 공용공간을 배치하여 식사와 면회 등 다양한 용도로 사용할 수 있는 다목적 휴게 공간을 넓게 두었다. 정면의 간호사실에서 홀을 주시할 수 있어 빠른 상황 대처가 가능하다.

3-1. 휴게공간
3-2. 프로그램 모습
3-3. 데이룸(홀)
3-4. 대형 냉장고
3-5. 조리실

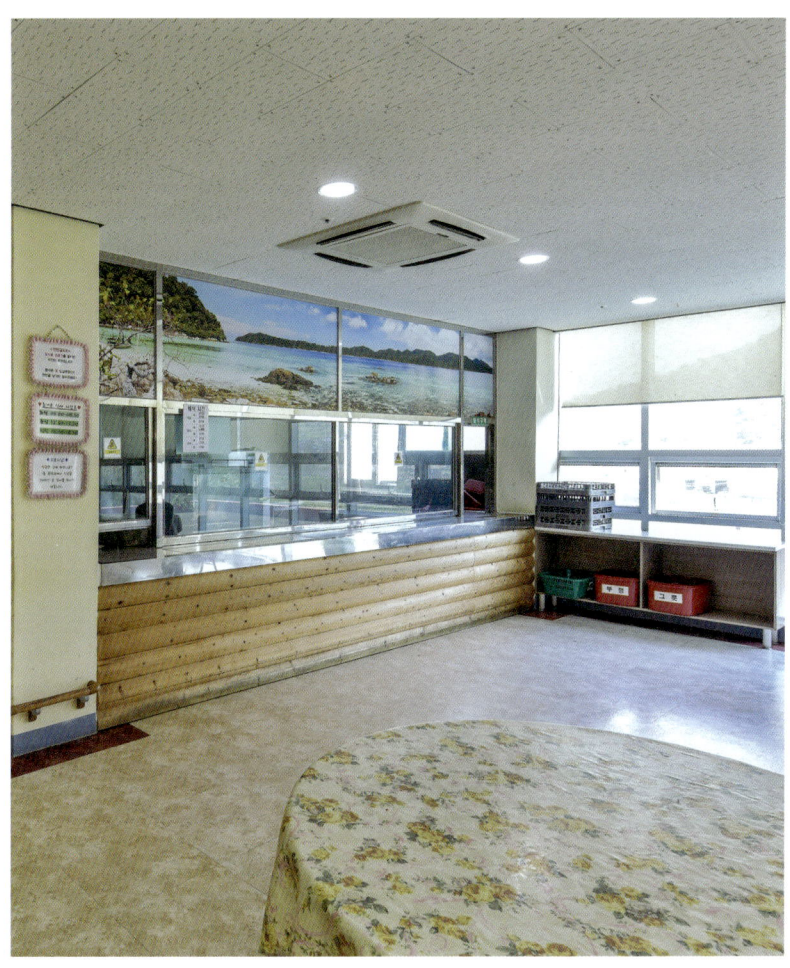

3-3

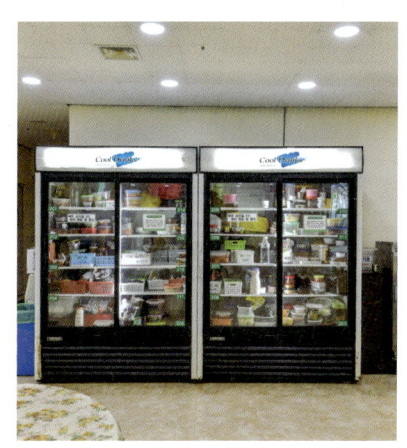

3-4

각 층마다 주방을 두어 따뜻한 음식을 신속하게 전달한다. 생활에서 중요한 요소인 식사 과정을 느낄 수 있어 데일리 라이프 사이클에 인지력을 더한다.
층마다 조리 할 수 있는 공간과 반찬을 보관할 수 있는 대형냉장고를 두어 이용자의 편의를 배려한다.

3-5

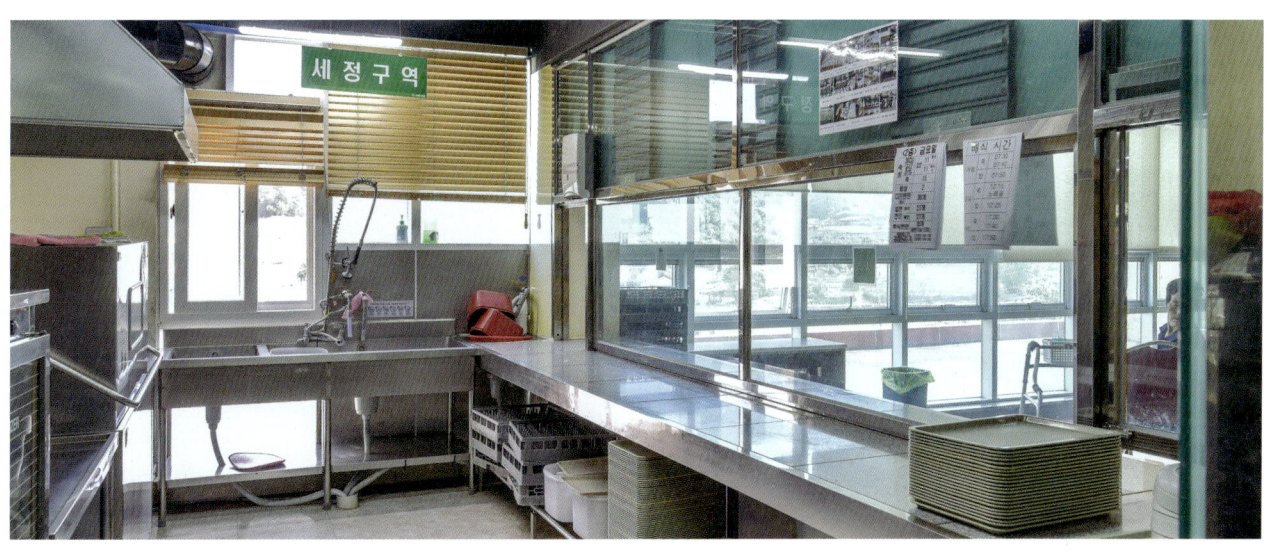

요양병원 공간읽기

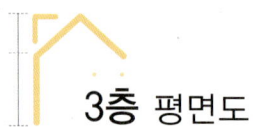
3층 평면도

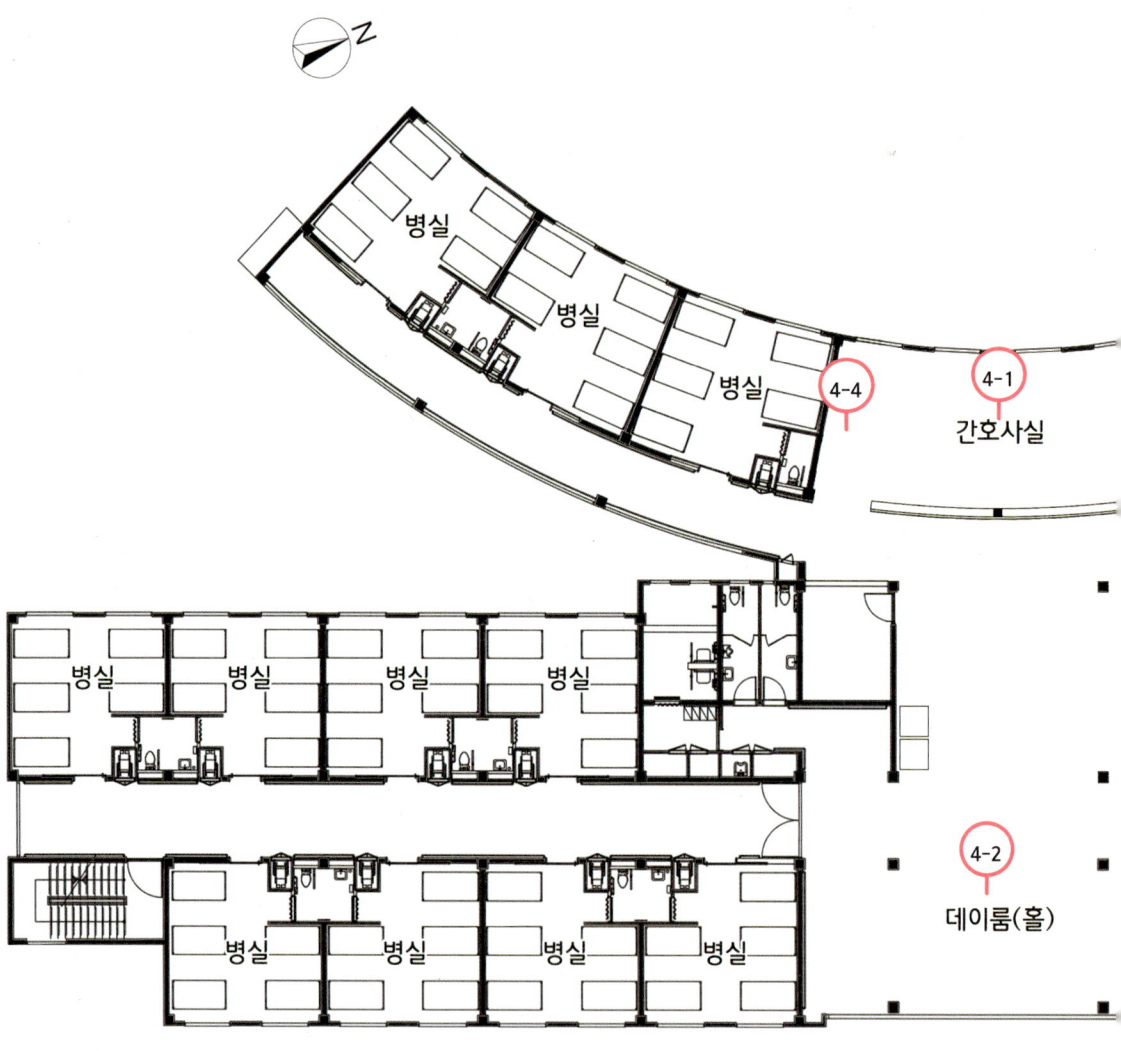

4-1 간호사실

4-2 데이룸(홀)

4-4

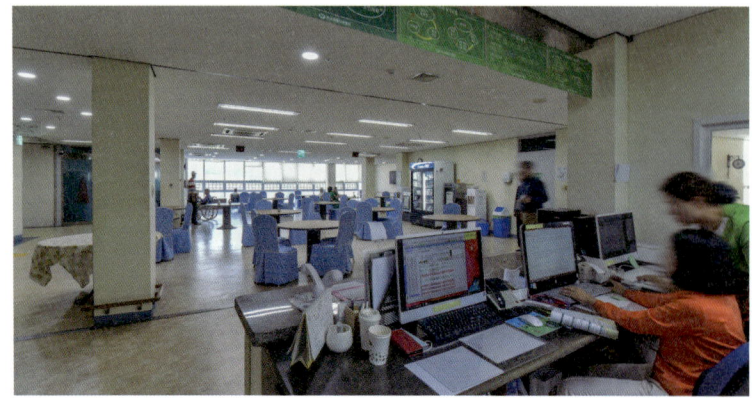

4-1

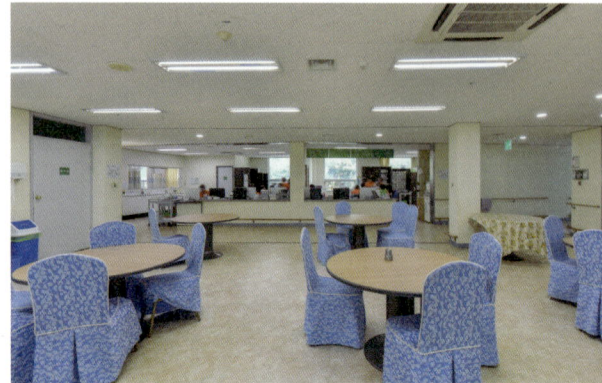

4-2

한서재활요양병원

4-1. 간호사실
4-2. 데이룸(홀)
4-3. 병실
4-4. 단계적 공간

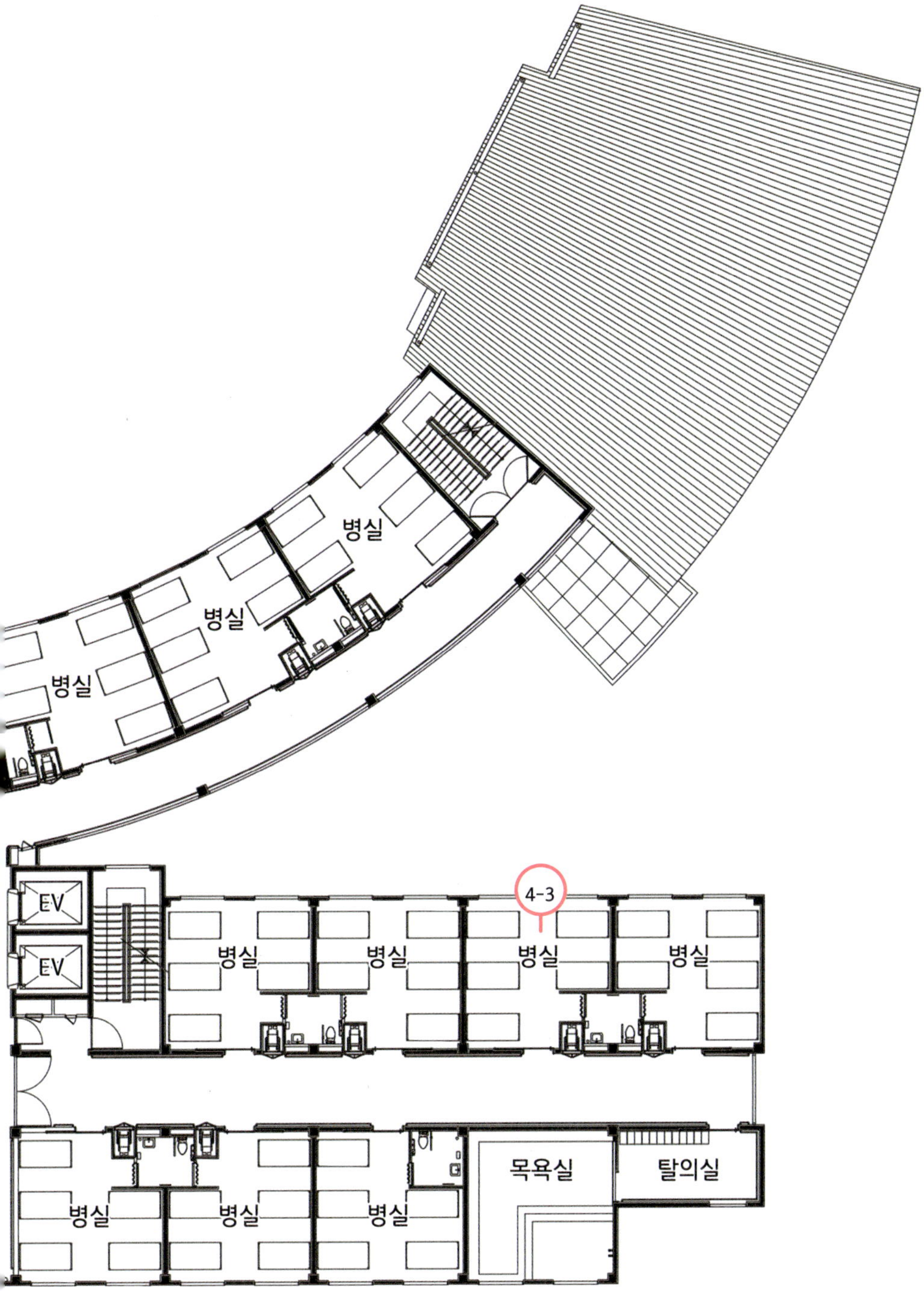

3층 평면도

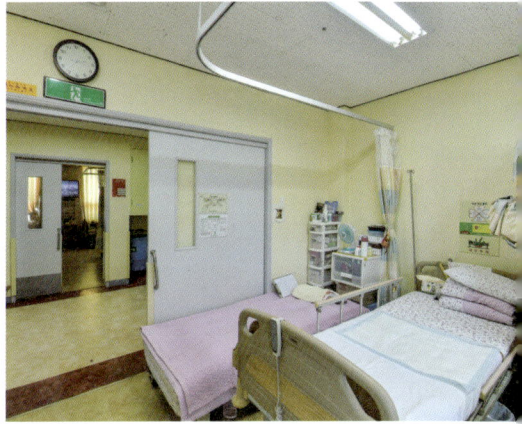

4-3

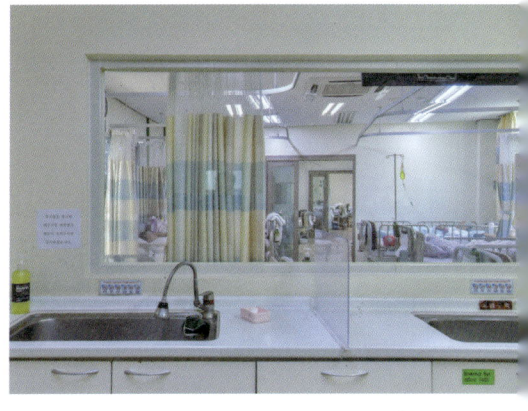

4-4

요양병원 공간읽기

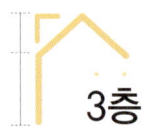
3층

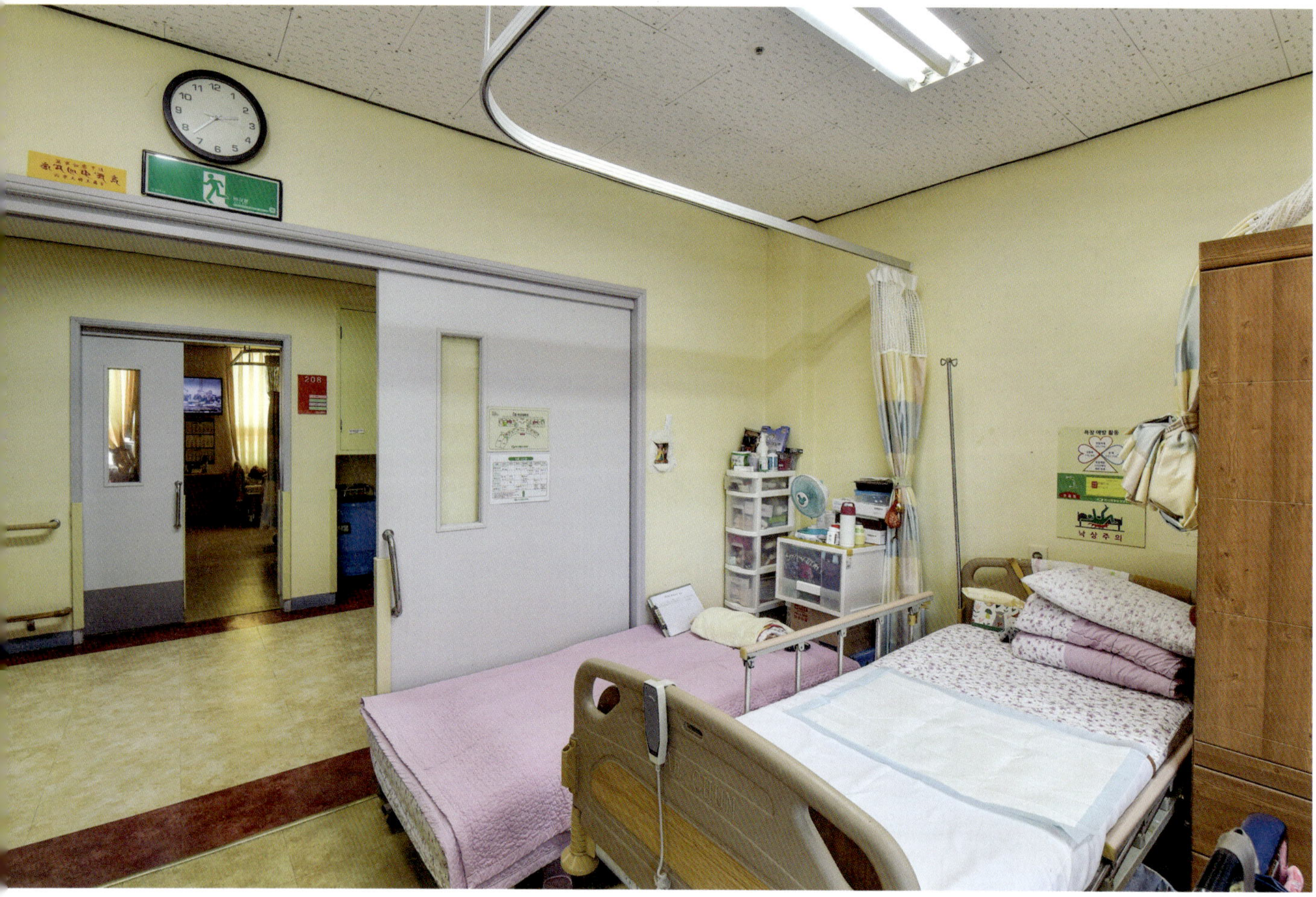

4-3

4-4
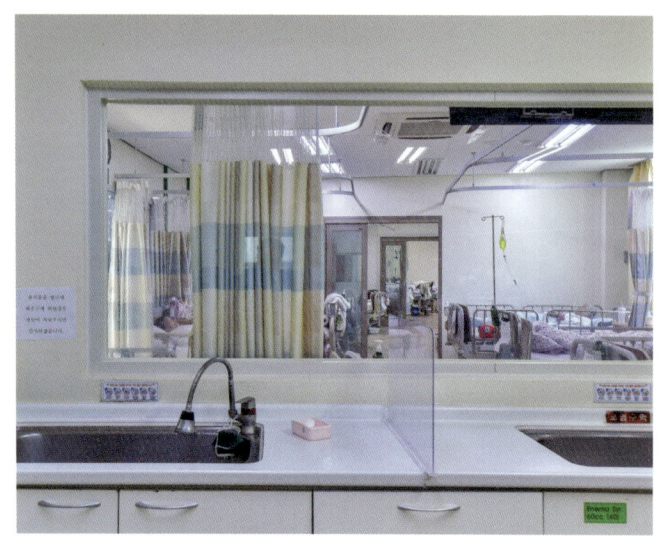

병실 입구에 간병인 공간을 마련하여 간병인의 편의를 도모하고 단계적 공간배치를 통해 이용자의 프라이버시를 배려한다.
전용 기구를 사용하여 이용자의 목욕을 돕는다.

한서재활요양병원

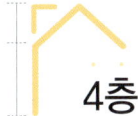
4층

4-3. 병실
4-4. 단계적 공간
5-1. 전신욕조기
5-2. 전신욕조실 입구
5-3. 전신욕조하는 모습

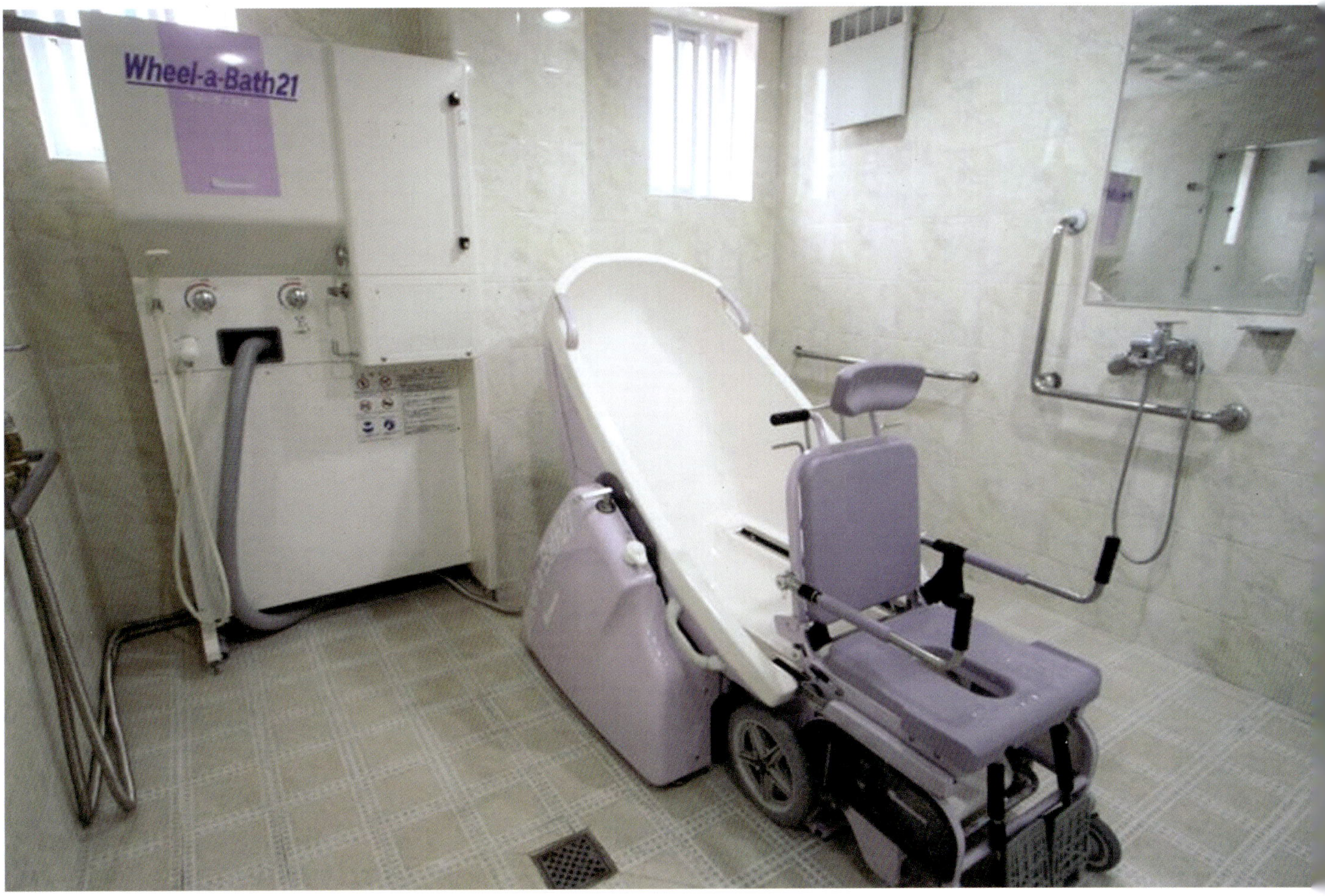

5-1

목욕실은 전신 목욕기를 구비하고 있다. 또한, 감염원의 원인이 되는 손잡이를 만지지 않도록 간이 미닫이문을 이중으로 설치하여 감염 예방과 위생을 철저히 한다.

5-2

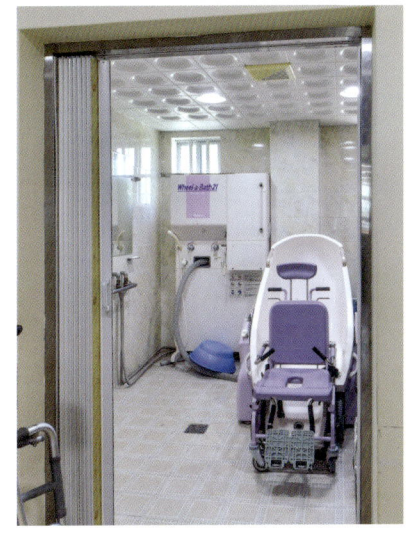

5-3

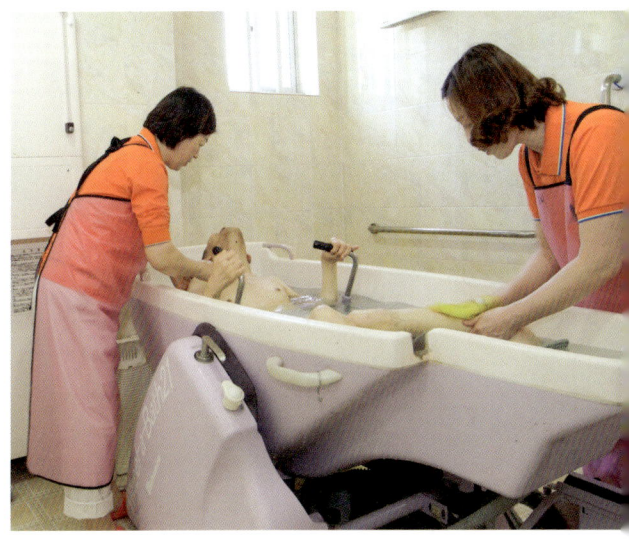

5-4

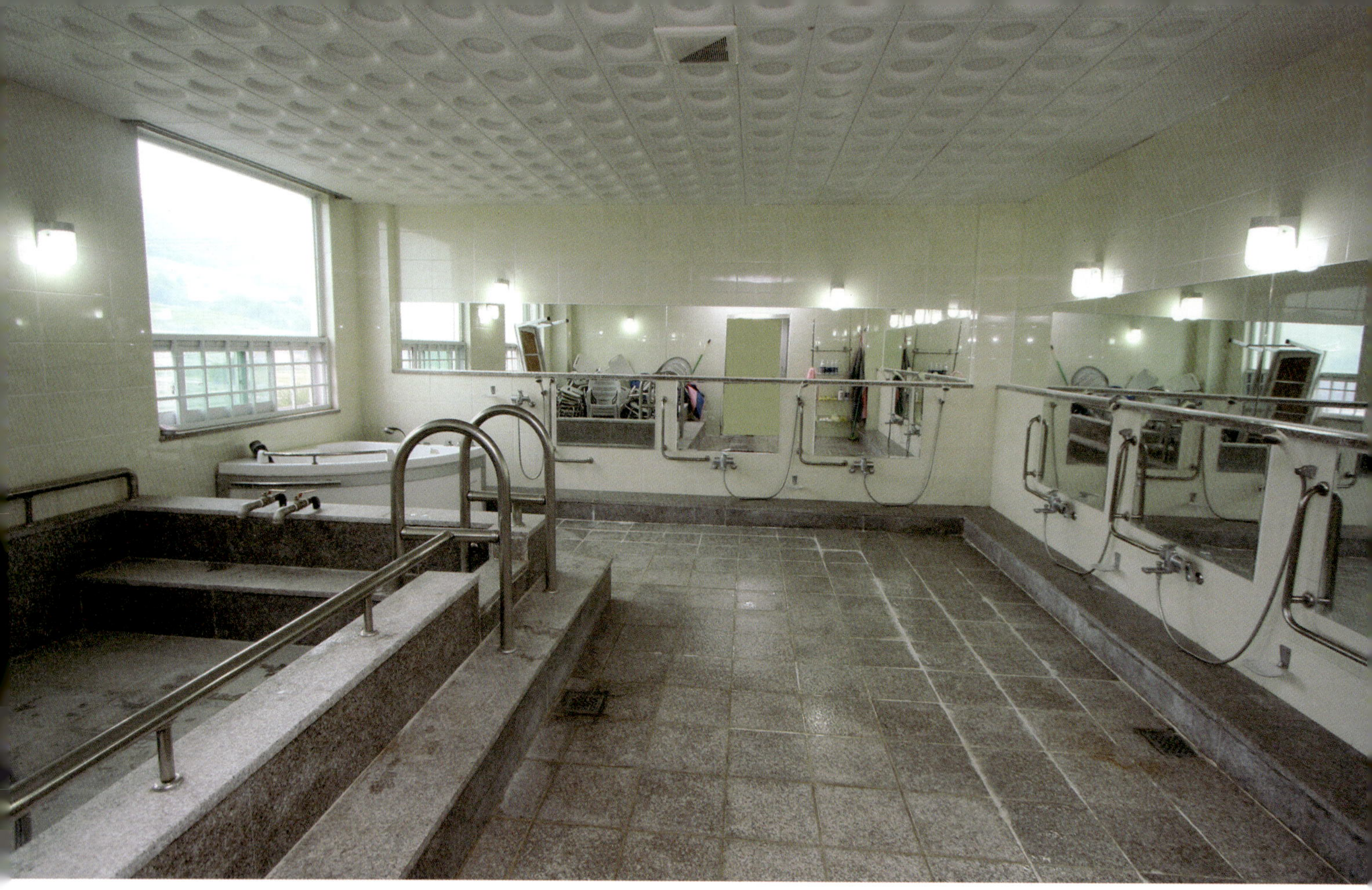

4층

5-4. 목욕탕
5-5. 미용실 1
5-6. 미용실 2
5-7. 네일 아트하는 모습

다양하게 확보한 어메니티 공간에서 다양한 프로그램을 통해 지루할 수 있는 병원의 일상에 활기를 불어넣는다.

5-5

5-6

5-7

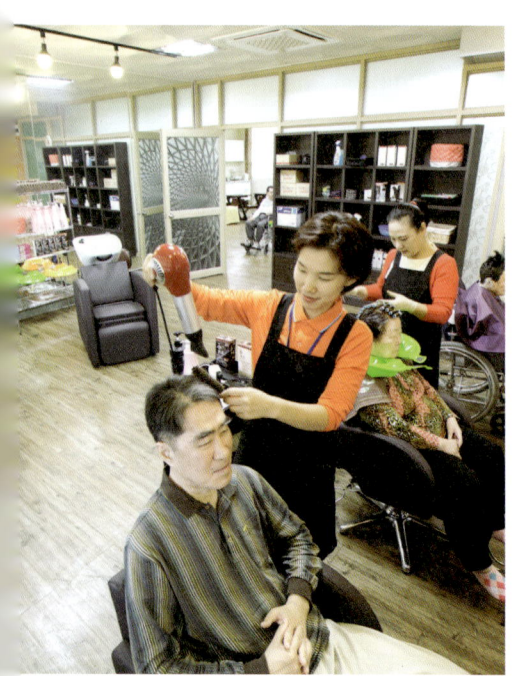

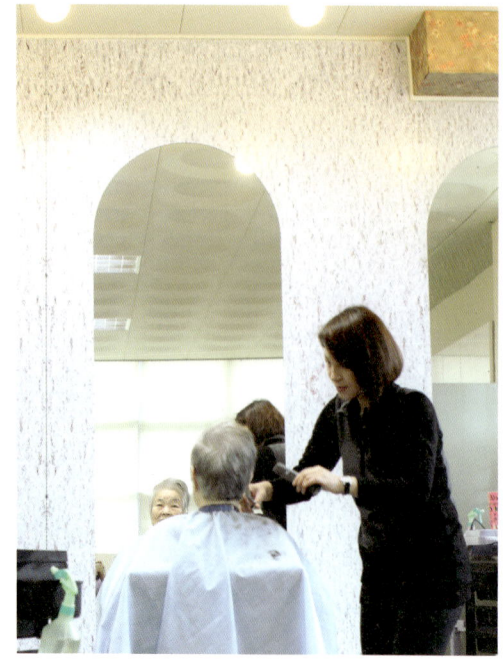

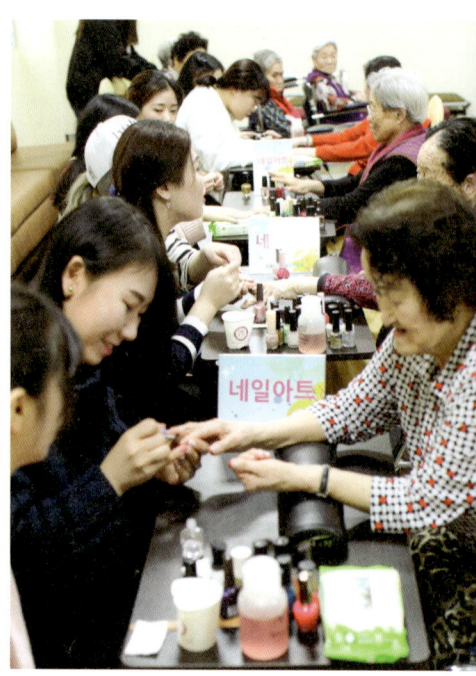

병원 소개

한서재활요양병원은 "생활이 곧 재활"을 기본 이념으로 하고 있습니다.
일상생활의 움직임이 바로 재활임을 실천하고 있으며 어르신들의 근력 강화를 목표로 부단히 노력하고 있습니다.
이를 통해 "내가 가고 싶은 곳으로 내 마음대로 갈 수 있는 것"이며 "내 수저로 내가 먹고 싶은 음식을 먹고, 먹고 싶은 만큼 먹을 수 있는 것"입니다.

또한 어르신들에게 자존감을 세워 드리기 위해 휠체어 방향 하나하나에도 신경쓰는 마음가짐으로 응대하고 있습니다.
한서재활요양병원 모든 직원은 나도 모르게 어르신의 자존감에 손상을 줄 수 있다는 생각으로 작은 부분에서도 관심과 배려에 집중하고 있습니다.

자연 속의 요양병원 전원 속의 재활병원

"생활이 곧 재활"이라는 이념 속에 어르신들의 자존감을 깊이 되새기며 한서재활요양병원의 직원들은 어르신들을 위해 더욱더 노력하고 있습니다.

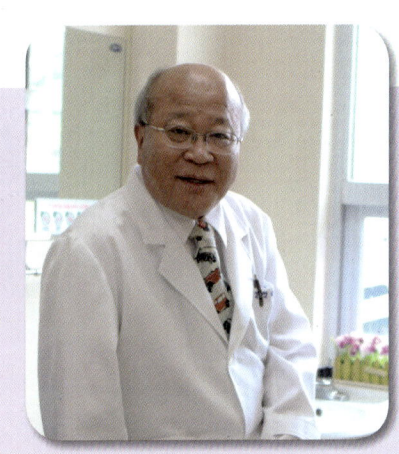

김상진 이사장

총 평

재활에 중점을 두고 건립된 전원형 요양병원으로 두 개의 서로 다른 매스를 붙여놓은 독특한 형태다. 건물의 깊이가 깊어지면 채광과 환기에 불리해지므로 이를 극복하기 위해 매스의 분절을 의도하였고 이를 단순히 직선형의 두 개의 블록으로 분절하지 않고 직선의 큰 매스와 반원형의 작은 매스로 분절하였다. 또한 넓은 연결통로로 연결하여 외부에서의 입면은 서로 분리된 듯하지만, 내부에서는 서로 연결된 공간구조로 느껴지도록 계획하고 있다.
이러한 매스의 분절로 인해 모든 병실이 외기에 면할 수 있어 채광과 환기에서 매우 유리하며, 병동부 각층의 중앙에 배치된 간호사실 1개소에서 전체 병실을 커버할 수 있는 동선상의 유리함도 취하고 있다. 각층마다 간호사실 앞에 차별화된 홀 공간을 배치하였고, 층마다 주방을 두어 식사도 하고 면회도 할 수 있도록 넓은 다목적 휴게공간을 두었다. 또한, 곡선형의 북측병동은 중증 케어를 위해 병실 간 벽에 창을 설치하여 긴급상황에 빠르게 대처할 수 있도록 하고 있는 것이 특징이다. 대부분의 병실은 4인실로 출입구 부근에 간병인을 위한 침대도 배려하여 의료중심의 병동에 비해 생활과 재활에 중점을 둔 취지를 반영한 병실 구조다. 각 층의 데이룸 마다 벽체색으로 구분하여 인지도를 높였다. 특이한 점은 천장 곳곳에 다양한 모빌이 설치되어 있어 병원 같지 않게 역동적 느낌을 강조한다.

Chapter 20

해뜨락요양병원

부산 북구 덕천로 381번길 9-3

요양병원 건축 정보

- 총 병상 수 : 179병상
- 건축 면적 : 949.516㎡
- 연면적 : 3,091.72㎡
- 건축 구조 : 철근콘크리트구조, 경량철골구조
- 층 수 : 지하 1층~지상 3층(옥상정원)

요양병원 공간 분석

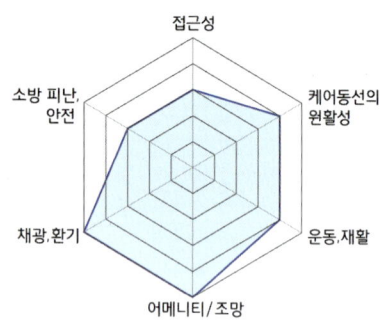

배치도

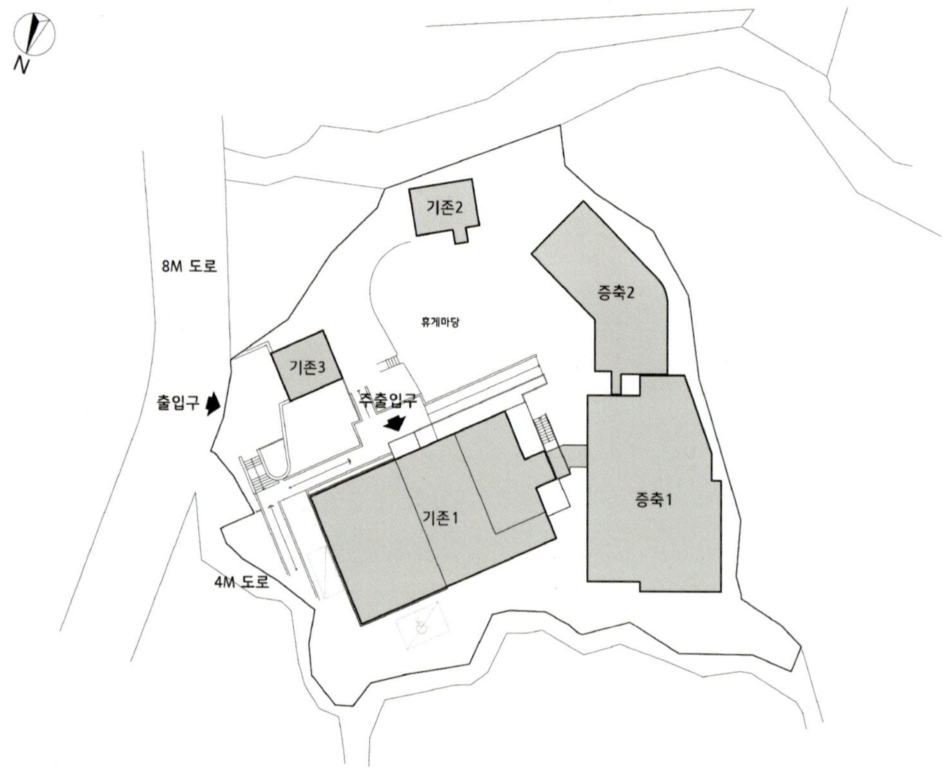

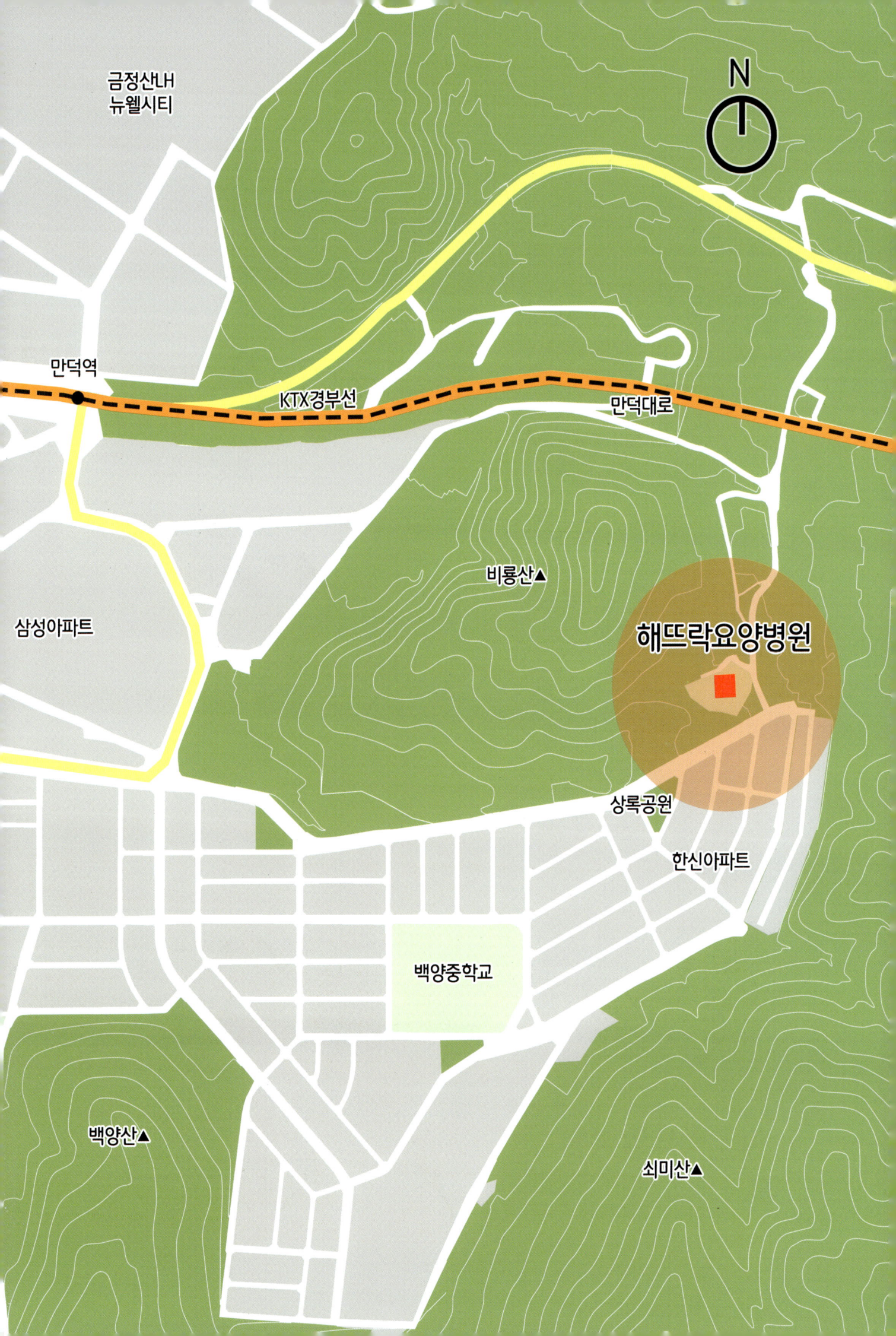

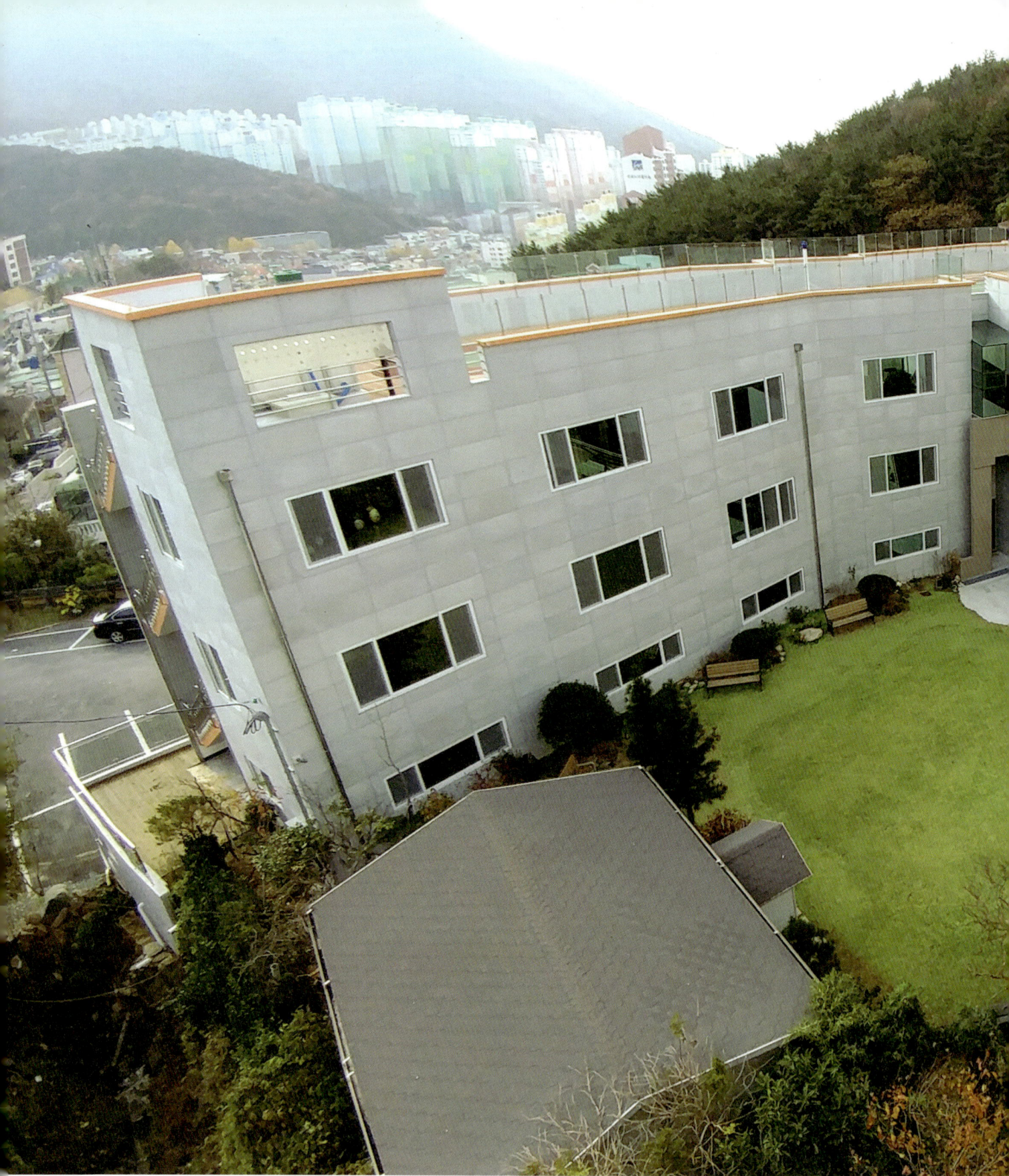

1-1. 병원 전경

| 해뜨락요양병원 |

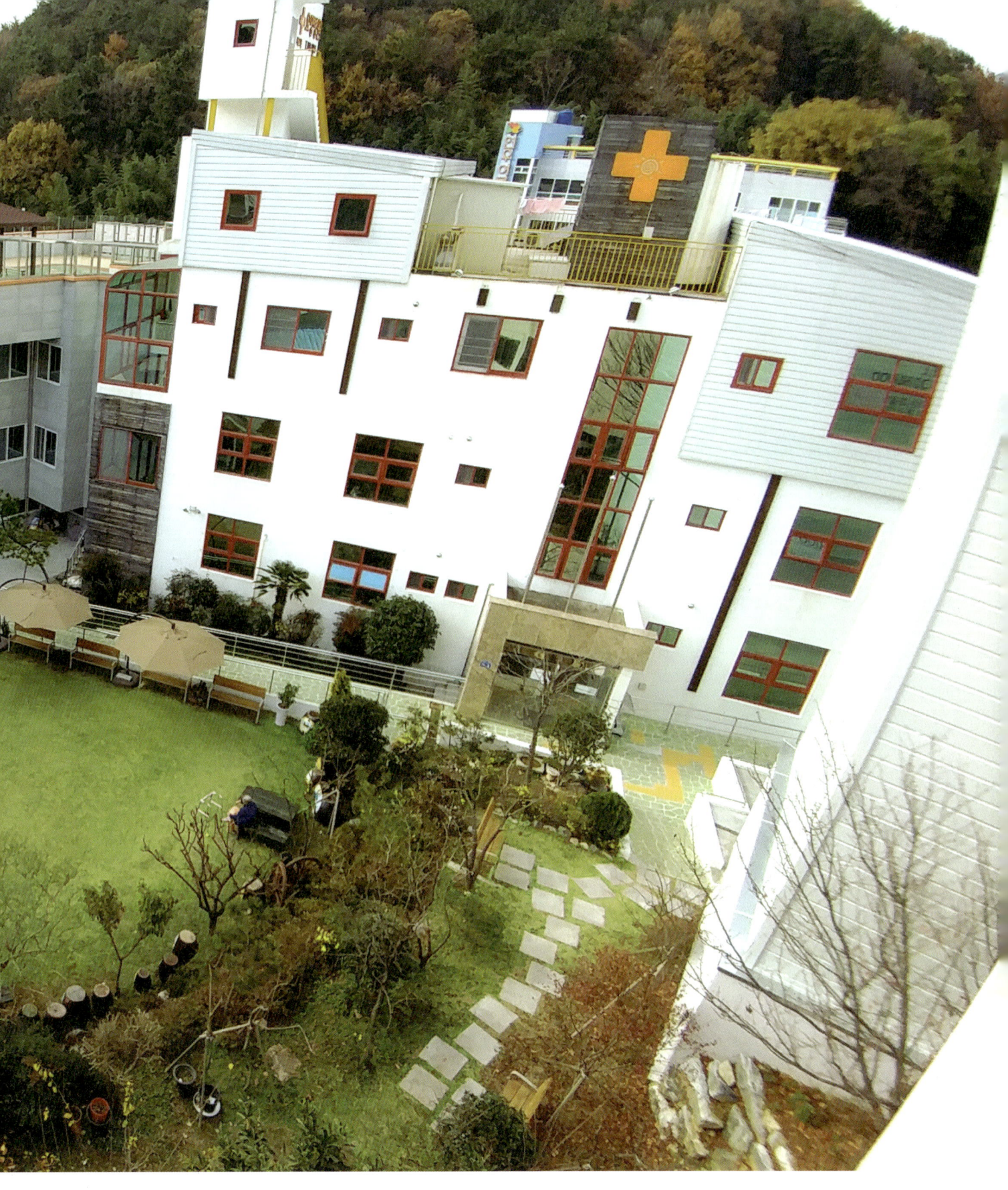

지하철 만덕역과 가까우며 덕천IC에서 진입할 수 있다. 병원 주변은 백양산과 금정산에 둘러싸여 있다. 요양병원까지 진입 방법으로는 만덕1터널 방향에서 오리마을 방향으로 진입하는 방법과 신만덕 농협사거리로 진입하는 두 가지 방법이 있고, 신만덕 한신아파트 옆에 위치하고 있다.

출입 동선은 두 군데다. 하나는 외부 진출입로이고 다른 하나는 휴게 마당으로 나가는 내부 진입로다. 신관과 구관의 출입구가 별도로 되어 있으며 경사면에 따라 달리 되어 있다.

요양병원 공간읽기

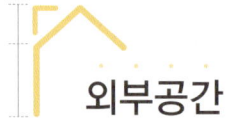
외부공간

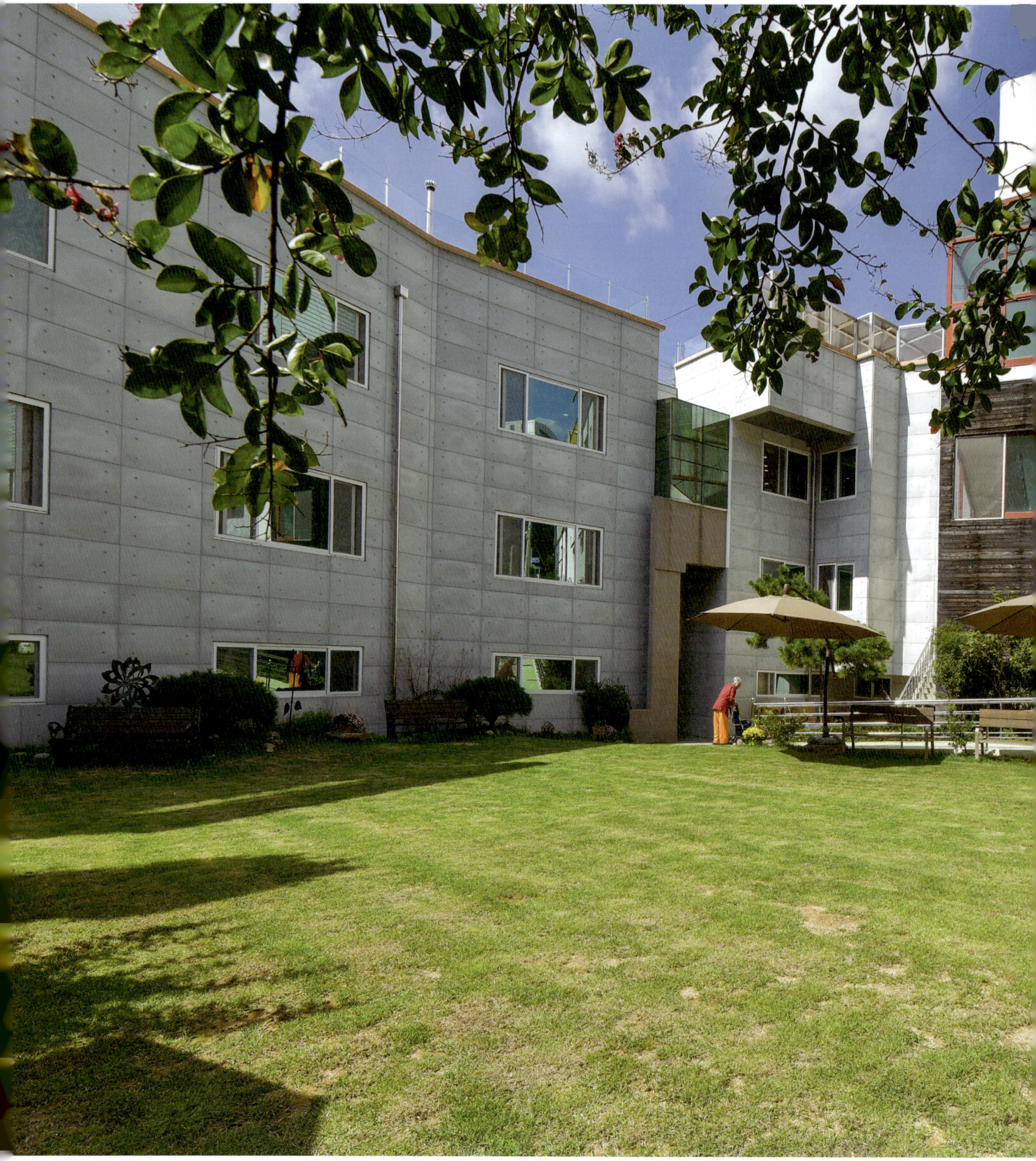

1-2. 휴게마당 1

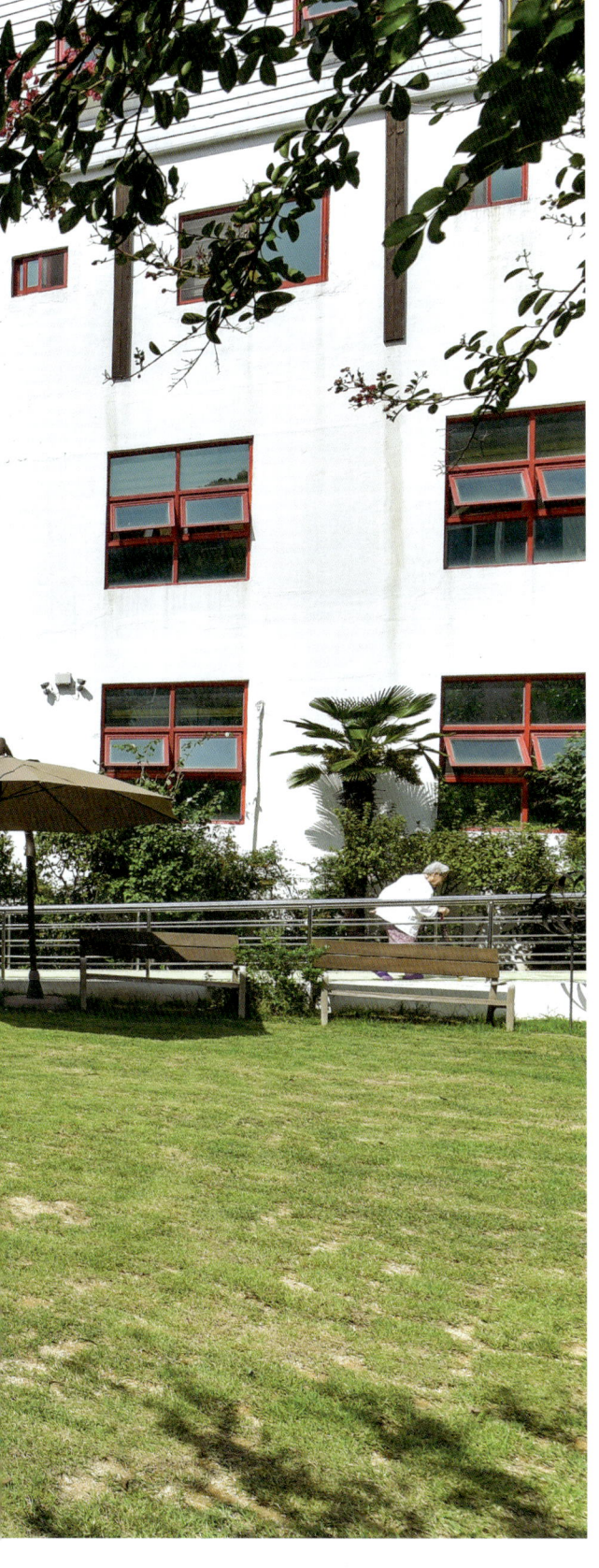

1-3. 휴게마당 2

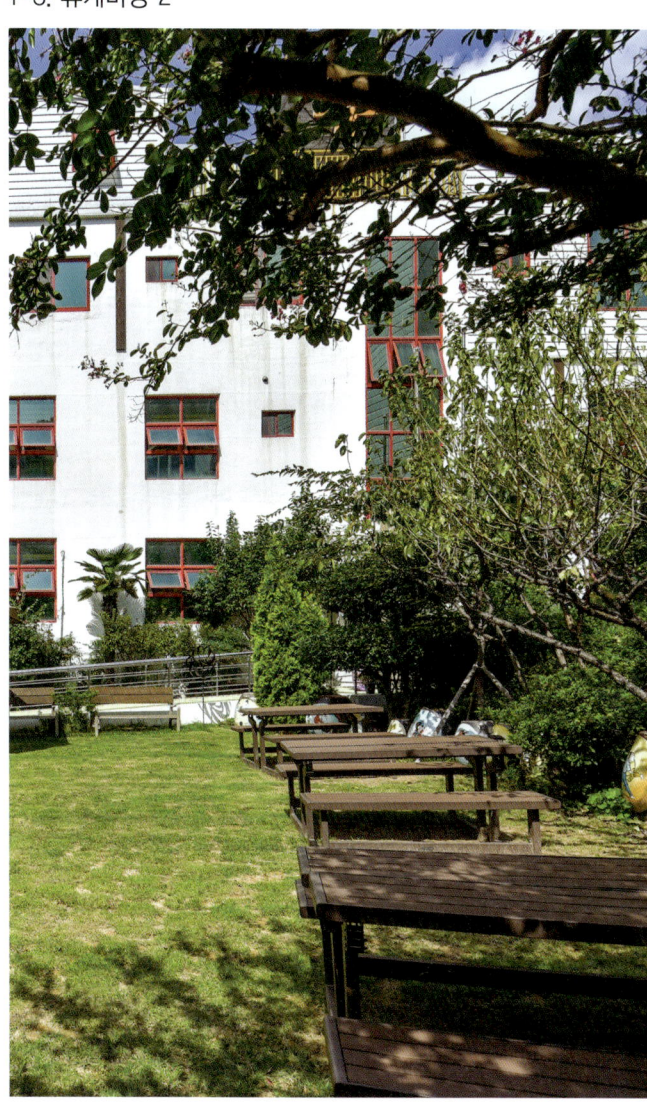

입구에 정원을 배치하여 자연과 함께하는 아름다운 경관을 첫인상으로 마주한다. 정원을 중심으로 대지 축에 맞춰 2회에 걸쳐 증축하였다. 소규모 단위의 다양한 유닛으로 전체 병동이 구성된다.

외부공간

휴게마당 진입로는 완만한 경사로와 핸드레일을 활용하여 유니버셜 디자인으로 모든 이용자를 배려한다. 자연과 함께 쉴 수 있도록 파라솔과 벤치를 배치하여 오래 머무를 수 있는 쉼이 있는 공간을 창출한다.
공연 등의 행사가 있을 때는 훌륭한 공연마당이 되어 실외뿐만 아니라 실내에서도 관람이 가능하다.

1-4. 휴게마당 3

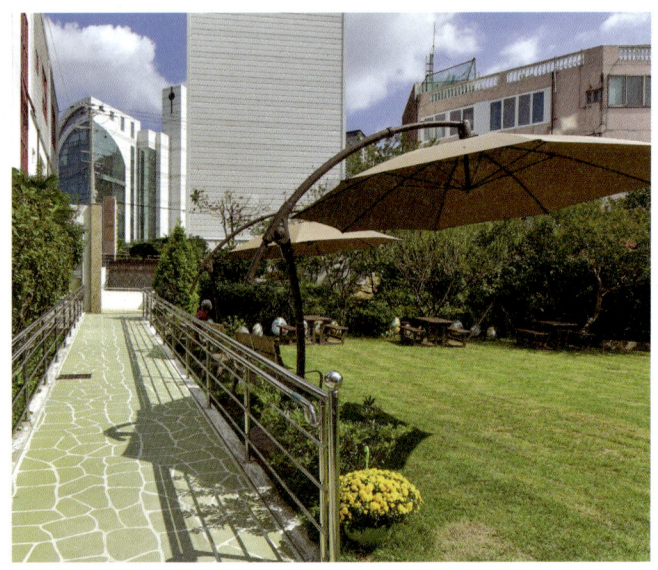

1-5. 공연 중 모습

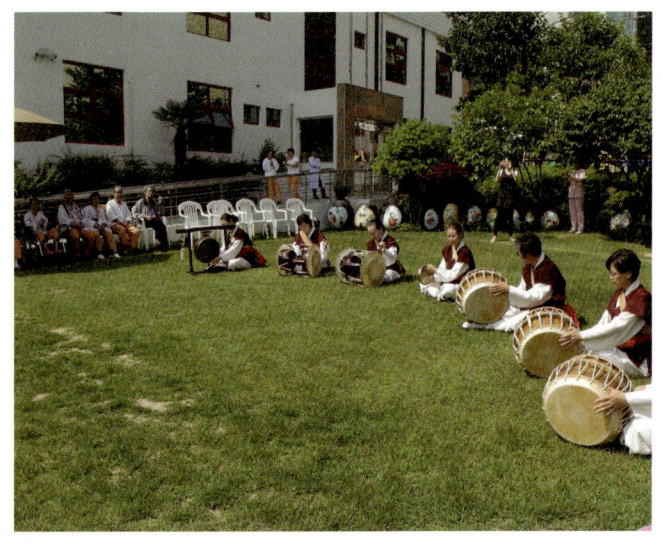

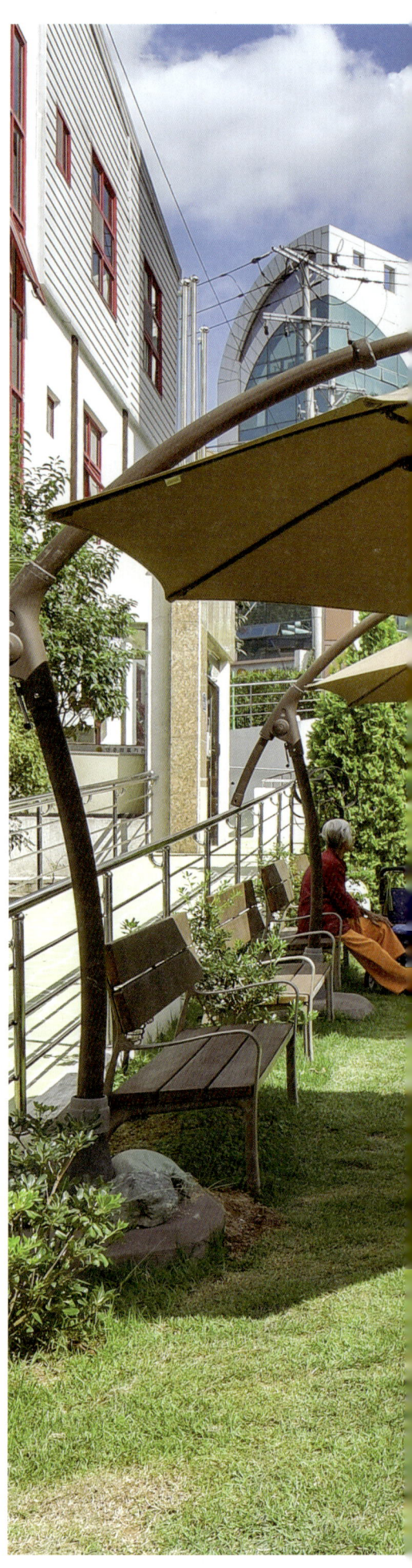

1-6. 휴게마당 4

해뜨락요양병원

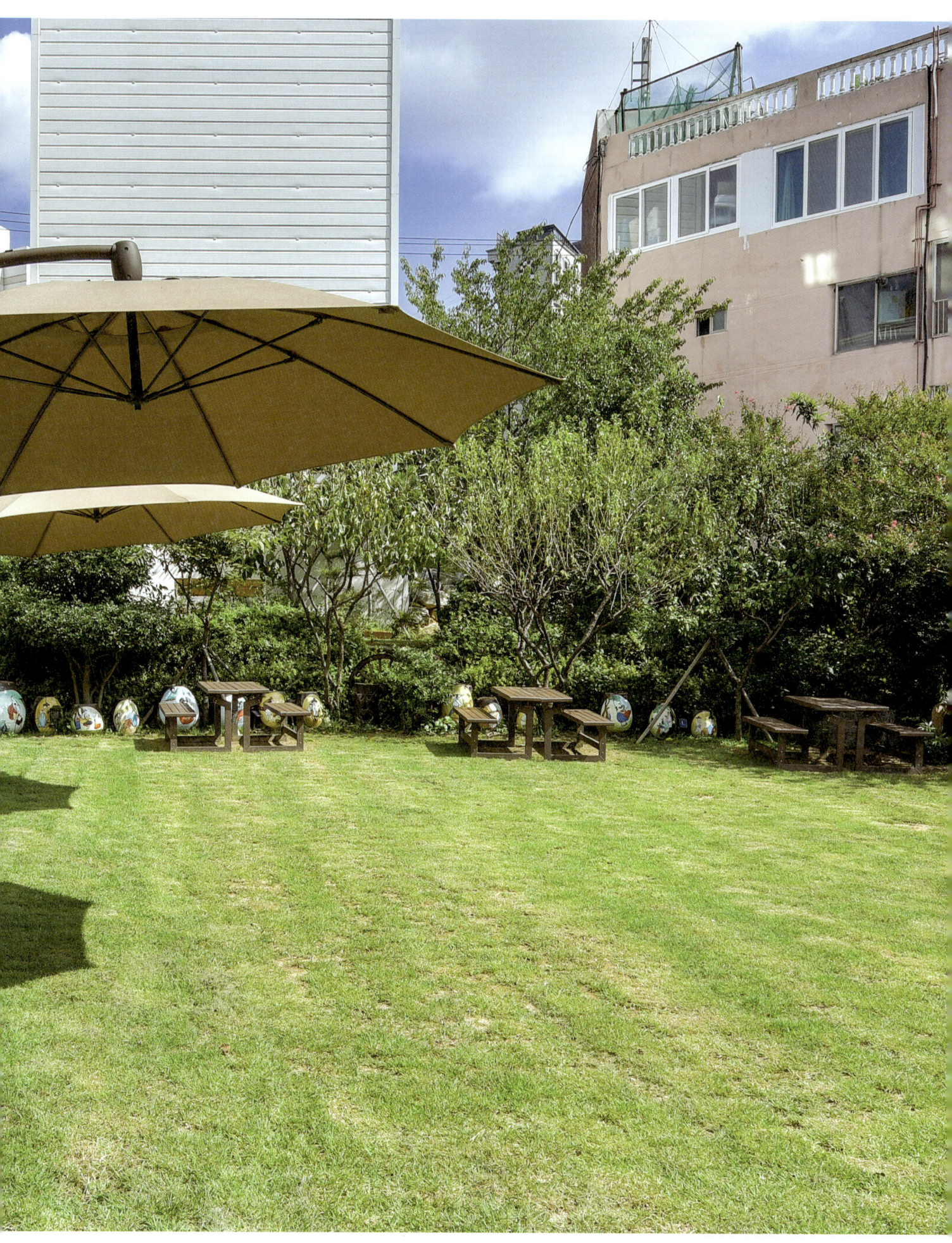

요양병원 공간읽기

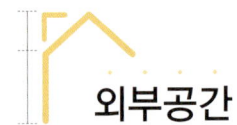
외부공간

1-7. 요양원

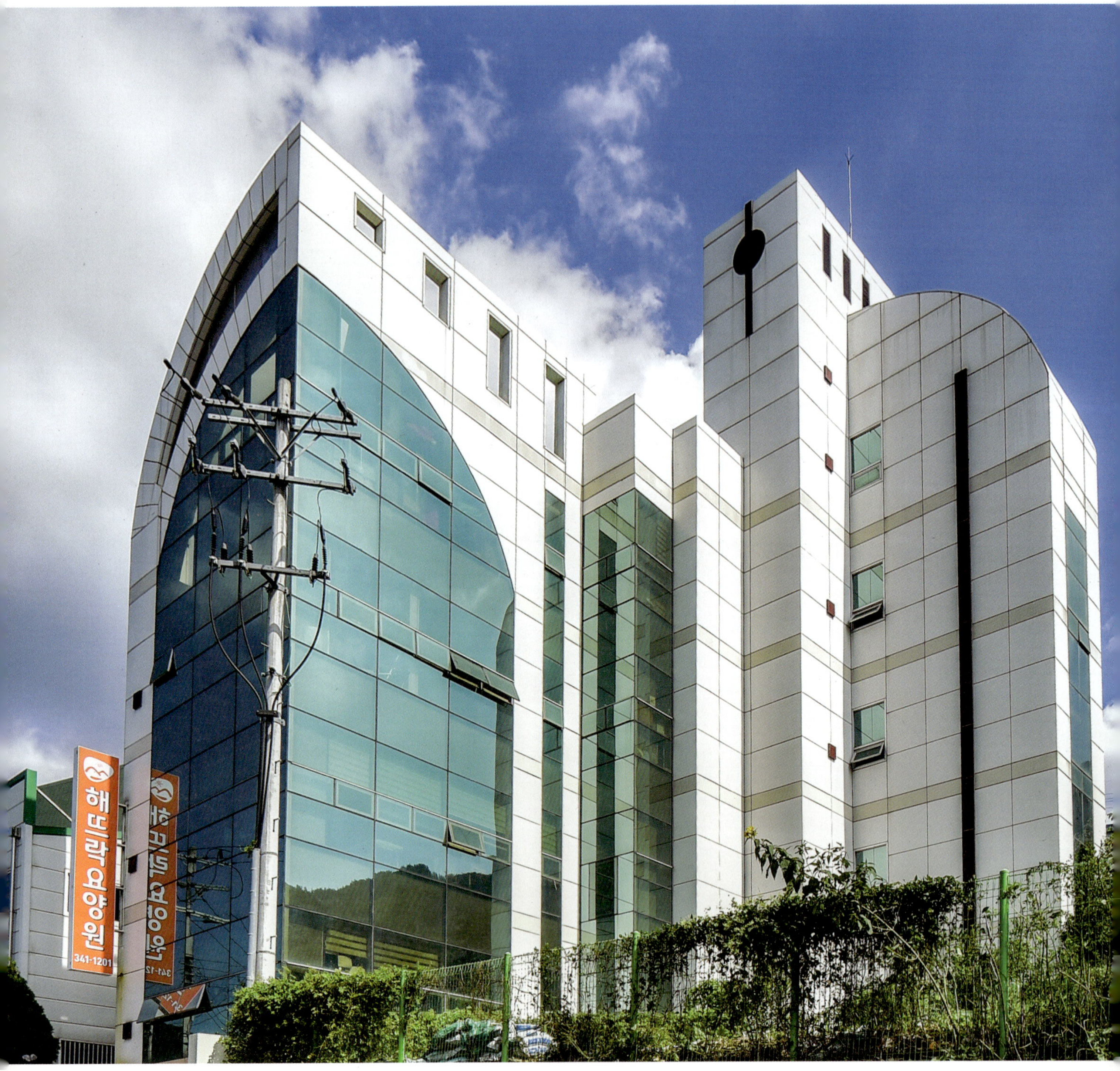

요양병원 바로 옆에 요양원을 운영하여 원 스텝 요양을 구축한다. 협소한 주차공간을 타개하기 위해 높은 주차 타워를 건설하고, 벽면에 동네의 옛 모습을 그림으로 담아 주위 경관에 자연스럽게 어우러지려는 노력이 돋보인다.

해뜨락요양병원

1-8. 주차장

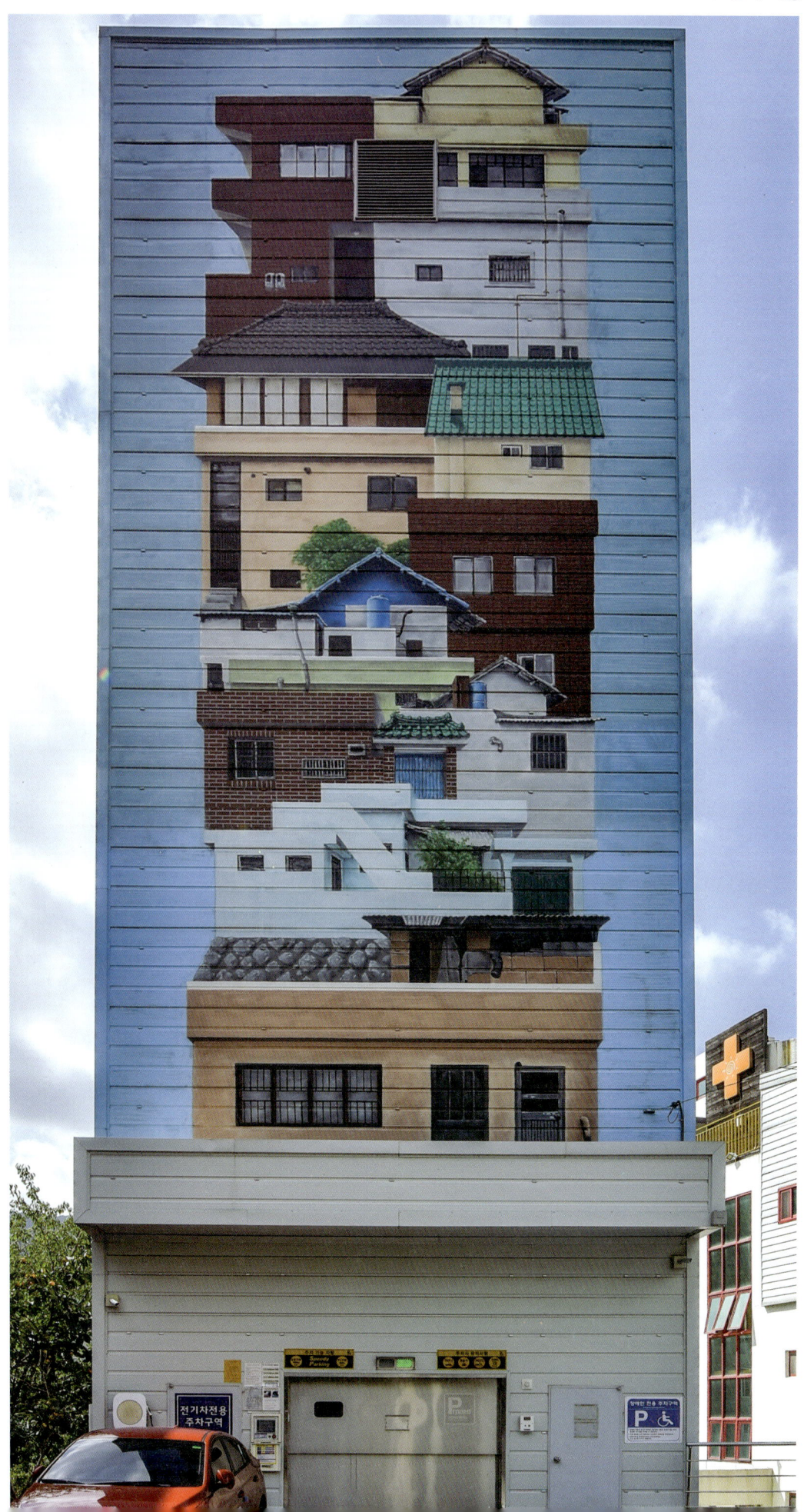

요양병원 공간읽기

지하 1층

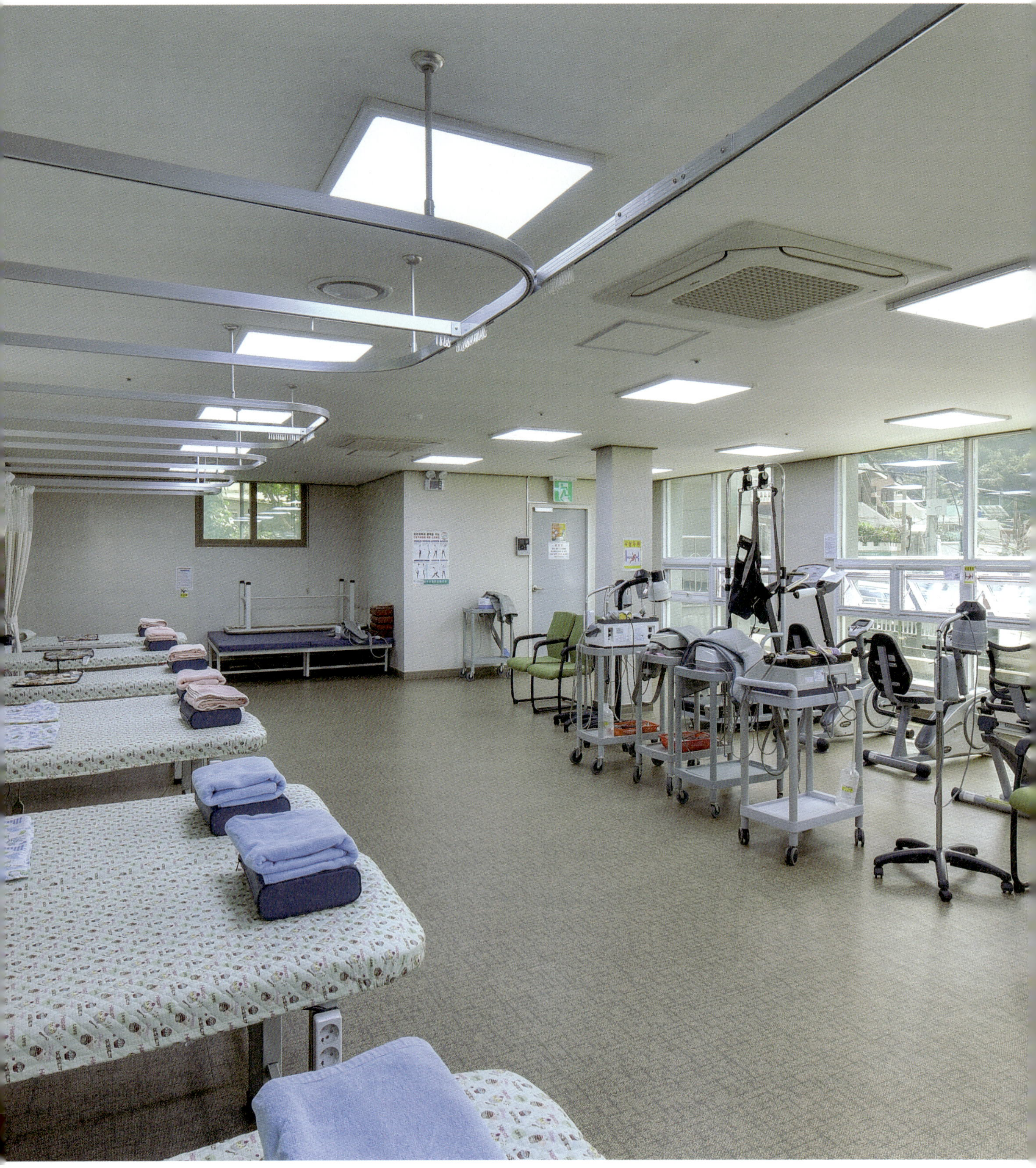

해뜨락요양병원

2-1. 재활치료실
2-2. 상담실(아트홀)

2-1

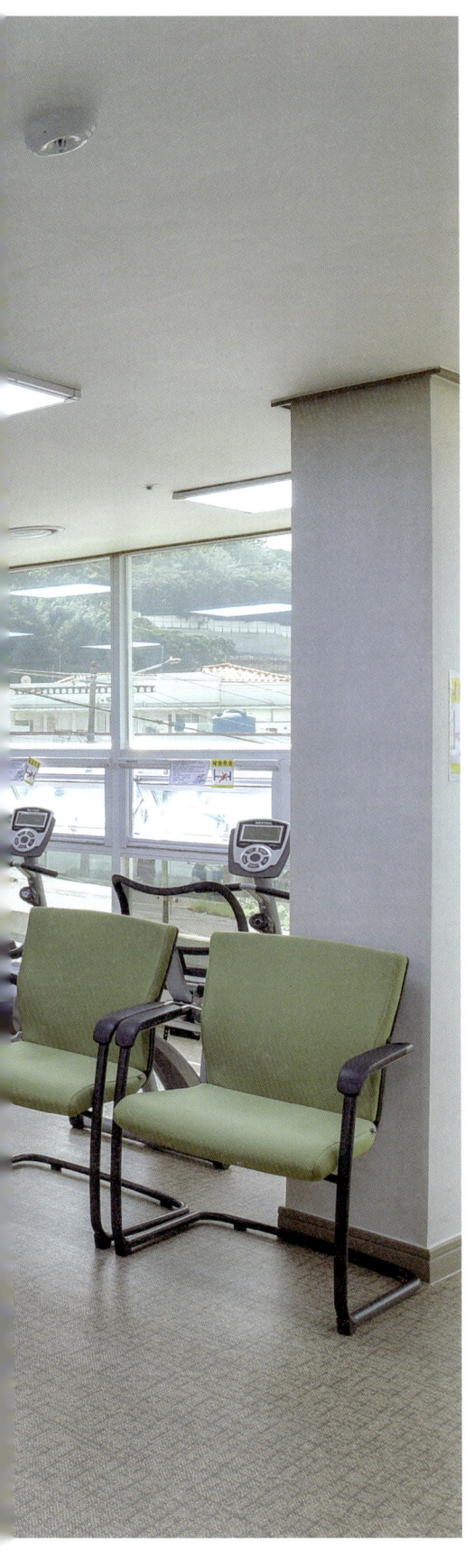

KEY PLAN

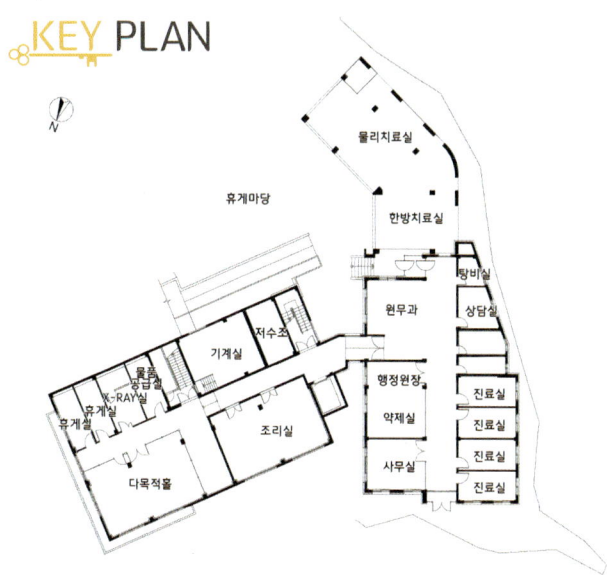

2-2

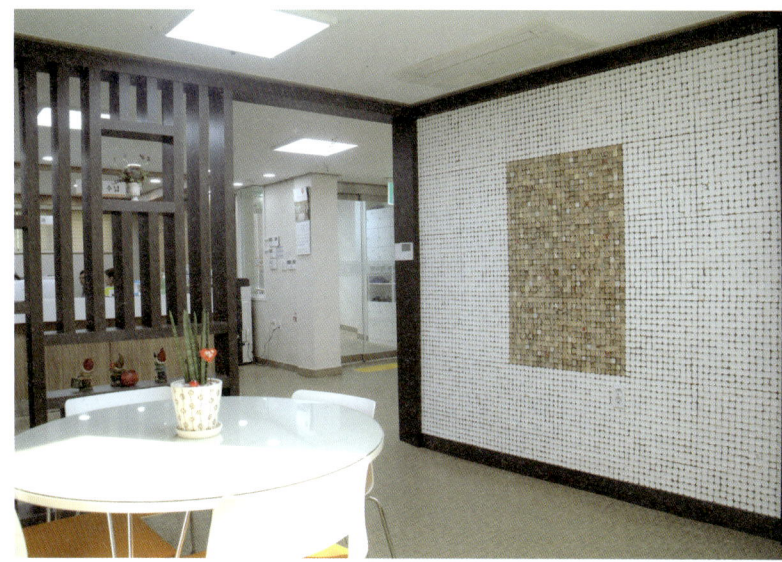

큰 창을 통해 자연채광을 가능한 한 많이 받도록 하여 치료실 분위기에 안락함을 더한다. 창밖의 경치를 감상하며 운동할 수 있어 자칫 지루할 수 있는 재활에 활력을 불어넣는다.

원무과 맞은편에 상담실이 위치하고 있다. 부분적으로 시야를 차단하는 가벽이 있어, 세미 프라이버시 공간으로 활용되고 있다.

요양병원 공간읽기

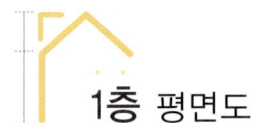
1층 평면도

기존 동과 증축 동이 연계되어 하나의 건물처럼 활용되고 있다. 전체적으로 넓은 복도 폭이 개방감을 더해주고, 복도의 끝부분에는 휴게공간을 두어 이용자들에게 쉴 수 있는 공간을 제공하고 있다.

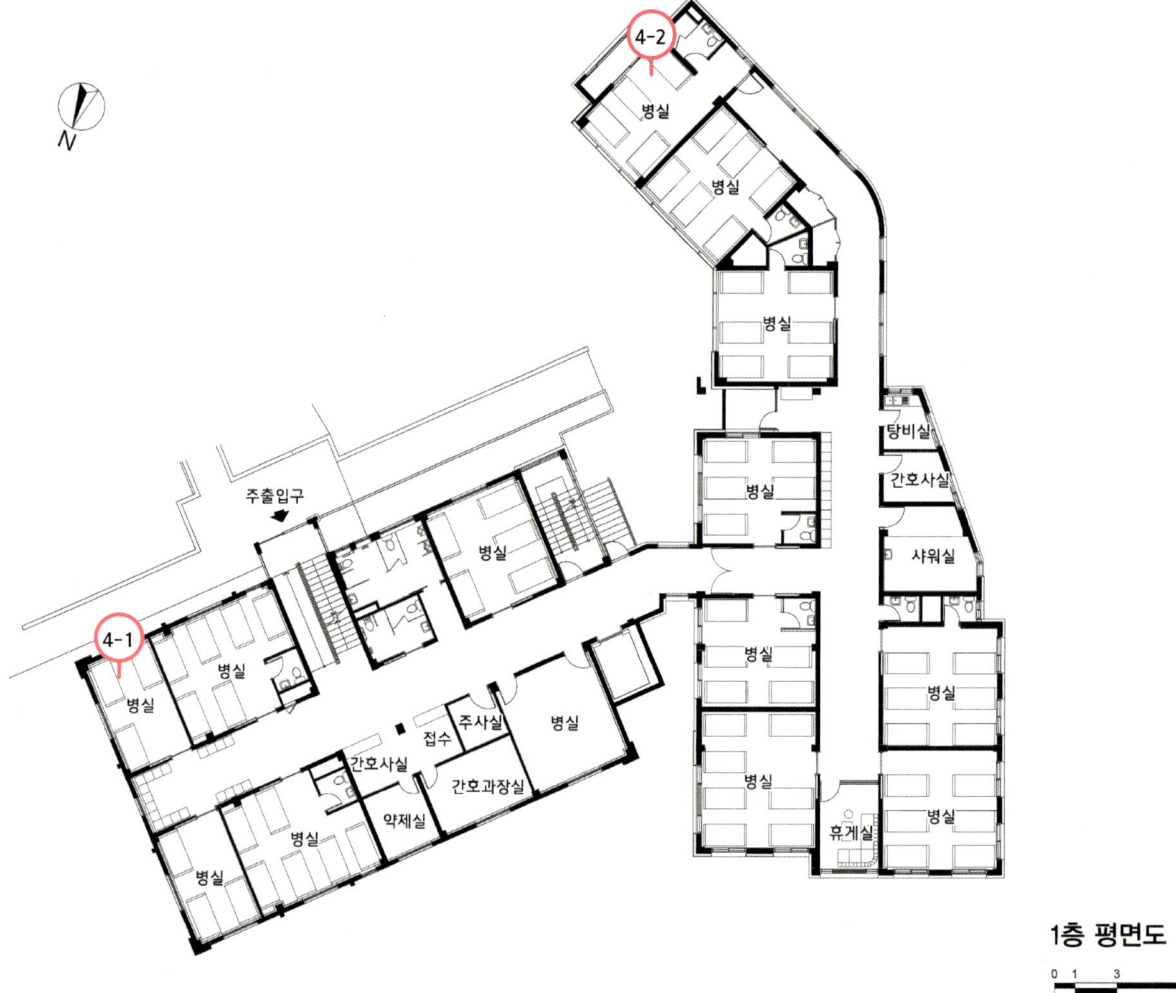

1층 평면도

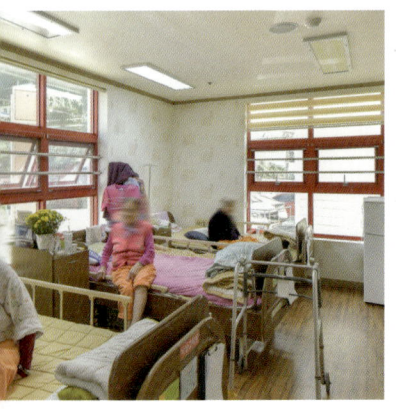

3-1. 병실 1

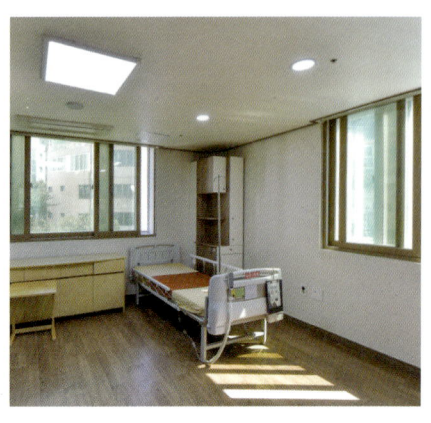

3-2. 병실 2

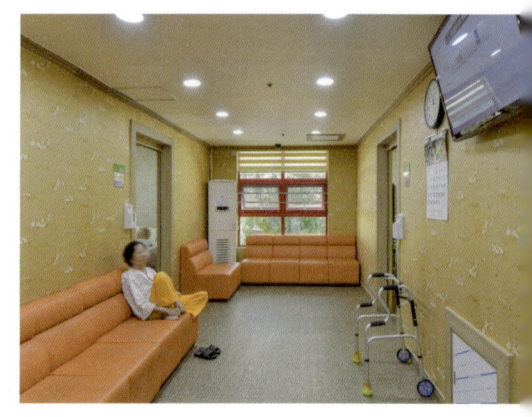

3-3. 복도의 휴게공간

해뜨락요양병원

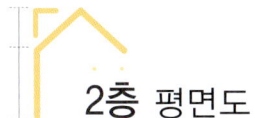
2층 평면도

2층 평면도

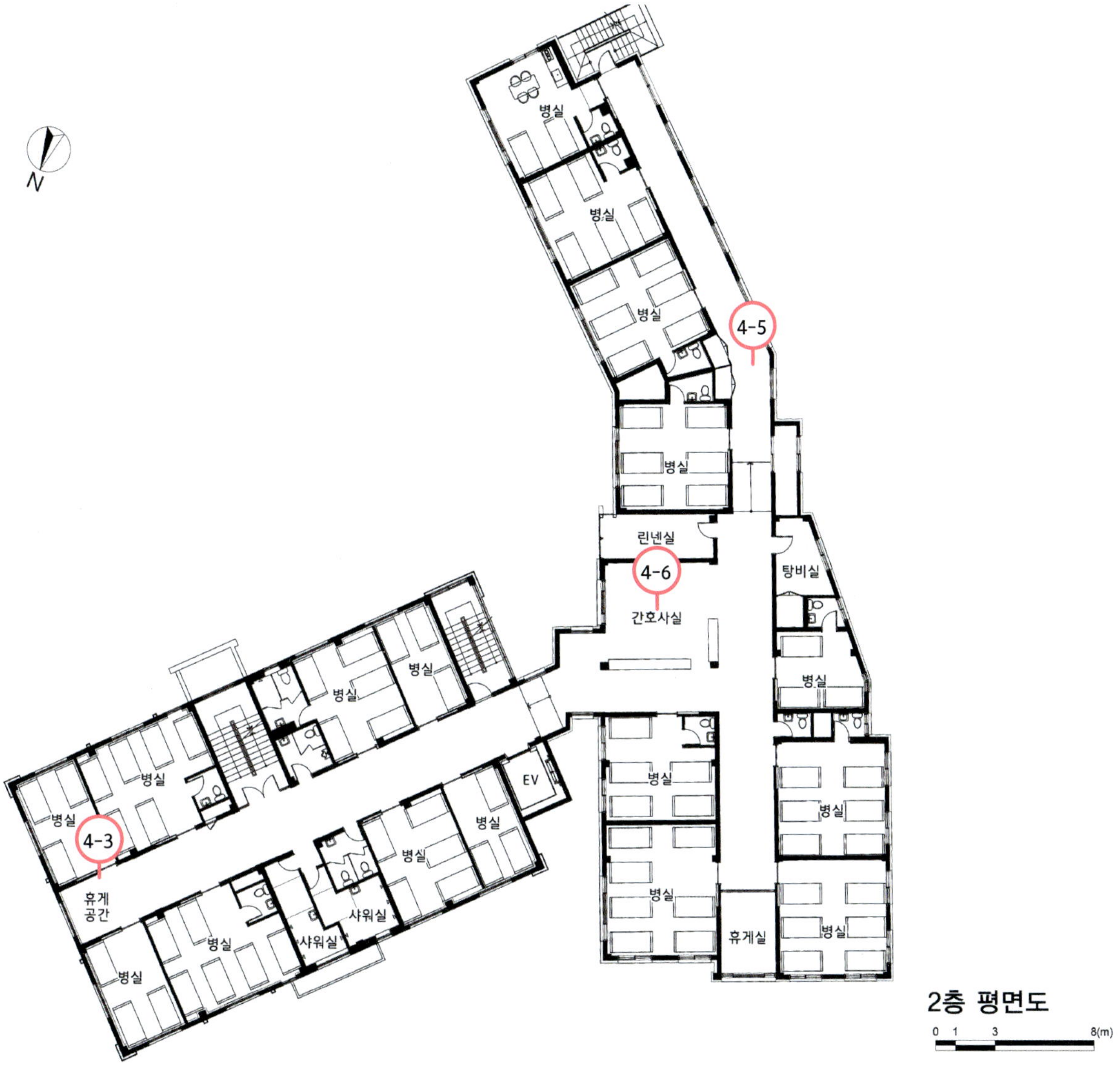

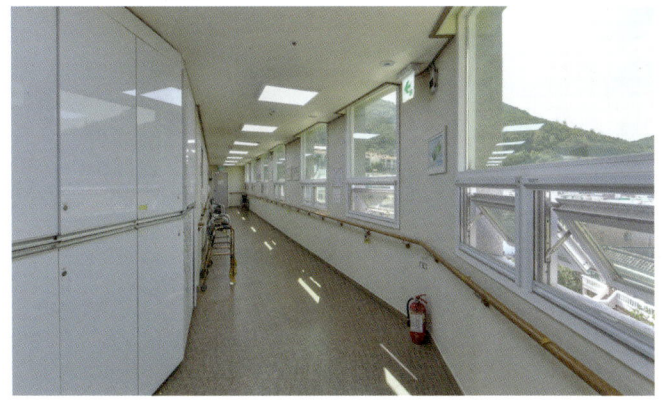

3-5. 편복도

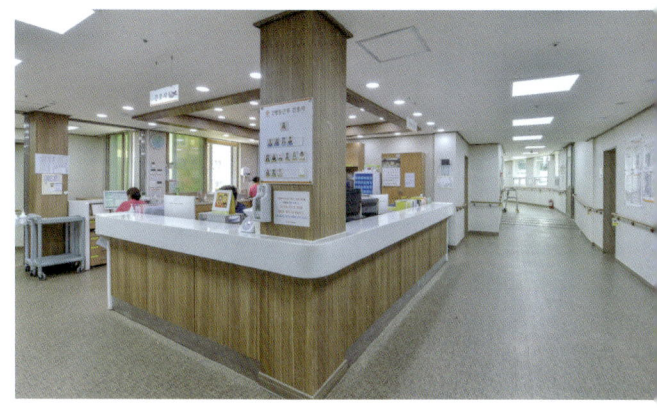

3-6. 간호사실

요양병원 공간읽기

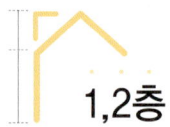
1,2층

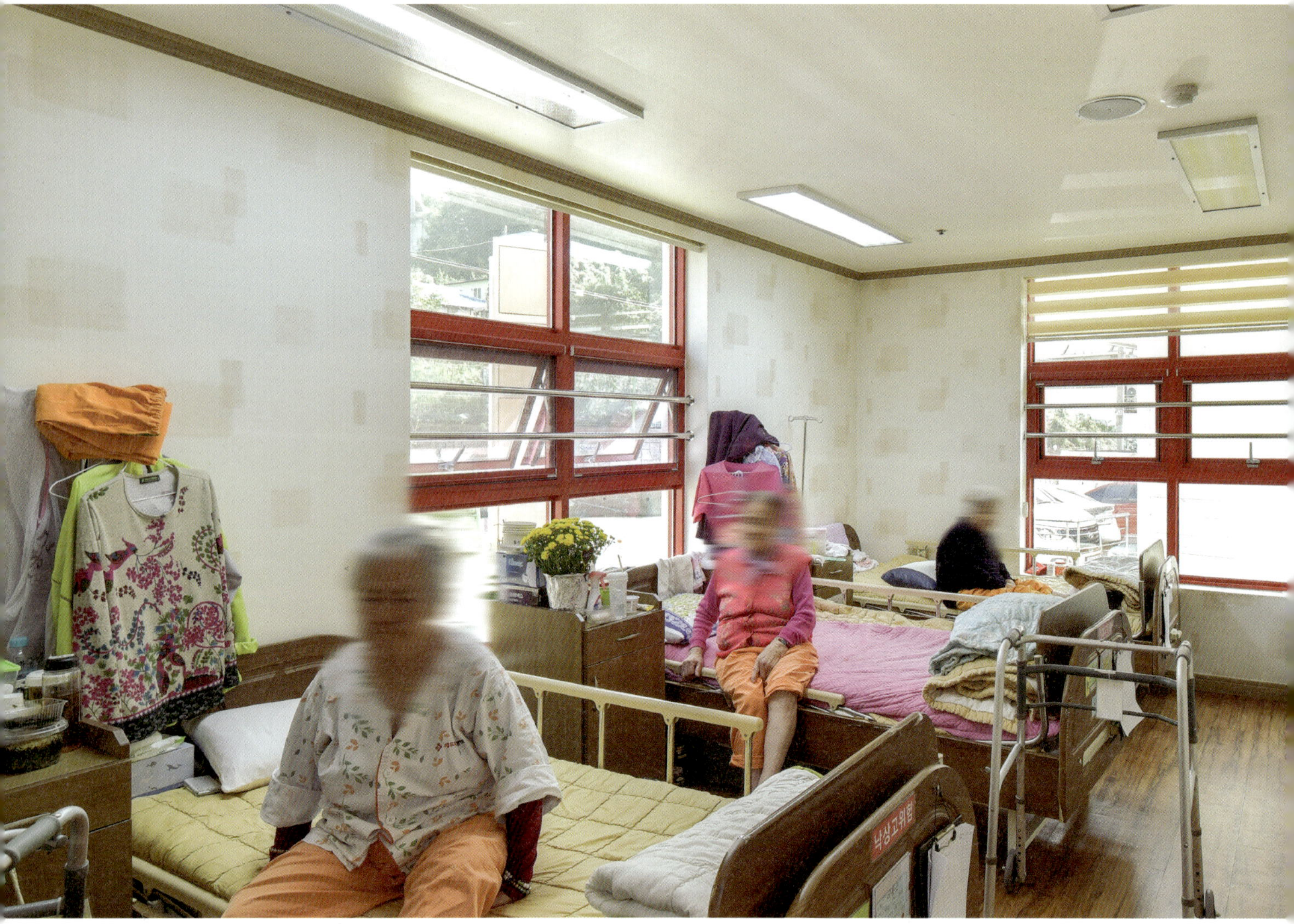

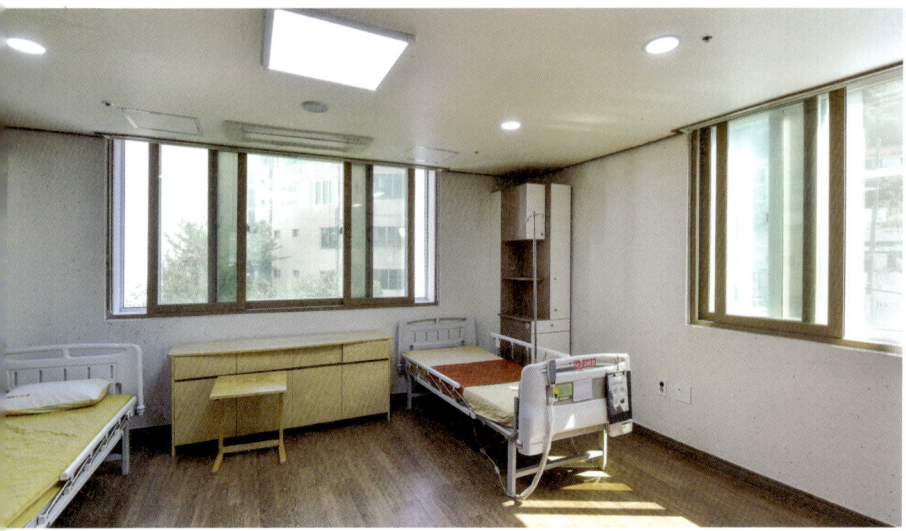

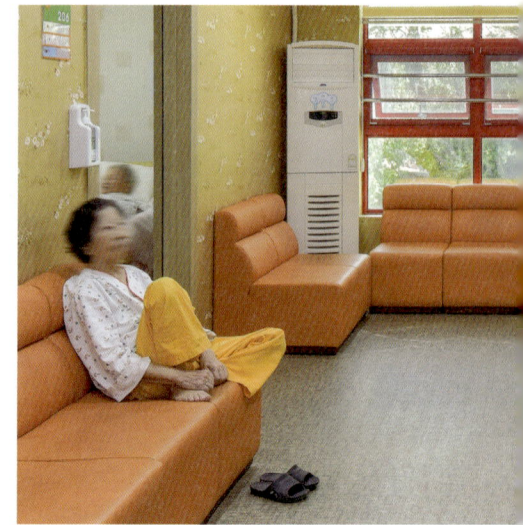

4-1. 병실 1
4-2. 병실 2
4-3. 복도의 휴게공간
4-4. 복도의 전시공간

3-1

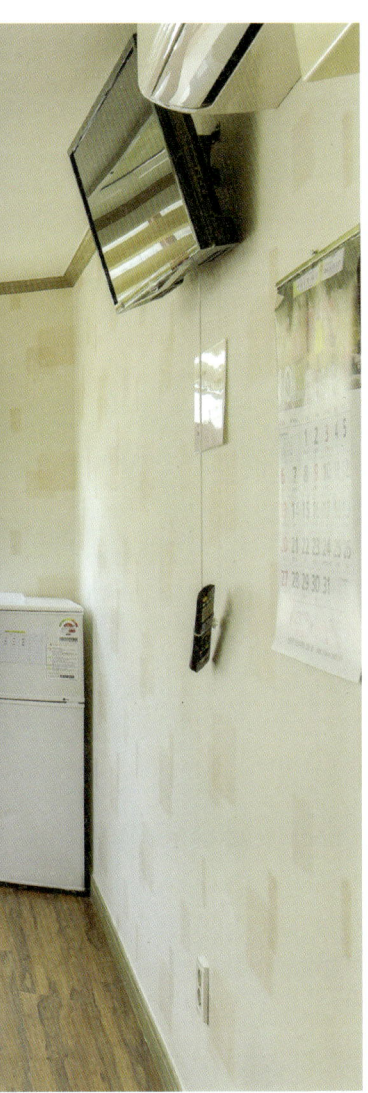

3-4

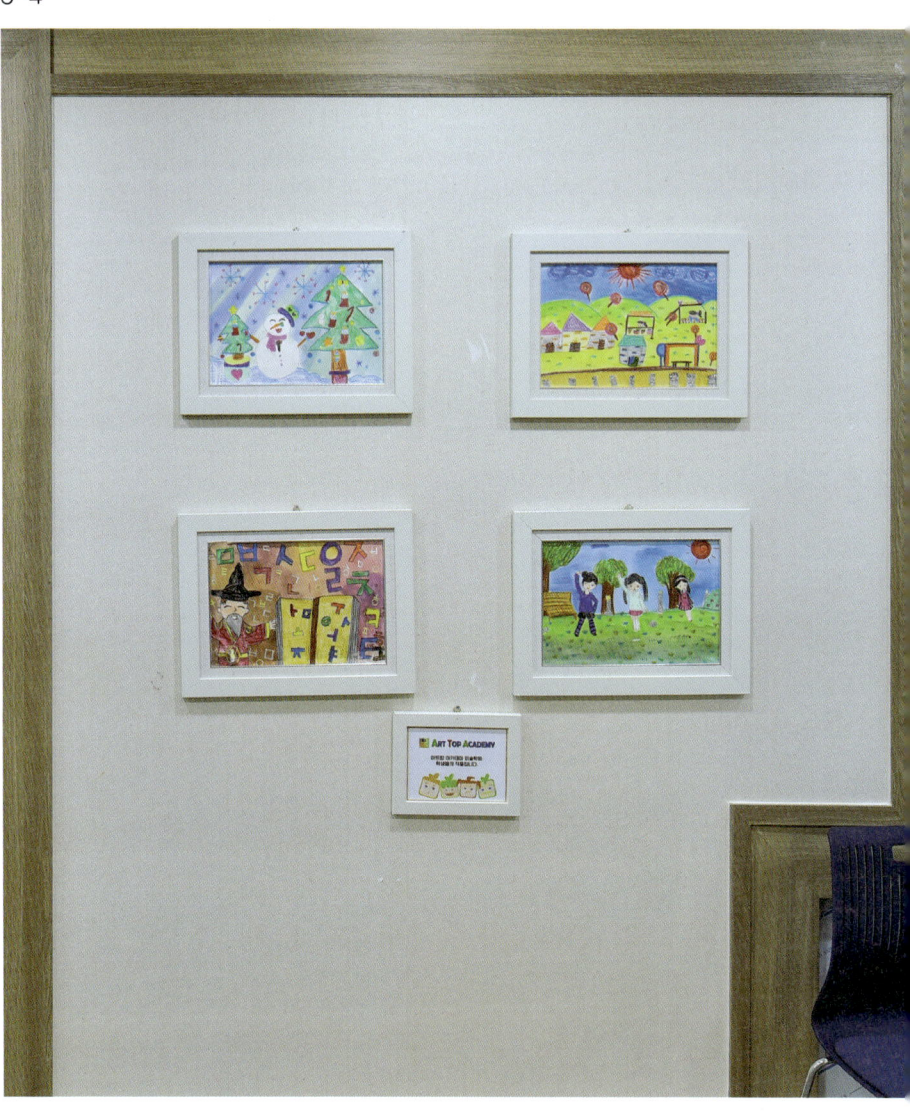

3-3

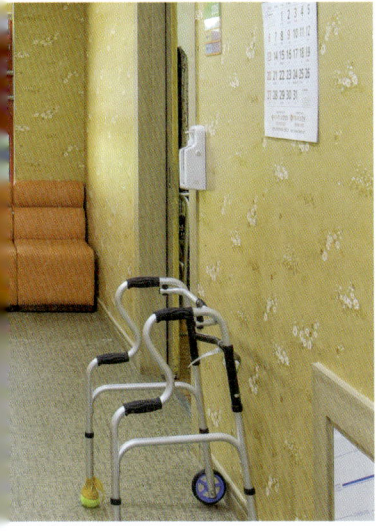

병실 내부의 마주하는 두 면 모두에 창문을 두어 개방감을 확보하고, 자연 채광이 가능하도록 하였다. 또한 여유 공간이 넓어 이용자가 활용할 수 있는 공간이 많다.

유치원으로 사용하던 건물을 병원으로 개조한 덕에 디테일한 인테리어에서 색다른 향기가 묻어난다. 인근 지역 미술학원 어린이들의 작품을 전시하여 공간에 젊은 활력을 불어넣고 아기자기한 공간 구성을 연출한다. 각각의 오브제가 공간을 아우르도록 직접적으로 표현하는 것이 흥미롭다.

요양병원 공간읽기

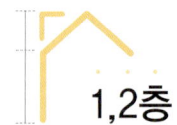
1,2층

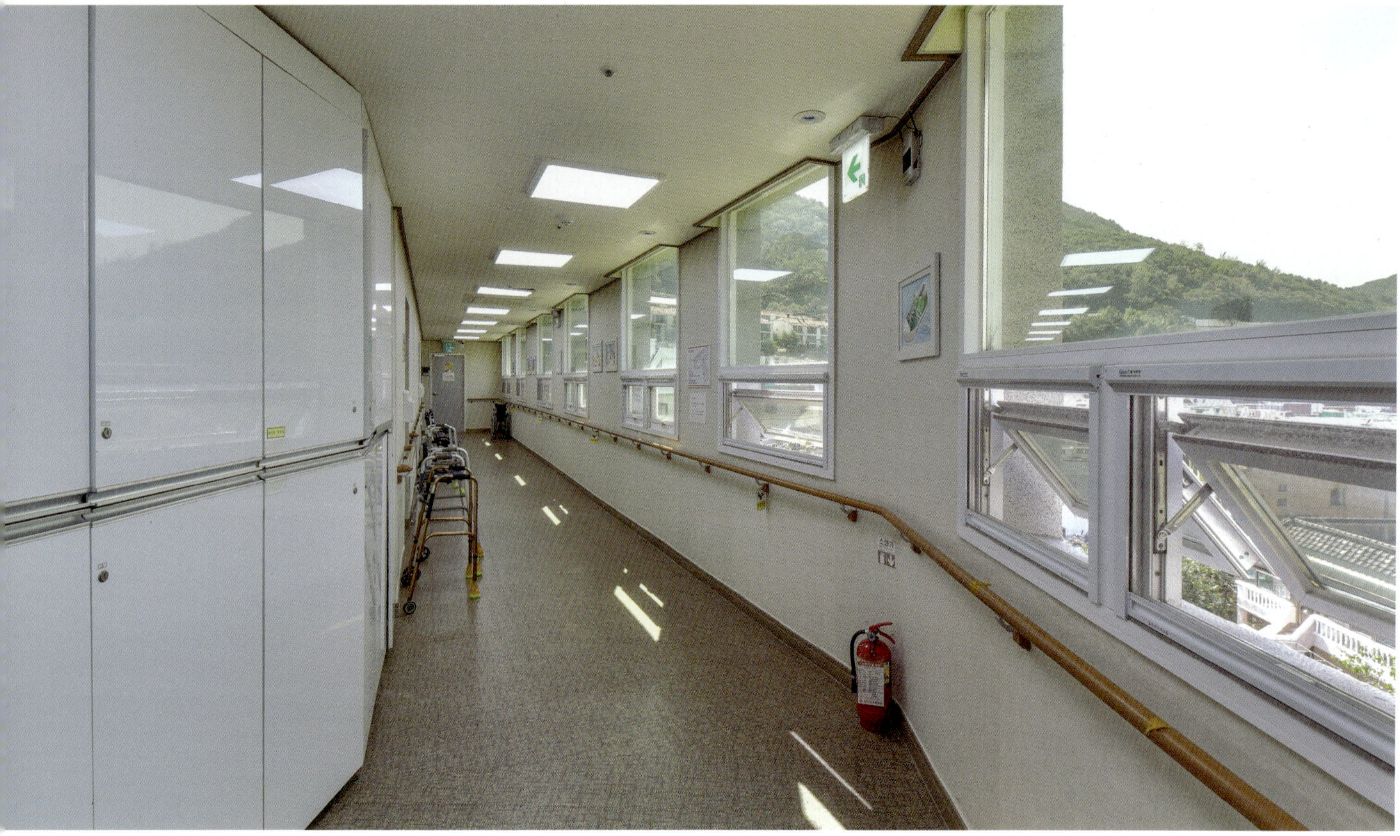

3-5

3-6
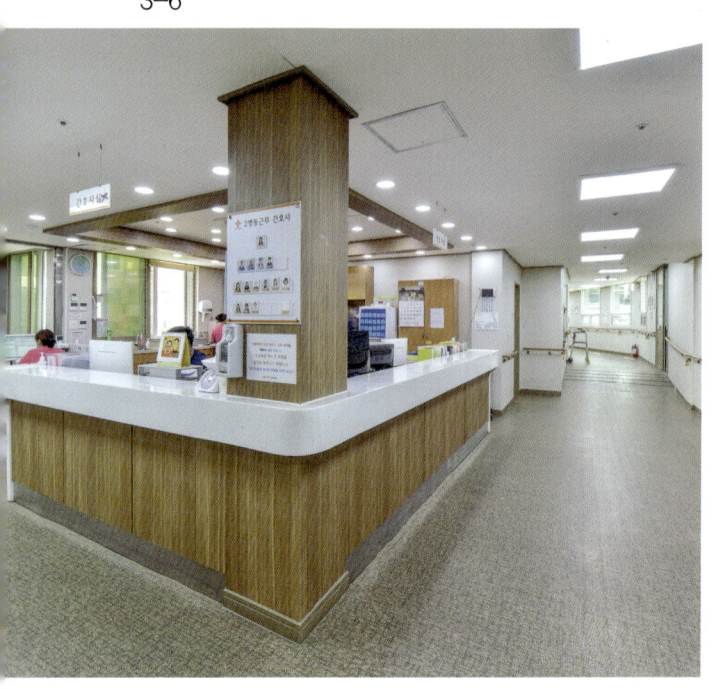

편복도가 가진 장점을 십분 활용하여 창문을 통한 채광이 잘 되고 있고, 이음새를 수납장으로 활용하여 공간의 일체감을 완성한다.

기존 동과 증축 동의 결절점에 간호사실이 위치하고 있어 3방향의 복도를 효율적으로 관찰할 수 있다.

해뜨락요양병원

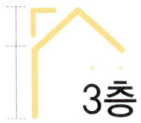
3층

4-5. 편복도
4-6. 간호사실
5-1. 간호사실 및
　　　집중치료실
5-2. 복도

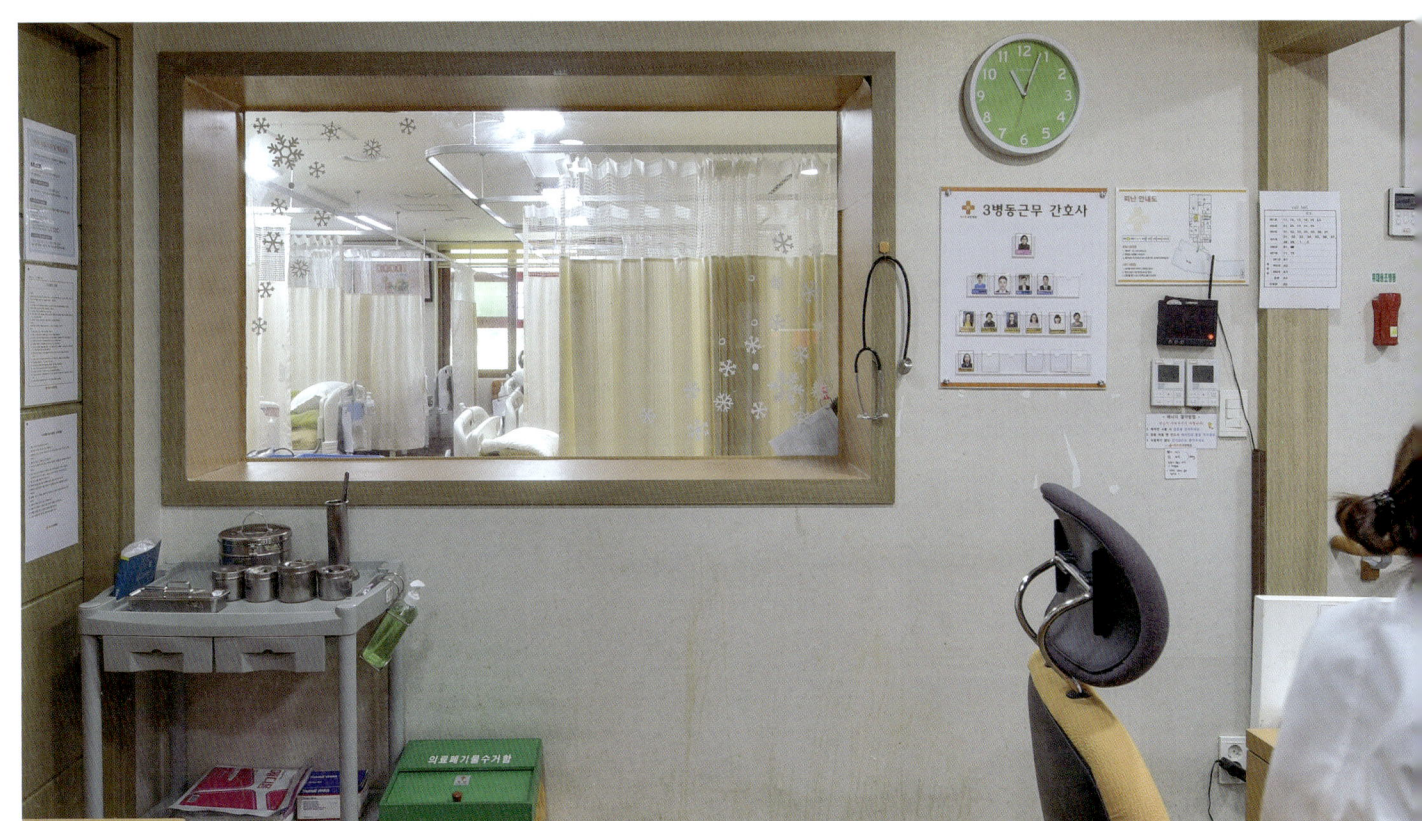

4-1

간호사실에 근접하게 집중치료실을 두어 비상상황에 밀도 있게 대비하고, 유리창을 통한 지속적인 관찰을 가능하게 한다.
작은 공간이 오밀조밀하게 유닛 구성으로 이루어져 따뜻한 분위기를 낸다. 3m 정도 폭의 넓은 복도는 이용자들의 원활한 이동을 유도한다.

4-2

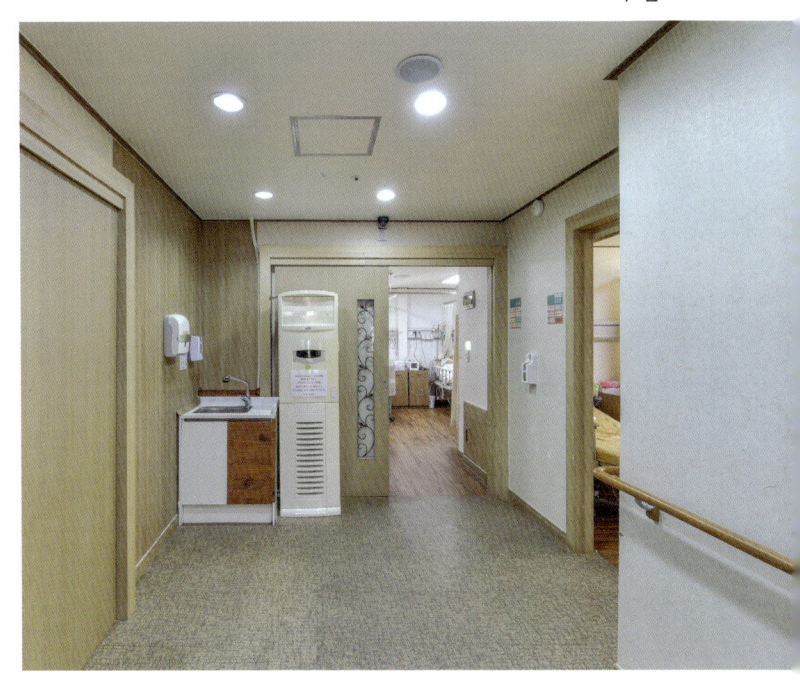

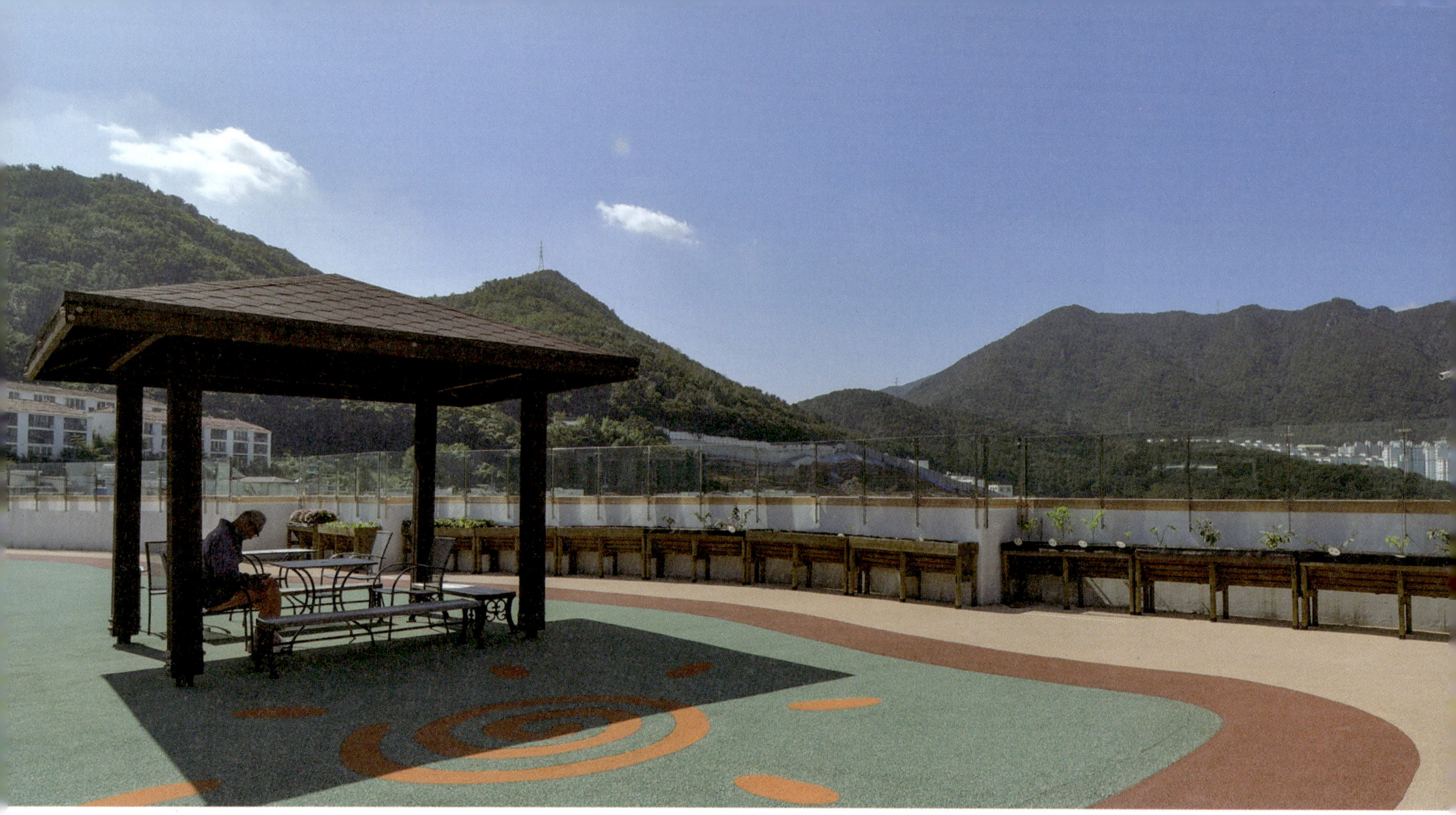

5-1

3층 옥상 하늘 정원

5-1. 하늘 정원 1
5-2. 하늘 정원 2

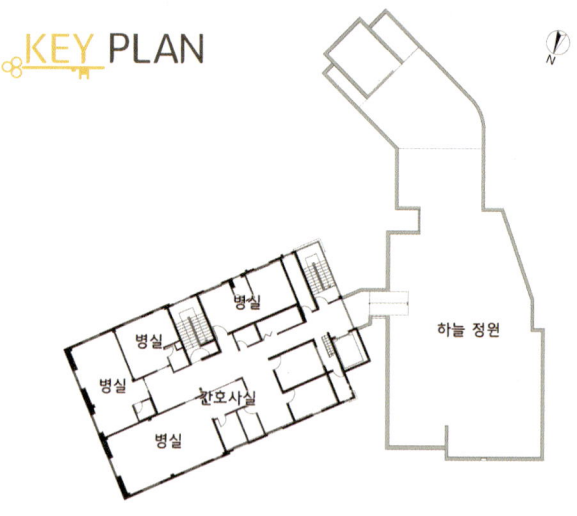

KEY PLAN

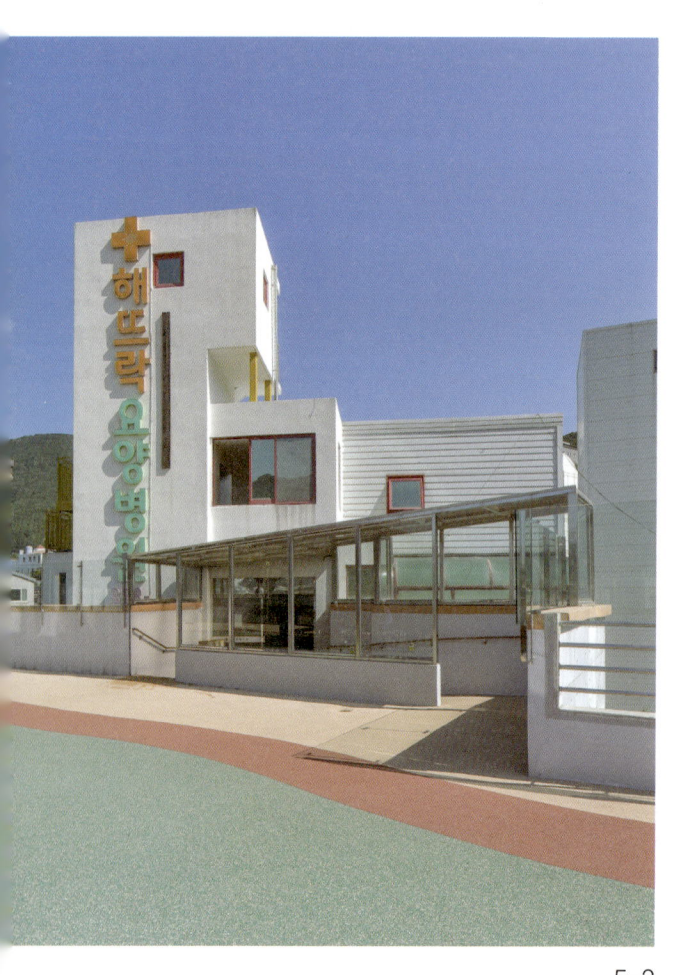

5-2

하늘 정원은 3층 병동에서 바로 이어진다. 다른 곳과 달리 바닥을 우레탄으로 하여 발끝에 와 닿는 감촉을 달리한다. 이는 공간적 체험에 변화를 주고, 낙상 및 안전을 배려한다. 메시지를 전달하는 장치들은 여러 방식으로 전달된다. 바닥에 트랙을 표시하여 트랙을 따라 걸어야 할 것 같은 느낌을 주어 재활을 유도한다.

해뜨락요양병원

병원 소개

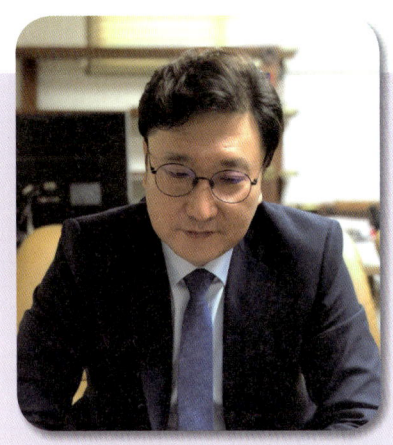

김성우 이사장

현대 사회의 가장 큰 문제의 하나는 인구의 고령화입니다. 평균수명이 늘어감에 따라 노인 인구는 급격히 증가하고 있고 그로 인해 노인성 질환과 만성 질환 및 여러 가지 질병으로 고통받는 어르신들이 많아지고 있습니다.

이러한 환경에서 환자분들과 가족분들의 어려움을 덜어드리고자 해뜨락요양병원을 설립하였습니다.

저희 해뜨락요양병원에서는 노인성 질환, 중풍, 치매, 뇌졸중, 퇴행성 질환 및 각종 암으로 가정에서 치료와 유지가 어려운 어르신에게 의료 및 요양의 전인적인 치료와 재활 서비스를 제공함으로써 건강 유지와 발전에 이바지하고자 합니다.

또한 도심 속에 자리하고 있는 타 병원들과는 달리 해뜨락요양병원은 환자분들의 정서적인 안정을 위해 산책할 수 있는 넓은 잔디정원과 산으로 둘러싸인 탁 트인 하늘 정원을 조성하여 환자들에게 내 집처럼 안락하고 편안한 부산을 대표하는 친환경 요양병원으로 성장하고 발전하기 위해 노력하고 있습니다.

환자분들의 안정적인 생활과 치료를 위해 차별화된 서비스로 보다 나은 환경에서 모시기 위해 저희 병원은 자매 재단인 사회복지법인 소해원과 요양원, 요양병원, 방문요양, 주간보호 등을 함께 운영하며, 노인의료복지복합체의 새로운 모델을 제시하고 발전시키기 위해 최선의 노력을 다하고 있습니다.

총 평

대도시의 외곽에 위치하여 도심 속의 전원형 요양병원으로 분류될 수 있을 정도의 자연 친화적인 주변 환경을 갖추고 있으며, 기존의 소규모 병동에서 2차례 증축을 통해 중규모의 병원으로 변모한 사례이다. 대지의 고저 차를 이용하여 지하 1층이 전면의 진입에 해당하여 외래진료부를 배치하고 있으며, 지상 1~2층에 3~6인실의 병실들로 구성된 병동부를 배치하고 있다. 지상 1~2층은 중복도식의 평면구성으로 복도의 양측에 병실들을 배치하고 있으며, 3층에는 증축동의 옥상은 하늘 정원이라는 옥외공간으로 활용하고, 기존동의 상부는 그룹홈과 같이 가정적인 분위기의 병실을 배치하고 있다. 증축동의 일부에 편복도식으로 병실을 배치하여 병동부의 동선 축소를 꾀하고 있다.
유치원을 재생하여 요양병원으로 운영하는 경우로, 제약적인 공간을 활용한 것이 돋보인다. 유치원의 깜찍함을 공간 구석구석에서 느낄 수 있으며, 친숙한 아기자기함이 묻어나는 공간도 요양병원의 큰 장점으로 주목받을 수 있음을 잘 보여준다. 주차장을 정원으로 바꾸고 주차타워를 만든 것도 인상적이다. 대로와 층 차가 있게 정원을 배치하여 자연스럽게 외부 동선을 차단하고 이용자가 안전하게 거닐 수 있는 공간을 확보한다. 담이 없음에도 경사지와 식재가 자연스럽게 울타리를 조성하여 갇힌 느낌 없이 자연스러운 환경을 조성한다. 정원으로 맞이하는 첫인상은 매우 밝다. 경사면을 그대로 활용한 공간의 역동적임이 돋보인다. 많은 빛을 끌어들여 콤팩트한 공간을 커 보이게 활용한다. 지역 유치원과 연계하여 지역 속에서 병원 이상의 역할도 하고 있다.

전문가의 눈으로 바라본
요양병원 공간읽기

발행일 2020년 3월 10일
인 쇄 1판 1쇄
지은이 이경락, 이필순, 전희성, 김성룡, 황재영
편 집 손유진
디자인 임수진
펴낸곳 주식회사 노인연구정보센터

서울특별시 용산구 한강대로 295 남영빌딩 303호
전화 070-8274-2100 **팩스** 02-701-0840 **이메일** eic2010@naver.com
www.eic2010.co.kr

Copyright ⓒ 주식회사 노인연구정보센터, 2020, Printed in Korea.
ISBN 978-89-97117-63-5

이 도서의 국립중앙도서관 출판예정도서목록(CIP)은 서지정보유통지원시스템 홈페이지(http://seoji.nl.go.kr)와 국가자료종합목록 구축시스템(http://kolis-net.nl.go.kr)에서 이용하실 수 있습니다.
(CIP제어번호 : CIP2020009490)

이 책의 내용을 무단 복제하는 것은 저작권법에 의해 금지되어 있습니다.